Lucio Olivetti, Luigi Grazioli

Diagnostica per immagini dell'apparato urogenitale

Lucio Olivetti, Luigi Grazioli

Diagnostica per immagini dell'apparato urogenitale

Springer

Lucio Olivetti
UO di Radiologia
Azienda Istituti Ospitalieri
Cremona

Luigi Grazioli
Dipartimento Diagnostica per Immagini
1ª Radiologia
Azienda Ospedaliera Spedali Civili
Brescia

Disegni anatomici di Annalisa Caporali
Azienda Istituti Ospitalieri Cremona

ISBN 978-88-470-0668-3
e-ISBN: 978-88-470-0668-0

Springer fa parte di Springer Science+Business Media
springer.com

Impaginazione: Compostudio, Cernusco s/N (Milano)
Stampa: Printer Trento S.r.l., Trento

Springer-Verlag Italia S.r.l., Via Decembrio 28, 20137 Milano
Stampato in Italia

A mia figlia Elena
L.O.

... per sempre il tuo splendore...
L.G.

Presentazione

Il testo si propone con un'impostazione molto accurata in tutte le sue parti e affronta in modo organico e completo tutto l'apparato urogenitale. Si tratta di un libro molto attuale perché il progresso che la diagnostica per immagini ha compiuto in questo distretto è stato notevole e ha cambiato profondamente il nostro modo di operare e di esaminare la patologia genito-urinaria.

L'esempio più evidente di questo cambiamento nella diagnostica per immagini è rappresentato dall'urografia endovenosa, fino a pochi anni fa considerata l'indagine di riferimento per molte patologie renali e della via escretrice, oggi sostituita dall'ecografia, dall'urografia TC o dall'urografia RM.

Ciò non significa che l'urografia sia scomparsa dallo scenario della radiologia anche perché la sua semiologia può essere trasferita a quella dell'urografia TC e dell'urografia RM. È però evidente che le indagini TC e RM possono dare, in un unico esame, informazioni sul parenchima, sulla via escretrice, su aspetti funzionali, vascolari, nonché sugli organi e le strutture vicine, aspetti che non possono essere colti dalla semplice indagine urografica.

Questo cambiamento non ha riguardato solo l'urografia endovenosa, ma altre forme di visualizzazione della via escretrice, quali le pielografie ascendenti e discendenti, oggi limitate a poche applicazioni, per lo più interventistiche o intraoperatorie. Il cambiamento più importante nel distretto genito-urinario, al pari di quello di altri distretti e altri organi, è però l'allargamento dell'orizzonte della diagnostica per immagini che vede impegnato il radiologo su più fronti che vanno dalla diagnosi, intesa come riconoscimento di lesione, alla caratterizzazione, alla stadiazione – nel caso della patologia oncologica –, alla prognosi, al follow-up. A queste si aggiungono oggi valutazioni funzionali come ad esempio quelle ottenibili con il Doppler, la spettroscopia, e le valutazioni dinamiche con mezzi di contrasto.

Il testo di Olivetti e Grazioli riesce a dare un'informazione completa e aggiornata su tutti questi aspetti interpretando in modo molto attuale e moderno la radiologia dell'apparato genito-urinario dei nostri giorni.

Il testo si articola in nove sezioni, iniziando con l'anatomia dell'apparato urinario, corredata da eccellenti disegni che troviamo anche in alcuni capitoli successivi. All'anatomia normale fa seguito l'anatomia radiologica comprendente l'urografia, l'angiografia, l'ecografia di base, l'ecografia color-Doppler e con mezzo di contrasto, la tomografia computerizzata completa di urografia TC, la risonanza magnetica con l'angiografia RM e l'urografia RM. Seguono i capitoli di anatomia umana normale e quindi di anatomia radiologica dell'apparato genitale maschile e femminile che mantengono la stessa impostazione dei capitoli precedenti.

Le sezioni successive sono dedicate alla clinica e all'imaging dei vari organi e apparati. Molto valide dal punto di vista dei contenuti e dell'iconografia le parti dedicate alle malformazioni, alla litiasi, alle neoplasie del rene e della via escretrice. In ambito oncologico trova particolare attenzione la problematica dedicata alle recidive nell'apparato genitale sia maschile sia femminile. Altrettanto interessante e attuale la sezione dedicata alla statica e dinamica del pavimento pelvico valutata con le nuove tecnologie. L'ultima sezione tratta l'interventistica nei suoi vari aspetti e comprende le biopsie, il trattamento del varicocele, i drenaggi e le embolizzazioni.

Un complimento vivissimo a Olivetti e Grazioli per questo libro nel quale traspare chiaramente la loro professionalità ma anche la passione e l'entusiasmo per la nostra disciplina.

Verona, aprile 2008

Roberto Pozzi Mucelli
Istituto di Radiologia
Università di Verona

Prefazione

Come ogni libro che si rispetti, anche *Diagnostica per immagini dell'apparato urogenitale* ha l'obbligo di una prefazione. Così caldamente suggerisce la Casa Editrice e così è.

L.O. e L.G., dopo circa un anno di impegno, affrontano con sollievo questa ultima incombenza che rappresenta la parte più impegnativa e ingrata di tutto il lavoro: costringe, infatti, a giustificare (a se stessi ancor prima che agli altri) le ragioni che hanno spinto a scrivere un libro di medicina e, in particolare, su un argomento, come quello urogenitale, non così popolare come, ad esempio, il torace o il fegato.

Nella quarta di copertina il lettore probabilmente scoprirà che questo libro cerca di colmare una lacuna nell'editoria medica, presentando in un unico tomo lo stato dell'arte, quanto a clinica e diagnostica per immagini, di una patologia di indubbia incidenza e rilevanza sociale ed anche per questo affascinante. Perlomeno così appare ai due editor: durante il corso di laurea l'uno immaginava di diventare ginecologo e l'altro urologo; si ritrovarono entrambi radiologi, con alcuni rimpianti... soprattutto economici per il primo.

Forse questa è la prima delle motivazioni: la velleità, varcati i cinquant'anni (anche se L.G. con puntiglio sostiene che a lui mancano ancora alcuni mesi a tale età), di riappropriarsi in termini diversi di una specialità che si voleva praticare quando si era (un poco) più giovani. Si aggiungano un pizzico di narcisismo e un po' di noia della sola routine assistenziale (senza voler nulla togliere di importanza a questa), la sicumera di poter scrivere qualcosa di diverso o le stesse cose ma in modo differente, sfruttando l'esperienza e l'ampia iconografia (qui solo in parte riprodotta) acquisita durante l'ormai lunga attività e riordinata in occasione di recenti convegni e corsi organizzati in Cremona e Brescia.

Rileggendo le bozze, L.O. e L.G. credono di presentare al lettore (ma sarà questi a giudicare) una bella opera; volendo essere onesti, avrebbero potuto fare ancor meglio (sempre si può) se il tempo a disposizione fosse stato maggiore e non rubato alle rispettive famiglie, alle quali il libro è anche dedicato.

Nella certezza che, come sempre accade, la prefazione non sarà letta da alcuno (il libro, si spera da molti), L.O. e L.G. congedano il loro volume e gli augurano buona fortuna.

Cremona-Brescia, aprile 2008 *Lucio Olivetti e Luigi Grazioli*

«Per diagnosticare la presenza di un calcolo nella vescica, Rolando consiglia: *il medico faccia sedere il paziente sulle proprie gambe, con la mano sinistra, introduca due dita nell'ano del paziente; comprima, poi fortemente col pugno destro la regione vescicale. Se si percepisce una massa dura, è un calcolo; se si sente una massa carnosa è questa che impedisce di urinare.*

Avicenna consiglia di palpare l'ano, nella donna vergine; la vulva nella deflorata» (da Penso G., 1991, *La medicina medioevale*, p. 296).

Abbiamo scritto qualcosa di nuovo e più aggiornato?
L.O. e L.G. si guardarono negli occhi, sorrisero e annuirono soddisfatti.

Nota per il lettore: gli argomenti trattati sono identificati tramite il colore del riquadro in testa alla pagina: rosso per l'anatomia, giallo per la clinica, grigio per l'imaging, verde per la radiologia interventistica.

L.O. e L.G. ringraziano vivamente Alessandra Cossu per il prezioso supporto nella preparazione e revisione del testo.

Indice

Parte IV
Patologia dell'apparato genitale maschile

Parte V
Le recidive oncologiche dell'apparato urogenitale maschile

Parte VI
Statica e dinamica della pelvi

Parte VII
Patologia dell'apparato genitale femminile

Parte VIII
Le recidive oncologiche dell'apparato genitale femminile

Parte IX
La radiologia interventistica

Elenco degli Autori

ALESSANDRO ANTONELLI
Divisione e Cattedra di Urologia
Università degli Studi di Brescia
Azienda Ospedaliera Spedali Civili
Brescia

EVANGELOS APOSTOLOPOULOS
Dipartimento Diagnostica per Immagini
1ª Radiologia
Azienda Ospedaliera Spedali Civili
Brescia

MARIA PIA BONDIONI
Cattedra di Radiologia
Università degli Studi di Brescia
Brescia

ENRICO CAPACCIO
Dipartimento di Discipline chirurgiche, morfologiche e Metodologie integrate
Radiologia
Università degli Studi di Genova
Genova

LUISA CARRARA
Clinica Ostetrico-Ginecologica
Università degli Studi di Brescia
Azienda Ospedaliera Spedali Civili
Brescia

GIUSEPPE MARIA CIRAVOLO
Clinica Ostetrico-Ginecologica
Università degli Studi di Brescia
Azienda Ospedaliera Spedali Civili
Brescia

GIAN PAOLO CORNALBA
Cattedra di Radiologia
Università degli Studi di Milano
Ospedale San Paolo
Milano

SERGIO COSCIANI CUNICO
Divisione e Cattedra di Urologia
Università degli Studi di Brescia
Azienda Ospedaliera Spedali Civili
Brescia

MARIA ASSUNTA COVA
Università di Trieste
UCO Radiologia
Ospedale di Cattinara
Trieste

ALBERTO COZZOLI
Divisione e Cattedra di Urologia
Università degli Studi di Brescia
Azienda Ospedaliera Spedali Civili
Brescia

LORENZO E. DERCHI
Dipartimento di Discipline chirurgiche, morfologiche e Metodologie integrate
Radiologia
Università degli Studi di Genova
Genova

FABIO FRANCO
Dipartimento Diagnostica per Immagini
1ª Radiologia
Azienda Ospedaliera Spedali Civili
Brescia

BARBARA FRITTOLI
Dipartimento Diagnostica per Immagini
1ª Radiologia
Azienda Ospedaliera Spedali Civili
Brescia

ADELINDA FRUGONI
Clinica Ostetrico-Ginecologica
Università degli Studi di Brescia
Azienda Ospedaliera Spedali Civili
Brescia

SEBASTIANA GAMBARINI
Dipartimento Diagnostica per Immagini
1ª Radiologia
Azienda Ospedaliera Spedali Civili
Brescia

DANIELA GATTI
Clinica Ostetrico-Ginecologica
Università degli Studi di Brescia
Azienda Ospedaliera Spedali Civili
Brescia

GIUSEPPE GIORDANO
Cattedra di Radiologia
Università degli Studi di Milano
Ospedale San Paolo
Milano

LUIGI GRAZIOLI
Dipartimento Diagnostica per Immagini
1ª Radiologia
Azienda Ospedaliera Spedali Civili
Brescia

ALESSANDRO GUARISE
Radiologia Clinica
Ospedale Santa Maria dei Battuti
Treviso

GIOVANNI MARCHETTI
UO di Anatomia Patologica
Azienda Istituti Ospitalieri
Cremona

PAOLA MARTINGANO
UCO Radiologia
Università di Trieste
Ospedale di Cattinara
Trieste

GIAN CARLO MAZZA
UO di Radiologia
Azienda Istituti Ospitalieri
Cremona

KATIUSCIA MENNI
Servizio di Radiologia
Fondazione Poliambulanza
Istituto Ospedaliero
Brescia

SUSANNA MILIANTI
Cattedra di Chirurgia Pediatrica
Università degli Studi di Brescia
Azienda Ospedaliera Spedali Civili
Brescia

GIANFRANCO MININI
Struttura Dipartimentale di Uroginecologia
Azienda Ospedaliera Spedali Civili
Brescia

GIUSEPPE MIRABELLA
Divisione e Cattedra di Urologia
Università degli Studi di Brescia
Azienda Ospedaliera Spedali Civili
Brescia

SARA MOMBELLONI
Dipartimento Diagnostica per Immagini
1ª Radiologia
Azienda Ospedaliera Spedali Civili
Brescia

GIOVANNI MORANA
Radiologia Clinica
Ospedale Santa Maria dei Battuti
Treviso

ALESSANDRA MORONI
Divisione e Cattedra di Urologia
Università degli Studi di Brescia
Azienda Ospedaliera Spedali Civili
Brescia

FRANCO ODICINO
Clinica Ostetrico-Ginecologica
Università degli Studi di Brescia
Azienda Ospedaliera Spedali Civili
Brescia

LUCIO OLIVETTI
UO di Radiologia
Azienda Istituti Ospitalieri
Cremona

BRUNELLA PASINETTI
Clinica Ostetrico-Ginecologica
Università degli Studi di Brescia
Azienda Ospedaliera Spedali Civili
Brescia

SERGIO PECORELLI
Clinica Ostetrico-Ginecologica
Università degli Studi di Brescia
Azienda Ospedaliera Spedali Civili
Brescia

ANDREA PODESTÀ
Dipartimento di Discipline chirurgiche, morfologiche e Metodologie integrate
Radiologia
Università degli Studi di Genova
Genova

FEDERICO QUAGLIA
Clinica Ostetrico-Ginecologica
Università degli Studi di Brescia
Azienda Ospedaliera Spedali Civili
Brescia

FABIO RAMPINELLI
Clinica Ostetrico-Ginecologica
Università degli Studi di Brescia
Azienda Ospedaliera Spedali Civili
Brescia

ALESSANDRA RANZA
Dipartimento Diagnostica per Immagini
1ª Radiologia
Azienda Ospedaliera Spedali Civili
Brescia

ENRICO SARTORI
Clinica Ostetrico-Ginecologica
Università degli Studi di Brescia
Azienda Ospedaliera Spedali Civili
Brescia

MAURO SCANZI
Divisione e Cattedra di Urologia
Università degli Studi di Brescia
Azienda Ospedaliera Spedali Civili
Brescia

Claudio Simeone
Divisione e Cattedra di Urologia
Università degli Studi di Brescia
Azienda Ospedaliera Spedali Civili
Brescia

Fulvio Stacul
UCO Radiologia
Università di Trieste
Ospedale di Cattinara
Trieste

Claudia Stanga
Dipartimento Diagnostica per Immagini
1ª Radiologia
Azienda Ospedaliera Spedali Civili
Brescia

Giancarlo Tisi
Clinica Ostetrico-Ginecologica
Università degli Studi di Brescia
Azienda Ospedaliera Spedali Civili
Brescia

Davide Turilli
Servizio di Radiologia
Fondazione Poliambulanza
Istituto Ospedaliero
Brescia

Giuseppe Voltini
UO di Radiologia
Azienda Istituti Ospitalieri
Cremona

Silvia Zanelli
Struttura Dipartimentale di Uroginecologia
Azienda Ospedaliera Spedali Civili
Brescia

Danilo Zani
Divisione e Cattedra di Urologia
Università degli Studi di Brescia
Azienda Ospedaliera Spedali Civili
Brescia

Tiziano Zanotelli
Divisione e Cattedra di Urologia
Università degli Studi di Brescia
Azienda Ospedaliera Spedali Civili
Brescia

Narciso Zappa
Dipartimento Diagnostica per Immagini
1ª Radiologia
Azienda Ospedaliera Spedali Civili
Brescia

Parte I
Inquadramento anatomico

Apparato urinario: anatomia normale macroscopica e microscopica

1

L. Olivetti, G. Marchetti

Il sistema urogenitale può essere diviso in chiave funzionale in due unità differenti, l'apparato urinario e quello genitale, che sono tuttavia intimamente interconnesse non solo dal punto di vista anatomico ma anche da quello embriologico: basti ricordare che ambedue si sviluppano da un comune abbozzo primitivo, il mesoderma intermedio, posto lungo la parete posteriore della cavità addominale, e che i dotti escretori dell'uno e dell'altro apparato sboccano inizialmente in una cavità comune, la cloaca. Nonostante la stretta relazione, ragioni di opportunità ne consigliano la trattazione separata.

Richiami di embriologia

Nel corso della vita intrauterina si formano in stretta sequenza cranio-caudale e temporale tre diversi sistemi renali che in parte si sovrappongono: il pronefro, il mesonefro e, infine, il metanefro o rene definitivo (6ª settimana di vita fetale), che, localizzato inizialmente al passaggio lombo-sacrale, migra più tardi cranialmente in rapporto allo sviluppo dell'organo ma, soprattutto, al rapido incremento in lunghezza della colonna vertebrale.

Alla costituzione del rene definitivo cooperano il diverticolo ureterale del canale del Wolff ed il blastema metanefrogeno: il primo dà origine all'uretere, al bacinetto, ai calici e a tutti i dotti collettori intrarenali; per contro, il secondo funge da matrice di origine dei tubuli renali, quindi delle unità nefronali secernenti.

Durante il quarto e sino al settimo mese di sviluppo, la parte terminale dell'intestino posteriore, la cloaca, risulta suddivisa da un setto nel canale ano-rettale (posteriore) e nel seno urogenitale primitivo (anteriore). In quest'ultimo si differenziano successivamente una parte superiore più espansa, la vescica urinaria, ed una più caudale. Quest'ultima nel maschio è, a sua volta, distinta in una piccola porzione pelvica, che forma la parte inferiore dell'uretra prostatica e l'uretra membranosa, e in una più lunga componente fallica da cui, più tardi, origina l'uretra peniena; nella donna la porzione caudale del seno urogenitale primitivo forma una piccola porzione dell'uretra, il quinto inferiore della vagina ed il vestibolo.

Sandler TW (2004) Embriologia medica di Langman, 2ª edn. Masson, Milano, pp 317-358

Anatomia normale

Rene

Il rene, localizzato nello spazio retroperitoneale all'altezza di D12-L3, è circondato da un corpo grassoso delimitato dalla fascia di Gerota, alla quale è connesso da tralci connettivali; misura circa 12 centimetri nel diametro bipolare, 6 in larghezza e 2,5 cm in spessore; nel maschio pesa 125-170 grammi e nella donna 115-155. È suddiviso in otto-diciotto lobi, ciascuno dei quali costituito da un mantello corticale di circa 1 cm in spessore e da una piramide midollare (di Malpighi), il cui apice (papilla) si apre in un calice minore; la lobatura, particolarmente apprezzabile nei neonati, scompare nel soggetto adulto a livello della superficie dell'organo, mentre permane ovviamente come suddivisione interna. Le colonne di Bertin rappresentano l'estensione del tessuto corticale tra le piramidi midollari (**Figg. 1, 2**).

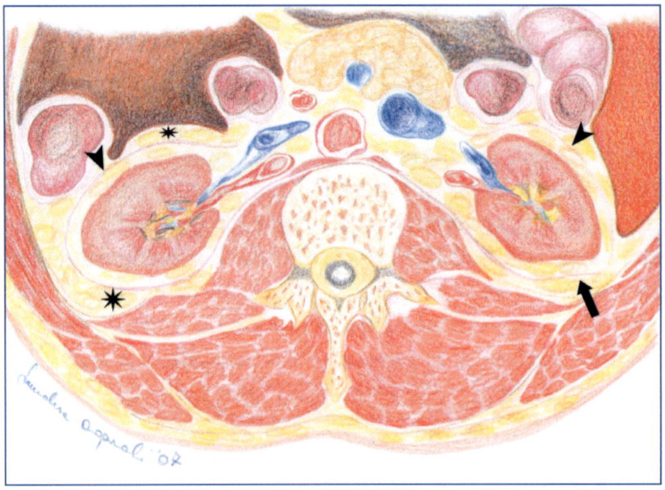

Fig. 1. Disegno anatomico di un piano assiale passante per l'ilo renale. Si documenta la posizione del rene nello spazio perirenale delimitato dalle fasce anteriore di Gerota (punte di freccia) e posteriore di Zuckerkandl (frecce). Sono visualizzati anche gli spazi pararenali anteriore e posteriore (asterischi)

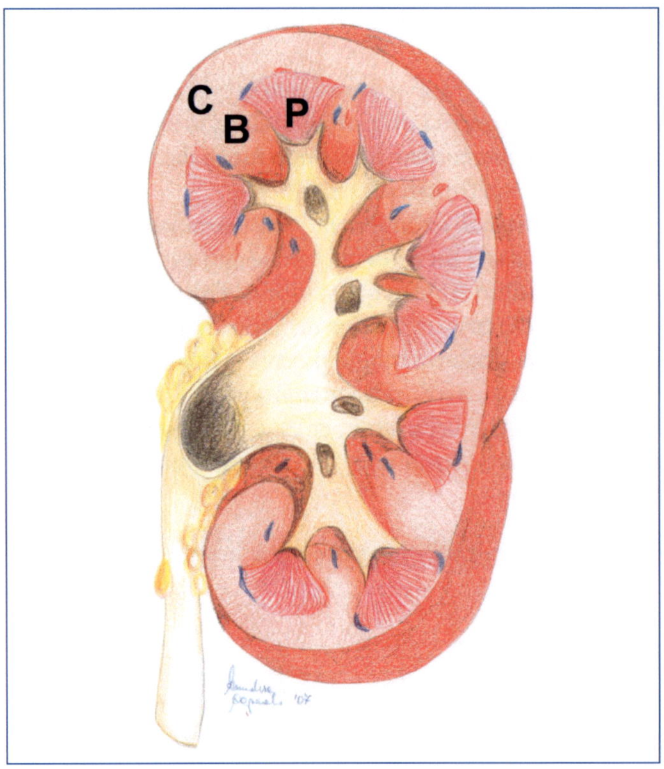

Fig. 2. Disegno anatomico coronale del rene destro. Si visualizzano la corticale (C), le colonne del Bertin (B), le piramidi (P) al cui apice si aprono i calici minori

La superficie esterna è rivestita da una capsula distinta in due strati, di cui quello interno fibroblastico è difficilmente clivabile rispetto ai sottostanti nefroni, mentre quello esterno, di natura collagena, è più facilmente scollabile, come può avvenire a seguito di traumi chiusi addominali.

Una componente importante, ma raramente enfatizzata come via di diffusione neoplastica, è il seno renale, localizzato medialmente e contenente i calici, una porzione variabile della pelvi, i vasi maggiori ed i nervi, questi ultimi rappresentati da fibre adrenergiche ad origine dal plesso celiaco. Tali strutture anatomiche sono circondate da un abbondante tessuto adiposo ipervascolarizzato, continuo con il grasso perirenale e non separato da questo da alcuna capsula, presente viceversa lungo la porzione convessa del rene.

I calici sono distinti in maggiori e minori, questi ultimi sono inseriti al contorno della base delle papille, che sono in numero corrispondente o inferiore alle piramidi di Malpighi, in quanto due-tre papille possono essere fuse tra loro (in tal caso una papilla rappresenta l'apice comune di più piramidi e prende il nome di cresta renale). I calici maggiori (superiore, medio ed inferiore), formati dalla confluenza dei minori, si riuniscono nella pelvi. La morfologia dei calici e della pelvi presenta sensibili variazioni individuali, di cui i due estremi opposti sono la forma dendritica e quella ampollare.

La vascolarizzazione è assicurata abitualmente da una vena e da un'arteria, la quale si arborizza nel seno alimentando il parenchima in modo tale che ogni unità elementare secernente, ovvero ogni nefrone (ciascun rene ne contiene 1-2 milioni), è funzionalmente autonomo, dotato di apporto ematico e sistema di filtrazione propri.

I vasi linfatici, numerosi nella corticale renale, risultano assenti nella midollare; il drenaggio avviene attraverso il seno renale e da questo ai linfonodi adiacenti l'aorta e la vena cava inferiore.

In **anatomia microscopica,** il rene è una ghiandola tubulare composta. L'unità semplice secernente, il nefrone, è certamente l'adenomero più complesso dell'organismo umano: è un lungo tubulo epiteliale che inizia a fondo cieco nel glomerulo renale e, dopo un complicato decorso nella corticale e nella midollare, termina imboccando un canale escretore.

Istologicamente, un rene normale è, quindi, costituito da glomeruli, tubuli, interstizio e vasi.

Il glomerulo, dispositivo filtrante del nefrone, ha forma regolarmente sferica con un diametro variabile tra i 150 e i 200 μ; è delimitato da una capsula in cui si distinguono un polo urinifero di innesto del tubulo renale ed un polo vascolare di apertura ed uscita rispettivamente per l'arteriola afferente ed efferente (Fig. 3). Tra i due, quale

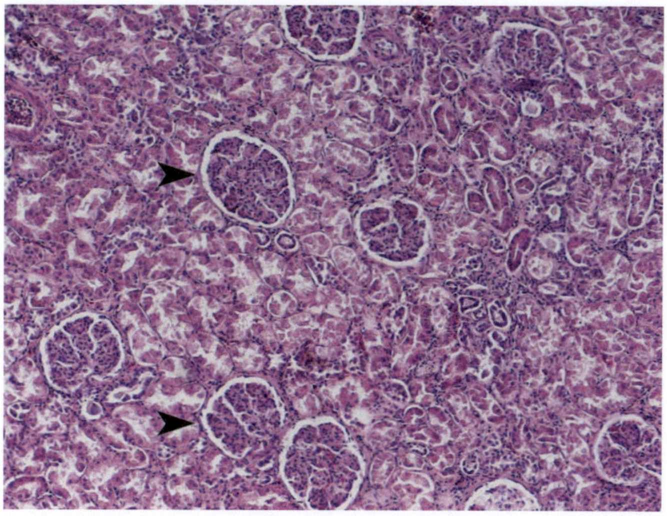

Fig. 3. Preparato microscopico della corticale renale. Sono evidenti numerosi glomeruli (punte di freccia). Colorazione ematosillina-eosina, x 200

fungo aggettante nel lume della capsula del Bowmann, si sviluppa la rete capillare mirabilis, costituita da mesangio interstiziale di supporto, cellule endoteliali ed epiteliali organizzate attorno ad una membrana basale, denominata lamina base.

Il filtrato glomerulare raccolto nella capsula è avviato al tubulo renale, formato dal tubulo contorto prossimale; segue un segmento foggiato ad ansa (ansa di Henle) in cui si riconoscono una branca discendente sottile ed una ascendente più grossa decorrenti parallele, vicine tra loro ed unite da un apice con angolo acutissimo. Il canalicolo escretore assume poi nuovamente un decorso ad anse tortuose, che, per quanto meno numerose del tratto prossimale, giustificano la denominazione di tubulo contorto distale attribuita a tale segmento. Esso continua nel tratto reuniente collegato ai dotti collettori. Questi confluiscono a formare il dotto di Bellini che, in numero di 10-25 unità, si apre nell'area cribrosa all'apice della papilla.

Uretere

Nell'adulto normale l'uretere misura circa 30 cm di lunghezza e 5 mm di diametro; è in posizione retroperitoneale, con decorso obliquo dall'alto in basso e un poco mediale, così che lo sbocco in vescica è solo a pochi centimetri dal controlaterale (**Fig. 4**).

L'uretere è distinto in tre segmenti: addominale, pelvico e intramurale o vescicale. Il secondo tratto ha rapporti anatomici ovviamente differenti nel maschio e nella femmina; in quest'ultima si segnala in particolare la stretta continuità con l'arteria uteri-

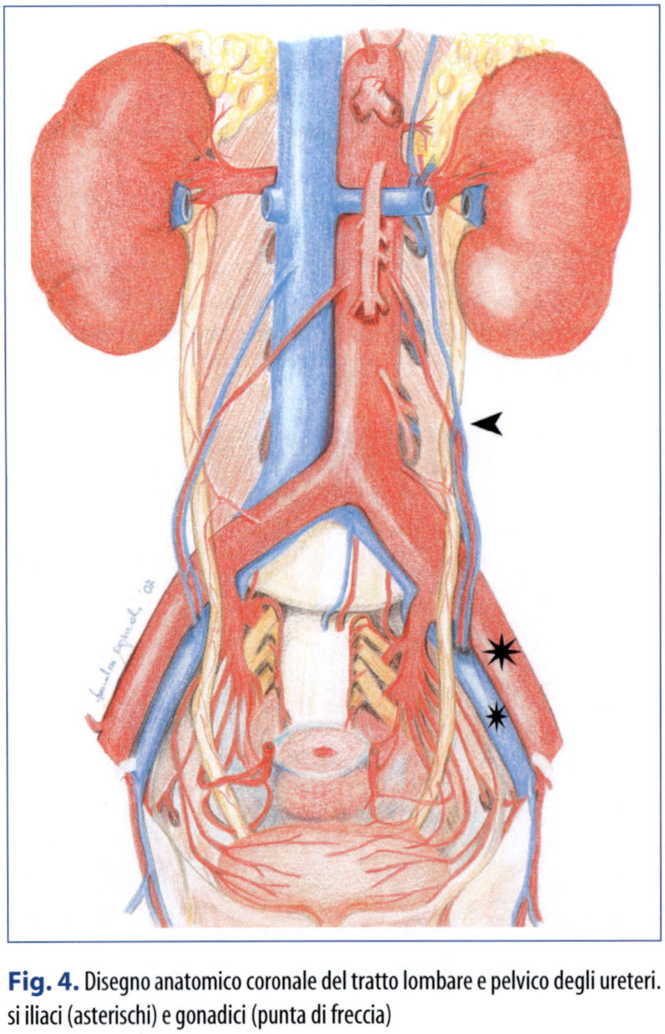

Fig. 4. Disegno anatomico coronale del tratto lombare e pelvico degli ureteri. È illustrato il loro rapporto con i vasi iliaci (asterischi) e gonadici (punta di freccia)

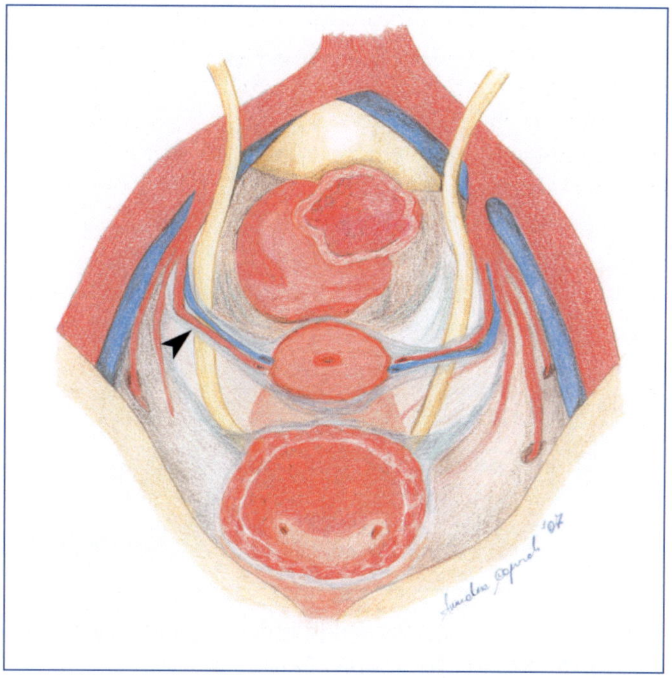

Fig. 5. Disegno anatomico coronale del tratto pelvico degli ureteri. Si evidenzia l'incrocio con i vasi uterini (punta di freccia)

na, che rende l'uretere vulnerabile (a rischio di legatura) nel corso di interventi chirurgici sull'apparato genitale (Fig. 5). Il tratto intramurale, lungo 1,5 cm, ha sito e decorso identici nei due sessi: è obliquo nella parete vescicale di cui attraversa in basso ed in avanti le differenti tonache, sino alla mucosa sollevata in una piega visibile nel lume della vescica.

Nell'uretere si possono riconoscere due restringimenti (istmi) fisiologici, il primo poco dopo l'origine a circa 7 cm dall'ilo renale; il secondo localizzato nel punto di passaggio dell'organo nella piccola pelvi.

Dal punto di vista **microscopico** l'uretere presenta la stratificazione tipica degli organi cavi: sono presenti una mucosa, una sottomucosa e una tonaca fibromuscolare, a sua volta avvolta dalla tonaca avventiziale. In contrasto con quanto avviene nella vescica, la mucosa dell'uretere è sollevata in numerose pieghe, che formano delle cripte da cui aggregati rotondeggianti di cellule possono essere avulsi nel corso di ureterorenoscopia (tali cluster papillari possono essere causa di problemi nella diagnosi differenziale rispetto a tumori uroteliali a basso grado di malignità).

Vescica

La vescica è in posizione extraperitoneale. Ai fini della comprensione della patologia è importante la descrizione anatomica del trigono di Lieutaud, area triangolariforme con vertice anteriore rappresentato dal forame uretrale, e base posteriore delimitata dagli orifizi ureterali; questi hanno asse maggiore obliquo convergente verso la linea mediana e si caratterizzano per la presenza di una plica posteriore che durante la distensione della vescica si adagia a comprimere l'apertura del forame, funzionando quindi parzialmente come una valvola (Fig. 6). Posteriormente al trigono le pieghe ureteriche, dovute al decorso intramurale obliquo sottomucoso degli ureteri, delimitano la fossa retro-ureterica o basso fondo della vescica. Questa, nei soggetti maschi anziani, può essere più bassa del trigono vescicale; tale posizione si accentua nell'ipertrofia prostatica, in cui il forame uretrale non rappresenta più il punto maggior-

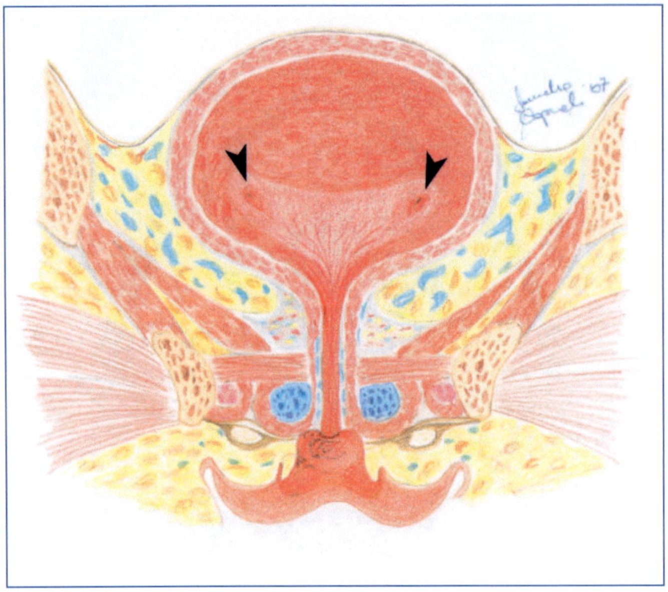

Fig. 6. Disegno anatomico coronale della vescica. Soggetto femminile. Sono evidenti gli sbocchi ureterali (punte di freccia) ed i rapporti tra l'uretra ed il diaframma urogenitale

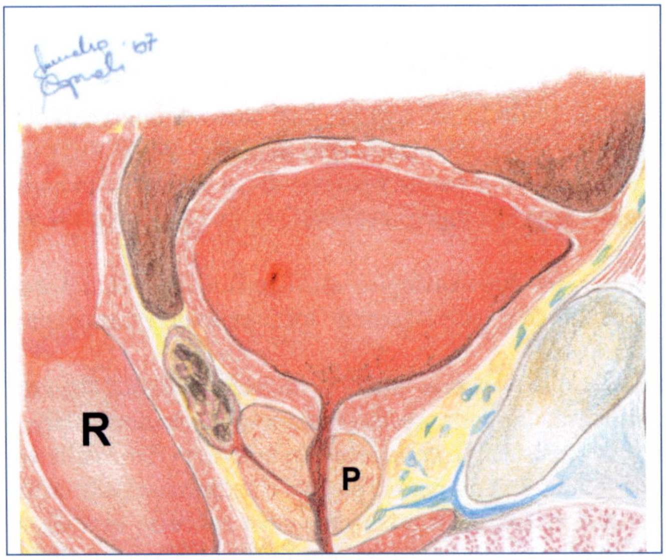

Fig. 7. Disegno anatomico sagittale della pelvi. Soggetto maschile. Sono illustrati i rapporti anatomici della vescica con la prostata (P), le vescicole seminali ed il retto (R)

mente declive della vescica, condizionandone quindi l'incompleto svuotamento.

Anatomicamente rilevanti sono i rapporti di continuità con gli organi genitali: nel maschio, come già sopra segnalato, con la prostata, le vescicole seminali ed il tratto terminale dei dotti deferenti, tramite cui il fondo vescicale, quando disteso, entra in rapporto con l'intestino retto (Fig. 7); nella femmina, con l'utero che si appoggia sulla cupola vescicale. La sierosa peritoneale, rivestita la faccia superiore della vescica, si riflette sulla superficie anteriore del corpo uterino; fra i due organi esiste, quindi, una fessura peritoneale così che il corpo uterino può essere facilmente sollevato dal contatto con la vescica. Il fondo vescicale assume, inoltre, rapporti di continuità con il collo uterino sino a livello del fornice vaginale; tali strutture separano la vescica dal cavo di Douglas (spazio retto-uterino) e dall'intestino retto che non contrae, pertanto, rapporto con la parete vescicale (Fig. 8).

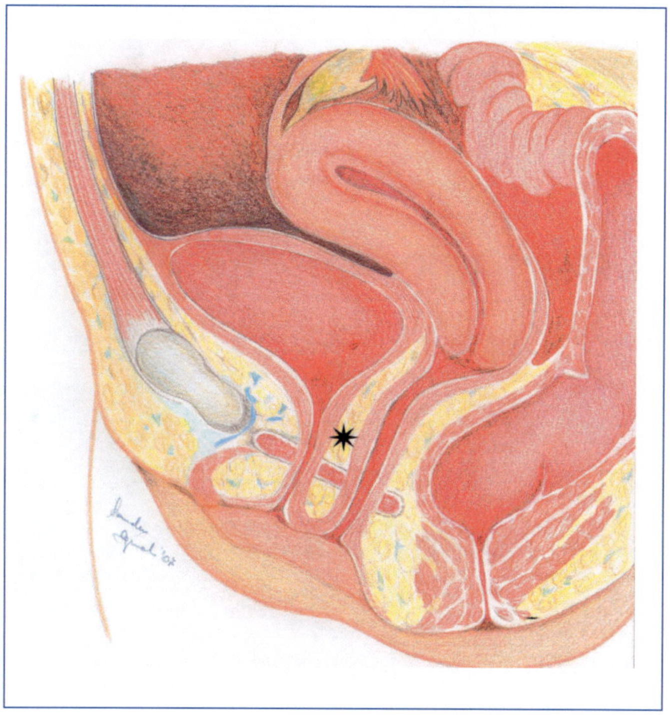

Fig. 8. Disegno anatomico sagittale della pelvi. Soggetto femminile. Sono evidenziati i rapporti anatomici della vescica con la vagina e l'utero. L'asterisco indica il setto vescico-vaginale

In **anatomia microscopica,** la parete vescicale, che ha spessore variabile tra 3-4 mm (in fase di replezione) e 10-15 mm (quando vuota), è costituita dalle tonache mucosa (epitelio di transizione), sottomucosa, muscolare, avventiziale e sierosa. La tonaca muscolare è alquanto sviluppata e nel suo insieme costituisce il muscolo detrusore della vescica; consiste in tre strati sovrapposti che peraltro non sono nettamente distinti tra loro e non presentano spessore uniforme. A livello del trigono la muscolatura è più spessa e ha caratteri diversi rispetto ai restanti settori (i fasci muscolari sono molto compatti, separati da scarso connettivo), tanto da individuare una formazione a sé stante denominata muscolo trigonale.

Uretra

Nel maschio adulto l'uretra è un condotto della lunghezza media di 18-20 cm; solo nel suo tratto iniziale dà passaggio esclusivamente all'urina (uretra urinaria, corrispondente all'intera uretra femminile); successivamente, dal collicolo seminale (o veru montanum) ovvero dallo sbocco dei dotti eiaculatori sino al meato esterno, essa consente il passaggio anche allo sperma (uretra comune). In rapporto agli organi adiacenti, l'uretra è suddivisa in tre tratti: prostatica, lunga 3-3,5 cm; membranosa o trigonale, assai breve (1-1,5 cm), compresa nello spessore del diaframma urogenitale; spongiosa o cavernosa, lunga 13-15 cm, contenuta nel corpo spongioso penieno e, a sua volta, distinta in bulbare, peniena e navicolare (Fig. 9).

L'uretra femminile (Figg. 6, 8) è un condotto lungo 4-5 cm che, originando dalla vescica, si apre nella parte anteriore del vestibolo della vagina; il lume ristretto alle estremità, ove misura 7 mm, è facilmente dilatabile tanto che il chirurgo può introdurvi strumenti anche di 2 cm di diametro.

Dal **punto di vista microscopico**, nel maschio adulto la tonaca mucosa dei tratti prostatico e membranoso è rappresentata essenzialmente da epitelio di transizione, per quanto si possano riconoscere anche aree di epitelio prostatico; nella porzione

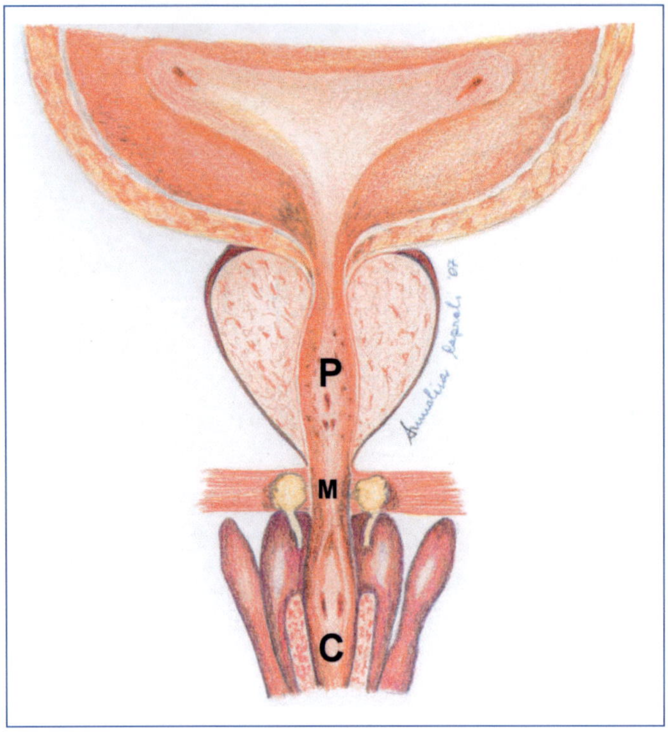

Fig. 9. Disegno anatomico coronale dell'uretra maschile. Sono visualizzati i tratti prostatico (P), membranoso (M) e cavernoso (C), porzione bulbare

spongiosa, la tonaca è costituita da epitelio colonnare pseudostratificato o squamoso. Alla tonaca sottomucosa sono annesse le ghiandole di Cowper e Littré. In rapporto alla diversa sede anatomica, l'uretra è via via circondata da muscolatura del collo vescicale, tessuto ghiandolare prostatico, fasci del diaframma urogenitale e, infine, dal corpo spongioso del pene.

L'uretra femminile presenta tre strati: la tonaca mucosa, sottomucosa e quella muscolare. La prima è costituita, nel tratto superiore, dall'epitelio di transizione delle vie urinarie e, nella porzione inferiore, da epitelio pavimentoso analogo a quello del vestibolo della vagina; appoggia su una tonaca propria abbastanza densa, ricca di fibre elastiche. Alla mucosa sono annesse piccole ghiandole acinose a secrezione mucosa, paragonabili alle ghiandole dell'uretra maschile. La tonaca sottomucosa è formata da connettivo vascolarizzato da vasi venosi disposti a plesso. Nella terza tonaca, alla muscolatura liscia (rappresentata da fasci longitudinali e circolari) fa seguito il muscolo sfintere striato che dal trigono perineale si spinge a fasciare il tratto dell'uretra immediatamente sottostante la vescica.

Bairati A (1980) Trattato di anatomia umana. Morfologia generale e sistematica dell'uomo. Minerva Medica, Torino

Balboni GC (2000) Anatomia umana. Edi. Ermes, Milano

Murphy WM, Grignon DJ, Perlman EJ (2004) Tumors of the kidney, bladder, and related urinary structures. American Registry of Pathology, Washington DC

Pasqualino A, Panattoni GL (2002) Anatomia umana. Citologia, istologia, embriologia, anatomia sistematica. UTET, Torino

Pensa A, Favaro G, Cattaneo L (1976) Trattato di anatomia umana. UTET, Torino

Apparato urinario: anatomia normale radiologica

2

L. Olivetti, L. Grazioli, G. Voltini

Anatomia radiografica

In condizioni normali l'esame diretto dell'apparato urinario fornisce riferimenti solo a livello delle logge renali ove il corpo adiposo perirenale, specie nei soggetti obesi, fa da contrasto naturale al rene, evidenziandone sede, dimensioni, forma e contorni, parametri questi che sono suscettibili di discrete oscillazioni individuali.

Di regola, il rene destro è in posizione leggermente più bassa del controlaterale. Nel radiogramma a paziente supino il polo superiore raggiunge la 12ª vertebra dorsale mentre quello inferiore, con lieve variabilità nei diversi casi e nei due lati, si proietta a livello della 3ª-4ª apofisi trasversa lombare. La mobilità fisiologica dei reni in direzione cranio-caudale è limitata: in decubito supino e con respirazione normale si aggira intorno ai 2-3 cm per raggiungere i 5-10 cm in inspirazione profonda. In posizione eretta, il rene scende di circa un corpo vertebrale. In proiezione laterale, si sovrappone alla colonna vertebrale, la qual cosa consente di attribuire a tale organo eventuali densità calcifiche (calcoli), rilevate in questa sede.

L'asse maggiore longitudinale dei reni decorre in senso dorso-lombare, cranio-caudale e medio-laterale ragion per cui, in posizione supina e proiezione antero-posteriore, esso appare più corto di quanto realmente sia: i valori medi rilevati radiologicamente sono intorno ai 12,5-13 cm nel soggetto adulto maschio e 12,0-12,5 cm nella femmina con diametro trasversale fluttuante tra i 5,5 e 6,5 cm.

La forma è assimilata a quella di un fagiolo con margine mediale immediatamente a lato e parallelo al muscolo psoas. I profili sono lisci; eventuali modificazioni sono determinate dal rapporto con la milza e, in particolare, con il fegato, nel qual caso il polo superiore appare più piccolo e quello inferiore più tozzo.

Nel radiogramma diretto gli ureteri non sono visibili mentre la vescica, se distesa da urina, appare come una tenue ombra tondeggiante radioopaca senza alcuna intrinseca valenza semeiologica.

L'iniezione di mezzo di contrasto (mdc) iodato idrosolubile consente di ottenere a livello renale alcune informazioni funzionali ma soprattutto di valutare gli aspetti morfologici della via escretrice.

In condizioni normali, nel corso di un'urografia mediante iniezione assai rapida di mdc, l'effetto nefrografico (conseguente all'accumulo nei tubuli renali del mdc filtrato attraverso i glomeruli e concentrato nei tubuli stessi) inizia 30-60 secondi dopo l'iniezione e rimane sufficiente per 10-15 minuti, permettendo lo studio dettagliato del parenchima renale. L'urina opaca compare dopo 2-3 minuti senza sostanziali differenze tra i due lati; a 5 minuti le cavità renali appaiono ben opacizzate; l'intensità massima si raggiunge verso i 15' e si mantiene sino a 40-45', dopo di che diminuisce progressivamente sino a scomparire completamente.

L'effetto nefrografico, ovvero l'opacizzazione parenchimale del rene, consente di meglio definire gli aspetti morfologici già descritti all'esame diretto.

In fase urografica è possibile valutare la via escretrice. Sebbene i sistemi dei calici siano soggetti ad una discreta variabilità morfologica, è comunque possibile descrivere un profilo anatomico prevalente. Come è noto, il rene può essere considerato come costituito da tanti reni semplici, ciascuno dei quali corrisponde ad una piramide di Malpighi, il cui apice (papilla) si apre in un calice minore (il numero dei calici, pertanto, dipende dal numero delle papille, potendo tuttavia essere anche inferiore, poiché in un calice possono sboccare 2-3 papille). Il fornice, ovvero la parte del calice che circonda la papilla, ha aspetto più o meno falcato in rapporto al grado di sporgenza del calice che, se proiettato di infilata, ha aspetto circolare con al centro un piccola lacuna corrispondente alla papilla. I calici maggiori, formati dalla confluenza di quelli minori e in genere in numero di tre (superiore, medio ed inferiore), confluiscono nella pelvi o bacinetto, che può avere aspetto biforcato, triforcato o ampollare. A paziente supino, in proiezione antero-posteriore, il bacinetto (il cui asse maggiore è obliquo dall'esterno all'interno e dall'indietro in avanti) è posto abitualmente all'altezza della 1ª apofisi trasversa lombare mentre il giunto pielo-ureterale, situato posteriormente, si localizza a livello della 2ª; nella proiezione laterale, il bacinetto si proietta sulla colonna vertebrale lombare. Ai fini di un'eventuale pielotomia, la posizione della pelvi rispetto al parenchima renale può essere definita grazie ad una linea che congiunga idealmente la base dei calici superiore ed inferiore e rispetto a cui la pelvi è o laterale (e, quindi, intrarenale) o mediale (e, di conseguenza, extrarenale). Il bacinetto ha una capacità anatomica di 6-8 mL ma in pielografia ascendente già dopo l'iniezione di 2-5 mL insorge dolore quale segno di sovradistensione (Fig. 1).

L'uretere, con calibro medio di 3-5 mm, decorre sovrapposto al muscolo psoas accanto alle apofisi trasverse delle vertebre lombari e, disponendosi medialmente alle

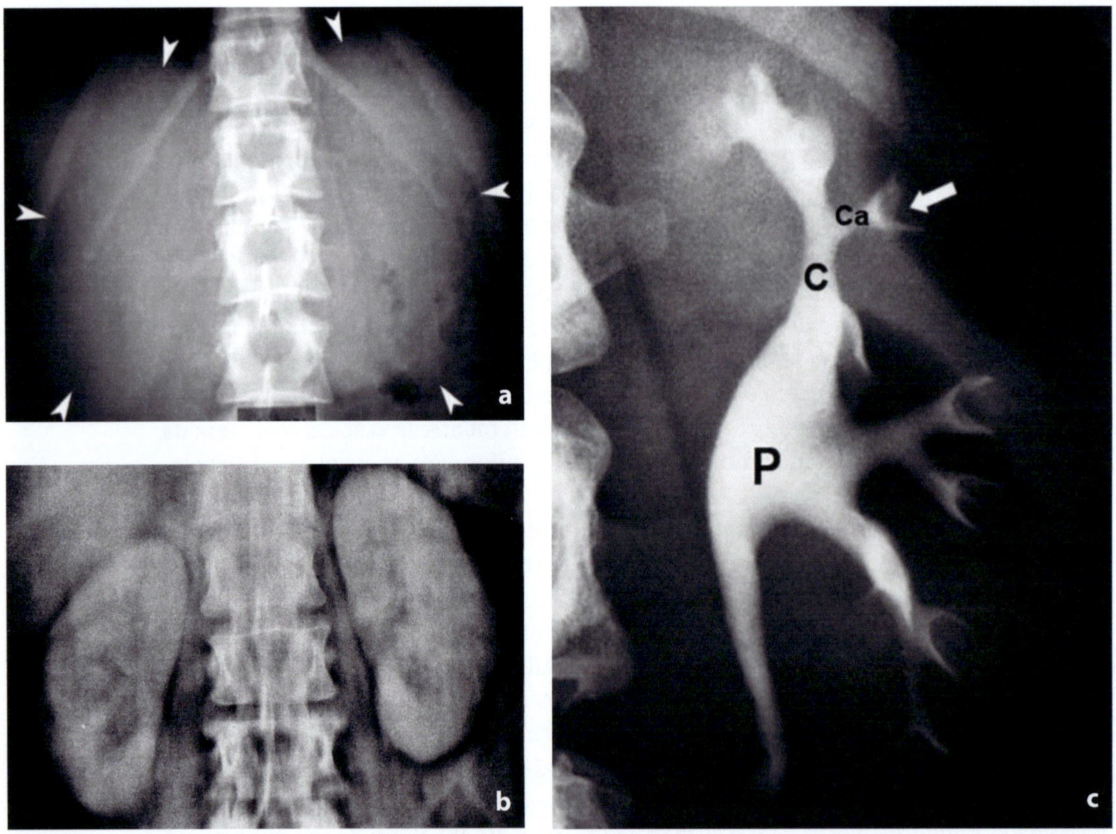

Fig. 1a-c. Urografia. Rene. **a** Esame diretto: i reni (punte di freccia) sono apprezzabili grazie al contrasto naturale dato dal grasso perirenale. **b** Fase nefrografica: l'omogenea opacizzazione parenchimale, dovuta al mdc, permette di documentare la morfologia del rene. **c** Fase urografica: visualizzazione di dettaglio delle cavità calico-pieliche. C = collettore; Ca = calice; P = pelvi. La freccia indica la papilla

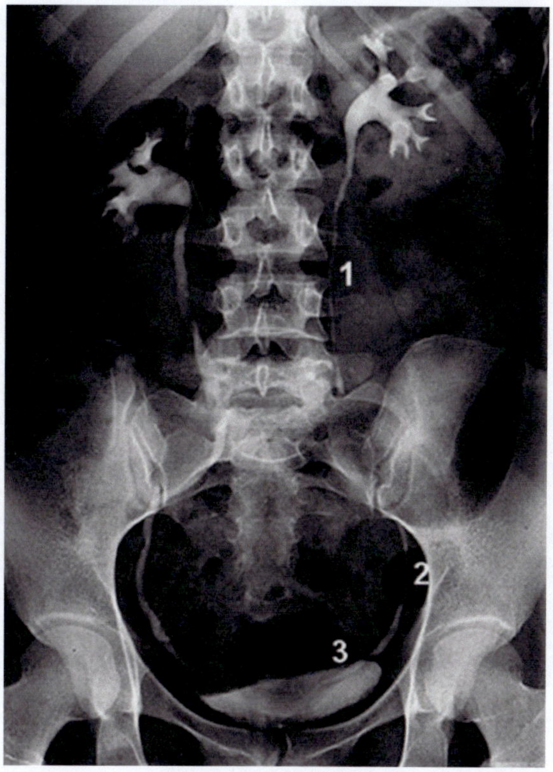

Fig. 2. Urografia. Visualizzato l'uretere nei tre tratti lombare (1), pelvico (2) e intramurale (3). Vescica in fase di iniziale riempimento

articolazioni sacro-iliache, entra nel piccolo bacino ove, dopo aver descritto una curva a convessità laterale, sbocca nella vescica. Si distinguono tre porzioni (lombare, pelvica ed intramurale) ed altrettanti restringimenti fisiologici: il primo (istmo) all'origine dalla pelvi, il secondo all'incrocio con i vasi iliaci, ovvero all'altezza della linea innominata (confine tra il tratto lombare e quello pelvico), il terzo all'entrata nella vescica (Fig. 2).

L'aspetto della vescica dipende in gran parte dallo stato del suo riempimento: in fase iniziale, in proiezione antero-posteriore, ha forma di coppa più o meno svasata; col progredire della distensione, la concavità superiore si attenua gradatamente sino a scomparire completamente, mentre, in stadio di medio riempimento (circa 200 mL), compare l'aspetto proprio dell'uomo e della donna: nel primo la forma è rotondeggiante mentre nella seconda è ovalare, con prevalenza del diametro trasverso, margine superiore tendente all'appiattito e, nell'anziana, incavato nella porzione centrale per l'impronta estrinseca da parte dell'utero (la vescica infantile ha spesso ancora aspetto fusiforme). Riempiendosi, la vescica si allarga eccentricamente: poiché l'orifizio uretrale ed il bassofondo vescicale sono fissi, l'espansione avviene prevalentemente in direzione craniale, dorsale e laterale (Fig. 3). Lo svuotamento inizia con la contrazione del muscolo detrusore e con il rilassamento del perineo; cambia allora la forma, mentre la vescica si muove verso il basso e leggermente in direzione dorsale.

L'uretra maschile, esaminabile mediante uretrografia minzionale (Fig. 4) o, ancor meglio, retrograda (Fig. 5), ha una lunghezza di circa 16-20 cm ed un calibro non uniforme nelle tre porzioni: prostatica (ove si può notare l'immagine lacunare del veru montanum); membranosa (il tratto più fisso e sottile); cavernosa, quest'ultima ulteriormente suddivisa in perineale e peniena. Entrando nel corpo spongioso, l'uretra presenta due allargamenti: uno prima della radice del pene (fossa del bulbo) e l'altro in corrispondenza della fossa navicolare. In tutto il suo decorso mostra due curvature, di cui la prossimale, sottopubica (dall'orifizio uretrale interno al diaframma urogenitale), è concava verso l'avanti e l'alto; la seconda, prepubica, praticamente priva di importanza, è concava verso il basso e dorsalmente.

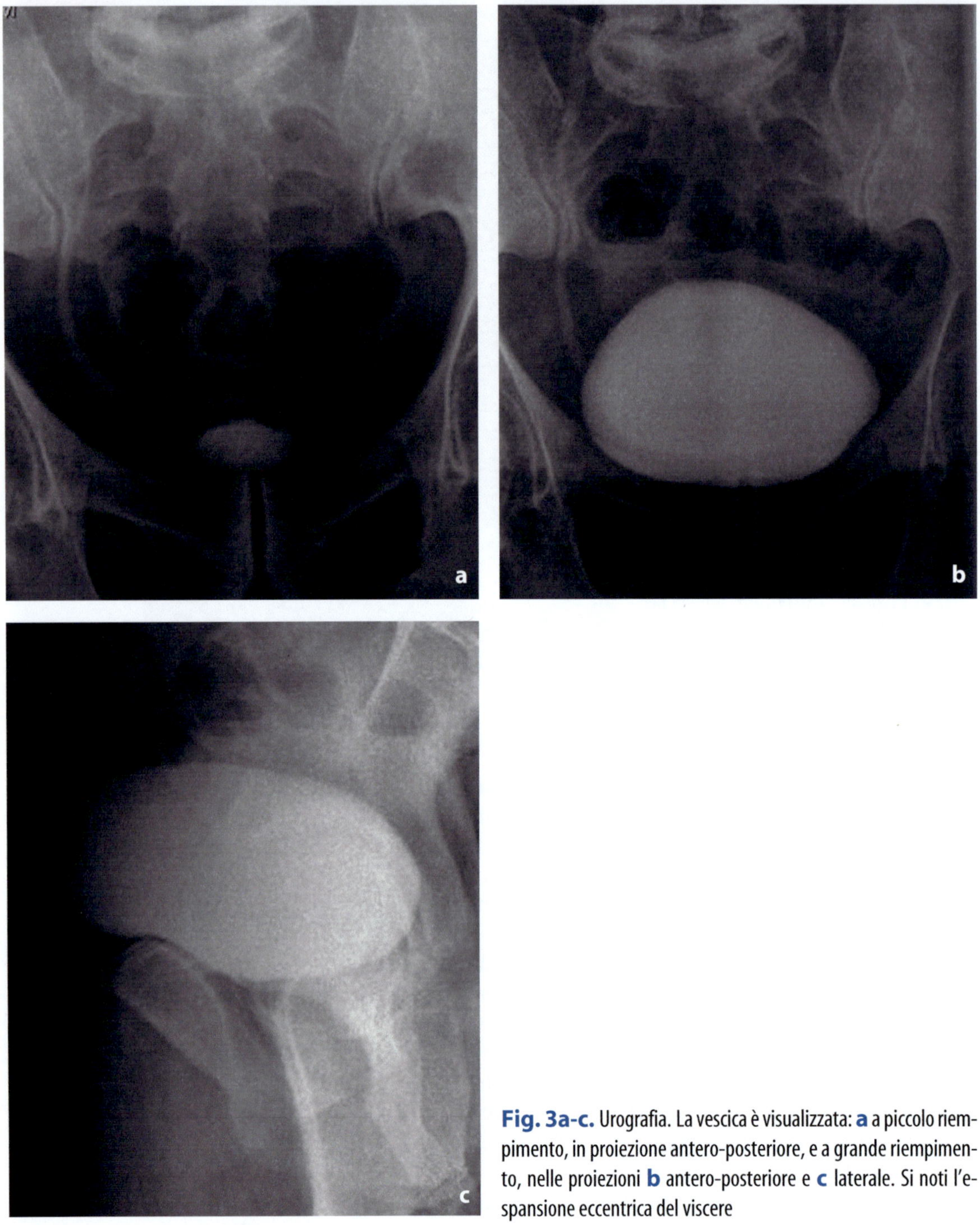

Fig. 3a-c. Urografia. La vescica è visualizzata: **a** a piccolo riempimento, in proiezione antero-posteriore, e a grande riempimento, nelle proiezioni **b** antero-posteriore e **c** laterale. Si noti l'espansione eccentrica del viscere

L'uretra femminile ha una lunghezza media di 4 cm e corrisponde alla parte membranosa e prostatica dell'uretra maschile; è diretta dall'alto al basso e da dietro in avanti.

Grilli A (1979) Compendio di radiologia medica. SEU, Roma

Vogler E (1968) Apparato urinario. In: Schinz HR (ed) Trattato di Diagnostica Radiologica. Volume V: Addome, 6ª edn. Edizioni Minerva Medica Torino, pp 537-674

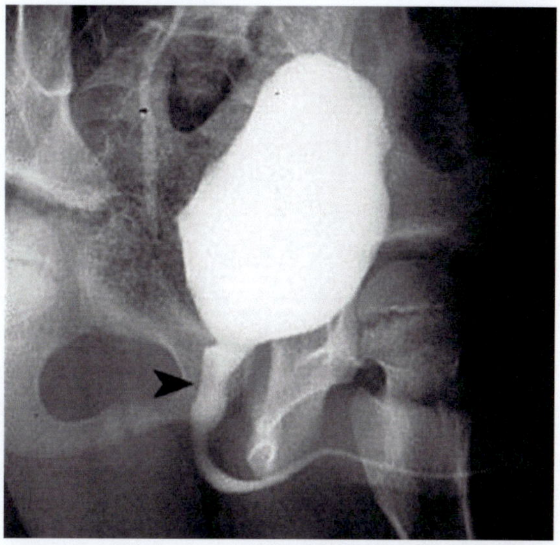

Fig. 4. Uretrografia minzionale. L'uretra maschile è visualizzata in fase minzionale con ottimale opacizzazione del tratto prostatico (punta di freccia)

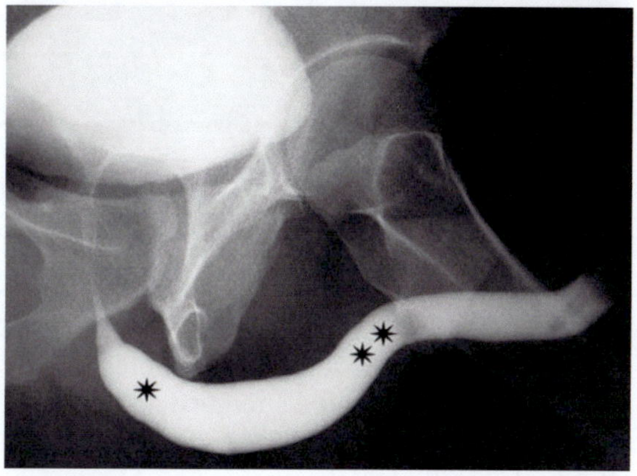

Fig. 5. Uretrografia retrograda. Tale tecnica consente di visualizzare con maggiore dettaglio, in maniera peraltro non fisiologica, i tratti bulbare (asterisco) e cavernoso (asterischi) dell'uretra maschile; meno delineato il tratto prostatico

Anatomia angiografica del rene

Il rene è un organo molto vascolarizzato; la conoscenza dell'anatomia vascolare normale ha importanza basilare per comprendere l'espressione vasale delle malattie renali, parenchimali o più propriamente vascolari.

Le arterie renali normalmente si dipartono all'altezza del disco intersomatico tra 1ª e 2ª vertebra lombare oppure all'altezza della parte inferiore della 1ª lombare, avendo il vaso destro un'origine di solito più alta del controlaterale e una lunghezza lievemente superiore, data la posizione paramediana sinistra dell'aorta; il calibro oscilla in angiografia tra i 5 e 7 mm. Nel 15-20% dei soggetti, e con maggior frequenza nel lato sinistro, esistono arterie soprannumerarie che hanno origine direttamente dall'aorta addominale o, più di rado, da arterie limitrofe e che possono entrare nel rene attraverso l'ilo oppure in qualsiasi punto della superficie. Prima o in corrispondenza dell'ilo, l'arteria renale si divide in due rami principali, ventrale (prepielico) e dorsale (retropielico), che sostengono di regola, rispettivamente, la vascolarizzazione della parte interpolare anteriore e posteriore del rene. Le arterie principali a loro volta si dividono in rami segmentari di tipo terminale: ciascuno di essi ha un ben definito territorio di irrorazione che non può essere supplito da preesistenti vie collaterali (Fig. 6) .

In rapporto alla rotazione del rene sul proprio asse longitudinale, la proiezione antero-posteriore urografica ed angiografica comunemente usata fa sì che il bordo laterale rappresenti in realtà parte della superficie ventrale dell'organo. Pertanto, le diramazioni periferiche dell'arteria dorsale terminano in posizione più mediale di quanto non facciano quelle dell'arteria ventrale: ne consegue che, nell'analisi di un arterio-

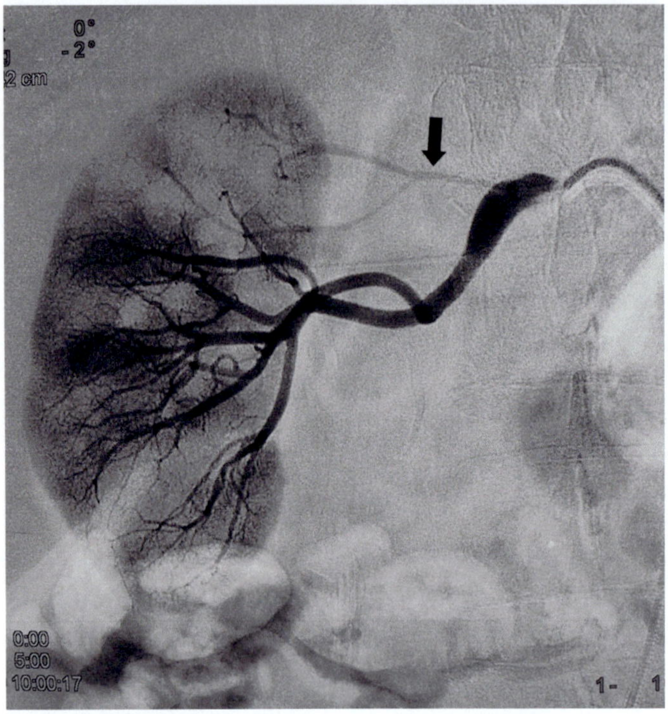

Fig. 6. Angiografia. Approccio femorale. Cateterismo selettivo dell'arteria renale destra. È possibile documentare con precisione la suddivisione delle arterie principali, ventrale e dorsale, nei rami segmentari. La freccia indica un'arteria polare superiore

gramma renale, si può identificare come arteria ventrale quel ramo le cui ramificazioni raggiungono il margine laterale del rene.

A livello del seno renale, i rami dell'arteria ventrale non si incrociano mai tra loro; altrettanto quelli dell'arteria dorsale. Al contrario, è caratteristica la sovrapposizione nel seno renale delle due arterie; quindi, se in un arteriogramma renale non si riconosce alcun incrocio dei due vasi, si possono trarre due conclusioni: iniezione selettiva involontaria dell'arteria dorsale o ventrale (quest'ultima di solito più robusta e in continuazione diretta con l'arteria renale); occlusione del ramo non visualizzato.

In base alla vascolarizzazione si possono identificare quattro segmenti: 1) polare superiore, irrorato nel 50% dei casi dall'arteria sia ventrale sia dorsale, nel 20% soltanto dall'arteria dorsale, nel 10% soltanto dall'arteria ventrale e nel rimanente 20% delle evenienze da alcuni rami segmentari ad origine dall'arteria renale prima della sua suddivisione; 2) intermedio anteriore, irrorato dall'arteria ventrale; 3) intermedio posteriore, vascolarizzato dall'arteria dorsale; 4) polare inferiore, irrorato nel 60% dei casi dalla sola arteria ventrale, nel 20% prevalentemente dal medesimo vaso e nel restante 20% dalle arterie dorsale nella parte posteriore e ventrale nella porzione anteriore.

Boijsen E (1981) Anatomia angiografica del rene. In: Pistolesi GF (ed) La Radiologia del rene. Edizioni Libreria Cortina, Verona, pp 84-93

Anatomia ecografica

A differenza della tomografia computerizzata (TC), l'ecografia non consente di riconoscere le strutture fasciali connettivali che delineano la sede anatomica del rene per alcune ragioni: la lieve differenza in impedenza acustica tra tessuto connettivo e grasso retroperitoneale; l'assenza di sufficienti piani adiposi nei soggetti magri in cui sarebbe possibile usare trasduttori ad alta frequenza; l'abbondanza, all'opposto, del tessuto adiposo in pazienti più robusti nei quali diviene impossibile impiegare sonde ad elevata risoluzione. L'ecografia permette, comunque, la definizione di alcuni quadri normali. In particolare, nelle scansioni assiali e sagittali, a destra, si possono identificare: a) un'interfaccia unica (più caratteristica nei soggetti magri), iperecogena, costituita in successione dall'esterno all'interno dal peritoneo, dal grasso pararenale e dalla fascia perirenale anteriori, dal grasso perirenale anteriore e dalla capsula renale; b) una doppia interfaccia iperecogena (di cui quella anteriore rappresentata dal peritoneo e quella posteriore dalla capsula renale), separata da uno strato ipoecogeno, più o meno spesso, formato dal grasso pararenale e perirenale anteriori.

I rapporti con gli organi adiacenti sono descritti attraverso scansioni appropriate: longitudinale obliqua posteriore (SLOP) per il surrene, che a destra può essere meglio valutato con una scansione assiale anteriore (SAA); scansioni longitudinale anteriore (SLA) e longitudinale laterale (SLL) nonché SLOP per il fegato; SLL e SLOP per la milza; scansione longitudinale posteriore (SLP) per studiare il rapporto tra la coda del pancreas e la faccia anteriore polare superiore del rene sinistro. Scansioni longitudinali posteriori consentono di precisare i rapporti tra il rene sinistro e l'aorta e tra il rene destro e la vena cava inferiore (questi ultimi analizzabili anche mediante un approccio assiale anteriore).

Grazie alla multiplanarietà, meglio di altre tecniche di imaging l'ecografia è in grado di precisare il reale volume del rene, il cui diametro longitudinale medio è, nell'adulto, a destra di 10,3 cm e a sinistra di 10,4 cm (d.s. 0,88), essendo le dimensioni mediamente minori di un 30% rispetto a quelle misurate radiologicamente.

La morfologia ecografica varia, ovviamente, in funzione della scansione utilizzata: se il rene è normoruotato, le SLA e SLP condotte lungo l'asse longitudinale maggiore non attraversano l'ilo e l'organo appare di forma ellissoidale, con un anello parenchimale continuo in cui il margine anteriore appare più convesso e quello posteriore più rettilineo (**Fig. 7a**). Nelle SLL, la forma è più simile a quella apprezzabile nelle proiezioni radiografiche antero-posteriori, con il margine laterale convesso e quello mediale rettilineo o leggermente concavo. Nelle SLOP il fascio degli ultrasuoni attraversa l'ilo renale: l'anello parenchimale appare, in corrispondenza, discontinuo, con l'evidenza dei due tubercoli, superiore ed inferiore, mentre il margine latero-posteriore risulta nettamente convesso (**Fig. 7b**). Nelle SA, il parenchima renale assume un aspetto ad anello completo interrotto solo a livello dell'ilo, che appare delimitato dai due labbri, anteriore e posteriore (**Fig. 7c**).

Tra l'iperecogenicità periferica della capsula e quella centrale del seno si riconosce il parenchima renale, con un'ecogenicità inferiore a quella del fegato e della milza e una morfologia che all'esterno ripete quella sopra descritta del rene nel suo complesso, mentre all'interno si caratterizza per le salienze rappresentate dalle piramidi e dai setti o colonne di Bertin. Queste ultime sono di solito meglio apprezzabili nelle scansioni che non attraversano la porzione più centrale del seno e nei soggetti giovani.

Nel parenchima si possono distinguere la corticale, debolmente più riflettente, e la midollare che può risultare addirittura ecopriva. Tali aspetti sono meglio identificabili nel rene destro (SLA) e, in particolare, nel soggetto giovane. Nel bambino, ove l'ecogenicità del parenchima è in genere maggiore che nell'adulto, le due componenti parenchimali sono sempre riconoscibili. I vasi arciformi appaiono come spot iperecogeni tra la corticale e la base delle piramidi.

In condizioni peraltro normali si può osservare in sede mesorenale un'ipertrofia colonnare con ecogenicità simile a quella del restante parenchima che si approfonda nel seno renale, dividendolo talvolta completamente in due metà, di cui quella inferiore abitualmente prevalente (tale condizione si associa in genere alla duplicità del sistema escretore). In funzione del piano di scansione, l'ipertrofia colonnare mesorenale può formare immagini pseudonodulari ipoecogene che comprimono l'ecogenicità del seno renale con aspetto pseudotumorale. La corretta attribuzione di natura si basa sul riconoscimento della normale struttura parenchimale e, in particolare, sul riconoscimento delle due piramidi che delimitano l'ipertrofia settale.

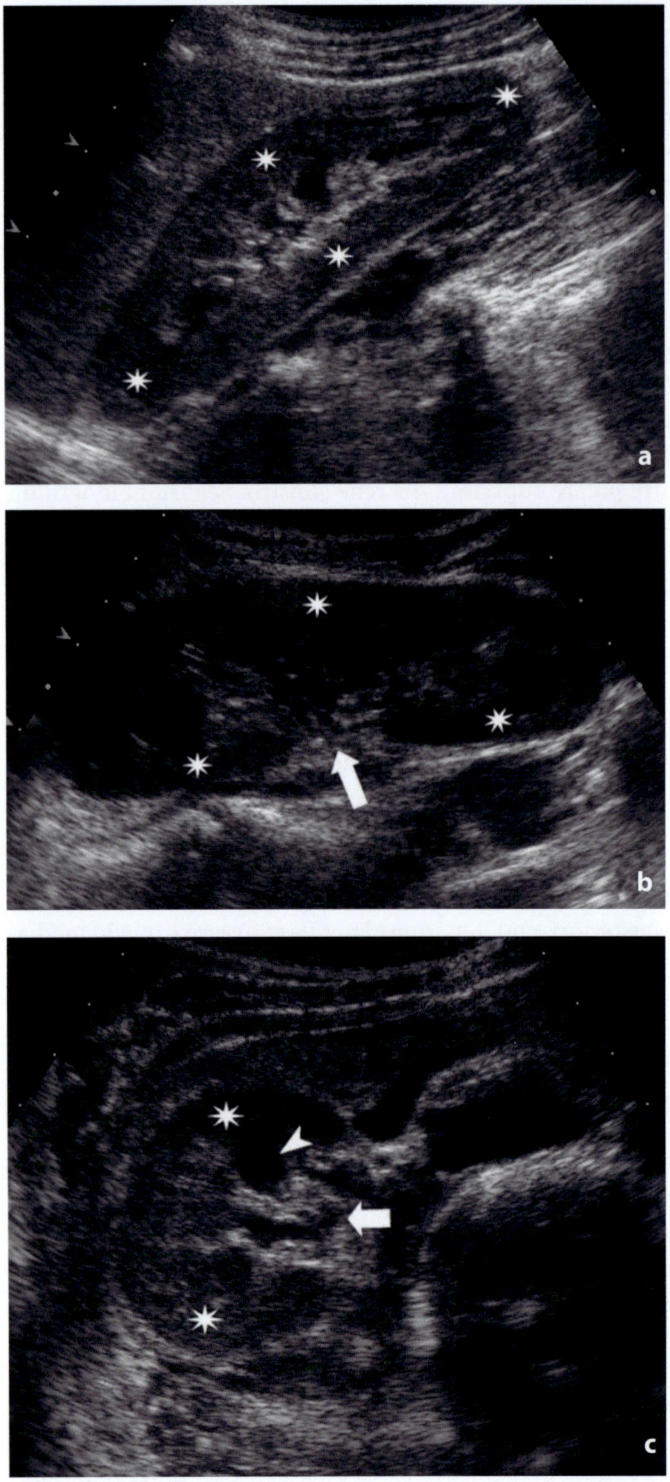

Fig. 7a-c. Ecografia. Rene. **a** Scansione longitudinale anteriore (SLA): l'anello corticale (asterischi) appare continuo. **b** Scansione longitudinale obliqua posteriore (SLOP): l'anello corticale (asterischi) appare discontinuo in corrispondenza dell'ilo renale (freccia). **c** Scansione assiale anteriore. Il rene è tagliato secondo l'asse corto. Si visualizzano la corticale (asterischi), le piramidi (punta di freccia) ed il seno renale (freccia)

Altre varianti anatomiche di riscontro abbastanza comune sono le lobature ed incisure fetali, la linea iuxtailare ed il triangolo iperecogeni, l'ipertrofia dei tubercoli e dei labbri, il rene a dromedario.

Il seno pielico, a struttura iperecogena, è compreso tra la pelvi ed il parenchima renale che ne condiziona la morfologia; questa varia in funzione dell'approccio ecografico, risultando ovalare nelle SL, circolare nelle SAA sopra o sotto l'ilo, ove assume aspetto a ferro di cavallo. Nel neonato e nel bambino, per la scarsità del tessuto fibroso e adiposo, il seno è meno riflettente; in rapporto alla sua maggiore compliance è più facile rilevare la distensione della via escretrice anche a fronte di modeste distensioni della vescica. All'opposto, nell'adulto, in condizioni normali, negli echi centrali del seno renale non si riconoscono i gruppi caliceali il cui lume è collabito; le vie escretrici intrarenali possono tuttavia divenire visibili, anche in tale età, come minime strutture ecoprive arboriformi in talune condizioni, ancora fisiologiche, che comportino sovraccarico idrico o stasi per sovradistensione della vescica.

Una variante anatomica è rappresentata dalla lipomatosi, più frequente nell'anziano, che si definisce propriamente per un ampliamento delle dimensioni del seno, la cui struttura iperecogena si espande perifericamente a spese del parenchima. Alcuni Autori, in funzione del pattern ipoecogeno che il grasso può assumere nel corpo umano, ammettono che zolle di lipomatosi si possano presentare anche in forma di aree ipo-anecogene, comunque non cistiche, all'interno del seno pielico. In effetti, nell'adulto e nell'anziano frequentemente compaiono all'interno del seno cisti linfatiche a patogenesi ignota, assai varie per numero, dimensioni e struttura (non perfettamente ecopriva) che possono ingenerare il sospetto di lipomatosi; il confronto con la tomografia computerizzata (TC) e la stessa puntura eco-guidata ha chiarito la reale natura cistica di tali quadri.

Nel seno o all'ilo, in caso di sviluppo extrarenale, si può riconoscere posteriormente ai vasi il bacinetto, il cui lume non è più virtuale in talune condizioni fisiologiche o varianti anatomiche.

I vasi renali sono dimostrabili mediante SAA; non sempre questo è comunque possibile nel lato sinistro a causa del disturbo da meteorismo gastro-intestinale.

Eco-color-Doppler e power-Doppler facilitano l'identificazione dei vasi renali e permettono l'identificazione dei vasi interlobari, arciformi e di parte del circolo interlobulare (**Fig. 8**).

Il tracciato Doppler delle arterie renali è in condizioni fisiologiche quello tipico dei vasi arteriosi a bassa resistenza periferica con destinazione parenchimale, caratterizzato da picco sistolico rilevato e da una curva diastolica ben rappresentata; sotto quella sistolica si rileva una finestra in cui non è rilevabile alcun segnale Doppler, essendo il flusso laminare. Tuttavia, anche in condizioni fisiologiche, tale finestra può risultare in parte occupata, sia per le turbolenze dovute all'origine quasi a 90° dell'arteria renale dall'aorta, sia per il ridotto calibro del vaso che condiziona il posizionamento del volume campione in prossimità della parete ove il flusso non è omogeneo. Il picco di velocità sistolica è abitualmente inferiore ai 100 cm/s ma in alcuni soggetti, in particolare se giovani, si possono rilevare anche velocità superiori pur in assenza di stenosi (**Fig. 9a**).

Anche in sede intraparenchimale i vasi arteriosi appaiono visibili sia in sistole sia in diastole, espressione del fatto che il flusso, diretto verso il parenchima, è continuo e a bassa resistenza, come confermato dall'analisi spettrale che evidenzia velocità telediastoliche pari a metà/un terzo di quella di picco sistolico (**Fig. 9b**). L'indice di resistenza arterioso normale è inferiore a 0,7 con valori che bilateralmente tra loro non si scostano più di 0,1.

La vena renale destra presenta un breve decorso rettilineo dall'ilo renale alla vena cava inferiore, risultando ventrale all'arteria; la vena renale sinistra, più lunga, decorre anteriormente all'arteria omonima e, nella maggior parte dei casi, passa davanti all'aorta, tra questa e l'arteria mesenterica superiore; prima di confluire nella vena cava inferiore contrae, per brevissimo tratto, rapporti con l'arteria renale destra che decorre posteriormente. All'indagine ecografica bidimensionale le vene renali appaiono più o meno distese, anche in funzione della dinamica respiratoria, e le loro pareti possono presentare movimenti pulsatori trasmessi dalle arterie contigue. L'analisi Doppler dimostra un flusso endoluminale continuo e talora pulsato: la fasicità, respiratoria o cardiaca, è più evidente in prossimità dello sbocco nella cava inferiore.

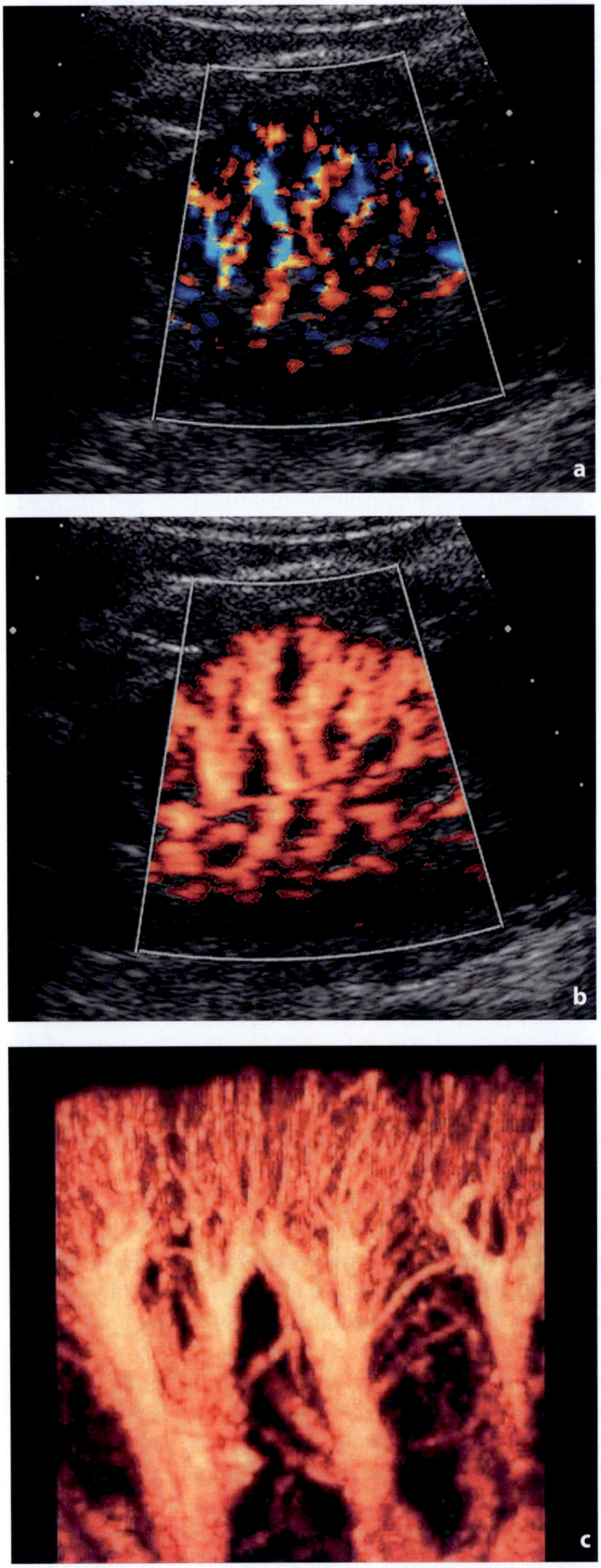

Fig. 8a-c. Eco-color-Doppler e power-Doppler. Rene. **a** L'eco-color-Doppler e **b** il power-Doppler consentono, grazie al modulo colore, di documentare il flusso vascolare intrarenale. **c** È anche possibile con il power-Doppler una dimostrazione tridimensionale della vascolarizzazione parenchimale

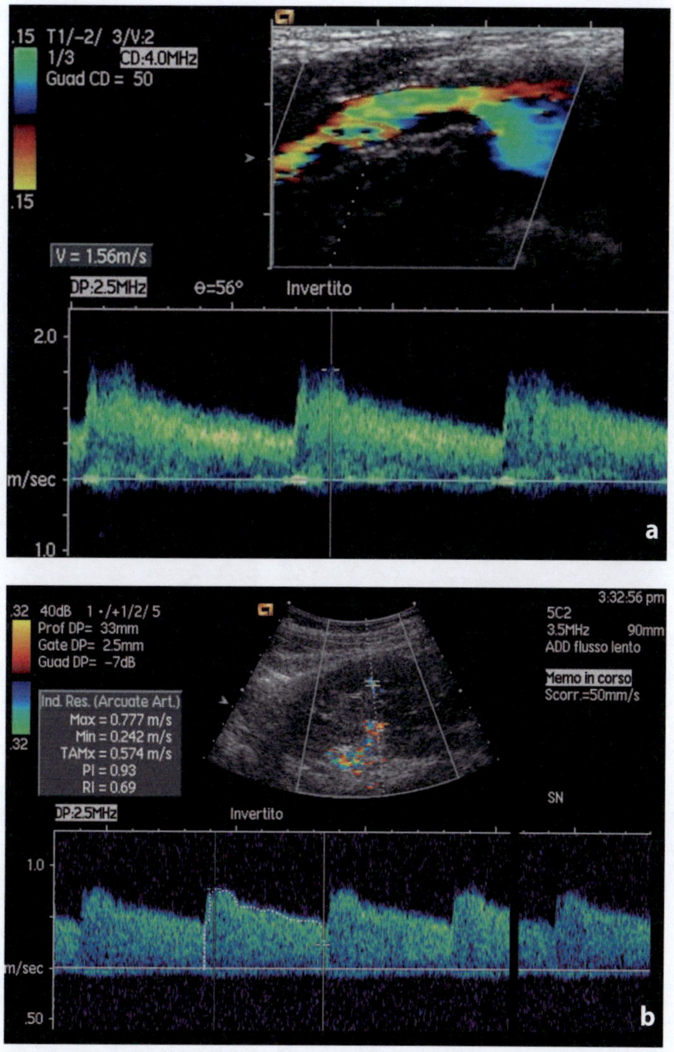

Fig. 9a,b. Tracciato Doppler. Arteria renale, maschio di giovane età. **a** Sono rappresentate le componenti sistolica e diastolica del flusso. **b** Vasi intraparenchimali: l'indice di resistenza (0,69) è nel range della normalità

Recentemente la diffusione dei mezzi di contrasto ecografici di seconda generazione consente di valutare l'enhancement parenchimale in maniera simile a quanto avviene nello studio dinamico effettuato con TC e risonanza magnetica (RM) (Fig. 10).

In condizioni normali, gli ureteri non sono valutabili tramite ecografia.

La vescica è correttamente esaminabile quando distesa; la forma e le dimensioni variano, ovviamente, in funzione del grado di riempimento. Quando questo è adeguato, essa ha aspetto perfettamente anecogeno, ovoidale nelle scansioni longitudinali e quadrangolare in quelle trasversali. Si distinguono la base (collo e trigono), la cupola e le pareti posteriore e laterale, il cui spessore, a viscere disteso, non deve superare i 5 mm nei soggetti adulti normali; nei bambini lo spessore è mediamente attorno ai 2-2,5 mm (Fig. 11). Le pareti sono ecogene e con sonde ad alta frequenza si possono distinguere tre strati: esterno, iperecogeno, corrispondente all'avventizia e all'interfaccia tra parete vescicale e tessuto adiposo circostante; intermedio, ipoecogeno, attribuibile alla tonaca muscolare; interno, iperecogeno, dato dalla sottomucosa e dalla mucosa (Fig. 12).

Abbastanza tipicamente, a livello del trigono e meglio con eco-color-Doppler, si può osservare il fenomeno del jet, ovvero l'espressione dell'eiaculazione dell'urina dall'orifizio ureterale nel lume della vescica: la turbolenza determinata dalla fuoriuscita di urina dal meato si presenta come un getto di colore endovescicale di lunghezza

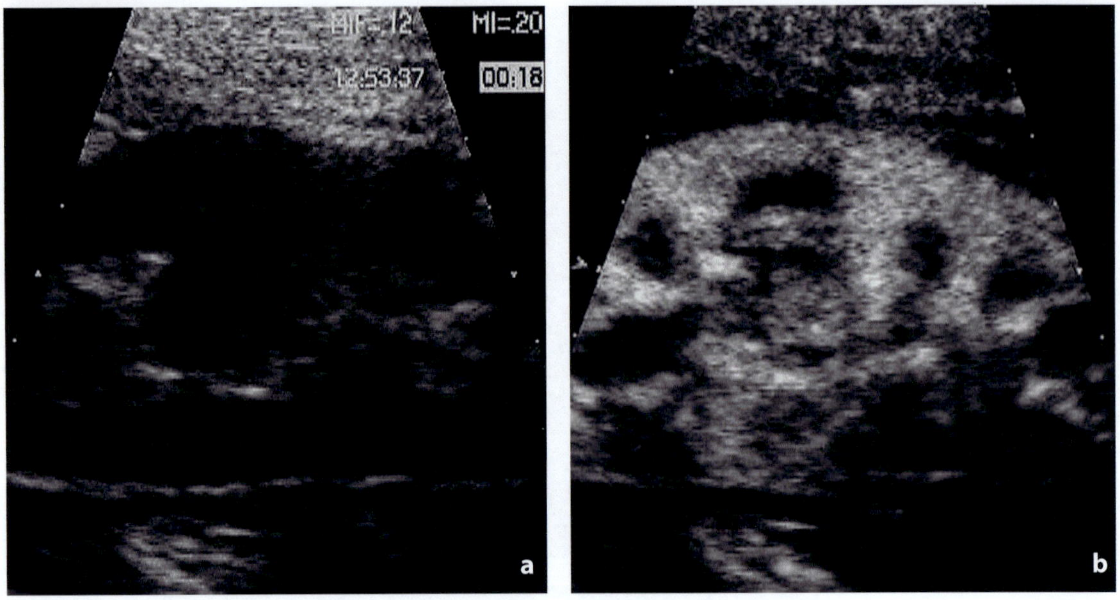

Fig. 10a,b. Ecografia, studio dinamico con mdc. **a** Fase basale. **b** Fase arteriosa o cortico-midollare. Le microbolle del mdc ecografico, tipicamente intravascolare, consentono di avere informazioni sulla vascolarizzazione delle diverse componenti parenchimali. L'intenso enhancement permette di meglio differenziare la corticale, maggiormente irrorata, rispetto alla midollare

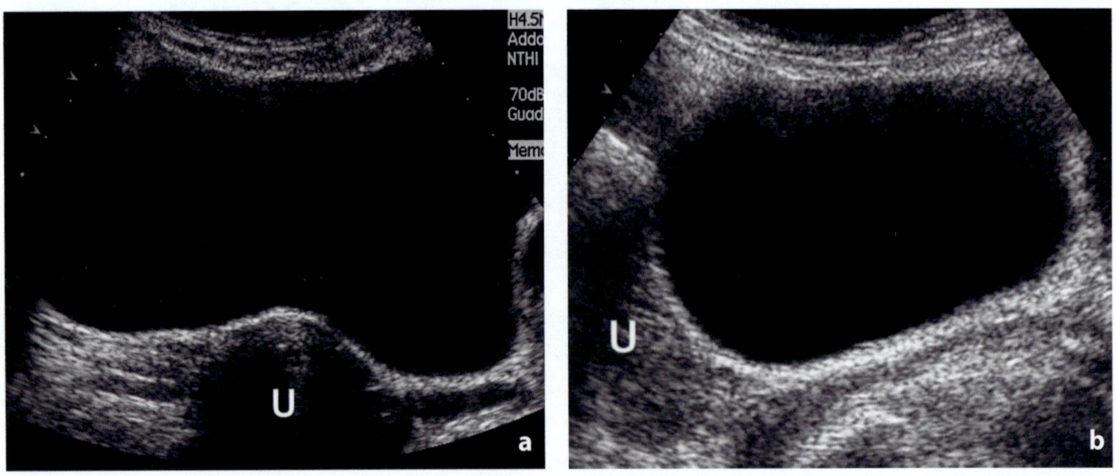

Fig. 11a,b. Ecografia. Vescica. **a** Scansione antero-posteriore. **b** Scansione laterale. In condizioni normali la vescica presenta pareti sottili, regolari e lume perfettamente anecogeno. U = utero

compresa tra 3 e 5 cm. In condizioni fisiologiche il jet, non simultaneo tra i due lati, compare con frequenza variabile ed intermittenza di 5-30 secondi (Fig. 13).

Barozzi L (2002) Vescica. In: Bazzocchi M (ed): Ecografia, 2ª edn. Idelson-Gnocchi, Napoli, pp 869-871

Bazzocchi M, Como G, De Candia A et al (2002) Reni. In: Bazzocchi M(ed) Ecografia, 2ª edn. Idelson-Gnocchi, Napoli, pp 783-794

Rabbia C, Matricardi L (eds) (2006) Eco-color-Doppler vascolare, 3ª edn. Minerva Medica, Torino

Weil FS, Bihr E, Rohmer P et al (eds) (1987) Renal sonography. Springer, Berlin

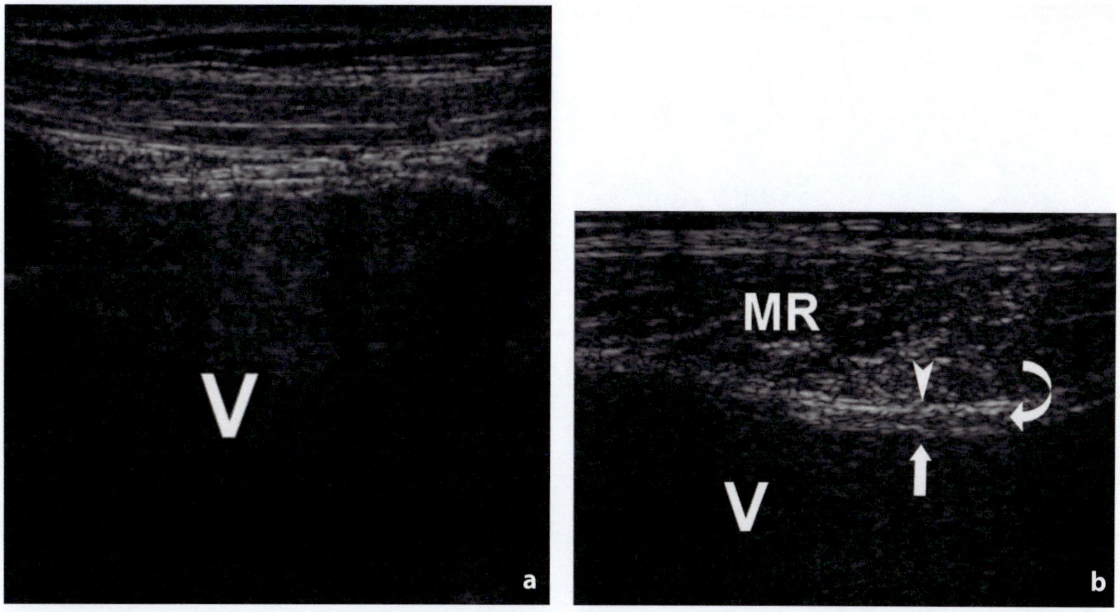

Fig. 12a,b. Ecografia. Vescica. L'utilizzo di sonda ad alta frequenza consente di distinguere, meglio nell'immagine di dettaglio (**b**), i diversi strati costituenti la parete: esterno, iperecogeno, corrispondente all'avventizia e al tessuto adiposo circostante (punta di freccia); intermedio, ipoecogeno, dato dalla tonaca muscolare (freccia curva); interno, iperecogeno rappresentato dalla sottomucosa e dalla mucosa (freccia). MR = muscolo retto addominale; V = vescica

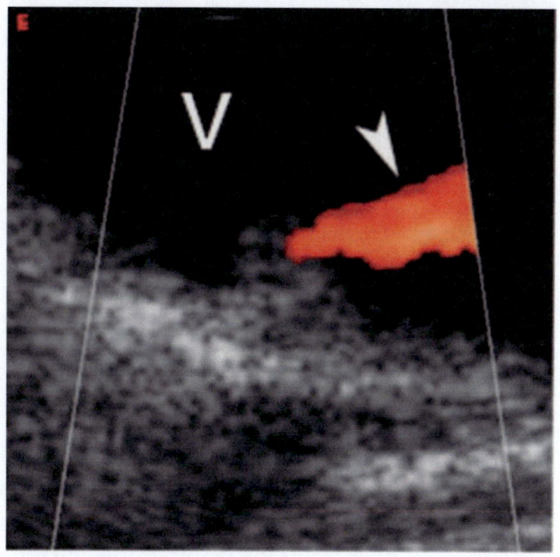

Fig. 13. Ecografia. L'uso del modulo colore permette di identificare la presenza di un jet dall'orifizio ureterale (punta di freccia). V = vescica

Anatomia TC

La TC, meglio di qualsiasi tecnica di diagnostica per immagini, permette di definire la posizione anatomica dei reni nell'ambito dello spazio retroperitoneale, notoriamente suddiviso in tre compartimenti: pararenale anteriore, perirenale e pararenale posteriore (Fig. 14).

Lo spazio pararenale anteriore, che a differenza degli altri contiene una scarsa componente adiposa, è posto tra il peritoneo parietale posteriore e la porzione anteriore della fascia renale; contiene il pancreas, l'ansa duodenale, il colon ascendente e discendente; centralmente è continuo alla radice del mesentere e del mesocolon; termina caudalmente all'altezza della cresta iliaca, dove comunica con lo spazio retroperitoneale inferiore (spazio extraperitoneale).

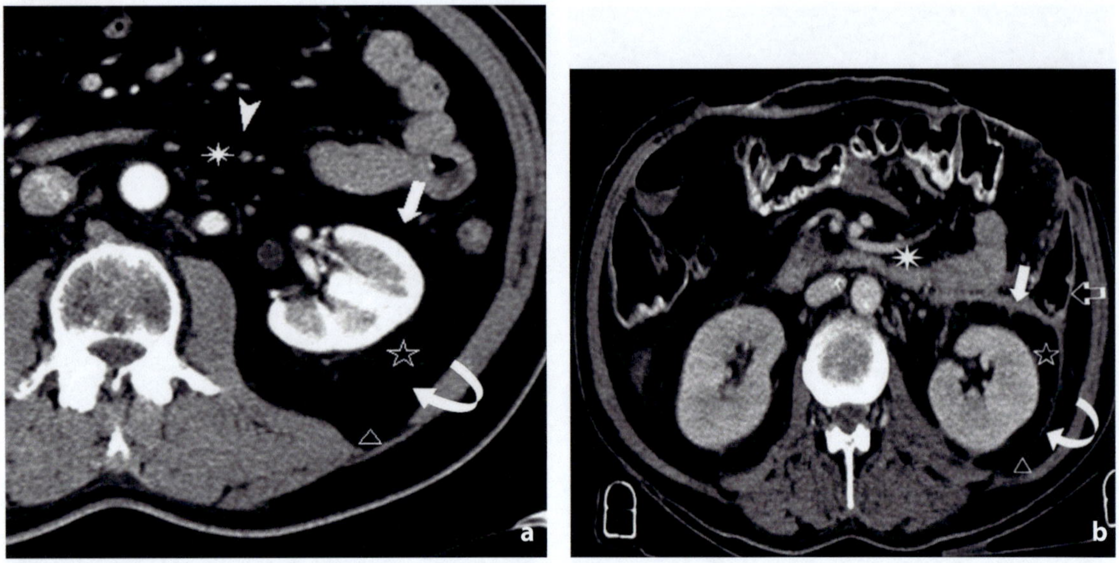

Fig. 14a,b. Tomografia computerizzata. Scansione assiale. Spazi peri e pararenali. **a** Lo spazio pararenale anteriore (asterisco) è compreso tra il foglietto peritoneale posteriore (punta di freccia) e la fascia di Gerota (freccia). Lo spazio perirenale (stella) è delineato dalla fascia anteriore di Gerota e da quella posteriore di Zuckerkandl (freccia curva). Lo spazio pararenale posteriore (triangolo), compreso tra la fascia posteriore di Zuckerkandl e la fascia trasversale che riveste i muscoli psoas e quadrato dei lombi, è visibile solo nella sua porzione laterale. **b** Gli spazi sono meglio definiti quando le fasce sono ispessite. La freccia vuota indica la fascia lateroconale

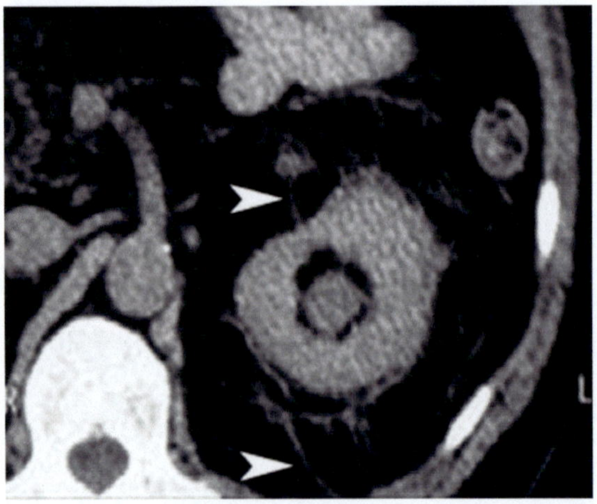

Fig. 15. Tomografia computerizzata. Scansione assiale. Spazio perirenale. In questo paziente, dopo pielonefrite, sono riconoscibili setti fibrosi reno-fasciali (punte di freccia)

Lo spazio perirenale è delimitato dai foglietti anteriore di Gerota e posteriore di Zuckerkandl della fascia renale, che si riuniscono esternamente nella fascia lateroconale; contiene la ghiandola surrenalica, il rene ed il corpo adiposo renale; può essere suddiviso in compartimenti da setti fibrosi reno-renali, reno-fasciali oppure ancora tesi a ponte tra i due foglietti fasciali (Fig. 15).

Lo spazio pararenale posteriore, infine, è compreso tra la fascia renale posteriore e quella trasversale; è medialmente limitato dal margine del muscolo psoas; è aperto lateralmente verso il fianco e caudalmente verso la pelvi; a differenza dei due precedenti spazi contiene solo grasso; nei soggetti magri è mal visualizzabile all'imaging.

Ricostruzioni coronali consentono una più agevole visualizzazione dei tre suddetti compartimenti, in particolare nei settori polare superiore e polare inferiore (Fig. 16).

Il grasso perirenale e del seno renale consente una chiara definizione dei margini parenchimali del rene che, nelle immagini senza mdc, mostra struttura omogenea con valori densitometrici compresi tra 35-55 HU in rapporto all'ematocrito e al grado di idratazione del paziente; aree focali di aumentata densità (60-70 HU), dovute alla ridotta idratazione con aumento della concentrazione dei soluti urinari,

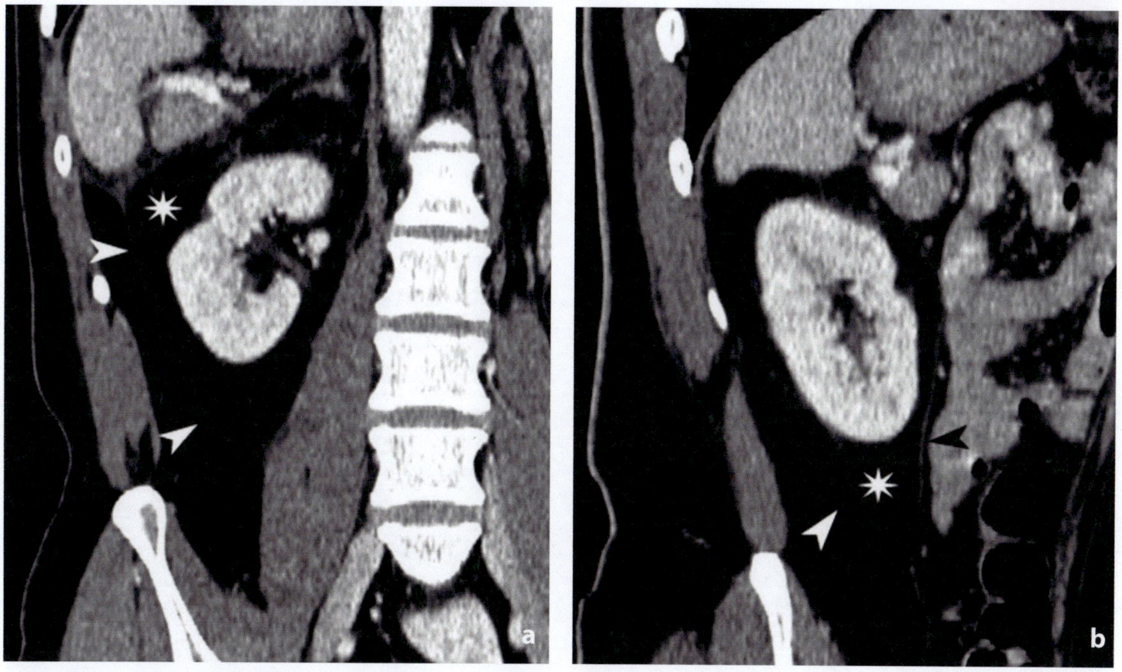

Fig. 16a,b. Tomografia computerizzata. Ricostruzione coronale. Loggia renale. Le fasce renali (punta di freccia) si identificano come sottili linee capillari iperdense. L'asterisco indica lo spazio perirenale

possono talvolta essere osservate in corrispondenza degli apici delle papille.

L'enhancement renale è valutato nel corso dello studio dinamico dopo iniezione di 100 mL di mdc, in genere alla velocità di 3 mL/s. Si riconoscono tre fasi: cortico-midollare (a 25-70 secondi dall'inizio dell'iniezione), allorché la corticale renale mostra enhancement (con picchi ≥120 HU) ben superiore rispetto a quello, più lento, della midollare, da cui può essere quindi differenziata; nefrografica (a 80-180 secondi), durante la quale il parenchima renale diviene omogeneo; urografica (>180 s), in cui si osserva l'opacizzazione della via escretrice (Fig. 17).

TC e Risonanza Magnetica (RM) sono le tecniche migliori per confermare e meglio documentare l'esistenza di varianti anatomiche quali ipertrofia mesorenale, malrotazione, rene a ferro di cavallo, ectopia. Il decorso dell'uretere non dilatato può essere documentato con certezza solo dopo iniezione di mdc.

L'uretere origina dal bacinetto renale a livello di L2 e decorre sulla superficie del muscolo psoas, accompagnato dai vasi gonadici che successivamente incrocia a livello dell'ingresso pelvico. In tale sede, poco prima dell'orifizio, nell'uomo si localizza tra la vescica e le vescicole seminali; nella donna decorre nei parametri, 1,5-2 cm lateralmente alla cervice uterina ed è incrociato dai vasi uterini.

Le dimensioni, la forma e lo spessore delle pareti della vescica variano, come già detto, sostanzialmente in rapporto al grado di riempimento. Nelle immagini assiali la cupola ed il pavimento sono scarsamente definiti per l'effetto di volume parziale che può essere evitato ricorrendo a sezioni più sottili. La posizione degli orifizi ureterali, abitualmente di difficile definizione, può essere agevolata dal rilievo del fenomeno del jet, già in precedenza descritto. La TC non è in grado di discriminare le diverse tonache parietali (Fig. 18)

Le ricostruzioni TC tridimensionali ad alta definizione consentono oggi la rappresentazione delle cavità escretrici urinarie con una definizione quasi simile a quella dell'urografia; permettono altresì l'esame delle arterie renali con estremo dettaglio anatomico (Figg. 19, 20).

Schild HH, Schweden FJ, Lang E (eds) (1992) Computed Tomography in Urology. Georg Thieme Verlag, Stuttgart-New York

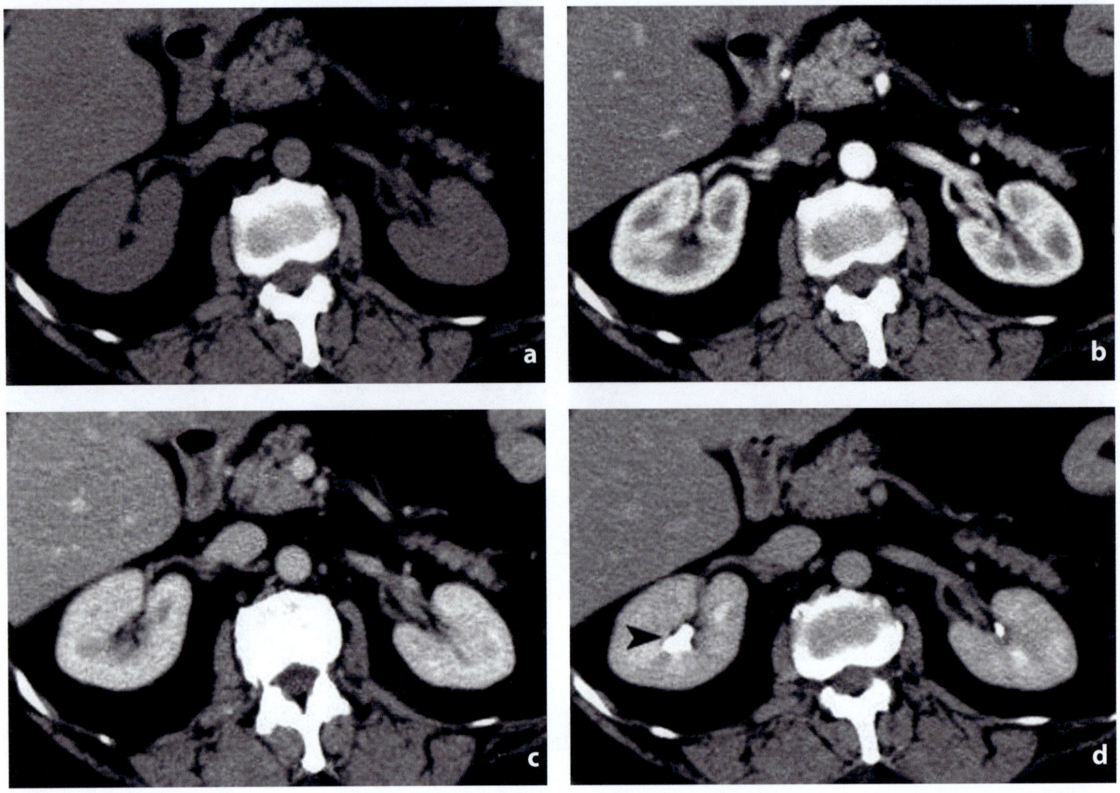

Fig. 17a-d. Tomografia computerizzata. Studio dinamico multifasico. Rene. **a** Fase basale: non è possibile la differenziazione tra corticale e midollare. **b** Fase arteriosa o cortico-midollare: maggior enhancement della corticale rispetto alla midollare. **c** Fase venosa o nefrografica o parenchimografica: omogenea iperdensità del parenchima renale. **d** Fase urografica: opacizzazione delle cavità calico-pieliche (punta di freccia)

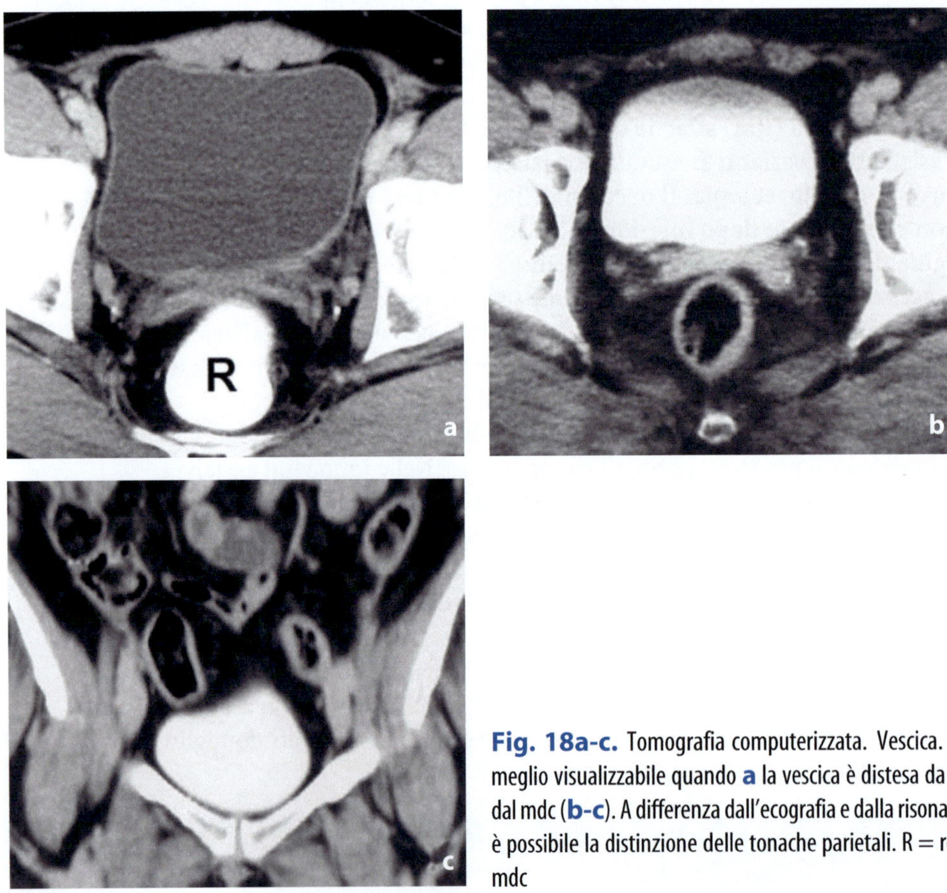

Fig. 18a-c. Tomografia computerizzata. Vescica. La parete è sottile, meglio visualizzabile quando **a** la vescica è distesa da urina piuttosto che dal mdc (**b-c**). A differenza dall'ecografia e dalla risonanza magnetica, non è possibile la distinzione delle tonache parietali. R = retto, opacizzato dal mdc

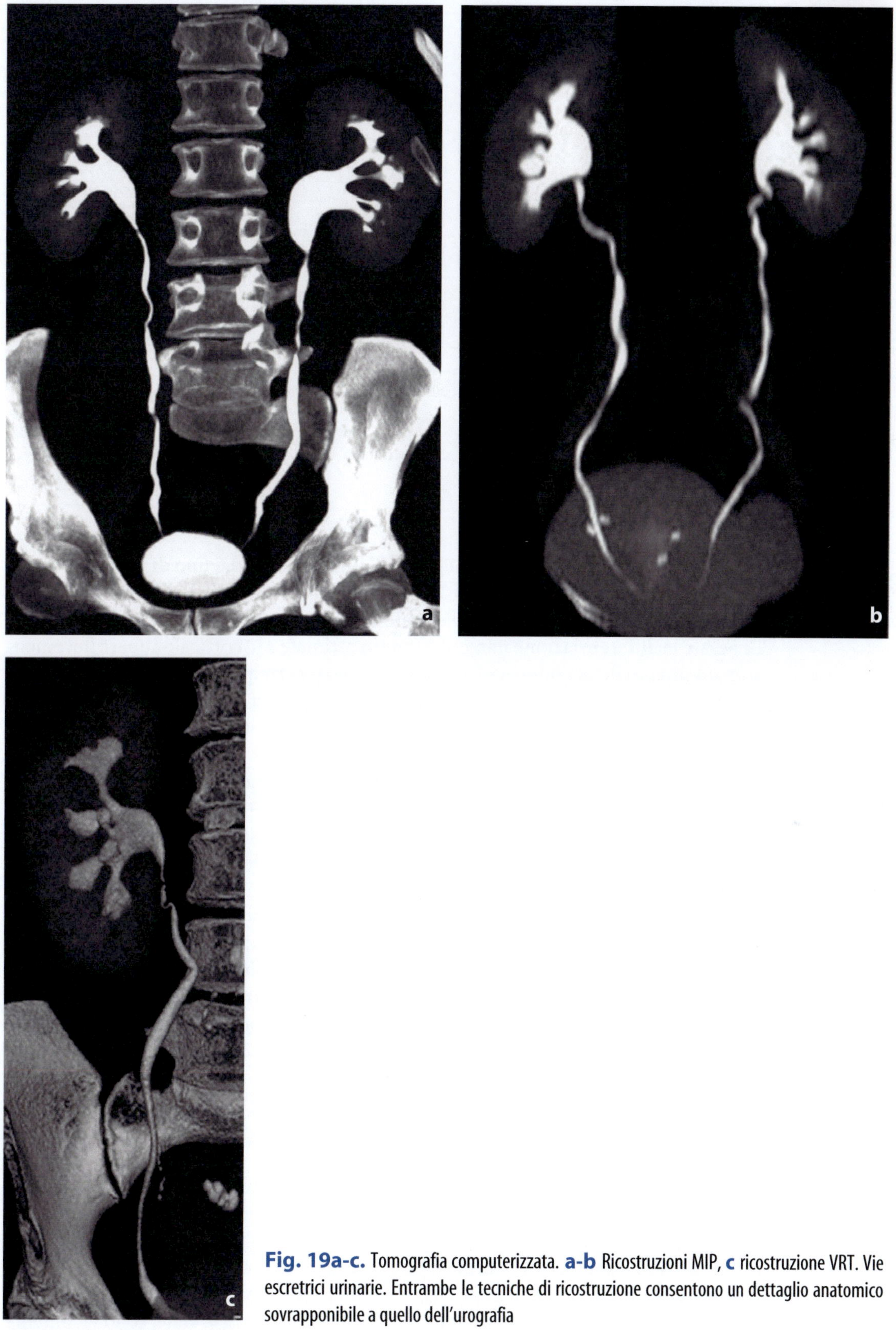

Fig. 19a-c. Tomografia computerizzata. **a-b** Ricostruzioni MIP, **c** ricostruzione VRT. Vie escretrici urinarie. Entrambe le tecniche di ricostruzione consentono un dettaglio anatomico sovrapponibile a quello dell'urografia

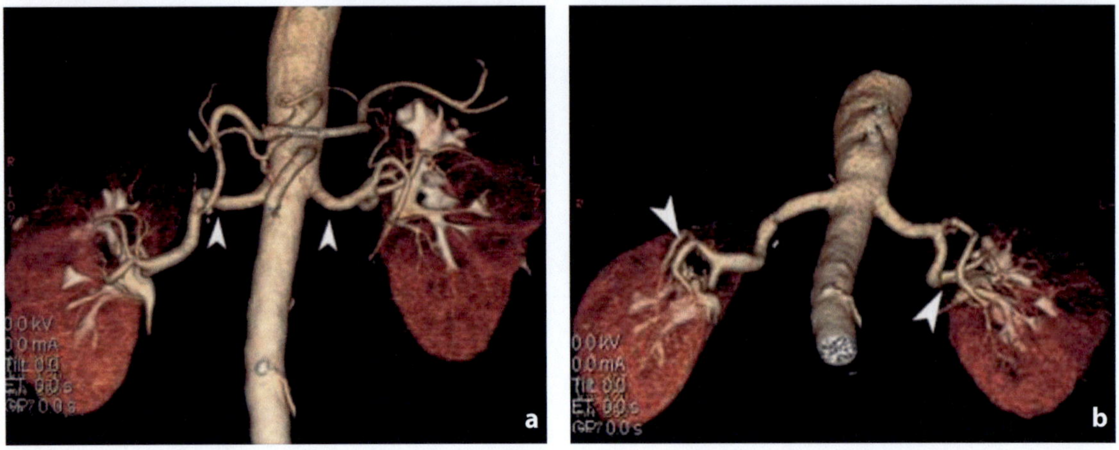

Fig. 20a,b. Tomografia computerizzata. Ricostruzioni VRT dell'aorta e delle arterie renali. **a** Le punte di freccia indicano le arterie renali, documentate sino alla loro suddivisione ilare (**b**)

Anatomia RM

In RM l'aspetto dei reni dipende dal grado di idratazione e dal tipo di sequenza utilizzato. Abitualmente, nelle immagini T1 pesate il parenchima renale può essere chiaramente distinto nella corticale (a più elevato segnale) e nella midollare; nelle immagini T2 pesate la differenziazione non è altrettanto ottimale e la corticale appare lievemente meno intensa della midollare (Fig. 21). Con relativa frequenza all'interfaccia tra parenchima e grasso perirenale si può riconoscere una linea a bassa intensità di segnale che non deve essere attribuita alla capsula; trattasi piuttosto di un artefatto da chemical shift che dipende dalla direzione di codifica di fase.

Come già descritto in TC, è possibile valutare l'enhancement renale nel corso di uno studio dinamico dopo iniezione di mdc paramagnetico, abitualmente alla concentrazione di 0,1 mmol/kg e alla velocità di 2 mL/s. Esso è liberamente filtrato nei glomeruli e non viene né secreto né riassorbito dalle cellule epiteliali dei tubuli; la sua concentrazione a livello renale, quindi, si correla direttamente alla perfusione e al filtrato glomerulare. Il mdc paramagnetico ha la proprietà di modificare i tempi di rilassamento e, alle basse dosi in genere utilizzate, determina un accorciamento del T1 del tessuto, aumentando di conseguenza il segnale di quest'ultimo (nelle sequenze ovviamente pesate in T1). Nei soggetti normali si evidenziano tre fasi di enhancement: cortico-midollare (a 25-70 secondi), allorché la corticale renale mostra un enhancement maggiore rispetto a quello, più lento, della midollare, da cui può essere quindi differenziata; nefrografica (a 80-180 secondi), durante la quale il parenchima renale diviene omogeneo e la differenziazione cortico-midollare non può più essere apprezzata; fase urografica (>180 secondi) in cui si osserva l'opacizzazione delle cavità calico-pieliche e delle vie escretrici (Fig. 22).

L'utilizzo di mdc organo-specifici consente informazioni sia morfologiche sia funzionali (Fig. 23).

In assenza di mdc le cavità calico-pieliche non sono abitualmente identificabili a meno che non siano distese; l'urina ha un elevato tempo di rilassamento T1 e T2, ragion per cui presenta segnale basso nelle immagini T1 pesate ed elevato in quelle T2.

Nelle immagini acquisite senza mdc i vasi, e in particolare le vene, sono facilmente identificabili come strutture tubulari prive di segnale endoluminale in relazione al flusso che provoca il defasamento dei protoni del sangue. La loro visibilità è nettamente migliorata da sequenze angio-RM ottenute con tempo di volo (TOF), contrasto di fase (PC) o, meglio, oggi, tramite somministrazione di mdc paramagnetico (contrast-enhancement MRA) (Figg. 24, 25).

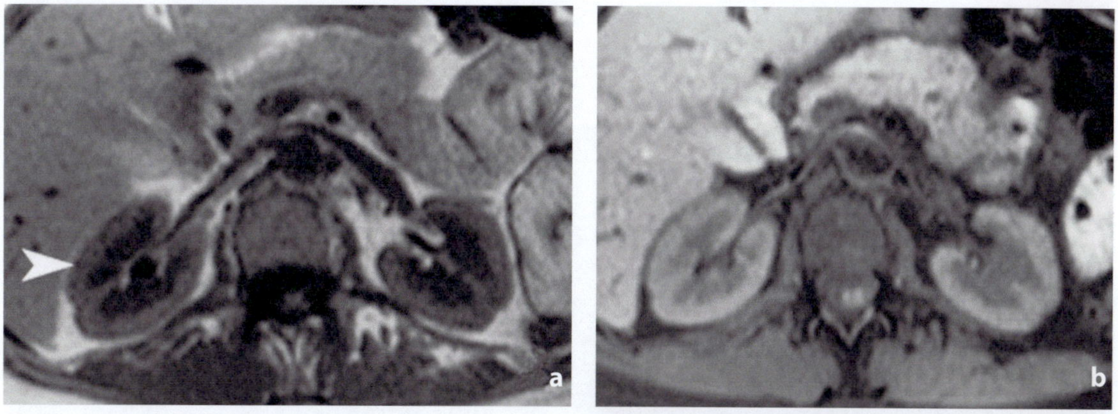

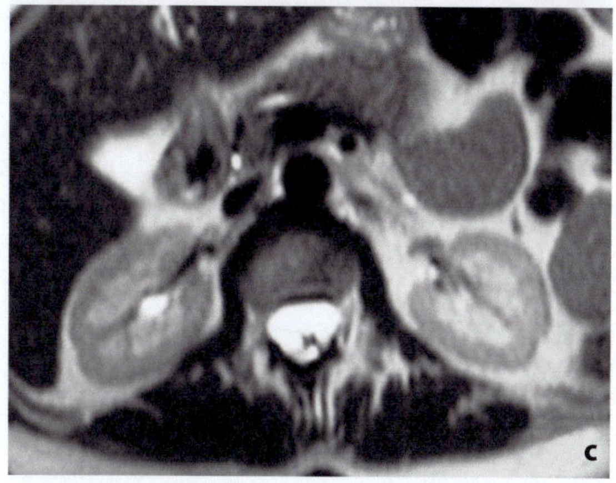

Fig. 21a-c. Risonanza magnetica. Rene. **a** Immagine assiale T1 pesata. La corticale (punta di freccia) ha segnale più elevato rispetto alla midollare. **b** Immagine assiale T1 pesata con saturazione del grasso. La corticale mantiene segnale più elevato della midollare. Si noti la soppressione del segnale del grasso perirenale. **c** Immagine assiale T2 pesata. La differenza del tempo di rilassamento T2 consente la differenziazione tra corticale e midollare

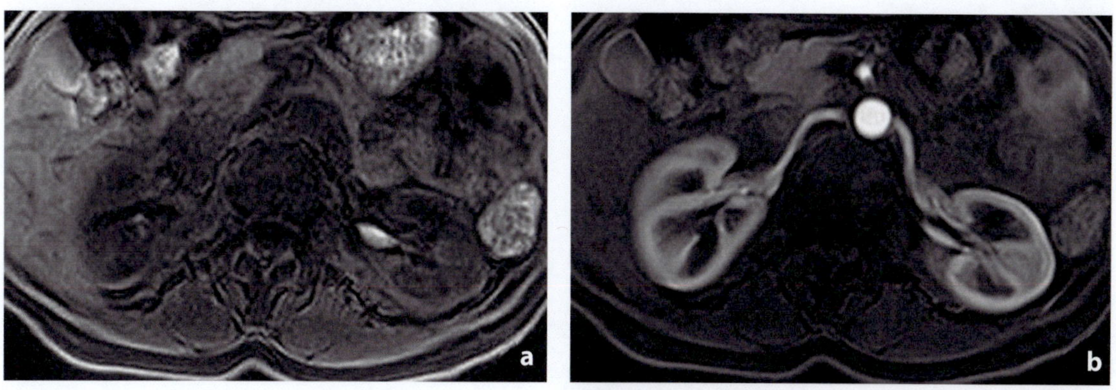

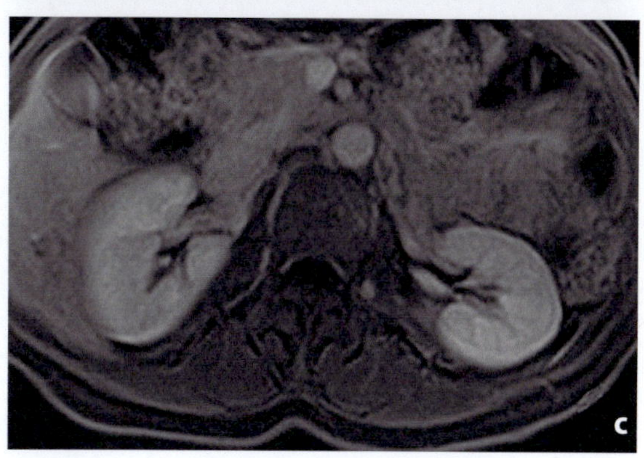

Fig. 22a-c. Risonanza magnetica. Studio dinamico multifasico. Rene. **a** Fase basale: già possibile la differenziazione tra corticale e midollare. **b** Fase arteriosa o cortico-midollare: maggior enhancement della corticale rispetto alla midollare. Ben delineate le arterie renali. **c** Fase venosa o nefrografica o parenchimografica: omogenea iperintensità del parenchima renale. L'ilo renale, in relazione al contenuto adiposo, appare ben definito, con segnale ipointenso

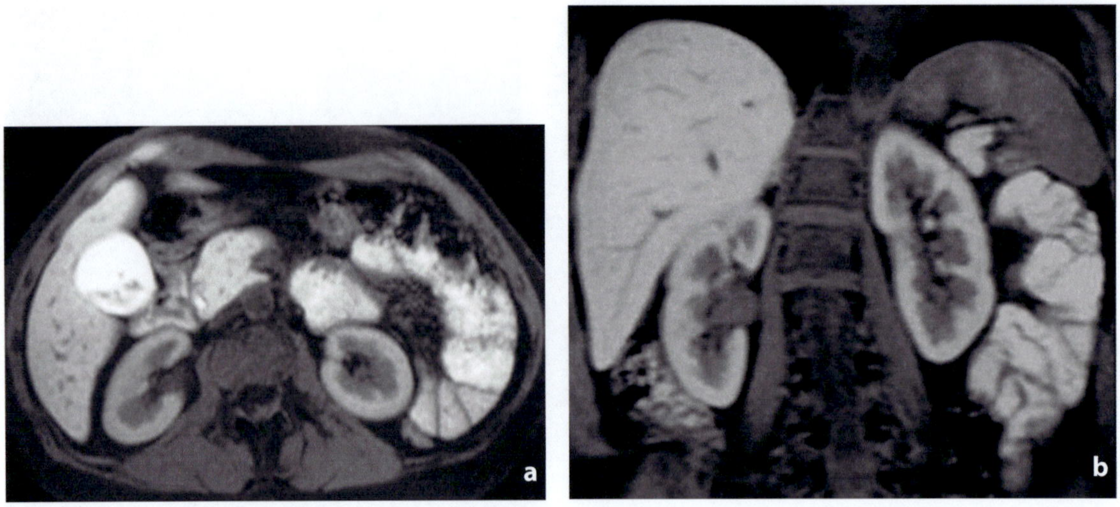

Fig. 23a,b. Risonanza magnetica. Immagine assiale (**a**) e coronale (**b**). Rene. Stesso caso della figura 20. Dopo iniezione di mdc organo-specifico (Mn-DPDP), captato dai glomeruli, si osserva omogeneo enhancement della corticale. Si noti l'enhancement anche di surreni, fegato e pancreas

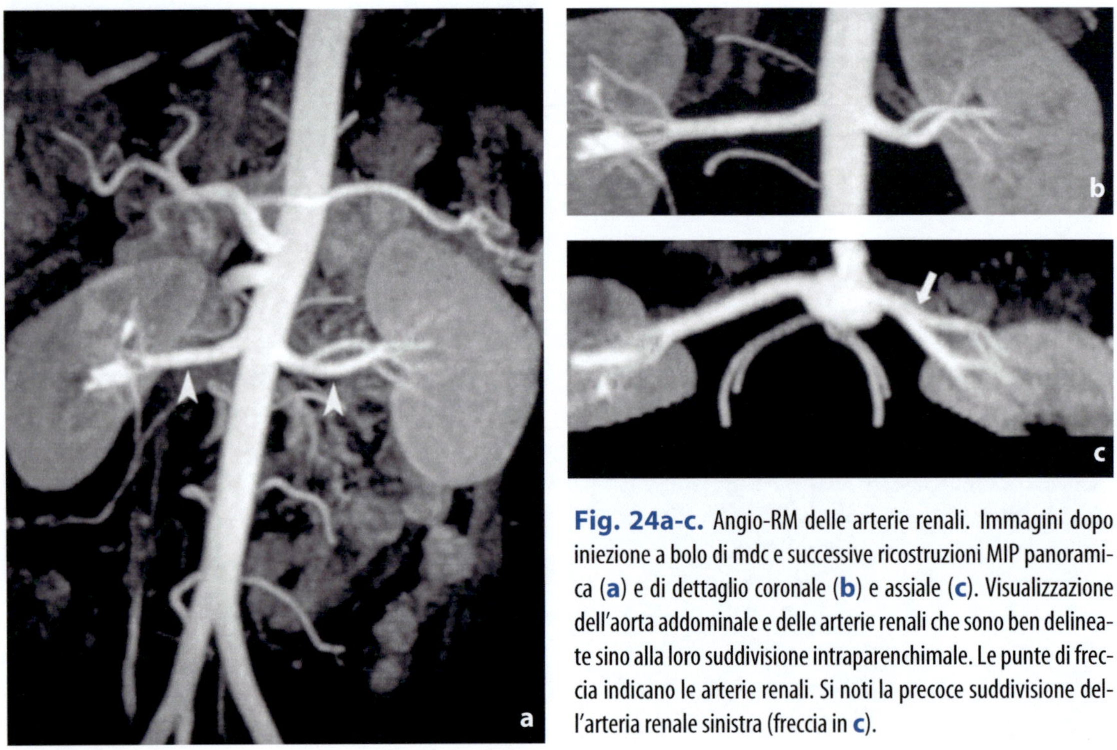

Fig. 24a-c. Angio-RM delle arterie renali. Immagini dopo iniezione a bolo di mdc e successive ricostruzioni MIP panoramica (**a**) e di dettaglio coronale (**b**) e assiale (**c**). Visualizzazione dell'aorta addominale e delle arterie renali che sono ben delineate sino alla loro suddivisione intraparenchimale. Le punte di freccia indicano le arterie renali. Si noti la precoce suddivisione dell'arteria renale sinistra (freccia in **c**).

Il grasso perirenale ha segnale più elevato del parenchima renale nelle immagini T1 pesate mentre appare lievemente più ipointenso nelle T2. La fascia renale appare come una sottile linea a bassa intensità di segnale sia in T1 sia in T2; il suo riconoscimento è esaltato dall'elevata intensità di segnale dello spazio peri e pararenale.

In condizioni normali l'uretere, di calibro sottile, non è adeguatamente identificabile in tutta la sua estensione in assenza di iniezione di mdc paramagnetico, associato o meno a farmaco diuretico (Fig. 26). All'opposto, le immagini RM permettono di otte-

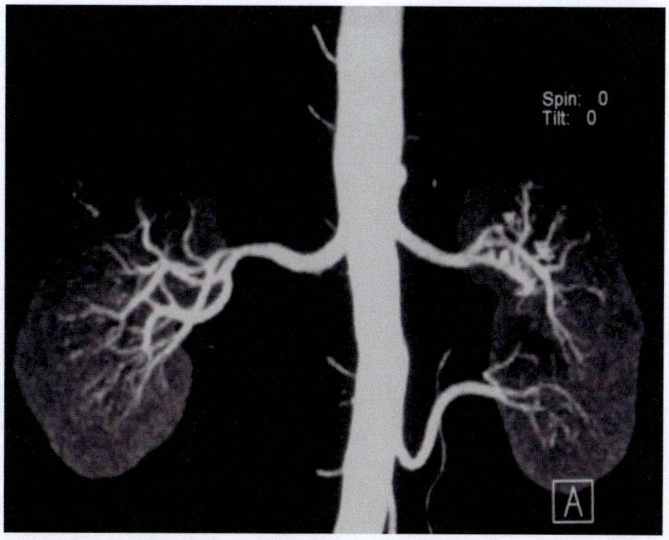

Fig. 25. Angio-RM delle arterie renali. Immagine coronale dopo iniezione a bolo di mdc e successiva ricostruzione MIP. Doppia arteria renale sinistra

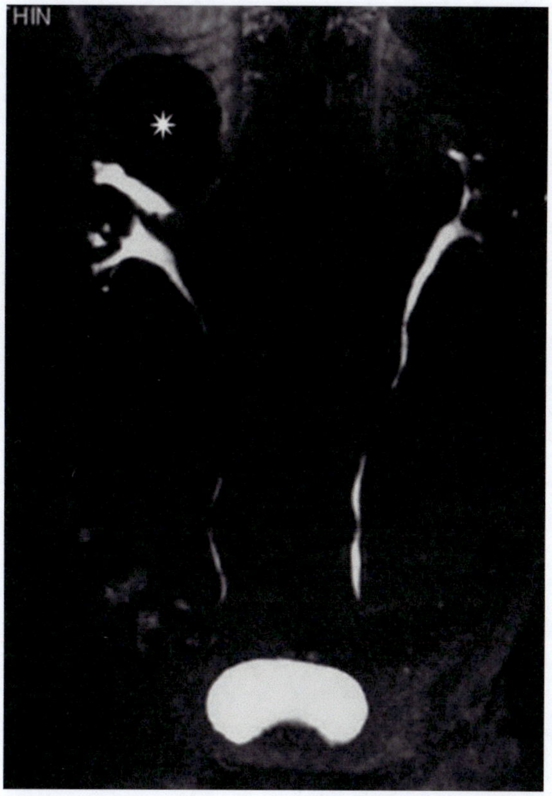

Fig. 26. Uro-RM. Ricostruzione MIP delle vie escretrici visualizzate dopo iniezione di mdc. Al polo superiore del rene destro è presente una cisti corticale (asterisco)

nere un'eccellente visualizzazione dell'anatomia delle vie escretrici e della vescica, quando distese da urina.

La tonaca mucosa e la lamina propria non possono essere tra loro distinte. A differenza di quanto avviene in T1 (ove l'intensità di segnale è simile), nelle immagini pesate in densità protonica e T2 la mucosa e la lamina propria in alcuni casi possono essere differenziate dalla muscolare perché presentano intensità di segnale più alta. La tonaca muscolare ha intensità di segnale intermedia in T1, simile a quella del muscolo scheletrico, e bassa nelle immagini T2 pesate. L'avventizia è troppo sottile per essere visualizzata (Figg. 27, 28).

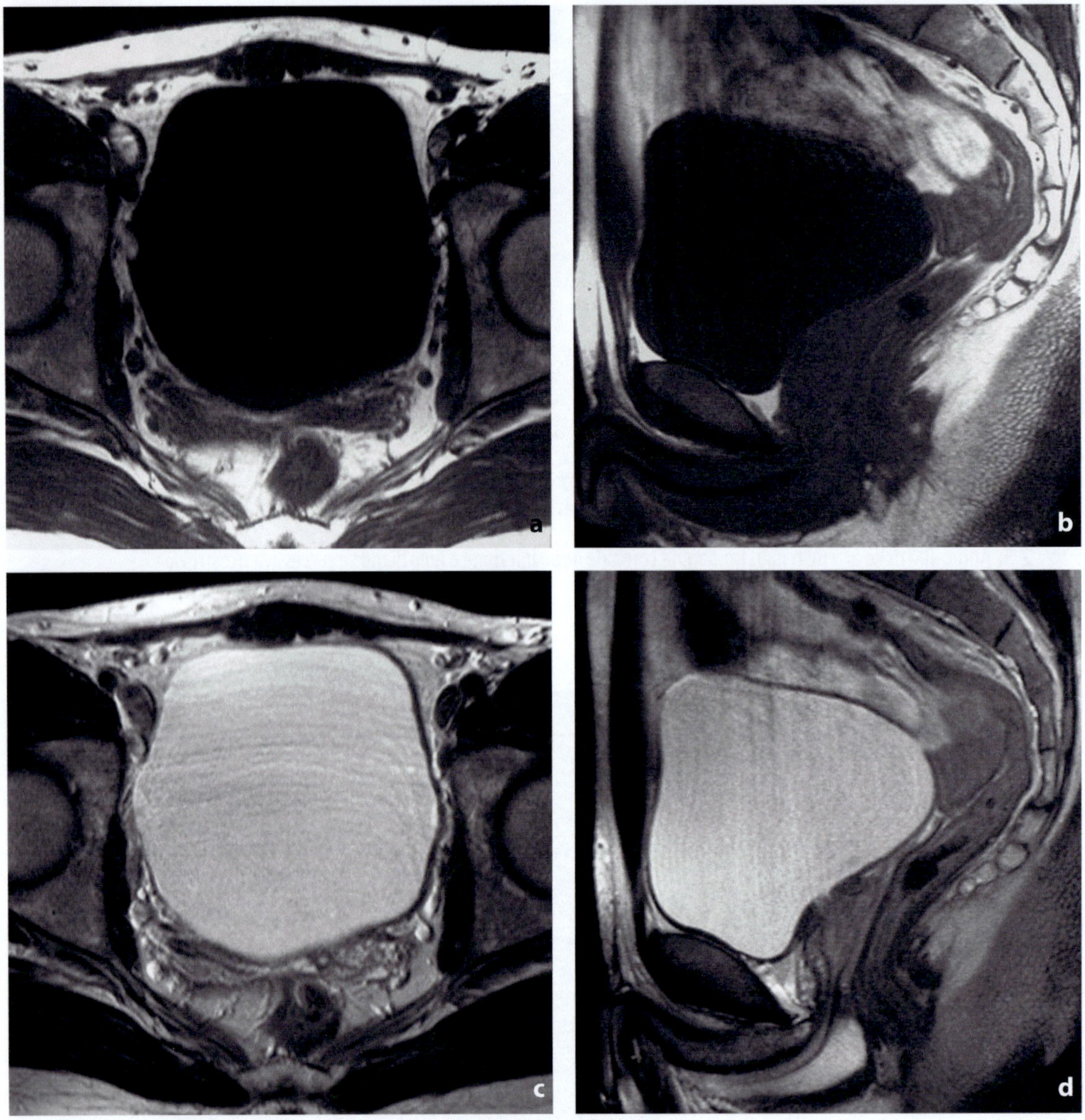

Fig. 27a-d. Risonanza magnetica. Vescica. Immagini assiale (**a**) e sagittale (**b**) T1 pesate. Il segnale della parete è mediamente intenso; l'urina è ipointensa. Immagini assiale (**c**) e coronale (**d**) T2 pesate. L'urina ha segnale iperintenso

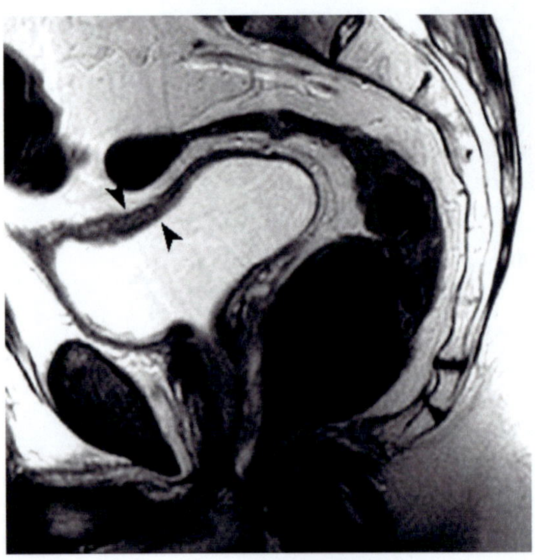

Fig. 28. Risonanza magnetica. Vescica. Immagine assiale T2 pesata. È possibile la differenziazione delle diverse tonache costituenti la parete (punte di freccia)

Le immagini T1 pesate dinamiche, acquisite precocemente (45-120 secondi) dopo l'infusione a bolo di mdc paramagnetico, permettono di differenziare la lamina propria, che presenta enhancement, dalla tonaca muscolare che rimane ipointensa; nelle sequenze più tardive, diminuisce l'enhancement della mucosa e della lamina propria e aumenta quello della muscolare (e, per questo motivo, i due strati non sono più tra loro separabili).

Dalla Palma L, Shariat Razavi L, Piovesana F (1998) Reni. In: Simonetti G, Del Maschio A, Bartolozzi C, Passariello R (eds) Trattato italiano di Risonanza Magnetica. Idelson Gnocchi, Napoli, pp 1073-1075

Lencioni R, De Cobelli F, Cioni D et al (1998) Reni. In: Simonetti G, Del Maschio A, Bartolozzi C, Passariello R (eds) Trattato italiano di Risonanza Magnetica. Idelson Gnocchi, Napoli, pp 1171-1173

Apparato genitale maschile: anatomia normale macroscopica e microscopica

3

L. Grazioli, E. Apostolopoulos, N. Zappa

L'apparato genitale maschile è costituito dalle gonadi (testicoli o didimi), dalle vie spermatiche (epididimi, dotti deferenti e condotti eiaculatori), da alcune ghiandole annesse (vescichette seminali, prostata e ghiandole bulbo-uretrali) e dagli organi genitali esterni (borsa scrotale e pene).

Richiami di embriologia

Benché il sesso dell'embrione sia determinato geneticamente al momento della fecondazione, le gonadi acquistano le loro caratteristiche morfologiche maschili o femminili soltanto nella settima settimana di sviluppo.

Le gonadi appaiono inizialmente come due rilievi longitudinali, le creste genitali o gonadiche, formate dalla proliferazione dell'epitelio celomatico. Nelle creste non vi sono cellule germinali sino alla sesta settimana di sviluppo. Poco prima e durante il loro arrivo l'epitelio celomatico prolifera attivamente penetrando nel mesenchima sottostante. Si formano così un certo numero di cordoni irregolari, denominati cordoni sessuali primitivi.

Sia nel maschio sia nella femmina questi cordoni restano connessi all'epitelio superficiale. A questo stadio la gonade è identica nel maschio e nella femmina ed è pertanto definita gonade indifferente.

Se l'embrione è geneticamente maschio, le cellule germinali primordiali presentano i cromosomi sessuali XY. Sotto l'influenza del cromosoma Y, che codifica il fattore della determinazione testicolare (TDF), i cordoni primitivi continuano a proliferare tra la settima e l'ottava settimana di sviluppo, penetrando nella porzione midollare della gonade per formare i cordoni testicolari o midollari. Questi ultimi sono composti da cellule germinali primordiali e da cellule di sostegno del Sertoli, derivanti dall'epitelio superficiale delle gonadi. Attraverso l'ilo del testicolo i cordoni si interrompono risolvendosi in una rete costituita da sottili filamenti cellulari, che più tardi darà origine ai tubuli della rete testis. In fasi più avanzate di sviluppo, i cordoni testicolari perdono il loro contatto con l'epitelio superficiale e sono separati da questo da uno strato di tessuto connettivo fibroso: la tunica albuginea.

Le cellule interstiziali di Leydig si originano dal mesenchima della cresta genitale; si localizzano tra i cordoni testicolari ed iniziano a svilupparsi subito dopo l'inizio del differenziamento di questi ultimi. Entro l'ottava settimana di gravidanza inizia la produzione di testosterone da parte delle cellule di Leydig; il testicolo diviene, quindi, in grado di influenzare la differenziazione sessuale dei dotti genitali e dei genitali esterni. I cordoni rimangono solidi fino alla pubertà, quando si canalizzano formando i tubuli seminiferi.

Il testicolo si abbozza in corrispondenza della regione lombare, in posizione laterovertebrale. Dal terzo mese di vita intrauterina inizia la discesa verso la borsa scrotale, raggiunta di norma alla fine della gravidanza. Tale migrazione è resa possibile dal legamento genitale caudale e dal gubernaculum testis.

Gli embrioni di entrambi i sessi hanno inizialmente due paia di condotti genitali: i mesonefrici di Wolff ed i paramesonefrici di Müller. La differenziazione dei condotti e dei genitali esterni avviene sotto influenza ormonale: le cellule di Sertoli producono una sostanza non steroidea, nota come fattore antimülleriano, o sostanza inibitrice mülleriana (MIS), che inibisce lo sviluppo dei dotti paramesonefrici; le cellule di Leydig secernono testosterone che stimola la virilizzazione dei dotti mesonefrici.

Mentre il testicolo aumenta di volume, il mesonefro regredisce: verso l'ottava settimana permangono solo alcuni tubuli corrispondenti alla sua porzione più caudale. Tali tubuli si accorciano, perdono i glomeruli ed entrano in rapporto con i canalicoli della rete testis formando i condottini efferenti che collegano la medesima rete testis al rispettivo dotto mesonefrico di Wolff; quest'ultimo, nell'embrione di sesso maschile, permane trasformandosi nel canale dell'epididimo e nel dotto deferente.

Poco prima dello sbocco nel seno urogenitale, ciascun dotto mesonefrico, ormai divenuto canale deferente, emette un diverticolo che, sviluppandosi ulteriormente, formerà la vescichetta seminale. Il breve tratto di dotto distale alla vescichetta seminale prende il nome di dotto eiaculatore e si apre nella faccia posteriore del seno urogenitale. Durante il terzo mese, dalla parete posteriore del seno si dipartono gettoni epiteliali che sviluppano nel mesenchima circostante i dotti eiaculatori e rappresentano l'abbozzo della prostata.

I dotti paramesonefrici del Müller nel maschio regrediscono interamente, fatta eccezione per una piccola porzione prossimale che persiste quale appendice del testicolo.

Nel corso della terza settimana di sviluppo, cellule mesenchimali derivanti dalla linea primitiva migrano intorno alla membrana cloacale e determinano la formazione di un paio di pliche lievemente elevate (le pliche cloacali) che, cranialmente alla membrana cloacale, si uniscono a formare il tubercolo genitale.

Lo sviluppo dei genitali esterni nel maschio è sotto l'influenza degli androgeni secreti dai testicoli fetali ed è caratterizzato da un rapido allungamento del tubercolo genitale che forma il fallo.

I rigonfiamenti genitali, detti nel maschio scrotali, sono inizialmente situati nella regione inguinale; con lo sviluppo muovono caudalmente; ciascun rigonfiamento costituisce una metà dello scroto, separata dall'altra per mezzo del setto scrotale.

Sandler TW (2004) Embriologia medica di Langman, 2ª edn. Masson, Milano, pp 317-358

Anatomia normale

Testicoli

I testicoli o didimi svolgono la duplice funzione di produrre cellule germinali (spermatozoi) e di secernere ormoni sessuali maschili.

Il testicolo è un organo pari simmetrico di forma ovoidale, leggermente appiattito in senso trasversale, situato al di sotto del pene, contenuto in un sacco cutaneo (borsa scrotale) ed appeso all'estremità inferiore del corrispondente funicolo spermatico (Fig. 1).

I due testicoli sono separati l'uno dall'altro dal setto scrotale; misurano mediamente, nel soggetto adulto, 4×3×2,5 cm, con peso da 20 a 30 g (compreso l'epididimo). Il polo testicolare inferiore dà attacco ad una lamina fibromuscolare (legamento scrotale), che lo collega al fondo dello scroto. La superficie esterna del testicolo è quasi completamente avvolta da un sacco sieroso a doppia parete, la tonaca vaginale propria, che deriva dal peritoneo; essa è costituita da due foglietti, viscerale e parietale, che si fondono in corrispondenza del margine posteriore del testicolo. Tra i due foglietti è compresa una cavità virtuale, definita cavità vaginale e contenente una minima quantità di liquido sieroso (Fig. 2).

Il testicolo è coperto da una fascia fibrosa molto resistente, la tunica albuginea; que-

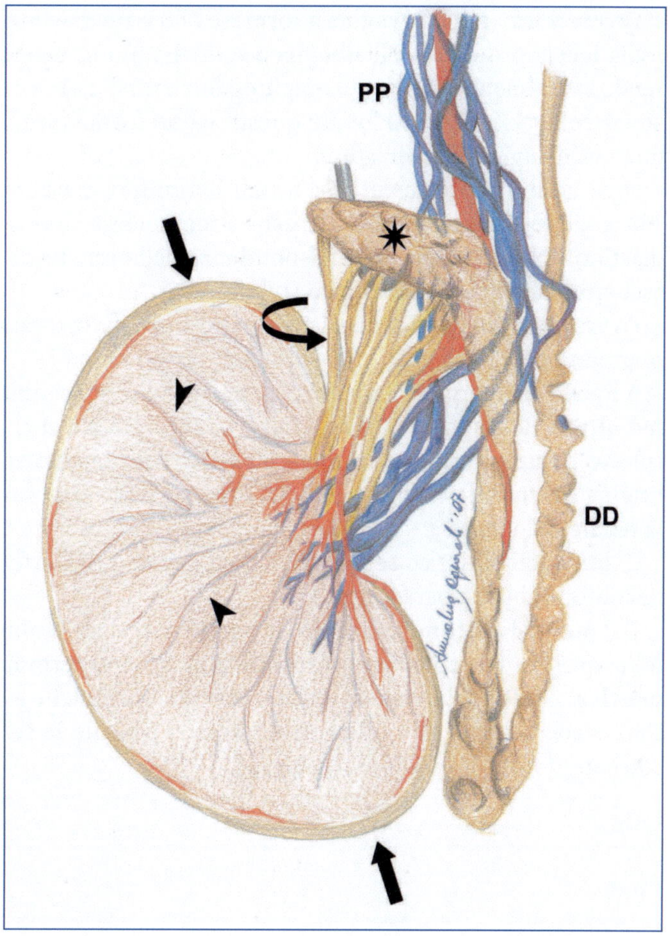

Fig. 1. Disegno anatomico del testicolo, epididimo, dotto deferente e plesso pampiniforme. Nella sezione sagittale sono indicati la tunica albuginea (frecce), i setti (punte di freccia) tra cui sono disposti i tubuli seminiferi che convergono verso il mediastinum testis. A tale livello si riconoscono i duttuli efferenti (freccia curva), che drenano nella testa dell'epididimo (asterisco). DD = dotto deferente; PP= plesso pampiniforme

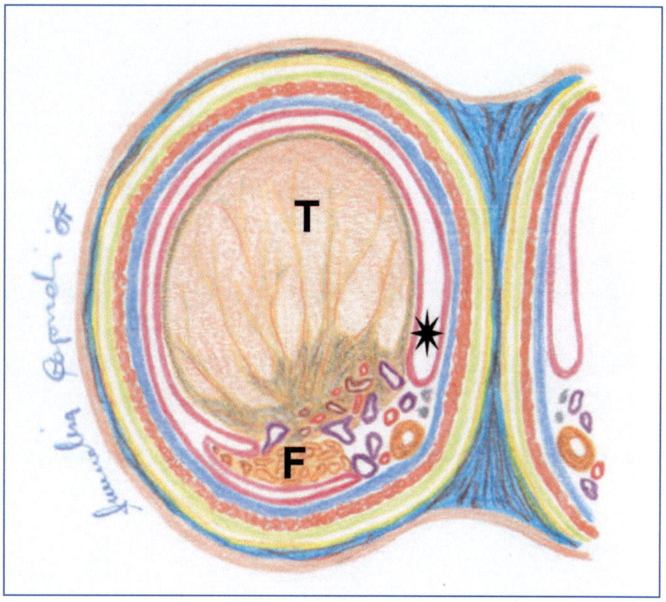

Fig. 2. Disegno anatomico dell'emiborsa scrotale destra. Sezione assiale. T= testicolo; F = funicolo. Dall'esterno all'interno sono raffigurati in verde la fascia spermatica esterna, in rosso il muscolo cremastere, in azzurro la fascia spermatica interna ed in rosa i foglietti parietale e viscerale della tunica vaginale. L'asterisco indica la cavità vaginale

sta posteriormente si invagina a formare l'ilo o mediastino che contiene la rete testis. Dalla faccia profonda dell'albuginea si dipartono numerosi setti fibrosi, che percorrendo radialmente il testicolo raggiungono il mediastino e dividono il parenchima testicolare in circa 250-300 lobuli; questi hanno forma piramidale con base volta all'albuginea ed apice al mediastino.

Ogni lobulo contiene da 1 a 4 tubuli seminiferi, ciascuno dei quali è lungo da 30 a 180 cm; questi tubuli hanno decorso estremamente sinuoso, convergono verso il mediastino dove sboccano in corrispondenza della rete testis, nei pressi della quale essi assumono andamento rettilineo (tubuli retti).

La vascolarizzazione dei testicoli è garantita dalle arterie spermatiche interne, che si originano dall'aorta poco al di sotto delle arterie renali.

A livello del margine posteriore le vene del didimo si uniscono a quelle dell'epididimo in vasi di maggior calibro a decorso serpiginoso che, anastomizzandosi fra loro (plesso pampiniforme), salgono a far parte del funicolo spermatico; da quest'ultimo origina la vena testicolare che a destra sbocca nella vena cava inferiore e a sinistra nella renale omolaterale.

Il drenaggio linfatico segue a ritroso il decorso dell'arteria testicolare, terminando nei linfonodi pre e paraaortici.

Dal **punto di vista microscopico** la parete dei tubuli seminiferi è costituita da una lamina propria e da epitelio pluristratificato (epitelio germinativo). Nell'epitelio germinativo si possono distinguere cellule spermatogenetiche e cellule di sostegno (di Sertoli). Nello stroma, tra i tubuli seminiferi, si trovano le cellule interstiziali di Leydig, che hanno funzione endocrina (Fig. 3).

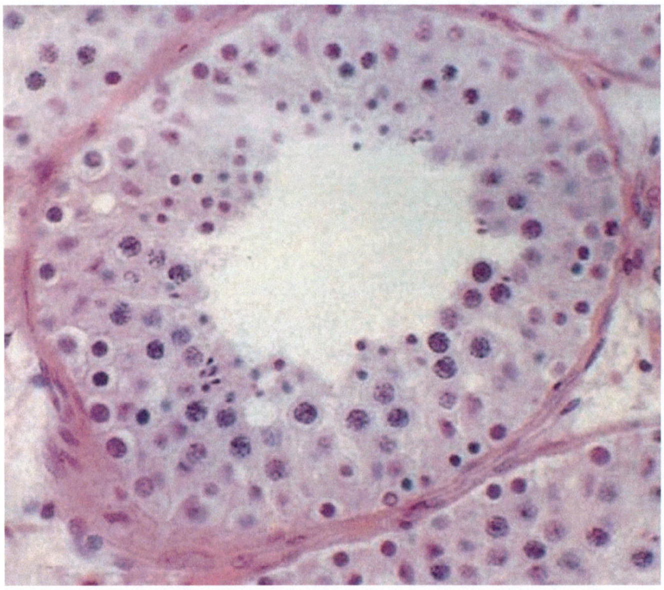

Fig. 3. Preparato microscopico di tubulo seminifero. Riconoscibili le cellule germinali che rivestono le pareti del tubulo

Vie spermatiche

Le vie spermatiche iniziano nel testicolo con i tubuli retti e la rete testis, proseguono con l'epididimo, il canale deferente, il condotto eiaculatore ed infine l'uretra.

Dalla rete testis prendono origine 10-15 condotti efferenti di piccolissimo calibro, che emergendo dalla superficie testicolare postero-superiore formano la testa dell'epididimo, organo quest'ultimo addossato superiormente e posteriormente al rispettivo testicolo, con la funzione di raccogliere gli spermatozoi e favorirne la maturazione. Ciascun epididimo ha la forma di una grossa virgola; si distinguono un'estremità superiore ingrossata, la testa (in rapporto con il polo testicolare superiore), una porzione intermedia, il corpo, e un'estremità inferiore, la coda, che continua nel canale deferente.

Dall'unione dei condotti efferenti, a livello della testa dell'epididimo, prende origine un unico dotto (condotto dell'epididimo), che ha un decorso estremamente convoluto.

Alla coda dell'epididimo fa seguito il canale o dotto deferente, che ha forma grossolanamente cilindrica, con calibro di 2-3 mm e lunghezza di circa 40 cm. Si divide in più parti: testicolare, funicolare, inguinale ed addomino-pelvica. Nella parte testicolare il dotto deferente è addossato alla faccia posteriore della coda e del corpo dell'epididimo; in corrispondenza del limite tra corpo e testa dell'epididimo il dotto deferente abbandona quest'ultimo e sale verticalmente, entrando a far parte del funicolo spermatico (Fig. 1).

Nel funicolo spermatico sono contenuti, oltre al condotto deferente che è situato posteriormente: arteria testicolare, arteria spermatica esterna (o funicolare o cremasterica), vene testicolari (plesso pampiniforme), vasi linfatici, nervi, legamento vaginale, muscolo cremastere interno.

Sempre contenuto nel funicolo spermatico, il dotto deferente (parte inguinale) percorre il canale inguinale; a livello dell'orifizio addominale interno si libera dai rapporti con gli altri elementi del funicolo spermatico e, decorrendo nello spazio pelvico extraperitoneale (parte addomino-pelvica), raggiunge la faccia posteriore della vescica, passa sopra e medialmente all'uretere, per poi dirigersi medialmente ed in basso verso la base prostatica, convergergendo con il dotto controlaterale. A tale livello si unisce alla vescichetta seminale omolaterale e dà origine al condotto eiaculatore.

I condotti eiaculatori sono lunghi circa 2-2,5 cm e decorrono per gran parte del loro tragitto nella ghiandola prostatica; sboccano mediante due piccoli orifizi a livello della parete posteriore dell'uretra prostatica, dove si trova un rilievo longitudinale chiamato collicolo seminale o veru montanum.

L'uretra maschile ha lunghezza media di 18-20 cm; solo nel tratto iniziale dà passaggio esclusivamente all'urina, mentre dallo sbocco dei dotti eiaculatori sino al meato uretrale esterno permette anche il passaggio dello sperma. L'uretra è divisa in: prostatica (lunga circa 3 cm), membranosa (lunga circa 1,5 cm), compresa nello spessore del diaframma uro-genitale, e spongiosa o cavernosa, la porzione più lunga (13-15 cm), circondata dal corpo spongioso dell'uretra a guisa di manicotto. L'uretra spongiosa è suddivisa in bulbare, peniena e navicolare; si apre nel meato uretrale esterno.

L'uretra fino al livello del glande è rivestita da epitelio di transizione, sostituito poi da epitelio squamoso; la parete è ricca di ghiandole uretrali (di Littrè).

Nello spessore del diaframma uro-genitale si trovano le ghiandole bulbo-uretrali di Cowper il cui dotto sbocca nella parte iniziale dell'uretra cavernosa (Fig. 4).

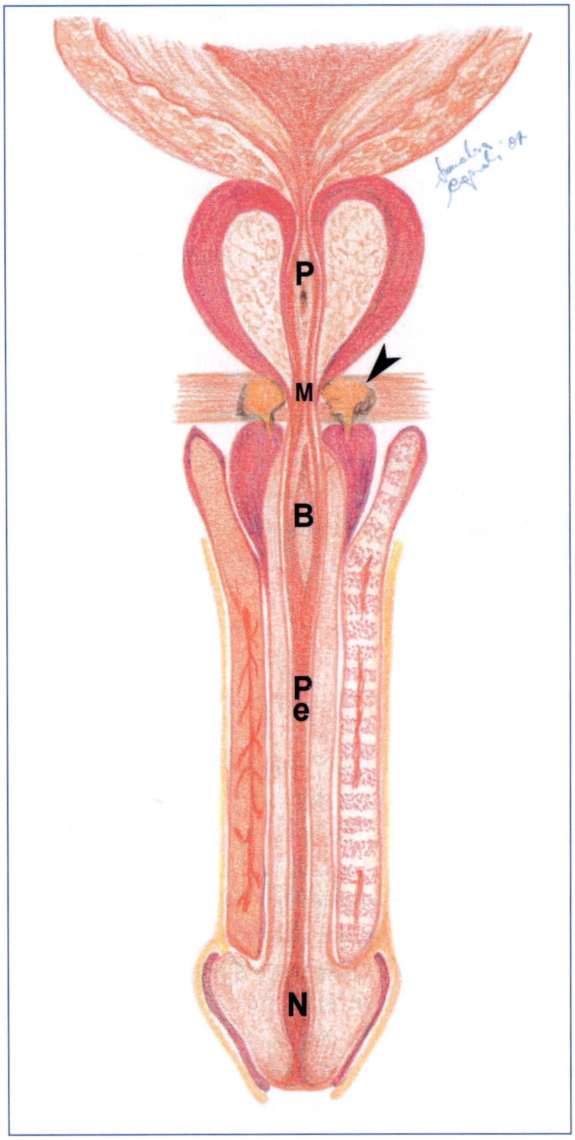

Fig. 4. Disegno anatomico dell'uretra maschile. Sezione coronale. Sono illustrate le varie porzioni dell'uretra: P = prostatica; M = membranosa; B = bulbare; Pe = peniena; N = navicolare. La punta di freccia indica le ghiandole di Cowper

Vescicole seminali

Le vescicole seminali sono pari e simmetriche, piccole, poco sviluppate nel bambino e atrofiche nell'anziano; nell'adulto il loro asse maggiore, diretto in basso, in avanti e medialmente, misura 5-8 cm. Situate nella piccola pelvi tra base della vescica e retto, si localizzano postero-superiormente alla prostata; gli ureteri, nel loro decorso prevescicale, sono posti medialmente ad esse. Ciascuna vescicola seminale si congiunge ad angolo acuto con il rispettivo dotto deferente a formare i dotti eiaculatori (Fig. 5).

Istologicamente sono costituite da un tubulo di calibro irregolare, più volte ripiegato su se stesso, che presenta un'estremità a fondo cieco e l'altra collegata al proprio dotto deferente. La parete è costituita da una capsula fibrosa e da una tonaca mucosa costituita da epitelio pseudostratificato.

Schena FP, Di Tonno P (1997) Cenni di anatomia dell'apparato urogenitale. In: Schena FP, Selvaggi FP (eds) Malattie dei reni e delle vie urinarie. Mc Graw-Hill Libri Italia, Milano

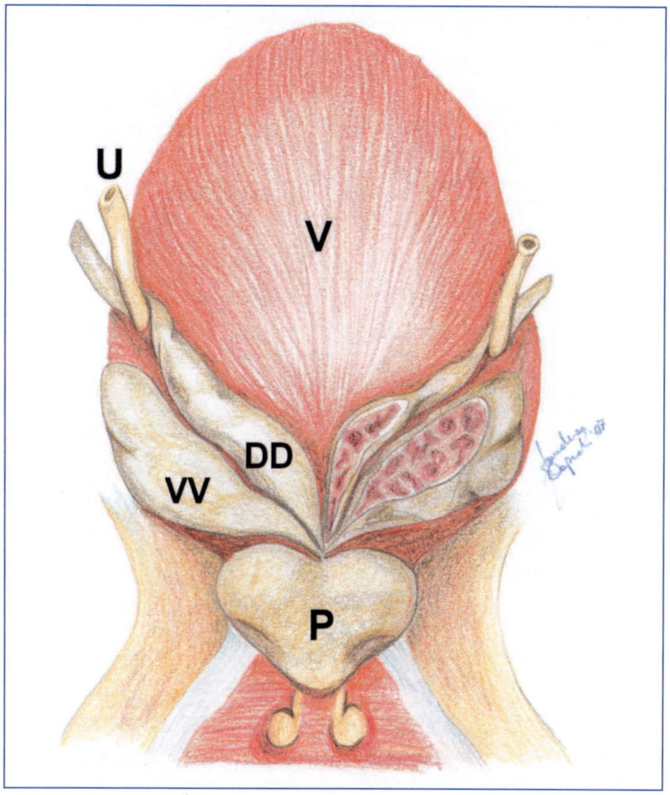

Fig. 5. Disegno anatomico del dotto deferente distale, delle vescicole seminali, della prostata. Visione posteriore, da cui si evincono i rapporti anatomici tra DD = dotto deferente; P = prostata; U = uretere; V = vescica; VV =vescicole seminali

Prostata

La prostata è un organo ghiandolare, impari e mediano, situato nella piccola pelvi (spazio pelvico extraperitoneale) fra base della vescica e diaframma urogenitale, dietro la sinfisi pubica e davanti all'ampolla rettale, tra i fasci mediali dei due muscoli elevatori dell'ano (muscoli pubococcigei); ha la forma di una castagna, con apice in basso ed in avanti e base rivolta in alto e indietro (Figg. 6, 7).

Di colorito grigio-rossastro e consistenza dura-elastica, la prostata appare molto piccola nel bambino e soltanto nella pubertà comincia ad accrescersi, raggiungendo in media, verso i 20-25 anni, 3 cm di altezza, 4 cm di larghezza (in corrispondenza della base) e 2,5 cm di spessore; in tale età pesa in genere 20 grammi.

La prostata è delimitata da uno strato di fibre muscolari e collagene che costituiscono la capsula (Fig. 8). Anteriormente è connessa alla sinfisi pubica da due bande di tessuto connettivo, dette legamenti puboprostatici; posteriormente è separata dal retto dalla fascia di Denonvilliers.

Le vescichette seminali sono alloggiate postero-superiormente alla ghiandola, tra il pavimento vescicale e il retto; inferiormente l'apice prostatico confina con la membrana genito-urinaria.

La prostata è attraversata a pieno spessore, dall'alto in basso, dalla prima porzione dell'uretra (uretra prostatica) nella quale riversa, durante l'eiaculazione, il proprio secreto. Una netta angolazione di 145°, a metà tra base ed apice della prostata, divide l'uretra in due segmenti, prossimale e distale, di lunghezza pressoché uguale ma aventi relazioni anatomiche nettamente differenti. Un primo sfintere, dato da un cilindro di

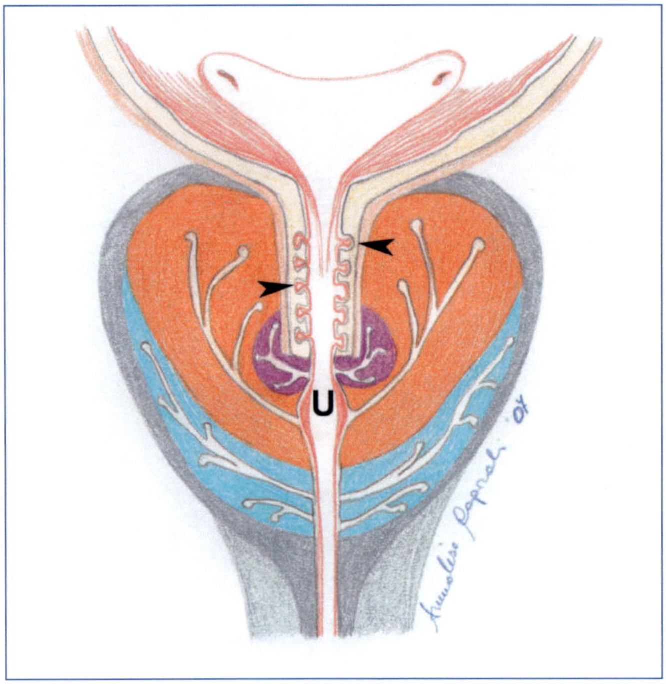

Fig. 6. Disegno schematico dell'anatomia zonale della prostata. La sezione coronale illustra le zone periferica (azzurra), centrale (marrone) e transizionale (viola). U = uretra. Le punte di freccia indicano le ghiandole periuretrali

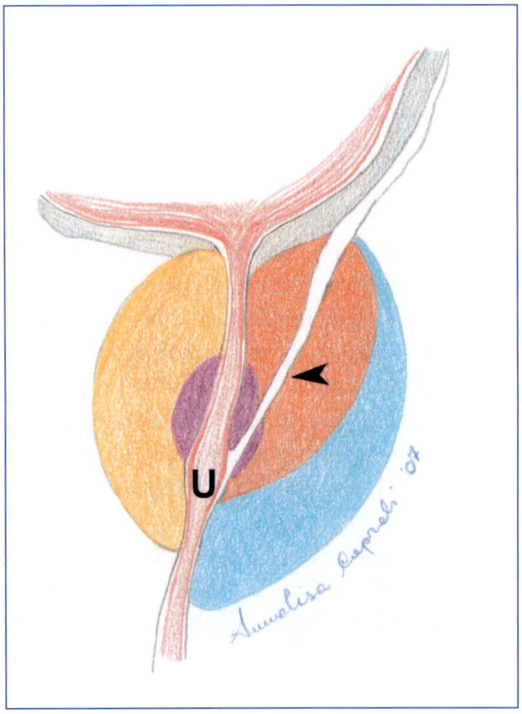

Fig. 7. Disegno schematico dell'anatomia zonale della prostata. La sezione sagittale illustra le zone periferica (azzurra), centrale (marrone), transizionale (viola) e anteriore fibromuscolare (gialla). U= uretra. La punta di freccia indica il dotto eiaculatore

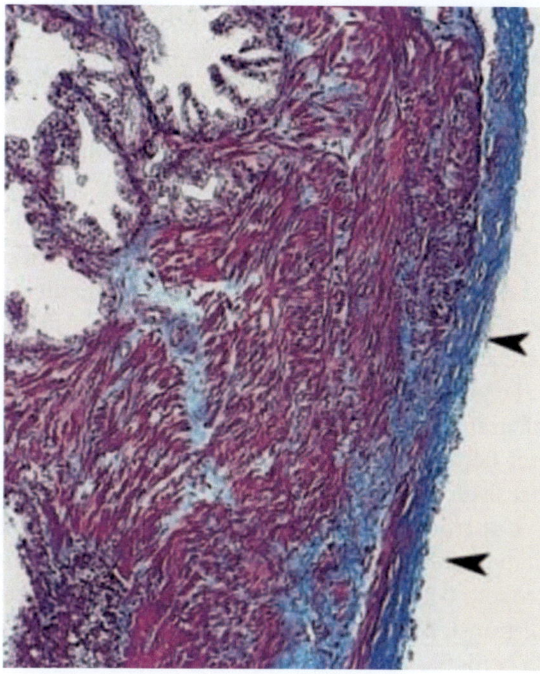

Fig. 8. Preparato microscopico della capsula prostatica. La capsula prostatica, nel versante interno scarsamente definito, consiste di fibre muscolari lisce a decorso trasversale che si intrecciano con fibre muscolari lisce periacinari. Fibre collagene sono costantemente presenti e appaiono compattate in una sottile membrana che rappresenta il limite esterno (punte di freccia) della capsula

fibre muscolari lisce, circonda il segmento prossimale dell'uretra tra la base del veru montanum ed il collo vescicale (sfintere preprostatico); l'unica funzione di questo sfintere è probabilmente quella di prevenire il flusso retrogrado del seme contraendosi durante l'eiaculazione. Il veru montanum si trova nel segmento distale. Questo è rivestito da un secondo sfintere emicilindrico di fibre muscolari striate che si continua distalmente con lo sfintere striato esterno, oltre l'apice della ghiandola.

Nella parete postero-superiore la prostata è attraversata, obliquamente, anche dai dotti eiaculatori.

La ghiandola può essere suddivisa, in base ai rapporti che le diverse porzioni contraggono con l'uretra e i dotti eiaculatori, in quattro lobi: anteriore, medio e due laterali; il primo è posto al davanti dell'uretra; il lobo medio è situato tra l'uretra e i dotti eiaculatori; i lobi laterali (destro e sinistro) sono i più voluminosi e si sviluppano posteriormente ad un piano frontale passante per i dotti eiaculatori.

La suddivisione anatomica proposta da McNeal tiene conto dell'eterogenea composizione della prostata, che, oltre a diverse regioni ghiandolari, ne comprende anche altre puramente muscolari o fibromuscolari; ogni regione ghiandolare drena in uno specifico segmento uretrale e differisce dalle altre anche per alcuni caratteri istologici.

In base alla descrizione di McNeal l'uretra suddivide grossolanamente la ghiandola in una porzione anteriore (o fibromuscolare ventrale) ed in una porzione posteriore (o ghiandolare dorsale).

Lo stroma fibromuscolare ventrale si compone principalmente di muscolo liscio, che continua le fibre del detrusore della parete vescicale anteriore; queste, infatti, si estendono distalmente dal collo vescicale e si dispiegano lateralmente coprendo l'intera superficie anteriore e anterolaterale della prostata ghiandolare. Lo spessore del tessuto muscolare aumenta distalmente sino in prossimità del veru montanum, dove la sua massa è ulteriormente incrementata da una componente fibrotica; caudalmente al veru montanum il tessuto muscolare diventa via via più sottile, quanto più si avvicina all'apice prostatico.

La porzione ghiandolare dorsale è a sua volta suddivisa in una regione più esterna e una più interna. La prima include la zona centrale e quella periferica, che rappresentano rispettivamente il 25% e il 70% circa del volume della prostata e sono tra loro nettamente distinte sia macro sia microscopicamente, in particolare nella ghiandola normale del soggetto giovane. La zona centrale circonda postero-superiormente l'uretra prossimale e l'intero decorso dei dotti eiaculatori, tanto che gli orifizi di questi ultimi sono contornati dai quelli dei dotti della zona centrale sull'apice arrotondato del veru montanum La zona periferica circonda sia la zona centrale che il tratto distale dell'uretra; i suoi dotti principali si aprono in doppia linea laterale nel tratto distale dell'uretra prostatica, separatamente da quelli della zona centrale.

La regione interna include la zona periuretrale (meno dell'1% della prostata ghiandolare) e quella di transizione (circa il 5%, nell'uomo giovane). La zona transizionale è rappresentata da due piccoli lobuli immediatamente laterali allo sfintere preprostatico; gli orifizi duttali emergono lungo la continuazione prossimale della doppia linea laterale formata dagli orifizi duttali della zona periferica.

Le ghiandole periuretrali sono confinate nello stroma immediatamente adiacente all'uretra prossimale; gli orifizi duttali si aprono nel segmento uretrale prossimale in una doppia linea laterale, rappresentando ulteriormente la continuazione prossimale dei sistemi duttali delle zone periferica e di transizione (Fig. 6).

L'anatomia zonale è importante in relazione alla distribuzione della patologia prostatica: il 70%-80% degli adenocarcinomi si origina nella porzione periferica, mentre solo il 20-30% circa cresce nella zona di transizione ed in quella centrale. La zona di transizione, refrattaria allo svilupparsi del cancro, è sede dell'ipertofia prostatica benigna.

La vascolarizzazione prostatica è assicurata principalmente dalle arterie vescicali inferiori. Il plesso venoso periprostatico circonda la ghiandola e drena nelle vene iliache interne e nel plesso venoso presacrale; anteriormente numerose piccole vene costituiscono il plesso di Santorini.

Il drenaggio linfatico impegna i linfonodi otturatori, iliaci interni ed esterni, iliaci comuni e presacrali.

Dal **punto di vista microscopico**, la prostata è formata da un complesso di circa 30-50 ghiandole tubuloalveolari (otricolari) ramificate, che si aprono mediante 15-40 dotti escretori nell'uretra prostatica. L'epitelio che riveste i dotti escretori è inizialmente cilindrico a più strati; tende poi a divenire cilindrico semplice nei dotti più piccoli. Le cellule cilindriche sono di altezza variabile e contengono, in sede apicale, numerosi granuli secretori.

Le ramificazioni duttali della zona centrale formano acini a contorni irregolari parzialmente suddivisi da un intricato sistema di increspature intraluminali, mentre gli acini della zona periferica sono uniformemente piccoli e rotondi con pareti lisce (Fig. 9).

Il tessuto ghiandolare delle zone di transizione e periuretrale è istologicamente identico a quello della zona periferica.

Brizzi E (1991) Anatomia topografica. Edi-Ermes, Milano.

McNeal JE (1968) Regional morphology and pathology of the prostate. Am J Clin Pathol 49:347-357

McNeal JE (1972) The prostate and prostatic urethra: a morphological synthesis. J Urol 107:1008-1016

McNeal JE (1978) Origin and evolution of benign prostatic enlargement. Invest Urol 15:340-345

McNeal JE (1981) The zonal anatomy of the prostate. Prostate 2:35-49

McNeal JE (1981) Normal and pathological anatomy of prostate. Urology 17:11-16

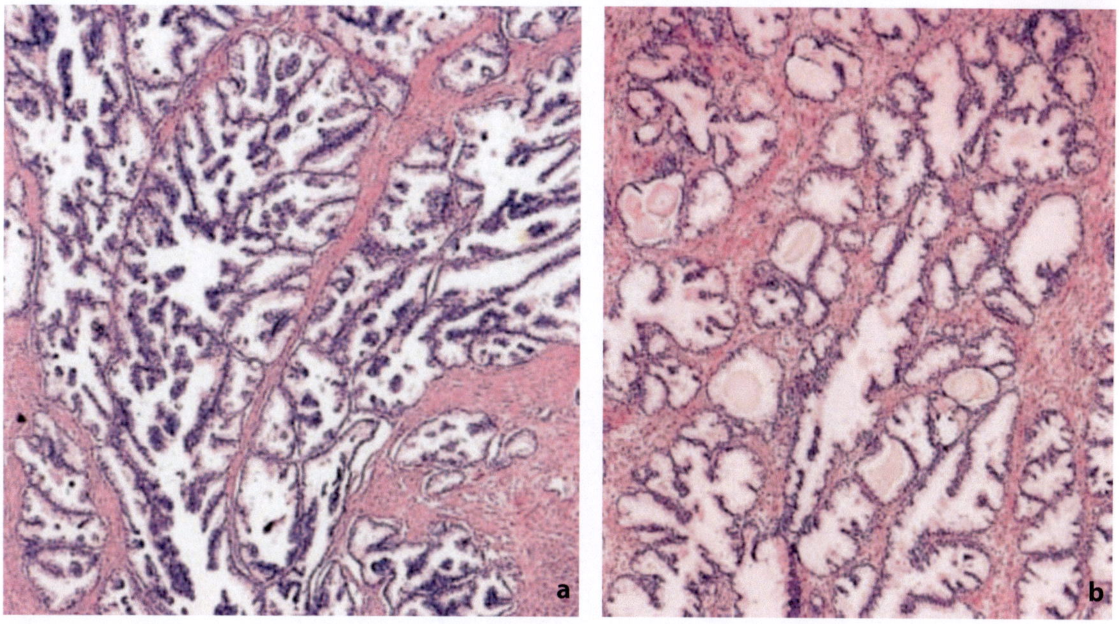

Fig. 9a,b. Preparati microscopici della prostata. **a** Dotti e acini della zona centrale. **b** Dotti e acini della zona periferica

Pene

Il pene è l'organo maschile della copulazione, resa possibile dalla sua capacità erettile; è costituito da tre formazioni allungate: i due corpi cavernosi e il corpo spongioso, che contiene l'uretra. Nel pene, in senso postero-anteriore, si distinguono una parte fissa o radice, una porzione mobile o corpo, e un'estremità ingrossata, chiamata glande (Fig. 10).

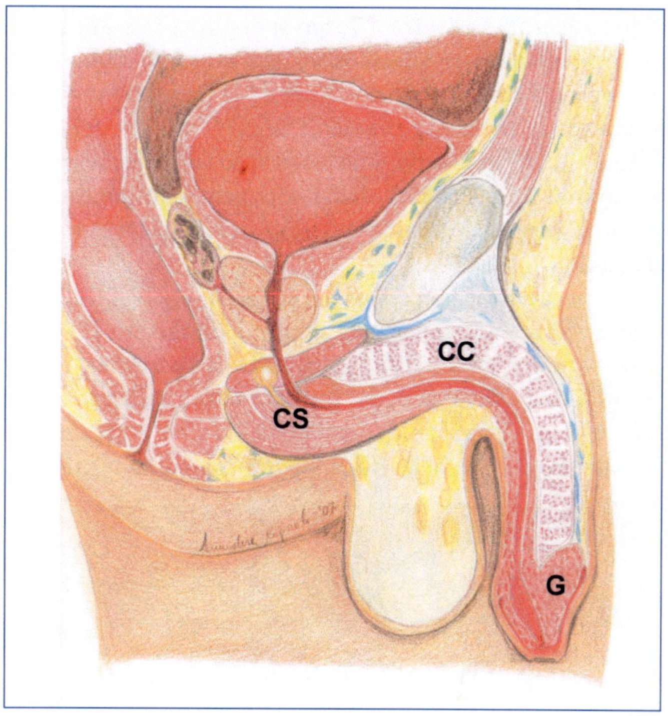

Fig. 10. Disegno anatomico del pene. Sezione sagittale. Sono rappresentate le parti fissa e libera, il glande. CC = corpo cavernoso del pene; CS = corpo spongioso dell' uretra; G = glande

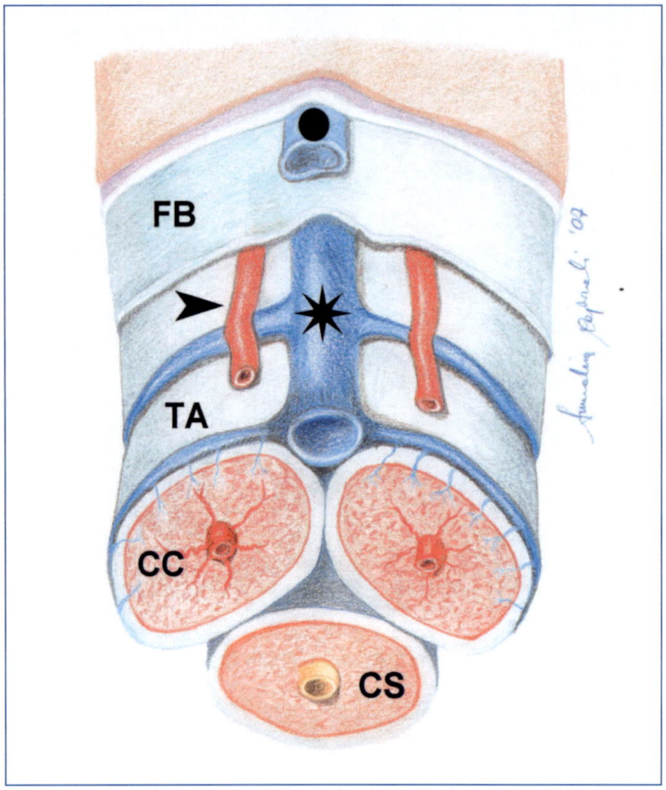

Fig. 11. Disegno anatomico del pene. Sezione trasversale. CC = corpo cavernoso del pene; CS = corpo spongioso dell'uretra; FB = fascia di Buck; TA = tunica albuginea. La punta di freccia indica l'arteria dorsale; l'asterisco individua la vena dorsale profonda; il tondo è posizionato sulla vena dorsale superficiale

La radice è situata profondamente nel perineo anteriore: la parte prossimale dei due corpi cavernosi è attaccata alle tuberosità ischiatiche ed è rivestita dai muscoli ischio-cavernosi, mentre il corpo spongioso è fissato alla parte inferiore del diaframma urogenitale, essendo ricoperto dal muscolo bulbo-spongioso. In avanti i due corpi cavernosi convergono costituendo la porzione mobile che, allo stato di flaccidità, forma con la radice un angolo di circa 60° aperto in basso. Il corpo spongioso dell'uretra è situato in una depressione tra le superfici ventrali dei due corpi cavernosi; in prossimità dell'estremità distale del pene si espande bruscamente costituendo una specie di cappuccio conico agli apici dei corpi cavernosi: tale espansione corrisponde al glande.

I corpi cavernosi del pene ed il corpo spongioso dell'uretra sono costituiti da un involucro fibroso, la tonaca albuginea, e da tessuto cavernoso (o erettile). Tutti e tre i corpi sono poi circondati da una serie di involucri che, dall'esterno all'interno, sono rappresentati: dalla cute, dal sottocutaneo e dalla fascia di Buck (Fig. 11).

La vascolarizzazione del pene e dell'uretra è garantita principalmente dall'arteria dorsale che origina dalla pudenda interna, ramo terminale dell'arteria ipogastrica.

Balboni GC (2000) Anatomia umana. Edi Ermes, Milano

Pasqualino A, Panattoni GL (2002) Anatomia umana. Citologia, istologia, embriologia, anatomia sistematica. UTET, Torino

Apparato genitale maschile: anatomia normale radiologica

4

L. Grazioli, L. Olivetti, N. Zappa, E. Apostolopoulos

Anatomia ecografica

Borsa scrotale e testicoli

Lo **studio ecografico in B-mode** della borsa scrotale e del suo contenuto è effettuato con sonde di tipo lineare, che devono avere superficie di scansione perlomeno di 5 cm, in modo da eseguire misurazioni precise del volume testicolare; la frequenza utilizzata non dovrebbe essere inferiore ai 7,5 MHz. L'esame inizia con paziente in posizione supina, invitato a tenere la punta del pene verso l'alto; successivamente può essere opportuno condurre l'esame con paziente in ortostatismo per miglior visualizzazione dei plessi venosi.

L'anatomia normale della borsa scrotale è rappresentata da un'immagine ecografica a tre strati: esterno iperecogeno, intermedio ipoecogeno ed interno ancora iperecogeno.

In condizioni normali, le diverse tuniche vaginali non sono distinguibili. Solo in presenza di idrocele è talora possibile differenziare i due foglietti della tunica vaginale propria, entrambi iperecogeni.

Lo studio ecografico del testicolo (localizzato nella borsa scrotale e non mobilizzabile nel canale inguinale con pressione esterna dalla sonda) deve essere eseguito con scansioni assiali e longitudinali. Il didimo ha forma di ovoide allungato, con due facce (mediale e laterale), due margini (anteriore e posteriore) e due poli (superiore e inferiore). L'asse maggiore sagittale, leggermente obliquo, è compreso tra 44 e 58 mm; il diametro latero-laterale è di 18-24 mm, mentre il diametro antero-posteriore misura 30-36 mm. Il volume testicolare, calcolato utilizzando la formula dell'ellissoide, normalmente risulta essere di 17±5,5 cc a destra e 17±5,8 cc a sinistra.

La struttura parenchimale è caratterizzata da echi fini, addensati, disposti in modo costantemente omogeneo, la cui intensità, bassa nel periodo prepuberale, aumenta fino a diventare di livello medio nell'adulto, molto simile a quella della tiroide (Fig. 1). La disomogeneità strutturale è sempre da ritenersi patologica e si correla significativamente con una ridotta qualità della funzione testicolare. La tunica albuginea, molto sottile, è mal differenziabile in assenza di idrocele; è riconosciuta quale sottile linea ipoecogena sottostante il foglietto viscerale della tunica vaginale propria. Quasi sempre è possibile invece identificare il mediastino testicolare (mediastinum testis), come immagine iperecogena ovalare o triangolare nella scansione assiale e come stria densamente iperecogena in quella sagittale (Fig. 2). La rete testis non è visibile se non dilatata. I vasi si identificano come sottili strie ipoecogene dirette obliquamente dal margine anteriore al posteriore. In presenza di idrocele al polo testicolare superiore, aggettante nel sacco vaginale, è di frequente riscontro un corpicciolo peduncolato con dimensioni inferiori a 6 mm, l'appendice del testicolo (o idatide di Morgagni); la struttura è solitamente isoecogena a quella testicolare.

Lo studio con **eco-color-Doppler** permette di analizzare i vasi testicolari. L'arteria testicolare è il vaso principale e decorre lungo la superficie postero-mediale del testi-

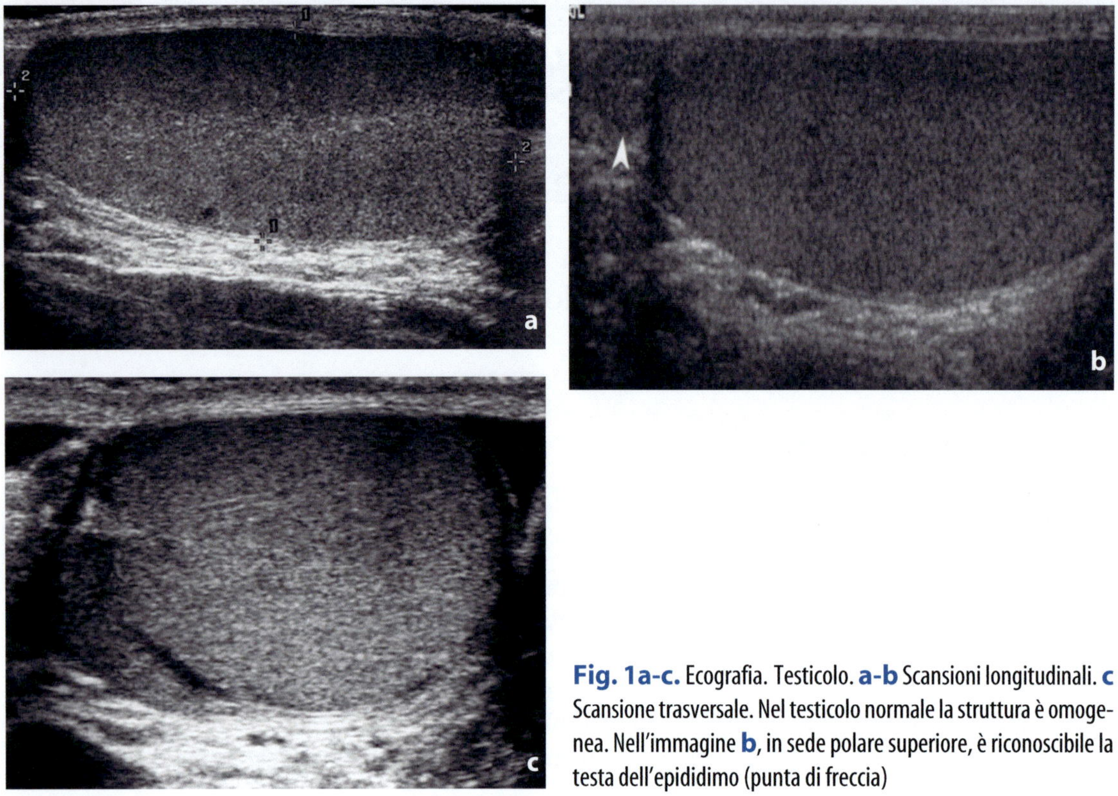

Fig. 1a-c. Ecografia. Testicolo. **a-b** Scansioni longitudinali. **c** Scansione trasversale. Nel testicolo normale la struttura è omogenea. Nell'immagine **b**, in sede polare superiore, è riconoscibile la testa dell'epididimo (punta di freccia)

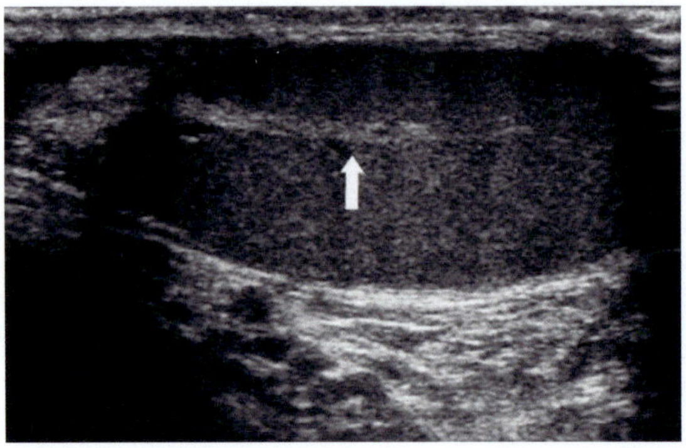

Fig. 2. Ecografia. Mediastinum testis. La freccia indica una stria iperecogena che attraversa il testicolo, corrispondente al mediastino testicolare

colo, diretta verso il polo inferiore; da qui risale anteriormente verso il polo superiore, penetra attraverso la tunica albuginea e si suddivide formando, al di sotto di essa, una rete di vasi, detti capsulari. Da essi partono i rami centripeti, diretti verso il mediastino (**Figg. 3, 4**).

Dopo l'iniezione del mezzo di contrasto (mdc) ecografico, il parenchima testicolare appare omogeneamente iperecogeno. Le indicazioni all'impiego del mdc si riducono essenzialmente a differenziare le lesioni focali con alterato enhancement (flogosi o neoplasie) dalle aree ischemiche prive di arricchimento contrastografico (ematomi, esiti di traumi).

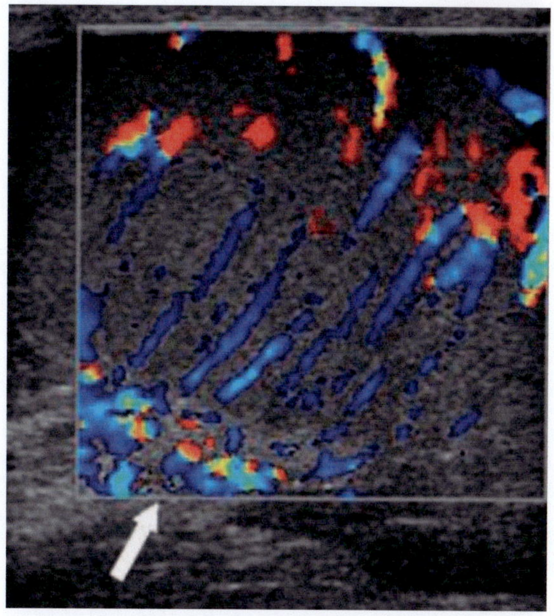

Fig. 3. Eco-color-Doppler. È documentata la ricca vascolarizzazione del testicolo con distribuzione a ventaglio. La freccia indica il mediastinum testis

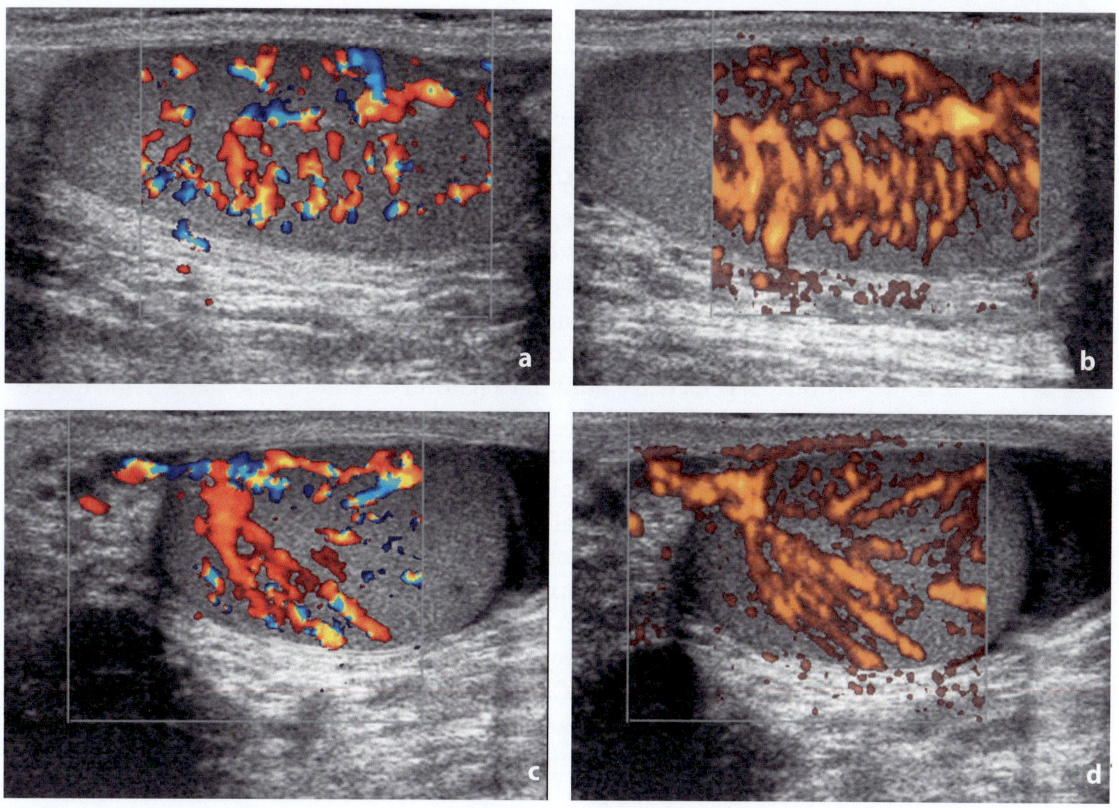

Fig. 4a-d. Color e power-Doppler. Vascolarizzazione del testicolo normale. **a-b** Scansioni longitudinali. **c-d** Scansioni trasversali. Sono poste a confronto le immagini ottenute con tenica color (**a, c**) e power-Doppler (**b, d**)

Epididimo, condotto deferente e funicolo spermatico

La testa è la porzione dell'epididimo che meglio si esplora con l'ecografia: è posta sopra il polo testicolare, ben contrastata dal liquido contenuto nel recesso funicolare della cavità vaginale. Ha una struttura simile a quella del didimo, dalla quale è ben separabile per la presenza di una sottile fessura ipoecogena. In senso cranio-caudale, ge-

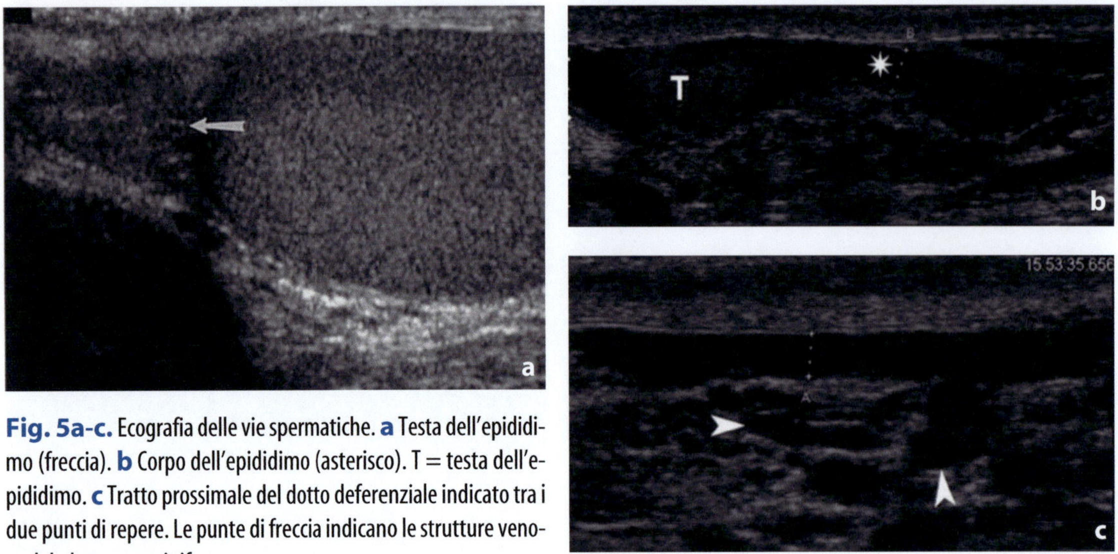

Fig. 5a-c. Ecografia delle vie spermatiche. **a** Testa dell'epididimo (freccia). **b** Corpo dell'epididimo (asterisco). T = testa dell'epididimo. **c** Tratto prossimale del dotto deferenziale indicato tra i due punti di repere. Le punte di freccia indicano le strutture venose del plesso pampiniforme

neralmente, non misura più di 12 mm. Dalla testa dell'epididimo si origina, alcune volte, una piccola appendice, generalmente isoecogena, talvolta di aspetto cistico.

Il corpo dell'epididimo è sottile (spessore massimo circa 3 mm), localizzato posteriormente al testicolo, dal quale è separato da una sottile linea iperecogena (seno dell'epididimo); alcune volte è posto lateralmente al didimo. Nelle scansioni longitudinali appare come una struttura tubulare che segue il profilo convesso del testicolo, rispetto a cui è solo lievemente meno riflettente. Le scansioni assiali consentono di identificare il corpo dell'epididimo come una formazione ellissoidale sottile adiacente al mediastino. La coda dell'epididimo e il dotto deferente sono nettamente ipoecogeni rispetto alle restanti porzioni. Il condotto deferente si localizza nel compartimento posteriore del funicolo spermatico, e segue un decorso curvilineo, a concavità posteriore, dirigendosi verso il canale inguinale (Fig. 5).

Il funicolo spermatico è ben visualizzabile nelle scansioni assiali, al di sopra del polo testicolare superiore; ben differenziabili il compartimento anteriore (contenente l'arteria testicolare e il plesso pampiniforme) e il compartimento posteriore (con il dotto deferente, l'arteria ed il plesso venoso deferenziale).

L'indagine **color-Doppler** del funicolo spermatico permette di rilevare il flusso ematico sia delle arterie sia delle vene. Con il Doppler pulsato si possono apprezzare due diversi tipi di flusso arterioso: uno a basso indice di resistenza, tipico degli organi parenchimatosi, dovuto all'arteria testicolare, e un secondo, ad alto indice di resistenza, attribuibile all'arteria deferenziale situata posteriormente alla testicolare (Fig. 6).

Pavlica P, Barozzi L, Ramini R (1993) Scroto. In: Buscarini L, Solbiati L, Livraghi T (eds) Trattato italiano di ecografia. Poletto Edizioni, Milano, pp 529-545

Vallone G, Rea G (2002) Scroto. In: Bazzocchi M (ed) Ecografia. Idelson Gnocchi, Napoli, pp 1057-1087

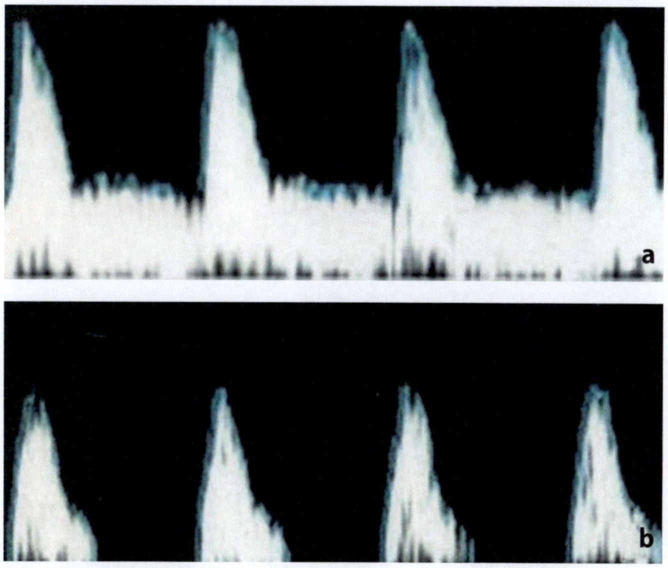

Fig. 6a,b. Tracciati Doppler. **a** È visualizzato il tracciato normale di un'arteria testicolare; ben visibile la componente diastolica del flusso, tipica di una vaso a bassa resistenza. **b** Nel tracciato dell'arteria deferenziale si osserva la mancanza della componente diastolica

Prostata

L'**ecografia**, effettuata per via sia **sovrapubica** sia **transrettale** (TRUS), è l'indagine di elezione nello studio della prostata. L'esame, che deve essere completato anche da una valutazione panoramica dell'apparato urinario, inizia generalmente a paziente supino, esaminando in ordine sequenziale reni, vie urinarie, vescica, vescicole seminali e ghiandola prostatica.

L'approccio sovrapubico documenta aggetto prostatico endovescicale, eventuali alterazioni (diverticoli) delle pareti e del contenuto (calcolosi) della vescica; infine, in fase postminzionale, consente di calcolare direttamente, e con buona approssimazione, l'entità del volume urinario residuo.

La TRUS (eseguita a paziente in posizione ginecologica o, per maggior semplicità, coricato sul lato, con le ginocchia flesse) non consente una corretta definizione dei rapporti della base prostatica con l'impianto delle vescicole seminali e con il pavimento vescicale ma, grazie alla minima distanza tra trasduttore e ghiandola, permette di meglio precisare volume, morfologia e aspetto strutturale della prostata, con l'immediato rilievo di asimmetrie, specie a livello della porzione periferica. La sonda ecografica di tipo "end-fire" ha di fatto sostituito quella biplana e permettere di ottenere immagini prostatiche sia assiali sia sagittali: le prime sono ottenute retraendo la sonda dalla base della vescica all'apice, le seconde ruotando la medesima lateralmente rispetto al piano mediano (Fig. 7).

Nello studio ecografico della prostata l'uretra ed i dotti eiaculatori sono presi come punti di repere topografico. Il pattern strutturale di riferimento è dato dal tessuto ghiandolare prostatico isoecogeno (Fig. 8).

Le vescicole seminali si localizzano agevolmente orientando cranialmente e lateralmente la sonda nello spazio iperecogeno compreso tra retto e vescica; appaiono come strutture claviformi dai contorni finemente irregolari, la cui ecogenicità è solo lievemente disomogenea, poco inferiore a quella prostatica. Lo spessore varia normalmente tra i 7 e i 12 mm; valori oltre i 14 mm sono considerati abnormi e depongono per un'ectasia delle vescicole (Fig. 9).

Le ampolle deferenziali costituiscono le porzioni terminali, espanse, dei dotti deferenti; non superano solitamente gli 8-10 mm di spessore, la loro struttura è simile a quella delle vescicole seminali.

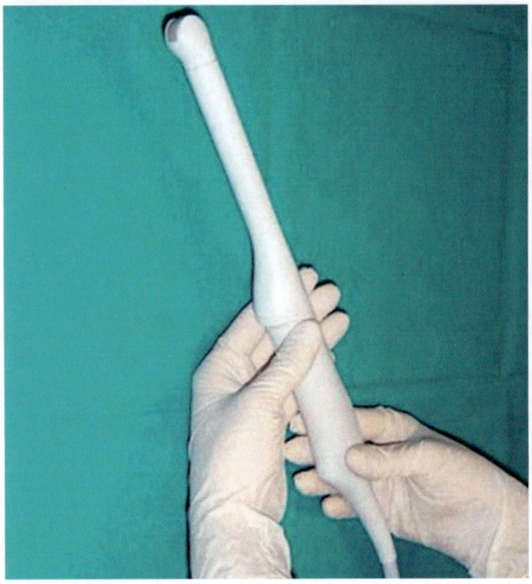

Fig. 7. Sonda ecografica di tipo end-fire

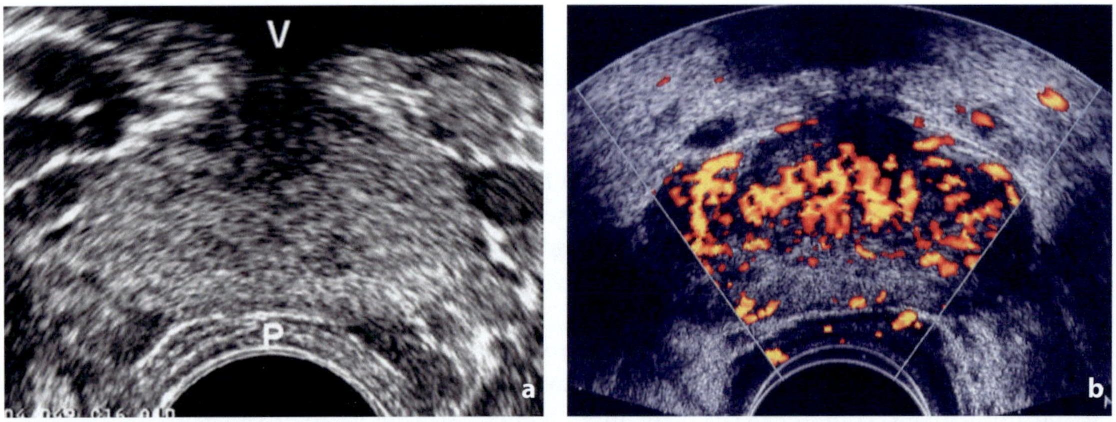

Fig. 8a,b. Ecografia. Prostata normale in giovane adulto. Scansione assiale. **a** La struttura ghiandolare è omogenea, grossolana, senza chiara distinzione tra porzione centrale e periferica. V = vescica; P = parete dell'ampolla rettale. **b** Dimostrazione della normale vascolarizzazione al controllo power-Doppler

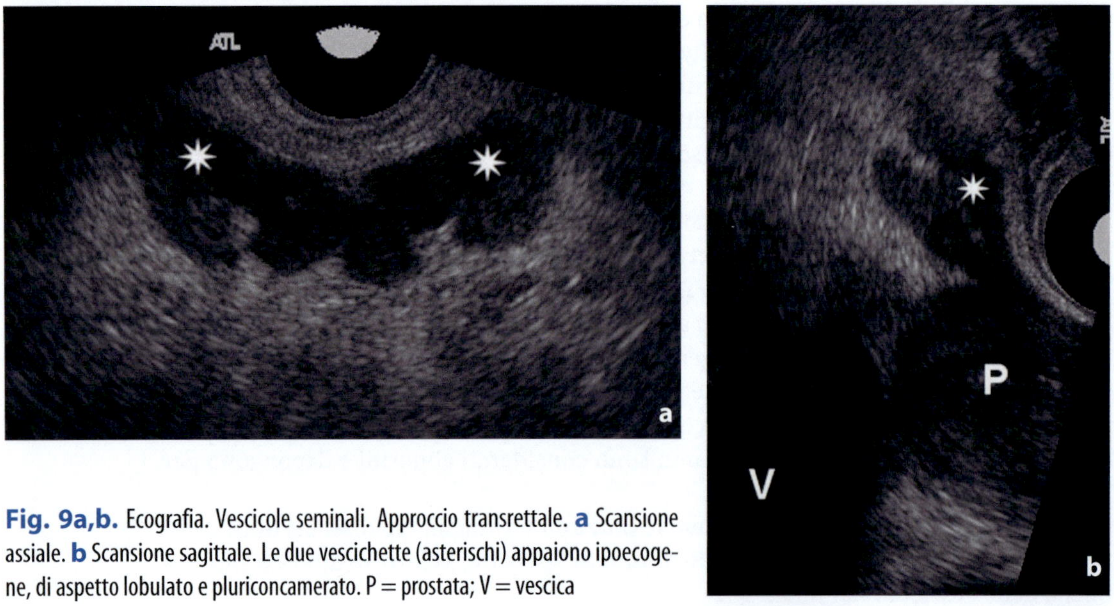

Fig. 9a,b. Ecografia. Vescicole seminali. Approccio transrettale. **a** Scansione assiale. **b** Scansione sagittale. Le due vescichette (asterischi) appaiono ipoecogene, di aspetto lobulato e pluriconcamerato. P = prostata; V = vescica

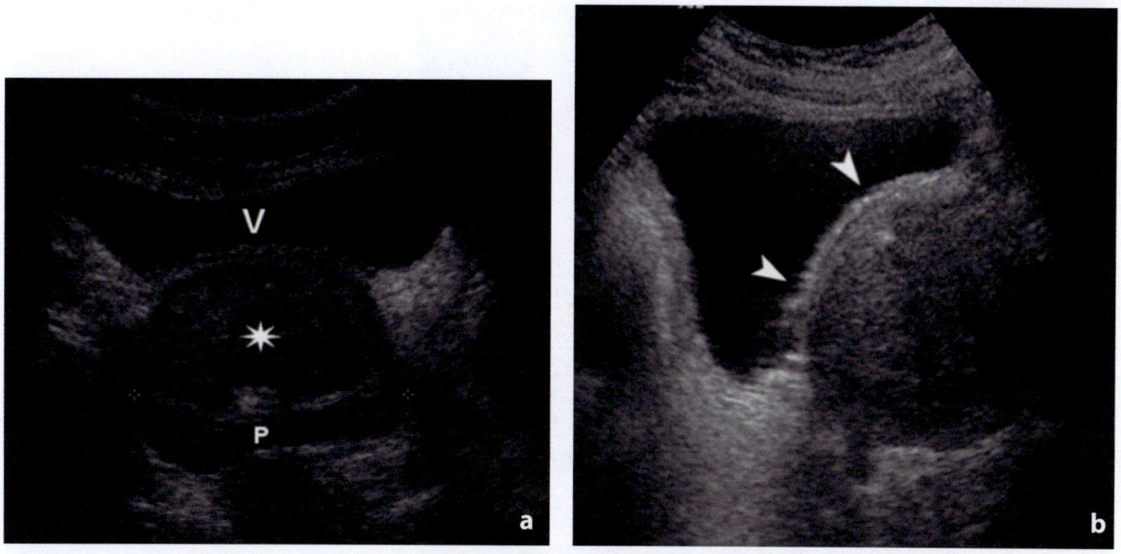

Fig. 10a,b. Ecografia. Prostata. Approccio sovrapubico, scansione assiale (**a**) e sagittale (**b**). La prostata è nettamente aumentata di volume per presenza di adenoma (asterisco) che comprime la zona periferica (P). Si noti l'impronta sul pavimento vescicale (punte di freccia). V = vescica

I dotti eiaculatori, se non dilatati per processi ostruttivi, sono mal dimostrabili con l'ecografia. Sul piano sagittale essi appaiono come sottili linee ipoecogene a convessità posteriore; sul piano assiale sono evidenziati più facilmente in corrispondenza della base prostatica come due piccoli forellini contigui.

La prostata normale, sempre ben delimitabile per il contrasto offerto dall'iperecogenicità del tessuto adiposo perighiandolare, ha morfologia individuale abbastanza variabile nel piano sagittale mediano, mentre appare più costante sul piano assiale.

La capsula prostatica, rappresentata da un sottile strato di tessuto fibrotico che circonda la ghiandola cranialmente, lateralmente e posteriormente, non è delineabile con gli ultrasuoni; i margini ghiandolari, tuttavia, sono costantemente ben definiti dal tessuto adiposo periprostatico, intensamente iperecogeno. La struttura prostatica è nel giovane solitamente omogenea e mediamente riflettente: in condizioni normali non si evidenziano lumi ghiandolari dilatati; piccoli, sparsi spot ecogeni sono abbastanza frequenti e non rivestono significato patologico.

Nel paziente anziano, per lo svilupparsi dell'ipertrofia prostatica benigna, la porzione centrale della ghiandola, in cui si sviluppa l'adenoma, assume una ecogenicità medio-bassa; sono inoltre più frequenti calcificazioni parenchimali in forma di microlitiasi disseminata, macrolitiasi unica o multipla (**Figg. 10, 11**).

La volumetria prostatica è di solito calcolata in base alla formula per il volume dell'ellissoide $(A \times B \times C) \times 0{,}523$ anche se più precisa appare la formula seguente: $(A \times B \times C) \times 0{,}70$. Spessore e larghezza sono valutati nel punto di maggior espansione della porzione medio-ghiandolare sul piano assiale; la lunghezza è misurata tra la base vescicale e la porzione prossimale dello sfintere striato, sulla linea mediana della scansione sagittale.

L'**eco-color** e il **power-Doppler** dimostrano che nella ghiandola prostatica normale il segnale di flusso è generalmente basso o poco rappresentato; aumentata vascolarizzazione è osservabile nel tessuto flogistico o neoplastico mentre riduzione del flusso è presente in aree fibrotiche, ischemiche o infartuali. Color e power-Doppler, tuttavia, non permettono di studiare i piccoli vasi neoformati (**Fig. 12**).

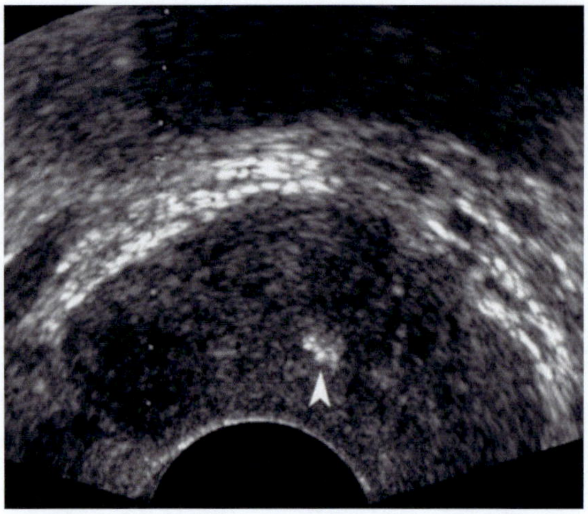

Fig. 11. Ecografia. Prostata. Approccio transrettale. Si documenta calcificazione (punta di freccia) nella porzione centrale della ghiandola

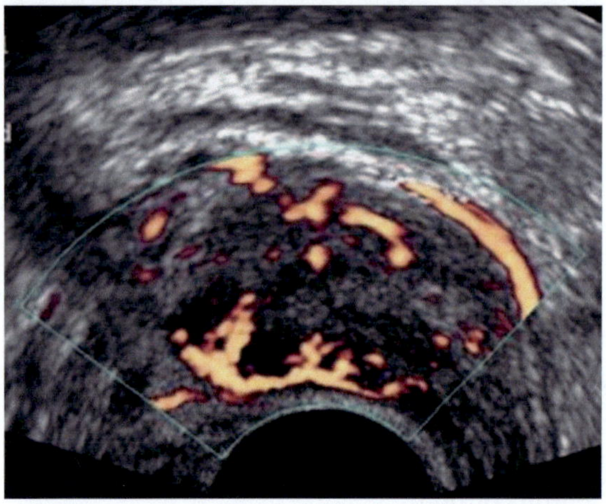

Fig. 12. Power-Doppler. Prostata. Approccio transrettale, scansione assiale. È documentata la vascolarizzazione della ghiandola, più evidente in sede periferica

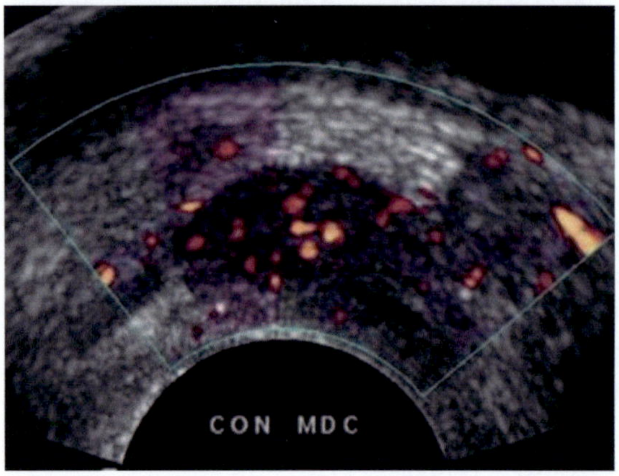

Fig. 13. Ecografia con mdc e power-Doppler. Prostata. Approccio transrettale, scansione assiale. È potenziato l'effetto colore nella porzione centrale della ghiandola

I **mezzi di contrasto ecografici** sembrano in grado di superare questo limite, grazie alla capacità propria delle microbolle di documentare vasi anche di dimensioni molto piccole.

La tecnica d'esame prevede l'acquisizione di scansioni basali senza e con valutazione color e power-Doppler; segue l'iniezione del mdc: per le molecole di I generazione l'infusione è lenta, mentre per quelle di II generazione è preferibile la somministrazione a bolo rapido; durante l'iniezione l'operatore deve continuare l'osservazione ecografica per valutare il momento esatto dell'arrivo del mezzo di contrasto (Fig. 13).

Il ricorso al mdc ecografico nella prostata è proposto essenzialmente per la caratterizzazione delle lesioni focali, in particolare per il riconoscimento e la discriminazione del carcinoma prostatico rispetto alla prostatite granulomatosa aspecifica.

Di Candio G, Mosca F (1993) Prostata. In: Buscarini L, Solbiati L, Livraghi T (eds) Trattato italiano di ecografia. Poletto Edizioni, Milano, pp 546-562

Pene

I corpi cavernosi e spongioso del pene sono ecograficamente ben documentabili. In posizione flaccida i diversi strati tessutali che avvolgono i corpi cavernosi sono solo parzialmente individuabili (una loro migliore visualizzazione si ottiene durante l'erezione). Cute, sottocute e dartos non sono sempre facilmente separabili. Una sottilissima linea iperecogena identifica l'interfaccia costituita dalla fascia del pene (fascia di Buck). Subito al di sotto di essa si trova lo strato ecogeno costituito dal connettivo vascolare esterno all'albuginea, nel quale decorrono dorsalmente le vene circonflesse e il fascio vascolo-nervoso.

L'albuginea appare in sezione assiale come una fascia ipoecogena di spessore uniforme disposta attorno ai corpi cavernosi. La struttura normale di questi ultimi ha ecogenicità intermedia abbastanza omogenea. Durante l'erezione l'albuginea si assottiglia, mentre nei corpi cavernosi si assiste alla dilatazione delle lacune vascolari. Le arterie cavernose appaiono come due sottili binari parasettali iperecogeni nelle scansioni sagittali (Fig. 14).

L'**eco-color-Doppler dinamico** permette la semplice e non invasiva simultanea valutazione delle condizioni del tessuto erettile, dello stato dei vasi e delle caratteristiche del flusso; è utilizzato principalmente per la caratterizzazione dell'impotenza sessuale su base organica, la cui forma più frequente è quella vasculogenica. L'esame deve essere eseguito in ambiente riservato, preferibilmente con il solo operatore presente nella sala dell'esame. Il paziente è adagiato in posizione supina ed invitato a tenere con le dita la punta del pene verso l'alto. Si inizia con uno studio degli involucri penieni e del tessuto erettile in condizioni di flaccidità, allo scopo di escludere lesioni di tali strutture. Dopo questa fase preliminare si procede alla farmaco-stimolazione con iniezione intracavernosa di 10 mcg di PGE1, seguita da un breve massaggio atto a favorire la diffusione del farmaco. Nei successivi 5 minuti si osserva con il color-Doppler la dilatazione delle arterie cavernose di cui si controlla la simmetria di calibro e di flusso: il diametro si misura nelle scansioni longitudinali e varia, in erezione, da 0,2 a 1,3 mm (media 0,7). Dopo lo studio morfologico si passa alle rilevazioni velocimetriche con Doppler pulsato: la velocità e la morfologia della curva flussimetrica variano nei diversi momenti del processo erettivo. In posizione flaccida la velocità sistolica raramente supera i 15 cm/s; il flusso diastolico è spesso assente. Nella fase iniziale dell'erezione vi è un aumento della velocità sia sistolica (≥30 cm/s) sia diastolica (~10 cm/s). Con il progressivo aumento della pressione endocavitaria dei corpi cavernosi si assiste alla diminuzione sino all'arresto del flusso diastolico che in alcuni casi si può invertire; la fase di massima rigidità si caratterizza per una progressiva riduzione anche della velocità sistolica. Quando la pressione intracavernosa raggiunge i 90-110 mm Hg (uguale alla pressione media sistemica) si osserva il completo arresto del flus-

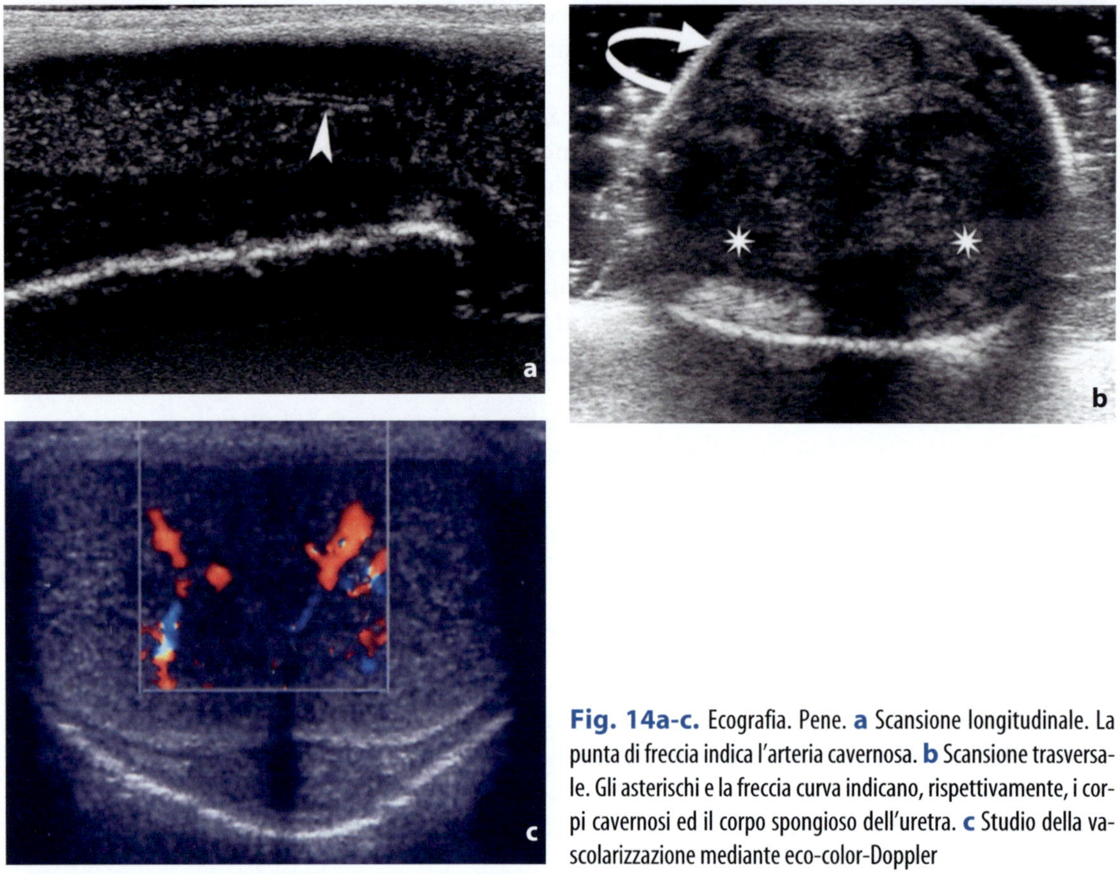

Fig. 14a-c. Ecografia. Pene. **a** Scansione longitudinale. La punta di freccia indica l'arteria cavernosa. **b** Scansione trasversale. Gli asterischi e la freccia curva indicano, rispettivamente, i corpi cavernosi ed il corpo spongioso dell'uretra. **c** Studio della vascolarizzazione mediante eco-color-Doppler

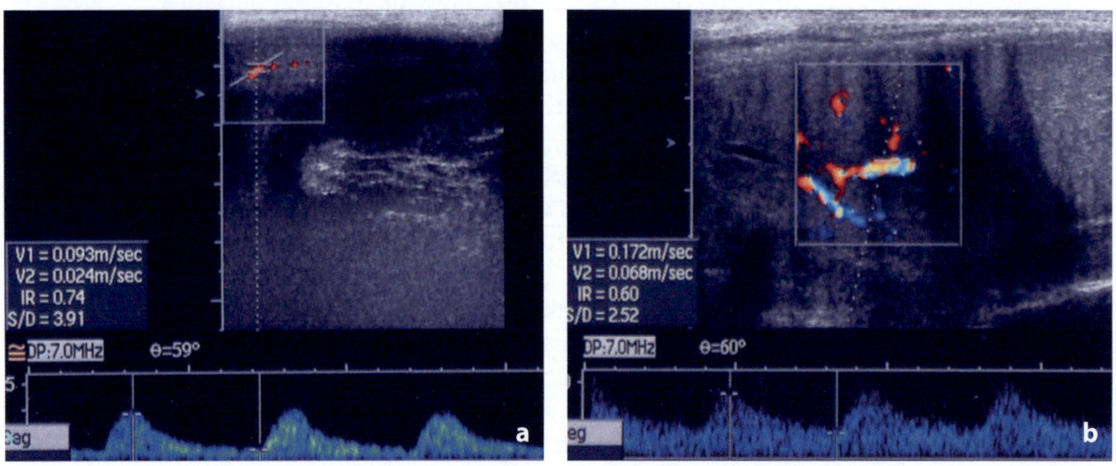

Fig. 15a,b. Ecografia. Pene. Studio dinamico. **a** Scansione longitudinale del pene flaccido con campionamento Doppler dell'arteria cavernosa. **b** Scansione longitudinale del pene in erezione dopo iniezione intracavernosa di prostaglandine; si noti l'aumento (in questo caso inferiore alla norma) delle velocità sia sistolica sia diastolica

so. Il valore di picco sistolico di 30 mm Hg è stato scelto come cut off per differenziare le arterie cavernose normali da quelle sede di gravi lesioni (Fig. 15).

Pavlica P, Barozzi L, Belmonte G (1993) Scroto. In: Buscarini L, Solbiati L, Livraghi T (eds) Trattato italiano di ecografia. Poletto Edizioni, Milano, pp 516-528

Pavlica P, Barozzi L (2002) Pene. In: Bazzocchi M (ed) Ecografia. Idelson Gnocchi, Napoli, pp 1013-1053

Anatomia TC

Borsa scrotale e testicoli

Per ragioni essenzialmente radioprotezionistiche non vi è alcuna indicazione all'impiego della tecnica tomodensitometrica.

Prostata e vescicole seminali

Il ruolo della TC è assai limitato a causa della scarsa capacità di differenziare l'anatomia zonale della prostata che, in assenza di mezzo di contrasto, ha densità (40-65 HU) omogenea, simile a quella del muscolo scheletrico. Solo dopo iniezione di mdc è possibile identificare la zona periferica che appare relativamente ipodensa rispetto alle altre (Fig. 16). Il contorno laterale della ghiandola è in genere mascherato dai contigui fasci del muscolo elevatore dell'ano; può essere parzialmente studiato con la tecnica a strati sottili. La superficie limitante verso la vescica decorre quasi orizzontalmente o risale modestamente in senso craniale in posizione dorsale; a seguito dell'effetto di volume parziale sfuggono, quindi, alla dimostrazione tomodensitometrica eventuali modeste irregolarità della parete vescicale e/o dei contorni prostatici. Tali informazioni possono essere parzialmente recuperate nelle ricostruzioni coronali e sagittali.

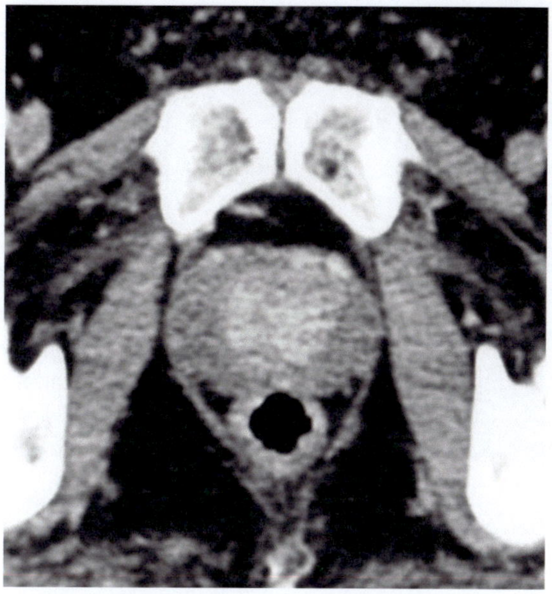

Fig. 16. Tomografia computerizzata. Prostata di giovane adulto. Scansione assiale dopo mdc. Riconoscibile la zona periferica, ipodensa rispetto alla parte centrale della ghiandola

Anatomia RM

Borsa scrotale e testicoli

La RM, anche se non condizionata da radiazioni ionizzanti, è poco utilizzata nello studio della borsa scrotale e dei testicoli, che sono in maniera del tutto adeguata studiati tramite ecografia.

I testicoli mostrano omogenea intermedia intensità in T1 ed elevato segnale nelle sequenze T2 pesate, che sono quelle principalmente usate nell'imaging scrotale per l'ottimo contrasto tra i didimi e le adiacenti altre strutture. Nelle immagini T2 pesate il mediastinum testis si identifica come una sottile banda ipointensa rispetto al parenchima testicolare adiacente. La tunica albuginea che riveste ogni testicolo è ipointen-

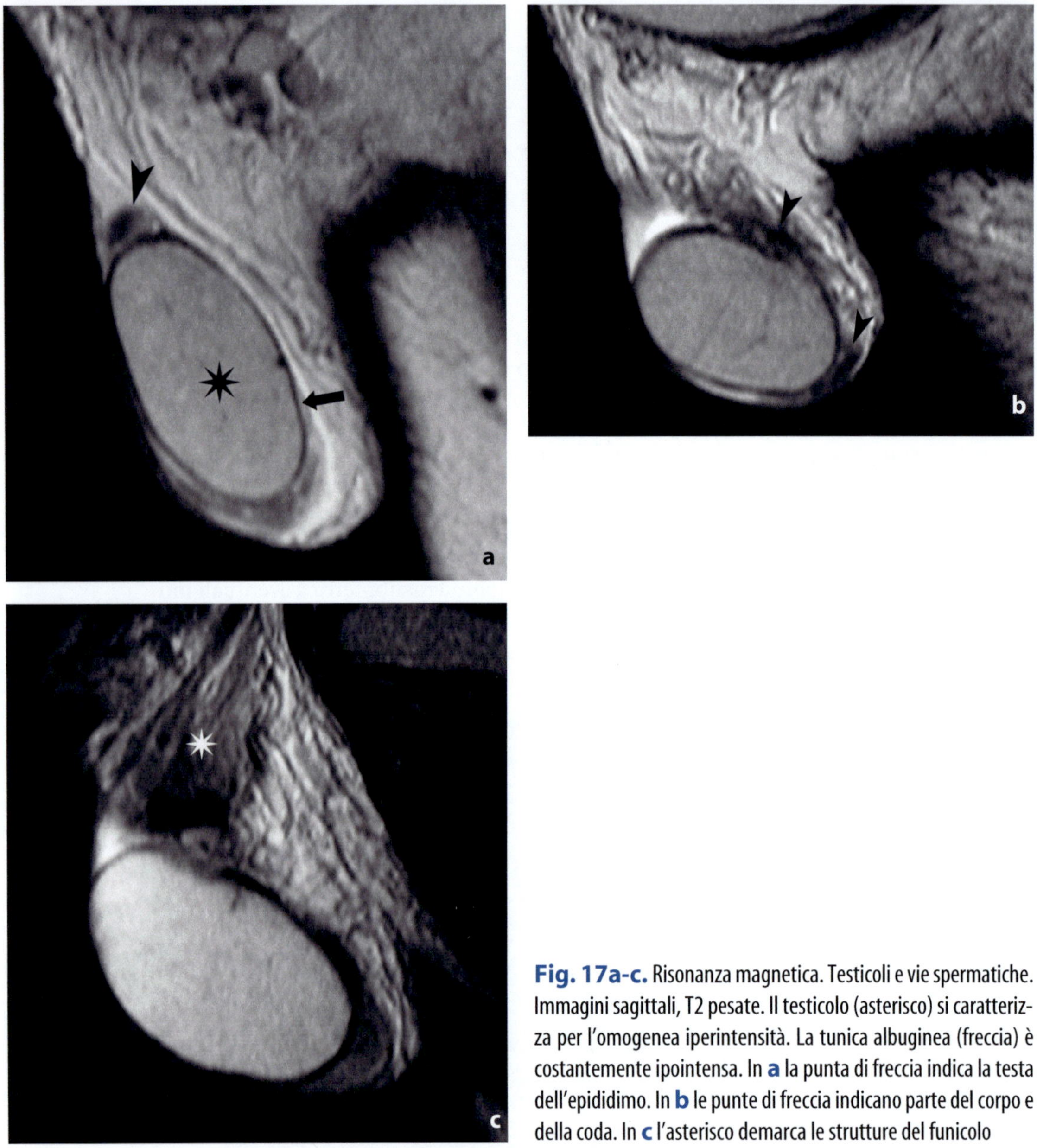

Fig. 17a-c. Risonanza magnetica. Testicoli e vie spermatiche. Immagini sagittali, T2 pesate. Il testicolo (asterisco) si caratterizza per l'omogenea iperintensità. La tunica albuginea (freccia) è costantemente ipointensa. In **a** la punta di freccia indica la testa dell'epididimo. In **b** le punte di freccia indicano parte del corpo e della coda. In **c** l'asterisco demarca le strutture del funicolo

sa sia in T1 sia in T2. L'epididimo ed il funicolo spermatico in T1 hanno la medesima intensità del testicolo, rispetto a cui risultano lievemente ipointensi in T2 (**Fig. 17**).

Thurnher S, Hricak H, Carroll PR et al (1998) Imaging the testis: comparison between MR imaging and US. Radiology 167:631-636

Prostata e vescicole seminali

Rispetto all'ecografia o alla TC, la RM ha il vantaggio di una migliore risoluzione di contrasto, che permette di differenziare le zone della prostata e di documentare i rapporti della ghiandola con le circostanti strutture pelviche: il tessuto adiposo periprostatico rappresenta inoltre un ottimale contrasto naturale, grazie a cui si rendono ben individuabili i piani di clivaggio con vescica, retto, strutture muscolo-scheletriche e vascolari.

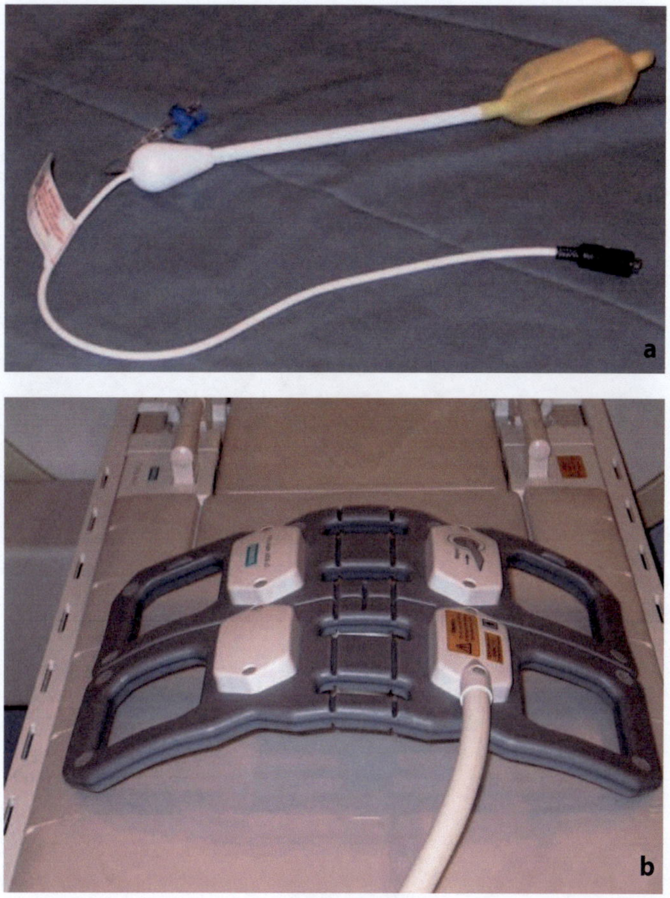

Fig. 18a,b. a Bobina tipo endorettale. **b** Bobina tipo phased-array multicanale

Il progresso tecnologico, con l'introduzione di bobine di superficie "phased-array" ed endocavitarie in sostituzione della bobine "body", ha portato ad un sensibile miglioramento della risoluzione spaziale e del rapporto segnale/rumore. Va rammentato tuttavia come anche la bobina endocavitaria presenti alcuni svantaggi che possono inficiare la qualità dell'indagine: artefatti da movimento peristaltico, eccessivo segnale in prossimità della bobina stessa. Un buon risultato diagnostico può essere già ottenuto con magneti di 0,5 Tesla, anche se la possibilità di disporre di apparecchiature operanti a 1,5-3 Tesla contribuisce sicuramente a migliorare la qualità dell'iconografia.

Uno studio ottimale della prostata deve essere condotto mediante la combinazione di una bobina endocavitaria e di una di superficie, phased-array; se l'apparecchiatura non lo consente la scelta cade sulla bobina endocavitaria (Fig. 18). Previa esplorazione rettale e opportuna rotazione, dato che essa ha un lato anteriore e uno posteriore, la bobina è inserita nell'ampolla rettale sino a quando la sua porzione più caudale è a livello dello sfintere anale; successivamente si insufflano circa 40 mL di aria per mantenerla in questa posizione.

L'esame standard è condotto mediante acquisizione di immagini assiali, coronali e sagittali pesate in T2, seguite da immagini assiali, pesate in T1. Le sequenze assiali devono essere obliquate perpendicolarmente all'asse longitudinale della prostata, includendo le vescicole seminali e tutta la ghiandola dalla base all'apice; le sequenze coronali vanno obliquate secondo un asse parallelo all'asse longitudinale della prostata. Le immagini coronali e sagittali permettono di ben apprezzare i rapporti che la prostata contrae con vescicole seminali, pavimento vescicale e retto.

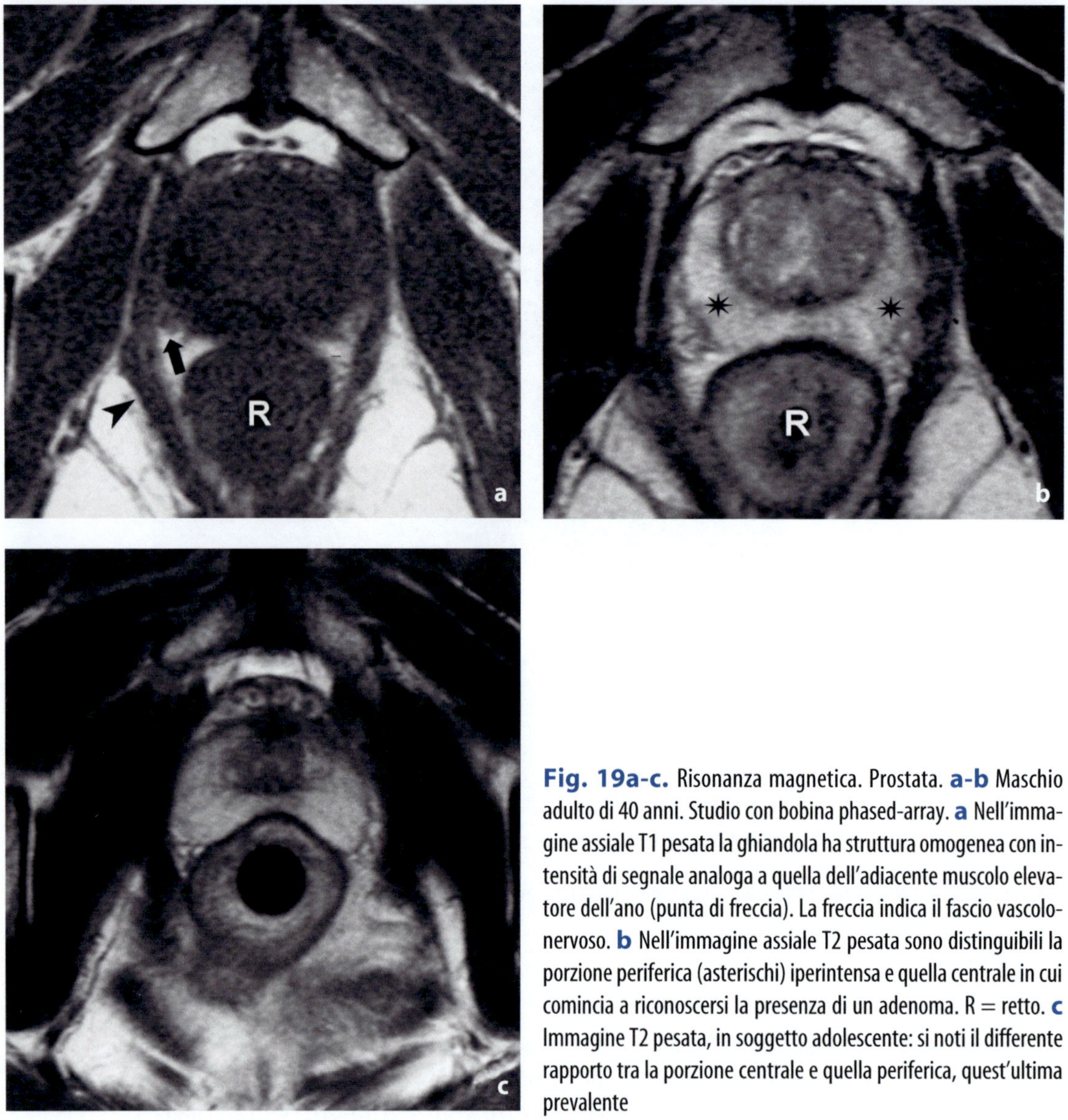

Fig. 19a-c. Risonanza magnetica. Prostata. **a-b** Maschio adulto di 40 anni. Studio con bobina phased-array. **a** Nell'immagine assiale T1 pesata la ghiandola ha struttura omogenea con intensità di segnale analoga a quella dell'adiacente muscolo elevatore dell'ano (punta di freccia). La freccia indica il fascio vascolonervoso. **b** Nell'immagine assiale T2 pesata sono distinguibili la porzione periferica (asterischi) iperintensa e quella centrale in cui comincia a riconoscersi la presenza di un adenoma. R = retto. **c** Immagine T2 pesata, in soggetto adolescente: si noti il differente rapporto tra la porzione centrale e quella periferica, quest'ultima prevalente

Nelle sequenze T1 pesate la prostata presenta omogenea isointensità di segnale, simile a quella del muscolo scheletrico, senza possibilità di distinguere l'anatomia zonale ghiandolare (Fig. 19a). Nelle immagini assiali si evidenzia bene il fascio vascolo-nervoso, che appare come una struttura rotondeggiante ipointensa, meno evidente all'apice prostatico.

Nelle sequenze T2 pesate è possibile distinguere la porzione ghiandolare periferica da quella centrale: la prima è iperintensa, per la presenza di abbondante tessuto ghiandolare, mentre la seconda appare ipointensa, perché caratterizzata da una più ricca componente stromale nella quale sono minori gli elementi ghiandolari (Figg. 19b-c, 20). Nel paziente anziano (affetto da iperplasia prostatica adenomatosa, la cui sede di origine si identifica soprattutto nella zona periuretrale) l'adenoma risulta ben separabile dalla porzione periferica della ghiandola (Fig. 21).

La ghiandola prostatica normale è circondata da un sottile anello ipointenso che rappresenta la capsula, il cui spessore è sicuramente maggiore rispetto alla realtà anatomica (fenomeno del chemical shift).

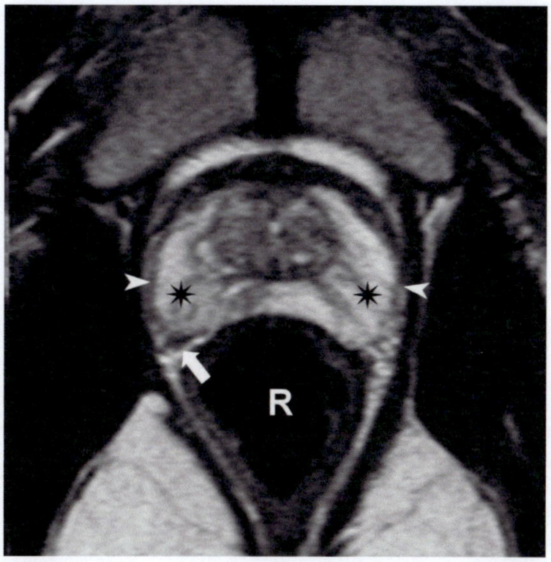

Fig. 20. Risonanza magnetica. Prostata. Maschio adulto di giovane età. Studio con bobina endorettale. Sequenza assiale T2 pesata. La bobina endorettale consente una miglior risoluzione spaziale e di contrasto rispetto alla bobina phased-array. Gli asterischi indicano la zona periferica delimitata dalla capsula (punte di freccia). La freccia indica il fascio vascolonervoso. R = retto

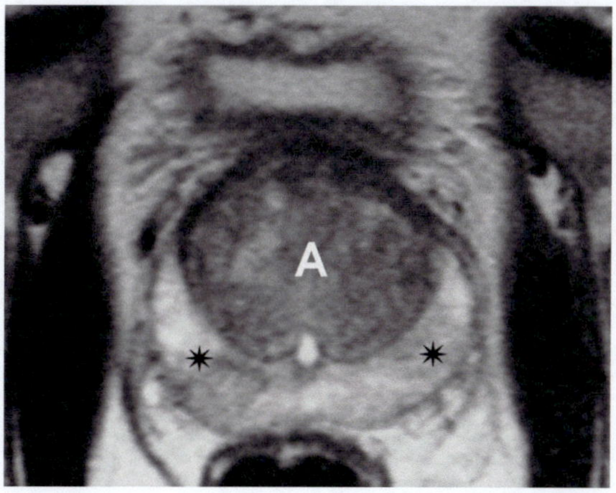

Fig. 21. Risonanza magnetica. Prostata. Maschio adulto anziano. Studio con bobina endorettale. Sequenza assiale T2 pesata. In sede centrale presenza di adenoma (A). Gli asterischi indicano la zona periferica

Le vescicole seminali, il cui studio è contemporaneo a quello della prostata, in condizioni di normalità hanno segnale nettamente iperintenso nelle sequenze T2 pesate, in relazione all'elevato contenuto acquoso, mentre le pareti appaiono come sottili setti ipointensi; nelle sequenze T1 pesate il segnale è omogeneamente medio-basso (Fig. 22).

Il plesso pampiniforme ha elevata intensità nelle immagini T2 pesate in relazione alla bassa velocità del flusso endoluminale.

Coakley FV, Hricak H (2000) Radiological anatomy of the prostate gland: a clinical approach. Radiol Clin North Am 38:15-30

Kurhanewicz J, Vigneron DB, Males RG et al (2000) The prostate: MR imaging and spectroscopy. Radiol Clin North Am 38:115-138

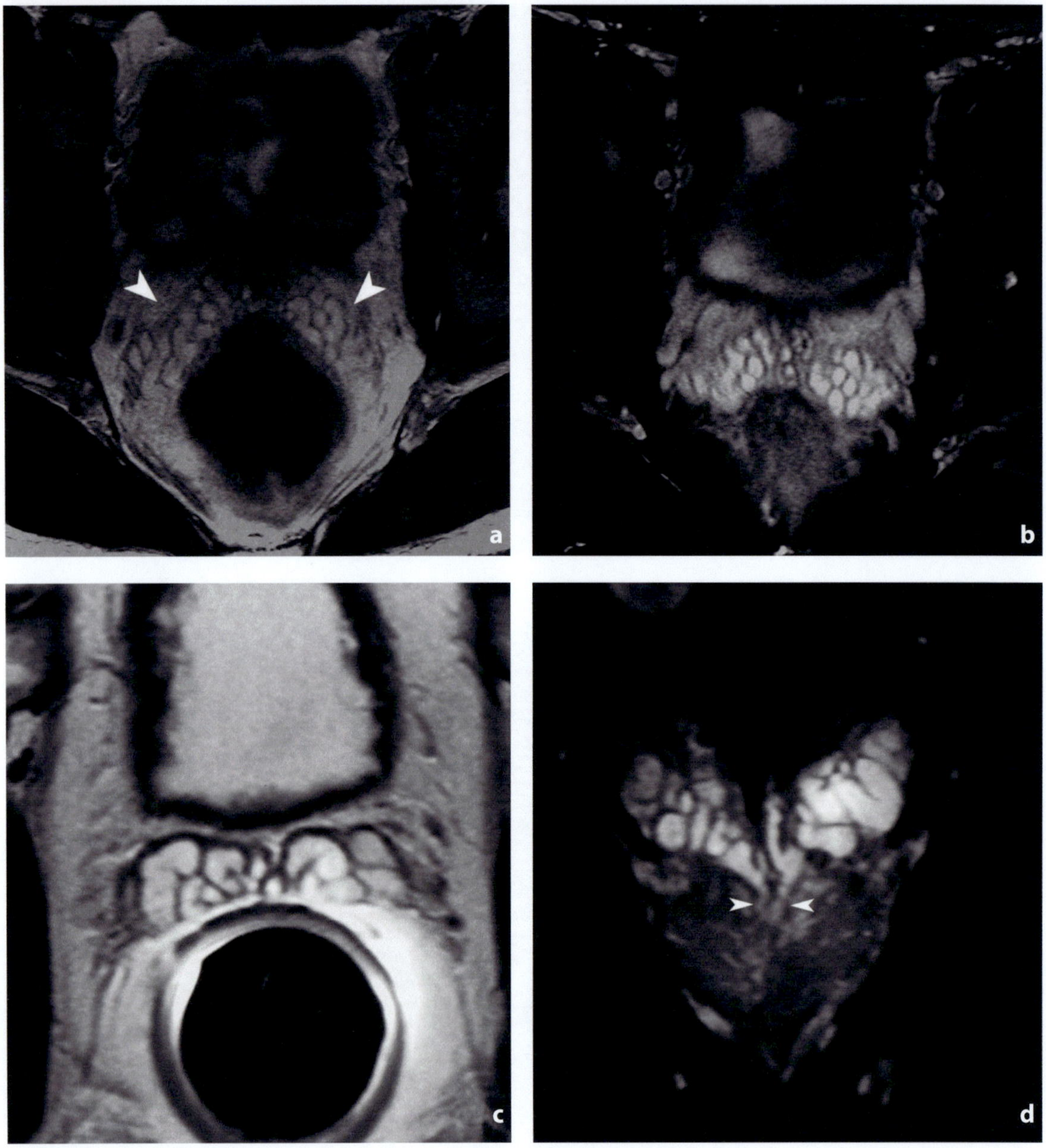

Fig. 22a-d. Risonanza magnetica. Vescicole seminali. **a-b** Soggetto adolescente. Immagini T2 pesate senza (**a**) e con soppressione del segnale del grasso (**b**). Tipico aspetto ad alveare delle vescicole (punta di freccia). **c-d** Adulto. Immagini T2 pesate in piani assiale (**c**) e coronale (**d**); in quest'ultima riconoscibile porzione dei dotti eiaculatori (punte di freccia)

Pene

La risonanza magnetica permette di visualizzare in maniera multiplanare le differenti componenti anatomiche del pene. L'impiego di bobina di superficie, posta a 2-3 cm dal pene, rappresenta la soluzione tecnica migliore anche se può essere utilizzata la comune bobina body. Il paziente è in posizione supina con il membro fissato alla parete anteriore pelvica mediante cerotti, per evitare movimenti durante l'esame.

Le immagini assiali consentono una buona dimostrazione della radice e della parte mobile del pene. Nel piano sagittale sono meglio visibili il bulbo uretrale e i rapporti con la muscolatura del piano perineale; il piano coronale offre i vantaggi della panoramicità.

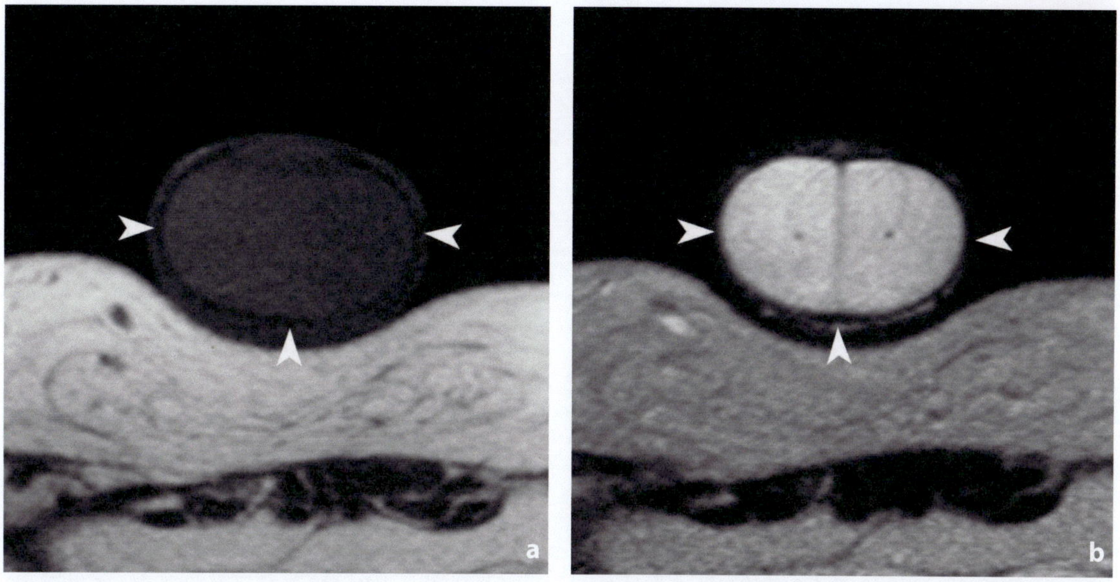

Fig. 23a,b. Risonanza magnetica. Pene. Scansioni assiali. Il segnale dei corpi cavernosi è omogeneo; mediamente intenso nell'immagine T1 (**a**) risulta marcatamente iperintenso in quella T2 pesata (**b**). La tunica albuginea (punte di freccia) è ipointensa in tutte le sequenze

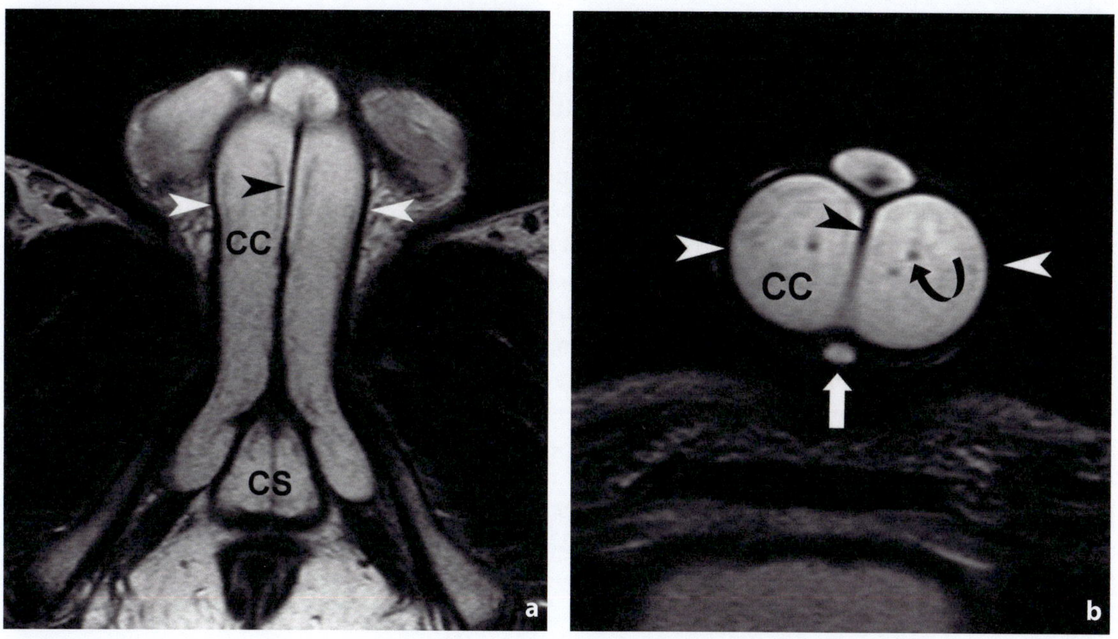

Fig. 24a,b. Risonanza magnetica. Pene. Scansioni assiali T2 pesate, acquisite dopo stimolazione farmacologica, a livello della radice (**a**) e dell'asta (**b**). CC = corpo cavernoso del pene; CS = corpo spongioso dell'uretra. Le punte di freccia indicano la tunica albuginea ed il setto intercavernoso; la freccia individua la vena dorsale; la freccia curva punta l'arteria cavernosa

Si utilizzano immagini pesate in T1 e in T2. Le prime mettono in evidenza il contrasto tra il tessuto adiposo e le rimanenti strutture anatomiche del pene; le seconde separano i corpi cavernosi e spongioso (iperintensi) dalla tunica albuginea (ipointensa) (Fig. 23).

L'induzione di tumescenza o erezione mediante stimolazione farmacologica con prostaglandine rappresenta una condizione se non indispensabile almeno consigliabile: l'incremento delle informazioni diagnostiche risulta del 100% (Figg. 24, 25). Nelle sequenze T2 pesate i corpi cavernosi presentano una maggiore intensità di segnale,

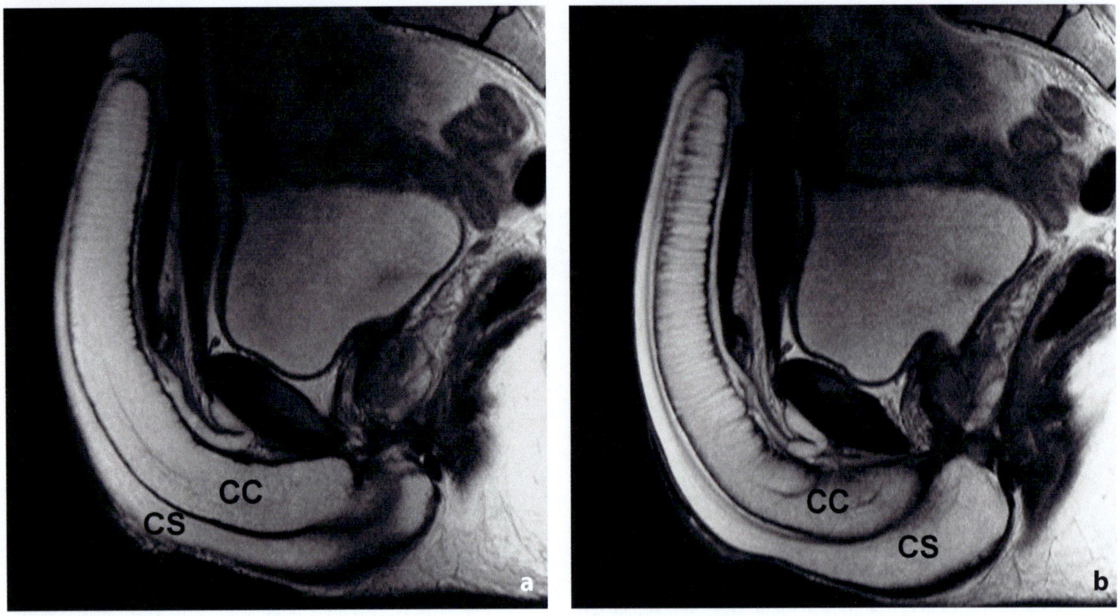

Fig. 25a,b. Risonanza magnetica. Pene. Immagini sagittali T2 pesate, acquisite dopo stimolazione farmacologica. CC = corpo cavernoso del pene; CS = corpo spongioso dell'uretra

peraltro variabile in rapporto al grado di tumescenza del pene. Il glande e la crura sono isointensi rispetto al tessuto erettile dei corpi cavernosi. Sono ben visibili le arterie cavernose sotto forma di immagini lineari ipointense, e così pure il setto intercavernoso, che risulta anch'esso ipointenso. Le arterie sul piano coronale appaiono come formazioni tondeggianti marcatamente ipointense, circondate dall'iperintensità del tessuto cavernoso. La fascia di Buck risulta normalmente ipointensa in T2; può essere distinguibile dalla tunica albuginea, per quanto ad essa strettamente adiacente in fase di erezione. Sulla superficie dorsale, tra tunica albuginea e fascia di Buck, sono ben riconoscibili la vena dorsale profonda, le due arterie dorsali e spesso anche altri vasi venosi, che costituiscono la cosiddetta tunica vasculosa. Il legamento sospensore è ben identificabile in scansione sagittale come struttura ipointensa che si inserisce alla sinfisi pubica e alla faccia dorsale del pene.

Pretorius ES, Siegelman ES, Ramchandani P et al (2001) MR Imaging of the Penis. Radiographics 21:S283-S298

Apparato genitale femminile: anatomia normale macroscopica e microscopica

5

L. Olivetti, G.C. Mazza, S. Mombelloni

L'apparato genitale femminile, oltre ad alcuni residui embrionali, consta di organi elettivamente deputati alla funzione riproduttiva, contenuti e fissati da un sistema legamentoso di sospensione e da strutture muscolo-aponeurotiche di sostegno.

Richiami di embriologia

Lo sviluppo dell'apparato genitale femminile si svolge in stretta relazione con quello dell'apparato urinario.

Il primo abbozzo della gonade, sia femminile sia maschile, è presente verso la 4ª settimana di vita intrauterina come sporgenza dalla cresta genitale, che è costituita da un ispessimento dell'epitelio celomatico. Tuttavia fino alla 6ª settimana di vita intrauterina la gonade è indifferenziata e coesistono i dotti di Müller e di Wolff. Alla 6ª-7ª settimana il patrimonio genetico maschile (geni localizzati sul cromosoma Y) o femminile (geni localizzati sul secondo cromosoma X) attiva la produzione di induttori che portano alla differenziazione della gonade primitiva rispettivamente in testicolo od ovaio. In particolare nelle gonadi femminili si verifica lo sviluppo sequenziale di due tipi di cordoni, midollari e corticali; da questi ultimi traggono origine le cellule germinali destinate a divenire follicoli definitivi.

Anche la gonade femminile, durante il suo sviluppo, sebbene in misura più modesta rispetto a quella maschile, va incontro a un cambiamento di sede (discesa dell'ovaio), portandosi dopo il terzo mese di vita intrauterina dalla regione lombare alla grande pelvi e, successivamente, nel corso del primo anno, nella sede definitiva della piccola pelvi.

Nella femmina, dai dotti paramesonefrici di Müller si formano le tube, l'utero e la parte alta della vagina, mentre i dotti di Wolff vanno in atrofia. Affinché ciò avvenga, non è necessaria la presenza dell'ovaio: vi è cioè una tendenza spontanea verso la femminilizzazione. Nel maschio, invece, i testicoli secernono una sostanza inibitrice che determina, contrastando la tendenza spontanea verso la femminilizzazione, l'atrofia dei dotti di Müller e la formazione dei deferenti e delle vescicole seminali dai dotti di Wolff.

Fra la 8ª e la 12ª settimana si definiscono i genitali esterni. Dalla porzione genitale del seno urogenitale derivano il terzo inferiore della vagina ed il vestibolo, nel quale sboccano la vagina stessa e l'uretra. Anche in questo caso la tendenza spontanea è verso la femminilizzazione; nel maschio i testicoli producono testosterone, che devia la differenziazione in senso maschile.

Nelle settimane successive e fino alla nascita la produzione di ormoni continua, ma con andamento decrescente; successivamente le gonadi entrano in fase di quiescenza, per poi ridivenire attive alla pubertà, con il destarsi della neurocrinia sessuale specifica.

Sandler TW (2004) Embriologia medica di Langman, 2ª edn. Masson, Milano, pp 317-358

Ovaie

Le gonadi femminili sono organi pari e simmetrici; producono la cellula uovo ed elaborano gli ormoni femminili (estrogeni, progesterone e, in minima quantità, androgeni).

Situato sulla faccia posteriore del legamento largo ed addossato alla parete laterale del piccolo bacino, l'ovaio nella nullipara occupa la "fossetta ovarica", limitata posteriormente dall'uretere e dai vasi ipogastrici, mentre nella pluripara tende a prolassare inferiormente verso lo spazio retto-uterino.

L'ovaio postpuberale ha la forma di una grossa mandorla, avendo lunghezza di 2-4 cm e larghezza di 1,5-3 cm, con spessore di circa 1 cm. Queste dimensioni subiscono variazioni durante il ciclo mestruale, nel primo trimestre di gestazione (presenza del corpo luteo gravidico) e dopo la menopausa (atrofia ovarica senile).

Si riconoscono un polo superiore o tubarico, un polo inferiore o uterino, un margine ilare che dà inserzione al mesovario ed un margine posteriore libero. Dal polo uterino origina il legamento utero-ovarico, che trova inserzione nel corpo uterino posteriormente alla porzione intramurale della tuba. Lateralmente il legamento sospensore fissa l'ovaio alla parete pelvica ed attraverso esso transitano vasi, nervi e linfatici afferenti ed efferenti. Altri mezzi di fissità sono rappresentati dal mesovario, un corto legamento peritoneale che si stacca dal legamento largo dell'utero, e dal legamento tubo-ovarico che collega il polo superiore ovarico al padiglione della tuba uterina (Fig. 1).

Il principale apporto ematico è garantito dall'arteria ovarica (ramo dell'aorta) contenuta nel legamento sospensore, mentre una fonte secondaria è costituita dal ramo ovarico dell'arteria uterina che, seguendo il legamento utero-ovarico, raggiunge il mesovario per inoscularsi nella prima. La rete venosa forma un ricco plesso pampiniforme a livello dell'ilo ovarico: le vene che da esso si originano fanno capo alla vena utero-ovarica che, decorrendo inizialmente nel legamento sospensore, scarica nella vena renale a sinistra e nella vena cava inferiore a destra.

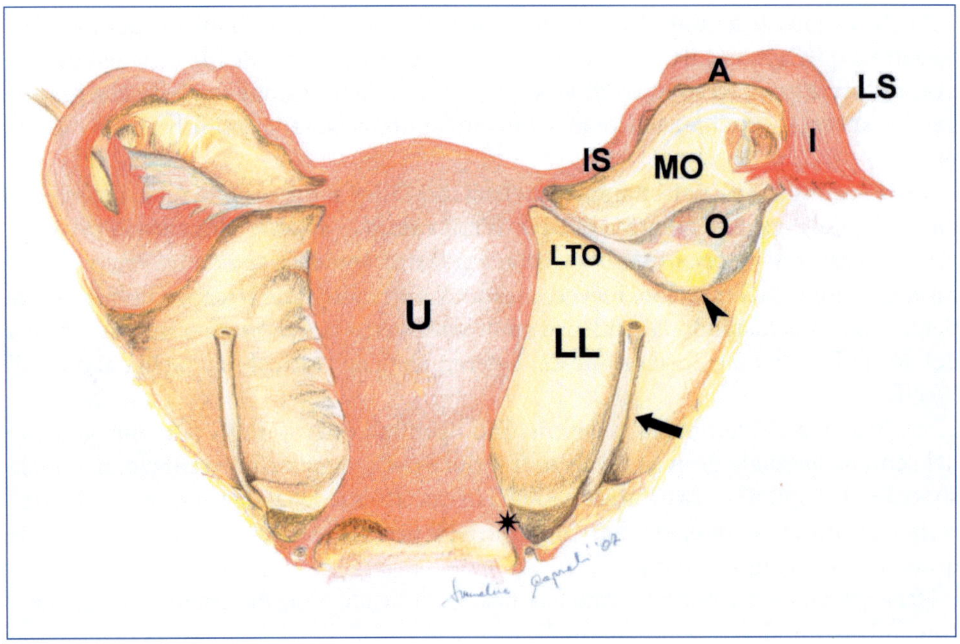

Fig. 1. Disegno anatomico dell'apparato genitale femminile. A = ampolla tubarica; I = infundibulo tubarico; IS= istmo tubarico; LL = legamento largo; LS = legamento sospensore dell'ovaio; LTO = legamento utero-ovarico; O = ovaio; MO = mesovario o mesosalpinge; U = utero. La punta di freccia indica un corpo luteo; la freccia segnala l'uretere; l'asterisco è posto sul legamento utero-sacrale

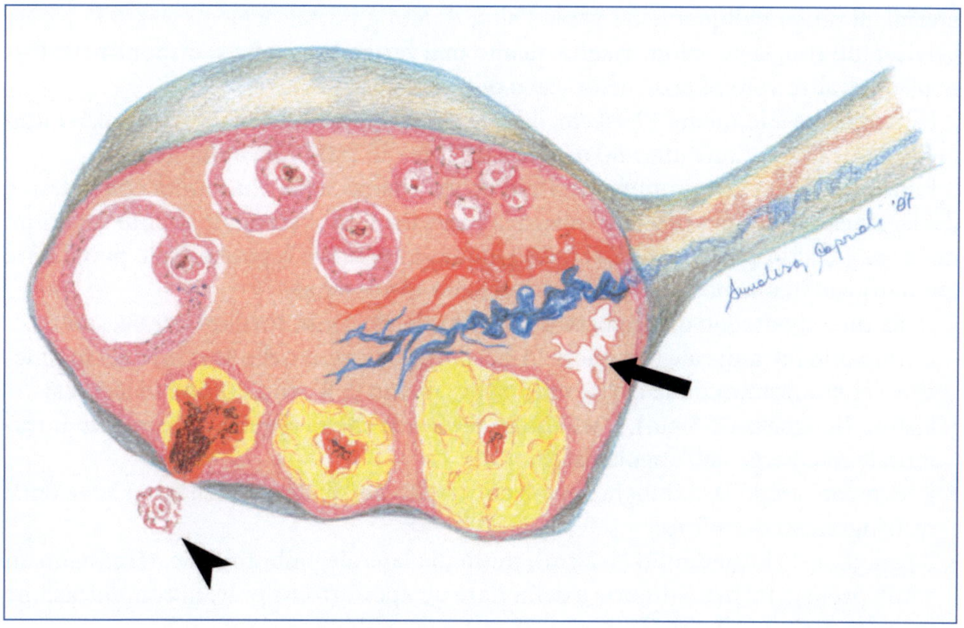

Fig. 2. Disegno anatomico degli stadi di maturazione dal follicolo ooforo primario al corpo luteo. Da sinistra, in senso antiorario: follicoli primordiali e primari, follicoli oofori in maturazione; follicolo ooforo rotto (o corpo emorragico); corpi lutei, iniziale e maturo, corpo albicante (freccia). La punta di freccia indica l'oocita espulso

I vasi linfatici delle gonadi sono abbondanti e drenano nei linfonodi preaortici e paraaortici.

L'innervazione dell'ovaio infine è fornita da rami nervosi che accompagnano i vasi arteriosi costituendo un plesso ovarico, che rappresenta, quindi, un'estensione dei plessi celiaco e renale.

Dal **punto di vista microscopico**, nel parenchima ovarico si possono riconoscere un ilo, ovvero il punto di inserzione del mesovario e di penetrazione di vasi e nervi gonadici; una midollare, ovvero la porzione centrale della gonade, in continuità con la regione ilare, costituita da un insieme eterogeneo di cellule, per lo più di tipo connettivale o derivanti da residui dell'attività ciclica dell'apparato follicolare; una corticale, ovvero lo strato funzionale dell'ovaio in cui si trovano i follicoli primordiali e quelli in via di sviluppo e dove si reperiscono, nella donna in età feconda, anche i corpi lutei ed i loro residui (corpi albicanti), che altro non sono che processi fibrotici cicatriziali sulla superficie della corticale (**Fig. 2**).

L'ovaio è rivestito, dall'interno all'esterno, da tre sottili foglietti: l'albuginea, costituita da tessuto connettivo; l'epitelio di superficie, composto da cellule cubiche peritoneali modificate; il peritoneo (l'unica porzione extra-peritoneale è costituita dall'ilo).

Tube o salpingi

Le tube di Falloppio o salpingi (**Fig. 1**) si possono considerare, insieme alle ovaie, come annessi dell'utero. Sono due condotti muscolo-membranosi simmetrici che creano una comunicazione tra la cavità uterina e quella peritoneale: sono indispensabili per la captazione dell'ovocita dopo l'ovulazione ed il suo trasporto in direzione dell'utero, per la migrazione degli spermatozoi e la loro capacitazione, per la fecondazione ed il transito tubarico dell'embrione verso l'utero nonché per le sue prime fasi di sviluppo.

Ogni tuba è posta nell'ala superiore del legamento largo, lateralmente all'utero, anteriormente all'ovaio e posteriormente al legamento rotondo; originando dai corni uterini, si dirige obliquamente verso l'alto, di lato e posteriormente verso la parete pelvica; tuttavia, la posizione risulta quanto mai variabile: a volte si dispone nella fossa ovarica, altre volte si posa nello scavo di Douglas.

La lunghezza è in media 12-18 cm, il diametro del lume tubarico varia da 0,5-1 mm (a livello dell'inserzione uterina) a circa 8-15 mm (all'estremità ampollare).

I mezzi di fissità sono rappresentati in prima istanza dalla continuità con l'utero e dal legamento tubo-ovarico che collega la porzione tubarica distale al polo superiore dell'ovaio; d'altra parte, qualsiasi fatto patologico genitale o perigenitale può fissare quest'organo in una posizione anomala a causa di aderenze.

Nella tuba si possono distinguere 4 porzioni che, in senso medio-laterale, sono:

- il segmento intramurale (lunghezza 1-2,5 cm), compreso nello spessore del miometrio e comunicante con la cavità uterina per mezzo dell'ostio uterino della tuba;
- l'istmo (lunghezza 2-3 cm), tratto quasi rettilineo che fa seguito al segmento intramurale ed emerge dall'angolo uterino;
- il segmento ampollare (lunghezza 6-8 cm), tratto nel quale si alternano dilatazioni e restringimenti di calibro;
- il padiglione o infundibulo (1-2 cm), tratto più laterale, imbutiforme, terminante in sottili propaggini dette fimbrie a delimitare un'apertura che pone in comunicazione la cavità peritoneale con il lume tubarico (ostio addominale della tuba).

La vascolarizzazione arteriosa della tuba è garantita da arcate arteriose formate da rami anastomizzati provenienti dalle arterie uterina e ovarica. Parimenti il deflusso venoso è nelle vene uterine ed ovariche.

All'esame **microscopico**, la parete tubarica è costituita, dall'interno verso l'esterno, da una tonaca mucosa e da una tonaca muscolare connessa con il rivestimento sieroso peritoneale tramite uno strato sottosieroso di connettivo lasso. L'epitelio di rivestimento della mucosa, che poggia su una lamina propria, si solleva in pliche ed è formato da cellule ciliate, da cellule secernenti e da cellule a clava, in proporzioni variabili a seconda delle fasi del ciclo mestruale.

L'utero

L'utero è un organo cavo, impari e mediano, situato nella cavità pelvica, tra la vescica urinaria posta anteriormente ed il retto posteriormente. Ha la forma di un cono con base in alto e vertice tronco in basso. Le dimensioni medie in una nullipara sono 6,5 cm di lunghezza, 4 cm di larghezza e 2 cm di spessore; queste misure, così come il peso, sono lievemente maggiori in una donna con precedenti gravidanze. La capacità della cavità uterina è di circa 4 cc nella nullipara e di 5-6 cc nella pluripara.

Nell'utero si distinguono tre parti anatomicamente e funzionalmente diverse: corpo, istmo, collo (o cervice uterina). Il corpo è la porzione superiore del viscere e presenta una faccia antero-inferiore piana o leggermente convessa, una faccia postero-superiore convessa e due margini laterali smussi. Il margine superiore, fortemente convesso, corrisponde a quella parte del corpo che sporge oltre un piano passante per il punto di entrata delle tube e prende il nome di fondo dell'utero. L'istmo è un leggero restringimento al passaggio tra corpo e collo ed assume dignità anatomo-funzionale soltanto durante il travaglio del parto. Il collo costituisce la parte inferiore dell'utero e su di esso s'inserisce la vagina. In relazione al punto d'inserzione di quest'ultima si possono distinguere una porzione sopravaginale ed una intravaginale (portio vaginalis), alla cui estremità inferiore si apre l'orifizio uterino esterno (**Fig. 3**).

La cavità uterina è appiattita dall'avanti all'indietro e risulta divisa dall'istmo in due parti: la cavità del corpo, triangolariforme e virtuale, e la cavità del collo, reale e di forma fusata.

L'utero presenta una notevole mobilità. Normalmente si trova in posizione di antiversione ed antiflessione: il suo asse, infatti, forma con quello della vagina un angolo aperto in avanti di circa 90° (angolo di versione); l'asse del collo uterino con quello del

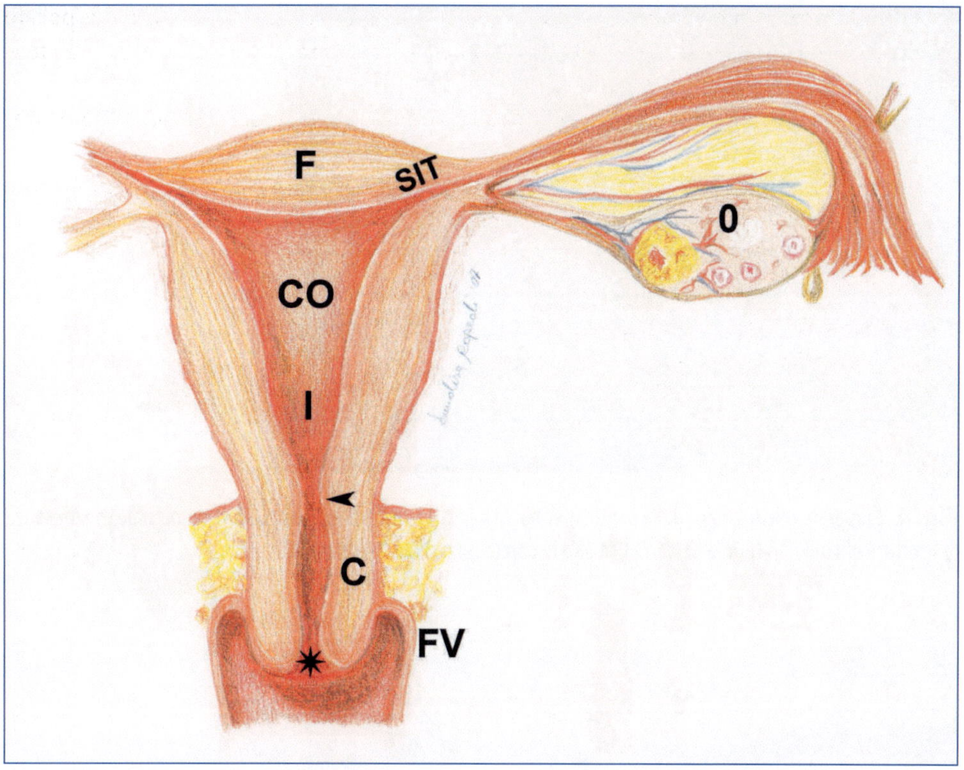

Fig. 3. Disegno anatomico dell'utero. Sezione coronale. C = cervice; CO = corpo; F = fondo; FV = fornice vaginale; I = istmo; O = ovaio; SIT = segmento intramurale della tuba. La punta di freccia indica l'orifizio uterino interno; l'asterisco segnala l'orifizio uterino esterno

corpo forma un angolo anch'esso aperto in avanti di 120-170° (angolo di flessione).

Questa posizione è mantenuta da un complesso sistema connettivale di connessione, schematicamente composto da strutture di sostegno, di sospensione e di direzione. Le prime sono costituite dalle strutture muscolo-connettivali del pavimento pelvico. Il sistema di sospensione, invece, è formato dai legamenti utero-sacrali (posteriormente), da quelli pubo-vescico-uterini (anteriormente) che sono in continuità con i legamenti cardinali o parametri (lateralmente): questi ultimi sono formati da un ispessimento del connettivo sottoperitoneale e, decorrendo alla base dei legamenti larghi, costituiscono un robusto sepimento trasversale che collega il margine laterale del collo uterino sopravaginale e la vagina con la parete laterale della pelvi.

Il sistema di direzione è invece deputato al mantenimento dell'antiversione uterina (legamenti rotondi) ed alla limitazione della lateroversione (legamenti larghi). Segnatamente, i legamenti rotondi sono due cordoni fibromuscolari, accompagnati da vasi, che si estendono dagli angoli tubarici fino alle grandi labbra ed al pube, che raggiungono attraverso il canale inguinale. I legamenti larghi sono costituiti da due foglietti peritoneali che collegano da ambedue i lati il corpo uterino alla parete laterale della pelvi.

Qualche volta l'utero si trova in posizione anomala (retroversione, lateroversione ecc.) per cause congenite o acquisite, per lo più di natura flogistica.

L'utero è un organo sottoperitoneale: il peritoneo parietale infatti, scendendo dalla parete anteriore dell'addome, si riflette sulla vescica, la riveste in parte e quindi si ribatte sulla parete anteriore dell'utero. Dopo aver coperto il fondo uterino, la sierosa peritoneale scende sulla faccia posteriore del viscere, ricopre anche un tratto di parete vaginale posteriore e si riflette nuovamente a rivestire il retto, formando lo sfondato retto-uterino o cavo di Douglas. Lateralmente, il foglietto peritoneale parietale anteriore e quello posteriore si uniscono a formare i legamenti larghi.

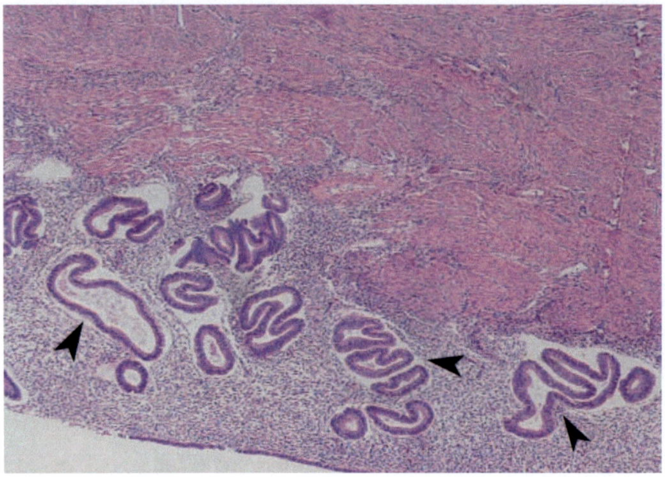

Fig. 4. Preparato microscopico della parete uterina. In basso il rivestimento epiteliale endometriale con presenza di strutture ghiandolari (punte di frecce), in alto la parete muscolare (miometrio)

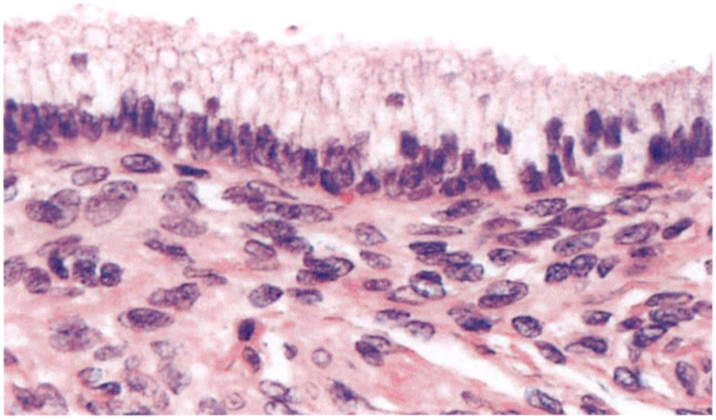

Fig. 5. Preparato microscopico dell'endocervice. Epitelio cilindrico monostratificato con aspetto pseudoghiandolare

L'utero è irrorato da tre arterie: l'uterina, l'ovarica, l'arteria del legamento rotondo.

La parete dell'utero è strutturalmente costituita da tre strati che dall'interno all'esterno sono: mucoso (endometrio), muscolare (miometrio) e sieroso (perimetrio).

Dal **punto di vista microscopico**, lo strato mucoso mostra caratteristiche morfo-strutturali differenti a livello del corpo o del collo dell'utero. Nel corpo l'endometrio presenta un epitelio cuboidale prismatico che riveste anche le numerose ghiandole tubulari semplici a sviluppo nello stroma (Fig. 4). Al contrario, l'endometrio della cervice (endocervice) è formato da cellule cilindriche monostratificate secernenti muco e presenta aspetto pseudo-ghiandolare (Fig. 5).

Esternamente la portio vaginalis (esocervice) è rivestita da epitelio pavimentoso stratificato simile a quello della vagina, privo di strutture ghiandolari (Fig. 6). La zona di transizione tra epitelio endo ed esocervicale è piuttosto netta e può essere punto di partenza di neoplasie maligne.

Nell'arco di un ciclo mestruale normale la mucosa uterina subisce modificazioni morfologiche e strutturali, che avvengono quasi esclusivamente a carico del cosiddetto strato superficiale funzionale dell'endometrio, mentre lo strato basale, su cui poggia il precedente, contiene gli sfondati ghiandolari da cui si avvia la rigenerazione endometriale all'inizio di ogni ciclo.

Il miometrio è formato da fasci di fibrocellule muscolari lisce che, in relazione al loro decorso, permettono la distinzione di tre strati sovrapposti: esterno (sottosieroso),

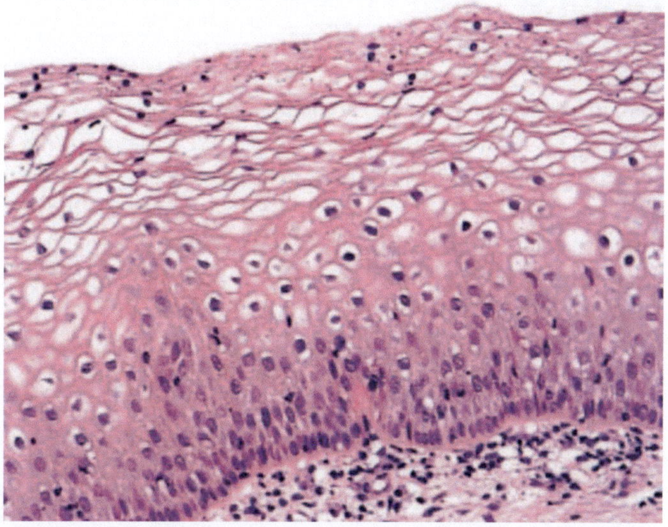

Fig. 6. Preparato microscopico dell'esocervice. Epitelio pavimentoso stratificato cheratinizzato simile a quello che riveste la vagina

intermedio e interno. A livello del collo uterino la tunica muscolare è meno sviluppata, a favore di un aumento del tessuto connettivo ricco di fibre elastiche.

Il perimetrio è lo strato esterno costituito dalla sierosa peritoneale.

La vagina

La vagina è un condotto mediano muscolo-membranoso di circa 8 cm che si estende dall'utero alla vulva; diretta obliquamente dall'alto in basso ed in avanti, è posta in parte nello scavo pelvico e in parte nello spessore del perineo. L'estremità superiore si inserisce tra terzo inferiore e medio del collo uterino, formando un cul di sacco chiamato fornice vaginale, comunemente diviso in quattro segmenti: anteriore, posteriore, e laterali, destro e sinistro.

La parete anteriore della vagina è in rapporto con la vescica da cui è separata da un setto connettivale piuttosto lasso, il setto vescico-vaginale, e con l'uretra mediante l'interposizione di un setto uretro-vaginale fibroso denso. La parete posteriore, in alto, in corrispondenza del fornice, è in rapporto con il cavo di Douglas; caudalmente si applica intimamente al retto da cui è separata dal setto retto-vaginale. I margini o pareti laterali del segmento pelvico, al di sopra del muscolo elevatore dell'ano, corrispondono alla base del legamento largo.

Su ciascun lato della vagina, dall'alto verso il basso, si identificano le arterie nutritizie che derivano dall'arteria uterina, dalla vaginale lunga (ramo dell'ipogastrica) e dalla emorroidaria media.

I linfonodi iliaci ed ipogastrici ricevono il drenaggio linfatico dalla porzione superiore della vagina; i linfonodi ipogastrici più caudali ed il linfonodo di Gerota (tra vagina e retto) drenano la porzione media, mentre i linfonodi inguinali superficiali provvedono alla porzione inferiore.

Dal **punto di vista microscopico**, la parete della vagina (spessore di 3-4 mm) è costituita dall'interno all'esterno da tre tuniche: mucosa, muscolare ed avventizia. Lo strato mucoso fa seguito superiormente alla mucosa del muso di tinca dell'esocervice ed è formato da epitelio di rivestimento, pavimentoso stratificato e composto, nonché da una lamina propria.

La vulva

Rappresenta l'insieme degli organi genitali esterni femminili. Posta tra le facce interne delle cosce, la vulva si estende in senso antero-posteriore, immediatamente al di sotto della sinfisi pubica sino a circa 3 cm al davanti dell'ano. Comprende: monte di Venere, grandi e piccole labbra, vestibolo della vagina, organi erettili, ghiandole vulvari (ghiandole vestibolari di Bartolino e parauretrali di Skene).

La vascolarizzazione arteriosa è garantita dalle arterie pudende esterne, superiore ed inferiore (rami della femorale), e dall'arteria pudenda interna (ramo dell'ipogastrica).

I linfonodi tributari delle ricche reti linfatiche vulvari sono gli inguinali superficiali, inguinali profondi (clitoride) ed ipogastrici (ghiandole di Bartolino).

Balboni GC (2000) Anatomia umana. Edi Ermes, Milano

Cittadini E, Gattuccio F, La Sala GB et al (1990) La sterilità umana. COFESE edizioni, Palermo

Pescetto G, De Cecco L, Pecorari D et al (2001) Ginecologia e ostetricia. Società Editrice Universo, Roma

Apparato genitale femminile: anatomia normale radiologica

6

L. Olivetti, L. Grazioli, G.C. Mazza

Anatomia radiologica

L'isterosalpingografia è la tecnica radiologica di riferimento nell'accertamento della pervietà delle tube; permette inoltre lo studio morfologico della cavità uterina. È in genere una procedura eseguita ambulatorialmente, senza necessità di alcuna preparazione particolare da parte della paziente. Le indicazioni sono rappresentate da: infertilità ed aborti spontanei ricorrenti, fistole del tratto genitale, anomalie congenite (utero unicorne, bicorne, setto, didelfo, ipoplasico) o acquisite dell'utero (miomi sottomucosi, polipi endometriali, sinechie intracavitarie), sospette alterazioni tubariche (occlusione prossimale o distale, tubercolosi, aderenze peritubariche). Le controindicazioni sono: metrorragie, stati flogistici acuti o subacuti della pelvi, eventuali allergie al mezzo di contrasto (mdc) e, naturalmente, stato gravidico della paziente.

L'esame è preferenzialmente eseguito tra l'ottavo e il dodicesimo giorno del ciclo mestruale o, comunque, dopo la cessazione del flusso e prima del periodo ovulatorio: durante questa fase proliferativa una gravidanza è improbabile e l'endometrio si presenta sottile, facilitando così l'interpretazione dell'immagine radiografica. La donna è posta in posizione ginecologica sul lettino radiologico dotato di intensificatore di brillanza e catena televisiva; sono utilizzati catetere atraumatico, isteroiniettore (collegato ad un manometro per il controllo della pressione di iniezione che non deve superare i 250-300 mmHg) e mdc iodato non ionico (10-20 mL).

L'esame prevede una documentazione precontrastografica ottenuta dopo aver inserito il catetere nell'orifizio uterino interno; successivamente, dopo aver iniettato lentamente il mdc, si acquisiscono alcune immagini sotto controllo fluoroscopico durante la progressiva opacizzazione dell'utero e delle tube: la prima durante l'inizio del riempimento uterino; la seconda quando l'utero è completamente disteso; la terza durante l'opacizzazione tubarica; un'ultima immagine in fase di spandimento di mdc nella cavità peritoneale (**Fig. 1**).

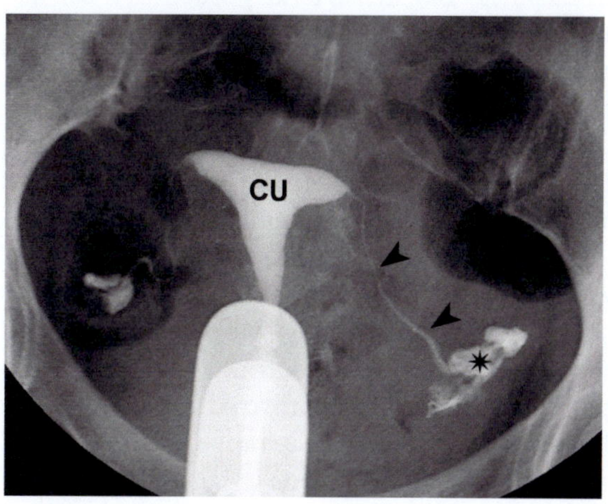

Fig. 1. Isterosalpingografia. Le tube (punte di freccia) appaiono regolari per calibro e decorso; la normale pervietà è documentata dallo spandimento di mdc in cavità peritoneale (asterisco). CU = cavità uterina

Le complicazioni correlate alla procedura sono rappresentate da sanguinamenti e infezioni. Alcune pazienti possono accusare dolore pelvico secondario alla pinzatura dell'esocervice, talvolta così intenso da indurre alla sospensione dell'esame; raramente possono verificarsi reazioni vaso-vagali e, ancor più infrequentemente, manifestazioni avverse al mezzo di contrasto.

L'utero, all'esame isterosalpingografico, appare normalmente in posizione mediana, di forma conica ad apice inferiore. Le tube sono costituite da due porzioni: una mediale filiforme, corrispondente alla porzione interstiziale ed istmica, l'altra laterale e tortuosa dovuta alla porzione tubarica ampollare.

Simpson WL Jr, Beitia LG, Mester F (2006) Hysterosalpingography: a reemerging study. Radiographics 26:419-431

Anatomia ecografica

Una premessa è dovuta: morfologia e dimensioni degli organi genitali variano con l'età.

Alla nascita l'utero è relativamente grande e ha configurazione simile a quella adulta poiché durante la gravidanza risente della stimolazione ormonale dovuta agli estrogeni materni. Esaurito questo effetto, l'utero assume dimensioni minori (circa 2-3 cm di lunghezza e 0,5-1 cm di larghezza). Tale rimane sino alla pubertà, quando si accresce volumetricamente e assume la morfologia piriforme tipica dell'età matura. In puerperio appare uniformemente ingrandito. In menopausa va incontro a progressiva atrofia.

Le ovaie sono riconoscibili con difficoltà nei primi anni di vita in quanto non hanno ancora completato la discesa nella pelvi. La crescita è lenta e progressiva. Alla pubertà possono apparire già sviluppate come nell'età adulta, anzi, in molti casi, nell'adolescente possono avere anche volume maggiore. In menopausa si atrofizzano.

Nella successiva trattazione, a meno che non sia diversamente specificato, la descrizione si riferisce ad una donna in età fertile.

L'esame ecografico della pelvi femminile può essere effettuato per via transaddominale (TA) con sonde settoriali o convex da 3,5-5 MHz, o per via transvaginale (TV) con sonde da 5-7 MHz. In alcuni casi particolari – studio del collo o della cupola vaginale – si può ricorrere all'approccio transrettale (TR).

L'indagine TA offre campo di vista più ampio ma richiede una certa replezione vescicale così da spostare verso l'alto le anse intestinali e posteriormente l'utero, normalmente antiverso-antiflesso. In questo modo le strutture visualizzabili sono la parete addominale, alcuni muscoli della pelvi, i vasi pelvici, gli ureteri, la vescica, l'utero e la vagina, le ovaie, le anse intestinali.

Le ovaie, localizzate nella fossetta ovarica, sono riconoscibili lateralmente al fondo uterino, medialmente ai vasi iliaci esterni e al muscolo elevatore dell'ano ed anteriormente ai vasi iliaci interni e all'uretere. La pulsazione dell'arteria ipogastrica o dell'arteria ovarica permette la loro sicura identificazione. Non sempre la posizione delle ovaie è simmetrica e generalmente quella sinistra nell'approccio TA è più difficilmente reperibile per l'interposizione del sigma. Nell'età prepubere e nel postmenopausa la loro individuazione può essere difficile a causa delle ridotte dimensioni.

La struttura ovarica mostra una parte centrale ecogena stromale e una parte periferica corticale, a livello della quale sono visibili i follicoli (immagini anecogene di circa 3-4 mm).

In età fertile l'ovaio ha morfologia ovalare, a mandorla (lunghezza 25-35 mm, larghezza 20-25 mm, diametro antero-posteriore 12-20 mm), con ecogenicità poco più elevata di quella del miometrio e del muscolo otturatore interno; risulta rivestito da una sottile lamina iperecogena che corrisponde all'epitelio germinativo ed all'albuginea.

La forma e le dimensioni variano durante il ciclo mestruale in rapporto alla presenza di uno o più follicoli in via di maturazione o del corpo luteo.

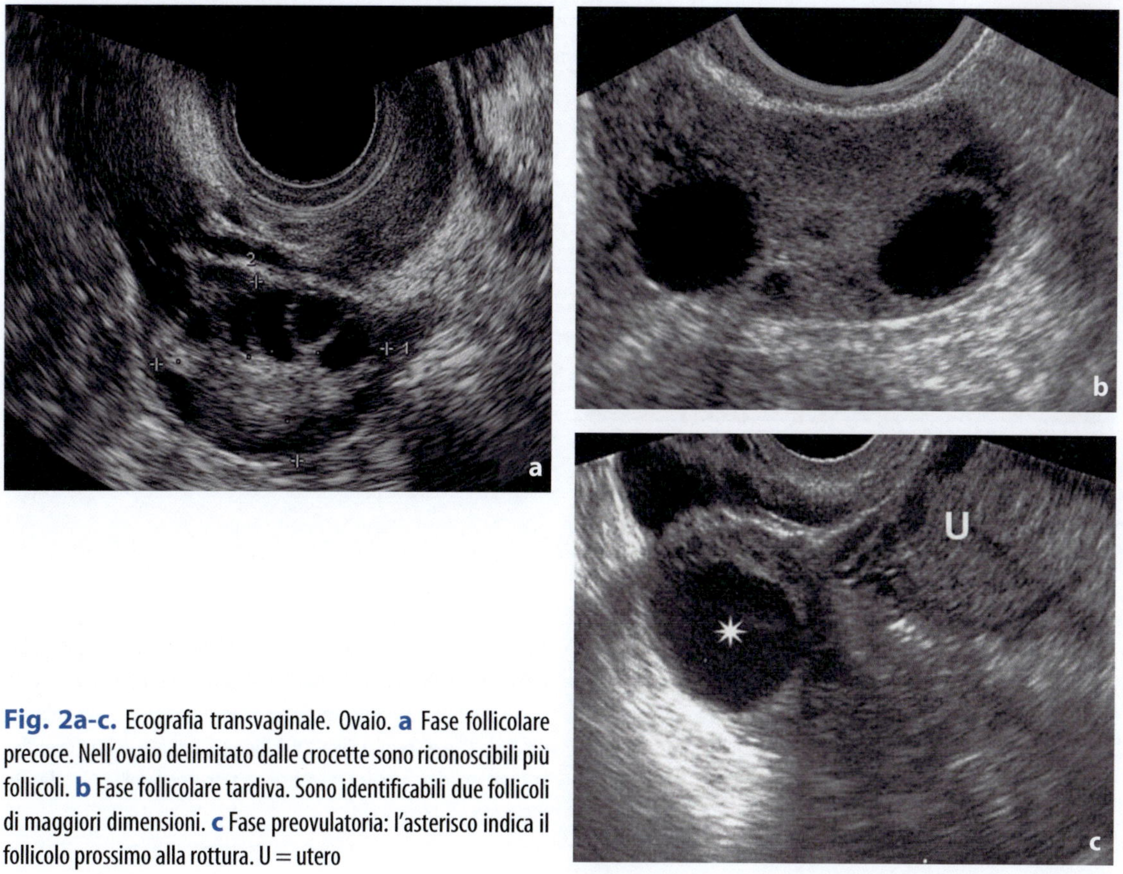

Fig. 2a-c. Ecografia transvaginale. Ovaio. **a** Fase follicolare precoce. Nell'ovaio delimitato dalle crocette sono riconoscibili più follicoli. **b** Fase follicolare tardiva. Sono identificabili due follicoli di maggiori dimensioni. **c** Fase preovulatoria: l'asterisco indica il follicolo prossimo alla rottura. U = utero

Nei primi cinque giorni del ciclo mestruale il diametro medio dei follicoli è di 3-5 mm. Questi follicoli, detti "antrali", variabili in numero, diminuiscono con l'età o nei casi di riserva ridotta, predisponente ad una menopausa precoce. Nei Centri di procreazione assistita la conta dei follicoli antrali ha importanza nel predire il tipo di risposta dell'ovaio durante la stimolazione con gonadotropine. Dal 6° all'8° giorno si definisce il follicolo dominante che in fase preovulatoria raggiunge il diametro massimo di 20 mm (Fig. 2). Il follicolo dominante è caratterizzato dalla presenza di cellule della granulosa che appaiono come immagine iperecogena nel lume della componente cistica. Con l'ovulazione, le dimensioni del follicolo si riducono ed esso diventa iperecogeno in quanto aumenta lo spessore della parete. L'ecogenicità del corpo luteo si accresce grazie all'ulteriore proliferazione delle cellule della granulosa.

Le tube non sono apprezzabili in condizioni normali. Sono talvolta evidenziabili in scansione trasversale, nel loro tratto prossimale, come continuazione del corpo uterino. Per via transvaginale è riconoscibile l'istmo tubarico cha appare di forma cilindrica, con diametro di circa 2-3 mm. Il tratto distale delle tube non è visibile se non in presenza di idrosalpinge o di versamento peritoneale.

L'esame ecografico TV dell'utero ha inizio con scansioni pelviche longitudinali, mediane e paramediane che permettono di calcolarne il diametro longitudinale fondo-cervice e quello antero-posteriore. Si passa poi a scansioni trasversali oblique (Fig. 3).

L'utero è situato in posizione mediana nella pelvi, tra parete posteriore della vescica e parete anteriore del retto, e i suoi contorni sono netti e regolari.

In scansioni longitudinali ha forma di cono con base in alto e apice in basso: i 2/3 superiori corrispondono al corpo, il terzo inferiore alla cervice. L'istmo è scarsamente valutabile. Nelle sezioni trasverse il corpo ha forma ovoidale con asse maggiore trasversale, l'istmo ed il collo hanno forma rotondeggiante.

Le dimensioni sono variabili: in genere il diametro cervico-fundico è di 7 cm, quello trasverso di circa 5 cm e quello antero-posteriore di 4 cm. Con approccio TV o TA,

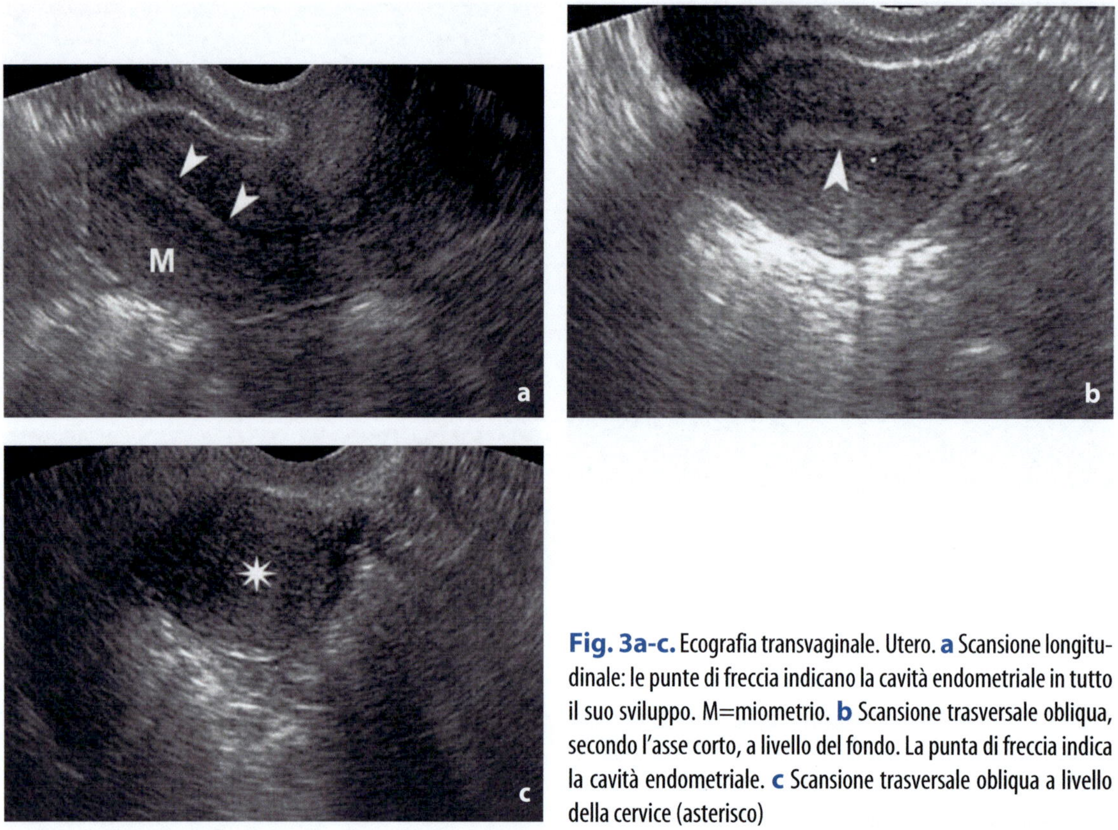

Fig. 3a-c. Ecografia transvaginale. Utero. **a** Scansione longitudinale: le punte di freccia indicano la cavità endometriale in tutto il suo sviluppo. M=miometrio. **b** Scansione trasversale obliqua, secondo l'asse corto, a livello del fondo. La punta di freccia indica la cavità endometriale. **c** Scansione trasversale obliqua a livello della cervice (asterisco)

a vescica poco piena, in condizioni normali, l'asse del corpo e quello del collo formano un "angolo di flessione" di circa 150 gradi aperto in avanti: antiflessione fisiologica dell'utero; l'asse longitudinale dell'utero forma con quello della vagina un angolo di circa 60 gradi aperto in avanti: antiversione fisiologica. La struttura del miometrio è uniforme, a segnale medio-basso (simile a quella del tessuto muscolare), costante nelle diverse fasi del ciclo. In donne di costituzione particolarmente magra, a livello del miometrio anteriore sono visualizzabili i vasi arcuati che appaiono come strutture anecogene tubulari o ovoidali pulsanti.

La cavità uterina, virtuale, è identificata come linea centrale, di ecogenicità ed aspetto variabile nelle diverse fasi del ciclo mestruale. Durante la mestruazione l'endometrio è estremamente sottile in quanto costituito solo dallo strato basale; appare come una sottile linea iperecogena, dovuta in realtà all'interfaccia tra parete anteriore e posteriore dell'utero. Nella fase proliferativa, durante lo stimolo estrogenico, questa interfaccia centrale viene ad essere contornata da uno strato ipoecogeno, inizialmente sottile, che progressivamente si ispessisce. Lo strato ipoecogeno, che rappresenta l'endometrio vero e proprio, è delineato da una linea debolmente ecogena che esprime l'interfaccia endometrio-miometrio e lo strato basale dell'endometrio. Esternamente ad essa si apprezza un alone ipoecogeno dato dalla rete vascolare. In fase proliferativa tardiva e periovulatoria lo spessore dell'endometrio è generalmente di 8-11 mm[1]. Subito dopo l'ovulazione l'endometrio diventa progressivamente iperecogeno per fenomeni di riflessione dovuti all'accumulo di muco e secrezioni (Fig. 4). Durante la fase secretoria raggiunge anche i 14-16 mm di spessore; l'iperecogenicità continua ad aumentare per l'edema stromale e per la presenza di ghiandole sempre più ricche di glicogeno e di secrezioni mucose (Fig. 5).

[1] Lo spessore dell'endometrio può essere calcolato sia globalmente (interfaccia miometrio-endometrio, da una parte all'altra) oppure misurando un singolo strato. È opportuno precisare quale sia il criterio adottato. I valori qui riportati si riferiscono alla misura globale da un'interfaccia miometrio-endometrio all'altra.

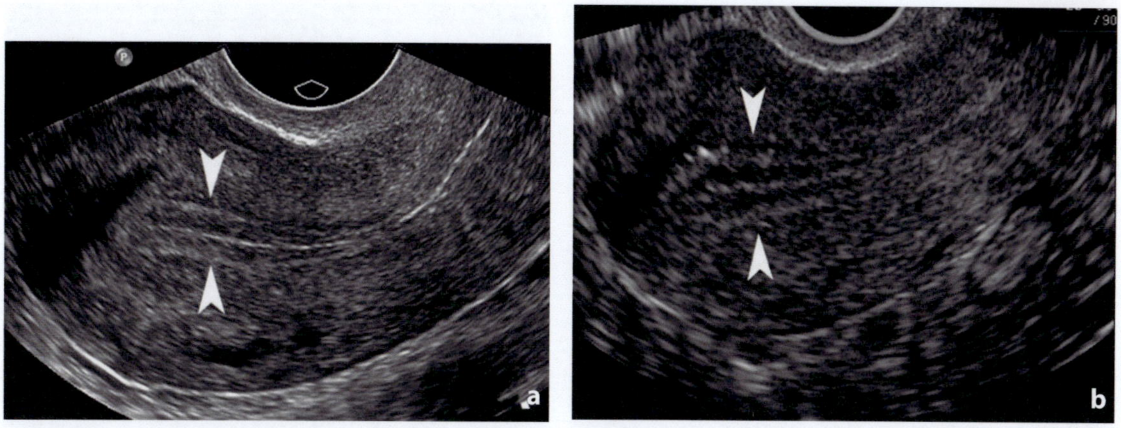

Fig. 4a,b. Ecografia transvaginale. Utero. Scansioni longitudinali. Esempi di fase proliferativa. Apprezzabile l'aspetto trilaminare dell'endometrio compreso tra le due punte di freccia

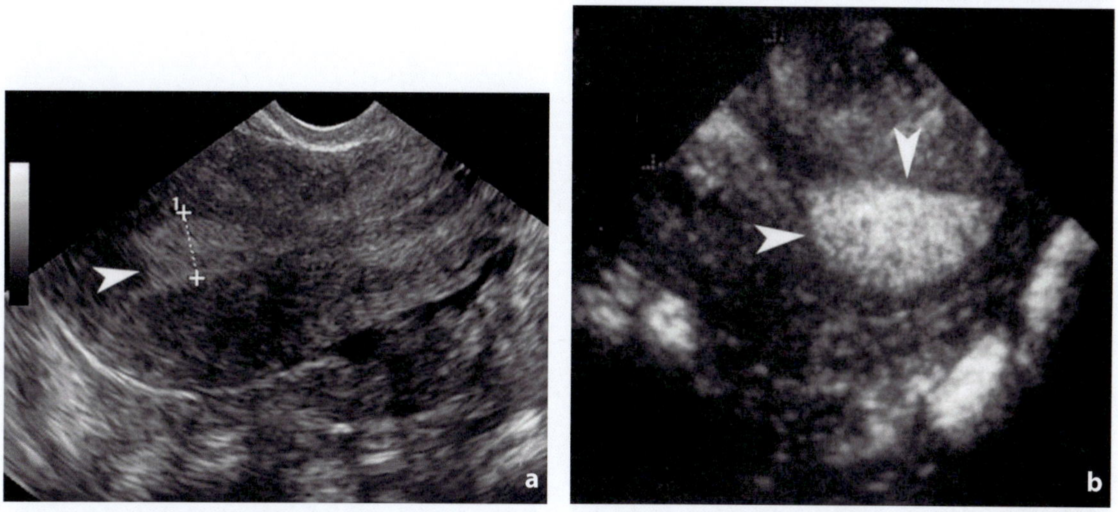

Fig. 5a,b. Ecografia transvaginale. **a** Scansione longitudinale e **b** trasversale. Utero. Fase secretoria. La cavità endometriale (punta di freccia) appare ampliata, iperecogena

La valutazione postmenopausale deve tener conto della storia clinica della paziente e, in particolare, dell'eventuale assunzione di terapia ormonale sostitutiva: l'endometrio (se non completamente atrofico e, quindi, non visualizzabile) è sottile, omogeneo ed iperecogeno (Fig. 6). In generale, uno spessore inferiore a 5 mm senza focale ispessimento esclude significative patologie ed è compatibile con un quadro di atrofia. L'endometrio di una paziente sottoposta a terapia ormonale sostitutiva può presentare un lieve incremento di spessore; l'esame, pertanto, dovrebbe essere effettuato all'inizio o alla fine del ciclo di trattamento quando lo spessore dell'endometrio è minimo e qualsiasi ispessimento patologico risulta quindi più evidente.

La presenza di una falda liquida nella cavità uterina in pazienti anziane non rappresenta un'evenienza patologica, essendo spesso attribuibile al ristagno di secrezione mucosa.

Il canale cervicale, in scansione longitudinale e durante il periodo ovulatorio, appare come una piccola linea iperecogena, che si amplia per la secrezione mucosa ghiandolare, ragion per cui la porzione intracanalare della cervice assume maggiore ecogenicità (Fig. 7). Nelle pareti del collo sono talvolta evidenti cisti di Naboth, ovvero piccole cisti mucose dovute all'obliterazione dei condotti escretori delle ghiandole. Hanno l'aspetto di formazioni anecogene, rotonde, con diametro che varia da pochi mm a 2-3 cm, e sono prive di significato patologico.

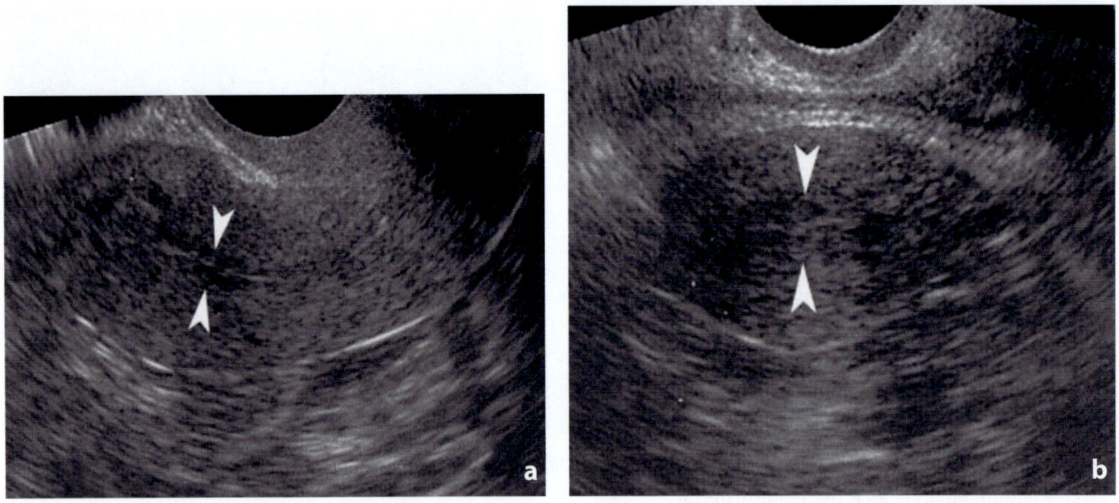

Fig. 6a,b. Ecografia transvaginale. **a** Scansione longitudinale e **b** trasversale. Utero postmenopausale. Le punte di freccia indicano la cavità endometriale assottigliata, iperecogena

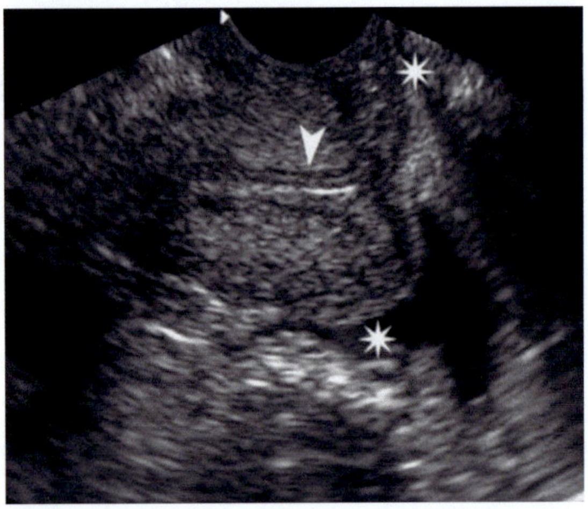

Fig. 7. Ecografia transvaginale. Scansione longitudinale. Cervice uterina. La punta di freccia indica il canale cervicale, iperecogeno; gli asterischi sono posizionati a livello dei fornici vaginali

La porzione vaginale del canale cervicale è ben studiabile con ecografia TV che permette di valutare contorni, rapporti con i parametri e piani di clivaggio adiposi rispetto alla vescica, anteriormente, e al retto, posteriormente.

Per via transvaginale è ben esaminabile anche il cavo del Douglas, porzione più declive della cavità peritoneale, in cui in condizioni fisiologiche (durante la fase mestruale e periovulatoria) è normale visualizzare una modesta falda di liquido libero.

La vagina, visualizzata con sonda sobrapubica, ha lunghezza media variabile tra 7 e 10 cm; appare come una struttura piatta, sottile, con spessore inferiore ad 1 cm, ed aspetto trilineare dovuto alle pareti collabite (moderatamente ecorinfrangenti) e all'interfaccia centrale (iperecogena). Il lume è riconoscibile quando contiene sangue mestruale. Nelle sezioni trasversali il fornice posteriore può essere evidenziato come falda semilunare anecogena.

L'**indagine color-Doppler** completa lo studio ecografico, permettendo di ottenere informazioni sulla vascolarizzazione delle ovaie e dell'utero (Figg. 8, 9). La vascolarizzazione dell'ovaio è ben rilevabile all'esame color-Doppler. Vi è una duplice afferenza vascolare: l'arteria ovarica (che origina direttamente dall'aorta) e il ramo ovarico dell'arteria uterina. In sede stromale sono visualizzabili piccole arteriole e il tracciato Doppler mostra vasi a media resistenza senza incisura proto-diastolica. Il quadro flussimetrico è in funzione delle varie fasi del ciclo mestruale, modificandosi quindi anche nel periodo postmenopausale in cui l'ovaio si riduce di dimensioni e l'ecogenicità aumenta per incremento della componente fibrosa.

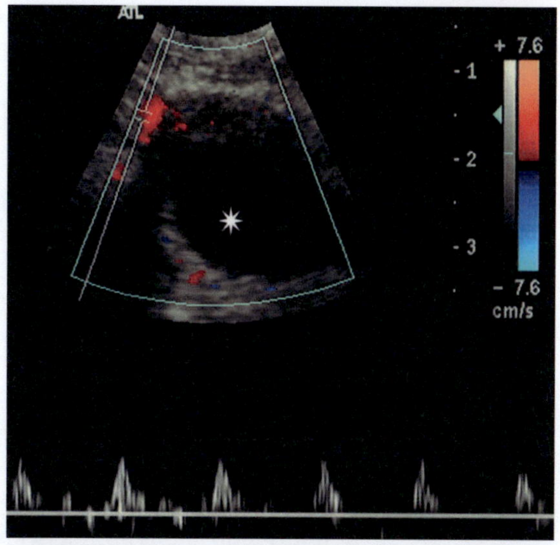

Fig. 8. Ecografia transvaginale. Tracciato flussimetrico dell'arteria ovarica destra in donna in età fertile. L'asterisco indica follicolo in fase preovulatoria

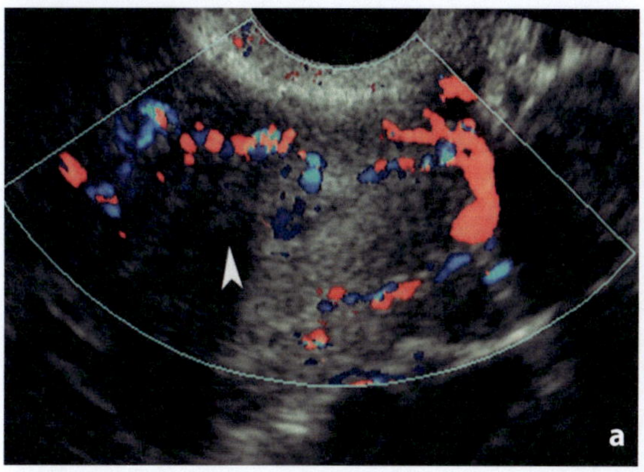

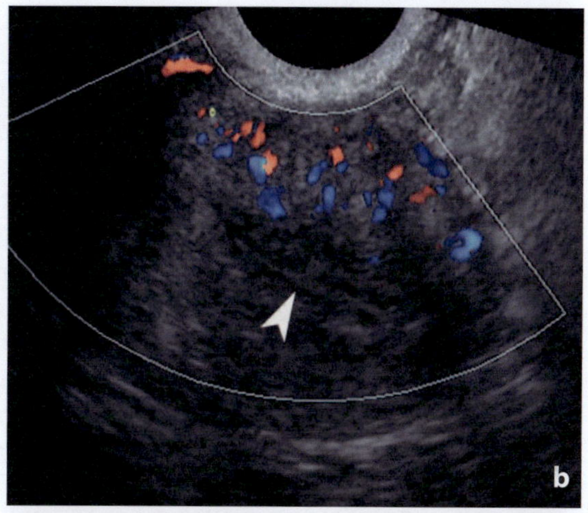

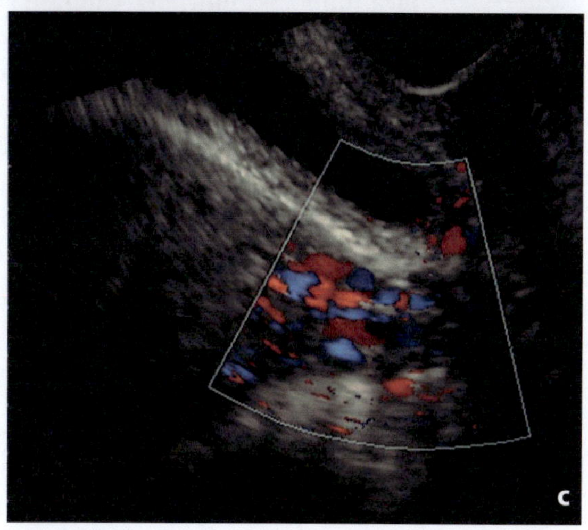

Fig. 9a-c. Ecografia transvaginale. Eco-color-Doppler. Donna in età fertile, fase proliferativa del ciclo mestruale. Normale vascolarizzazione del fondo uterino (**a**, scansione assiale), del corpo (**b**, scansione longitudinale) e della cervice (**c**, longitudinale). La punta di freccia indica la cavità uterina

Le due arterie uterine sono visibili nel parametrio, a livello della giunzione collo-corpo, e sono collegate tra loro tramite le arterie arcuate che decorrono nello strato più esterno del miometrio. La flussimetria dell'arteria uterina dipende dal trofismo uterino. La vascolarizzazione è chiaramente maggiore durante il ciclo mestruale: in fase proliferativa il tracciato è molto simile a quello dell'arteria iliaca interna. Con la caduta periovulatoria degli estrogeni si registra invece una riduzione della perfusione.

Nella seconda fase secretiva del ciclo il flusso diastolico aumenta. Nel periodo menopausale si osserva la scomparsa della diastole dal tracciato.

Derchi LE, Serafini G, Gandolfo N et al (2001) Ultrasound in gynecology. Eur Radiol 11:2137-2155

La Fianza A, Madonna L, Daccò D (2002) Principi generali. Nozioni di tecnica e quadri normali. In: La Fianza A, Nappi C (eds) Diagnostica per immagini della pelvi femminile. Idelson-Gnocchi, Napoli, pp 11-34

Laing FC, Brown DL, DiSalvo DN (2001) Gynecologic Ultrasound. Radiol Clin North Am 39:523-540

Anatomia in tomografia computerizzata

L'esame TC della pelvi è raramente eseguito per indicazione prettamente ginecologica, non offrendo la possibilità di studiare in dettaglio l'endometrio e le sue modificazioni durante il ciclo mestruale. Visualizza tuttavia correttamente le ossa del bacino, i muscoli psoas, iliaco, otturatore interno, piriforme, elevatore dell'ano ed i muscoli del pavimento pelvico. La TC è inoltre la tecnica migliore per identificare calcificazioni patologiche, come si osserva di frequente nei fibromiomi uterini e a livello linfonodale. Analogamente alla Risonanza Magnetica e all'ecografia è utile per stabilire i rapporti tra gli organi endopelvici.

È sempre raccomandabile eseguire l'esame a vescica moderatamente distesa, così da ottenere la verticalizzazione dell'asse del corpo uterino e l'allontanamento delle anse intestinali del piccolo bacino. Può risultare inoltre vantaggiosa l'introduzione per via rettale di circa 100 mL di mezzo di contrasto diluito al 5-10%.

L'esame TC prevede acquisizioni precontrasto, indispensabili nella diagnosi di emorragie acute, ed uno studio durante iniezione endovenosa di mezzo di contrasto (mdc) iodato non ionico (300-350 mgI/mL; 120-130 mL; flusso di 2 mL/s). Usualmente non sono richieste acquisizioni in fase arteriosa; importante è la fase venosa (dopo circa 70 secondi dall'iniezione del mdc). Talvolta può risultare utile una scansione tardiva (dopo 3-5 min) per valutare l'eventuale coinvolgimento patologico della parete vescicale o del tratto ureterale distale.

Le ovaie sono solitamente ben distinguibili e sono localizzate nella fossetta ovarica, anteriormente agli ureteri e postero-lateralmente all'utero. Il repere anatomico per la visualizzazione dell'ovaio è costituito dall'angolo tubarico dell'utero (**Fig. 10**).

Le dimensioni dei follicoli variano con le fasi del ciclo mestruale: il diametro massimo, riscontrabile poco prima dell'ovulazione, può raggiungere e superare i 2 cm.

L'utero, ricoperto dal peritoneo che continua anteriormente sulla cupola vescicale e che forma posteriormente il cavo di Douglas, risalendo lungo la parete anteriore del retto, appare in TC come una struttura parenchimatosa triangolare o ovalare localizzata postero-superiormente alla vescica. La sezione del corpo uterino è solitamente triangolariforme, quella del collo è più cilindrica. Tuttavia, la morfologia uterina all'immagine TC è variabile, dipendendo dal piano di scansione, dall'orientamento spaziale dell'organo stesso e, ovviamente, dai piani utilizzati nelle rielaborazioni multiplanari (MPR). Così come per la forma, anche le dimensioni e la posizione dell'utero sono variabili in quanto influenzate da diversi fattori, tra cui l'età e lo stato ormonale. In condizioni basali le secrezioni endometriali determinano un'area centrale ipodensa ed allungata. Durante il ciclo mestruale si osserva variazione degli spessori endometriale e miometriale. In genere la cervice si presenta con densità omogenea, sovente un poco più ipodensa rispetto alle restanti porzioni uterine, di aspetto tondeggiante quando la sezione è perpendicolare al suo asse maggiore (**Fig. 11**).

In una donna in età fertile il corpo uterino presenta dimensioni variabili tra 5 e 8 cm; la cervice misura normalmente nelle scansioni assiali non più di 3 cm.

La vagina in immagini TC è caratterizzata da valori di densità sovrapponibili a quel-

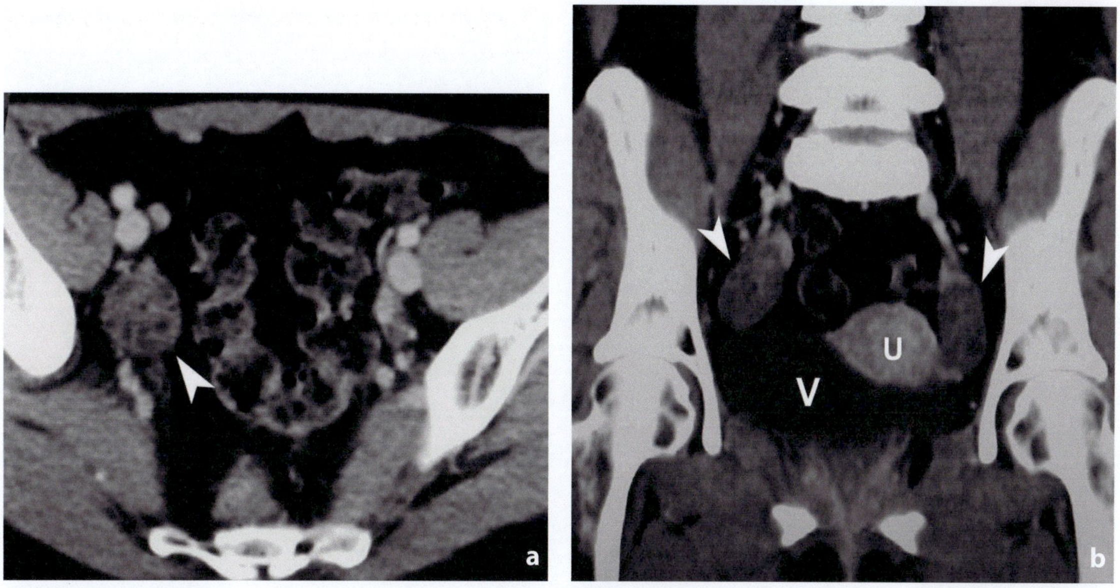

Fig. 10a,b. Tomografia computerizzata. Anatomia normale dell'ovaio. **a** Scansione assiale. Nell'ovaio destro (punta di freccia) si riconoscono alcuni piccoli follicoli. **b** Ricostruzione coronale. Riconoscibili entrambe le ovaie (punte di freccia) con più follicoli. U = utero; V = vescica

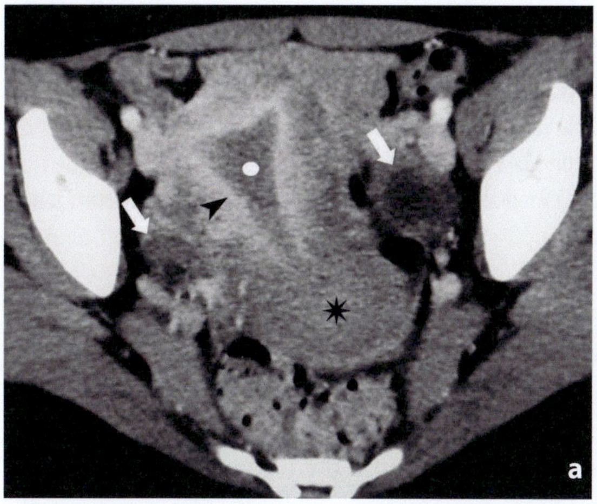

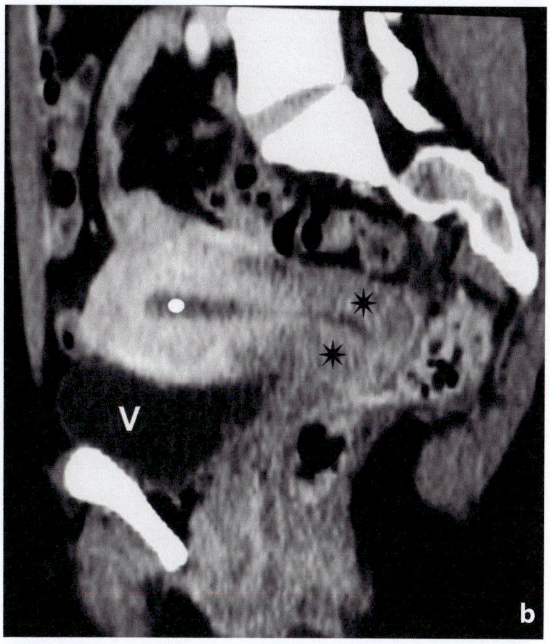

Fig. 11a,b. Tomografia computerizzata. Anatomia normale dell'utero. **a** Scansione assiale. **b** Ricostruzione sagittale. Il tondo è posizionato nella cavità endometriale. La punta di freccia indica lo strato basale dell'endometrio, che presenta enhancement dopo iniezione di mdc. La cervice (asterisco), in ragione della maggior componente stromale, appare ipodensa rispetto al miometrio del corpo e del fondo uterini. Le frecce puntano le ovaie. V = vescica

le dei tessuti molli circostanti ed appare come una struttura trasversa di aspetto appiattito che si allarga in corrispondenza dei fornici, laterali rispetto alla cervice. È localizzata anteriormente al retto e medialmente all'elevatore dell'ano. Il lume vaginale, virtuale, non è chiaramente dimostrabile; la sua visualizzazione è agevolata dall'inserimento di un tampone (Fig. 12).

Lo strato di tessuto connettivo sottoperitoneale che, in continuità con la base del legamento largo, circonda la parte sopravaginale della cervice uterina costituisce, come descritto nel capitolo precedente, il parametrio. In esso si identifica il tratto pelvico distale dell'uretere che decorre all'incirca 2 cm lateralmente alla cervice uterina.

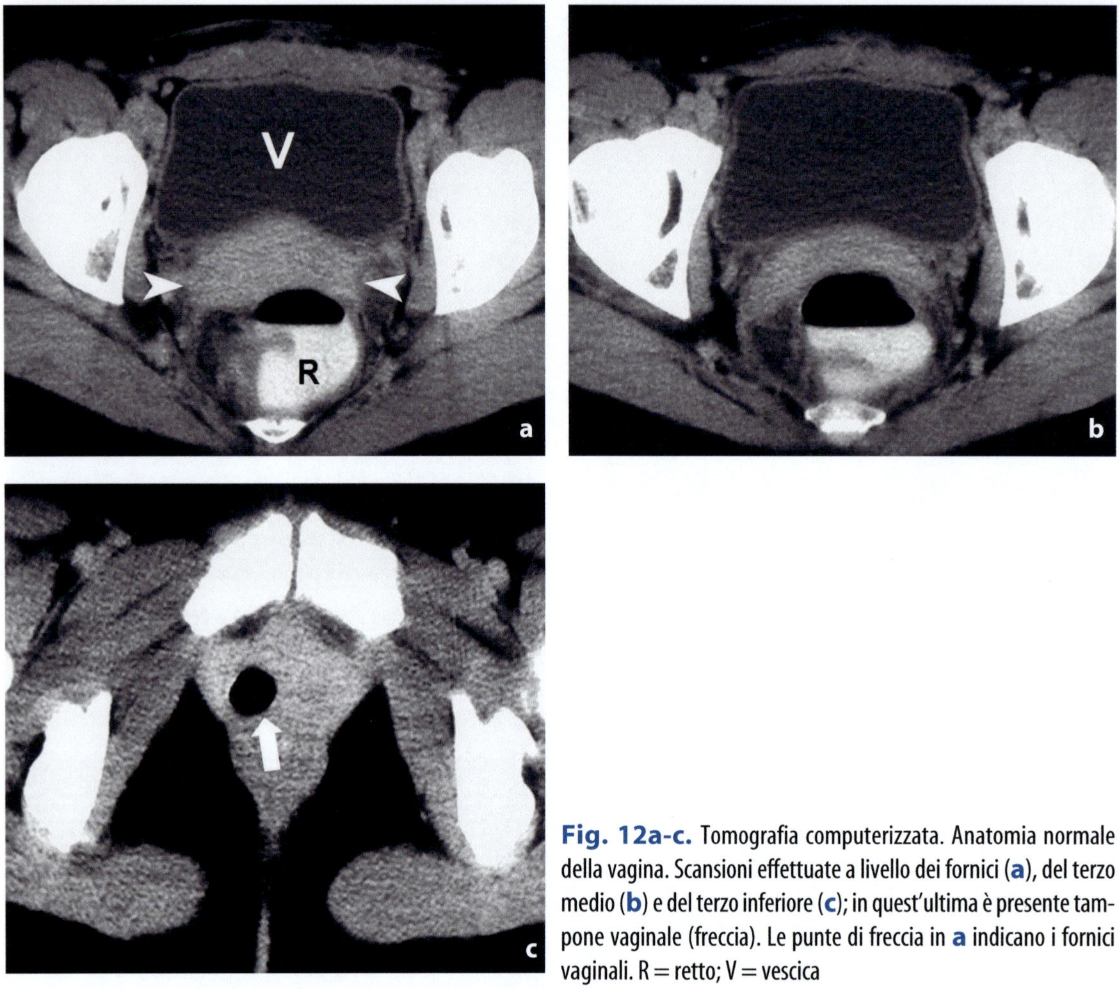

Fig. 12a-c. Tomografia computerizzata. Anatomia normale della vagina. Scansioni effettuate a livello dei fornici (**a**), del terzo medio (**b**) e del terzo inferiore (**c**); in quest'ultima è presente tampone vaginale (freccia). Le punte di freccia in **a** indicano i fornici vaginali. R = retto; V = vescica

Strutture visualizzabili in TC sono i legamenti uterini, specie quando ispessiti dopo trattamento radioterapico: il legamento rotondo ha aspetto nastriforme; il legamento largo può essere facilmente individuato grazie alle strutture che esso contiene o che lo circondano; il legamento cardinale invece non è sempre visualizzato lungo tutto il suo decorso che, dalla cervice e dalla porzione superiore della vagina, giunge alla fascia del muscolo otturatore interno.

L'iniezione di mezzo di contrasto permette l'identificazione del plesso vascolare utero-vaginale. Le due arterie ovariche possono essere visibili solo durante la fase arteriosa; la vena ovarica può essere visualizzata, specie nel postpartum o se ectasica, in corrispondenza del muscolo psoas, lateralmente all'uretere.

Pozzi Mucelli RS, Dore R, Ciuffi V et al (1996) Utero. In: Pozzi Mucelli RS (ed) Trattato italiano di tomografia computerizzata. Idelson-Gnocchi, Napoli, pp 1289-1314

Anatomia in risonanza magnetica

La **risonanza magnetica** (RM) ha assunto ruolo preminente nella diagnostica per immagini della pelvi femminile: permette l'ottimale visualizzazione degli organi genitali; grazie all'ampia panoramicità, consente altresì il completo esame della regione pelvica e delle sue strutture (linfonodi, ossa e muscoli della parete pelvica); è dotata di elevata risoluzione di contrasto e, recentemente, con l'introduzione delle bobine phased-array, anche di buona risoluzione spaziale.

In RM le ovaie sono meglio riconoscibili in un piano coronale, sulla superficie posteriore del legamento largo e in posizione infero-laterale rispetto alle tube; hanno caratteristica morfologia "a mandorla" con dimensioni variabili in relazione all'età e alla fase del ciclo. Il volume è di circa 6-8 cc nell'età fertile, durante la quale sono identificabili in quasi il 90 % dei casi. In fase prepubere e in postmenopausa le ovaie non sono facilmente visualizzabili in quanto volumetricamente ridotte e prive di follicoli.

In periodo fertile, nelle sequenze T1 pesate il segnale delle ovaie è basso-intermedio, generalmente omogeneo, analogamente a quello delle anse intestinali e del miometrio. Talvolta sono presenti piccole immagini focali di alto o più basso segnale, corrispondenti rispettivamente a corpi lutei emorragici o a cisti follicolari. Nelle sequenze T2 pesate è possibile identificare l'anatomia zonale dell'ovaio. Nello stroma fibromuscolare ovarico (segnale intermedio-basso) si riconoscono una zona corticale superficiale, ricca di cellule stromali con connettivo più denso e scarsa matrice extracellulare (con segnale relativamente ipointenso), e una midollare che mostra segnale relativamente più elevato in relazione alla minor densità del connettivo midollare.

Nel periodo postmenopausale è meno evidente la differenziazione di contrasto tra corticale e midollare e il segnale è più omogeneamente ipointenso.

I follicoli ovarici sono riconoscibili nel contesto della zona corticale superficiale e in sede subcorticale, nelle immagini T2 pesate, come piccole formazioni tondeggianti iperintense talora circondate da una sottile rima ipointensa. I follicoli, come detto, consentono l'immediata individuazione delle ovaie nelle immagini RM e risultano più evidenti se le sequenze sono acquisite con bobine phased-array. Le dimensioni dei follicoli sono considerate fisiologiche quando il loro diametro è inferiore a 25 mm (Fig. 13). Nella forma cistica il corpo luteo appare ipointenso nelle immagini T1 ed iperintenso in quelle T2 pesate; risulta delimitato da una rima (dovuta a deposito di

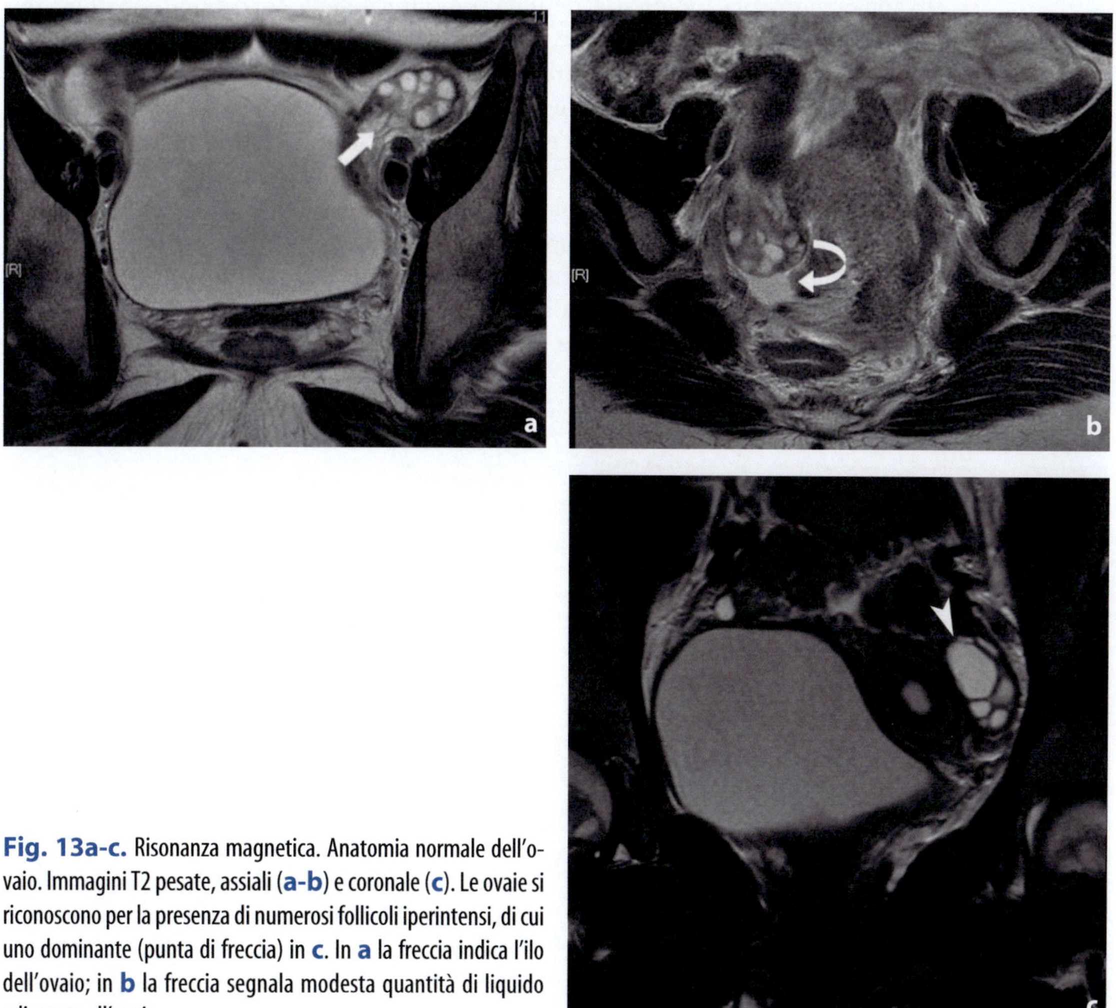

Fig. 13a-c. Risonanza magnetica. Anatomia normale dell'ovaio. Immagini T2 pesate, assiali (**a-b**) e coronale (**c**). Le ovaie si riconoscono per la presenza di numerosi follicoli iperintensi, di cui uno dominante (punta di freccia) in **c**. In **a** la freccia indica l'ilo dell'ovaio; in **b** la freccia segnala modesta quantità di liquido adiacente all'ovaio emosiderina) ipo o iperintensa, rispettivamente, nell'una o nell'altra sequenza e che dopo iniezione di mdc mostra enhancement.

Dopo somministrazione di mdc paramagnetico si verifica aumento di segnale solo a carico della componente stromale dell'ovaio. Talvolta, in relazione a fenomeni di angiogenesi, vi può essere arricchimento focale attorno ad un follicolo ovulatorio o nel contesto del corpo luteo. In età fertile l'enhancement dell'ovaio è comunque meno intenso di quello del miometrio, mentre diventa simile a quest'ultimo in postmenopausa.

Tra le strutture di sostegno dell'ovaio solo il legamento largo è riconoscibile con segnale ipointenso sul piano coronale o parasagittale; le altre strutture sono visualizzabili solo in presenza di liquido ascitico.

Le tube sono visibili sul piano coronale come formazioni allungate che si dipartono dal corpo uterino, estendendosi lateralmente verso la parete pelvica: presentano intensità di segnale bassa o intermedia.

Lo studio RM dell'utero non necessita di alcuna preparazione preliminare; è comunque preferibile eseguire l'indagine con la vescica modicamente distesa. Nelle immagini T1 pesate l'utero mostra segnale omogeneo di intensità medio-bassa, in quelle T2 pesate è possibile riconoscere nel corpo tre zone a diversità intensità di segnale: endometrio, zona giunzionale e miometrio (Figg. 14, 15).

La zona centrale, iperintensa, rappresenta l'endometrio (basale e funzionale) e le secrezioni associate. Durante il ciclo mestruale ha spessore variabile da 1-3 a 3-7 mm: è più sottile immediatamente dopo la mestruazione e nella fase proliferativa; si ispessisce durante la fase secretoria (Fig. 16). Nel periodo mestruale si possono reperire coaguli ematici a basso segnale nel contesto della cavità endometriale.

La zona intermedia, ipointensa, definita zona giunzionale, corrisponde alla zona più interna del miometrio e rappresenta, in età fertile, il 20-25% dello spessore miometriale. Risulta ipointensa rispetto allo strato più esterno del miometrio per il diverso stipamento della componente cellulare, essendo caratterizzata da maggior concentrazione di cellule muscolari lisce compatte e da minor presenza di matrice extracellulare rispetto alla zona periferica. Non si verificano variazioni significative dello spessore miometriale durante il ciclo mestruale ma, al contrario, si osserva una modificazione dell'intensità di segnale che risulta maggiore nel periodo centrale della fase secretoria per fenomeni di edema che determinano minor contrasto tra zona giunzionale e zona periferica. In questa fase sono visualizzabili anche i vasi arcuati del miometrio.

Nella postmenopausa l'anatomia zonale sopra descritta non è più riconoscibile:

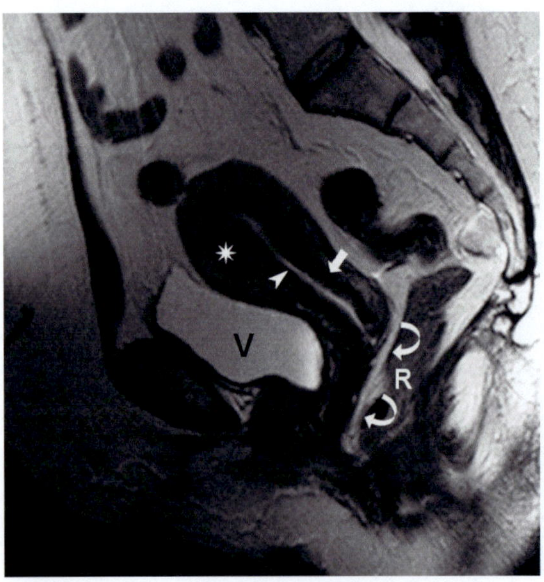

Fig. 14. Risonanza magnetica. Utero. Immagine sagittale T2 pesata. Il segnale iperintenso individua la cavità endometriale (punta di freccia), quello ipointenso la linea giunzionale (freccia). L'asterisco indica il miometrio. Le frecce curve puntano il setto retto-vaginale. R = retto; V = vescica

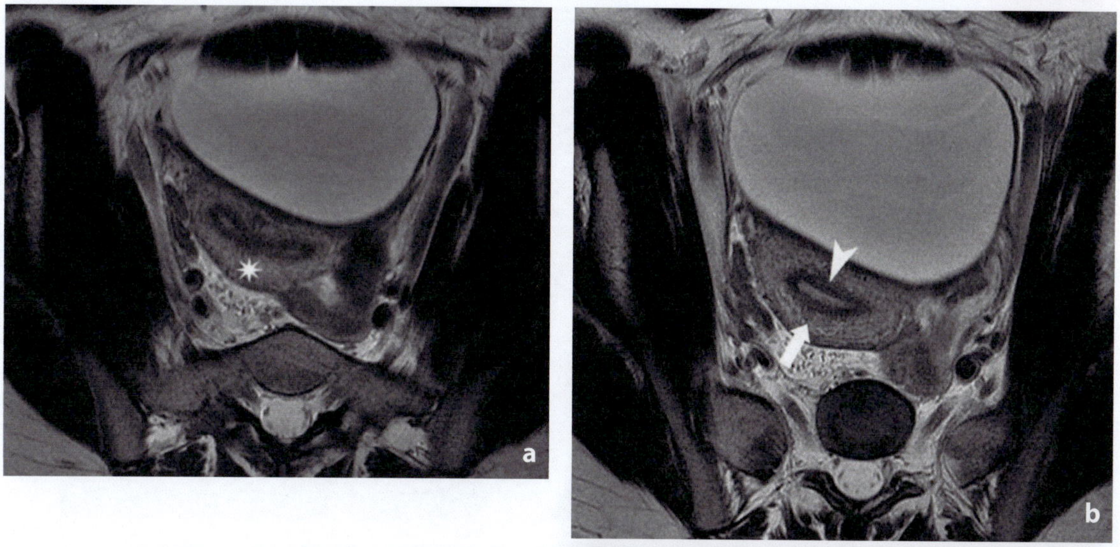

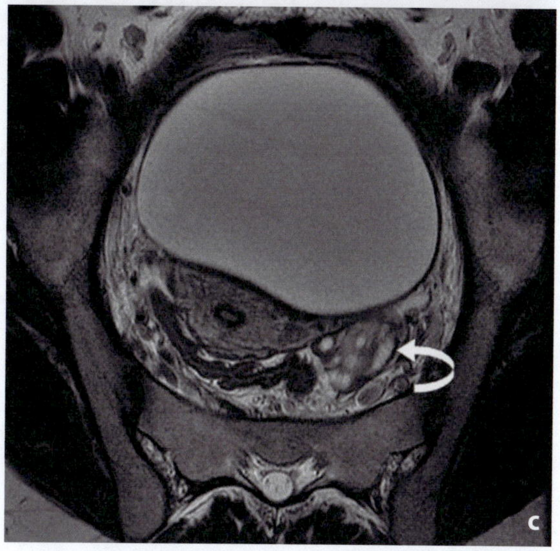

Fig. 15a-c. Risonanza magnetica. Utero. Immagini para-assiali T2 pesate, acquisite a livello del fondo (**a**), del corpo (**b**) e dell'orifizio uterino interno (**c**). La punta di freccia individua la cavità endometriale; la freccia punta la linea giunzionale. L'asterisco indica il miometrio. In **c** si riconosce l'ovaio (freccia curva)

l'endometrio è sottile e il miometrio è caratterizzato da intensità di segnale inferiore a quella rilevabile durante l'età fertile (Fig. 17).

Nelle donne che assumono contraccettivi orali il miometrio ha intensità di segnale più elevata nelle immagini sia T1 sia T2 pesate. La zona giunzionale può apparire poco rappresentata o non essere addirittura riconoscibile. Dopo terapia contraccettiva prolungata il corpo uterino può presentarsi dimensionalmente ridotto: la somministrazione di analoghi dell'ormone gonadotropo determina minor produzione di estrogeni e quindi un'involuzione dell'utero con marcata atrofia endometriale ed ipointensità del segnale miometriale (analogamente a come appare nel postmenopausa). Al contrario, la terapia estrogenica sostitutiva rende ben distinguibili endometrio, linea giunzionale e miometrio; l'utero si mantiene così assai simile a quello delle donne in età fertile.

Dopo somministrazione di mdc paramagnetico per via endovenosa (0,1 mmol/kg) nell'utero normale si osserva significativo enhancement del miometrio mentre la zona giunzionale permane a basso segnale, probabilmente per la struttura maggiormente compatta e la conseguente minor rappresentazione degli spazi extracellulari.

Anche nella cervice uterina così come nel corpo si riconoscono, nelle sequenze pesate in T2, tre zone concentriche a diverso segnale: la zona corticale, la zona intermedia e la zona periferica. La zona centrale, iperintensa, corrisponde alle pliche palmate

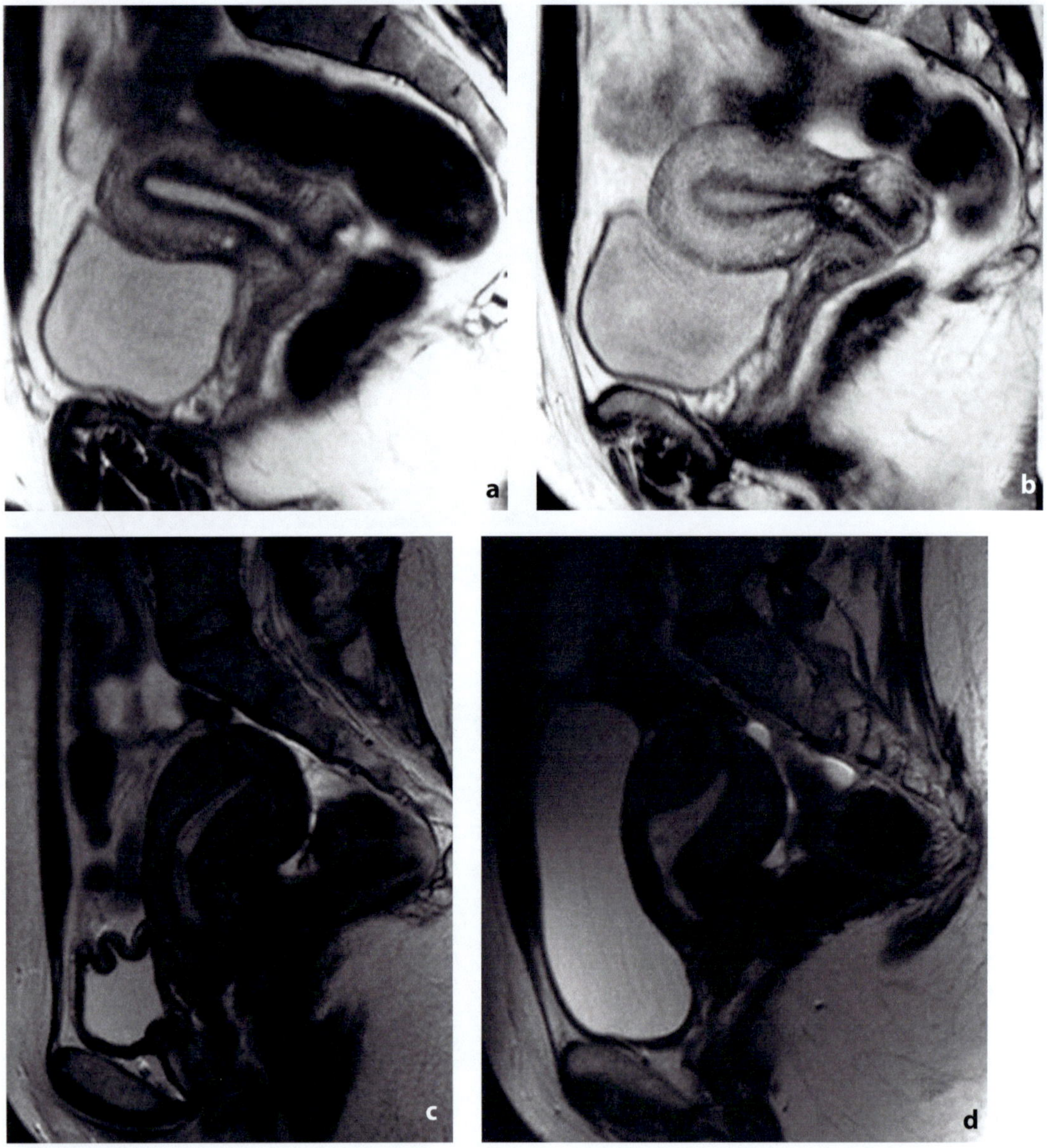

Fig. 16a-d. Risonanza magnetica. Anatomia funzionale normale dell'endometrio. Immagini sagittali T2 pesate. **a** Fase proliferativa. **b** Fase secretoria in cui si nota lieve aumento di spessore della cavità endometriale con incremento del segnale del miometrio. L'aumento dello spessore dell'endometrio è più evidente in altra paziente con utero retroverso, in cui l'immagine **c** è acquisita in fase proliferativa e quella **d** in fase secretoria

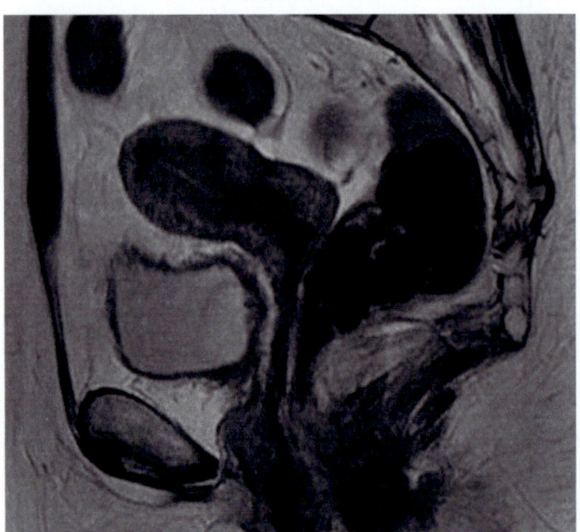

Fig. 17. Risonanza magnetica. Utero senile, di volume diminuito. La cavità endometriale è ridotta ad una sottile linea iperintensa. In questa paziente la linea giunzionale appare ancora riconoscibile ma sfumata

e al muco che occupa il canale cervicale. La zona intermedia, corrispondente alla parte più profonda dello stroma fibromuscolare, risulta ipointensa per la maggior concentrazione di cellule muscolari lisce (come già descritto a carico dello strato intermedio del corpo uterino). La zona periferica, a segnale medio-alto, è la componente più esterna dello stroma cervicale ove prevalgono fibre muscolari lisce. Il tessuto pericervicale, nelle immagini T2 pesate, è caratterizzato in età fertile da segnale di intensità medio-alta e appare distinto dal basso segnale dello stroma cervicale (**Fig. 18**).

L'orientamento spaziale della cervice è variabile; il suo maggior asse è, tuttavia, localizzato generalmente sul piano sagittale. La cervice è separata anteriormente dalla parete vescicale da un sottile piano di clivaggio adiposo; posteriormente, è divisa dall'ampolla rettale dalla fascia di Denonvillier.

La somministrazione di mdc determina un notevole grado d'impregnazione sia del tessuto pericervicale sia dell'epitelio mucoso, mentre il tessuto stromale compatto mostra enhancement ridotto.

Il parametrio ha intensità di segnale media nelle immagini pesate in T1 e variabilmente più alta nelle immagini pesate in T2. I legamenti sospensori invece appaiono ipointensi sia in T1 che in T2.

La vagina nelle immagini T1 pesate presenta segnale di intensità intermedia, simile a quella dell'uretra anteriormente e del retto posteriormente. Le immagini T2 pesate acquisite sul piano assiale permettono di identificare l'anatomia della vagina e distinguere chiaramente questa dalle strutture circostanti. Gli spazi vascolari paravaginali

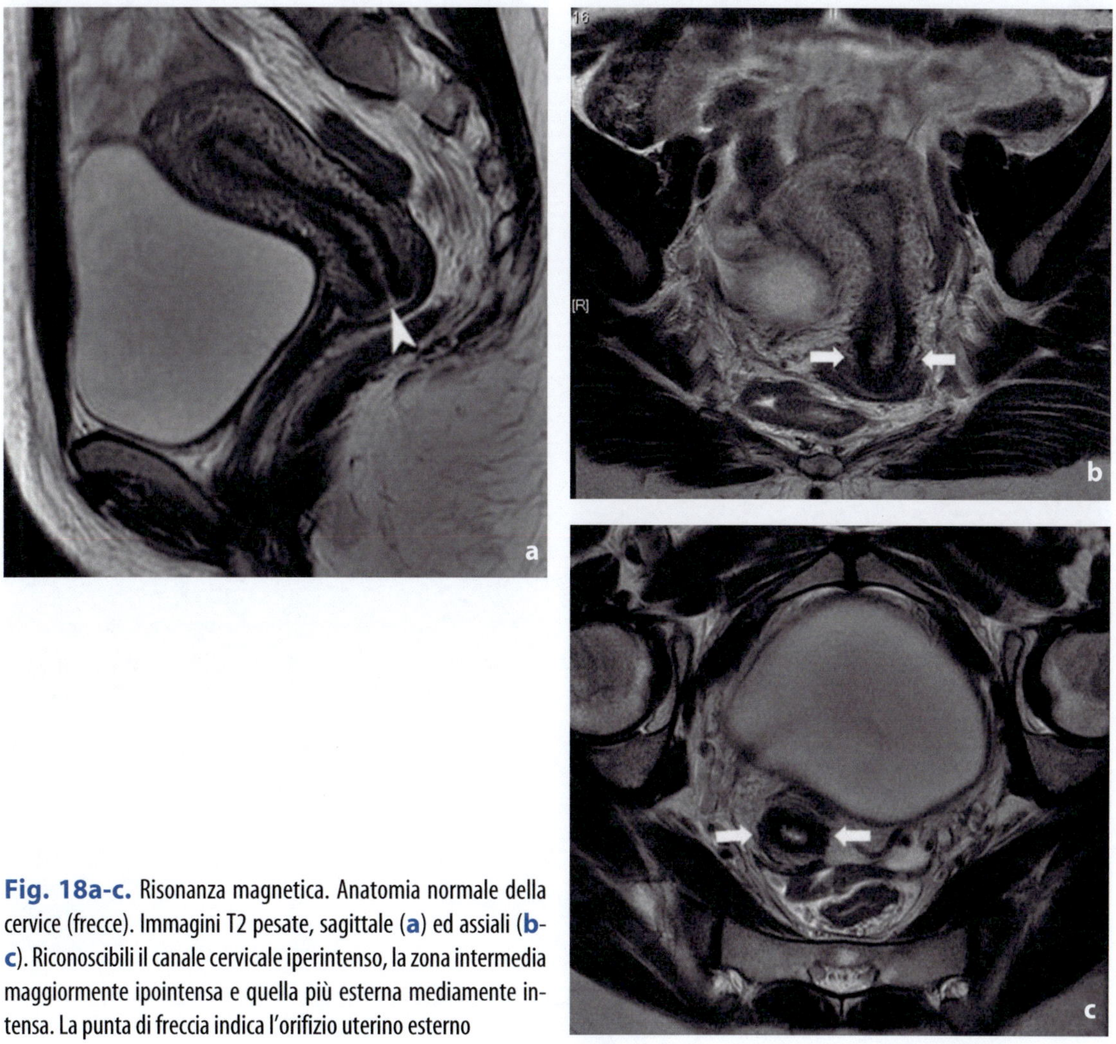

Fig. 18a-c. Risonanza magnetica. Anatomia normale della cervice (frecce). Immagini T2 pesate, sagittale (**a**) ed assiali (**b-c**). Riconoscibili il canale cervicale iperintenso, la zona intermedia maggiormente ipointensa e quella più esterna mediamente intensa. La punta di freccia indica l'orifizio uterino esterno presentano nelle stesse sequenze iperintensità di segnale. Sul piano sagittale è spesso possibile riconoscere il setto retto-vaginale (Fig. 19).

Analogamente a quanto descritto per l'utero, gli stimoli ormonali influenzano le caratteristiche morfologiche e di segnale della vagina che perciò variano in funzione del ciclo mestruale.

Nella fase proliferativa precoce la vagina appare costituita, nelle immagini T2 pesate, da una parete a basso segnale e da un'area iperintensa centrale che rappresenta il muco e l'epitelio vaginale. All'inizio della fase secretiva lo spessore della componente mucosa aumenta e nella maggior parte delle pazienti la parete vaginale presenta un'intensità di segnale medio-alta con conseguente riduzione del contrasto tra le due strutture.

In fase premenarcale la parete vaginale appare ipointensa nelle immagini T2 pesate e la componente mucosa centrale è ridotta ad una sottile stria iperintensa. In fase postmenopausale la vagina (in assenza di terapia ormonale sostitutiva) appare ipointensa, con la componente mucosa centrale molto sottile, e nel contesto del tessuto paravaginale non si visualizza alcun segnale indicativo della congestione vasale. Se, al

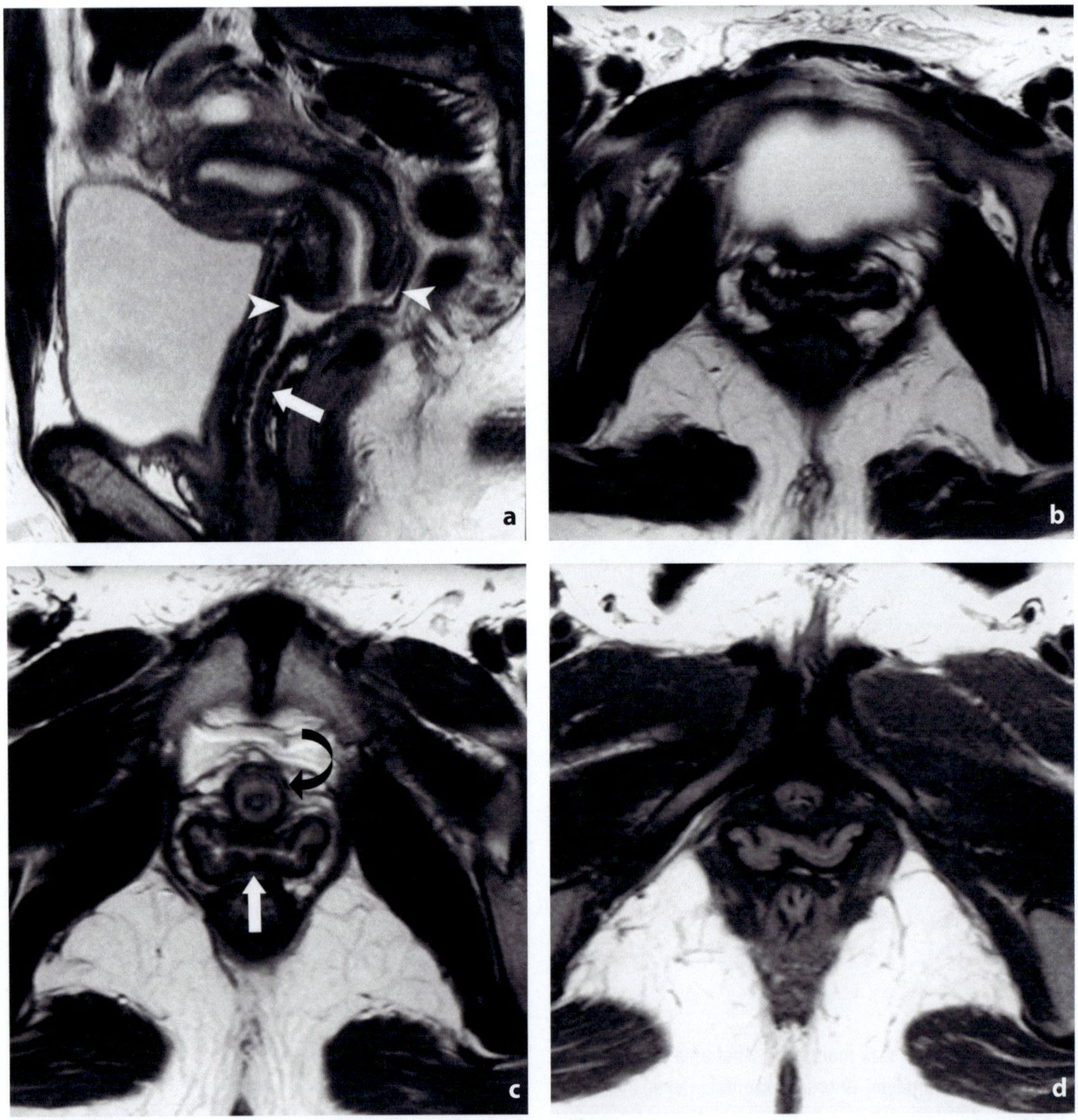

Fig. 19a-d. Risonanza magnetica. Anatomia normale della vagina. Immagini T2 pesate, sagittale (**a**) ed assiali al terzo superiore (**b**), medio (**c**) ed inferiore (**d**). Le punte di freccia indicano i fornici, la freccia la vagina e la freccia curva l'uretra

contrario, la paziente è sottoposta a terapia sostitutiva, la vagina presenta caratteri morfologici e di segnale simili a quelli osservabili in fase proliferativa. Dopo somministrazione di mdc sia la parete vaginale che la componente mucosa mostrano enhancement.

Chang SD (2002) Imaging of the vagina and vulva. Radiol Clin North Am 40:637-658

Nalaboff KM, Pellerito JS, Ben-Levi E (2001) Imaging the endometrium: disease and normal variants. Radiographics 21:1409-24

Togashi K (2003) MR imaging of the ovaries: normal appearance and benign disease. Radiol Clin North Am 41:799-811

Parte II
Patologia malformativa

Clinica e imaging

7

M.P. Bondioni, S. Milianti, A. Frugoni

Introduzione

Il tratto urogenitale è frequentemente interessato da anomalie congenite, riscontrate nello 0,2-2% di tutti i nati vivi (Tabella 1). La tempestiva e accurata diagnosi, sia pre che postnatale, è fondamentale, soprattutto nelle malformazioni maggiori, avendo come scopo la salvaguardia della funzione renale, della continenza urinaria e della normale funzione sessuale.

Tabella 1. Malformazioni maggiori genito-urinarie

Rene	Alte vie urinarie	Basse vie urinarie	Genitali
♀♂	♀♂	♀♂	♀♂
Anomalie di numero	Duplicità e triplicità pielo-ureterale	Complesso estrofico	Genitali ambigui
Anomalie di fusione e migrazione	Anomalie della giunzione pielo-ureterale	Diverticoli vescicali	
Malformazioni cistiche	Anomalie dell'uretere e del suo decorso	Persistenza dell'uraco	
	Anomalie della giunzione uretero-vescicale	♂	♂
		Duplicità uretrale	Reflusso uretro-deferenziale
		Valvole dell'uretra	Ipospadia
		Diverticoli dell'uretra anteriore	Criptorchidismo, ritenzione, ectopia testicolare
		Stenosi uretrali	
		Siringocele	♀
			Anomalie mülleriane
			Anomalie del seno urogenitale
			Cloaca
			Atresia vaginale

Le uropatie malformative corrispondono a circa il 15% di tutte le anomalie congenite maggiori identificate in utero, interessando lo 0,5% dei neonati, la metà dei quali viene generalmente sottoposta ad intervento chirurgico nel primo anno di vita.

L'associazione fra malformazioni urinarie e displasia renale è nota, ma solo dopo gli anni novanta, con l'avvento dell'ecografia fetale, è stato possibile identificare reni primitivamente ipo-displasici, che si associano a malformazioni delle vie urinarie. Oggi questa condizione è considerata una sindrome, definita CAKUT (congenital anomalies of the kidney and urinary tract).

La frequente familiarità e la predilezione per il sesso maschile, nel quale i quadri clinici spesso sono più gravi, hanno sollecitato la ricerca genetica: è ormai dimostrato come i processi che portano alla formazione del rene e delle vie urinarie siano controllati, in modo molto complesso, da vari geni. La mutazione di un gene può dare luogo a malformazioni diverse, così come la mutazione di geni diversi può provocare la stessa malformazione; si tratta, infatti, di una trasmissione familiare, per cui nello stesso gruppo familiare si possono trovare quadri clinici differenti, coesistere, cioè, malformazioni gravi, come l'agenesia renale, e malformazioni minime come le pielectasie. Tra i geni maggiormente studiati vi è il gene che codifica per il recettore di tipo 2 dell'angiotensina II (AGTR2), espresso nel rene e nella via urinaria nell'embriogenesi e poi inattivato. Studi sul DNA di pazienti con sindromi caratterizzate da difetti oculari e malformazioni renali ed urinarie hanno permesso di identificare mutazioni in geni della famiglia PAX.

Questo capitolo tratta le malformazioni genito-urinarie maggiori, per la cui diagnosi gioca un ruolo prioritario l'imaging ecografico e radiologico convenzionale. Tecniche di imaging di secondo livello, quali la tomografia computerizzata attualmente multidetettore (TCMD) o la risonanza magnetica (RM), sono impiegate generalmente in casi selezionati, poiché la prima espone il paziente ad una dose radiante maggiore rispetto alle tecniche convenzionali mentre la seconda impone spesso una sedazione.

Hinchliffe SA, Chan YF, Jones H et al (1992) Renal Hypoplasia and postnatally acquired cortical loss in children with vesicoureteral reflux. Pediatr Nephrol 6:439-444

Sanyannusin P, Shimmentil LA, Mc Noe LA et al (1995) Mutation of the PAX 2 gene in a family with optic nerve colobomas, renal anomalies and vesicoureteral reflux. Nat Genet 9:358-364

Wiesel A, Queisser-Luft A (2005) Prenatal detection of congenital renal malformations by fetal ultrasonographic examination: an analysis of 709,030 births in 12 European countries. Eur J Med Genet 48:131-144

Woolf AS (2000) A molecolar and genetic view of renal and urinary tract malformations. Kidney Int 58:500-512

Malformazioni renali

Anomalie di numero

L'**agenesia renale monolaterale (ARM)** è la più frequente delle anomalie renali di numero, presentando una incidenza dello 0,4% in riscontri postmortem. Colpisce più frequentemente il lato sinistro con rapporto maschio/femmina di 2:1. Condizione asintomatica nella maggioranza dei casi, viene generalmente diagnosticata per le malformazioni associate che colpiscono il rene vicariante, quali la patologia del giunto, il reflusso vescico-ureterale, le malrotazioni, anomalie che vengono riscontrate in una percentuale variabile dal 15 al 30%. L'ARM è spesso associata ad anomalie dei genitali, in particolare nella femmina sono descritte anomalie di fusione mediana dei dotti di Müller (in oltre il 50%), mentre nei maschi assenza o ipoplasia del dotto deferente con o senza coinvolgimento del testicolo (in circa il 30%).

La diagnosi è generalmente occasionale, nel corso di un'indagine ecografica che non evidenzia il rene nella relativa loggia o lungo il decorso della via escretrice. Nel sospetto di agenesia renale l'urografia endovenosa, ma soprattutto la scintigrafia, consentono di confermare la diagnosi; entrambe le metodiche dimostrano rispettivamente assenza di captazione contrastografica o funzionale.

La prognosi è condizionata dalla funzionalità del rene residuo che generalmente presenta ipertrofia compensatoria.

L'**agenesia renale bilaterale (ARB) o sindrome di Potter** è una rara anomalia, incompatibile con la vita, caratterizzata da grave oligoidramnios e alterazioni morfologiche dello scheletro facciale, degli arti e dei polmoni, che ne delineano il quadro. L'ecografia, sia pre che postnatale, non identifica organi riferibili a parenchima renale; le ghiandole surrenaliche in questo tipo di malformazione possono assumere un aspetto cilindrico e simulare l'aspetto di un rene.

Anomalie di fusione e migrazione

Le **anomalie di fusione (AF)** sono il risultato di un anomalo contatto fra i due abbozzi metanefrici. Possono evidenziarsi in caso sia di ectopia renale crociata sia di contatto sulla linea mediana, condizione questa che caratterizza il rene a ferro di cavallo (RFC) (Disegno 1). Quest'ultima è l'AF più frequente, con incidenza che raggiunge un caso su 1800 riscontri autoptici. Nel 95% dei casi la fusione coinvolge il polo inferiore, con un tratto detto "istmo" che può essere fibrotico, displasico o costituito da parenchima normale.

Il rene è solitamente localizzato più in basso che di norma e i due emireni sono extraruotati con le pelvi anteriorizzate, generalmente extrarenali. Gli ureteri comunemente passano anteriormente all'istmo.

La vascolarizzazione del RFC è anomala nel 70% dei casi, con arterie che possono originare direttamente dall'aorta, dall'arteria renale ma anche dalla mesenterica inferiore, iliaca comune e sacrale media. L'istmo ha quasi sempre una vascolarizzazione propria.

In circa un terzo dei casi la diagnosi è occasionale nel corso di un'indagine ecografica, a volte può manifestarsi con dolore addominale ed obiettivamente come massa

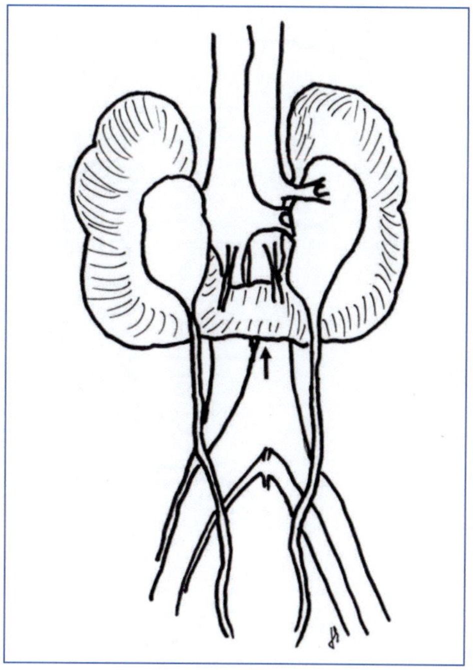

Disegno 1. Rene a ferro di cavallo. Bene evidente la fusione dei poli inferiori sulla linea mediana (freccia)

secondaria ad idronefrosi, in quanto frequente è il deficit di deflusso dell'urina per l'incrocio degli ureteri con l'istmo o per possibili vasi anomali. L'ecografia è in grado di rilevare la diversa inclinazione dei reni ed evidenziare la posizione anteriore dei poli inferiori che risultano fusi (Fig. 1). La scintigrafia può essere utile per l'esatta localizzazione dell'organo in caso di idronefrosi e per la corretta valutazione della funzionalità del parenchima.

Nel RFC vi è una maggiore incidenza di neoplasie maligne; in particolare, il tumore di Wilms viene riscontrato con frequenza circa 8 volte maggiore, rispetto ai reni normali.

Si definiscono **anomalie di migrazione** le ectopie renali (ER), ovvero la presenza di un rene al di fuori dalla normale loggia renale.

Le ER possono essere semplici (ERS) o crociate (ERC). Nel primo caso il rene ectopico è comunque omolaterale alla sede normale (Disegno 2), nell'ectopia crociata il rene è nell'emisoma opposto al suo sbocco ureterale in vescica (Disegno 3). Le ERS sono molto frequenti (1:500 in serie autoptiche) e nel 10% dei casi bilaterali. La sede abituale è quella pelvica (60%), con rene solitamente ridotto ed irregolare; la vascolarizzazione può prendere origine dall'aorta distale o dalle arterie sacrale media o mesenterica inferiore, iliaca comune.

L'ERC, più rara della semplice, può essere con o senza fusione, doppia o in rene unico. Sovente (sino al 55% dei casi) si associa ad malformazioni associate. Le ER sono

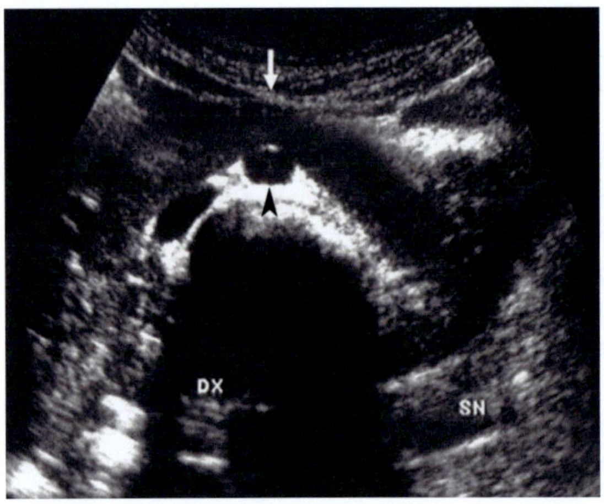

Fig. 1. Rene a ferro di cavallo. La scansione ecografica assiale dimostra la fusione anteriore dei poli renali inferiori (freccia), al davanti dell'aorta (punta di freccia), con un tratto istmico che risulta avere struttura analoga a quella del parenchima renale normale

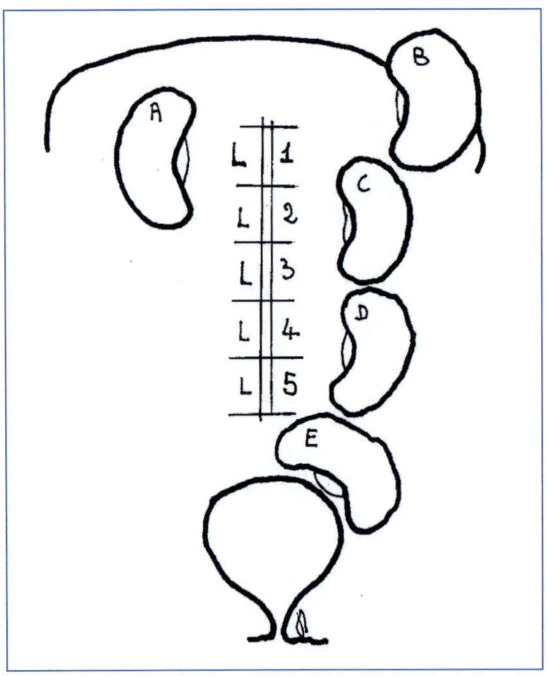

Disegno 2. Ectopia renale semplice. Il disegno illustra la posizione del rene normale e le diverse localizzazioni del rene ectopico. A = rene ortotopico. B = ectopia toracica. C = ectopia addominale. D = ectopia lombare. E = ectopia pelvica

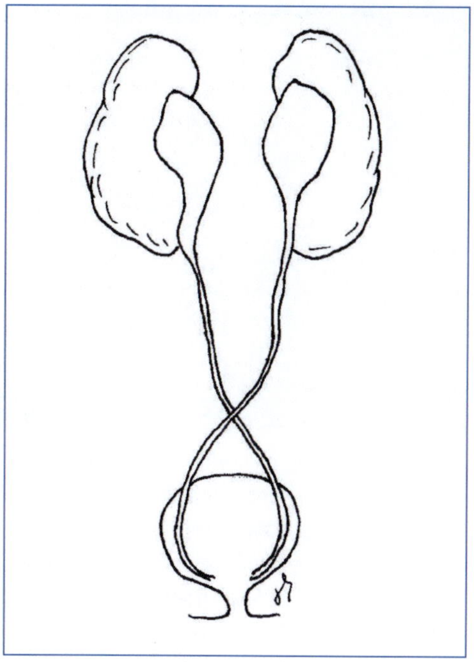

Disegno 3. Ectopia renale crociata. Il disegno evidenzia l'anomalo decorso degli ureteri che si incrociano sulla linea mediana; i reni sono localizzati negli emisomi opposti allo sbocco ureterale in vescica

solitamente asintomatiche, ma i sintomi più frequenti possono essere il dolore, la febbre e l'ematuria, spesso dovuti ad infezione.

In questa anomalia l'ecografia si dimostra spesso utile nell'identificare la sede dell'ectopia; tuttavia a volte risulta limitata dal punto di vista diagnostico, in quanto il rene ectopico, non presentando l'ilo centrale iperecogeno, simula una lesione espansiva. L'urografia e attualmente l'uro RM si dimostrano dirimenti nell'individuare l'anomala posizione dell'organo ed il decorso della via escretrice. La cistografia minzionale è un'indagine fondamentale nell'inquadramento diagnostico di questi pazienti, per l'elevata incidenza della patologia da reflusso vescico-ureterale, secondaria spesso ad un anomalo impianto dell'uretere in vescica (Figg. 2, 3).

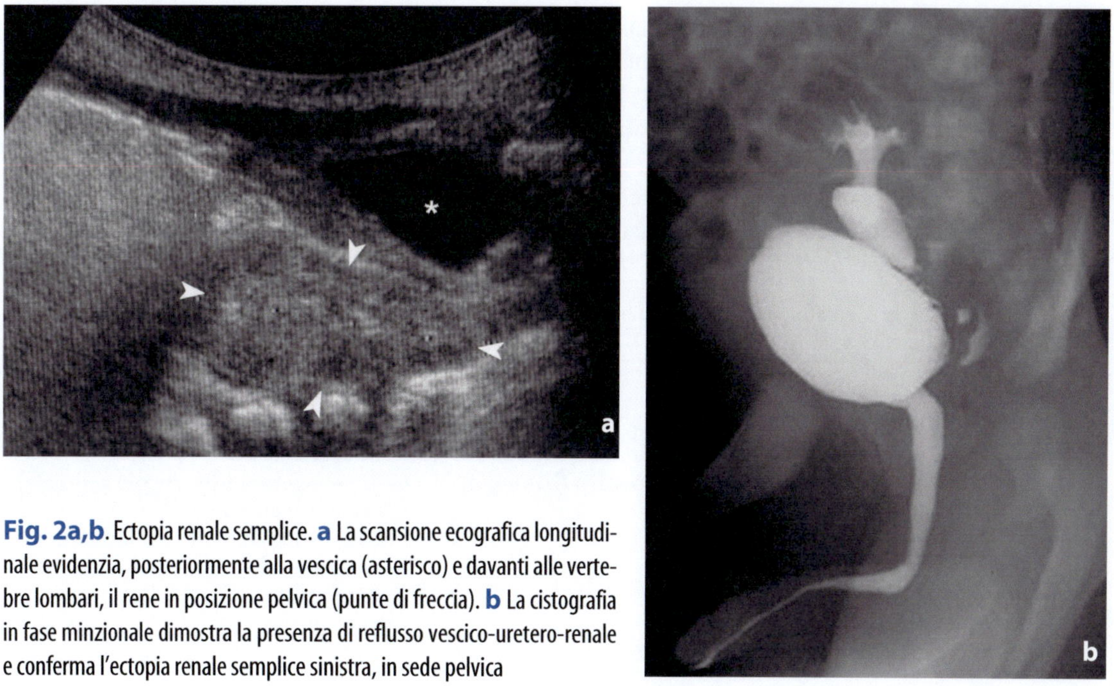

Fig. 2a,b. Ectopia renale semplice. **a** La scansione ecografica longitudinale evidenzia, posteriormente alla vescica (asterisco) e davanti alle vertebre lombari, il rene in posizione pelvica (punte di freccia). **b** La cistografia in fase minzionale dimostra la presenza di reflusso vescico-uretero-renale e conferma l'ectopia renale semplice sinistra, in sede pelvica

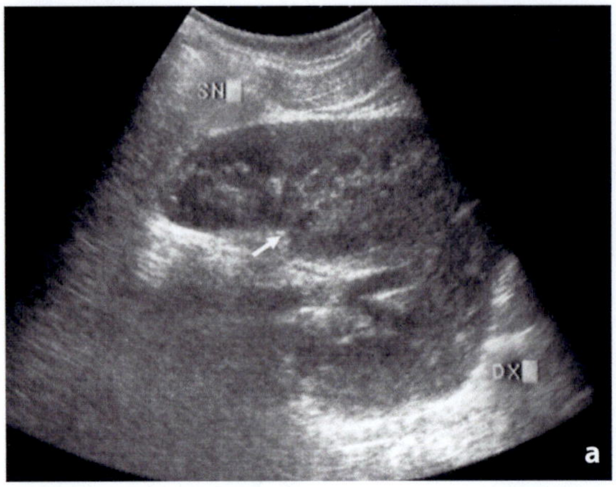

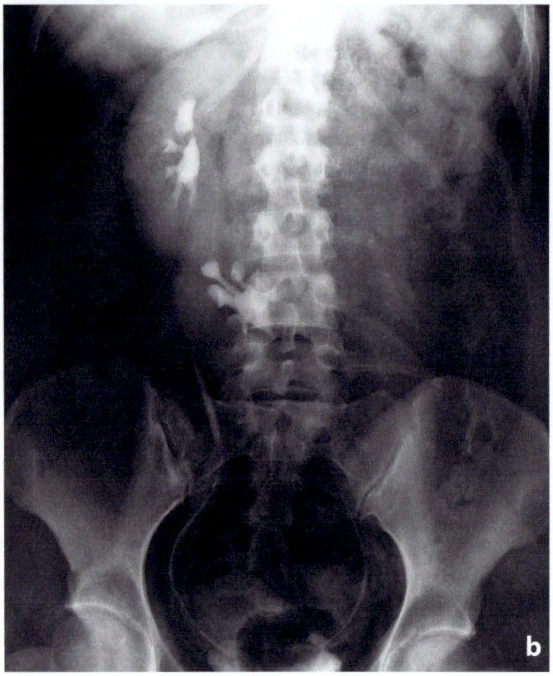

Fig. 3a,b. Ectopia renale crociata. **a** La scansione ecografica trasversale evidenzia ectopia renale crociata destra con rene destro localizzato nell'emiaddome di sinistra e con polo superiore fuso al polo inferiore del rene sinistro (freccia). **b** L'urografia endovenosa in fase escretoria conferma l'ectopia renale crociata destra con uretere che sbocca nell'emiaddome opposto

Abeshouse BS, Bhisitkul I (1959) Crossed renal ectopia with and without function. Urol Int 9:63-91

Brum FA, Becker M, Uglione A et al (1997) Polycystic horseshoe kidney. J Urol 158:2229

Campbell MF (1970) Anomalies of the kidney. In Campbell MF, Harrison GH (eds) (1970) Urology. W.S. Saunders Co., Philadelphia

Walsh PC (1992) Le malformazioni dell'alto apparato urinario. In Campbell (ed) (1992) Urologia. Verduci editore, Roma

Malformazioni cistiche

Facendo riferimento alla classificazione dell'American Academy of Pediatrics del 1987, ancora utilizzata, le malformazioni cistiche renali (MCR) sono classificate in due gruppi (Tabella 2): le forme ereditarie, tra cui il rene policistico nella variante autosomica dell'adulto ed infantile, e quelle non ereditarie, tra cui il rene multicistico ed il diverticolo caliceale.

Di queste verranno trattate in dettaglio il rene multicistico, per la sua elevata incidenza, ed il diverticolo caliceale per le problematiche di diagnosi differenziale.

Tabella 2. Malformazioni cistiche renali: classificazione dell'American Academy of Pediatrics 1987

Ereditarie	Non ereditarie
Rene policistico autosomico dominante (adulto)	Rene multicistico
Rene policistico autosomico recessivo (bambino)	Cisti pielogenica (diverticolo caliceale)
Malattia cistica della midollare	Cisti multiloculare
Nefronoptosi	Malattia spongiosa della midollare
Rene glomerulocistico	Rene glomerulocistico sporadico
Nefrosi microcistica	Cisti semplice
Cisti associate a sindromi	Cisti acquisite
(es. Sdr. Von Hippel-Lindau)	

Rene multicistico

Causa più frequente di massa addominale in età neonatale, presenta una incidenza di 1:3000-4000 nati vivi, con una bilateralità, non compatibile con la vita, del 5% circa. Come l'agenesia renale presenta una certa predilezione per il sesso maschile e viene riscontrato con maggiore frequenza a sinistra.

L'American Academy of Pediatrics ha chiarito il concetto di **displasia**, sempre associata alla cisti, caratterizzata dalla presenza di dotti primitivi ed isole di cartilagine metaplastica. È quindi più corretto parlare di Malattia Displasica Multicistica Renale (Multicystic Displastic Kidney Disease) ed identificare tre forme: 1) multicistica con piccole cisti ed abbondante stroma displasico (rene solido cistico displasico); 2) la forma con grandi cisti e poco stroma (Multicystic Displastic Kidney - MCDK); 3) la variante nella quale è ancora identificabile la pelvi, nota come forma idronefrotica del MCDK.

L'eziologia non è chiara, l'ipotesi ostruttiva è stata certamente la più accreditata, anche se non completamente dimostrata. La frequente associazione con l'atresia ureterale o pielica ha indicato come possibile causa il fallimento dell'incontro fra gemma ureterale e blastema metanefrico, ma la dimostrazione della presenza, nel contesto di un MCDK, di aree di parenchima renale normale con dotti collettori contrasterebbe questa ipotesi. Un incidente vascolare, come per l'agenesia renale, potrebbe giocare un ruolo eziologico.

Macroscopicamente il MCDK, di dimensioni solitamente aumentate, è completamente sostituito da numerose cisti, di diametro variabile da alcuni millimetri a più centimetri, non comunicanti, contenenti liquido citrino (Fig. 4). Il peduncolo vascolare è ipoplasico o addirittura assente. Spesso l'uretere presenta tratti atresici, o termina con un piccolo ureterocele. Microscopicamente, le cisti sono rivestite da epitelio variabile da squamoso a colonnare, immerse in stroma con vari gradi di displasia e zone di nefrogenesi normale.

In passato la diagnosi di MCDK veniva sospettata in quanto i neonati presentavano all'esame obiettivo una massa addominale; la successiva urografia mostrava un'assenza di captazione del mezzo di contrasto (mdc) nel rene coinvolto. Attualmente la diagnosi è posta con l'ecografia pre e postnatale: l'identificazione ecografica di formazioni anecogene rotondeggianti, di dimensioni variabili, in assenza di una chiara pelvi renale e con scarso o assente parenchima renale, consente di porre diagnosi di rene multicistico (Fig. 5). Anche in questa condizione la diagnosi definitiva viene posta con l'indagine scintigrafica che conferma assenza di perfusione e mancanza di funzione. Considerando che il 10-15% dei pazienti con MCDK presenta alterazioni del rene

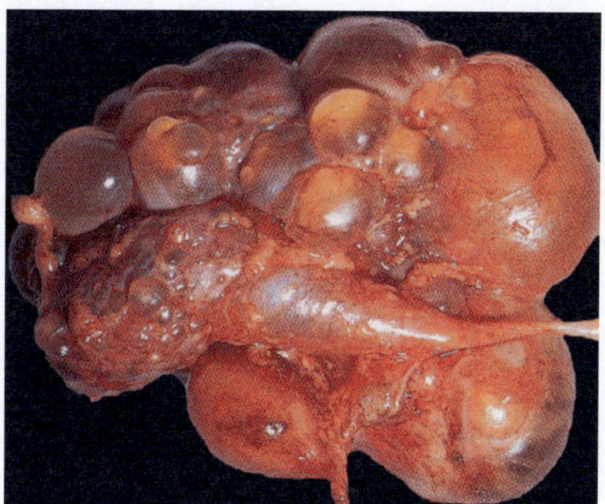

Fig. 4. Rene multicistico. Il pezzo macroscopico dimostra sovvertimento strutturale del rene, con il parenchima normale sostituito da cisti di dimensioni variabili

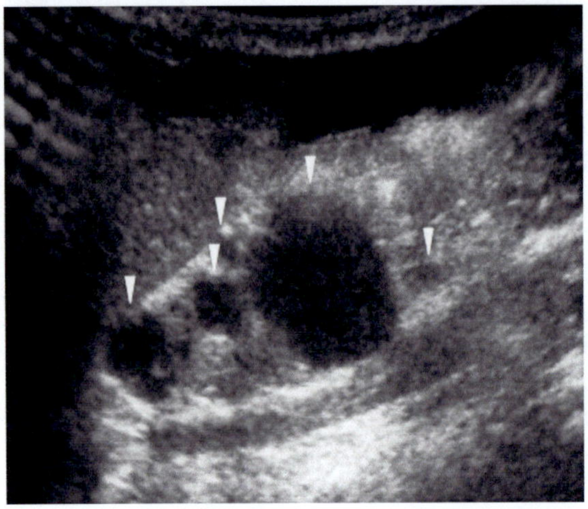

Fig. 5. Rene multicistico. La scansione ecografica longitudinale evidenzia alcune formazioni di aspetto cistico (punte di freccia) nel contesto del parenchima renale che risulta ridotto di spessore

controlaterale o un reflusso vescico-ureterale, l'iter diagnostico prevede generalmente l'esecuzione di una cistografia minzionale.

Cisti pielogenica (diverticolo caliceale)

Si tratta di estroflessioni del sistema collettore superiore, che si affondano nel parenchima renale, comunicando con il calice attraverso un piccolo canale. Solitamente sono formazioni di piccole dimensioni e asintomatiche, ma nei casi di dimensioni notevoli si possono complicare con calcolosi o infezione urinaria, fino alla formazione di un ascesso renale. Ecograficamente è possibile osservare una formazione rotondeggiante con aspetto simil-cistico. L'urografia o la TCMD consentono di evidenziare il caratteristico aspetto di estroflessione rotondeggiante od ovalare, con accumulo di mezzo di contrasto, che si connette al sistema caliceale (Fig. 6).

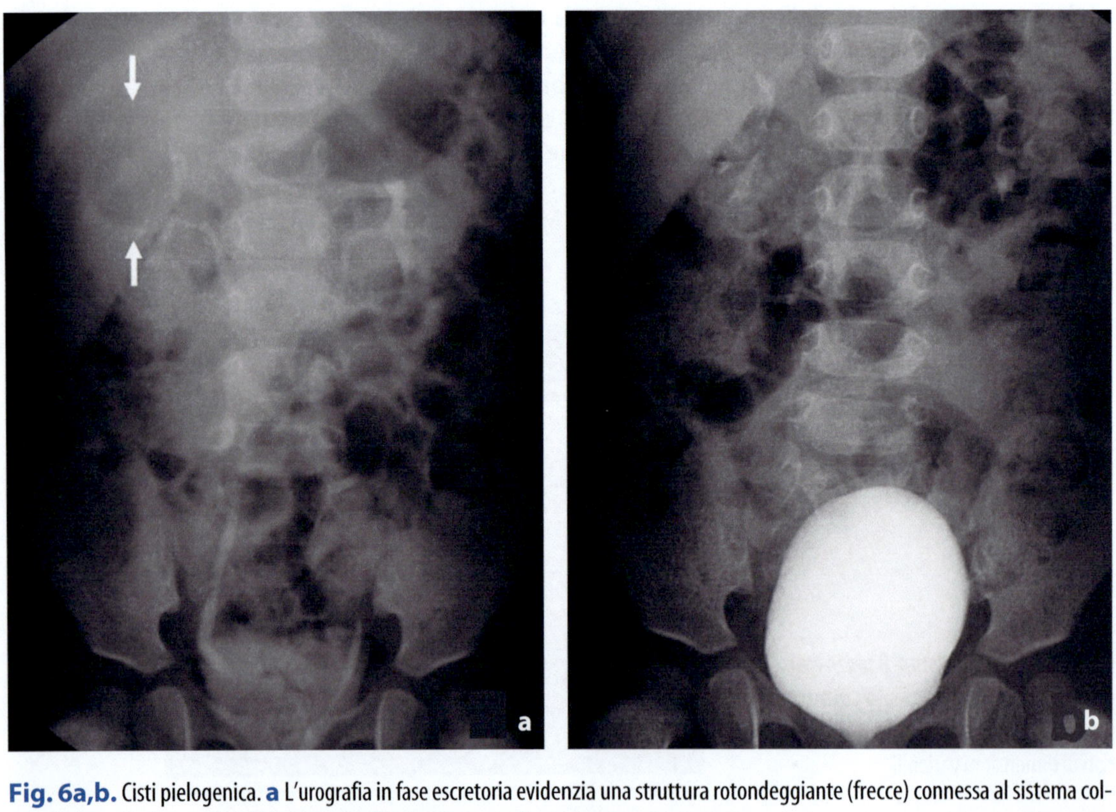

Fig. 6a,b. Cisti pielogenica. **a** L'urografia in fase escretoria evidenzia una struttura rotondeggiante (frecce) connessa al sistema collettore che nella fase tardiva (**b**) accumula all'interno mezzo di contrasto

Bernstein J. (1971) The morphogenesis of renal parenchymal maldevelopment (renal displasia). Pediatr Clin North Am 18:395-407

Demertzis J, Menias CO (2007) State of the art: imaging of renal infections. Emerg Radiol 14:13-22

Glassberg KI, Stephens FD, Lebowitz RL et al (1987) Renal dysgenesis and cystic disease of the kidney: a report of the Committee on Terminology, Nomenclature and Classification, Section on Urology, American Academy of Pediatrics. J Urol 138:1085-1092

Matsell DG, Bennet T, Goodyer P et al (1996) The pathogenesis of multicystic dysplastic kidney disease: insights from the study of fetal kidney. Lab Invest 74:883-893

Malformazioni della via escretrice

Duplicità e triplicità pielo-ureterale

Si tratta di varianti anatomiche, di per sé asintomatiche, dovute alla presenza di due o tre gemme ureterali completamente separate (doppio e triplo distretto completo), che incontrano il blastema metanefrico dividendolo in distretti funzionalmente separati, oppure secondarie alla divisione più o meno precoce della gemma ureterale (doppio e triplo distretto incompleto). Una biforcazione dell'uretere in sede prossimale determina la variante definita bacinetto bifido (presente nel 10% della popolazione). Per la cosiddetta legge di Weigert-Meyer l'uretere che drena il polo superiore renale sboccherà in vescica più caudalmente e medialmente, mentre l'uretere che drena il polo inferiore renale sboccherà in vescica più cranialmente e lateralmente.

Queste varianti spesso si associano ad altre anomalie; in particolare, il distretto polare inferiore è frequentemente sede di reflusso vescico-ureterale, mentre il distretto superiore spesso si associa ad ectopia ureterale o ureterocele (**Disegno 4**).

La diagnosi è posta agevolmente utilizzando l'ecografia e la cistografia minzionale. Ecograficamente il doppio distretto è caratterizzato da un doppio complesso pielo-caliceale centrale; generalmente il rene affetto risulta più lungo del controlaterale. In presenza di reflusso vescico-ureterale che, come sottolineato in precedenza, interessa

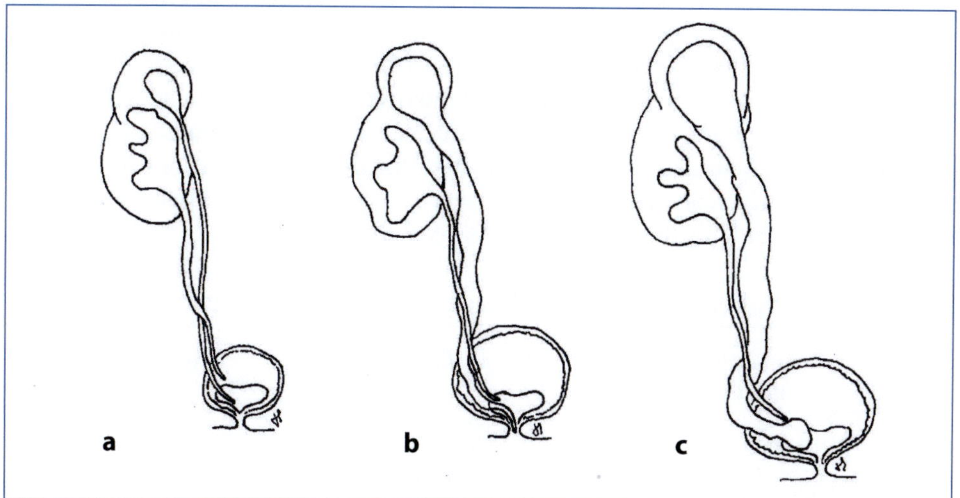

Disegno 4. Duplicità ureterale. Gli schemi mostrano alcune varianti ureterali associate ad anomalie. **a** Duplicità ureterale con distretto polare inferiore sede di reflusso vescico-ureterale. **b** Distretto superiore associato ad ectopia ureterale. **c** Distretto superiore associato a ureterocele

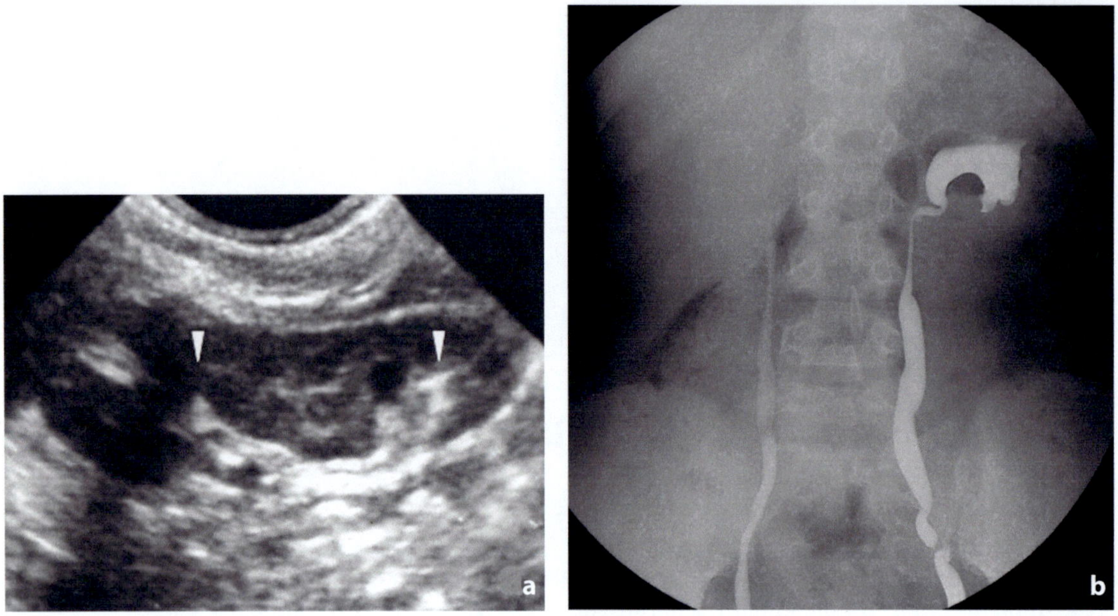

Fig. 7a,b. Doppio distretto. **a** La scansione ecografica longitudinale evidenzia la separazione del complesso centrale pielo-caliceale (punte di freccia), in un distretto superiore ed uno inferiore. **b** L'indagine cistografica evidenzia reflusso vescico-ureterale bilaterale, a sinistra vi è opacizzazione del distretto polare inferiore, caratterizzato complessivamente da riduzione numerica dei calici

generalmente il distretto polare inferiore, la cistografia minzionale consente di confermare la diversa conformazione delle vie escretrici opacizzate per via retrograda e valutare con accuratezza l'entità del reflusso stesso (Fig. 7).

Lee PH, Diamond DA, Duffy PG et al (1991) Duplex reflux: a study of 105 children. J Urol 146:657-659

Anomalie della giunzione pielo-ureterale

Le anomalie della giunzione pielo-ureterale si manifestano con il quadro anatomo-patologico dell'idronefrosi, ossia con un grado più o meno marcato di dilatazione della pelvi, dei calici e con progressiva possibile compressione del parenchima renale. Le anomalie del tratto genito-urinario possono essere individuate già alla 12ª-15ª settimana di gestazione, e quasi il 90% dei reni fetali possono essere identificati nella 17ª-20ª settimana di gestazione; pertanto, la ricerca di una eventuale idronefrosi è uno dei passaggi fondamentali dell'ecografia prenatale. Una delle classificazioni dell'idronefrosi più utilizzata anche attualmente (Tabella 3) è quella del 1993 della Società per l'Urologia Fetale in feti superiori alle 20 settimane di gestazione.

Tabella 3. Idronefrosi: classificazione della Società per l'Urologia Fetale, 1993

Grado	Diametro pelvi (antero-posteriore)	Calici	Spessore corteccia
I	Inferiore/uguale a 10 mm	Normali	Normale
II	10 -15 mm	Normali o alcuni dilatati	Normale
III	Superiore a 15 mm	Tutti lievemente dilatati	Normale
IV	Superiore a 15 mm	Tutti moderatamente dilatati	Lieve riduzione
V	Superiore a 15 mm	Tutti severamente dilatati	Grave riduzione < 2 mm

Particolare importanza ha assunto lo studio prenatale, in quanto è stato possibile correlare il grado di idronefrosi o con la sua risoluzione spontanea o con la probabilità che si renda necessario un intervento chirurgico. Una idronefrosi di I grado ha la probabilità di risolversi spontaneamente nel 50% dei casi, ma tale probabilità si riduce al 3% nel IV grado e si azzera nel V grado (Fig. 8).

Le cause che determinano idronefrosi possono essere divise in primitive (intrinseche ed estrinseche) e secondarie. Le cause primitive intrinseche, molto rare, sono da riferire ad anomalie della parete della giunzione pielo-ureterale e/o ureterali, quali stenosi o ipoplasia ureterale, polipi, papillomi, valvole, pieghe fetali persistenti, impianto alto dell'uretere. Fra le cause primitive estrinseche la più frequente è la presenza di un vaso anomalo del polo inferiore che determina una ostruzione, nella maggior parte dei casi intermittente, definita stenosi del giunto intermittente. Questa forma rappresenta circa il 20% delle idronefrosi da alterazione del giunto pielo-ureterale. Le forme secondarie sono generalmente legate ad un reflusso vescico-ureterale di grado elevato; la conseguente tortuosità dell'uretere può determinare una ostruzione prossimale.

Le malformazioni associate più frequenti sono a carico dell'apparato gastrointestinale (malformazioni ano-rettali, atresia esofagea), del sistema nervoso centrale, cardiovascolare ed urinario (rene a ferro di cavallo, megauretere primitivo, ipospadia, valvola dell'uretra posteriore, agenesia renale controlaterale e rene multicistico controlaterale).

La diagnosi ecografica pre e postnatale ha radicalmente cambiato la presentazione clinica delle anomalie della giunzione pielo-ureterale. Attualmente i bambini affetti da questa patologia sono generalmente asintomatici, mentre in passato l'idronefrosi veniva diagnosticata tardivamente, spesso per la presenza di massa addominale o la comparsa di sintomi, quali febbre, ematuria con o senza colica renale, disturbi dell'accrescimento, vomito, dispepsia, dolori addominali ricorrenti. L'ecografia in particolare viene considerata tecnica di primo livello nella valutazione dell'idronefrosi e del grado di dilatazione (Fig. 9). La valutazione eco-color-Doppler può evidenziare la presenza di un vaso anomalo, tale rilievo tuttavia può essere delineato con maggior dettaglio dalla risonanza magnetica con sequenze precontrastografiche T2 pesate e GRE T1 pesate dopo iniezione di mezzo di contrasto. La premedicazione con furosemide (1 mg/kg) consente di distendere la via escretrice e di diluire la concentrazione di

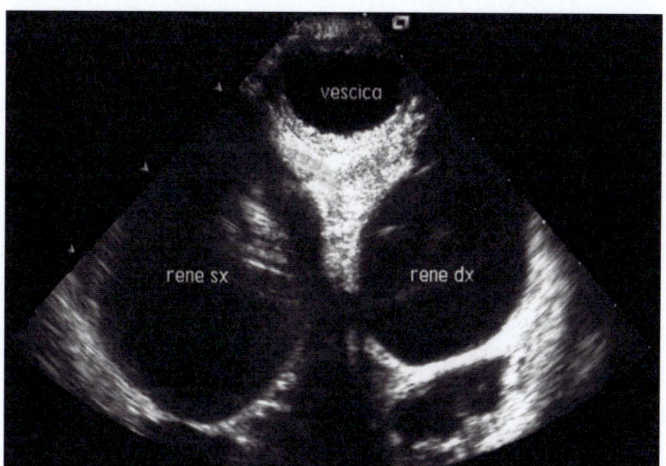

Fig. 8. Idronefrosi. Lo studio ecografico prenatale evidenzia marcata dilatazione di entrambe le pelvi senza evidenza di parenchima renale

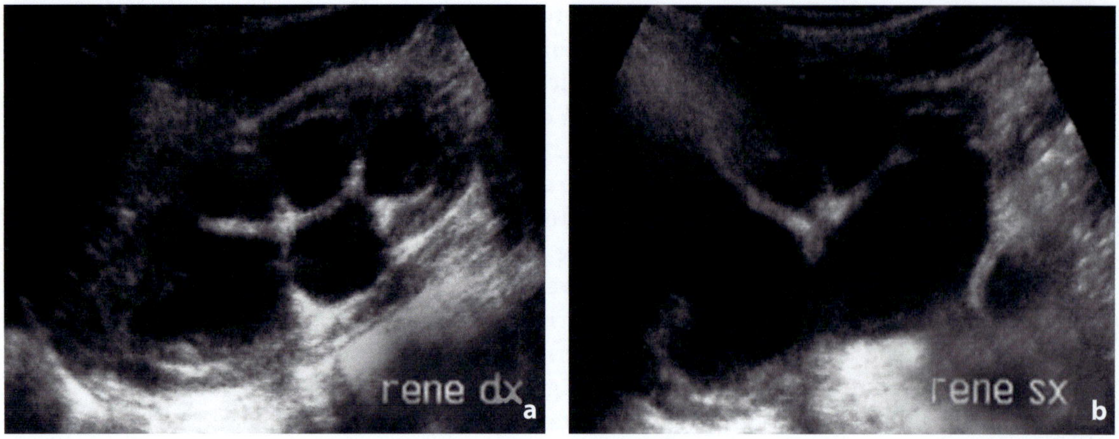

Fig. 9a,b. Idronefrosi. Scansione ecografica longitudinale che mostra idronefrosi bilaterale di IV grado a destra (**a**) e di V grado a sinistra (**b**)

mezzo di contrasto paramagnetico. La RM è in grado di mostrare in maniera completa la via escretrice malformata.

Fernbach SK, Maizels M, Conway JJ (1993) Ultrasound grading of hydronephrosis: introduction to the system used by the Society for Fetal Urology. Pediatr Radiol 23(6):478-480

Grattan-Smith JD, Jones RA (2006) MR urography in children. Pediatr Radiol 36:1119-1132

Uehling DT, Gilbert E, Chesney R (1983) Urologic implications of the VATER association. J Urol 129(2):352-354

Ectopia ureterale

L'ectopia ureterale (EU) deriva da un'anomala posizione della gemma ureterale sul dotto mesonefrico.

Generalmente questa anomalia viene distinta in due forme: intravescicale ed extravescicale.

Nelle forme intravescicali lo sbocco ureterale è di solito più laterale e craniale che di norma, al di fuori della classica area trigonale; spesso è associato a reflusso vescico-ureterale, ma può essere anche asintomatico. Generalmente, quando si parla di EU, si fa riferimento alla forma extravescicale, con sbocco dell'uretere in uretra o nelle vie genitali (Disegno 5); in particolare, lo sbocco dell'uretere può trovarsi in sedi diverse

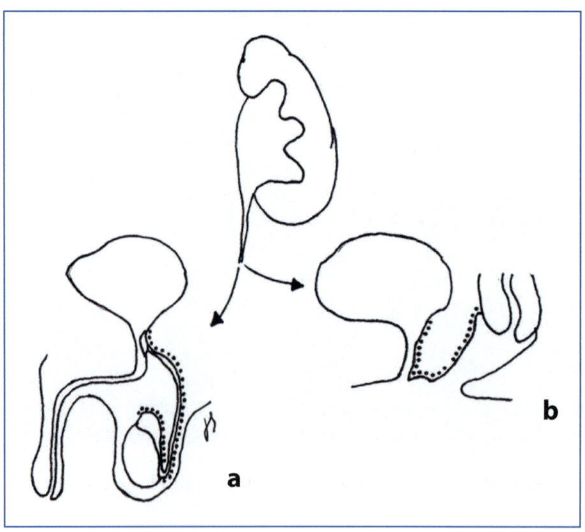

Disegno 5. Ectopia ureterale. I punti neri indicano le possibili sedi dell'orifizio ureterale ectopico nel maschio (**a**) e nella femmina (**b**)

Tabella 4. Ectopia ureterale

Maschio	Femmina
Uretra posteriore (sempre sovra-sfinterica)	Uretra (sovra o sotto-sfinterica)
Deferente	Dotto di Gartner
Vescichette seminali	Vagina
Epididimo	Cervice uterina – utero
	Tube

a seconda del sesso (Tabella 4). In casistiche autoptiche l'incidenza dell'ectopia è di 1:1900, con netta prevalenza del sesso femminile (5-6:1). Circa il 10% delle EU sono bilaterali. L'EU mono o bilaterale associata a doppio distretto reno-ureterale completo è la forma più frequente e meno grave (circa l'80% di tutte le EU); al contrario, l'EU bilaterale in distretto singolo è la forma più rara ma più grave per la frequente associazione di incontinenza urinaria, ipoplasia vescicale e compromissione parenchimale. L'ectopia ureterale, sia nel doppio distretto sia in quello singolo, è sempre associata ad un quadro di displasia renale di gravità variabile, in modo direttamente proporzionale a quanto più lo sbocco dell'uretere ectopico è lontano dalla sua normale sede. Nelle EU con sbocco nelle vie genitali quasi sempre il distretto renale corrispondente è funzionalmente muto.

Nella forma più frequente, ossia l'EU in doppio distretto nella femmina, si può osservare incontinenza, in quanto l'apertura dell'uretere ectopico generalmente è situata distalmente allo sfintere uretrale.

L'ecografia a volte può non evidenziare un doppio distretto in quanto quello superiore può essere troppo piccolo per essere identificato.

Un doppio distretto monolaterale in una bambina con incontinenza urinaria deve sempre suggerire un doppio distretto controlaterale occulto con ectopia ureterale del distretto superiore. Nei casi in cui la cistografia minzionale non sia diagnostica, in quanto non si riesce a documentare un reflusso nella via escretrice, la TC può evidenziare un polo superiore sottile e displasico.

Nel maschio l'uretere ectopico può aprirsi nel retto o nell'uretra posteriore, nei dotti eiaculatori, nelle vescicole seminali, nei dotti deferenti. In questi ultimi casi non è presente incontinenza urinaria in quanto nessuna di queste strutture si trova al di sotto dello sfintere uretrale. La cistografia minzionale può visualizzare la terminazione dell'uretere ectopico o identificare un ridotto numero di calici disposti più inferiormente che di norma.

Campbell MF (1970) Anomalies of the ureter. In Campbell MF, Harrison GH (eds) (1970) Urology. W.S. Saunders Co., Philadelphia, 1970, pp 1487-1670

Braverman RM, Lebovitz RL (1991) Occult ectopic ureter in girls with urinary incontinence: diagnosis by using CT. AJR Am J Roentgenol 156:365-366

Ureterocele (UT)

Per ureterocele (UT) si intende la dilatazione cistica del tratto terminale, intravescicale, sottomucoso dell'uretere; tale malformazione colpisce il sesso femminile sette volte più di quello maschile; l'incidenza varia, nelle diverse casistiche autoptiche pediatriche, da 1:500 a 1:4000. Frequentemente monolaterale, solo nel 10% dei casi è bilaterale. L'eziologia è tuttora discussa; le due ipotesi più accreditate sono l'anomalo riassorbimento del tratto di dotto mesonefrico compreso tra la vescica e la gemma ureterale o la persistenza della membrana di Chwalla che occlude temporaneamente la giunzione uretero-vescicale e compare fra l'uretere distale ed il seno urogenitale alla 37ª giornata di vita embrionale.

L'ureterocele completamente contenuto in vescica è detto intravescicale; se vi è una porzione oltre il collo vescicale si parla di ureterocele ectopico. L'UT può essere tributario di un rene a distretto singolo, oppure drenare il polo superiore di un doppio distretto reno-ureterale completo (forma più comune, pari a circa l'80% di tutti gli UT); in questo caso è sempre presente un grado di displasia del polo superiore renale, variabile sino al completo silenzio funzionale.

Segni e sintomi sono diversi; nella femmina può essere evidenziato all'esame obiettivo come formazione cistica a parete sottile protrudente dal meato uretrale. In questo caso, così come ogni volta che l'UT sconfina oltre il collo vescicale, i sintomi più importanti sono legati all'ostruzione cervico-uretrale che condiziona lo svuotamento vescicale, determinando tutti i segni della "vescica da sforzo". Più frequentemente l'UT si identifica nel corso della diagnostica ecografica di un'idroureteronefrosi, generalmente già segnalata in utero. Nei bambini più grandi l'infezione urinaria rimane la più frequente manifestazione.

La diagnosi di uretere intravescicale viene posta generalmente con un'indagine ecografica o cistografica che evidenzia un difetto di riempimento rispettivamente rotondeggiante delimitato da parete iperecogena e radiotrasparente, nella fase iniziale del riempimento vescicale (**Figg. 10, 11**). Utilizzando l'urografia è possibile identificare il mezzo di contrasto che riempie la via escretrice e l'ureterocele, producendo la tipica immagine rotondeggiante od ovalare definita "a testa di cobra" (**Fig. 12**).

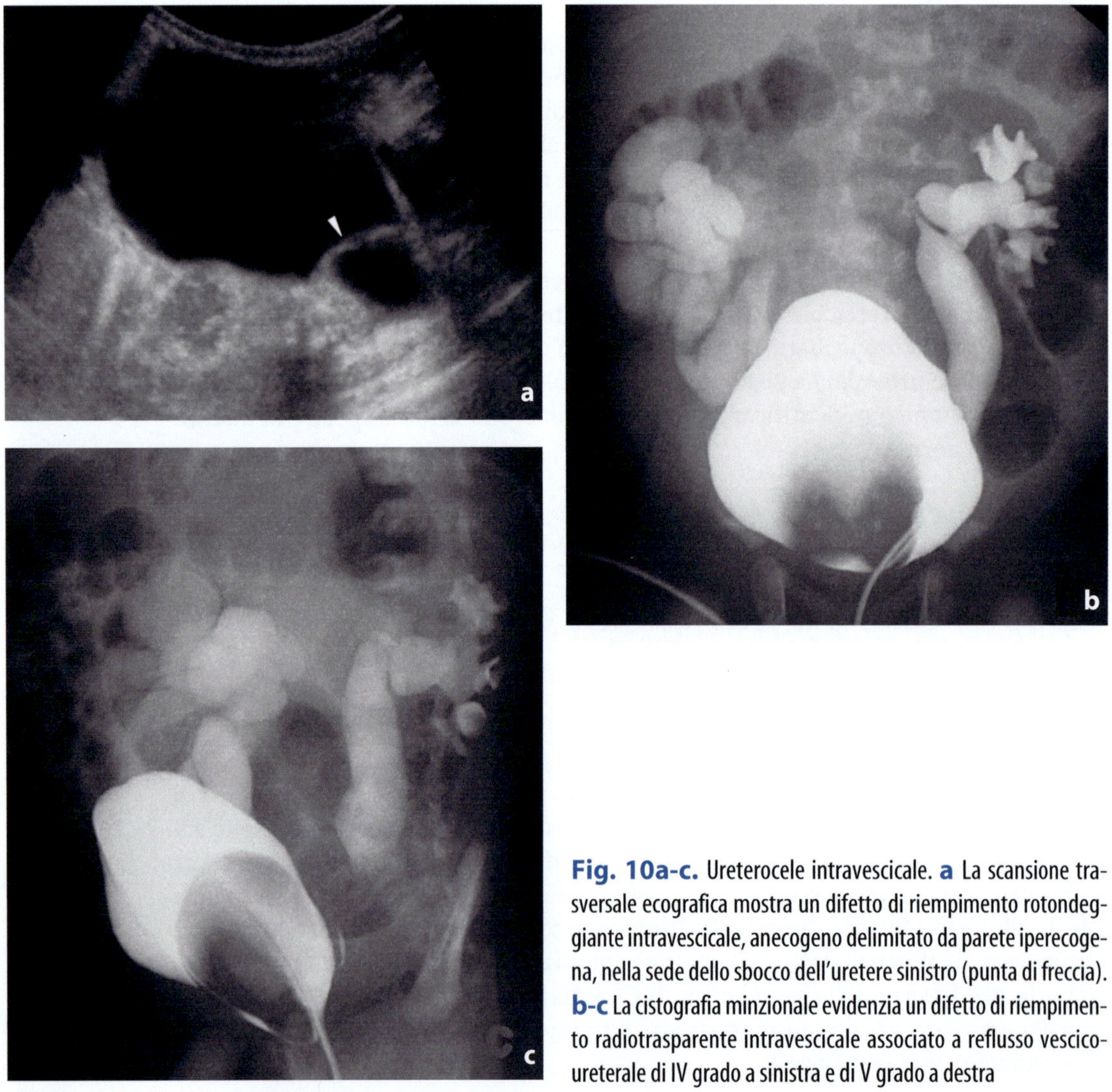

Fig. 10a-c. Ureterocele intravescicale. **a** La scansione trasversale ecografica mostra un difetto di riempimento rotondeggiante intravescicale, anecogeno delimitato da parete iperecogena, nella sede dello sbocco dell'uretere sinistro (punta di freccia). **b-c** La cistografia minzionale evidenzia un difetto di riempimento radiotrasparente intravescicale associato a reflusso vescico-ureterale di IV grado a sinistra e di V grado a destra

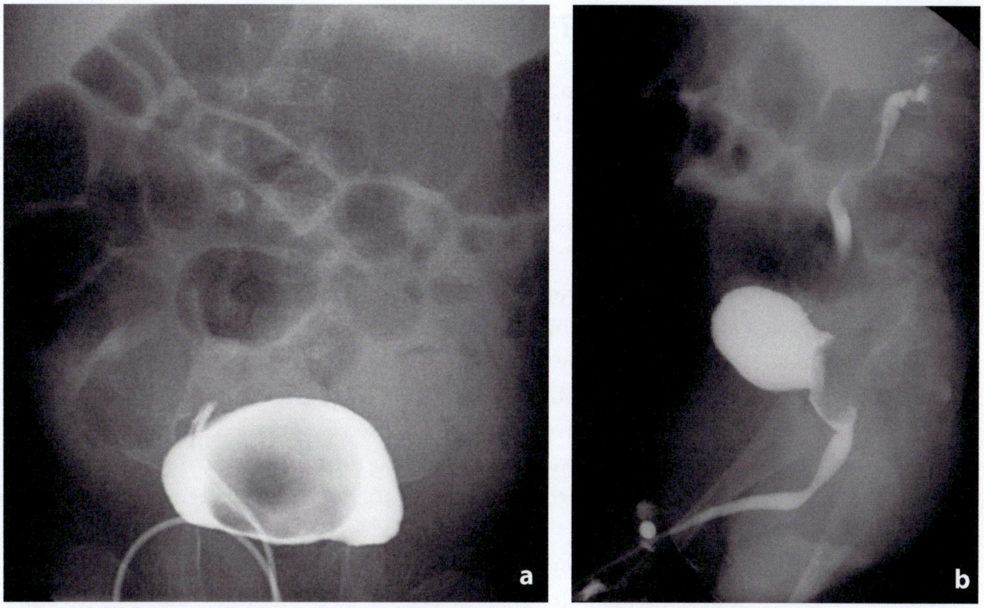

Fig. 11a,b. Ureterocele ectopico. La cistografia minzionale evidenzia un difetto di riempimento intravescicale radiotrasparente che durante la minzione si localizza oltre il collo vescicale. Ben evidente reflusso vescico-ureterale di II grado

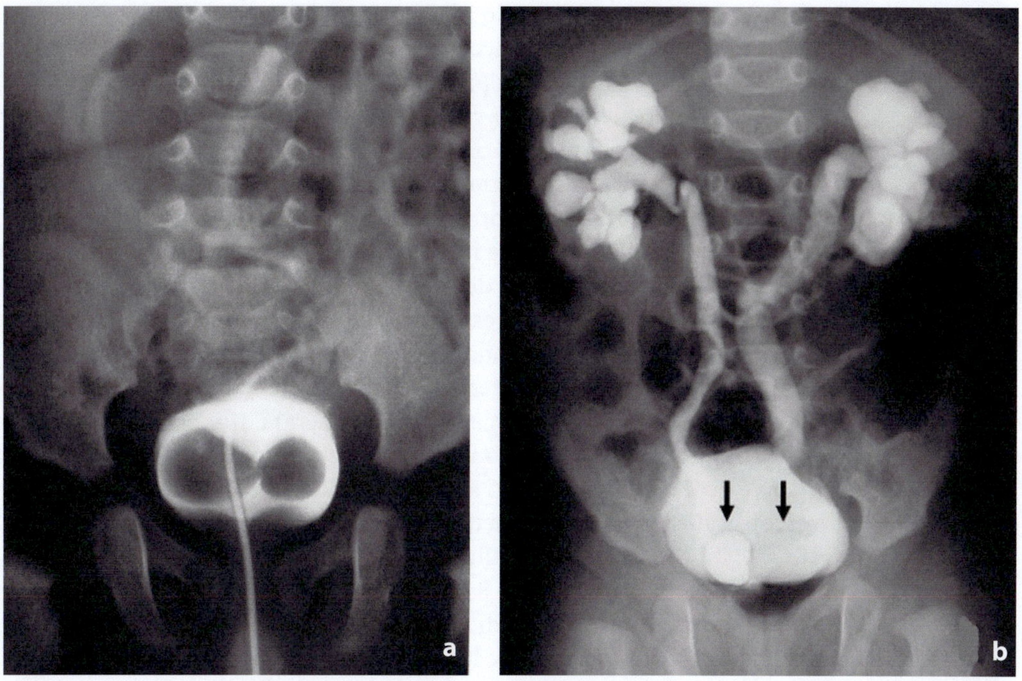

Fig. 12a,b. Ureterocele doppio. **a** Cistografia: nella fase iniziale del riempimento vescicale sono ben evidenti due difetti di riempimento radiotrasparenti. **b** Urografia: nella fase escretoria il mezzo di contrasto riempie le vie escretrici e gli ureteroceli, producendo un'immagine rotondeggiante a destra ed ovalare a sinistra (frecce) definite "a testa di cobra"

Chwalla R (1927) The process of formation of cystic dilatation of the vesical end of the ureter and diverticula at the ureteral ostium. Urol Cutan Ren 31:499

Stephens FD (1983) Congenital malformations of the urinary tract. Praeger, New York

Anomalie della giunzione uretero-vescicale

Per anomalie della giunzione ureterovescicale si intendono quelle forme che interessano il tratto distale dell'uretere, quindi il reflusso vescico-ureterale e il megauretere.

Reflusso vescico-ureterale

Per reflusso vescico-ureterale (RVU) si intende un anomalo ritorno dell'urina dalla vescica all'uretere e quindi al rene. IL RVU rappresenta l'uropatia pediatrica più frequente; nei bambini che hanno presentato infezione urinaria la sua incidenza si aggira sul 20-30%. Nonostante la possibilità di guarigione spontanea, tale anomalia è potenzialmente molto grave, in quanto spesso associata a nefropatia che può essere congenita, su base displasica, o secondaria a infezioni urinarie ascendenti.

Il RVU viene suddiviso in 5 gradi (Tabella 5) e classificato come primitivo e secondario.

Nella prima condizione fondamentale è la posizione dello sbocco ureterale in vescica, in quanto questa determina la lunghezza e l'inclinazione rispetto alla parete vescicale del tratto di uretere sottomucoso ed intramurale. Sono infatti questi i fattori anatomici che, insieme alla fascia di Waldeyer ed al trigono, sono determinanti nel consentire alla giunzione vescico-ureterale di comportarsi come una valvola che non permette il ritorno dell'urina verso il rene.

Le forme secondarie sono per lo più legate ad una ostruzione allo svuotamento vescicale. Questa può essere organica, per esempio in caso di valvole dell'uretra posteriore, oppure funzionale come in presenza di vescica neurologica.

Il sospetto diagnostico di RVU viene generalmente posto in presenza di infezione urinaria, o in seguito alla segnalazione ecografica di dilatazione delle vie escretrici in epoca prenatale. In questa condizione l'ecografia è una metodica che ha scarsa sensibilità in quanto spesso, anche in presenza di un reflusso di grado elevato, risulta negativa. A volte, in seguito a ripetute infezioni delle vie urinarie, è possibile identificare introflessioni regolari del profilo della corticale che corrispondono a cicatrici, nei casi più gravi il rene coinvolto può essere ridotto di dimensioni, con scarsa differenziazione cortico-midollare, delineando il quadro della displasia.

Attualmente sta avendo progressiva diffusione la cistoecografia, con utilizzo di mezzo di contrasto. Tale metodica viene considerata affidabile sostanzialmente nel follow-up di pazienti con reflusso vescico-ureterale accertato e nelle bambine, per le quali non è necessario uno studio accurato dell'uretra. La cistografia minzionale con fluoroscopia pulsata rimane la metodica di riferimento nella diagnosi della patologia da reflusso; inoltre, risulta insostituibile nello studio funzionale della vescica e nella valutazione dell'uretra maschile. La maggior parte dei protocolli prevede che, in pazienti al di sotto del primo anno di vita con infezione delle vie urinarie accertata, o in quelli di qualsiasi età con ripetute infezioni delle vie urinarie, vengano eseguite un'ecografia ed una cistografia minzionale. In presenza di reflusso vescico-ureterale può essere indicata una scintigrafia renale, quest'ultima in grado di documentare l'eventuale danno funzionale.

Tabella 5. Reflusso vescico-ureterale: classificazione

1° grado	uretere sottile, con risalita del mezzo di contrasto per breve tratto, senza mai visualizzazione della pelvi (reflusso incompleto)
2° grado	reflusso che raggiunge la pelvi ed i calici (reflusso completo) senza alcuna dilatazione
3° grado	reflusso completo con modesta dilatazione dell'uretere e delle cavità renali
4° grado	reflusso completo con importante dilatazione dell'uretere e delle cavità renali
5° grado	reflusso completo con massima dilatazione dell'uretere e delle cavità renali associato a tortuosità dell'uretere

Megauretere

Con il termine di megauretere (MU) si indicano spesso condizioni diverse che hanno in comune il quadro anatomico dell'idroureteronefrosi, ossia una dilatazione di vario grado dell'uretere e delle vie escretrici intrarenali. Il MU si classifica in ostruttivo (la forma più frequente), refluente, non ostruttivo, non refluente, ostruttivo e refluente.

La forma classica, ostruttiva è definita anche megauretere primitivo (MUP). Dal punto di vista eziologico, la teoria più avvalorata è quella relativa al mancato riassorbimento della già citata membrana di Chwalla. Il quadro clinico è quello tipico delle uropatie ostruttive, quindi infezione urinaria, dolore addominale e/o lombare, ematuria; nelle forme severe è possibile palpare una massa. L'ecografia rivela idro-ureteronefrosi, la valutazione in real-time consente di evidenziare una peristalsi attiva fino in prossimità del tratto distale dell'uretere, che risulta avere un calibro pressoché normale. La cistografia minzionale consente di differenziare fra MU ostruttivo e refluente, condizioni che necessitano di un diverso approccio terapeutico. Metodiche quali la scintigrafia, l'urografia endovenosa ed attualmente la risonanza magnetica consentono di valutare il grado di dilatazione e di ostruzione nonché la funzionalità renale residua, espressa in maniera diversa per ciascuna metodica come captazione o impregnazione del parenchima (Fig. 13).

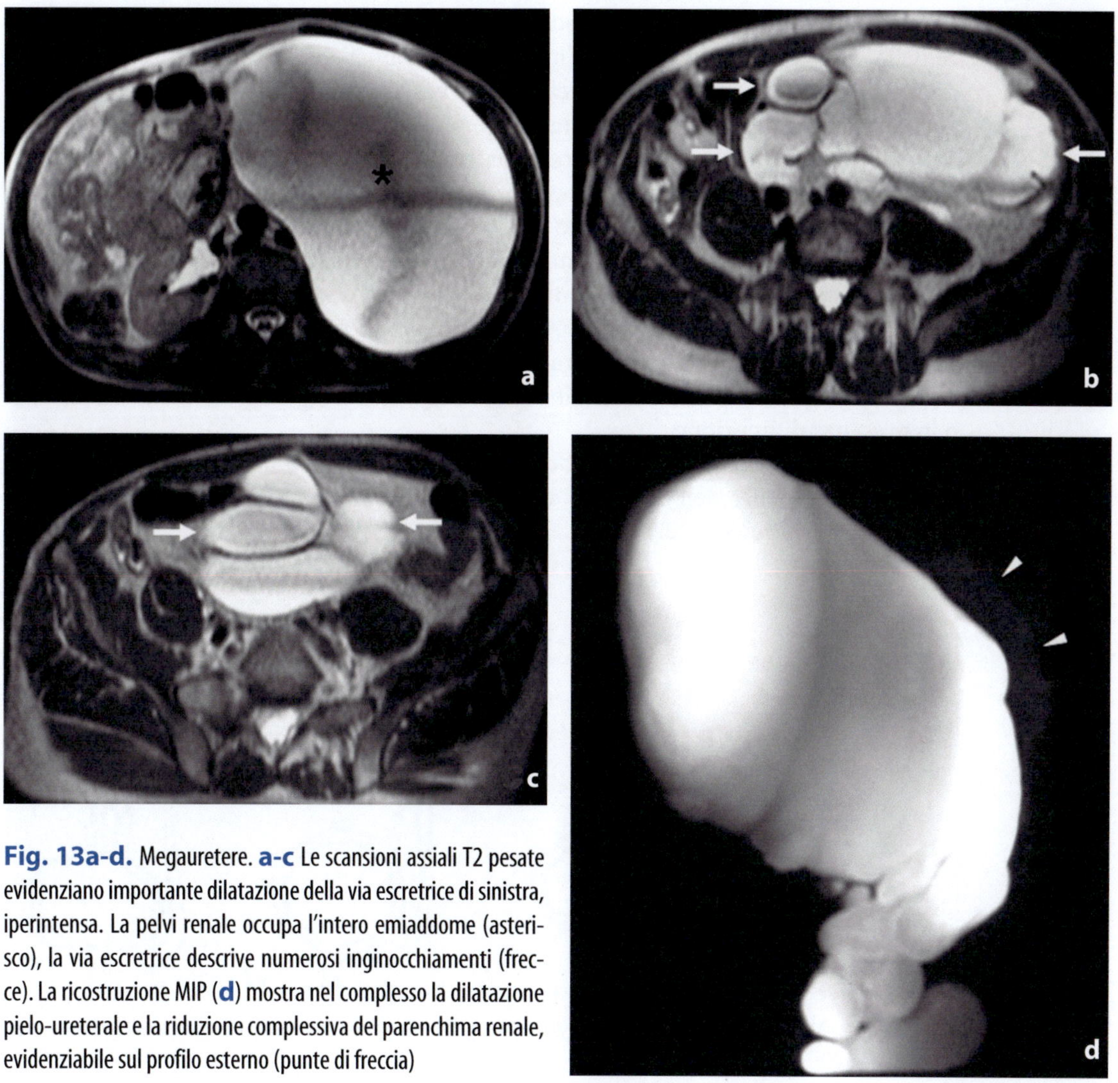

Fig. 13a-d. Megauretere. **a-c** Le scansioni assiali T2 pesate evidenziano importante dilatazione della via escretrice di sinistra, iperintensa. La pelvi renale occupa l'intero emiaddome (asterisco), la via escretrice descrive numerosi inginocchiamenti (frecce). La ricostruzione MIP (**d**) mostra nel complesso la dilatazione pielo-ureterale e la riduzione complessiva del parenchima renale, evidenziabile sul profilo esterno (punte di freccia)

Alcaraz A, Vinaixa F, Tejedo-Mateu A et al (1991) Obstruction and recanalization of the ureter during embryonic development. J Urol 145:410-416

King LR (1980) Megaloureter: Definition, diagnosis and management (Guest editoria). J Urol 123:222-223

King LR, Stephens FD (1976) Vesicoureteral reflux: history, etiology, and conservative management. In Kelalis PP, King LR (eds) Clinical Pediatric Urology. W.B. Saunders Co., Philadelphia, p 342

Riccabona M, Fotter R (2006) Radiographic studies in children with disorders: what to do and when. In Hogg R (ed) Kidney disorders in children and adolescents. Taylor and Francis, Birmingham, pp 15-34

Stefanidis CJ, Siomou E (2007) Imaging strategies for vesicoureteral reflux diagnosis. Pediatr Nephrol 22:937-947

Malformazioni delle basse vie urinarie

Queste malformazioni colpiscono con maggiore frequenza il maschio; nella femmina sono eccezionali.

Patologia della persistenza dell'uraco

L'uraco o legamento ombelicale medio è una struttura cordoniforme che unisce l'apice della cupola vescicale al bordo inferiore dell'ombelico. Si tratta del residuo di un dotto che nel feto mette in comunicazione la vescica primitiva con la cavità allantoidea. Al termine della gravidanza l'uraco generalmente si oblitera; anomalie del processo di involuzione possono portare a quattro condizioni: pervietà completa dell'uraco; cisti dell'uraco; seno uracale esterno; diverticolo uracale (**Disegno 6**).

Nella pervietà completa dell'uraco si osserva una comunicazione fra ombelico e vescica. È una condizione generalmente evidente alla nascita con un quadro definito di "ombelico secernente" che in fase minzionale può perdere urina.

La cisti dell'uraco consegue ad una involuzione incompleta dell'uraco, che lascia uno o più segmenti pervi, dove si raccolgono secrezioni ed epitelio sfaldato. La cisti diviene evidente di solito nel bambino grande, quando raggiunge discrete dimensioni o in presenza di infezione.

Il seno uracale esterno deriva dall'obliterazione distale dell'uraco e dalla sua pervietà in corrispondenza dell'ombelico, cui consegue la ritardata cicatrizzazione ombelicale e/o la fuoriuscita di secrezioni.

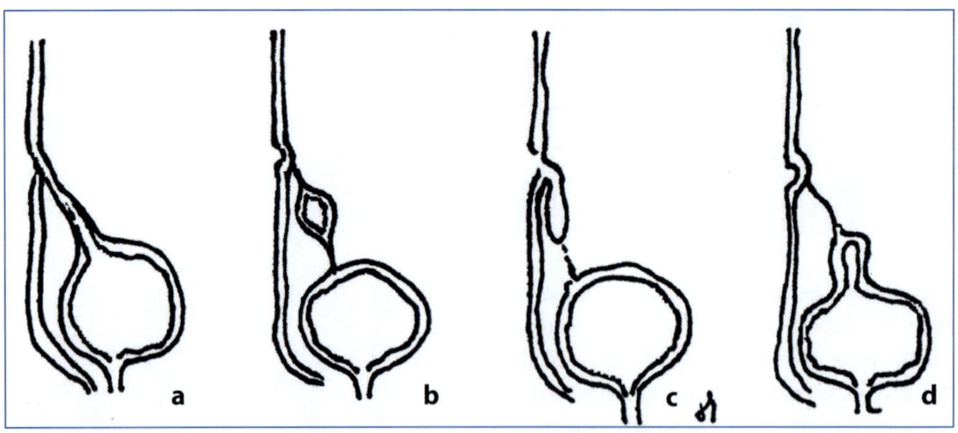

Disegno 6. Anomalie dell'uraco. **a** Pervietà completa dell'uraco, **b** cisti dell'uraco, **c** seno uracale esterno, **d** diverticolo uracale

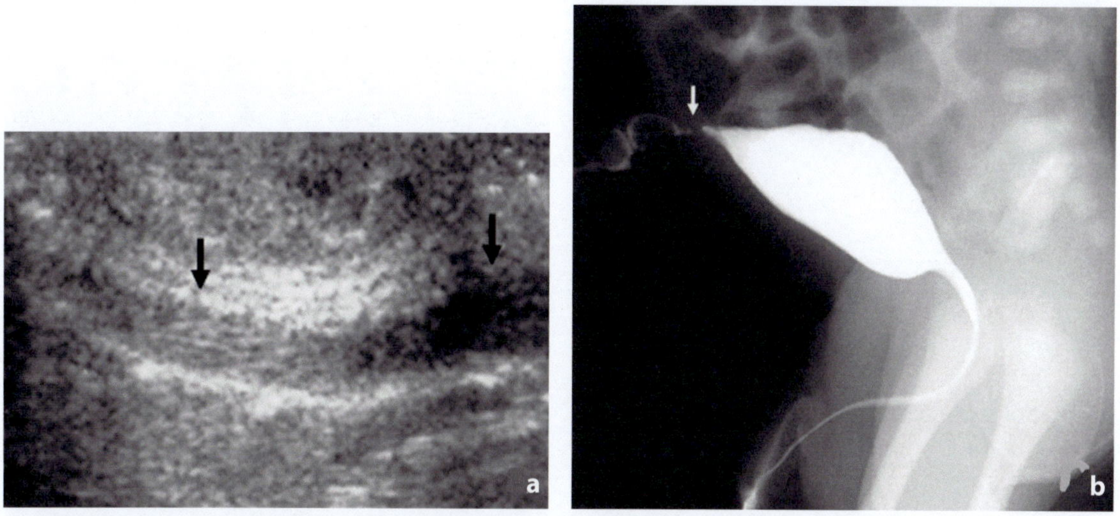

Fig. 14a,b. Pervietà completa dell'uraco. **a** La scansione ecografica longitudinale in sede sopravescicale evidenzia struttura tubuliforme iso-ipoecogena (frecce) nella sede del legamento ombelicale medio. **b** La cistografia in fase minzionale mostra connessione fra vescica ed ombelico con fuoriuscita di mezzo di contrasto da quest'ultimo (freccia)

L'obliterazione dell'uraco solo in corrispondenza dell'ombelico porta alla formazione del diverticolo uracale, che in rari casi può complicarsi con calcolosi oppure causare infezioni urinarie.

Le anomalie dell'uraco, nelle varie forme sopraelencate, sono agevolmente visualizzate con l'ecografia, che può dimostrare una struttura tubuliforme o cistica, ipoanecogena in connessione con la vescica che generalmente risulta avere un aspetto più allungato. Nella condizione di pervietà completa la diagnosi di certezza viene posta con la cistografia minzionale, ponendo il paziente in proiezione latero-laterale durante la minzione (Fig. 14). Con tale metodica è possibile visualizzare la connessione fra vescica ed ombelico e la fuoriuscita di mezzo di contrasto da quest'ultimo durante la minzione.

Chrispin AR, Gordon I, Hall C et al (1980) Diagnostic imaging of the kidney and urinary tract in children. Springer-Verlag, Berlin

Anomalie della vescica

I diverticoli vescicali (DV) sono definiti come l'erniazione della mucosa vescicale attraverso le fibre del muscolo detrusore; possono essere congeniti o acquisiti. I primi sono frequentemente unici, a volte bilaterali, si localizzano di solito nella parete postero-laterale della vescica senza contrarre rapporti con il meato ureterale (Fig. 15). All'opposto, i diverticoli paraureterali (la cui genesi dipenderebbe da una particolare lassità della guaina di Waldeyer) si localizzano in adiacenza e stretto rapporto con il meato ureterale; sono, pertanto, costantemente associati a reflusso vescico-ureterale (Fig. 16). Quest'ultimo è generalmente secondario alle grosse dimensioni del diverticolo che stira e ingloba l'orifizio ureterale al suo interno. Esistono varie sindromi associate ai diverticoli vescicali, secondari ad una lassità congenita della parete. Tra queste ricordiamo: la Prune Belly (deficit della parete muscolare addominale, dilatazioni urinarie, criptorchidismo bilaterale), la Menkes (deficit del metabolismo del rame, capelli fini e radi, grave ritardo psicomotorio), la Ehlers-Danlos (anomalie cardiovascolari, ritardo psicomotorio, dismorfismo facciale).

I diverticoli acquisiti si formano in tutte le condizioni che comportano un anomalo aumento della pressione endoluminale, quindi nelle ostruzioni sottovescicali, ma anche nelle alterazioni funzionali, quali la vescica iperattiva.

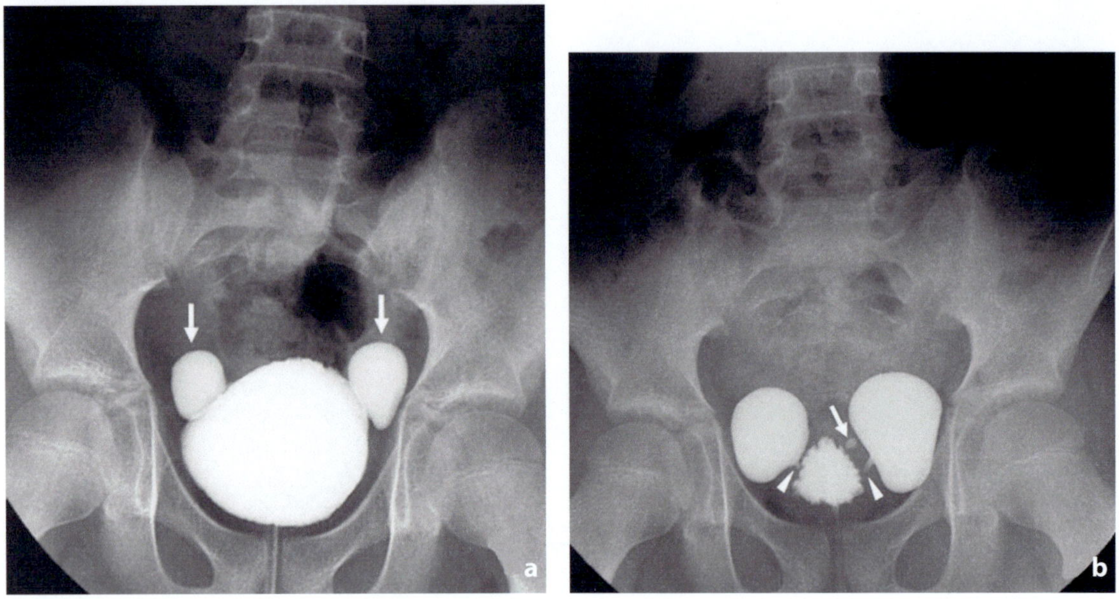

Fig. 15a,b. Diverticoli vescicali. **a** La cistografia in fase di riempimento vescicale evidenzia la presenza di due grossolani diverticoli a sviluppo dalla parete postero-laterale (frecce). **b** Al termine della minzione spontanea entrambi i diverticoli si connettono alla vescica con un sottile colletto (punte di freccia). In tale fase si delinea un'altra piccola estroflessione diverticolare a sinistra (freccia)

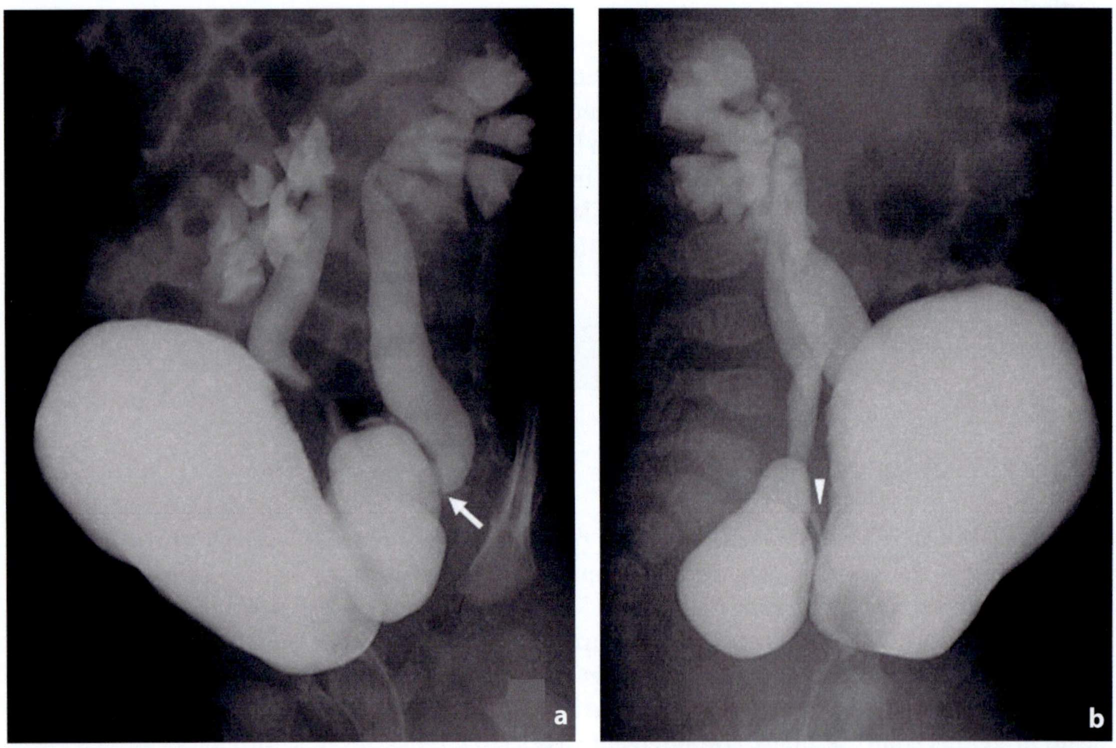

Fig. 16a,b. Diverticoli paraureterali. La cistografia durante la fase di pieno riempimento mostra due voluminosi diverticoli associati a reflusso vescico-uretero-renale. **a** La proiezione obliqua anteriore sinistra dimostra una connessione fra uretere e diverticolo (freccia). **b** Nella proiezione laterale destra l'uretere decorre davanti al diverticolo (punta di freccia)

Ogni diverticolo può causare infezioni urinarie (per il ristagno urinario) o complicarsi con calcolosi o addirittura divenire ostruente, a livello della giunzione ureterovescicale o a livello del collo vescicale.

L'ecografia generalmente evidenzia un'immagine di plus ipoecogena con parete iperecogena regolare e continua. La cistografia minzionale consente di delineare in maniera più dettagliata localizzazione, forma, colletto e numero dei diverticoli, anche se di piccole dimensioni. Tale tecnica trova grande utilità nella valutazione dei diverticoli paraureterali che possono essere responsabili di un quadro di ostruzione della via escretrice.

Mollard P (1984) Les diverticules vescicaux. In Mollard P (1984) Précis d'urologie de l'enfant. Masson, Paris, p 187

Anomalie dell'uretra

Duplicità uretrale

È una rara anomalia che si presenta con molte varianti, per semplicità generalmente viene utilizzata la classificazione di Effmann, Lebowitz e Colodny che suddivide questa malformazione in tre varianti, di cui il secondo tipo risulta l'anomalia più frequente (Tabella 6).

La duplicità dell'uretra può essere del tutto asintomatica, ma nei casi di doppia uretra completa si può avere anche un doppio flusso e perdite di urina (falsa incontinenza). In questa variante l'uretra accessoria può avere un meato epispadico o ipospadico. L'ecografia renale dovrebbe essere sempre eseguita nei pazienti con sospetta malformazione uretrale, in quanto si è constatata una maggiore incidenza di malformazioni del tratto urinario superiore, quali agenesia renale o idronefrosi. L'uretrografia retrograda, ma soprattutto la cistografia in fase minzionale, consentono di confermare con dettaglio il sospetto diagnostico, in particolare di delineare il decorso dell'uretra accessoria e l'eventuale comunicazione con quella principale (Fig. 17).

Tabella 6. Duplicità uretrali: classificazione di Effmann, Lebowitz e Colodny

TIPO I	A fondo cieco, incompleta ("uretra accessoria")	
	I A	Distale: si apre sulla superficie del pene, ma non comunica con l'uretra principale
	I B	Prossimale: si apre nell'uretra principale, ma termina a fondo cieco
TIPO II	Duplicazione completa	
	II A	Entrambi sul glande o uno sul pene ed uno sul glande
	II A 1	Uretre non comunicanti, entrambe originanti dalla vescica
	II A 2	Seconda uretra si origina dalla principale
	II B	Unico meato (doppia uretra nasce e termina nella principale)
TIPO III	Nei casi di duplicità della vescica e del pene	

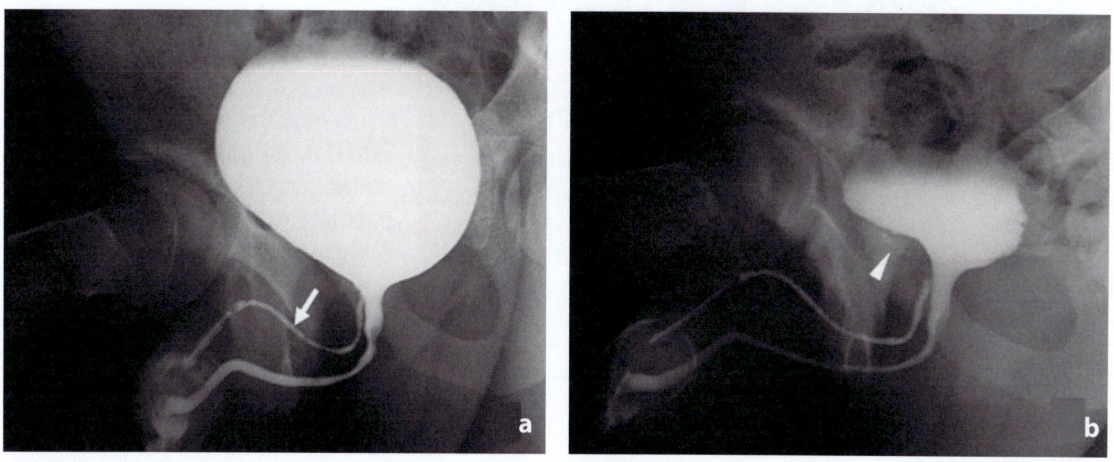

Fig. 17a,b. Duplicità uretrale. **a** La cistografia in fase minzionale evidenzia la presenza di due uretre, di cui la principale situata ventralmente. L'uretra accessoria (freccia) ha un calibro ridotto rispetto alla principale, origina dal collo vescicale con meato distale separato (Tipo II A1). **b** Da notare modico reflusso uretro-vescicolo-deferenziale (punta di freccia) nella fase terminale della minzione

Siringocele e reflusso uretro-ghiandolare

Per siringocele (SR) si intende una dilatazione, a volte cistica, dei dotti escretori delle ghiandole bulbouretrali (di Cowper) che si trovano a livello del corpo spongioso dell'uretra e del diaframma urogenitale. Queste ghiandole secernono un liquido lubrificante, che facilita l'eiaculazione e protegge la funzione degli spermatozoi. I dotti possono presentare un'anomalia nella giunzione con l'uretra, tanto da determinare una dilatazione a monte o presentare un reflusso.

Maizels ha proposto una classificazione del siringocele (Tabella 7) in relazione alla sua morfologia ed alla comunicazione con l'uretra. Spesso asintomatico, può causare disturbi della minzione, infezioni urinarie, ematuria; se voluminoso può causare ostruzione uretrale. Il siringocele viene diagnosticato in maniera agevole con la cistografia minzionale, che ne valuta localizzazione, morfologia ed eventuale comunicazione con l'uretra (Fig. 18).

Tabella 7. Siringocele: classificazione di Maizels

TIPO A	SR semplice (dotto pervio, refluente, modicamente dilatato)
TIPO B	SR perforato (dotto pervio, molto dilatato, tanto da ricordare un diverticolo)
TIPO C	SR imperforato (dotto non comunicante con l'uretra, dilatato tanto da sembrare una cisti più o meno ostruente l'uretra)
TIPO D	SR rotto (come il tipo 3, ma comunicante per rottura della membrana)

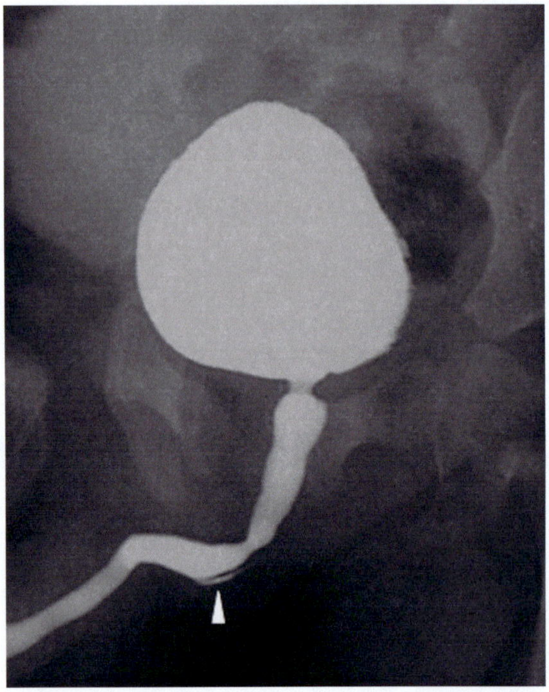

Fig. 18. Siringocele. La cistografia in fase minzionale mostra, in corrispondenza dell'uretra bulbare, reflusso di mezzo di contrasto nei dotti (punta di freccia)

Valvole dell'uretra posteriore

Le valvole dell'uretra posteriore (VUP) rappresentano la causa più frequente di ostruzione uretrale, con un'incidenza di 1/5000-8000 maschi nati vivi, contro un'incidenza di 1/40000 casi riportata per le valvole dell'uretra anteriore.

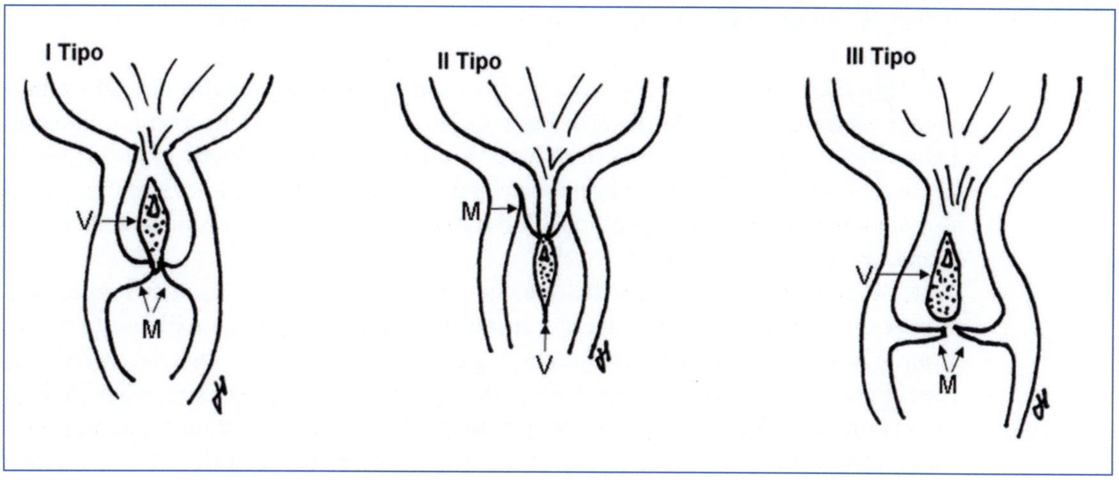

Disegno 7. Valvole dell'uretra posteriore. M = membrana. V = veru montanum

Descritte per la prima volta da Young nel 1919 e classificate in tre tipi (Disegno 7), presentano uno spettro sintomatologico che varia dal classico, grave quadro ostruttivo del neonato, a quadri moderatamente ostruenti diagnosticati in epoche diverse della vita.

Il Tipo I è la forma più comune, pari a circa il 95% delle VUP; consegue ad un'anomala inserzione dei dotti mesonefrici all'interno della cloaca. Si tratta di una membrana velamentosa ostruente che si dirama dal margine inferiore del veru montanum e si fonde distalmente antero-lateralmente sulla parete dell'uretra (Fig. 19). Possono essere molto sottili, formate da sola mucosa, oppure più spesse per la presenza di una componente stromale più evidente. L'orifizio è localizzato posteriormente, vicino al veru montanum, e il grado di ostruzione è più o meno grave, a seconda delle sue dimensioni.

Il Tipo II consiste in una piega mucosa che dal veru montanum si porta cranialmente verso il collo vescicale. È determinata da un'ipertrofia dei fasci muscolari del trigono superficiale che si portano fino al veru montanum. Tale reperto non è considerato

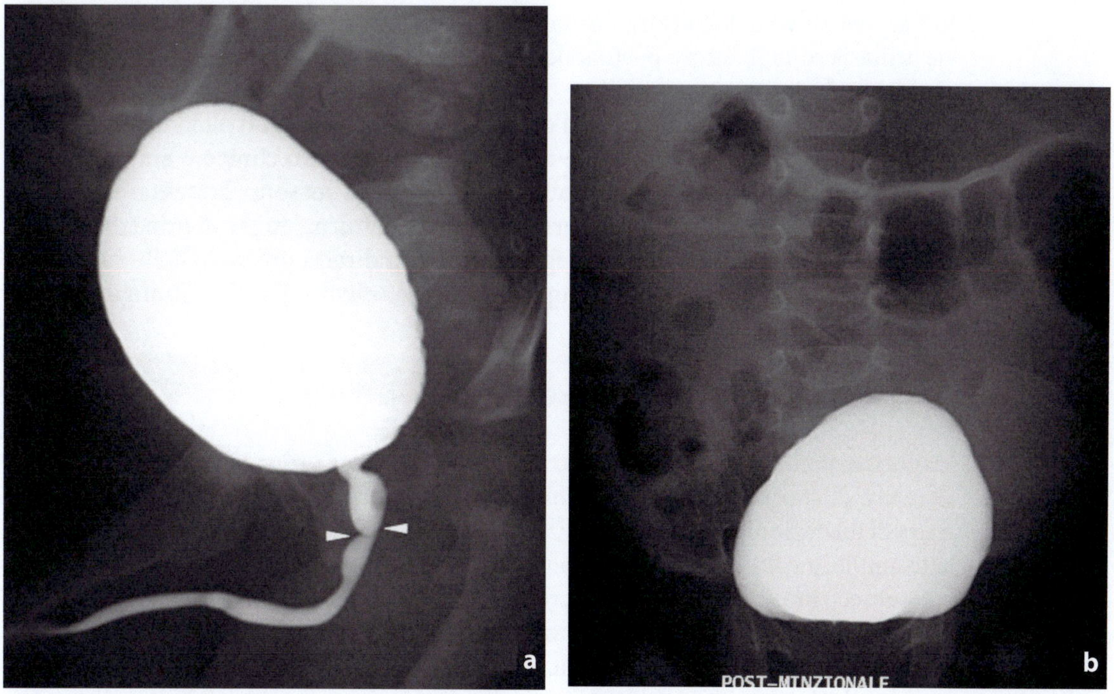

Fig. 19a,b. Valvola dell'uretra posteriore. Valvola tipo 1. **a** La cistografia in fase minzionale evidenzia incisura anulare completa del profilo uretrale (punte di freccia). **b** Frequente è il riscontro di residuo postminzionale secondario all'ostruzione

un'entità clinica patologica in quanto non ostruente e frequentemente rilevato in pazienti sani.

Il Tipo III rappresenta il 5% delle VUP. Si tratta di diaframmi con un ostio solitamente centrale, localizzati distalmente rispetto al veru montanum con il quale non hanno alcun rapporto. Questo tipo di valvola può assumere aspetti molto diversi a causa dell'elasticità della membrana e della diversa posizione dell'orifizio. Dal punto di vista embriogenetico si pensa che derivi da un'incompleta scomparsa della membrana urogenitale.

Le VUP determinano un'ostruzione che condiziona pesantemente sviluppo, funzione e morfologia di tutto l'apparato urinario. Il quadro conclamato di questa condizione si ha nelle ostruzioni marcate, che si palesano già in epoca prenatale: a livello del rene si può avere un'alterazione della funzione glomerulare e tubulare; a livello degli ureteri un grado più o meno marcato di dilatazione con grave danno alle strutture muscolari, imputabile o alla presenza di reflusso vescico-ureterale o ad ostruzione della giunzione uretero-vescicale (per ipertrofia della banda trigonale interureterale) oppure ad entrambe le cause; a livello della vescica si osservano modificazioni morfofunzionali (fino alla megavescica); a livello dell'uretra prossimale, infine, possono essere presenti una dilatazione di vario grado e alterazioni funzionali. Si possono associare ipoplasia polmonare, deformità degli arti, facies tipica, alterazioni inquadrabili nella sindrome di Potter.

L'avvento e l'affinamento dell'ecografia prenatale hanno reso la diagnosi con imaging delle VUP, tipiche dell'età neonatale, generalmente tempestiva, nei primi giorni di vita; ciò ha notevolmente migliorato la prognosi di questi neonati. L'ecografia può dimostrare e quantificare la dilatazione della via escretrice, nonché la ripercussione di questa sul parenchima renale, che generalmente è assottigliato ed iperecogeno.

La cistografia minzionale conferma e caratterizza il tipo di valvola, che generalmente si presenta come restringimento anulare dell'uretra, l'entità dell'ostruzione e le modificazioni morfologiche sulla via escretrice a monte (Fig. 20).

Le alterazioni a livello di uretra e vescica corrispondono a quella che viene definita disfunzione vescico-uretrale, con il suo sintomo più eclatante, vale a dire l'incontinenza urinaria (presente in circa il 40% dei pazienti). Holmdahl ha sottolineato come una disfunzione vescicale sia presente in epoca pre e postpuberale nel 75% dei ragazzi trattati per valvole dell'uretra posteriore. Le concomitanti infezioni recidivanti delle vie urinarie sono il fattore postnatale determinante nella progressione verso l'insufficienza renale cronica.

Nel bambino con "minivalves" l'ostruzione è moderata, talvolta completamente compensata dall'attività contrattile del detrusore. Il quadro clinico è limitato spesso alle sole disfunzioni vescico-uretrali. Questi bambini possono presentare infezioni delle basse vie urinarie, talvolta ricorrenti, enuresi notturna, fughe di urina diurne, urgenza minzionale e pollachiuria. Legati invece alla diretta presenza delle valvole sarebbero i disturbi quali ematuria, soprattutto se terminale, disuria e stranguria.

Diverticoli dell'uretra anteriore

Malformazione rara, può essere secondaria alla presenza di valvole dell'uretra anteriore o a dilatazione cistica delle ghiandole periuretrali o doppia uretra abortiva. Si tratta di dilatazioni sacciformi localizzate sul lato ventrale dell'uretra, dotate di un colletto ampio; a volte di notevoli dimensioni, possono essere riilevate per la comparsa di una tumefazione peniena o peno-scrotale durante la minzione.

I diverticoli possono causare ostruzione, anche importante, per effetto compressivo sull'uretra legato al progressivo incremento di volume, causa e conseguenza della pseudovalvola che si viene a creare a livello del margine distale del diverticolo, pseudovalvola che determina, con circolo vizioso, un ulteriore incremento del diverticolo.

Come per le altre malformazioni a carico dell'uretra, la cistografia retrograda e min-

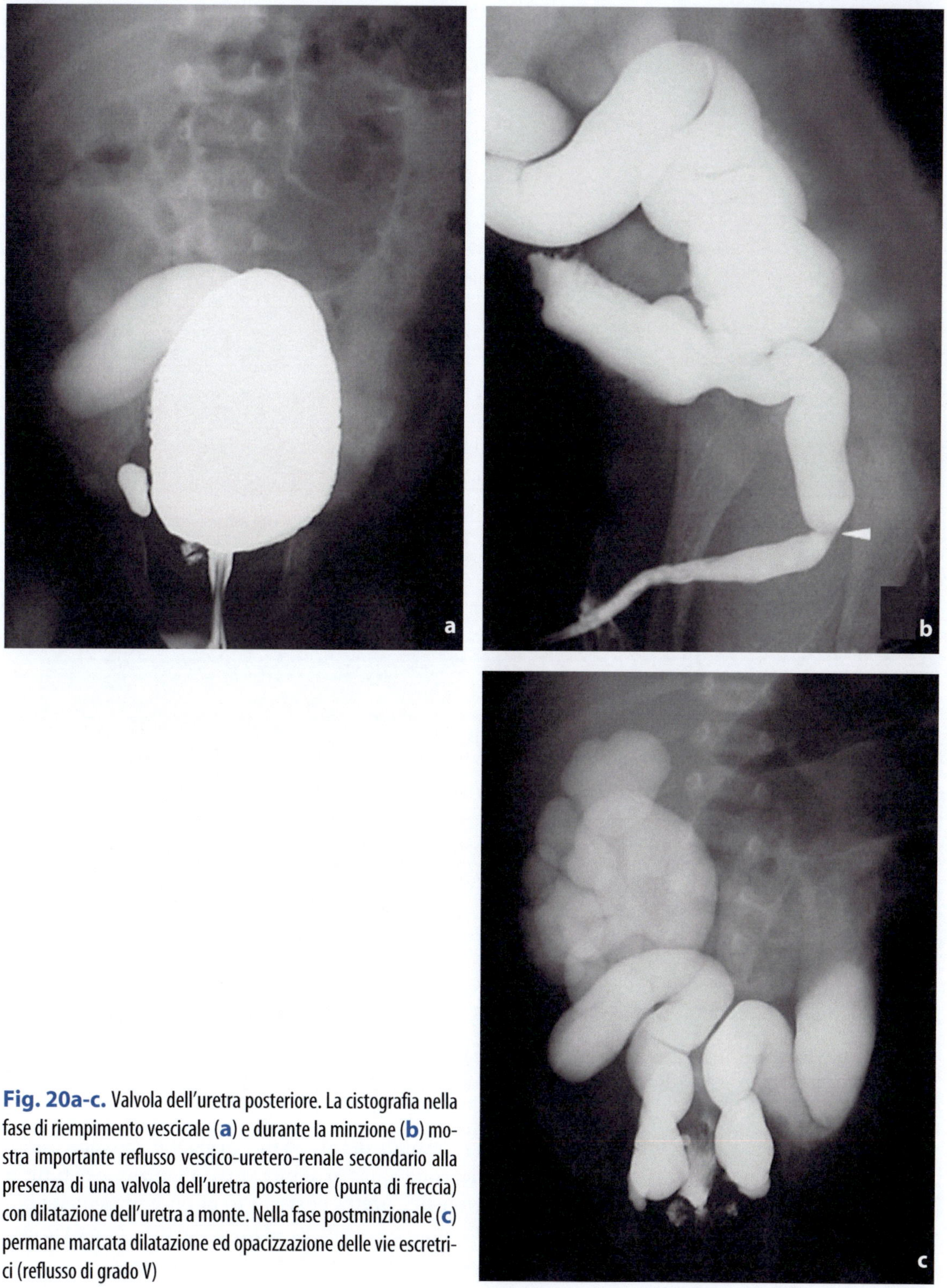

Fig. 20a-c. Valvola dell'uretra posteriore. La cistografia nella fase di riempimento vescicale (**a**) e durante la minzione (**b**) mostra importante reflusso vescico-uretero-renale secondario alla presenza di una valvola dell'uretra posteriore (punta di freccia) con dilatazione dell'uretra a monte. Nella fase postminzionale (**c**) permane marcata dilatazione ed opacizzazione delle vie escretrici (reflusso di grado V)

zionale sono le uniche metodiche radiologiche che consentono di identificare tale malformazione.

Stenosi uretrali

Le forme congenite, molto più rare rispetto alle acquisite, interessano entrambi i sessi anche se con prevalenza dei maschi; in circa il 75% dei casi colpiscono l'uretra bulbare, punto nel quale l'uretra prossimale (derivata dall'endoderma) si unisce con la parte ori-

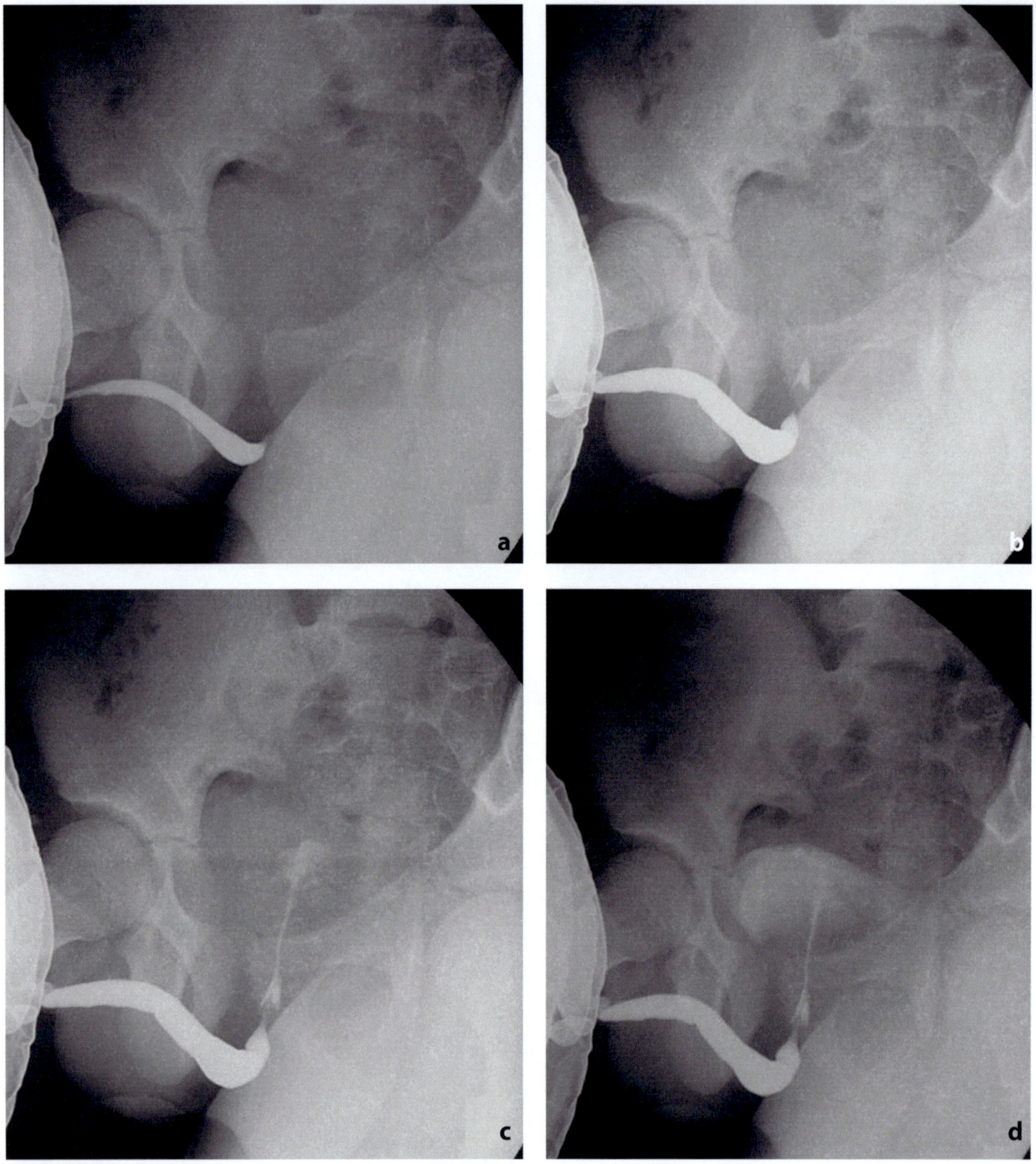

Fig. 21a-d. Stenosi uretrale. **a** L'uretrografia retrograda mostra nella fase iniziale arresto della risalita del mezzo di contrasto in corrispondenza dell'uretra bulbare. **b-d** Nelle fasi successive risulta meglio evidente il tratto stenotico

ginata dalla membrana urogenitale. A seconda del grado di ostruzione, possono essere sintomatiche fin dall'epoca neonatale, con il quadro di una grave alterazione di tutta la via urinaria (già descritto per le valvole dell'uretra posteriore) oppure presentarsi più tardivamente. In questo caso i sintomi sono conseguenti ad infezioni delle basse vie urinarie, quindi disturbi minzionali, epididimiti, prostatiti ed ematuria (Fig. 21).

Effmann EL, Lebowitz RL, Colodny AH (1976): Duplication of the uretra. Radiology 119:179-185

Holmdahl, Sillén U, Hanson E et al (1996) Bladder dysfunction in boys with posterior urethral valves before and after puberty. J Urol 155:694-698

Maizels M, Stephens FD, King LR et al (1983) Cowper's syringocele: a classification of dilatations of Cowper's gland duct based upon clinical characteristics of eight boys. J Urol 129:11-114

Young HH, Frontz WA, Baldwin JC (2002) Congenital obstruction of the posterior urethra. J Urol 167:265-267

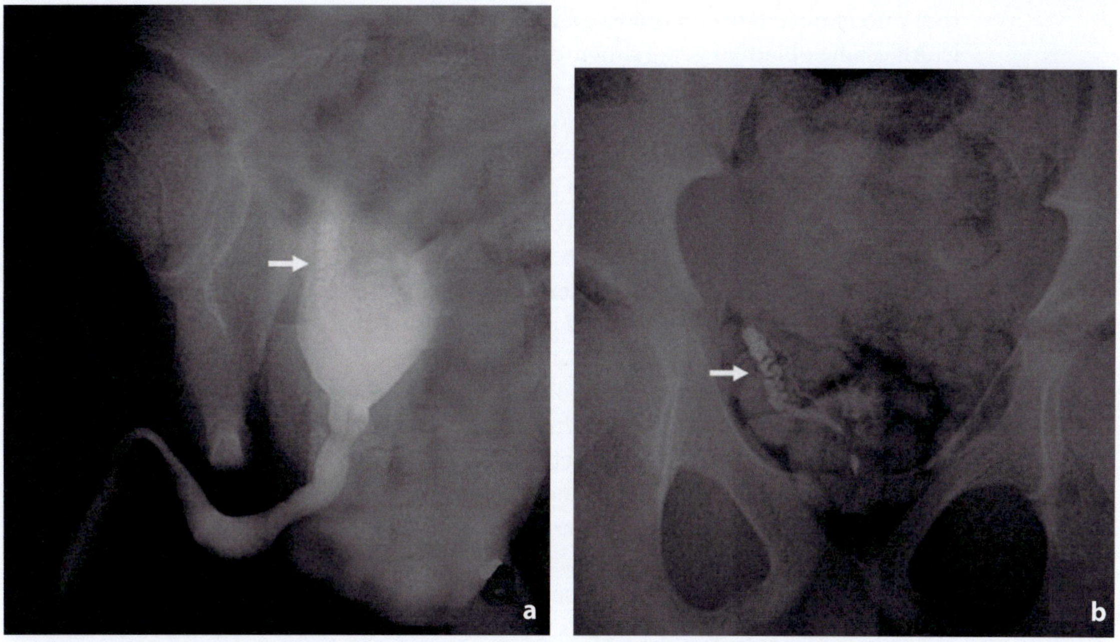

Fig. 22a,b. Reflusso uretro-vescicolo-deferenziale. **a** La cistografia durante la fase terminale della minzione e (**b**) nella fase post-minzionale evidenzia opacizzazione retrograda delle vescichette seminali e del dotto deferente (frecce)

Anomalie dei genitali

Nel maschio l'unica anomalia non immediatamente evidente all'esame obiettivo, ma documentabile radiologicamente, è il reflusso uretro-vescicolo-deferenziale. Si tratta di un anomalo ritorno dell'urina dall'uretra al dotto eiaculatore, di qui alle vescichette seminali ed eventualmente fino al dotto deferente. Spesso di riscontro occasionale in corso di cistografia, può essere causa di epididimiti ricorrenti o uretriti (Fig. 22). Più frequentemente causato da ostruzioni al flusso urinario che si localizzino caudalmente al collicolo prostatico, può anche essere primitivo.

Nella femmina si descrivono molteplici anomalie del tratto genitale. Fra la 7ª e la 8ª settimana di gestazione si identificano nell'embrione i due dotti di Müller o dotti paramesonefrici, che cranialmente si sviluppano divaricandosi, formando le tube, mentre caudalmente si fondono sulla linea mediana, portandosi in basso fino al seno urogenitale dove danno origine all'utero e ai 4/5 superiori della vagina. Inizialmente fra i due dotti fusi è presente un setto, che però presto viene riassorbito; dalla 10ª settimana l'utero e la vagina primitivi formano un'unica struttura tubulare detta "canale utero-vaginale". Il quinto inferiore della vagina origina dal seno urogenitale.

L'**agenesia del canale uterovaginale** è presente nella Sindrome di Mayer-Rokitansky-Küster-Hauser, caratterizzata da anomalie dei genitali, renali e scheletriche. Ha incidenza di 1:4000-5000 neonate 46XX ed è contrassegnata da una costante agenesia completa dei 4/5 superiori della vagina e da alterazioni variabili di utero e tube; è per lo più presente un abbozzo uterino. L'ecografia a vescica piena generalmente non evidenzia la normale impronta dell'utero. Le ovaie possono essere normali, ectopiche e rappresentate da banderelle fibrose. A volte si associa ectopia renale pelvica.

L'**atresia vaginale** è dovuta ad un arresto del processo di canalizzazione a livello della vagina o al fallimento dell'unione fra il canale utero-vaginale ed il seno urogenitale. Si possono rispettivamente identificare due quadri anatomici: l'imene imperforato e il setto trasverso. L'imene imperforato è la forma più frequente. Determina una dilatazione della sola vagina, detta "idrocolpo", oppure di utero e vagina, detta "idrometrocolpo", dovuta alla raccolta delle secrezioni vaginali e cervicali. Si può manifestare già in epoca neonatale o addirittura in utero, per la presenza di una massa, che in alcuni casi può anche determinare ostruzione delle vie urinarie. Nella bambina pubere si può manifestare con dolori addominali ricorrenti tipicamente a cadenza mensile. All'esame obiettivo generalmente si riscontra la protrusione dell'imene completamente chiuso attraverso la vulva. Il setto trasverso può localizzarsi in qualsiasi punto fra l'imene e il collo dell'utero, ma solitamente si trova nel terzo inferiore della vagina. Può essere completo o incompleto. Nel primo caso la clinica è sovrapponibile all'imene imperforato. Il setto incompleto può essere asintomatico o causa di dispareunia.

L'ecografia può dimostrare un progressivo divergere degli echi endometriali o una raccolta ipoecogena localizzata nella pelvi come conseguenza della ritenzione di secreti, mentre difficile risulta generalmente la visualizzazione del tratto atresico (Fig. 23). La risonanza magnetica è utilizzata come metodica di II livello, essa risulta più accurata nel definire l'esatta localizzazione ed estensione del tratto atresico (Fig. 24).

La **vagina settata** è dovuta ad un difetto di pervietà del canale utero-vaginale oppure ad un difetto di fusione longitudinale fra i due dotti di Müller. In questo caso è presente un setto completo o incompleto che divide la vagina longitudinalmente. Possono essere presenti due cervici uterine, ciascuna afferente alla propria emivagina.

L'**utero bicorne** è una condizione in cui il corpo uterino risulta sdoppiato in due corni che convergono in un canale cervicale unico, di cui si descrivono tre sottoclassi: completo, parziale ed arcuato. La scansione ecografica assiale è in grado di valutare con accuratezza la profondità della separazione tra i due corpi uterini. Un segno abbastanza caratteristico è quello della doppia stria endometriale con fondo uterino di aspetto più svasato (Fig. 25). Si definisce "utero didelfo" la completa duplicazione dell'utero e delle cervici. come conseguenza di un difetto di fusione completo dei dotti di Müller. L'ecografia bidimensionale e tridimensionale nonché la risonanza magnetica sono in grado di evidenziare in maniera assai precisa i due corni uterini separati e divergenti e le due cervici. In circa il 75% dei casi è possibile identificare un setto verticale nel tratto superiore della vagina. In questo tipo di malformazione vi può essere un setto vaginale trasverso, generalmente localizzato nel terzo superiore, che determina ostruzione del canale con conseguente ematometrocolpo (Fig. 26).

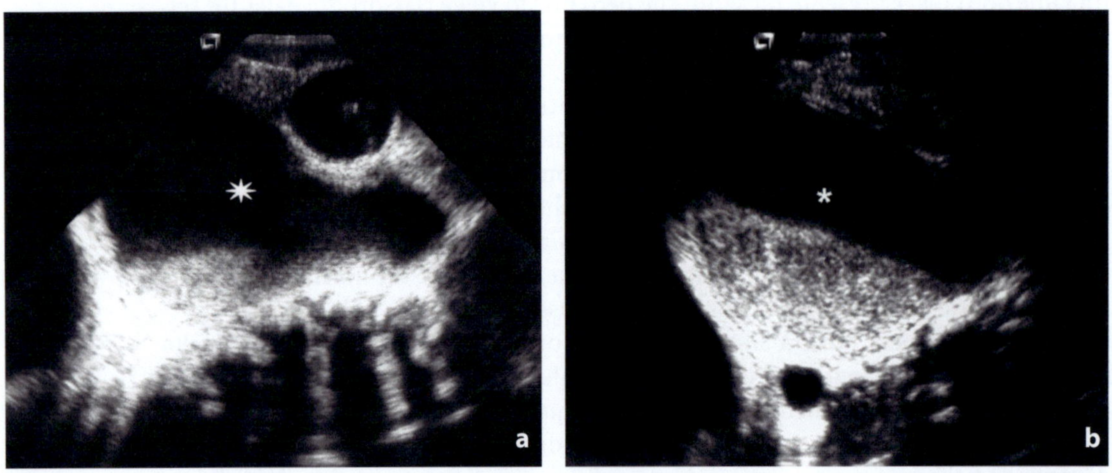

Fig. 23a,b. Atresia vaginale. La scansione ecografica longitudinale (**a**) e trasversale (**b**) mostrano voluminosa massa pelvica (asterisco) a struttura disomogenea, per ritenzione di secreti, con sviluppo prevalente nella porzione superiore ed aspetto affusolato in quella più caudale, vicina al tratto atresico

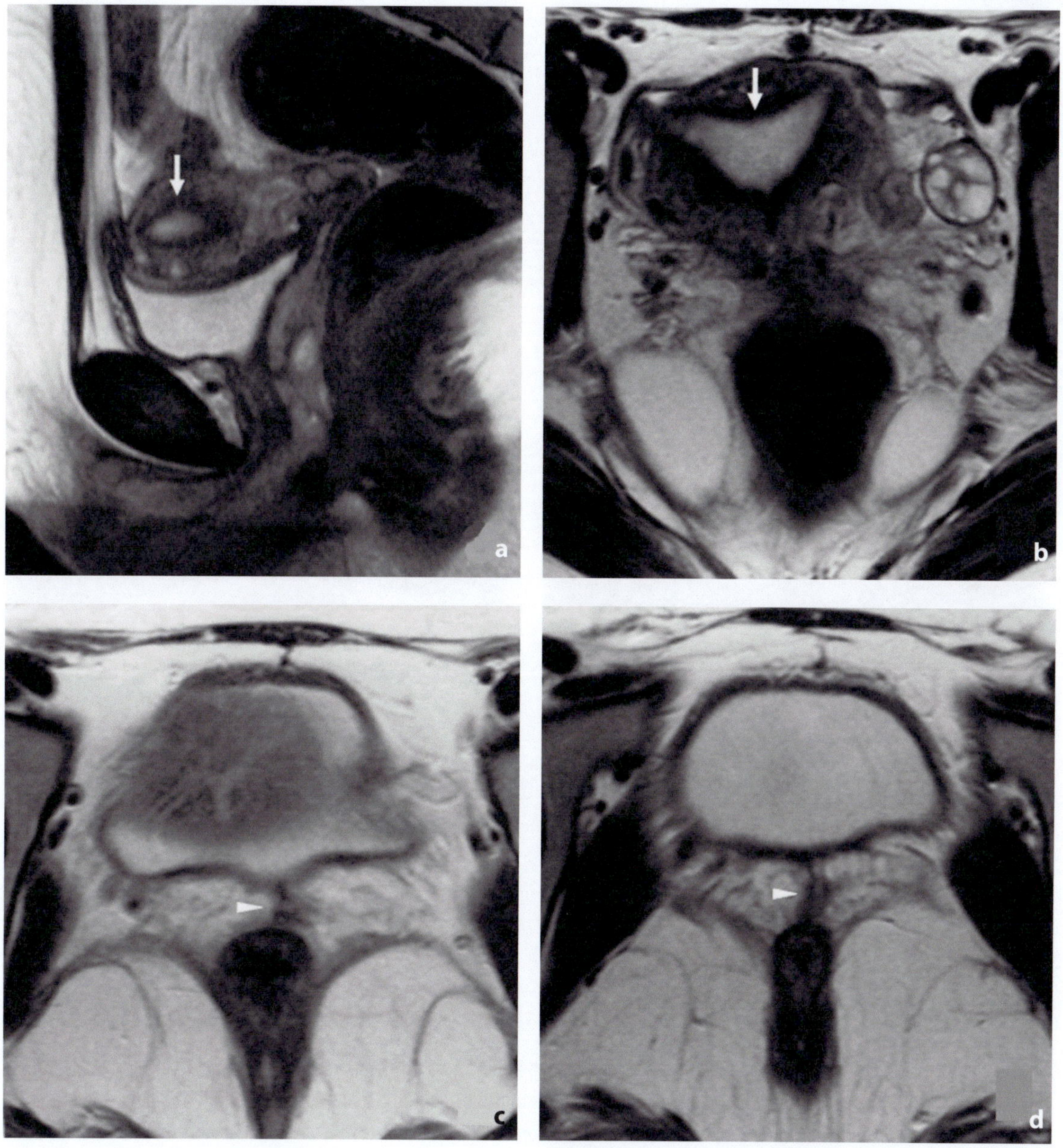

Fig. 24a-d. Atresia vaginale. Le scansioni RM T2 pesate sul piano sagittale (**a**) ed assiale (**b-d**) mostrano ristagno di secreti nella cavità uterina (freccia); il tratto vaginale atresico è rappresentato da una struttura tubuliforme ipointensa (punta di freccia)

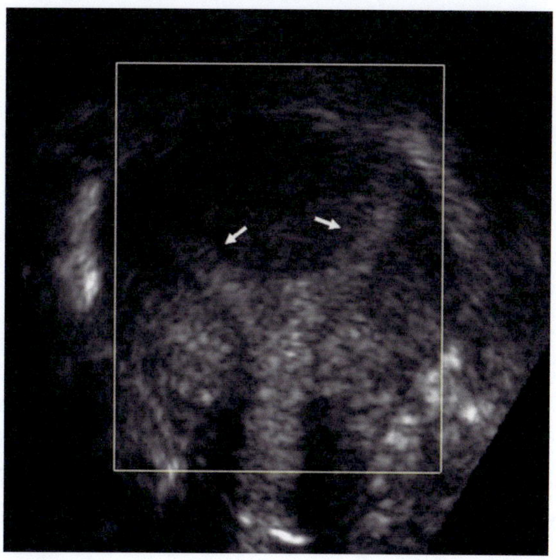

Fig. 25. Utero bicorne. L'immagine ecografica 3D mostra la doppia stria endometriale (frecce) con collo unico

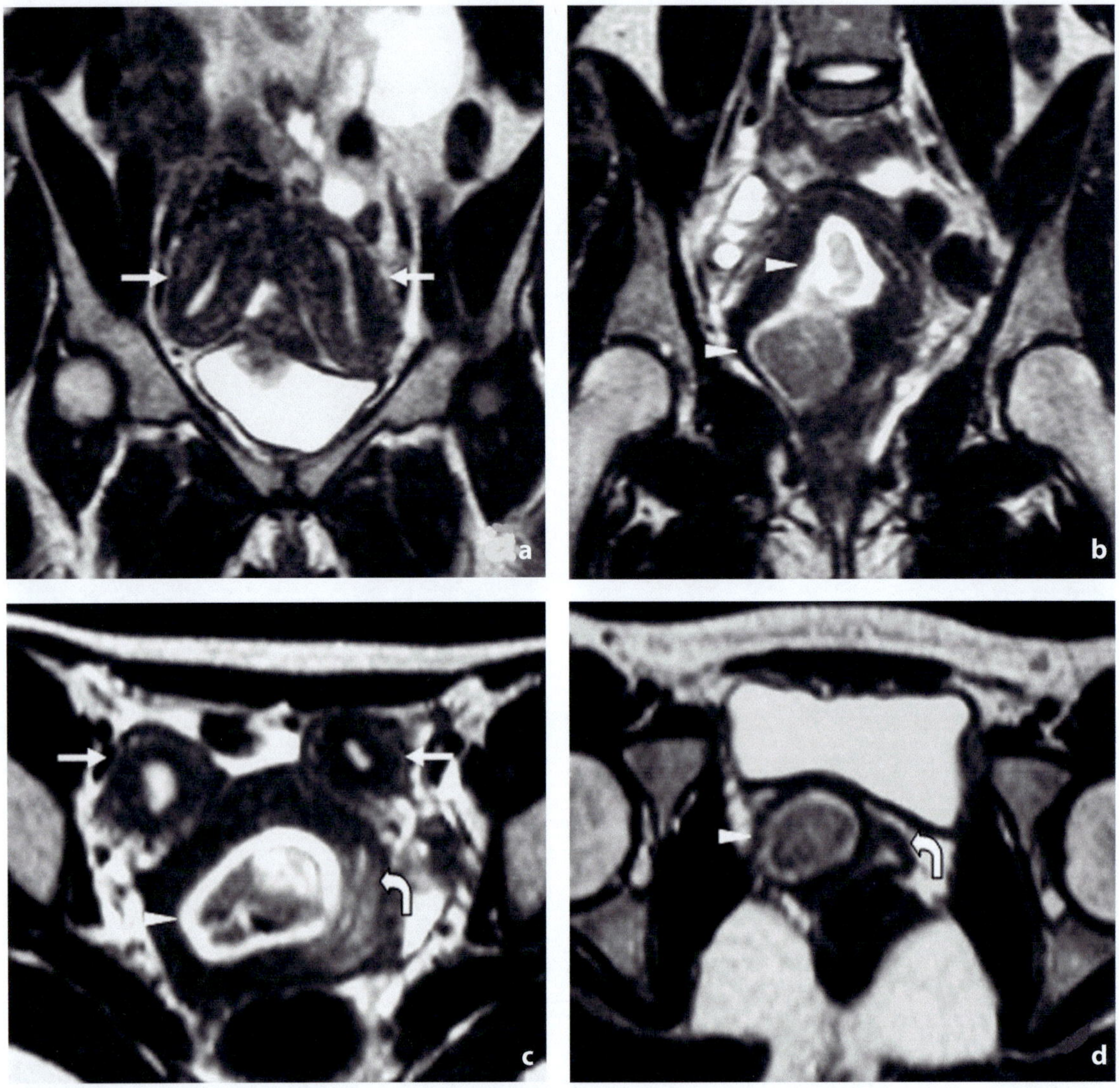

Fig. 26a-d. Utero didelfo con emivagina ostruita. Nelle immagini RM T2 pesate coronali (**a-b**) ed assiali (**c-d**) è possibile osservare due cavità uterine separate e divergenti con endometrio iperintenso e miometrio ipointenso (frecce). Ben evidenziabile l'emivagina destra dilatata da fluido disomogeneamente ipointenso, circondato da un anello iperintenso rappresentato da materiale ematico nei vari stadi di evoluzione (punte di freccia). L'emivagina sinistra non mostra segni di ostruzione (freccia curva)

Anomalie cloacali

Nell'embrione di 4 settimane la parte terminale dell'intestino posteriore è dilatata a formare la cloaca, porzione in comune all'apparato digerente e all'apparato urogenitale. Cavità amniotica e cloaca sono separate dalla "membrana cloacale". Nella norma, alla sesta settimana di gestazione il setto uro-rettale divide la cloaca in una porzione anteriore (seno urogenitale) ed una posteriore (canale ano-rettale); in questo modo anche la membrana cloacale viene suddivisa in una parte anteriore, membrana urogenitale, ed una posteriore, membrana anale. Il fallimento di questa suddivisione porta ad un quadro clinico, detto "cloaca", caratterizzato da un unico orifizio perineale, sbocco del seno urogenitale, nel quale afferiscono vescica, vagina e intestino; questa anomalia viene anche definita Sindrome del Trifoglio. Molteplici sono le varianti anatomiche in funzione del livello di confluenza delle tre strutture. Può essere presente idrocolpo per l'insufficiente drenaggio di secrezioni o per il raccogliersi dell'urina in vagina, ma anche un quadro di occlusione intestinale. Molto frequenti sono le malformazioni associate, soprattutto urinarie (70%), anomalie cardiovascolari e digestive, disrafismi spinali.

Troiano RN, McCarthy SM (2004) Mullerian duct anomalies: imaging and clinical issues. Radiology 233(1):19-34

Wilson DA, Stacy TM, Smith EI (1978) Ultrasound diagnosis of hydrocolpos and hydrometrocolpos. Radiology 128:451-454

Parte III
Patologia dell'apparato urinario

Approccio anatomo-clinico 8

A. Antonelli, A. Cozzoli, C. Simeone, S. Cosciani Cunico

Litiasi

L'urolitiasi è una patologia nota all'uomo sin dall'antichità – si pensi che il taglio della pietra, cioè l'asportazione di calcoli vescicali, è il più antico intervento chirurgico, già praticato nella civiltà egizia – ed ha tuttora una prevalenza elevata, pari a circa il 10% della popolazione. Diversamente dai paesi in via di sviluppo, dove la calcolosi vescicale è la presentazione principale, nelle società occidentali è colpito prevalentemente l'alto apparato urinario; la localizzazione vescicale è quasi invariabilmente associata all'ostruzione del distretto cervico-uretrale e solo in casi aneddotici alla presenza di corpi estranei, come punti di sutura non riassorbibili.

Fattori ereditari e famigliari, dietetici ed ambientali interagiscono in modo ancora non completamente chiarito nel provocare la calcolosi urinaria, ma è appurato che, in ultima analisi, ogni calcolo si forma partendo da soluti urinari che precipitano in cristalli e si aggregano qualora venga raggiunta un'adeguata concentrazione, definita come sovrasaturazione. Questa può conseguire all'aumentata escrezione del soluto o alla riduzione assoluta della diuresi; risente della presenza di una serie di condizioni favorenti, come l'alterazione del pH – sia verso l'acidità che la basicità – e la riduzione di sostanze urinarie che inibiscono la litogenesi (citrati, pirofosfati e magnesio). In base alla composizione chimico-fisica si distinguono calcoli di calcio, urati, fosfato-ammonio-magnesio o di struvite e cistina, aventi frequenza, nell'ordine, decrescente. Benché per ogni tipologia di calcolo esistano alcune condizioni patologiche predisponenti, come l'iperparatiroidismo per la calcolosi calcica, gli stati iperuricemici per quella uratica, l'infezione cronica da germi produttori di ureasi per quella di struvite e la cistinuria per quella di cistina, nella maggioranza dei casi che giungono all'osservazione clinica la calcolosi è su base idiopatica. Quindi, uno studio metabolico completo va orientato sulla base dell'analisi chimico-fisica del calcolo ed è indicato in tutti i casi con alta recidivanza, giovane età o nota famigliarità per calcolosi.

In rapporto alle dimensioni ed alla sede, la calcolosi urinaria può presentarsi con quadri clinici differenti, che variano dalla completa asintomaticità (microlitiasi dei calici inferiori) sino all'addome acuto (calcolosi ostruente dell'uretere con rottura della via escretrice e stravaso di urina infetta). In genere calcoli di grosse dimensioni alloggiano nelle cavità renali senza causare dolore ma possono provocare un danno cronico ed irreversibile al parenchima renale; all'opposto, calcoli di piccolo diametro possono più facilmente migrare verso il lume ureterale determinandone l'ostruzione ed il conseguente tipico corteo sintomatologico della colica reno-ureterale.

Il paziente con colica accusa intenso dolore lombare con irradiazione al fianco ed al testicolo o alle grandi labbra, associato a sintomatologia neuro-vegetativa riflessa (nausea, sudorazione, ipotensione). Tipicamente, nella fase espulsiva compaiono poi disturbi di tipo irritativo minzionale legati all'iperattività del detrusore sotto la spina irritativa determinata dal calcolo in sede intramurale.

L'infezione urinaria in presenza di calcolosi può essere provocata dalla litiasi stessa (calcolosi infetta) o essere secondaria all'ostruzione urinaria. All'esame obiettivo si evoca una netta dolorabilità alla palpazione ed alla percussione della regione lombare (segno di Giordano positivo), mentre un risentimento peritoneale può comparire in presenza di uno stravaso urinoso. La calcolosi vescicale si presenta con sintomi irritativi minzionali, ematuria e minzione interrotta oppure con ritenzione acuta, se la litiasi si posiziona sul collo vescicale o si incunea nell'uretra ostruendo il passaggio dell'urina. Va infine ricordato che la flogosi cronica secondaria al decubito prolungato (per mesi o anni) di calcoli voluminosi è un fattore predisponente allo sviluppo di neoplasie squamose della via urinaria.

Nella diagnostica e nella definizione del più corretto percorso terapeutico è essenziale il contributo fornito dagli accertamenti radiologici che, sinteticamente, devono indagare i seguenti aspetti:
- esclusione delle diagnosi differenziali
- numero e posizione dei calcoli
- grado di ostruzione della via urinaria
- grado di compromissione del parenchima renale
- presenza di rottura della via escretrice
- presenza di condizioni malformative.

La terapia farmacologica trova applicazione nel controllo della sintomatologia dolorosa acuta con farmaci anti-infiammatori non steroidei o derivati degli oppiodi, mentre in presenza di infezione delle vie urinarie clinicamente evidente, ostruzione o stravaso di urina è necessaria una antibiotico-terapia. Nella fase espulsiva sono impiegati gli spasmolitici e farmaci utilizzati nella terapia dell'ipertrofia prostatica benigna (tamsulosina), antagonisti selettivi per i recettori adrenergici alfa-1, rilevati anche nella muscolatura dell'uretere intramurale. Nei casi con riconosciuta predisposizione specifica, sono adottate terapie di tipo dietetico e di tipo farmacologo atte ad inibire la litogenesi e l'aggregazione litiasica, come l'alcalizzazione urinaria (citrato di magnesio e/o di potassio, bicarbonato di sodio), la correzione dell'iperuricemia (allopurinolo) e l'aumento della solubilità della cistina (tiopronina e D-penicillamina). In presenza di ostruzione severa della via urinaria con esclusione funzionale dell'asse escretore, di infezione o di rottura delle cavità escretrici, può rendersi necessaria la derivazione della via urinaria con nefrostomia percutanea o stenting ureterale.

La terapia della calcolosi da 20 anni circa a questa parte si basa su presidi a ridotta invasività, eventualmente combinabili tra di loro, che riducono il calcolo in frammenti passibili di espulsione spontanea o estraibili endoscopicamente. La **Tabella 1** riporta schematicamente le indicazioni attualmente più condivise. Solo una minoranza di pazienti con litiasi dell'alta via urinaria complessa (pielo-caliceale o ureterale multipla), di particolare durezza o resistenti a plurimi trattamenti, o i casi con condizioni malformative associate (ad esempio sindrome del giunto pielo-ureterale, idrocalice, megauretere) richiedono ancora un vero e proprio intervento chirurgico. Un'analoga considerazione è valida anche per i pazienti con litiasi vescicale di notevoli dimensioni (**Fig. 1**) o con patologia associata (ipertrofia prostatica voluminosa, diverticoli vescicali).

Tabella 1. Terapia attuale "standard" della calcolosi urinaria

Sede e caratteristiche del calcolo	Trattamento di scelta
pielica, caliceale ed ureterale lombare "alta" di diametro fino a 1-2 centimetri	extracorporeo con onde d'urto (ESWL Rx o ECO guidata)
ureterale lombare "bassa" e pelvica	endourologico (ureterolitolapassi)
pielo-caliceale di diametro superiore a 2 centimetri multipla o complessa	percutaneo (nefrolitolapassi)
vescicale	endourologico (litotrissia endoscopica)

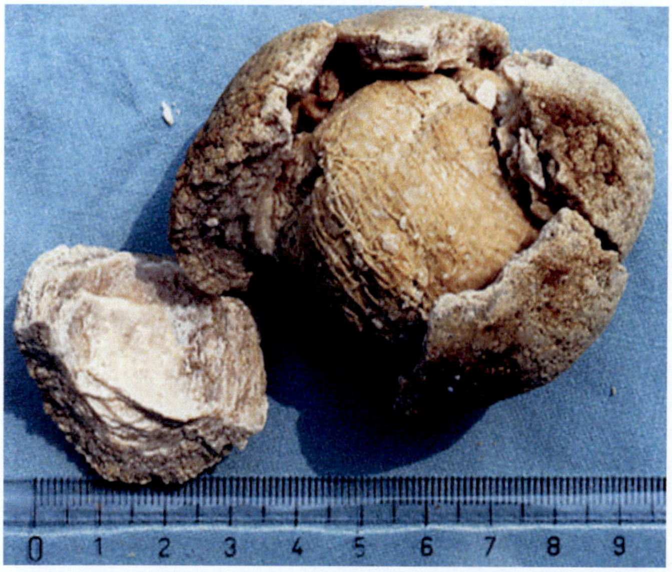

Fig. 1. Voluminoso calcolo vescicale rimosso con intervento chirurgico (cistolitotomia)

Asplin JR, Favus MJ, Coe FL (1996) Nephrolithiasis. In: Brenner BM (ed) Brenner and Rector's the kidney, 5th ed. Saunders, Philadelphia, pp 1893-1935

Pak CY (1998) Kidney stones. Lancet 351:1797-1801

Parmar MS (2004) Kidney stones. BMJ 328:1420-1424

Westenberg A, Harper M, Zafirakis H et al (2002) Bladder and renal stones: management and treatment. Hosp Med 63:34-41

Flogosi

Anche se le vie urinarie sono normalmente sterili in tutto il loro decorso, ad eccezione dell'uretra terminale e del meato, le infezioni hanno elevata frequenza, seconda solo alle infezioni dell'apparato respiratorio. I microrganismi coinvolti sono prevalentemente batteri aerobi Gram negativi (Escherichia Coli, Kleibsiella, Proteus, Enterobacter, Pseudomonas), seguiti da cocchi Gram positivi, anaerobi, miceti, virus e parassiti, con differenze di incidenza rilevanti qualora si confrontino aree geografiche diverse o si distinguano le infezioni acquisite in comunità da quelle nosocomiali. La via d'accesso seguita dai microrganismi batterici è prevalentemente quella canalicolare ascendente attraverso il meato uretrale esterno, ma la via ematogena e probabilmente anche quella linfatica possono essere percorse durante sepsi e manovre strumentali invasive. L'incidenza di infezione urinaria è maggiore nel sesso maschile durante l'età neonatale e in quella avanzata, mentre prevale nettamente nelle donne nell'età scolare e in quella sessualmente attiva premenopausale. Questo perché la virulenza dei germi dipende da una serie di fattori diversamente distribuiti tra i sessi e nelle diverse fasce di età. I principali sono alcuni aspetti anatomici (brevità dell'uretra femminile, contiguità con la flora microbica vaginale ed intestinale), le abitudini dietetiche (variazione della composizione urinaria, alterazione della flora intestinale) e sessuali (trasmissione diretta di germi dal partner, "traumatismo" uretrale), le condizioni malformative congenite o le patologie acquisite che possono alterare il flusso urinario (sindrome del giunto pielo-ureterale, reflusso vescico-ureterale, ostruzione cervico-uretrale, vescica neurologica), nonché tutte le condizioni che riducono le difese immunitarie (diabete, gotta, neoplasie, immunodeficienza acquisita, gravidanza, radioterapia, chemioterapia). L'esordio acuto dell'infezione urinaria può presentarsi con uno spettro di gravità che varia dalla completa asintomaticità (batteriuria asintomatica) agli stati settici fulminanti.

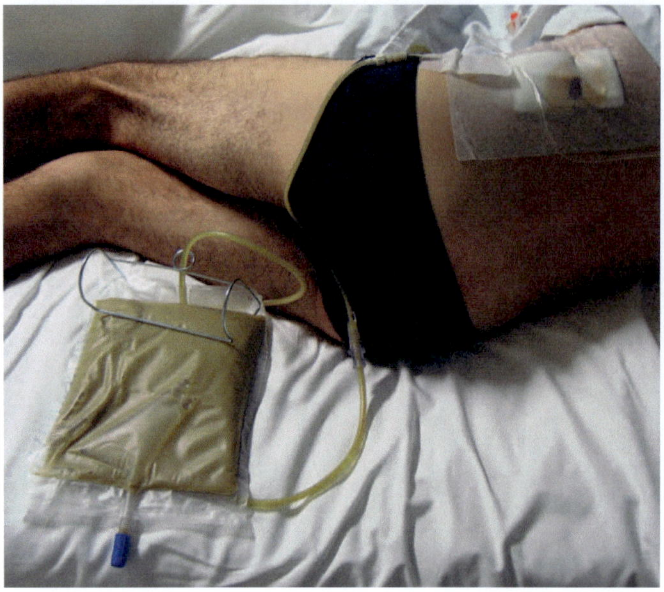

Fig. 2. Drenaggio percutaneo in paziente con pielonefrite ostruttiva (si noti l'aspetto purulento delle urine)

Da un punto di vista fisio-patologico e clinico si distinguono le infezioni delle basse vie urinarie (uretrite e cistite) da quelle delle alte vie urinarie (pielonefrite ed ascesso renale). L'uretrite isolata è tipica del maschio ed è correlata ai rapporti sessuali; si manifesta con blanda sintomatologia minzionale e con secrezione uretrale, eventualmente evocabile durante la valutazione obiettiva che peraltro risulta esente da altri rilievi significativi. L'esito più severo di un'uretrite recidivante è la stenosi dell'uretra.

La cistite acuta è l'infezione urinaria più comune nella donna, poco considerata come forma isolata nel maschio adulto perché sempre concomitante a prostatite. La paziente lamenta intensa sintomatologia irritativa minzionale (stranguria, pollachiuria), talvolta associata ad ematuria macroscopica, con rilievi obiettivi sfumati, spesso limitati a modesta dolorabilità ipogastrica. La pielonefrite acuta origina prevalentemente dal reflusso di urine infette del basso tratto urinario (pielonefrite ascendente), o consegue all'ostruzione del flusso urinario dell'asse escretore coinvolto, ad esempio, da litiasi ureterale (pielonefrite ostruttiva; Fig. 2). È tuttavia possibile anche la contaminazione per via ematogena, specialmente nei casi bilaterali o evoluti in ascesso del parenchima renale. Il quadro clinico si caratterizza per il dolore al fianco di tipo acuto con segno di Giordano positivo, febbre con caratteristiche urosettiche e compromissione dello stato generale, talvolta estremamente grave.

I quadri cronici (pielonefrite e cistite cronica), che rappresentano entità meno chiaramente definite, conseguono alla mancata eradicazione dell'infezione acuta o al ricorrere di infezioni con presentazione clinica meno eclatante; possono provocare un danno d'organo definitivo (insufficienza renale, retrazione vescicale).

La diagnosi delle infezioni urinarie, oltre che dai dati obiettivi, è guidata dagli esami laboratoristici (leucocituria e leucocitosi) e microbiologici (urinocoltura, tampone uretrale). Agli accertamenti radiologici spetta il compito di escludere condizioni malformative predisponenti, rilevare patologie associate (litiasi, neoplasie) e determinare l'eventuale presenza di un'ostruzione urinaria, di lesioni ascessuali renali o di danno parenchimale in genere.

La terapia causale è quella antibiotica, preferibilmente mirata sull'antibiogramma, con farmaci e posologie differenti in base alla sede di infezione (Tabella 2).

Mori R, Lakhanpaul M, Verrier-Jones K (2007) Diagnosis and management of urinary tract infection in children: summary of NICE guidance. BMJ 335:395-397

Nicolle L, Anderson PA, Conly J et al (2006) Uncomplicated urinary tract infection in women. Current practice and the effect of antibiotic resistance on empiric treatment. Can Fam Physician 52:612-618

Tabella 2. Terapia antibiotica di prima scelta nelle infezioni delle vie urinarie

Infezione	Schema terapeutico standard
Uretrite gonococcica	ceftriaxone i.m. monodose
Uretrite non gonococcica	azitromicina p.o. monodose doxiciclina p.o. 7 dì chinolonici p.o. 7 dì
Cistite acuta	cotrimoxazolo p.o. 3 dì chinolonici p.o. 3 dì amoxicillina-acido clavulanico p.o. 3 dì
Cistite acuta associata a patologia sistemica o stasi urinaria	stessi farmaci p.o. 7 dì
Pielonefrite acuta	cefalosporine, chinolonici e aminoglicosidi i.m. o e.v., anche in associazione, fino a 48 h dopo lo sfebbramento e quindi chinolonici o amoxicillina-acido clavulanico p.o. per 7 dì

Neoplasie

Neoplasia renale parenchimale

Il carcinoma renale è una delle neoplasie più eterogenee per modalità di presentazione e decorso clinico; rappresenta il 2-3 % di tutti i tumori e circa l'87% delle neoplasie del rene dell'adulto; si manifesta con maggior frequenza nel sesto-settimo decennio di vita, anche se può riscontrarsi in individui sotto i trent'anni; il sesso maschile è colpito in modo più significativo rispetto al femminile con un rapporto M/F di circa 2-3:1. La causa scatenante è pressoché sconosciuta, anche se vari fattori sono stati studiati quali possibili agenti eziologici: fumo di sigaretta e relativi carcinogeni, quali le dimetilnitrosamine, inquinanti atmosferici nei centri urbani, esposizione cronica al cadmio, eccessivo uso di farmaci contenenti fenacetina, malformazioni congenite e predisposizione genetica.

Un rischio elevato di neoplasia renale parenchimale si riscontra nei soggetti con malattia di von Hippel-Lindau, rara patologia neoplastica familiare caratterizzata dallo sviluppo di lesioni angiomatose cerebellari e retiniche. Nella pratica clinica attuale sono riconosciuti cinque istotipi di carcinoma renale (Tabella 3), distinti dal punto di vista morfologico microscopico, cariotipico e sulla base di alterazioni genomiche caratteristiche.

La sintomatologia relativa al carcinoma renale coinvolge una vasta gamma di sintomi ma oggi, sempre più spesso, la diagnosi è posta quando la malattia è ancora in fase iniziale e quindi asintomatica. La classica triade (ematuria, dolore al fianco e massa palpabile) è in genere un reperto di malattia avanzata, presente alla diagnosi in me-

Tabella 3. Distribuzione degli istotipi tumorali di carcinoma renale secondo la classificazione di Heidelberg su 1480 pazienti trattati chirurgicamente nel periodo 1983-2007 presso la Divisione e Cattedra di Urologia, Spedali Civili, Brescia

Istotipo	%
Convenzionale	84.1
Papillare	8.9
Cromofobo	3.9
Dei dotti collettori	1.3
Inclassificabile	1.8

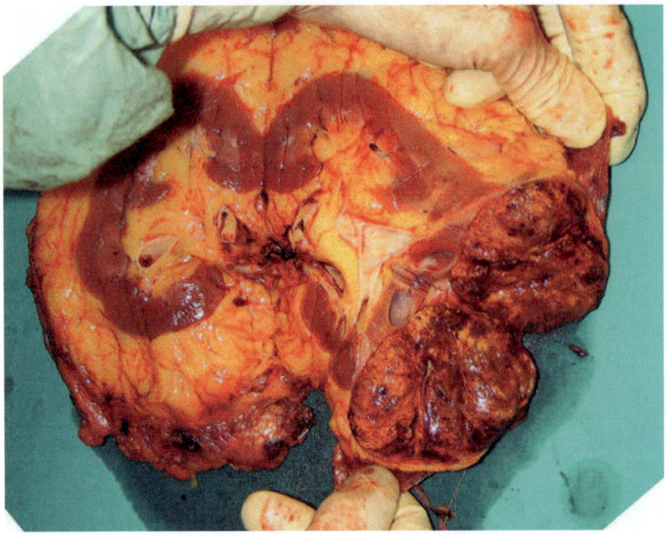

Fig. 3. Pezzo operatorio di nefrectomia radicale

no del 5% dei casi; molti sintomi aspecifici quali, ad esempio, anoressia, astenia, calo ponderale e febbre possono essere inquadrabili come sindromi paraneoplastiche.

Il gold standard della terapia della neoplasia renale parenchimale è rappresentato dalla nefrectomia radicale, cioè dalla rimozione in blocco della fascia di Gerota e del suo contenuto - rene, surrene e grasso perirenale - oltre che dei linfonodi regionali, previa legatura e sezione dell'arteria e della vena renali (Fig. 3). La chirurgia conservativa renale (asportazione della sola neoplasia con risparmio del parenchima renale) trova indicazione di necessità in presenza di rene unico congenito o chirurgico, di rene unico funzionante e di malattia tumorale bilaterale, mentre in condizioni di elezione è applicabile solo in casi estremamente selezionati - neoplasie di diametro inferiore o uguale a 4 cm, esofitiche e facilmente aggredibili chirurgicamente.

Nonostante gli enormi sforzi compiuti negli ultimi anni nel tentativo di ricercare terapie efficaci, al momento attuale la maggiore possibilità di controllo delle neoplasie renali parenchimali risiede nella tempestività della diagnosi e nella radicalità dell'intervento chirurgico, anche se di recente i farmaci antiangiogenetici sembrano consentire risultati rilevanti.

Laber DA (2006) Risk factors, classification, and staging of renal cell cancer. Med Oncol. 23:443-454

Ng CS (2006) Radiologic diagnosis and staging of renal and bladder cancer. Semin Roentgenol 41:121-138

Oakley NE, Hegarty NJ, McNeill A et al (2006) Minimally invasive nephron-sparing surgery for renal cell cancer. BJU Int 98:278-284

Wagstaff J (2006) New horizons in the treatment of renal cell cancer. Ann Oncol Suppl 10:x19-22

Neoplasia della pelvi renale e dell'uretere

I tumori dell'alta via escretrice sono riconducibili ai carcinomi dell'epitelio di transizione o uroteliomi, istologicamente analoghi ai carcinomi uroteliali che si sviluppano in vescica (Fig. 4). La loro incidenza non supera il 5% di tutti i tumori urologici; si manifestano soprattutto a partire dal sesto decennio in poi con un rapporto maschi/femmine di 2:1.

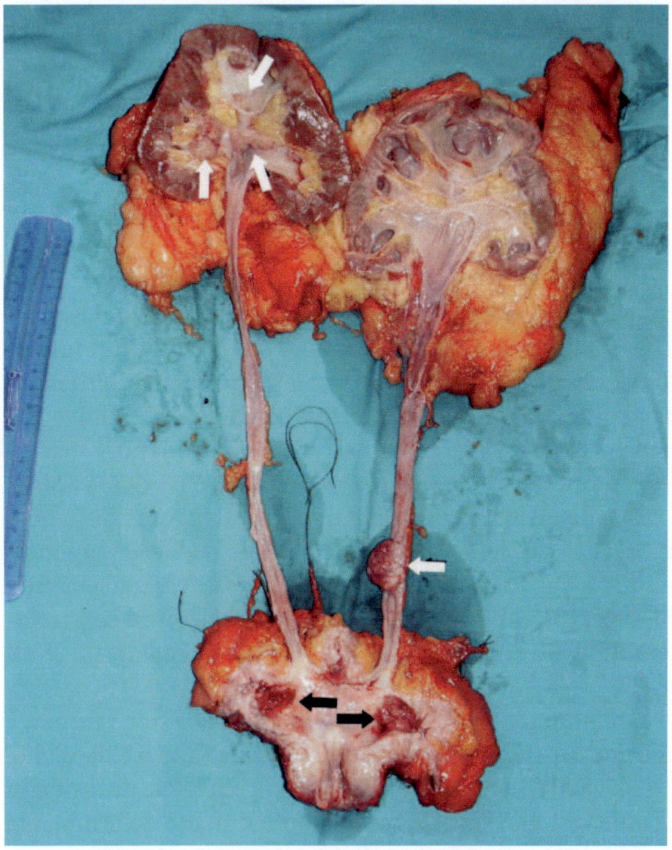

Fig. 4. "Panurotelioma" con neoplasia di entrambe le vie escretrici alte e della vescica (frecce)

Il carcinoma uroteliale dell'alta via escretrice ricalca nella multifocalità e nella recidivanza la storia naturale della neoplasia vescicale; tuttavia, si discosta da quest'ultima nell'evoluzione macroscopica, poiché infiltra più precocemente e in un maggior numero di casi la tonaca muscolare ed i tessuti circostanti, dando inoltre più velocemente localizzazioni secondarie ai linfonodi e a distanza: la struttura dell'alta via escretrice, con tonaca muscolare decisamente più sottile rispetto a quella vescicale, la sede ed il drenaggio linfatico diretto ai linfonodi lomboaortici, ne rendono più agevole la crescita locoregionale e la diffusione, con andamento decisamente maligno.

Il segno più frequente, e che porta il paziente all'osservazione del medico, è l'ematuria macroscopica (70% dei casi), seguita spesso da dolore con caratteristiche di colica, espressione di ostruzione della via escretrice da parte del tumore o di coaguli. Il riscontro di massa palpabile e di sintomi e segni come cachessia, astenia, anoressia e calo ponderale sono tutti indici di malattia avanzata. La citologia urinaria, cioè lo studio morfologico della cellula uroteliale esfoliata nelle urine dopo colorazione di Papanicolau, integra le metodiche radiologiche nella fase diagnostica e di follow-up.

La terapia di primo approccio è quella chirurgica, con strategie e modalità diverse a seconda della stadiazione e del grado di differenziazione cellulare del tumore; si distingue principalmente in due indirizzi, quello demolitivo allargato (nefroureterectomia con asportazione di pastiglia vescicale limitrofa all'ostio ureterale omolaterale e linfoadenectomia regionale in presenza di un tumore infiltrante) e quello conservativo (resezione del tratto della via escretrice interessato dalla neoplasia con successiva ricostruzione della stessa o asportazione della neoplasia per via endoscopica qualora si riscontri una lesione neoplastica di basso stadio e grado). La radioterapia e la chemioterapia, quest'ultima anche nel ruolo neoadiuvante, sono utilizzate nelle malattie localmente avanzate e metastatiche.

Arancibia MF, Bolenz C, Michel MS et al (2007) The modern management of upper tract urothelial cancer: surgical treatment. BJU Int 99:978-981

Catto JW, Yates DR, Rehman I et al (2007) Behavior of urothelial carcinoma with respect to anatomical location. J Urol 177:1715-1720

Neoplasia vescicale

Nell'ambito dei tumori urologici, la neoplasia vescicale occupa il secondo posto come frequenza dopo il cancro della prostata, rappresentando il 3-5% di tutti i tumori dell'adulto con maggiore incidenza dal sesto decennio e con rapporto maschi/femmine di 5:1. Per quanto riguarda l'eziologia valgono le stesse indicazioni relative alle neoplasie della via escretrice, originando entrambe dall'urotelio. L'ematuria macroscopica, quasi sempre monosintomatica e con rinforzo terminale, è il segno caratteristico, associato in alcuni casi a disturbi minzionali di tipo irritativo, quando la neoplasia infiltri la parete dell'organo, e a dolore pelvico qualora la malattia raggiunga organi viciniori. Aspetto tipico del tumore vescicale è di manifestarsi secondo un'ampia gamma di lesioni, dalle più superficiali, di minima estensione e con caratteristiche papillari, a quelle solide, ulcerate ed infiltranti progressivamente gli strati della parete vescicale.

Capitolo a parte riveste il carcinoma in situ che, pur limitandosi alla sola mucosa, è gravato da notevole aggressività per il tipo particolare di crescita (a macchia d'olio, piatto e quindi difficilmente rilevabile) e, di conseguenza, per la più facile diffusione a distanza. L'endoscopia vescicale con biopsia rappresenta un momento determinante sia nella diagnosi, confermando il sospetto rilevato clinicamente e con le indagini radiologiche, sia nella pianificazione terapeutica: nelle neoplasie vescicali superficiali – Ta, T1 e quindi non coinvolgenti la tonaca muscolare – la resezione endoscopica (TURV) si dimostra curativa, eventualmente integrata da chemioterapia endocavitaria; nelle lesioni infiltranti (T2 o maggiori) si rende necessario un trattamento demolitivo, tramite pancistoprostatovesciculectomia radicale con linfoadenectomia pelvica nell'uomo, ed eviscerazione anteriore totale nella donna, seguite da derivazione urinaria. La chemioterapia sistemica neoadiuvante ed adiuvante trova indicazione nella malattia localmente avanzata – positività linfonodale – o metastatica, mentre la radioterapia ha un ruolo sintomatico e palliativo.

Dahm P, Gschwend JE (2003) Malignant non-urothelial neoplasms of the urinary bladder: a review. Eur Urol 44:672-681

Epstein JI, Amin MB, Reuter VR et al (1998) The World Health Organization/International Society of Urological Pathology consensus classification of urothelial (transitional cell) neoplasms of the urinary bladder. Bladder Consensus Conference Committee. Am J Surg Pathol 22:1435-1448

Manoharan M, Ayyathurai R (2007) Radical cystectomy for urothelial cancer of the bladder: contemporary advances. Minerva Urol Nefrol 59:99-107

Murta-Nascimento C, Schmitz-Dräger BJ, Zeegers MP et al (2007) Epidemiology of urinary bladder cancer: from tumor development to patient's death. World J Urol 25:285-295

Diagnostica per immagini 9

M.A. Cova, L. Olivetti, L. Grazioli, P. Martingano, F. Stacul

Litiasi renale

Richiami anatomo-clinici

La litiasi urinaria deriva dalla precipitazione delle sostanze normalmente disciolte nell'urina, che nel tempo determinano la formazione di concrezioni. Molti fattori portano alla formazione di calcoli, ma il principale è l'aumento della concentrazione urinaria dei soluti, tale da causarne la precipitazione. Un diminuito volume urinario può determinare precipitazione anche negli individui in cui il metabolismo è nella norma, in quanto la soluzione urinaria è normalmente sovrasatura.

I calcoli sono composti da una matrice cristallina e da una parte organica. La maggior parte dei pazienti produce calcoli di ossalato di calcio, di dimensioni inferiori ai 2 cm, ma si possono formare anche calcoli di fosfato di calcio puro, di struvite, di acido urico puro e di cistina. I calcoli di struvite, di acido urico puro e di cistina possono raggiungere dimensioni importanti, fino anche a riempire tutto il distretto pelvi-caliceale in modo ramificato, configurando la cosiddetta calcolosi a stampo. I calcoli di ossalato sono spesso di aspetto spiculato e per questo possono determinare un forte dolore al passaggio nell'uretere, accompagnato dalla comparsa di ematuria. I calcoli di cistina e di acido urico sono, invece, piuttosto lisci.

Anche i piccoli aggregati cristallini, detti renella, possono migrare lungo le vie escretrici e determinare una colica renale.

I calcoli renali possono essere multipli, ma nell'80% dei casi sono monolaterali; si possono formare a qualunque livello delle vie escretrici, ma la sede più frequente è quella renale. Da qui possono migrare lungo l'uretere fino a un punto di calibro troppo ridotto per permetterne il passaggio e determinare, quindi, una stasi urinaria, con conseguente sintomatologia a tipo colica renale. Non è necessario che il calcolo si incunei nell'uretere per determinare la sintomatologia, in quanto la sola azione irritativa e il conseguente edema della parete ureterale sono sufficienti a determinare una stasi.

Molti calcoli, forse la maggior parte, vengono espulsi senza provocare alcun sintomo, in particolare quelli di dimensioni contenute ed a pareti lisce.

La colica renale è un dolore che compare all'improvviso, violento, implacabile. Spesso insorge in sede lombare e poi si irradia anteriormente lungo il decorso dell'uretere, verso l'inguine ed i genitali esterni. È di tipo subentrante, intercalato da brevi remissioni e successive acuzie. Il paziente è ansioso e, diversamente dal paziente con dolore peritoneale, continua a muoversi nell'inutile ricerca di una posizione antalgica. Al dolore si possono associare anche nausea e vomito, meteorismo e, talvolta, chiusura dell'alvo in via riflessa. Possono inoltre presentarsi pollachiuria, tenesmo vescicale, ematuria micro o macroscopica.

L'ostruzione urinaria determina, nel corso di alcune ore, una dilatazione della via escretrice a monte con sviluppo di idronefrosi. Eventuali sovrainfezioni possono determinare la comparsa di febbre uro-settica.

La calcolosi può associarsi anche a un quadro più sfumato di dolore o senso di peso in sede lombare, con fitte saltuarie e rachialgia aspecifica.

La litiasi renale è una malattia ad elevato rischio di recidiva: circa il 75% dei pazienti ripresenterà una colica negli anni successivi.

Alla dilatazione su base ostruttiva della pelvi e dei calici urinari (idronefrosi) si associa poi la progressiva atrofia del parenchima renale. Il filtrato glomerulare inizia a retrodiffondersi nell'interstizio renale e negli spazi perirenali e da qui nel sistema linfatico; pertanto, la filtrazione glomerulare prosegue per un certo periodo anche in presenza di un'ostruzione completa. Il persistere della filtrazione determina una dilatazione dei calici e della pelvi. In presenza di ostruzione completa la produzione di urina termina in tempi abbastanza brevi, mentre in caso di ostruzione subtotale o intermittente la filtrazione continua determinando una dilatazione importante con progressivo accorciamento degli apici piramidali, che divengono incavati. Nei casi più avanzati il rene assume un aspetto similcistico, con parenchima renale estremamente assottigliato. L'alta pressione nella pelvi renale comprime anche i vasi che si trovano nelle piramidi, provocando una riduzione del flusso nella midollare, che è inizialmente reversibile, ma a lungo termine causa danni funzionali. L'ostruzione urinaria scatena una reazione infiammatoria che può indurre fibrosi interstiziale.

L'ostruzione non completa, specie se comparsa in modo graduale, come nel caso della calcolosi a stampo, può rimanere silente o causare solo disturbi vaghi e, così, persistere per lungo tempo causando danni irreversibili al rene interessato.

Novarini A, Borghi L, Meschi T (1996) Apparato urinario. In: Tarquini (ed) Il nuovo Rasario, Semeiotica e metodologia medica, vol II. Idelson, Napoli, pp 813-852

Tizzani A, Rocca-Rossetti S, Fontana D (2001) La calcolosi urinaria. In: Colombo C, Paletto AE, Maggi G et al (eds) Trattato di chirurgia. Edizioni Minerva Medica, Torino, pp 1074-1084

Diagnostica per immagini

Il paziente solitamente si presenta al pronto soccorso con dolore acuto al fianco; il medico astante lo invia alla Radiologia per la conferma diagnostica con dimostrazione del calcolo o di segni indiretti della sua presenza o, in alternativa, la dimostrazione di patologie urinarie od extraurinarie diverse che ne giustifichino i sintomi. In presenza di calcolosi i reperti di interesse per l'urologo sono l'identificazione del calcolo, la definizione della sede e delle dimensioni dello stesso, che condizionano fortemente la scelta terapeutica, ed infine l'individuazione delle possibili complicanze e la valutazione dello stato del rene controlaterale. In alcuni casi si può anche presumere l'eziologia del calcolo per la dimostrazione di fattori predisponenti la sua formazione, come la presenza di una stenosi.

Non bisogna dimenticare che la litiasi è la causa più frequente di colica renale; peraltro anche una discinesia pielo-ureterale, la presenza di un coagulo o di una lesione vegetante nell'uretere nonché compressioni ureterali ab extrinseco, per masse tumorali o anche in corso di gravidanza, possono essere causa di colica.

Numerose patologie extraurinarie possono mimare il dolore della colica e, quindi, durante l'indagine per la diagnosi di calcolosi devono essere valutati anche il distretto gastro-intestinale, l'aorta addominale, il pancreas, le vie biliari e gli annessi.

Nel tempo sono stati proposti diversi protocolli per la valutazione del dolore acuto al fianco, che comprendono diverse modalità di imaging.

Radiogramma diretto dell'addome

La visibilità del calcolo dipende dalla pulizia intestinale, dalle dimensioni e dalla natura e conseguente radioopacità del calcolo, da fattori tecnici e dalla presenza di opacità calcaree non urinarie. I calcoli di ossalato di calcio sono nettamente radioopachi, quelli di cistina e di struvite sono mediamente radioopachi, mentre i calcoli di acido urico sono tipicamente radiotrasparenti.

La sensibilità del radiogramma diretto varia a seconda degli autori fra il 44 e il 77%, con una specificità dell'80-87%. Le possibili cause di errore sono legate alla sovrapposizione di strutture ossee e di meteorismo intestinale (falsi negativi) e alle calcificazioni extraurinarie, particolarmente fleboliti e calcificazioni linfonodali (falsi positivi).

Sono di aiuto alla diagnosi differenziale alcune caratteristiche semeiologiche in quanto i calcoli sono polimorfi, solitari, di densità omogenea, mentre i fleboliti solitamente sono ovali o rotondeggianti, con centro radiotrasparente.

Dalla Palma L, Pozzi-Mucelli R, Stacul F (2001) Present-day imaging of patients with renal colic. Eur Radiol 11:4-17

Urografia

L'urografia consente di ottenere le informazioni del preliminare esame diretto dell'addome associate a quelle ottenibili dopo la somministrazione di mezzo di contrasto (mdc), in fase urografica. Permette, quindi, di vedere il calcolo come radioopacità all'esame diretto e come difetto di riempimento in fase urografica. Consente, inoltre, di cogliere segni indiretti quali un'opacizzazione pelvi-caliceale ritardata (Fig. 1) o assente o ancora una dilatazione pelvi-caliceale e ureterale, con opacizzazione persistente dell'uretere. Qualora si sia instaurata un'ostruzione acuta della via escretrice

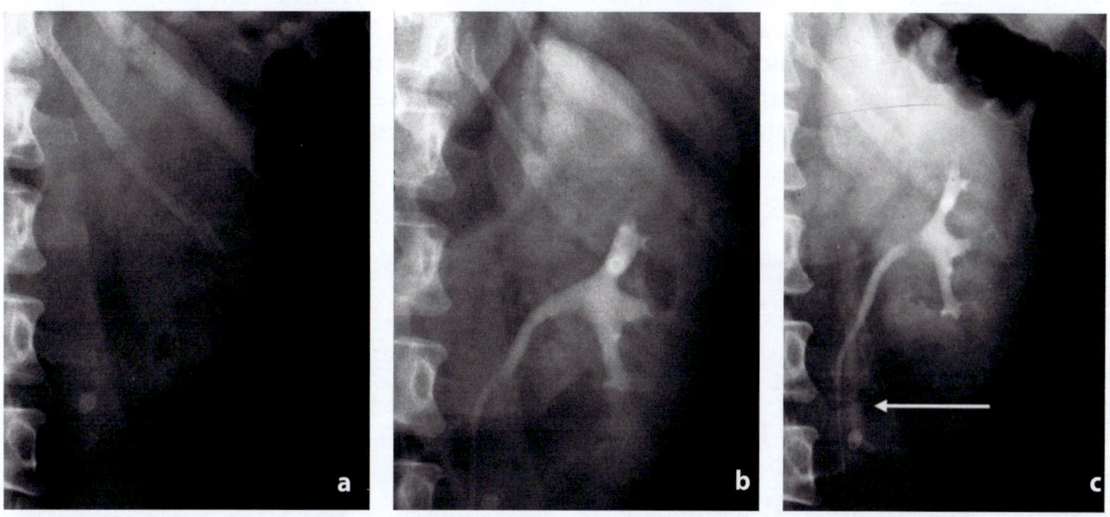

Fig. 1a-c. Urografia. Calcolo ureterale in doppio distretto (paziente con colica ureterale sinistra). **a** Al radiogramma diretto dell'addome è riconoscibile una formazione radioopaca che si proietta lateralmente al rachide, nella sede presunta dell'uretere lombare. **b** In fase urografica l'opacità si localizza al di fuori dell'uretere opacizzato, non risultando però visualizzabili i calici del polo renale superiore ove si apprezza nefrogramma più intenso (ostruttivo). **c** In fase più tardiva si opacizza l'uretere del distretto superiore (freccia) in cui è contenuto il calcolo)

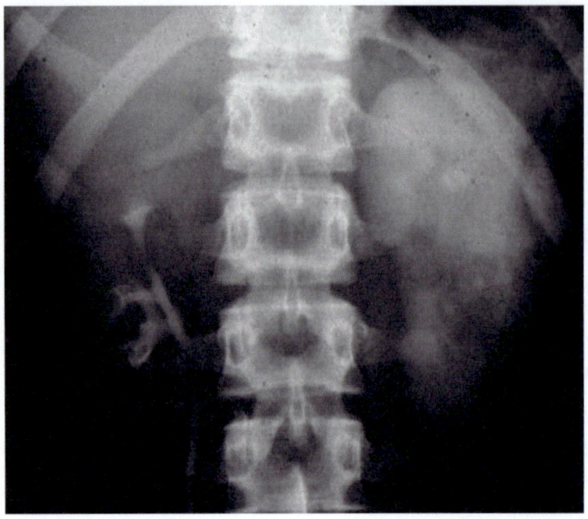

Fig. 2. Urografia. Nefrogramma ostruttivo (paziente con colica renale sinistra). A sinistra rene di dimensioni aumentate con nefrogramma di tipo ostruttivo (intenso e persistente) senza significativa opacizzazione della via escretrice

può essere alterato anche il nefrogramma, che va caratteristicamente aumentando di densità nel tempo (nefrogramma ostruttivo) (Fig. 2).

Nella diagnosi di colica renale l'urografia ha una sensibilità dell'87-90% e una specificità del 94-100%; questi dati ne hanno fatto l'indagine più affidabile fino agli anni '90, quando il progresso tecnologico in campo ecografico e TC ne ha ridotto gradualmente l'importanza.

Svedström E, Alanen A, Nurmi M (1990) Radiologic diagnosis of renal colic: the role of plain film, excretory urography and sonography. Eur J Radiol 11:180-183

Ecografia

L'ecografia può consentire la diretta visualizzazione del calcolo oppure può evidenziare segni indiretti quali l'iperecogenicità del rene, la dilatazione pelvi-caliceale ed ureterale o una raccolta sottocapsulare (Figg. 3-6). La sensibilità nella visualizzazione diretta del calcolo è decisamente ridotta nel tratto superiore e medio dell'uretere, dove è più importante la sovrapposizione delle anse intestinali, mentre sale fino a un 67% nel tratto prevescicale, grazie alla finestra acustica fornita dalla vescica distesa da urina.

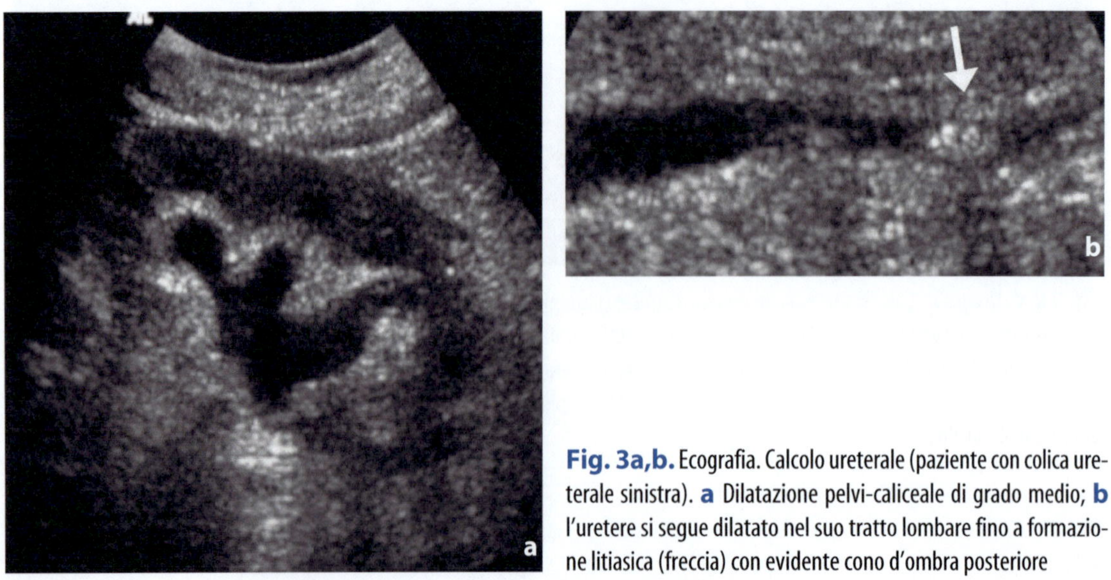

Fig. 3a,b. Ecografia. Calcolo ureterale (paziente con colica ureterale sinistra). **a** Dilatazione pelvi-caliceale di grado medio; **b** l'uretere si segue dilatato nel suo tratto lombare fino a formazione litiasica (freccia) con evidente cono d'ombra posteriore

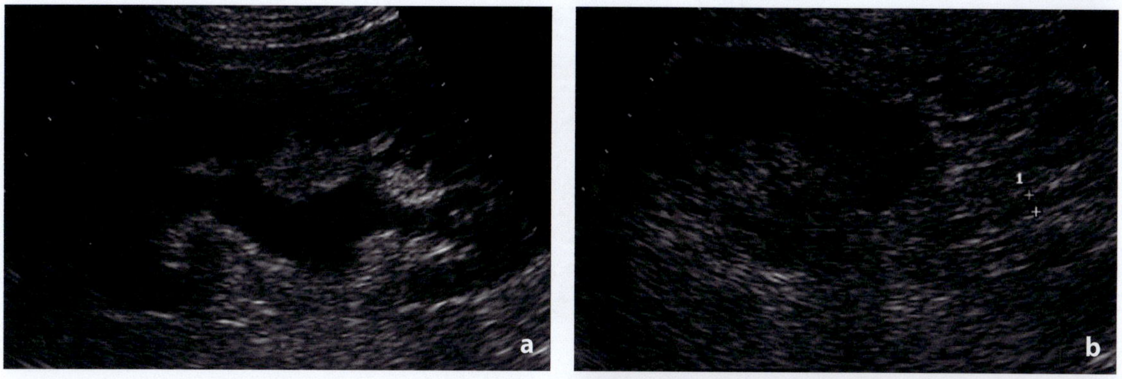

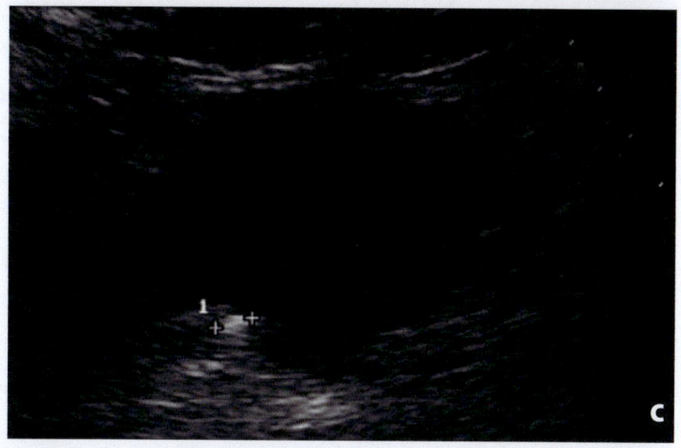

Fig. 4a-c. Ecografia. Calcolo iuxtavescicale (paziente con colica renale destra). **a** Dilatazione pelvi-caliceale di grado moderato e **b** dell'uretere con presenza di calcolo ureterale nella porzione iuxta-vescicale (**c**)

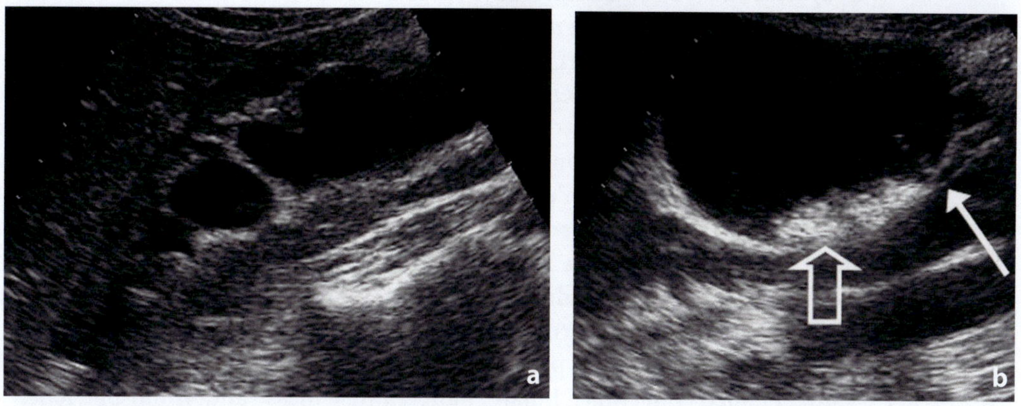

Fig. 5a,b. Ecografia. Sindrome del giunto con calcolosi (paziente con colica renale destra). All'esame ecografico: **a** dilatazione dei calici e, in particolare, **b** del bacinetto con uretere di calibro regolare in sede sottogiuntale (freccia): sindrome del giunto complicata da calcolosi multipla (freccia vuota)

Per quanto concerne i segni indiretti, il principale è rappresentato dall'idronefrosi, che in pazienti non idratati si riconosce con sensibilità del 35-73% e specificità del 74%. Poiché sono necessarie alcune ore affinché la dilatazione si presenti, se il paziente non viene adeguatamente idratato fino al 20-30% delle ostruzioni ureterali acute possono rimanere misconosciute. Per questo motivo l'ideale tecnica di esame è rappresentata da una valutazione dei reni, degli ureteri e della vescica dopo fleboclisi lenta di 500 mL di soluzione salina o, in alternativa, dopo somministrazione di 500 mL di acqua per os. Nei pazienti idratati la sensibilità e la specificità nel riconoscimento dell'idronefrosi salgono all'85 e 100% rispettivamente.

Errori diagnostici possono essere commessi in presenza di ostruzione, in assenza di idronefrosi (falsi negativi) oppure in presenza di dilatazione della via escretrice, interpretata come idronefrosi, in assenza di ostruzione ureterale (falsi positivi) (ad esempio in caso di via escretrice anatomicamente più ampia).

Un aiuto nella distinzione tra dilatazione in rene ostruito o meno viene dall'uso del Doppler.

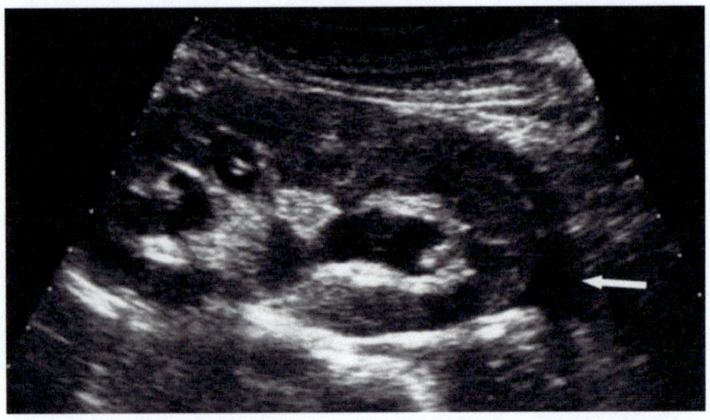

Fig. 6. Ecografia. Urinoma (paziente con colica renale sinistra). Rene sinistro con dilatazione pelvi-caliceale associata a raccolta liquida sottocapsulare in sede polare inferiore da riferire ad urinoma (freccia)

Nell'ostruzione ureterale acuta la liberazione di fattori vasoattivi determina una modificazione dell'emodinamica renale con conseguente aumento delle resistenze intrarenali, valutabili mediante misurazione dei picchi di velocità sistolico e telediastolico a livello delle arterie arciformi. Un indice di resistenza (IR) elevato riflette uno stato di ostruzione significativo, mentre un IR normale è correlato alla presenza di un'ostruzione non significativa.

Fra i 4 e i 60 anni di età l'indice di resistenza presenta in media valori inferiori a 0,70 mentre nelle età estreme e in presenza di patologie quali trombosi della vena renale, insufficienza renale acuta e stenosi dell'arteria renale si assesta su valori più elevati. È importante non solo valutare il valore assoluto di IR, ma anche rapportarlo a quello presente nel lato non affetto: l'indice di resistenza in presenza di ostruzione ureterale è superiore a 0,70 con un ΔIR>10% fra lato affetto e lato sano.

In letteratura è riportata un'accuratezza diagnostica dell'indice di resistenza pari al 90%, sebbene alcuni Autori lo ritengano un indice non affidabile.

Il color-Doppler può essere di aiuto anche per la valutazione del jet ureterale di urina in vescica: in caso di ostruzione severa esso si presenta di entità ridotta, meno frequente e talora con direzione diversa rispetto al controlaterale.

L'ecografia garantisce un'elevata accuratezza diagnostica, quando viene associata al radiogramma diretto dell'addome. L'associazione è giustificata dai migliori risultati che il radiogramma ottiene nei calcoli ureterali alti mentre l'ecografia ha risultati migliori nel riconoscimento di quelli localizzati allo sbocco ureterale in vescica. L'ecografia inoltre fornisce informazioni addizionali sul parenchima renale e sulla vescica, è ideale per il follow-up e permette di evidenziare anche cause alternative di dolore acuto al fianco come litiasi biliare, pancreatite e masse addomino-pelviche.

Il limite dell'ecografia è dato dalla incompleta visualizzazione dell'uretere, dalla dipendenza dall'operatore e dalle caratteristiche del paziente.

Dalla Palma L, Stacul F, Cova M et al (1997) Linee guida per lo studio della colica renale. Radiol Med 94:143-149

Grisi G, Stacul F, Cuttin R et al (2000) Cost analysis of different protocols for imaging a patient with acute flank pain. Eur Radiol 10:1620-1627

Heidenreich A, Desgrandschamps F, Terrier F (2002) Modern approach of diagnosis and management of acute flank pain: review of all imaging modalities. Eur Urol 41:351-362

Pepe P, Motta L, Pennini M et al (2005) Functional evaluation of the urinary tract by color-Doppler ultrasonography (CDU) in 100 patients with renal colic. Eur J Radiol 53:131-135

Tomografia computerizzata

La tomografia computerizzata (TC) offre molte possibilità nella valutazione del paziente con dolore acuto al fianco: in presenza di calcoli consente di definirne precisamente sede e dimensioni, nonché eventuali complicanze. Permette inoltre di riconoscere alcuni segni indiretti di urolitiasi o di formulare diagnosi alternative che spieghino la sintomatologia, grazie alla panoramicità dell'indagine.

L'esame si esegue a paziente supino, con scansioni dirette comprendenti tutto l'apparato urinario dai reni alla vescica, che deve essere sufficientemente distesa.

Con apparecchiature spirali un buon compromesso fra dose al paziente e risoluzione spaziale si ottiene utilizzando uno spessore di strato di 3 mm ed un pitch di 1,6 con spessore di ricostruzione pari a 1,5 mm a 250 mA e 120 kV. Negli apparecchi multidettori si può utilizzare un'acquisizione a 4 strati di 2,5 mm, con pitch equivalente di 1,5, a 120kV e 30-60 mA effettivi in base alle caratteristiche somatiche del paziente, con modulazione automatica dei valori di esposizione. Si è infatti affermato in letteratura il concetto di effettuare questi esami con protocollo a bassa dose, in ciò agevolati dalla densità solitamente elevata del calcolo, accettando immagini rumorose, ma comunque diagnostiche.

Sono utili, inoltre, le ricostruzioni multiplanari curve lungo l'uretere per individuare con esattezza il tratto di uretere interessato (Fig. 7).

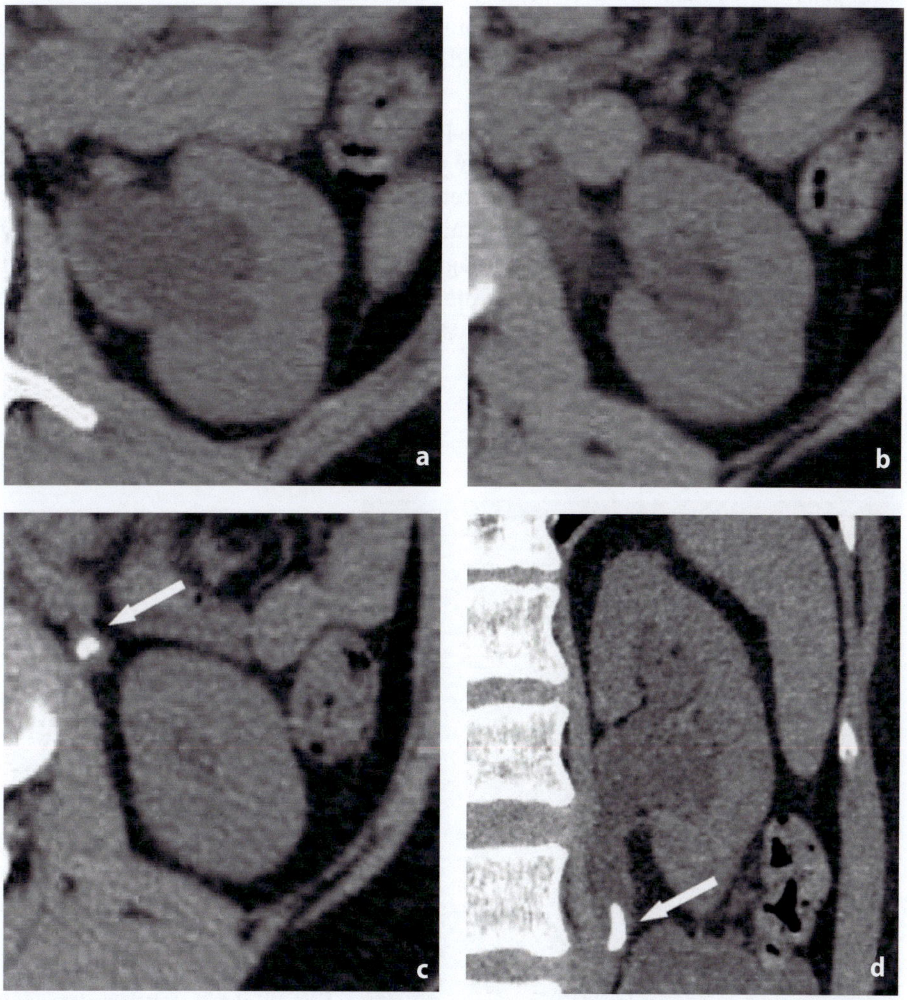

Fig. 7a-d. TC senza mdc. Calcolo ureterale (paziente con colica renale sinistra). Dilatazione dei calici, del bacinetto (**a**), dell'uretere con striatura del grasso periureterale (**b**) e calcolo (freccia) nel tratto lombare circondato da parete edematosa: segno del rim (**c**). Nelle ricostruzioni coronali si ha precisa evidenza delle massime dimensioni e della sede del calcolo (freccia) (**d**)

L'uso del mezzo di contrasto, con l'acquisizione di immagini in fase escretoria, va riservato solo a rari casi (Fig. 8), ad esempio quelli in cui rimane dubbia l'appartenenza di una calcificazione all'uretere.

Tutti i tipi di calcoli sono visibili in TC, salvo quelli di cristalli di Indinavir, un inibitore delle proteasi somministrato ai pazienti HIV positivi.

In letteratura è riportata sensibilità variabile fra il 94 e il 100%, con specificità del 92-99%.

Possibili falsi positivi sono dovuti all'errata attribuzione di un flebolita alle vie urinarie. Ad evitare di incorrere in tale errore vengono in aiuto le ricostruzioni multiplanari, il riconoscimento di una "coda di cometa", attribuibile ad una porzione non ancora calcifica di parete venosa adiacente al flebolita e, come ultima possibilità, l'uso del mezzo di contrasto.

La determinazione dell'appartenenza di una struttura calcifica all'apparato urinario può essere aiutata dal segno del rim, cioè da un orletto circonferenziale della densità dei tessuti molli attorno al calcolo, dovuto all'infiammazione ed all'edema della parete ureterale nel punto di ostruzione (Fig. 7). Il segno non è sempre presente, mancando soprattutto nei calcoli di maggiori dimensioni, forse per l'eccessivo stiramento della parete che limita la riconoscibilità dell'edema.

I segni indiretti di calcolosi possono aiutare ad attribuire la giusta natura ad una calcificazione e a riconoscere l'ostruzione delle vie urinarie in assenza di calcoli o quando questi sono già stati espulsi.

La stima della dilatazione dell'uretere, più che basarsi su valori assoluti, deve dipendere dal confronto con il controlaterale e dalla mancanza di segni di peristalsi, cioè dalla dilatazione omogenea di tutto l'uretere.

In caso di ostruzione acuta si determina dilatazione e forse stravaso dai linfatici contigui all'uretere e al rene, che all'imaging si manifestano come striatura del grasso periureterale e perinefrico per ispessimento dei setti a ponte fra la fascia renale e la capsula renale o fra diversi punti della capsula renale (Figg. 7, 9). La presenza di una

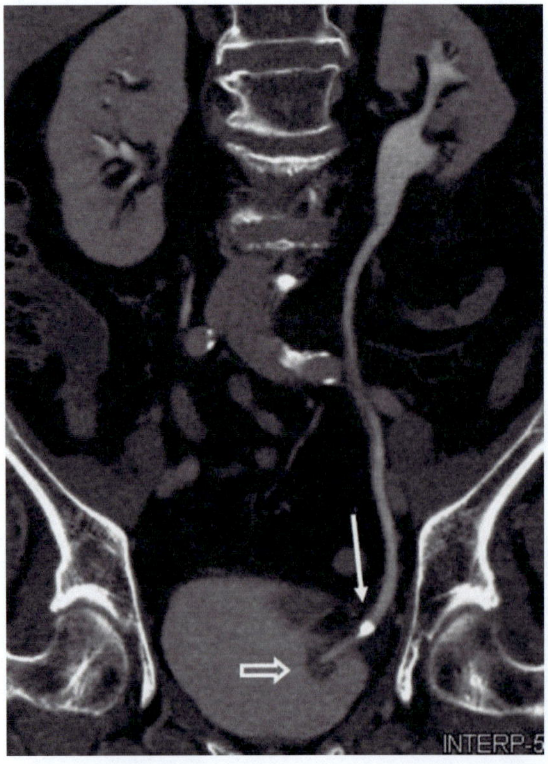

Fig. 8. Uro-TC. Calcolo ureterale (paziente con colica renale sinistra preceduta da ematuria). Ricostruzione MIP sul piano coronale: modesta dilatazione dell'uretere sinistro, fino a calcolo nel tratto pelvico in sede iuxta-vescicale (freccia); è presente tumore vescicale allo sbocco ureterale sinistro, evidente come difetto di opacizzazione (freccia vuota)

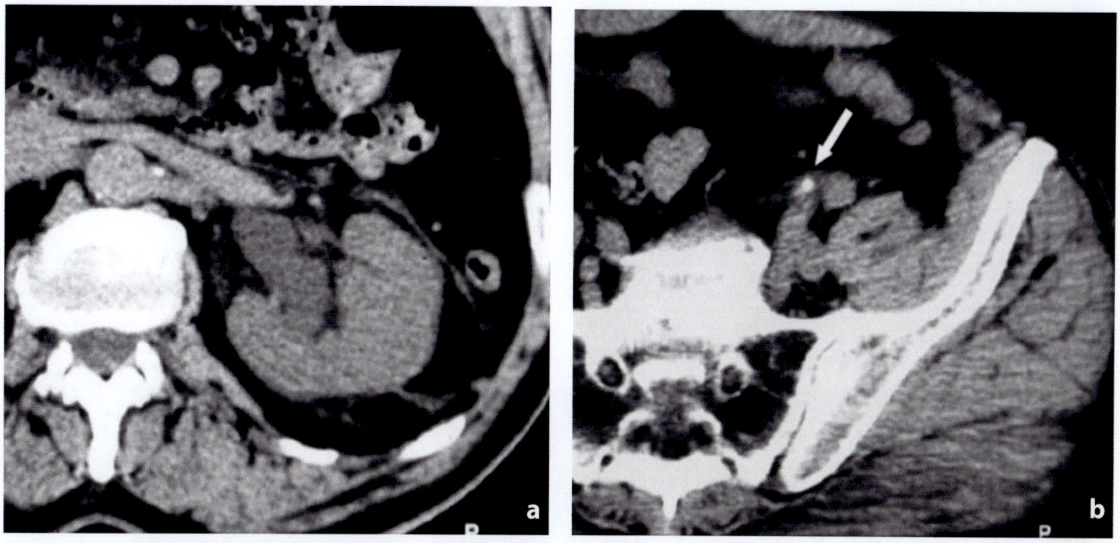

Fig. 9a,b. TC senza mdc. Calcolo ureterale (paziente con colica renale sinistra). Lieve idronefrosi, ispessimento fasciale e dei setti reno-fasciali con velatura del grasso perirenale (**a**) e periureterale (**b**); calcolo (freccia) incuneato nell'uretere all'incrocio con i vasi iliaci

vera opacità nello spazio perirenale deve far pensare alla rottura dei fornici con conseguente formazione di un urinoma. La velatura del grasso del seno renale è segno di stravaso di urina a tale livello.

La striatura del grasso è un segno ad elevato valore predittivo, sia positivo che negativo.

Alcuni Autori riportano fra i segni indiretti di ostruzione acuta l'aumento di dimensioni del rene o l'aumento dello spessore parenchimale dovuto a edema: sono segni non sempre presenti e, comunque, aspecifici, in quanto osservabili anche in caso di pielonefrite acuta e di trombosi della vena renale, patologie che possono esordire con dolore acuto al fianco.

La tomografia computerizzata è utile anche perché permette di identificare altre problematiche delle vie urinarie quali rene a spugna (Fig. 10), pielonefriti, emorragie renali e perirenali, malformazioni artero-venose, ostruzione del giunto pelvi-ureterale, duplicazione dell'uretere associata ad ostruzione (Fig. 11).

La panoramicità dell'esame TC consente anche di riconoscere cause extraurinarie della sintomatologia in atto, quali patologie gastro-intestinali, epatiche, delle vie biliari, del pancreas, dell'aorta o degli annessi.

Il ruolo principale della TC è valutare la dimensione e la sede dei calcoli e fungere così da guida alla gestione clinica per una scelta terapeutica che tenga conto della probabilità di eliminazione spontanea del calcolo, dell'utilità della litotrissia percutanea, del posizionamento di uno stent ureterale o di un intervento chirurgico (Fig. 12).

In letteratura sono stati proposti diversi protocolli per lo studio del dolore acuto al fianco. Dal punto di vista gestionale, dosimetrico, di efficacia diagnostica e terapeutica è opportuno sottoporre, in prima istanza, i pazienti ad ecografia addominale. Nei casi in cui permangano dubbi diagnostici o sia necessaria una visualizzazione anatomica ai fini chirurgici, è preferibile ricorrere alla TC senza mdc con protocollo a bassa dose per la ricerca del calcolo o di segni indiretti del suo passaggio. La TC con mdc va riservata solo ai casi dubbi o per la valutazione delle complicanze. Non viene più effettuata l'urografia, neppure in casi selezionati, alla luce delle maggiori informazioni fornite dalla TC, a fronte di costi paragonabili e di una dose al paziente che può esse-

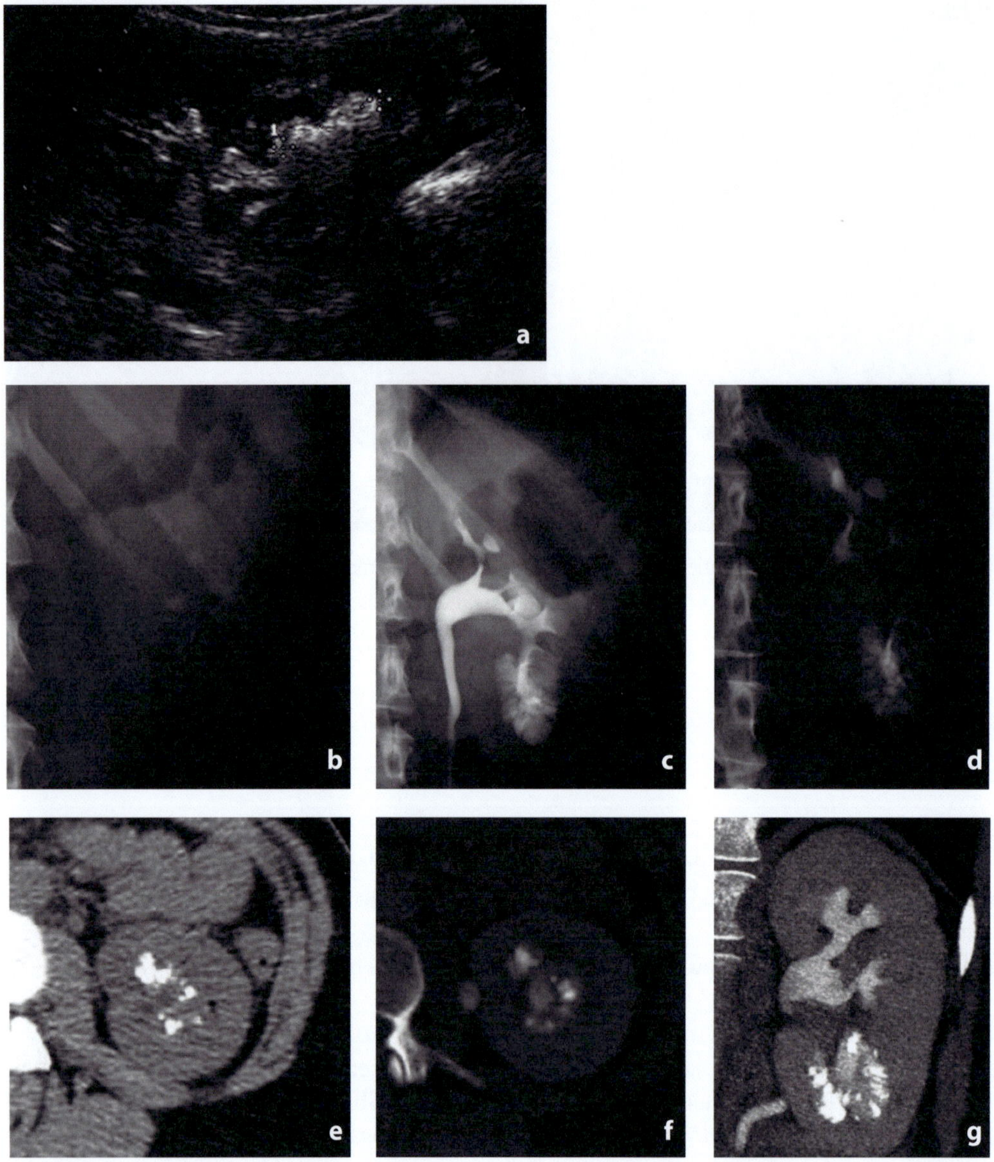

Fig. 10a-g. Ecografia, urografia e TC senza e con mezzo di contrasto. Rene a spugna. **a** All'esame ecografico si evidenzia immagine iperecogena, con sbarramento del segnale acustico posteriore di aspetto litiasico in corrispondenza del recesso sinusale inferiore del rene sinistro. **b** Al radiogramma diretto si identificano multiple minute calcificazioni che si proiettano contro il polo inferiore del rene. **c** In urografia, multiple immagini di plus a stria e a fiamma a monte dei calici minori inferiori in un quadro di rene a spugna. **d** Analogo aspetto si rileva in corso di nefrotomografia. Si noti la regolare morfologia dei fornici caliceali. **e** Alla TC senza mezzo di contrasto si confermano le calcificazioni. **f-g** La successiva uro-TC a bassa dose ne dimostra la localizzazione al di fuori delle cavità calico-pieliche

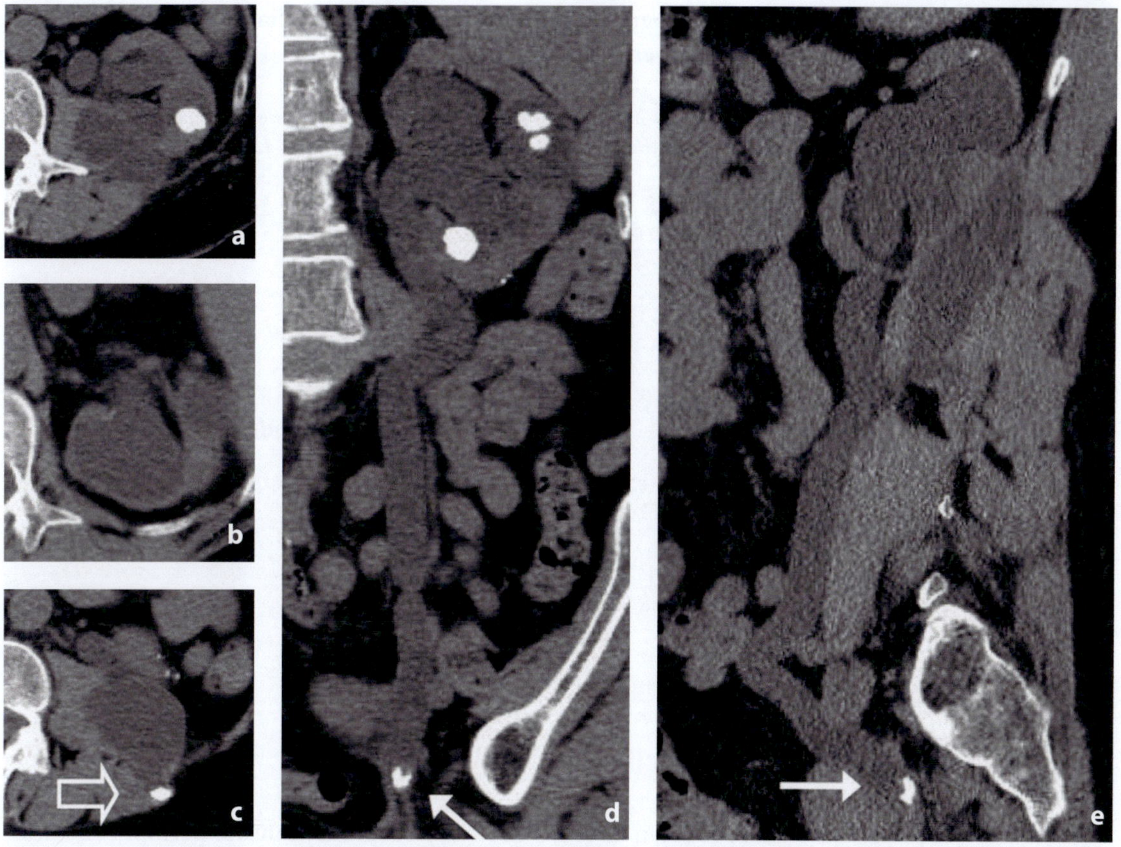

Fig. 11a-e. TC senza mdc. Calcolosi complicata (paziente con colica renale sinistra e febbre). **a-c** Immagini assiali e ricostruzioni MPR sul piano coronale (**d**) e sagittale (**e**). Si rilevano calcoli in sede caliceale con dilatazione di grado elevato della via escretrice intrarenale con parenchima marcatamente assottigliato. Dilatazione dell'uretere fino alla porzione pelvica dove si evidenzia formazione litiasica (freccia). Si identifica inoltre voluminosa raccolta nel muscolo ileo-psoas con calcolo migrato nei suoi settori declivi (freccia vuota)

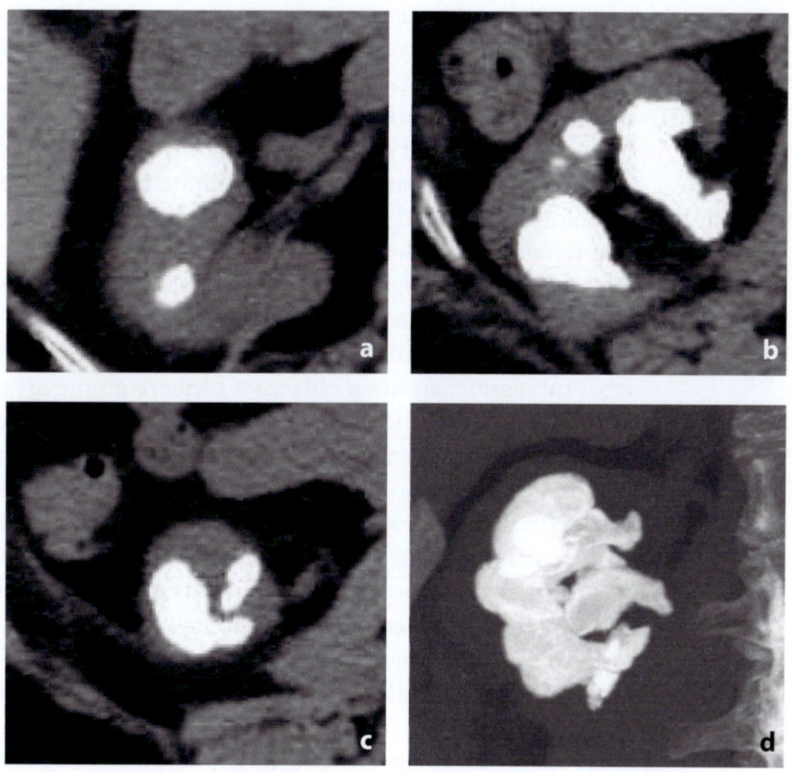

Fig. 12a-d. TC senza mdc. Calcolosi a stampo. **a-c** Rene con calcolosi a stampo senza dilatazione dei calici a monte nelle scansioni assiali dirette e nella ricostruzione coronale 3D MIP (**d**)

re inferiore a quella dell'urografia qualora si ricorra, come nella larga maggioranza dei casi avviene, all'esame TC senza mdc.

Dalrymple NC, Verga M, Anderson KR et al (1998) The value of unenhanced helical computerized tomography in the management of acute flank pain. J Urol 159:735-740

Niall O, Russell J, MacGregor R et al (1999) A comparison of noncontrast computerized tomography with excretory urography in the assessment of acute flank pain. J Urol 61:534-537

Rimondini A, Pozzi Mucelli R, De Denaro M et al (2001) Evaluation of image quality and dose in renal colic: comparison of different spiral-CT protocols. Eur Radiol 11:1140-1146

Sourtzis S, Thibeau Jf, Damry N et al (1999) Radiologic investigation of renal colic: unenhanced helical CT compared with excretory urography. AJR Am J Roentgenol 172:1491-1494

Tack D, Sourtzis S, Delpierre I et al (2003) Low-dose unenhanced multidetector CT of patients with suspected renal colic. AJR Am J Roentgenol 180:305-311

Yilmaz S, Sindel T, Arslan G et al (1998) Renal colic: comparison of spiral CT, US and IVU in the detection of ureteral calculi. Eur Radiol 8:212-221

Flogosi renali

Richiami anatomo-clinici

La pielonefrite è un processo infettivo che colpisce il rene, causato perlopiù da batteri Gram negativi (E. coli, Proteus, Pseudomonas, Klebsiella ed Enterococchi) mentre meno del 20% dei casi è determinato da Gram positivi.

I batteri possono giungere a livello renale per via ascendente o ematogena, da focolai anche molto distanti, oppure per via linfatica-linfoematogena lungo i piccoli vasi dell'interstizio renale, il che si verifica nelle infezioni in corso di ostruzione delle vie urinarie.

La forma di infezione ascendente, causata da batteri della flora fecale, è quella più frequente, in particolare in pazienti con coesistenti patologie delle vie urinarie, come calcolosi o reflusso vescico-ureterale, che permettono ai batteri di risalire, dopo la proliferazione in vescica, fino alla pelvi renale. Un reflusso intrarenale consente la penetrazione nel parenchima attraverso i tubuli, più frequentemente ai poli renali, dove le papille tendono ad avere apici appiattiti o concavi.

La **pielonefrite acuta** può essere definita come una sindrome clinica caratterizzata da dolore lombare ed iperpiressia, associati a segni laboratoristici di infezione batterica renale, inclusi leucocitosi, piuria, batteriuria e positività all'urinocoltura. Dal punto di vista anatomo-patologico la pielonefrite è l'infezione batterica del rene, con conseguente infiammazione acuta, che spesso coinvolge la pelvi ed il parenchima renale di entrambi i reni; questo determina una flogosi interstiziale suppurativa con necrosi tubulare, disposta a chiazze a formare ampie aree cuneiformi e coalescenti di suppurazione, oppure aree più focali, che possono evolvere nella formazione di ascessi. Nel momento di massima infiammazione i tubuli sono intasati dai leucociti, che possono causare ostruzione intrarenale focale; allo stesso tempo si sviluppa intensa vasocostrizione delle arterie e delle arteriole all'interno delle regioni coinvolte a seguito dell'infiammazione. Nella pielonefrite ascendente la distribuzione è caratteristicamente a chiazze oppure lobare, con netta demarcazione fra le aree coinvolte e quelle risparmiate dal processo. Il parenchima infetto presenta striature o aree cuneiformi giallastre, che si estendono per tutto lo spessore parenchimale, dall'apice delle papille alla superficie corticale. Nei casi più gravi può essere interessato l'intero parenchima renale.

Gli **ascessi** ematogeni si osservano più spesso nei pazienti che fanno uso di droghe per via endovenosa, nei pazienti con altri foci di infezione e negli immunodepressi. Il germe più comunemente responsabile è lo Staphylococcus aureus. Le lesioni iniziali sono solitamente multiple, rotondeggianti e si localizzano a livello corticale. Nei casi più severi possono mostrare anche aspetti emorragici. A 24-48 ore dall'inoculazione le lesioni si espandono fino ad interessare la midollare e la distinzione morfologica fra la forma ascendente e quella ematogena non è più possibile.

Le difese naturali dell'ospite e la terapia antibiotica solitamente offrono un buon controllo dell'infezione, ma in alcuni casi vi è un'importante distruzione tissutale con necrosi e formazione di multipli microascessi che confluiscono in ascessi più grandi. Nella fase di maturazione attorno all'ascesso si sviluppa tessuto di granulazione. L'ascesso renale è di solito diagnosticato prima della sua estensione agli organi contigui, ma in caso di progressione può estendersi verso il muscolo psoas e nello spazio retroperitoneale, oppure verso i piani superficiali o in direzione del peritoneo. Alcune forme avanzate con sviluppo in senso craniale possono interessare il cavo pleurico, fino allo sviluppo di un empiema.

Solitamente la corretta diagnosi è formulata in fase relativamente precoce ed una terapia mirata porta a risoluzione del processo senza lo sviluppo di complicanze.

Nei casi più avanzati di pielonefrite acuta a carattere ostruttivo si può sviluppare una **pionefrosi**, dovuta all'accumulo di fluido purulento nel contesto della pelvi e delle vie escretrici dilatate.

Sia nella forma di pielonefrite più diffusa, sia in quella focale si può avere regressione con restitutio ad integrum, evento più frequente nell'adulto, o con cicatrice residua. Nel bambino si sviluppa una cicatrice focale che interessa tutto lo spessore parenchimale, mentre nell'adulto, tipicamente, si forma una depressione sulla superficie corticale associata a fibrosi e deformazione del sottostante calice.

La **pielonefrite enfisematosa** è una grave forma necrotizzante di pielonefrite acuta, in cui alcune specie di batteri provocano una fermentazione del glucosio presente nei tessuti con conseguente formazione di gas. Nel 50% dei pazienti è possibile palpare una massa ed il crepitio tipico dell'enfisema sottocutaneo dal fianco fino anche alla coscia. Velocemente la patologia evolve in shock settico con una mortalità del 50%. Il 90% dei pazienti che sviluppano questa forma di pielonefrite soffre di diabete mellito mal controllato mentre nei pazienti non diabetici è presente ostruzione del sistema collettore su base litiasica o neoplastica.

La **pielonefrite** di origine **fungina** è molto più rara e interessa principalmente individui immunocompromessi e diabetici, in cui il germe, solitamente Candida albicans, giunge al rene per via ematogena e, una volta superato il filtro glomerulare, si deposita e prolifera nei tubuli distali, provocando la formazione di multipli ascessi corticali e midollari. La forma fungina è gravata da elevata mortalità.

La **pielonefrite cronica** è un processo di flogosi tubulo-interstiziale associata a cicatrizzazione, con coinvolgimento dei calici e della pelvi; è dovuta ad un'infezione di lunga durata, recidivante con progressiva distruzione del parenchima, oppure rappresenta il residuo di un'infezione di vecchia data, ormai inattiva. Solitamente è il risultato di un reflusso vescico-ureterale oppure intrarenale di urina infetta in età pediatrica, ma può essere associata anche ad altre condizioni cliniche che determinano stasi, come l'ostruzione cronica, la presenza di calcoli, la vescica neurologica e la diversione urinaria.

Con il termine di **nefropatia da reflusso** si intende la patologia determinata dalla sequenza di reflusso, infezione del tratto urinario, pielonefrite e conseguente cicatrizzazione. Il rene si presenta con retrazioni cicatriziali evidenti, grossolane ed irregolari, che interessano la corticale e la midollare al di sopra di calici dilatati e deformi. Nella nefropatia da reflusso sono interessate tipicamente le zone polari. A questo pattern di base si associano poi i segni delle eventuali nuove poussées infiammatorie. La cicatrizzazione può essere solo focale ma, in caso di interessamento diffuso del rene, il parenchima residuo può andare incontro ad ipertrofia compensatoria provocando una deformazione ancora più marcata del profilo renale, fino alla presenza di pseudotumor.

Nella **tubercolosi** renale il bacillo di Koch determina per sua natura un'infezione di tipo cronico. A livello renale, inizialmente, si forma un nodulo (tubercoloma) intraparenchimale in sede corticale, che rimane stabile ed asintomatico anche per numerosi anni, fino a che una reinfezione oppure una riattivazione non portano all'estensione del processo alla midollare, cioè alla via escretrice alla base delle papille, dove rapidamente provoca un'ulcerazione con deformazione caliceale.

Per trovare la positività delle urine al bacillo di Koch vi deve essere l'ulcerazione del calice con l'apertura del tubercoloma nelle vie urinarie.

Quando il tubercoloma si apre nella via escretrice si configurano tre possibili quadri evolutivi: cavitazione estesa, cioè la forma aperta; fibrosclerosi con conseguente formazione di una cavità non comunicante (forma chiusa), per connettivizzazione pericavitaria che chiude il colletto del calice, lasciando una cavità più o meno ampia; oppure un quadro misto, in cui coesistono sia vecchie cavità sia forme iniziali di erosione dei calici a causa di poussées recidivanti: ad una prima fase di fibrosclerosi segue lo sviluppo di nuove lesioni, secondarie ad altre ondate di batteriemia. Il risultato finale nelle forme non trattate è la distruzione con perdita di funzione e calcificazione dell'intero rene (autonefrectomia).

Una forma particolare è la **pielonefrite cronica xantogranulomatosa**, caratterizzata dalla distruzione e dalla sostituzione del parenchima da parte di macrofagi schiumosi, così definiti per l'elevato contenuto di lipidi. Quasi sempre colpisce un solo rene in modo diffuso, provocando il suo ingrossamento, fibrosi attorno alla pelvi renale, idronefrosi e, caratteristicamente, masse giallastre lobulate che sostituiscono il parenchima. La corticale via via si riduce di spessore e può anche contenere multipli ascessi circondati da tessuto xantoide. La patologia è comunemente causata da E. coli e Proteus ed è il risultato di una ostruzione cronica: l'80% dei pazienti è portatore di una calcolosi a stampo o di un calcolo che ostruisce parte del sistema pelvi-caliceale.

Il processo può rimanere confinato al rene oppure estendersi in sede perirenale e coinvolgere gli spazi pararenali e le strutture retroperitoneali, come lo psoas.

Meno frequentemente il processo ha un'estensione focale: la forma espansiva dà luogo ad una tumefazione che può mimare una neoplasia renale.

La pielonefrite cronica è caratterizzata da sintomatologia vaga, ad esordio insidioso e meno tipico di quella acuta: il paziente giunge all'osservazione del medico in fase più tardiva e, quindi, la diagnosi è posta quando ormai la distruzione del parenchima renale è avanzata, sino a quadri di insufficienza renale con rene grinzo.

Hill GS (1989) Uropathology. Churchill-Livingstone, New York, pp 279-429

Kenney PJ (2000) Chronic urinary tract infection. In: Pollack HM, McClennan BL (ed) Clinical urography. W.B. Saunders Company, Philadelphia, pp 951-975

Medical Research Council Bacteriuria Committee (1979) Recommended terminology of urinary-tract infection. Br Med J 2:717-719

Roberts JA (1991) Etiology and pathophysiology of pyelonephritis. Am J Kidney Dis 17:1-9

Tizzani A, Rocca-Rossetti S, Fontana D (2001) Le infezioni urinarie. In: Colombo C, Paletto AE, Maggi G et al (eds) Trattato di chirurgia. Edizioni Minerva Medica, Torino, pp 1070-1074

Diagnostica per immagini

La diagnosi delle infezioni renali è solitamente formulata sulla base della clinica e degli esami di laboratorio; la diagnostica per immagini è riservata ai casi dubbi oppure allo studio delle pielonefriti in pazienti che non rispondono alla terapia o ad elevato rischio di complicanze, come diabetici ed immunodepressi.

Il ruolo dell'imaging concerne sia l'identificazione della lesione, con valutazione dell'estensione intra ed extrarenale, sia il follow-up durante la terapia. Le attuali linee guida consigliano l'impiego dell'imaging nei casi, anche se non complicati, di pielonefrite, documentata all'esame microbiologico, nei maschi e nelle donne che incorrano in più di 2 o 3 infezioni delle alte vie urinarie nell'arco di 12 mesi. In simili evenienze è indicato l'esame ultrasonografico che permette lo studio sia del rene (e dell'eventuale associata patologia litiasica) sia del tratto urinario inferiore, con calcolo del residuo postminzionale e delle dimensioni della prostata.

L'ecografia ha buona sensibilità. Per quanto non veda la fascia renale e non consenta, quindi, un bilancio dell'estensione perirenale del processo infiammatorio, essa riveste un ruolo assai importante: l'assenza di radiazioni ionizzanti ne consente l'impiego in gravidanza ed il ripetuto ricorso nel follow-up; è, inoltre, utile come guida per il posizionamento di drenaggio.

La tomografia computerizzata è molto sensibile ed accurata ed è indicata nel caso di persistente febbre urosettica con ecografia negativa; dopo ecografia per valutare meglio l'estensione del processo; nel follow-up, solo nei casi in cui l'ecografia non sia sufficiente.

La risonanza magnetica (RM) non riveste attualmente un ruolo determinante nella diagnostica per immagini per la scarsa disponibilità ed i costi elevati; è comunque una tecnica da tenere in considerazione, soprattutto nei bambini e nelle persone cui non può essere somministrato il mezzo di contrasto organo-iodato.

La scintigrafia con Tc99m-DMSA è estremamente sensibile, utile soprattutto nei bambini, ma non può distinguere i pattern di patologia, la localizzazione del processo e l'estensione perinefrica.

Pielonefrite acuta

In **ecografia** si può riconoscere nella forma diffusa un rene con spessore parenchimale aumentato (Fig. 13) ed aree ipo-anecogene, mentre in quella focale vi sono aree ro-

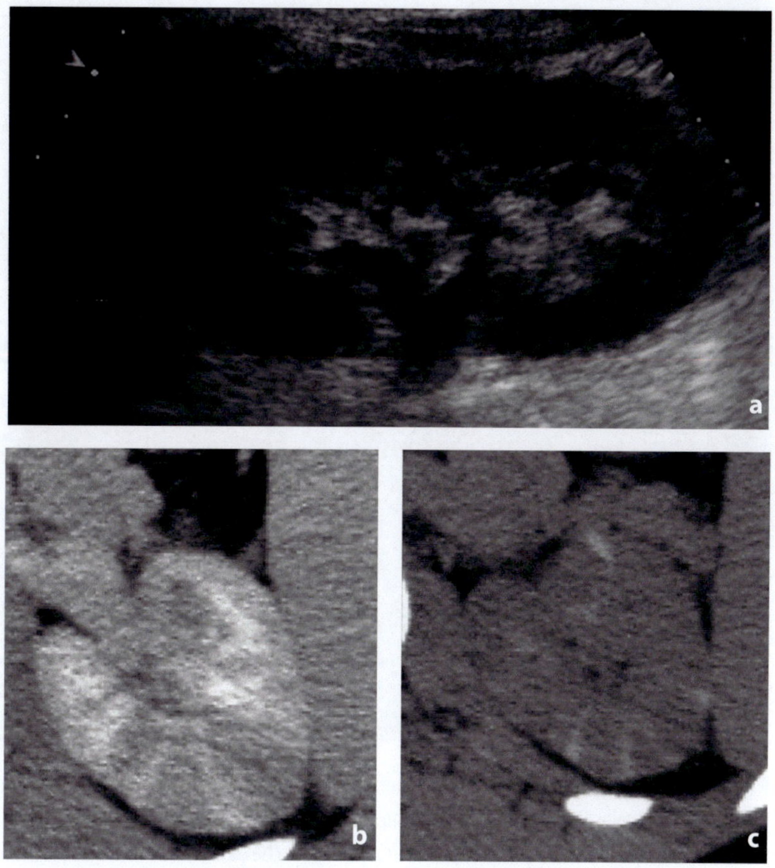

Fig. 13a-c. Ecografia e TC con mdc. Pielonefrite acuta diffusa. **a** Alla valutazione ecografica il rene si presenta di spessore parenchimale modicamente aumentato. **b** All'esame TC in fase nefrografica le aree interessate da pielonefrite si presentano ipodense, a forma di cuneo, con margini sfumati. **c** Nelle immagini in fase ritardata, acquisite dopo 3 ore dall'iniezione del mdc, in alcune di tali aree si riconosce disomogenea impregnazione di mdc (nefrogramma ritardato)

tondeggianti ipoecogene a contorni mal definiti (Figg. 14, 15). Raramente vi possono essere anche aree iperecogene se il processo è ad impronta emorragica. Il tessuto adiposo del seno renale può essere meno visibile per imbibizione e compressione.

Con l'ecografia si può ipotizzare la presenza di un'anomalia congenita, come la sindrome del giunto ed identificare alterazioni del parenchima renale e raccolte nello spazio perirenale. Questa tecnica presenta, però, alcune limitazioni: non sempre l'ispessimento diffuso risulta evidente e inoltre la valutazione delle complicanze e soprattutto dell'estensione del processo non è precisa, non potendosi riconoscere le fasce perirenali.

L'uso del **Doppler,** particolarmente in modalità power per la visualizzazione anche dei flussi lenti, indipendentemente dall'angolo di studio, aumenta la sensibilità ecografica, dimostrando l'ipoperfusione delle aree ipoecogene che corrispondono all'edema lesionale. Possibili falsi positivi si possono determinare a livello del polo renale superiore di sinistra, per la difficoltà esplorativa dovuta alla presenza di gas intestinale o alla sovrapposizione di una costa mentre i falsi negativi sono tipici dell'esame eseguito in fase molto precoce, quando l'edema dei tessuti determina riduzione del ritorno venoso ma non ancora ipoperfusione.

Questa tecnica si è dimostrata particolarmente utile nei bambini, per l'elevata sensibilità e specificità, comparabile alla scintigrafia con Tc99m-DMSA abitualmente usata, in assenza di esposizione a radiazioni ionizzanti.

La sensibilità dell'ecografia sembra essere significativamente aumentata dall'uso del mezzo di contrasto, che ancor meglio visualizza le aree ipoperfuse nel contesto del parenchima renale, ma al momento attuale non è utilizzabile in Italia sulla popolazione pediatrica.

In passato le pielonefriti acute sono state studiate anche con l'**urografia**, metodica che consente di visualizzare i profili del parenchima renale, analizzare l'effetto nefrografico e dimostrare le vie escretrici ma che permette di individuare il processo infet-

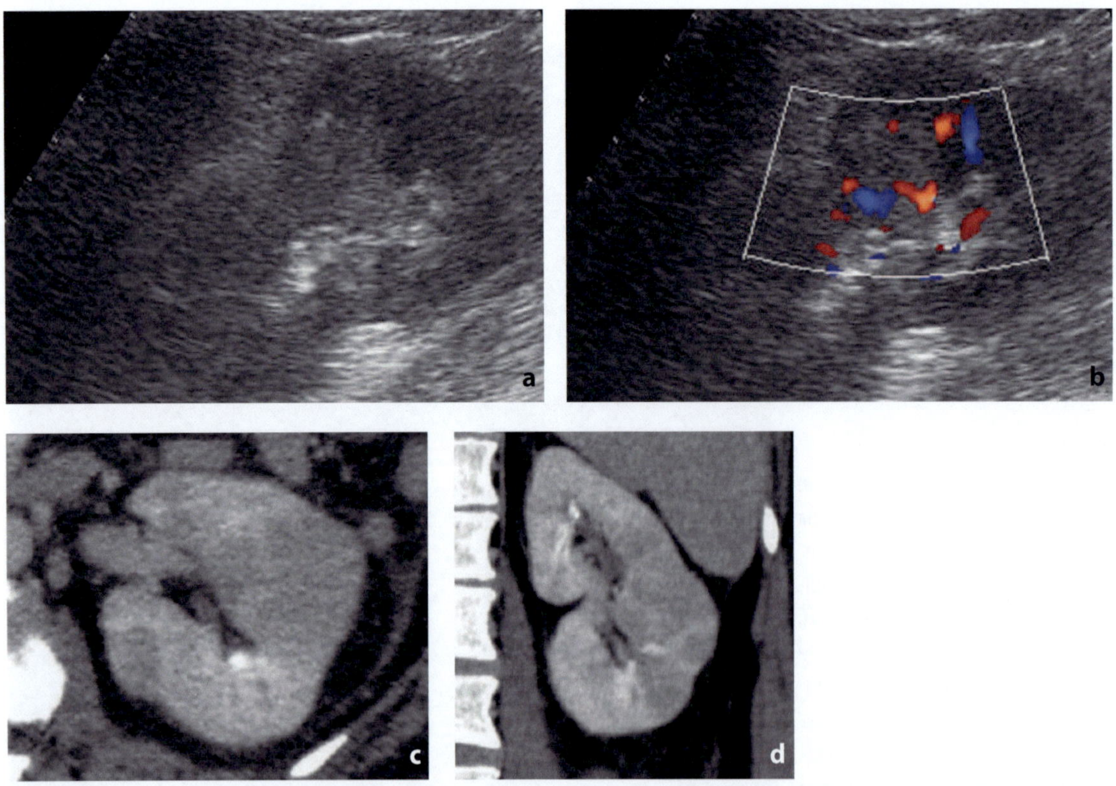

Fig. 14a-d. Ecografia e TC con mdc. Pielonefrite acuta focale. All'esame ecografico: **a** tumefazione ipoecogena, sfumata, con ridotta perfusione al color-Doppler (**b**). **c** All'esame TC con mezzo di contrasto nelle immagini assiali e **d** nelle ricostruzioni sul piano coronale, conferma della lesione ipodensa a margini sfumati, che determina una bozza sul profilo renale

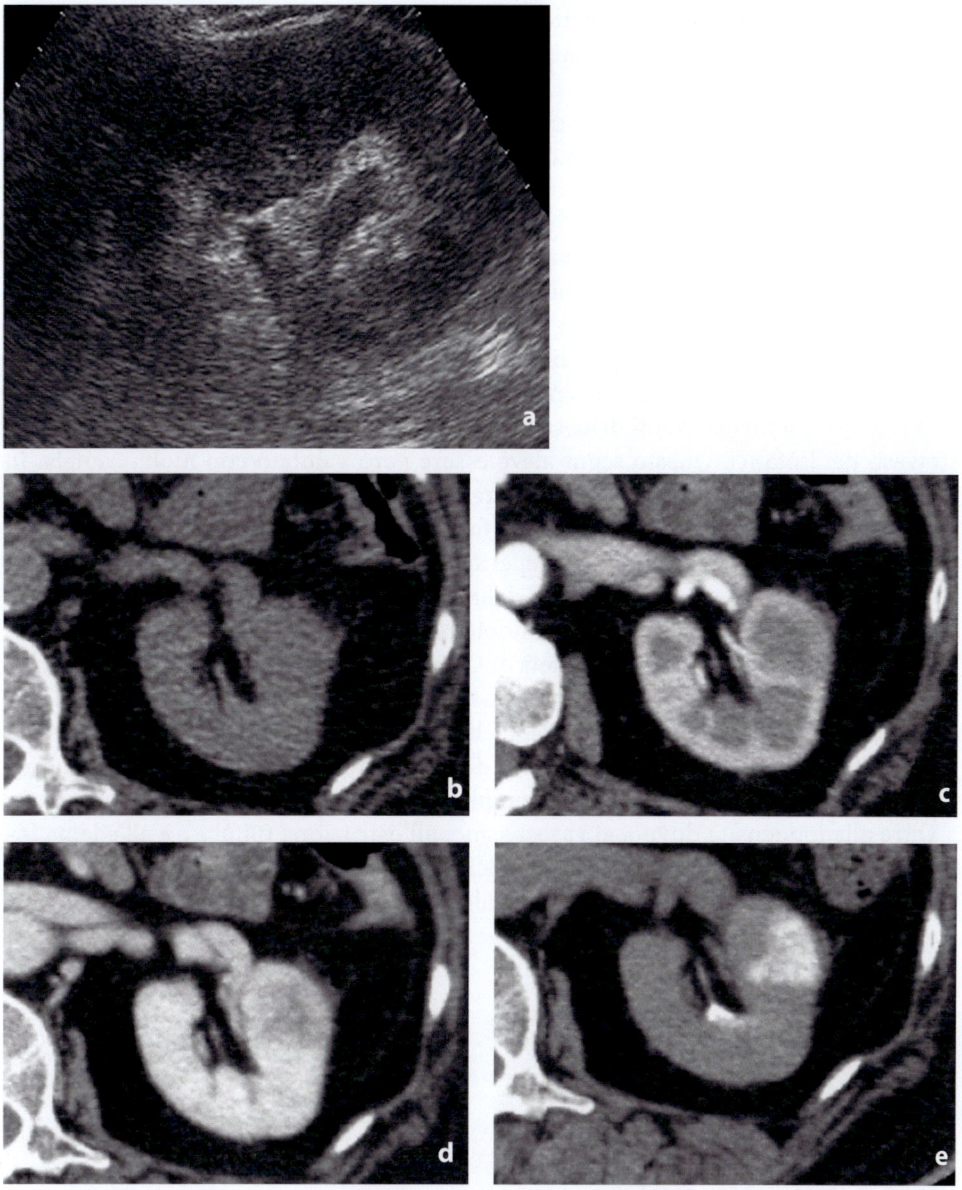

Fig. 15a-e. Ecografia e TC con mdc. Pielonefrite acuta focale. **a** All'esame ecografico, modesta bozzatura del profilo in corrispondenza di un'area ipoecogena a margini sfumati. **b** All'esame TC diretto, tumefazione lievemente ipodensa, sfumata, con striatura del grasso perirenale. **c-d** Dopo iniezione di mezzo di contrasto, in fase corticale si identifica con difficoltà la presenza di un'area ipodensa (**c**), ben evidente, invece, in fase parenchimale (**d**). **e** In fase ritardata a tre ore, all'area prima ipodensa corrisponde un'iperdensità dovuta a nefrogramma ritardato, conseguente all'edema del tessuto e all'ostruzione tubulare

tivo ed alcune delle sue complicanze solo in base ai segni indiretti di distorsione del sistema pelvi-caliceale, tanto che il 75% delle urografie risulta negativo, pur in presenza di patologia pielonefritica. I reperti che si possono identificare sono un aumento di dimensioni del rene, la compressione sul sistema collettore, una diminuita concentrazione e ritardata escrezione del mezzo di contrasto, con nefrogramma striato e persistente.

L'urografia è in grado di identificare correttamente la presenza di necrosi papillare, un'importante complicanza, più frequente nei pazienti diabetici, per la presenza di sottili strie ed accumulo di mezzo di contrasto a livello papillare.

In generale, tuttavia, l'urografia deve essere considerata metodica inefficace, relativamente costosa ed a discreta dose di esposizione, da evitare potendo ricorrere all'ecografia e alla **tomografia computerizzata**, che con le nuove apparecchiature multidetettori e la tecnica di uro-TC permette di ottenere una visualizzazione urografica paragonabile a quella classica, associata però ad informazioni precise sul parenchima renale prima impossibili da ottenere.

Tranne alcuni casi selezionati, in cui si vuole valutare la presenza di patologia favorente lo sviluppo di pielonefrite, si utilizza per lo studio delle pielonefriti acute un esame TC tradizionale; in particolare forniscono importanti informazioni le scansioni dirette associate ad una fase parenchimale ed una ritardata, acquisita dopo 3-6 ore.

Le scansioni dirette acquisite a livello renale permettono di identificare la presenza di calcoli o di calcificazioni parenchimali, la presenza di gas e, nella rara forma di nefrite batterica emorragica, un'area cuneiforme od ovalare iperdensa; dimostrano, inoltre, un ingrossamento focale e diffuso del rene, associato a striatura del grasso perirenale e periureterale, per l'ispessimento dei setti a ponte fra la fascia renale e la capsula renale o fra diversi punti della capsula renale, dovuto alla dilatazione e forse allo stravaso dei linfatici. Questo segno deve essere però valutato con molta cautela, in quanto correlato anche a colica renale, a trauma e a pregressa infezione.

Dopo iniezione di mezzo di contrasto la fase migliore per valutare i segni in corso di pielonefrite è quella parenchimale. Il reperto tipico è rappresentato da un'area mal definita a forma di cuneo, che si estende dalla papilla alla superficie corticale (Fig. 15), con ridotta differenziazione cortico-midollare ed associata tumefazione renale. Secondo le raccomandazioni della Società di Uroradiologia, tutte le regioni di parenchima ipodenso dimostrate alla TC vanno considerate come pielonefrite. Queste andranno poi caratterizzate in base all'estensione localizzata (Figg. 14, 15) o diffusa, alla presenza di tumefazione o di ingrossamento dell'intero rene, al coinvolgimento mono o bilaterale e alla presenza di eventuali complicanze.

Oltre alla ipodensità dovuta al vasospasmo, all'ostruzione tubulare e all'edema interstiziale che caratterizza le aree di parenchima non funzionante, si può riconoscere anche un nefrogramma striato dovuto all'alternanza di tubuli funzionanti e tubuli intasati da leucociti (Fig. 16).

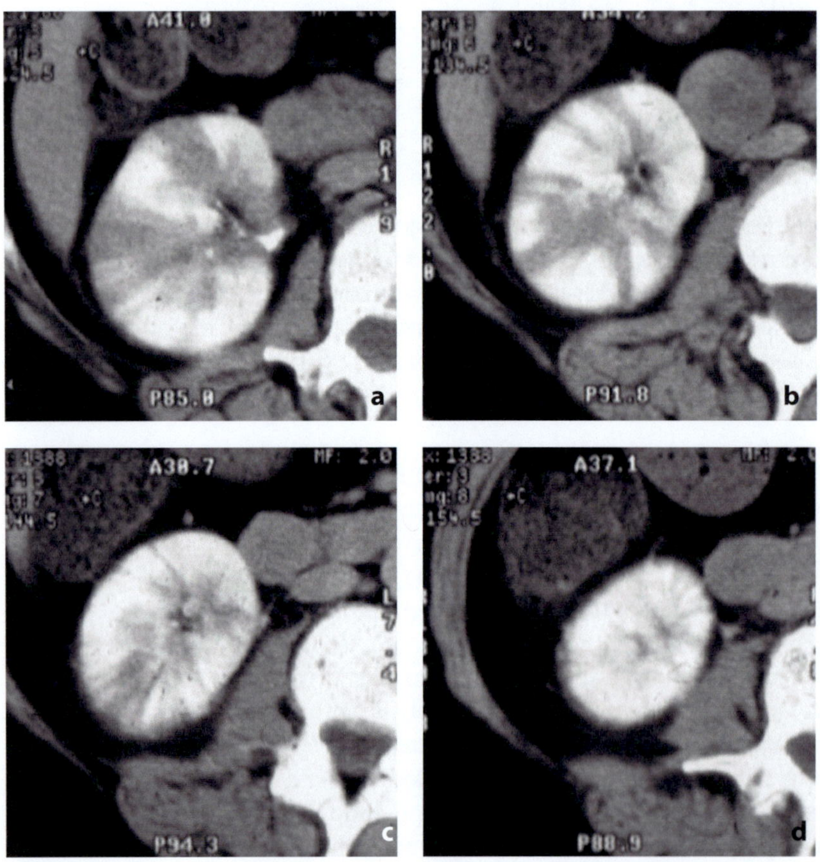

Fig. 16a-d. TC con mdc. Pielonefrite acuta diffusa. **a-d** Si rileva un nefrogramma striato dopo iniezione del mdc, a causa dell'alternanza di tubuli funzionanti contenenti mdc e tubuli intasati da leucociti. Si apprezzano inoltre aree cuneiformi ipodense conseguenti all'edema e al vasospasmo (**a, b**)

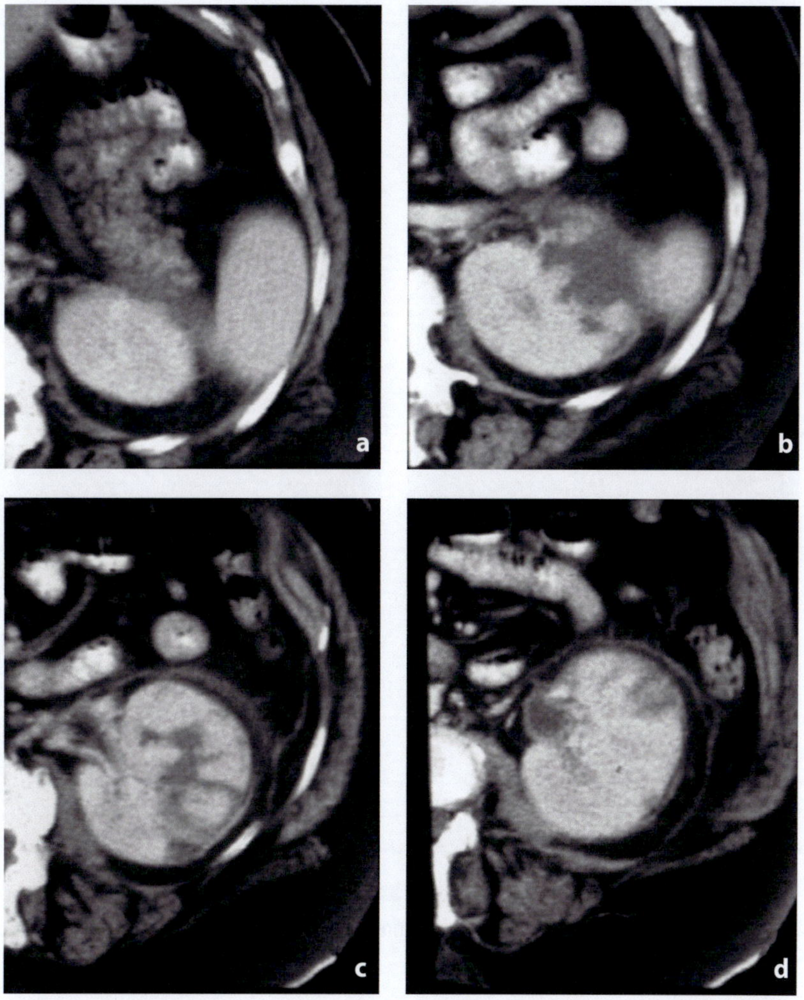

Fig. 17a-d. TC con mdc. Pielonefrite acuta complicata (paziente diabetica). L'esame TC evidenzia grossolane bande ipodense espressione di pielonefrite acuta (**c-d**), complicata con colliquazione ed estensione nello spazio perirenale (**b**). Si nota, inoltre, sfumatura del grasso anche in sede perirenale anteriore (**a-b**). Sono riconoscibili l'ispessimento della fascia renale anteriore (**c-d**) e l'ispessimento della parete della pelvi renale (**d**)

Altri segni TC di pielonefrite sono la velatura del seno renale e del tessuto adiposo perinefrico, l'ispessimento della fascia di Gerota e la compressione caliceale da parte del parenchima renale e della parete pelvi-caliceale tumefatti. La TC permette una buona visualizzazione delle fasce renali e, quindi, un preciso bilancio di estensione del processo (Figg. 17, 18).

La TC ritardata a 3 ore consente di ottenere un bilancio di estensione più preciso perché le aree ipodense che presentano in questa fase un nefrogramma disomogeneo corrispondono a semplici aree di edema interstiziale (ischemia localizzata che si può riconoscere anche in aree che prima sembravano indenni) (Figg. 13, 15), mentre quelle che continuano ad essere ipodense rappresentano il vero sito di infezione. Il nefrogramma ritardato è dovuto sia all'ischemia localizzata per vasospasmo o compressione del letto arterioso da parte dell'edema interstiziale, sia all'ostruzione dei tubuli da parte di leucociti e cellule tubulari.

Il follow-up in TC delle infezioni renali acute è utile per la valutazione dell'efficacia della terapia antibiotica. Gli studi TC hanno dimostrato che, nonostante la regressione clinica, alcuni segni di patologia possono persistere anche dopo settimane o mesi e che la cicatrizzazione, anche negli adulti, avviene in molti più casi di quanto si pensasse un tempo.

La **risonanza magnetica** offre una buona visualizzazione anatomica del rene, della pelvi renale, del sistema collettore e dello spazio perinefrico. Come nelle immagini

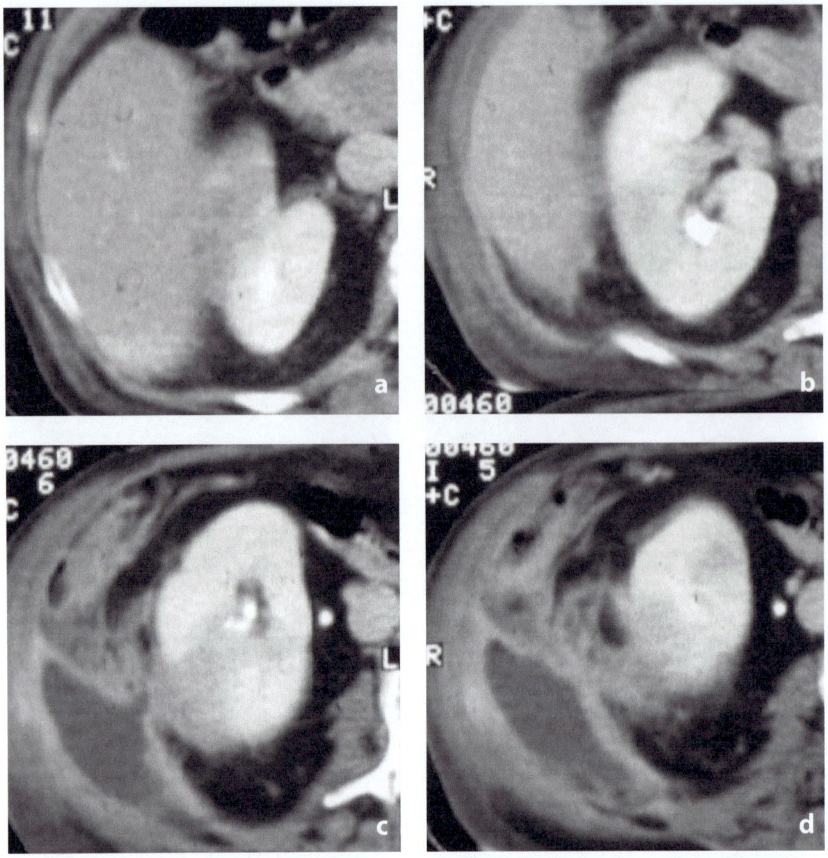

Fig. 18a-d. TC con mdc. Ascesso perirenale. **a-c** Il rene presenta un'area cuneiforme ipodensa per pielonefrite acuta focale, cui si associa striatura del grasso perirenale, ispessimento della fascia renale posteriore e una vasta raccolta perirenale posteriore (**c-d**)

TC si riconosce l'aumento dimensionale del rene e la striatura del grasso perinefrico.

L'edema parenchimale è visualizzato come area di basso segnale nelle sequenze T1 pesate e di elevato segnale in quelle T2, con diminuita differenziazione cortico-midollare. Le sequenze fast inversion recovery dopo somministrazione di gadolinio dimostrano iperintensità delle zone pielonefritiche e basso segnale delle aree indenni, con pielogramma striato, rendendo le lesioni facilmente identificabili, tanto da avere una sensibilità comparabile, se non superiore, alla scintigrafia corticale. Sono inoltre utili le sequenze di pielo-RM per valutare la dilatazione del sistema pelvi-caliceale e documentare eventuali ostruzioni.

Browne RFJ, Zwirewich C, Torreggiani WC (2004) Imaging of urinary tract infection in the adult. Eur Radiol 14 (Suppl 3): E168-183

Kawashima A, Sandler CM, Goldman SM et al (1997) CT of renal inflammatory disease. Radiographics 17:851-866

Kim JH, Eun HW, Lee HK et al (2003) Renal perfusion abnormality. Coded harmonic angio US with contrast agent. Acta Radiol 44:166-171

Sakaraya ME, Arslan H, Erkoc R et al (1998) The role of power Doppler ultrasonography in the diagnosis of acute pyelonephritis. Br J Urol 81:360-363

Stunnel H, Buckley O, Feeney J et al (2007) Imaging of acute pyelonephritis in adult. Eur Radiol 17:1820-1828

Webb JAW (1997) The role of imaging in adult acute urinary tract infection. Eur Radiol 7:837-843

Pionefrosi

In corso di pielonefrite l'**ecografia** è in grado di fornire informazioni precise non solo sul parenchima renale ma anche sull'eventuale idronefrosi e sull'ostruzione delle vie urinarie, nonché di riconoscere l'evoluzione in pionefrosi per la presenza di minuti spot ecogeni nel contesto del sistema collettore, talvolta con un'immagine di livello fra urina e detriti che si depositano in sede declive. L'ecografia risulta utile per programmare un'immediata evacuazione della pelvi renale mediante posizionamento eco-guidato di una nefrostomia percutanea. L'ecografia negativa non consente, però, di escludere una pionefrosi, in quanto negli stadi precoci la distensione caliceale può essere minima rendendone difficile il riconoscimento.

In **tomografia computerizzata** la distinzione della idronefrosi dalla pionefrosi può essere difficile: non sempre è presente in modo evidente materiale all'interno della pelvi renale; l'ispessimento parietale della pelvi e dell'uretere, la striatura del grasso perirenale e una minima quota di nefrogramma striato possono essere presenti anche nell'uropatia ostruttiva. In generale il rene è ingrossato e il nefrogramma è ridotto o assente. Il pielogramma è ridotto o assente, con dilatazione del sistema pelvi-caliceale e nella pelvi renale il mezzo di contrasto si dispone a livello sopra il fluido purulento. Vi può essere un'estensione extrarenale. La TC permette di evidenziare la posizione e la morfologia del calcolo che ha determinato l'occlusione della via escretrice; anche i detriti infiammatori e i coaguli che possono determinare un ostacolo allo svuotamento ed essere visualizzati come difetti di riempimento.

La **risonanza magnetica** con sequenze convenzionali non offre molto più della TC nell'individuazione della pionefrosi. Si può osservare un diminuito segnale sulle immagini pesate in T1 ed un aumentato segnale sulle immagini pesate in T2; talvolta è visibile del materiale detritico nel contesto. Sono invece particolarmente efficaci le sequenze pesate in diffusione, che valutano il movimento delle molecole d'acqua. Esse hanno dimostrato elevatissima accuratezza diagnostica nella diagnosi differenziale tra idronefrosi e pionefrosi (in quest'ultima la diffusione è ridotta per il contenuto viscoso nella via escretrice). Questa sequenza presenta inoltre il vantaggio di durare solo pochi secondi. Possono essere infine di qualche aiuto anche le sequenze di pielo-RM.

Chan JH, Tsui EY, Luk SH et al (2001) MR diffusion-weighted imaging of kidney: differentiation between hydronephrosis and pyonephrosis. Clin Imaging 25:110-113

Coleman BJ, Arger PH, Mulhern CB Jr et al (1981) Pyonephrosis: sonography in the diagnosis and management. AJR Am J Roentgenol 137:939-943

Fultz PJ, Hampton WR, Totterman SM (1993) Computed tomography of pyonephrosis. Abdom Imaging 18:82-87

Kawashima A, Sandler CM, Goldman SM (2000) Imaging in acute renal infection. Br J Urol Int 86:70-79

Ascessi renali

Gli ascessi possono apparire in **ecografia** come semplici raccolte fluide ipo-anecogene a margini netti e con aumentata trasmissione del fascio ultrasonoro (Fig. 19).Talvolta sono riconoscibili anche segni della loro natura più complessa, come echi mobili interni alla massa o un'immagine di livello e una parete ispessita. La presenza di un'ombra acustica all'interno della cavità ascessuale deve far pensare alla presenza di gas.

Nel contesto delle lesioni pielonefritiche la **tomografia computerizzata** è in grado di evidenziare anche le più piccole aree fluide, segno precoce dell'evoluzione verso la formazione di un ascesso (Fig. 20). La comparsa di un orletto iperdenso, che in questa fase è presente attorno alle aree ascessuali, conferma la presenza anche dei processi

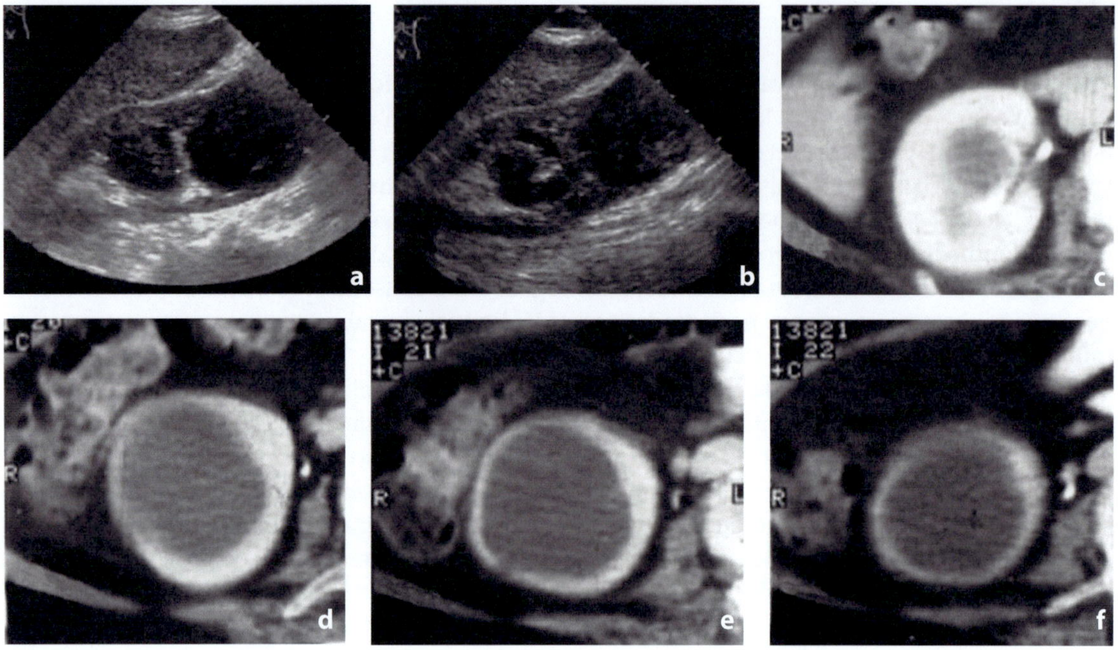

Fig. 19a-f. Ecografia e TC con mdc. Ascessi renali. **a-b** All'esame ecografico si rilevano due raccolte ipoecogene, con alcuni echi mobili all'interno e modesto rinforzo posteriore. **c-f** Allo studio TC con mdc gli ascessi appaiono come raccolte ipodense, con densità sovraliquida, ben marginate, prive di enhancement a livello dell'area colliquata. La TC permette un ottimale bilancio di estensione. In questo caso gli ascessi sono confinati all'interno del rene

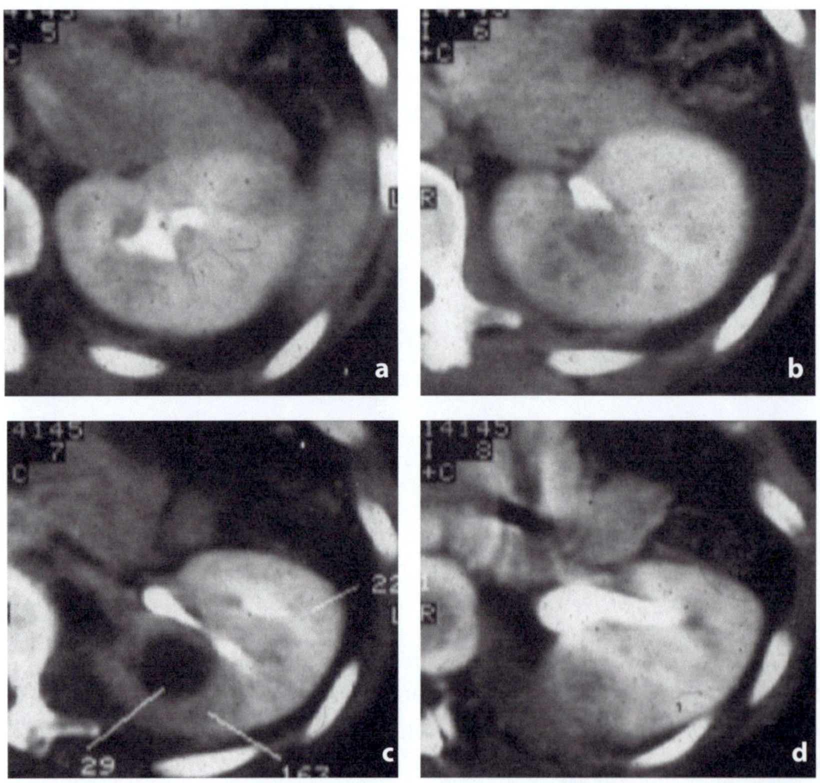

Fig. 20a-d. TC con mdc. Ascesso renale. Esame TC con acquisizione delle immagini in fase contrastografica nefro-urografica. In adiacenza ad un calice posteriore del gruppo medio si riconosce la presenza di un'area ipodensa, sfumata per la presenza di edema, da riferire a pielonefrite focale, complicata dalla formazione di un ascesso evidente come lesione a densità sovraliquida, a margini netti (**d**). Velatura del grasso perirenale

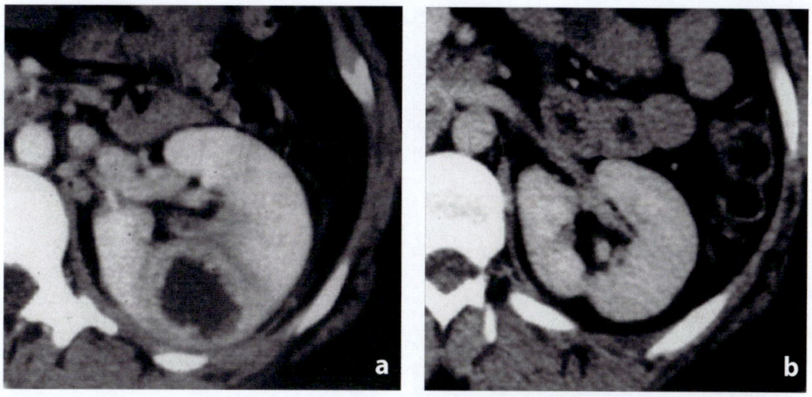

Fig. 21a,b. TC con mdc. Follow-up di ascesso. **a** Si rileva una lesione rotondeggiante a densità simil-liquida, con parete spessa ed irregolare da riferire ad ascesso. **b** Dopo terapia medica si ottiene risoluzione completa del quadro con cicatrice parenchimale residua

più piccoli e sfumati. L'ascesso maturo è ben marginato, con una capsula o pseudocapsula che concentra tardivamente il contrasto, ben visibile nelle fasi ritardate. L'imaging aiuta ad individuare gli ascessi che difficilmente risponderanno alla semplice terapia medica, cioè quelli di dimensioni maggiori di 5 cm o che coinvolgono più organi, per i quali è indicato ricorrere subito alla chirurgia. Per gli altri ascessi è meglio iniziare una terapia medica e subito eseguire un controllo con TC per valutare se vi è regressione (Fig. 21) o se conviene intervenire in modo più invasivo.

In **risonanza magnetica** gli ascessi appaiono come aree a segnale disomogeneo e basso nelle sequenze T1 pesate ed elevato nelle T2 pesate, a seconda della quantità di detriti e di fluido presenti; talvolta è riconoscibile anche un'immagine di livello fluido-fluido. La RM è in grado anche di dimostrare l'estensione paranefrica.

Browne RFJ, Zwirewich C, Torreggiani WC (2004) Imaging of urinary tract infection in the adult. Eur Radiol 14 (Suppl 3):E168-183

Kawashima A, Sandler CM, Goldman SM (2000) Imaging in acute renal infection. Br J Urol Int 86:S70-S79

Papanicolaou N, Pfister RC (1986) Acute renal infections. Radiol Clin North Am 34:965-995

Pielonefrite enfisematosa

Nella **radiografia diretta** dell'addome si evidenzia marezzatura gassosa di tutto il rene nell'85% dei pazienti. L'errore interpretativo con il gas intestinale è molto frequente. Nelle fasi più precoci il gas può disporsi a strie radiali, seguendo l'orientamento delle piramidi, mentre nei casi più avanzati il gas va a disporsi a mezzaluna all'interno della fascia di Gerota.

In **tomografia computerizzata** il quadro di raccolte gassose, dovute alla presenza di anaerobi, è più chiara. Si evidenziano multiple bollicine o strie lineari di gas che si irradiano dalle papille, mentre il gas si estende dissecando i piani dell'interstizio (Fig. 22). A questo quadro si associano i segni di necrosi tissutale e di ascessualizzazione prima descritti: la presenza di raccolte fluide nel contesto del rene rappresenta un segno prognostico negativo. Si possono riconoscere tre stadi evolutivi a seconda che il gas sia presente nel solo parenchima, in sede perirenale, al di fuori della fascia di Gerota o interessi anche il rene controlaterale.

In questa particolare forma di pielonefrite le immagini di **risonanza magnetica** non si rivelano utili, perché la presenza del gas genera vuoti di segnale di difficile interpretazione.

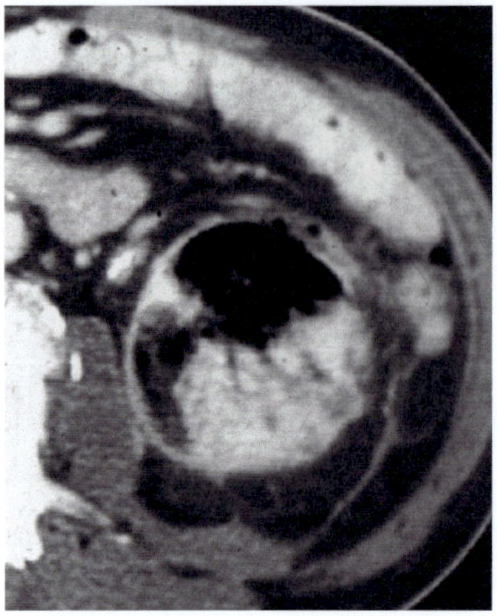

Fig. 22. TC con mdc. Pielonefrite enfisematosa. Accanto ai segni di pielonefrite acuta, quali la presenza di aree ipodense e la striatura del grasso perirenale, si riconoscono raccolte intrarenali con componente gassosa

Evanoff GV, Thompson CS, Foley R et al (1987) Spectrum of gas within the kidney: emphysematous pyelonephritis and emphysematous pyelitis. Am J Med 83:149-154

Langston CS, Pfister RC (1970) Renal emphysema. AJR Am J Roentgenol 110:778-786

Pielonefrite fungina

I miceti formano strutture sferiche all'interno del sistema collettore, riconoscibili in **ecografia** come noduli ecogeni ma senza cono d'ombra posteriore.

Nelle immagini **TC** con mezzo di contrasto è possibile riconoscere aspecifiche lesioni ipodense parenchimali, dovute alla formazione di multipli microascessi.

Stapleton A (2002) Urinary tract infections in patients with diabetes. Am J Med 8:80S-84S

Pielonefrite cronica

In corso di pielonefrite cronica, più che a svolgere un ruolo diagnostico, l'imaging serve per stabilire la gravità del danno renale oppure per riconoscere le anomalie anatomiche e funzionali che possono essere alla base della ricorrenza e che favoriscono il processo.

In caso di nefropatia da reflusso sono particolarmente interessati i poli renali, con la presenza di cicatrici che retraggono il parenchima e distorcono i calici sottostanti, mentre l'associazione con la dilatazione del sistema caliceale non è obbligatoria. Nel caso di forme più diffuse, il rene è di dimensioni ridotte, con distorsione di tutto il sistema pelvi-caliceale; la superficie è solcata da cicatrici e, talvolta, l'ipertrofia compensatoria del parenchima residuo può determinare la formazione di masse pseudotumorali che sporgono fra i tralci di fibrosi.

Questi reperti sono ben evidenziabili in corso di ecografia e di esame TC, mentre l'urografia è meno specifica e, soprattutto, consente di esaminare solo i reni funzionanti.

In **urografia** il reperto tipico è la presenza di una profonda cicatrice corticale situata al di sopra di un calice appiattito, in quanto il processo coinvolge sia la corticale che la midollare. L'interessamento renale è focale, a carico di solo alcuni raggi midollari, con risparmio delle aree contigue che appaiono normali. In caso di nefropatia da reflusso i calici coinvolti sono più frequentemente quelli dei poli renali, con risparmio della zona mesorenale. La pielonefrite cronica causa una calicectasia, talvolta diffusa,

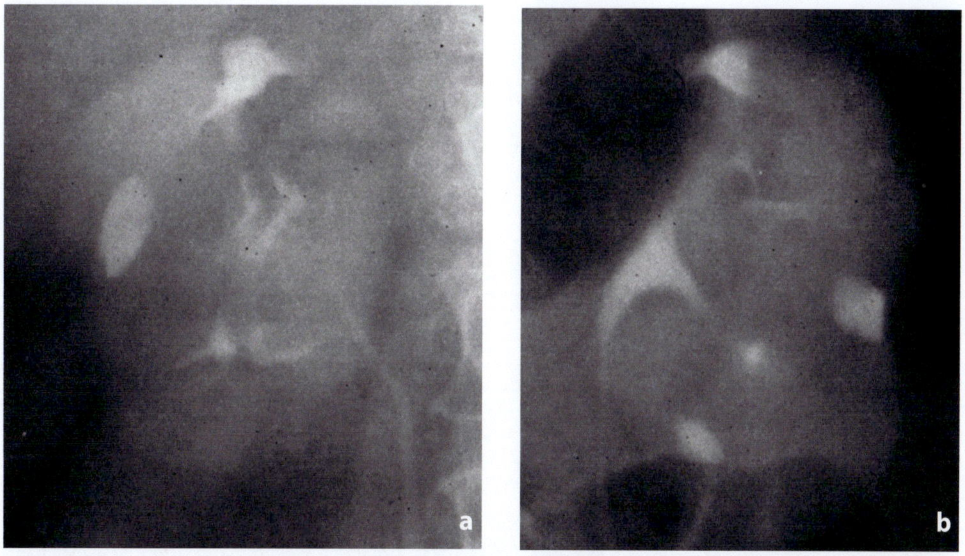

Fig. 23a,b. Urografia. Nefropatia da reflusso bilaterale. Sono bilateralmente evidenti profonde retrazioni del profilo esterno del rene; in corrispondenza i calici hanno fornici appiattiti

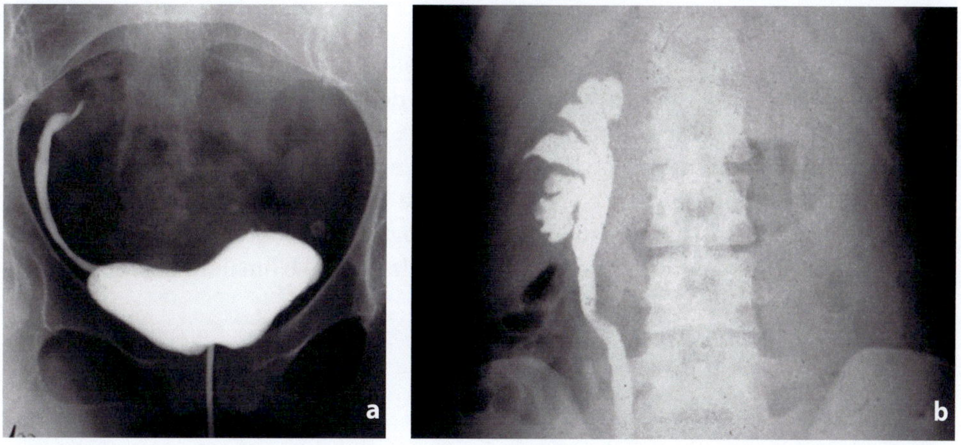

Fig. 24a,b. Cistouretrografia retrograda. Reflusso vescico-ureterale. **a** Reflusso vescico-ureterale destro, che si estende fino a livello renale dove i calici si presentano dilatati ed i fornici appiattiti, fino all'aspetto a clava in un quadro di nefropatia da reflusso (**b**)

e nel contesto delle papille interessate dal processo si possono con il tempo sviluppare formazioni litiasiche, solitamente di struvite.

Nella nefropatia da reflusso i calici si dilatano, i fornici si appiattiscono e, successivamente, si sviluppa il tipico aspetto a clava (Figg. 23, 24).

Qualora il processo infiammatorio si estenda anche all'uretere, si delinea il quadro di pieloureterite cistica evidenziabile come presenza di multipli minuti difetti di riempimento dell'uretere (Fig. 25).

L'immagine urografica necessita, però, di un rene funzionante. Inoltre alcune condizioni, quali il residuo di lobatura fetale e le cicatrici da infarto renale, possono essere interpretate erroneamente dal radiologo poco esperto.

L'**ecografia** del rene colpito da pielonefrite cronica evidenzia la presenza di aree iperecogene che si estendono dalla superficie renale, retratta, fino alla pelvi, con aumento dell'ecogenicità del seno e della pelvi renale per atrofia. Può essere inoltre presente dilatazione del sistema collettore. Questo esame è particolarmente importante nei bambini con infezioni urinarie ricorrenti, per l'assenza di radiazioni ionizzanti. Nei bambini la riduzione dello spessore parenchimale può non essere associata a re-

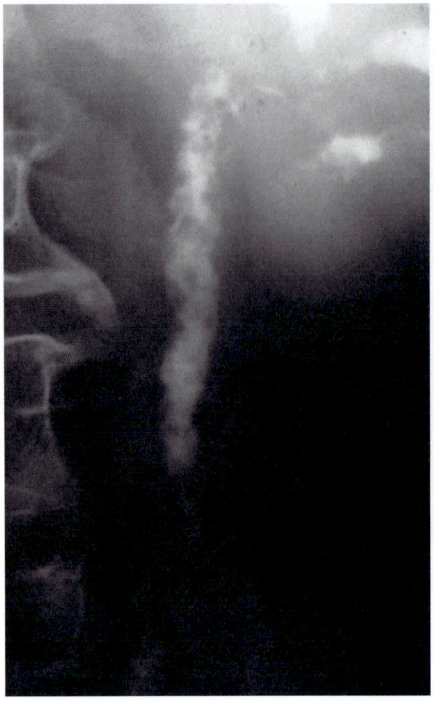

Fig. 25. Urografia. Pieloureterite cistica. Si evidenziano multipli minuti difetti di riempimento nell'uretere sinistro, compatibili con processo infiammatorio (ureterite cistica) da porre in diagnosi differenziale con processi produttivi uroteliali

trazione corticale. Segni indiretti ed aspecifici della presenza di un reflusso vescicoureterale possono essere l'ispessimento parietale della pelvi renale, dell'uretere e della vescica e la presenza di residuo postminzionale.

Allo stato attuale l'iconografia più adeguata delle pielonefriti croniche è fornita dalla **tomografia computerizzata**, che si è dimostrata la tecnica più sensibile. Con l'uro-TC si possono ottenere buona visualizzazione urografica e, contemporaneamente, informazioni dirette sul parenchima, sulla vascolarizzazione e funzionalità renali.

Browne RFJ, Zwirewich C, Torreggiani WC (2004) Imaging of urinary tract infection in the adult. Eur Radiol 14:E168-183

Kenney PJ (1990) Imaging of chronic renal infections. AJR 155:485-494

Riccabona M, Fotter R (2004) Urinary tract infection in infants and children: an update with special regard to the changing role of reflux. Eur Radiol 14:L78-L88

Stokland E, Hellstrom M, Jakobsson B et al (1999) Imaging of renal scarring. Acta Paediatr 88: S13–S21

Stefanidis CJ, Siomou E (2007) Imaging strategies for vescicoureteral reflux diagnosis. Pediatr Nephrol 22:937-947

Tubercolosi renale

Nelle fasi avanzate di malattia il **radiogramma diretto** dell'addome può evidenziare la presenza di calcificazioni renali di vario aspetto, più comunemente calcificazioni amorfe, punteggiate, lobari o anche a riempire tutte le cavità caliceali dilatate nel quadro del rene mastice.

L'**urografia** e, ora, **l'uro-TC** rappresentano il gold standard per il riconoscimento dei segni precoci di tubercolosi renale.

Nella fase iniziale la lesione papillare interessa il calice e provoca edema della mucosa. Questo aspetto è rappresentato dalla perdita di nitidezza del profilo caliceale. Il primo segno, tuttavia, generalmente identificabile è l'erosione marginale ad aspetto irregolare delle pareti caliceali.

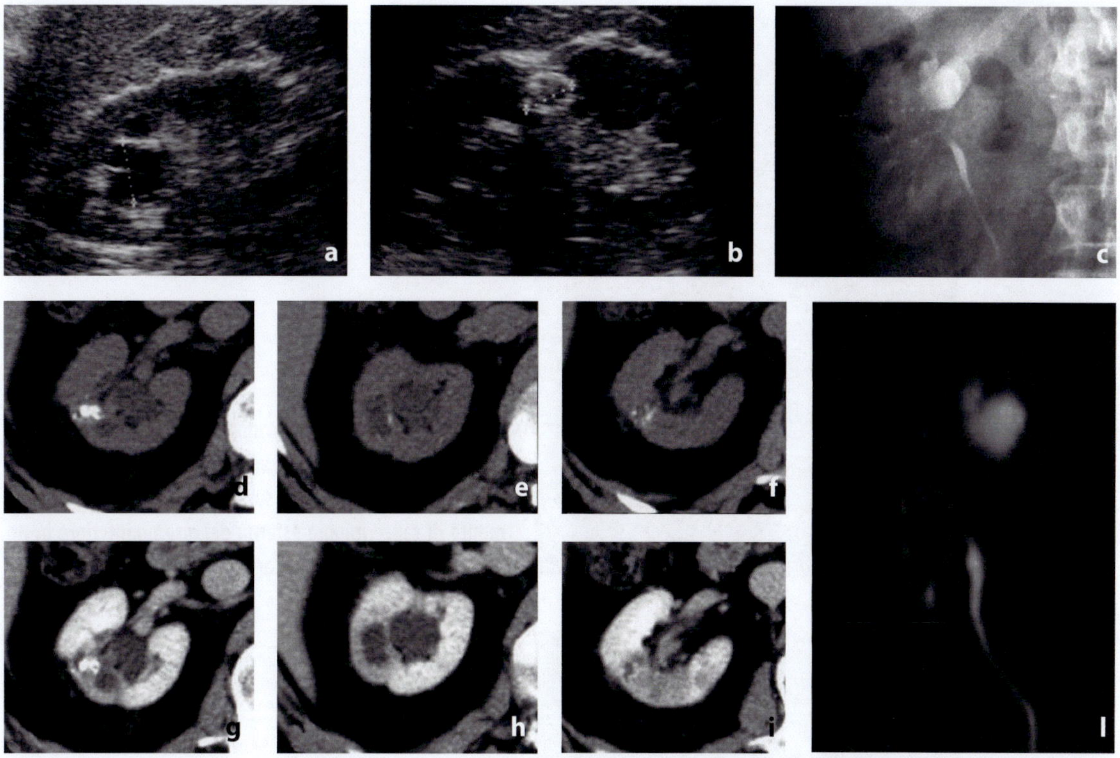

Fig. 26a-l. Ecografia, urografia e TC senza e con mdc. Tubercolosi renale. **a** All'esame ecografico area ipoecogena bilobata verosimilmente liquida al recesso sinusale superiore e **b** nodulo calcifico associato a retrazione parenchimale al terzo medio del rene, senza segni di idronefrosi. **c** All'urografia immagine cavitaria al recesso sinusale superiore, corrispondente al quadro ecografico, e stenosi dei calici maggiori e del bacinetto. **d-f** La TC nelle scansioni dirette documenta riduzione dello spessore parenchimale al terzo medio-superiore del rene associato alla presenza di calcificazioni parenchimali e di aree ipodense nel contesto del parenchima. **g-i** Negli stessi piani dopo iniezione di mdc si riconoscono cavitazioni a livello parenchimale. **l** Nella ricostruzione coronale delle immagini acquisite in fase urografica si evidenzia l'amputazione del calice del gruppo superiore con caverna a monte

Il tubercoloma aumenta di dimensioni sino a caseificarsi e rompersi all'interno di un calice. In questa fase non si identifica più il calice ma una piccola raccolta di mezzo di contrasto, dall'aspetto talvolta indistinguibile dalla necrosi papillare (Fig. 26). Quando si valutano questi reperti bisogna sempre tener conto della linea di Hodson, cioè della linea che congiunge tutti i calici, per comprendere se la dilatazione che si vede è di pertinenza caliceale oppure è dovuta alla presenza di una cavità nella midollare.

Altri segni in fase più avanzata sono la presenza di cicatrici focali, lesioni cavitarie e la stenosi dell'infundibulo, che determina idronefrosi focale o diffusa. Tipicamente la fibro-sclerosi, che porta alla formazione di una cavità non comunicante, chiude il colletto del calice, lasciando una cavità più o meno ampia (Fig. 27), e determina la stenosi a spina di rosa del calice (Fig. 28), che è diversa dall'amputazione irregolare causata dalle forme tumorali.

Quando la detersione delle cavità è completa può essere difficile distinguerla da cisti semplici o complesse. La completa detersione del contenuto caseoso si valuta meglio mediante ecografia che non in TC.

Il ruolo dell'**ecografia** nella tubercolosi renale è secondario; peraltro, in molti casi possono giungere all'osservazione pazienti non ancora inquadrati. Esistono fondamentalmente due pattern ecografici: rene iperecogeno per la presenza di calcificazioni (Fig. 26), detriti infetti e talvolta ascessi, oppure idro- o pionefrosi associate a dilatazione di alcuni o tutti i calici ma con pelvi renale di dimensioni normali. Tipicamente nella tubercolosi si riconoscono segni delle poussées successive e, quindi, sia cavità già deterse sia iniziale formazione di nuove cavità che appena deformano il profilo caliceale. Nei quadri evoluti si osservano aree cavitate simil-idronefrotiche (Fig. 26),

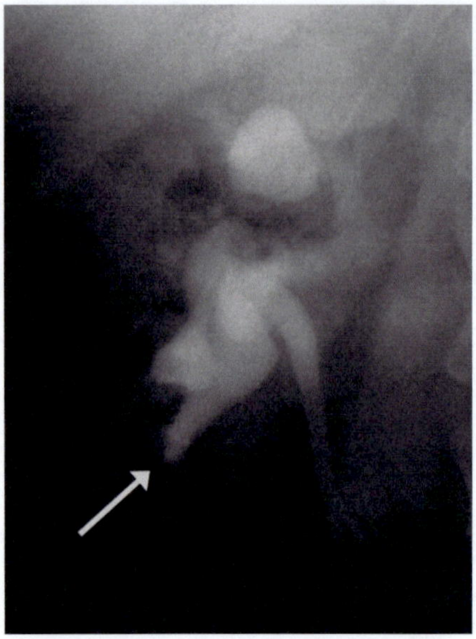

Fig. 27. Urografia. Tubercolosi renale. Ampia immagine cavitaria a livello del recesso sinusale superiore con amputazione del calice maggiore superiore. Immagine di plus a monte di calice minore esterno del gruppo inferiore in un quadro di ulcerazione papillare (freccia)

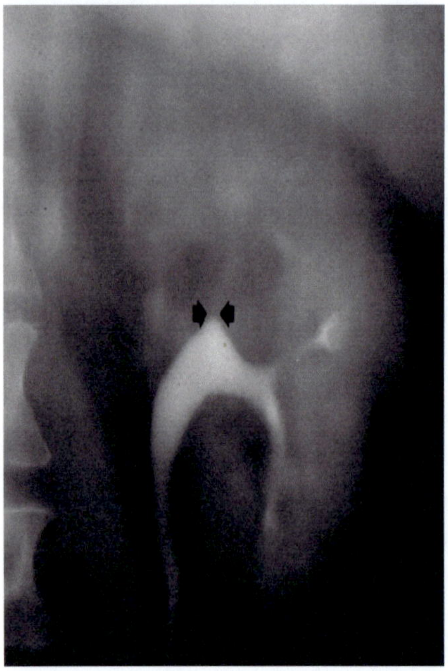

Fig. 28. Urografia. Tubercolosi renale. Nell'immagine nefrotomografica è evidente l'amputazione a spina di rosa del calice maggiore superiore (frecce) con parenchima a monte ipodenso, sostituito da lesioni cavitarie

limpide o meno, e sclerosi che coinvolge tutto il parenchima renale circostante, fino al quadro del rene grinzo.

La **tomografia computerizzata**, grazie alla sua panoramicità, è più specifica e permette anche di valutare l'estensione extrarenale e la presenza di ascessi freddi nelle strutture vicine, come il muscolo psoas. In presenza di "calici fantasma", cioè calici dilatati ma non opacizzati, la TC permette di valutare le strutture a monte e, quindi, di determinare con maggior sicurezza se la stenosi caliceale è determinata dal processo tubercolare o non è invece conseguenza di un tumore uroteliale, differenziazione questa non agevole sulla base delle sole immagini urografiche.

Nei casi più avanzati il rene è interamente occupato da cavità comunicanti con il sistema collettore e da ampi granulomi caseificanti, con cicatrici corticali focali o diffuse, in gran parte calcifico e non più funzionante.

L'interessamento del sistema collettore provoca ulcerazioni, ispessimento di parete e fibrosi, con stenosi a vari livelli che determinano idronefrosi o solo idrocalice a monte (Fig. 26).

Una volta formulata la diagnosi di tubercolosi renale, l'imaging è necessario per monitorare la risoluzione del quadro, per valutare il danno renale (che di solito prosegue nel corso della lunga terapia per l'evoluzione della sclerosi) e, in seguito, per escludere la ripresa di malattia.

Goldman SM, Fishman EK (1991) Upper urinary tract infection: the current role of CT, ultrasound and MRI. Semin Ultrasound CT MRI 12:335-360

Kim SH (2000) Urogenital tuberculosis. In: Pollack HM, McClennan BL (eds) Clinical Urography. W.B. Saunders Company, Philadelphia, pp 1193-1228

Wang LJ, Wong JC, Chen CJ et al (1997) CT features of genitourinary tuberculosis. J Comput Assist Tomogr 21:254-258

Pielonefrite xantogranulomatosa

La pielonefrite xantogranulomatosa inizia con il coinvolgimento della pelvi renale, poi della midollare, della corticale e quindi dello spazio peri e poi pararenale. La patogenesi più accreditata è quella della sovrainfezione su un'ostruzione urinaria di lunga durata.

In **ecografia** il rene può presentarsi aumentato di dimensioni, ma con profilo conservato, mentre la struttura parenchimale può essere alterata. Sono inoltre presenti ampi spazi anecogeni, diffusi oppure concentrati in un settore renale, dovuti ai calici dilatati o a raccolte saccate. Si può avere, nella forma focale, una vera e propria massa eterogeneamente ipoecogena, con alcuni foci cistici anecogeni nel contesto (Fig. 29). Si può inoltre riconoscere la dilatazione della pelvi renale, talvolta a pareti ispessite, e la presenza di un voluminoso calcolo alla base dell'ostruzione che è fattore favorente la malattia.

La **tomografia computerizzata** rappresenta la modalità di imaging di scelta nello studio della pielonefrite xantogranulomatosa. Oltre all'aumento dimensionale del rene si possono riconoscere l'ispessimento delle fasce e la striatura del grasso perirenale. Il parenchima renale si presenta disomogeneo, con multiple aree sferiche senza enhancement, di bassa densità (da –15 a +30 HU, più vicine all'acqua che al grasso), circondate da un orletto di enhancement (Fig. 29). All'interno della massa xantogranulomatosa possono esservi calcificazioni più fini e, talvolta, tasche gassose per sovrainfezione da anaerobi. Può mancare l'escrezione del mezzo di contrasto da parte del rene coinvolto.

Classicamente la malattia è associata alla presenza di una calcolosi a stampo (Fig. 29), ma nel 25% dei pazienti la forma è alitiasica.

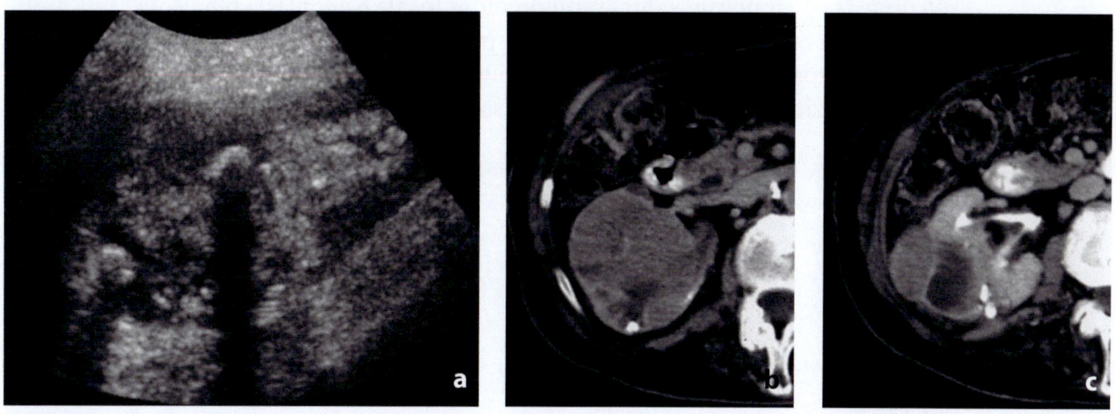

Fig. 29a-c. Ecografia e TC con mdc. Pielonefrite xantogranulomatosa. **a** All'esame ecografico è possibile riconoscere l'aumento dimensionale del rene limitato ai settori superiori, associato a qualche area ipoecogena e alla presenza di due formazioni litiasiche. **b-c** All'esame TC la metà superiore del rene è diffusamente e disomogeneamente ipodensa, con presenza di raccolte a densità sovraliquida e formazioni calcifiche. La funzionalità escretoria renale è conservata, come dimostrato dalla presenza di mdc nella pelvi renale, che presenta pareti ispessite

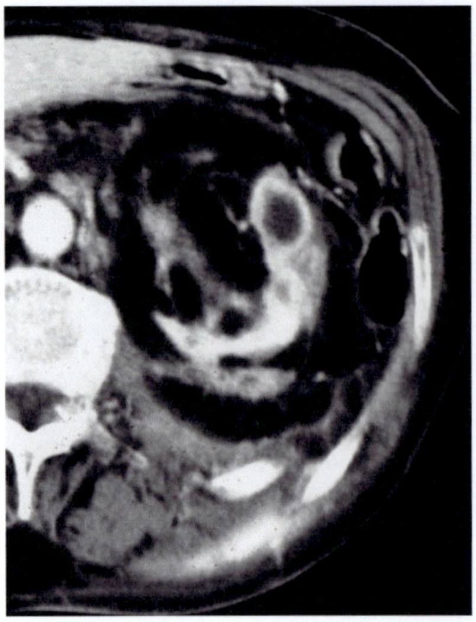

Fig. 30. TC con mdc. Lipomatosi sostitutiva. Atrofia parenchimale con aumento del grasso nel seno renale e del grasso perirenale con striature nel suo contesto. Coesiste cisti al labbro anteriore del rene

La forma focale può mimare l'aspetto di una neoplasia per la presenza di una massa ipodensa. Vi può essere anche un orletto iperdenso in fase tardiva.

È stata descritta anche una lipomatosi sostitutiva del seno renale (Fig. 30) sviluppata su base reattiva in pazienti con flogosi renali croniche (aspetto che può creare problemi di diagnosi differenziale).

Le immagini di **risonanza magnetica** riflettono la presenza di cellule xantomatose (contenuto lipidico) nel contesto del processo granulomatoso. Per questa ragione la componente solida nelle immagini T1 pesate può essere molto iperintensa rispetto al parenchima renale, simile al tessuto adiposo endoaddominale, o anche isointensa al parenchima, ed isointensa al rene controlaterale, nelle immagini T2 pesate, con alcune componenti ipointense in T1 e iperintense in T2, per la presenza di liquido all'interno. Nel contesto delle cavità possono essere riconoscibili anche livelli fluido-fluido, per la presenza di liquido, pus e detriti. L'infiltrazione del tessuto perirenale si presenta ipointensa sia nelle sequenze T1 che T2 pesate, probabilmente per la presenza di uno spesso essudato fibrinoso.

Dopo la somministrazione di mezzo di contrasto si osserva enhancement alla periferia delle cavità (il tessuto xantomatoso non concentra il mezzo di contrasto), che riflette l'ipervascolarizzazione del tessuto infiammato e delle fasce ispessite, permettendo un bilancio di estensione più accurato di quanto ottenibile con la TC.

Queste caratteristiche possono essere utili, anche se non sempre dirimenti, nella distinzione tra pielonefrite xantogranulomatosa focale e neoplasia renale. Per tale motivo è utile nei casi dubbi eseguire una RM prima di procedere alla nefrectomia.

La lipomatosi sostitutiva del seno è facilmente riconoscibile in RM per la immediata visualizzazione della componente grassosa.

Cova M (2003) L'imaging diagnostico delle infezioni renali croniche e delle infezioni renali nel diabetico. Radiol Med 106:S112-S114

Feldberg MA, Driessen LP, Witkamp TD et al (1988) Xanthogranulomatous pyelonephritis: comparison of extent using computed tomography and magnetic resonance imaging in one case. Urol Radiol 10:92-94

Kenney PJ (1990) Imaging of chronic renal infections. AJR Am J Roentgenol 155:485-494

Laugareil P, Blery M, Despoisse JM et al (1989) Pyélonéphrite xanthogranulomateuse avec prolifération graisseuse de la loge renale. Aspects en tomodensitométrie et IRM. J Radiol 70:295-297

Rabushka LS, Fishman EK, Goldman SM (1994) Pictorial review: computed tomography of renal inflammatory disease. Urology 44:473-480

Ramboer K, Oyen R, Verellen S et al (1997) Focal xanthogranulomatous pyelonephritis mimicking a renal tumor: CT- and MR-findings and evolution under therapy. Nephrol Dial Transplant 12:1028-1030

Verswijvel G, Oyen R, Van Poppel H et al (2000) Xanthogranulomatous pyelonephritis: MRI findings in the diffuse and the focal type. Eur Radiol 10:586-589

Neoplasie del rene

Introduzione anatomo-patologica

La neoplasia renale più frequente è rappresentata dal carcinoma (Fig. 31) (renal cell carcinoma, RCC) (3% di tutte le neoplasie dell'adulto; 80-85% di tutti i tumori maligni del rene, con incidenza più elevata nel Nord America e nei paesi scandinavi). Altri istotipi comuni sono, nell'adulto, il carcinoma a cellule transizionali della pelvi renale (15-20%) e, nel bambino, il tumore di Wilms. Fra le neoplasie benigne, che rappresentano una piccola percentuale, quelle di più frequente riscontro sono l'adenoma a cellule oncocitarie (oncocitoma) e l'angiomiolipoma.

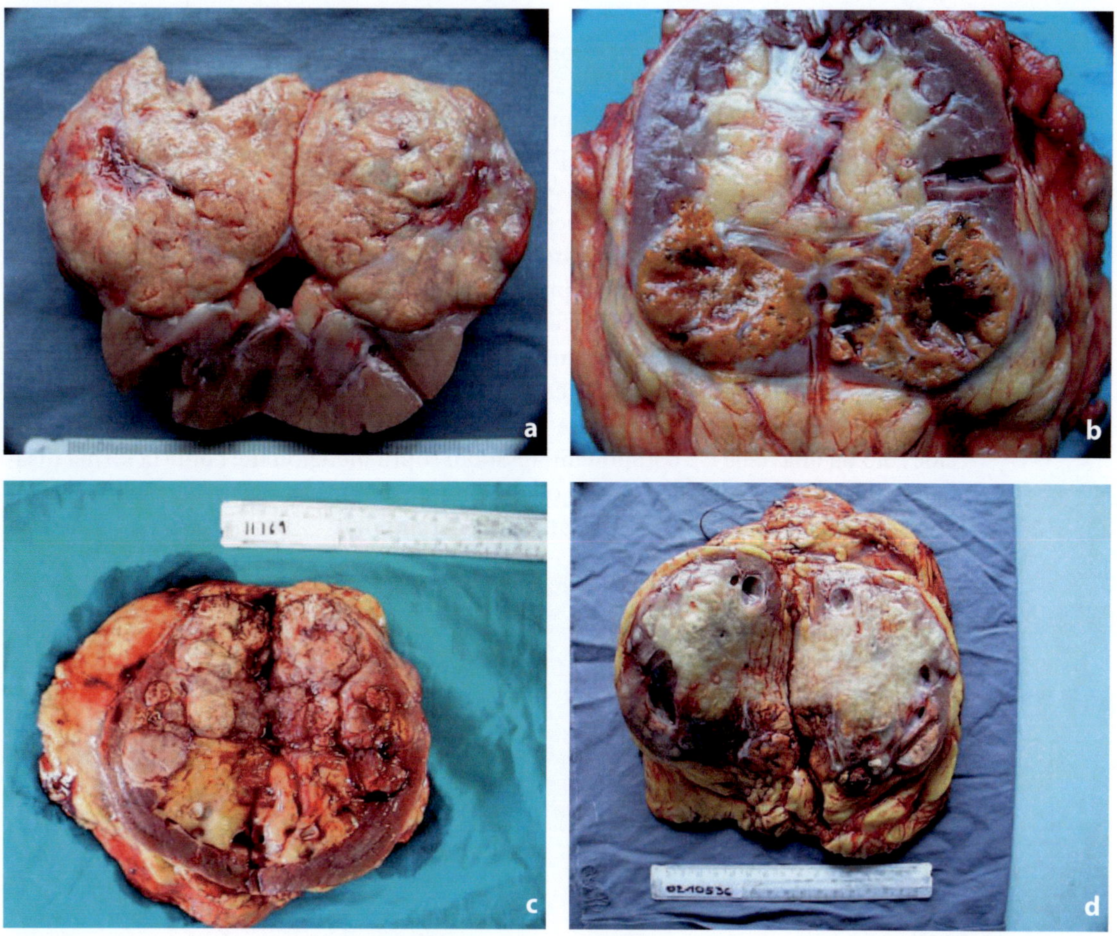

Fig. 31a-d. Carcinoma renale. Anatomia macroscopica. **a** Lesione parzialmente esofitica ben limitata a struttura omogenea. **b** Lesione polare inferiore con componente necrotica centrale. **c** Lesione con spessa capsula fibrosa periferica. **d** Lesione caratterizzata da diverse componenti che ne determinano aspetto eterogeneo

Neoplasie parenchimali dell'adulto

Sino a qualche decennio fa, qualsiasi massa renale era definita come ipernefroma o tumore di Grawitz, eponimo dal patologo tedesco secondo il quale la neoplasia originerebbe da residui surrenalici presenti all'interno del parenchima renale. Agli inizi degli anni sessanta, la dimostrazione dell'origine dai tubuli renali portò alla definizione dell'adenoma, forma benigna, di dimensioni inferiori ai 2 cm, e dell'adenocarcinoma, variante maligna, distinta in cellule chiare, granulose e miste. Successivamente alla classificazione di Mainz, nel 1996 fu introdotta quella di Heidelberg che, non considerando il tumore di Wilms e le forme metastatiche, suddivide i tumori renali in base all'aspetto morfologico ed al cariotipo e, più precisamente, in benigni (adenoma e adenofibroma metanefrico, adenoma papillare e oncocitoma) e maligni (carcinoma comune o convenzionale, papillare, cromofobo, carcinoma dei dotti collettori o del Bellini e carcinoma inclassificabile, quando la lesione non mostri aspetti morfologici tali da ricondurla ad alcuno degli istotipi sopra menzionati). Con aspetti innovativi questa classificazione supera il concetto di benignità e malignità legato alle dimensioni (anche lesioni minori di 3 cm possono metastatizzare) e prevede per ciascun gruppo istologico un cariotipo peculiare: ad esempio, il gruppo dei tumori benigni si caratterizza per il normale corredo cromosomico, con l'eccezione dell'adenoma papillare in cui spiccano la trisomia dei cromosomi 7 e 17 e la perdita di quello sessuale y; il carcinoma convenzionale mostra alterazioni del cromosoma 3; il carcinoma papillare presenta trisomia di numerosi cromosomi mentre un'alterazione importante del cariotipo tipizza il carcinoma cromofobo; la genetica del carcinoma dei dotti collettori e del carcinoma inclassificabile era e rimane in parte ancora sconosciuta per l'esiguo numero di casi studiati.

Di fatto, esistono più classificazioni. In questo capitolo, si fa riferimento alle classificazioni riportate nelle Tabelle 1 e 2.

La diagnosi di carcinoma renale può essere talvolta difficile. Oltre a processi espansivi di organi vicini (surrene), che possono simulare il carcinoma renale, o a tumori mesenchimali retroperitoneali che coinvolgono secondariamente il rene, i veri mimi clinico-radiologici del carcinoma del rene sono alcune lesioni benigne, quali la *malacoplachia*, la *pielonefrite xantogranulomatosa* (Fig. 32) e *la cisti emorragica perirenale*. L'*angiomiolipoma* non rientra propriamente in questo gruppo, anche se talvolta può porre problemi di diagnosi differenziale. È una neoplasia mesenchimale benigna composta da vasi a parete spessa, muscolatura liscia e tessuto adiposo in proporzione variabili. Quando questa triade è presente, la diagnosi radiologica non pone problemi. Non bisogna, tuttavia, dimenticare che esistono varianti "monofasiche", costituite cioè solo da una delle tre componenti tessutali sopra menzionate; come la forma fusata costituita da muscolatura liscia, o la variante epitelioide, particolarmente problematica perché può essere interpretata come carcinoma.

Diaz JL, Mora LB, Hakam A (1999) The Mainz classification of renal cell tumors. Cancer Control 6:571-579

Kovacs G, Akhtar N, Beckwith BJ et al (1997) The Heidelberg classification of renal cell tumours. J Path 183:131-133

Thoenes W, Störkel S, Rumpelt HJ (1986) Histopathology and classification of renal cell tumors (adenomas, oncocytomas and carcinomas). The basic cytological and histopathological elements and their use for diagnostics. Pathol Res Pract 181:125-143

Tabella 1. Classificazione istologica dei tumori e delle lesioni pseudo tumorali nell'adulto

Carcinoma renale
Adenoma corticale renale
Tumori metanefrici
- adenoma metanefrico
- adenofibroma metanefrico
- tumore stromale metanefrico
- adenosarcoma metanefrico

Oncocitoma
Tumori rari a differenziazione epiteliale e/o parenchimale
- carcinoide
- carcinoma a piccole cellule
- tumore neuroectodermico primitivo
- tumore a cellule iuxtaglomerulari
- teratoma
- nefroblastoma e altri tumori renali "pediatrici"
- cisti multiloculare (nefroma cistico)
- tumore misto epiteliale e stromale
- spiradenocilindroma

Tumori mesenchimali
- angiomiolipoma
  - angiomiolipoma epitelioide
- fibroma midollare
- leiomioma
- lipoma
- emangioma
- linfangioma
- altri tumori mesenchimali benigni
- leiomiosarcoma
- liposarcoma
- tumore solitario fibroso
- emangiopericitoma
- fibrosarcoma e istiocitoma fibroso maligno
- rabdomiosarcoma
- angiosarcoma
- osteosarcoma
- sinovialsarcoma
- altri tumori maligni mesenchimali

Tumori linfomatosi
- plasmocitoma

Tumori metastatici
Lesioni pseudotumorali
- pielonefrite xantogranulomatosa
- pseudotumore infiammatorio miofibroblastico
- cisti pieliche e perirenali

Tabella 2. Classificazione istologica del carcinoma renale

Cellule chiare
- Cisti multiloculare

Papillare
Cellule cromofobe
Dotti collettori (carcinoma dei dotti collettori di Bellini)
Midollare
Cellule mucinose tubulari e spirali
Associato con traslocazioni Xp 11.2/fusioni del gene TFE3
Inclassificato

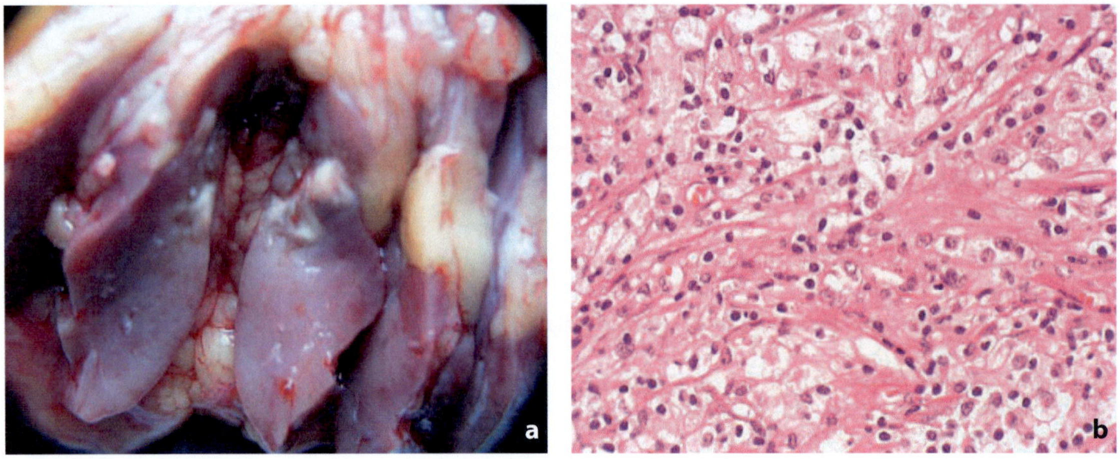

Fig. 32a,b. Pielonefrite xantogranulomatosa. **a** Anatomia macroscopica e **b** microscopica

Neoplasie parenchimali in età pediatrica: il tumore di Wilms

Le neoplasie renali sono relativamente rare nell'infanzia e, nella maggior parte (più del 90%), rappresentate dal tumore di Wilms (incidenza $1/10^6$ soggetti di età inferiore a 15 anni; picco massimo tre i 3 e 4 anni, senza alcuna differenza tra i due sessi; 6-7% dei tumori solidi dell'infanzia; possibile familiarità con bilateralità nel 5% dei casi). Macroscopicamente, la neoplasia è solitamente voluminosa (media 12 cm), friabile, più o meno vascolarizzata, rivestita da una capsula propria ovvero da una pseudocapsula derivata dall'addensamento delle strutture connettivali limitrofe. Al taglio, la struttura è disomogenea a causa dell'irregolare alternarsi di aree emorragiche. Microscopicamente, la peculiarità istologica è data dalla presenza di residui embrionali ovvero di quella parte di stroma blastico, il blastema renale, che dovrebbe completamente scomparire già dalla 34ª settimana di età gestazionale. Residui nefrogenici (aggregati epiteliali cordonali, tubuli, talora abbozzi glomerulari) si possono riscontrare all'esame istologico nel 30-40% dei casi. La possibile presenza di residui del blastema renale, potenziali precursori del tumore di Wilms, imponeva sino a 10 anni fa l'esplorazione del rene controlaterale al momento dell'intervento di nefrectomia. Il miglioramento delle tecniche di imaging ha posto in discussione questa pratica invasiva; rimane tuttavia l'obbligo del follow-up del rene superstite per la possibilità di recidiva nel rene controlaterale.

Altre neoplasie renali parenchimali solide dell'infanzia sono il nefroma mesoblastico, il sarcoma a cellule chiare, il tumore rabdoide, il carcinoma a cellule renali.

Rigamonti W, Zanovello N (2003) Tumori renali dell'infanzia. In Olivetti L, Chiesa A (eds) Neoplasie di rene, surrene e retroperitoneo: dalla diagnosi alla terapia. Poletto Editore, Gaggiano (MI), pp 11-16

Le forme parenchimali rare

Nel rene può svilupparsi qualsiasi forma di tumore mesenchimale benigno: angiomi, lipomi, linfangiomi e vari altri tipi istologici che non hanno comunque rilevanza clinica. Altrettanto possono insorgere differenti tipi di sarcoma, derivanti dai diversi elementi connettivali presenti in questo organo.

Il problema delle lesioni cistiche

L'aspetto anatomo-patologico di una cisti, radiologicamente definita semplice o complicata, è molto variabile: la parete può essere fibrotica con materiale detritizio endoluminale; fibro-epiteliale disepitelizzata con inclusi tubulari; costituita da tessuto di granulazione oppure da fibrina. Non è infrequente riscontrare alla periferia di queste lesioni cistiche o nello spessore della parete aree di proliferazione epiteliale solida, attribuibili a carcinoma convenzionale o papillare, che per la loro focalità spiegano in parte i frequenti falsi negativi che si possono avere durante l'esame estemporaneo intraoperatorio. Problematico risulta anche l'approccio alle neoplasie cistiche multiconcamerate, che si caratterizzano per la presenza di formazioni cistiche multiple, plurisettate, di dimensioni variabili, spesso non comunicanti tra loro, a parete fibrotica (Fig. 33). Per la diagnosi è importante studiare l'epitelio di rivestimento, che appare monostratificato e appiattito nella cisti multiconcamerata benigna o nefroma cistico, oppure pluristratificato e con noduli parietali di proliferazione solida epiteliale nello spessore della parete nel carcinoma convenzionale cistico.

Tardanico R (2003) Anatomia patologica dei tumori renali parenchimali e calicopielici dell'adulto. In Olivetti L, Chiesa A (eds) Neoplasie di rene, surrene e retroperitoneo: dalla diagnosi alla terapia. Poletto Editore, Gaggiano (MI), pp 3-10

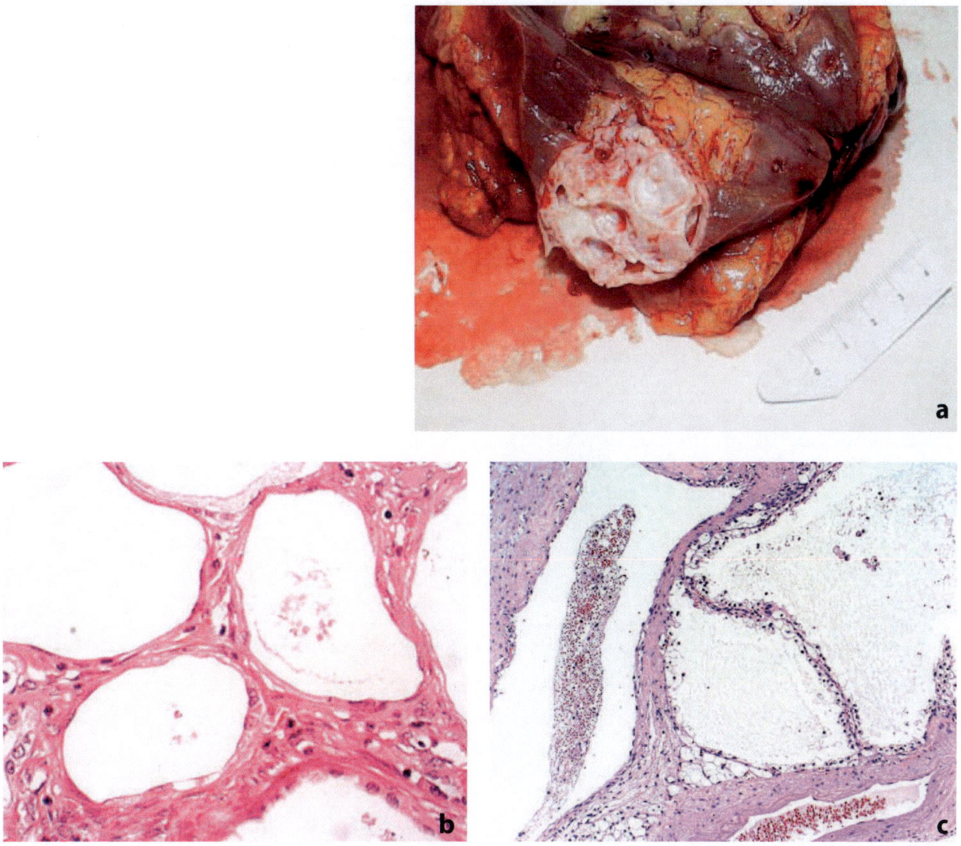

Fig. 33a-c. Nefroma cistico. **a** Anatomia macroscopica e **b-c** microscopica

Neoplasie calicopieliche

Rappresentano meno del 10% di tutte le neoplasie renali; la maggior parte (90% circa) originano dall'epitelio di rivestimento in forma di carcinomi uroteliali (TCC); meno frequenti risultano il carcinoma a cellule squamose (5%) e l'adenocarcinoma (2%) (Fig. 34). Le neoplasie epiteliali sono definite uroteliali dal termine "urotelio", coniato da Melicow nel 1945 ed indicante l'epitelio di rivestimento della via escretrice urinaria: esso si estende dai calici renali all'uretra ed è costituito da uno strato basale di cellule cuboidali, da uno o più strati intermedi di cellule simili alle precedenti, ma di maggiori dimensioni, e da uno strato di cellule superficiali dette "ad ombrello" (o transizionali), in quanto ciascuna di esse ricopre più cellule del piano sottostante. Le cellule transizionali sono rivestite da una membrana la cui integrità è fondamentale per mantenere l'impermeabilità del tessuto alle componenti tossiche dell'urina. L'intera superficie dell'urotelio è sottoposta agli stimoli cancerogeni di tali componenti tossiche e ciò può spiegare la caratteristica multicentricità. Le lesioni si localizzano per il 90-92% dei casi alla vescica, nell'8-10% a livello renale (calici, pelvi e bacinetto), nel 2% dei casi circa a livello dell'uretere (più spesso la porzione distale) e nello 0,1% nei due terzi prossimali dell'uretra. Tra le forme uroteliali, i tumori delle cavità calicopieliche rappresentano solo il 3%, nel 73% dei casi è interessato l'uretere distale e nel restante 24% l'uretere medio.

Le neoplasie uroteliali possono coinvolgere più o meno diffusamente il distretto pielo-caliceale. Tuttavia, importante non è l'estensione: carcinomi uroteliali a basso grado tendono ad avere un'estensione superficiale ma poco profonda, a differenza dei carcinomi ad alto grado G3 o delle varianti aggressive, come quella micropapillare che, pur essendo apparentemente poco manifeste in quanto scarsamente aggettanti nel lume, possono mostrare un'infiltrazione profonda.

Murphy WM, Grignon DJ, Perlman EJ (2004) Tumors of the kidney, bladder, and related urinary structures. American Registry of Pathology, Washington DC

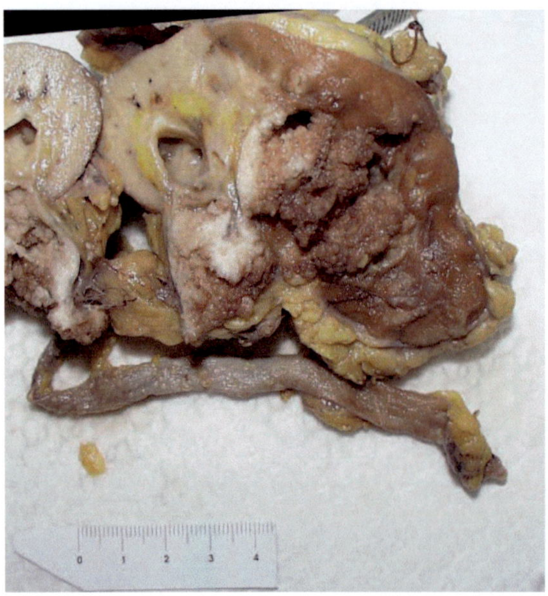

Fig. 34. Carcinoma uroteliale. Anatomia macroscopica

Diagnostica per immagini

Neoplasie parenchimali

La sintomatologia d'esordio delle neoplasie renali è spesso modesta e vaga, se non assente, tanto che la diagnosi è abitualmente occasionale, ecografica, in corso di indagine effettuata per altri motivi: la triade classicamente descritta (ematuria, massa e dolore addominale) è presente solo nel 10% dei casi e, comunque, si osserva in situazioni cliniche ormai avanzate.

In presenza di disturbi che permettano di sospettare una neoplasia o, comunque, in caso di riscontro incidentale di una lesione renale, il clinico pone al radiologo alcuni precisi quesiti: a) effettiva esistenza della massa renale e sue dimensioni; b) reale natura benigna o maligna, previa diagnosi differenziale rispetto a lesioni cistiche complicate; c) uni- o multi-focalità della lesione; d) interessamento della via escretrice; e) estensione loco-regionale e a distanza; definizione, in particolare, dell'eventuale coinvolgimento della vena renale e della cava inferiore, indispensabile per la programmazione dell'approccio chirurgico.

Identificazione

Nella diagnosi delle neoplasie del parenchima renale l'**urografia** con nefrotomografia ha una sensibilità dell'85% nelle lesioni superiori ai 3 cm; mostra seri limiti diagnostici nei tumori piccoli perché la sua sensibilità cade al 20% e 10% circa nelle lesioni, rispettivamente, di 3 cm e 1 cm. Il ruolo della radiologia convenzionale è quindi attualmente del tutto marginale.

In **ecografia**, le lesioni hanno solitamente forma rotondeggiante con associato ingrandimento focale del rene; quando per le piccole dimensioni del tumore tale segno manchi è utile valutare il rapporto tra il parenchima corticale e il seno pielico, alterato a causa della lesione aggettante in quest'ultimo (Fig. 35). Altro parametro utile per identificare una neoformazione renale è la struttura: iper, ipo o anecogena. L'iperecogenicità è data sia dall'ipervascolarizzazione sia dalla necrosi ialina o coagulativa (Fig. 36). L'ipoecogenicità generalmente dipende dalla presenza di necrosi emorragica di data non recente (un sanguinamento recente risulta prevalentemente iperecogeno)

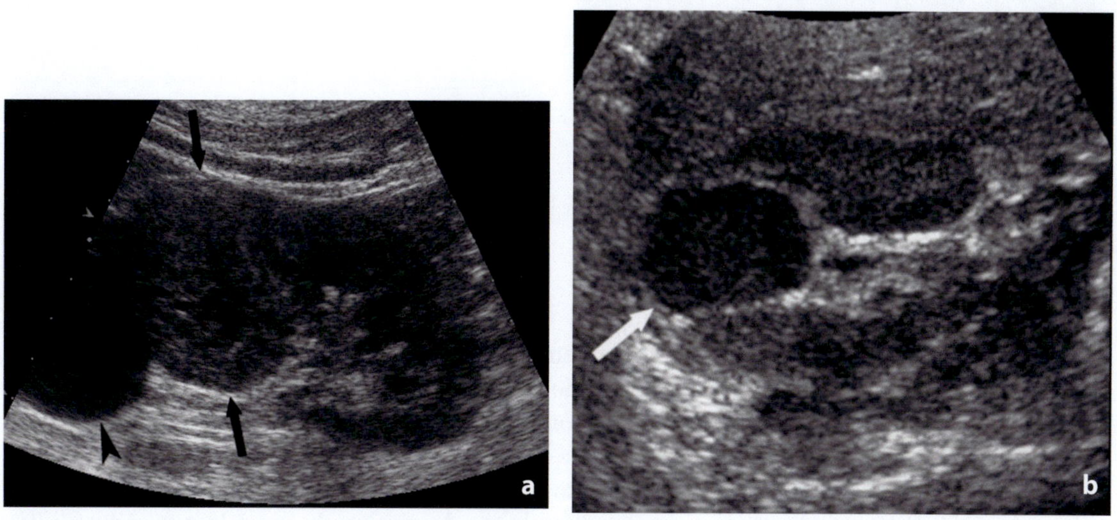

Fig. 35a,b. Ecografia. Carcinoma renale. **a** Neoformazione isoecogena del rene sinistro (frecce) con modifica del normale rapporto tra corticale/seno renale; in adiacenza cisti semplice del polo superiore (punta di freccia). **b** Neoformazione solida ipoecogena (freccia) con deformazione del margine corticale nel versante del seno pielico

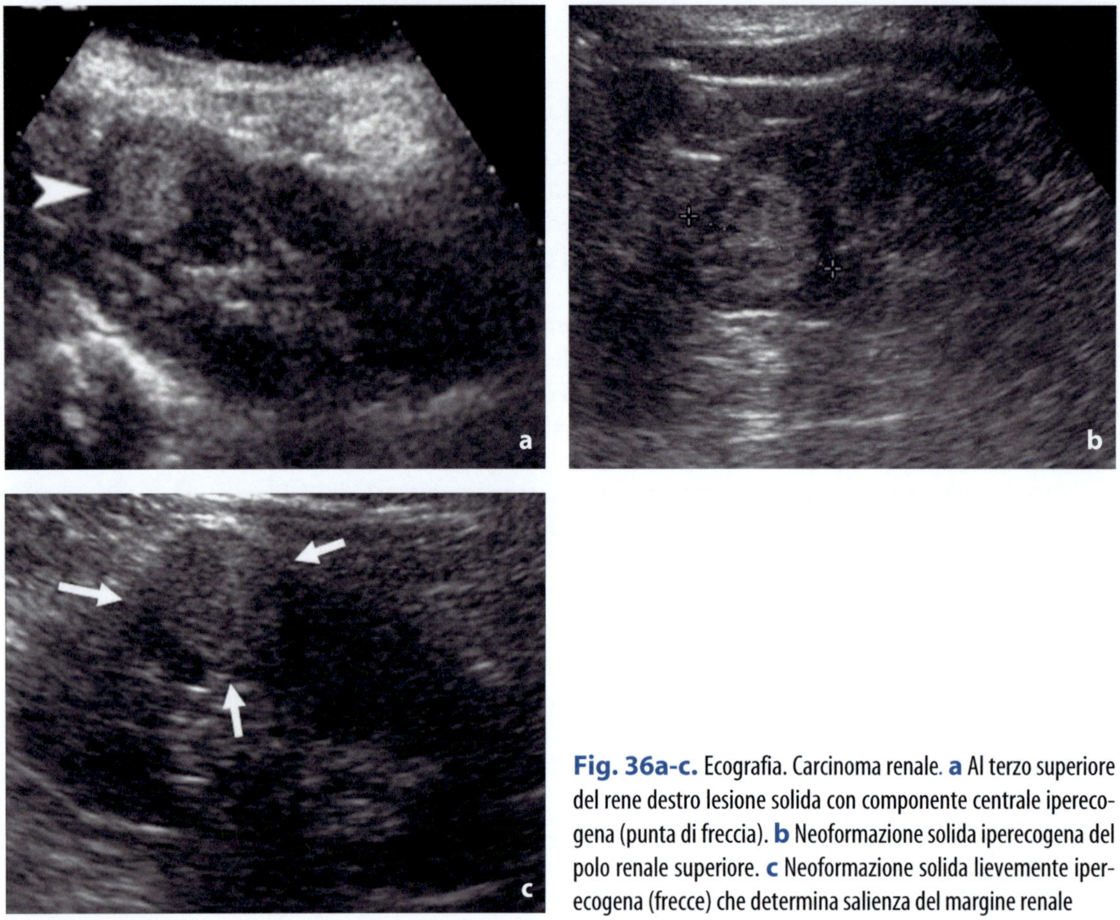

Fig. 36a-c. Ecografia. Carcinoma renale. **a** Al terzo superiore del rene destro lesione solida con componente centrale iperecogena (punta di freccia). **b** Neoformazione solida iperecogena del polo renale superiore. **c** Neoformazione solida lievemente iperecogena (frecce) che determina salienza del margine renale

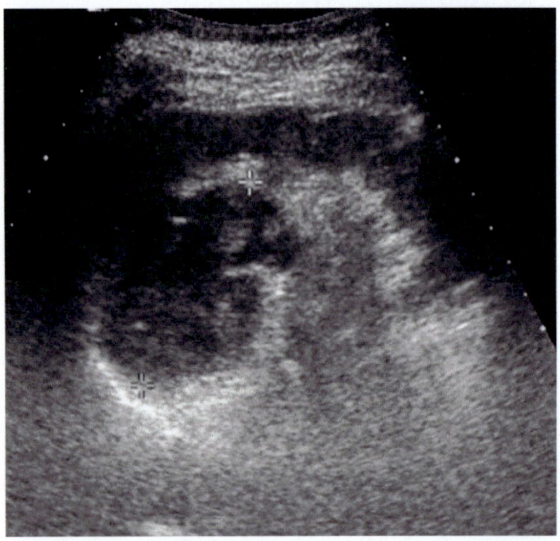

Fig. 37. Ecografia. Carcinoma renale. Neoformazione solida ipoecogena del labbro renale

(Fig. 37). L'anecogenicità è solitamente correlata alla presenza di aree cistiche o pseudocistiche che corrispondono a zone di necrosi colliquativa (Fig. 38).

All'identificazione può talvolta contribuire anche l'associazione del **color** e del **power-Doppler** (Fig. 39).

Attualmente, la **TC** (Fig. 40) è riconosciuta come la miglior tecnica di imaging per identificare una neoplasia parenchimale renale, risultando senz'altro superiore all'ecografia: la TC riconosce più lesioni e lesioni più piccole degli ultrasuoni rispetto a cui, peraltro, non ha maggior capacità di caratterizzazione; infatti, neoformazioni nel range dimensionale compreso tra 10 e 35 mm sono correttamente caratterizzate dalla

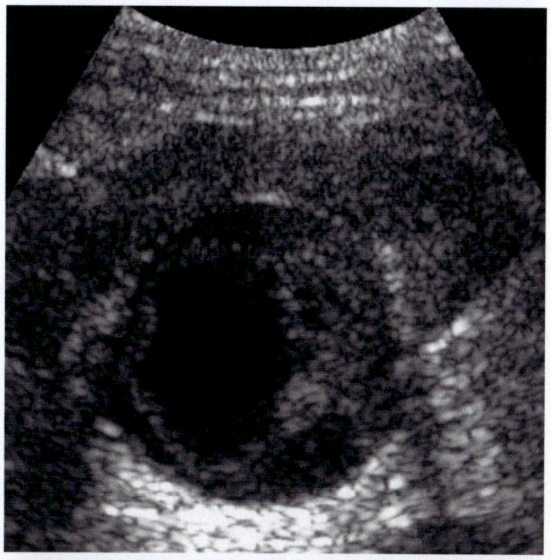

Fig. 38. Ecografia. Carcinoma renale. Neoformazione solida a struttura disomogenea per componente cistica necrotica

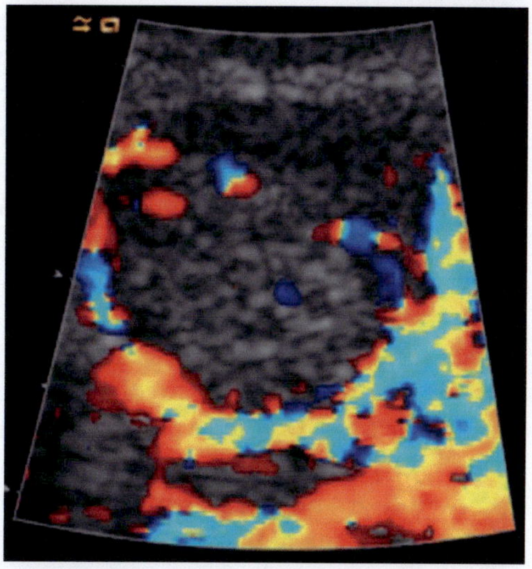

Fig. 39. Eco-color-Doppler. Carcinoma renale. I vasi delimitano con aspetto a canestro la neoformazione, rendendone più facile l'identificazione

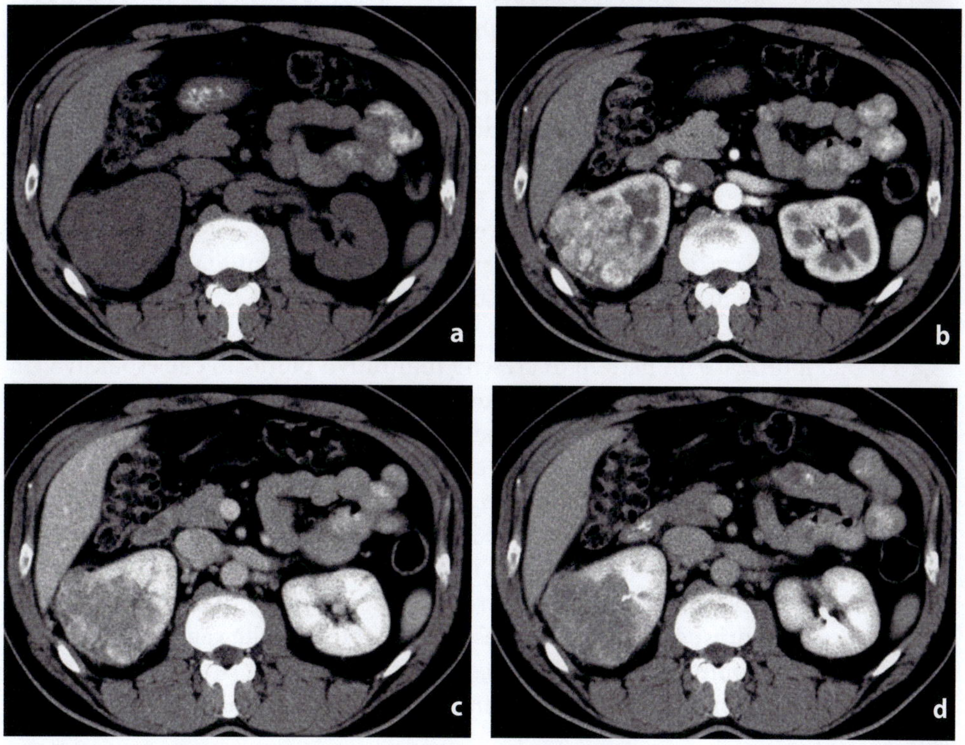

Fig. 40a-d. Tomografia computerizzata. Carcinoma renale. Studio dinamico con mdc, **a** fase basale, **b** arteriosa, **c** venosa, **d** tardiva. Neoplasia del terzo medio del rene destro

TC e dall'ecografia rispettivamente nell'80 e 82% dei casi. Si ricorda, peraltro, che una TC (come del resto, un'ecografia) negativa non esclude la presenza di una piccola lesione renale, minore di 1,5 cm.

È abbastanza inverosimile che oggi (ed anche nel prossimo futuro) la **RM** abbia un ruolo se non occasionale nell'identificazione della lesione, compito che spetta all'ecografia e alla TC.

Caratterizzazione

Gli scopi della caratterizzazione delle lesioni solide renali sono fondamentalmente due: distinguere un tumore renale da varianti anatomiche normali o da lesioni pseudotumorali, che possono mimare una neoplasia (ad esempio dismorfismi lobari o lobature fetali); differenziare una neoformazione benigna da una maligna.

L'**ecografia** in scala di grigi utilizza per la diagnosi differenziale delle lesioni solide renali diversi segni, tra cui l'ecogenicità, la presenza di un alone periferico anecogeno, l'attenuazione posteriore del segnale, la presenza di formazioni cistiche intratumorali. Tali reperti non sono tuttavia patognomonici. Sebbene una massa iperecogena sia fortemente suggestiva per angiomiolipoma, è bene ricordare come il carcinoma, per quanto frequentemente ipo o isoecogeno, possa apparire ecograficamente iperecogeno fino al 30% dei casi, soprattutto quando inferiore a 3 cm, con aspetto quindi simile a quello del "classico" angiomioplipoma. L'omogeneità strutturale potrebbe suggerire la diagnosi di oncocitoma (in alcuni casi è descritta una cicatrice stellata ipoecogena che è comunque di raro riscontro, in particolare nelle lesioni minori di 3 cm); tuttavia, anche il 35% dei carcinomi può essere omogeneo in maniera sovrapponibile all'oncocitoma.

Nella caratterizzazione di un carcinoma renale il razionale per l'impiego del **color-Doppler** è la presenza di un circolo neoformato, che condiziona lo sviluppo stesso della neoplasia e si caratterizza per la presenza di fistole artero-venose e lo sviluppo di sinusoidi. Le prime comportano una brusca accelerazione del flusso ematico, a causa del notevole gradiente pressorio e, in questo caso, l'eco-color-Doppler evidenzia vasi ad elevata velocità di flusso, soprattutto alla periferia della neoplasia; i secondi, posti nella porzione centrale della neoplasia, sono tipicamente sprovvisti di muscolare propria e il loro flusso è lento: il tracciato Doppler è, quindi, a bassa resistenza con scarse escursioni sisto-diastoliche.

Il **power-Doppler** può risultare utile anche nel distinguere le forme pseudotumorali (incluse colonne del Bertin prominenti, dismorfismi corticali, lobature fetali, aree di ipertrofia compensatoria, ecc.), in quanto queste sono caratterizzate da vascolarizzazione del tutto simile a quella del normale parenchima.

Il **mezzo di contrasto ecografico** non pare consentire alcun incremento dell'accuratezza nella caratterizzazione delle lesioni renali solide. La reale utilità dei mdc nell'iter diagnostico abituale di queste lesioni è ancora da definire anche in termini di rapporto costo-beneficio.

La **TC** può ipotizzare un pattern di crescita infiltrativo piuttosto che espansivo (in quest'ultimo, la neoplasia è delimitata da una pseudocapsula). In base a determinate caratteristiche, la tomografia computerizzata è in grado di tipizzare una lesione come carcinoma convenzionale a cellule chiare, carcinoma sarcomatoide, metastasi (in caso di anamnesi positiva per tumore primitivo in altra sede), carcinoma transizionale, carcinoma squamoso o linfoma; nulla può ipotizzare rispetto a quadri più complessi e rari come il tumore di Wilms nell'adulto, il carcinoma dei dotti collettori ed il carcinoma di Bellini. Nella pratica quotidiana, si pongono problemi di diagnosi differenziale rispetto a quadri sporadici come, ad esempio, la pielonefrite xantogranulomatosa o più frequenti come le cisti cosiddette complicate. .

La **RM** ha sicuramente un ruolo importante nella caratterizzazione delle lesioni renali.

Grazie all'efficacia dello studio dinamico (Fig. 41), effettuato con iniezione a bolo di mdc paramagnetico, è possibile cogliere l'aumento dell'intensità del segnale nel tem-

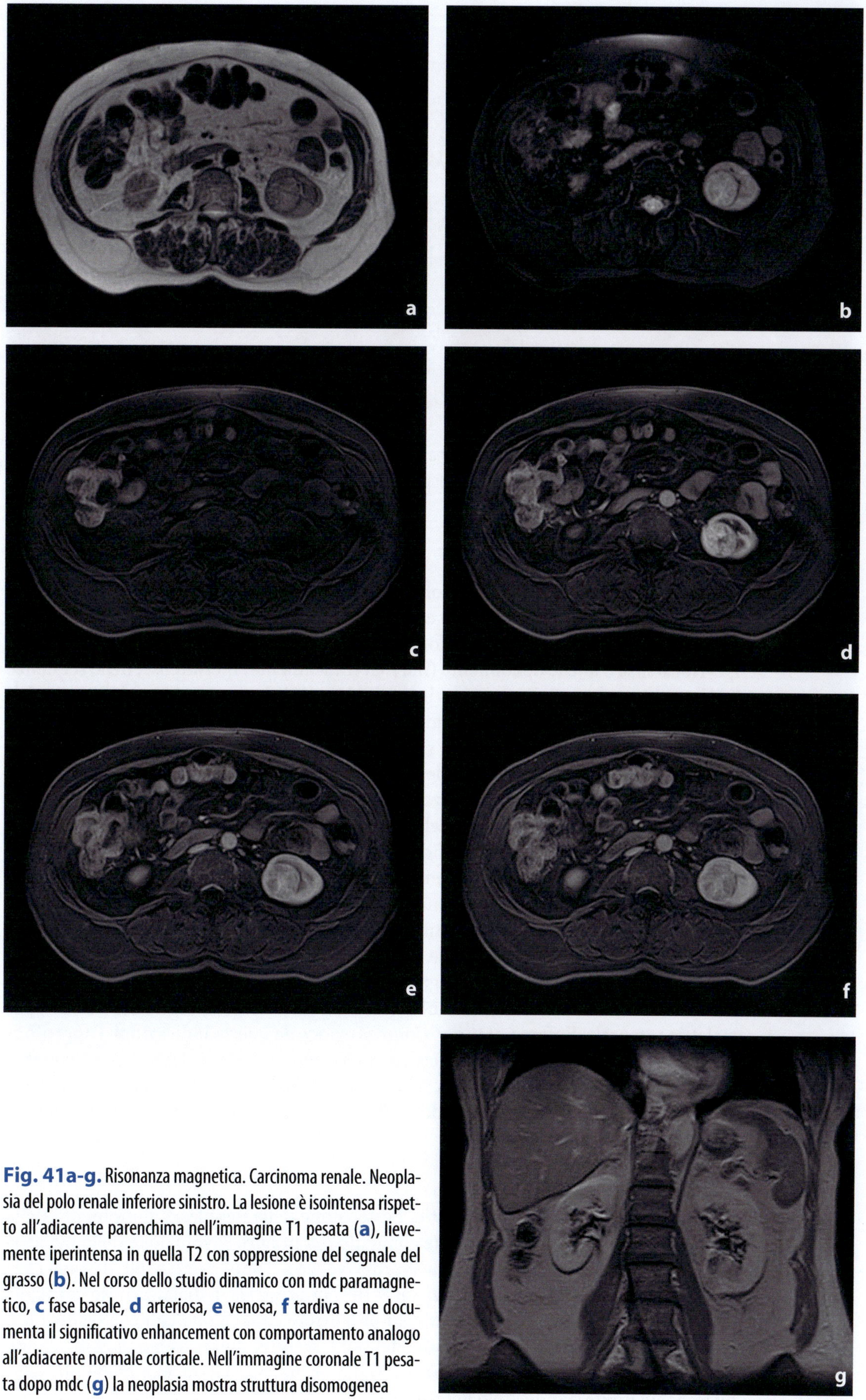

Fig. 41a-g. Risonanza magnetica. Carcinoma renale. Neoplasia del polo renale inferiore sinistro. La lesione è isointensa rispetto all'adiacente parenchima nell'immagine T1 pesata (**a**), lievemente iperintensa in quella T2 con soppressione del segnale del grasso (**b**). Nel corso dello studio dinamico con mdc paramagnetico, **c** fase basale, **d** arteriosa, **e** venosa, **f** tardiva se ne documenta il significativo enhancement con comportamento analogo all'adiacente normale corticale. Nell'immagine coronale T1 pesata dopo mdc (**g**) la neoplasia mostra struttura disomogenea

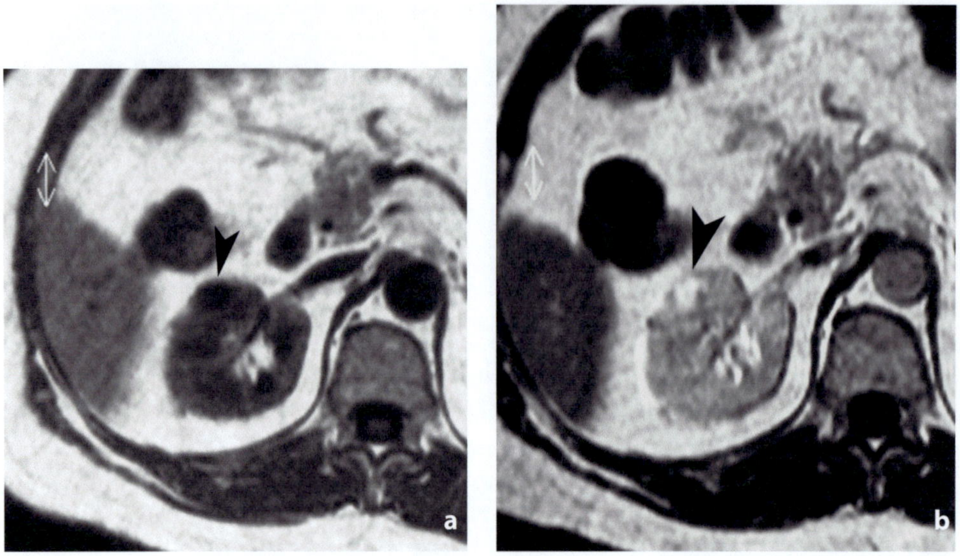

Fig. 42a,b. Risonanza magnetica. Carcinoma del labbro anteriore del rene destro. Lesione di circa 1 cm (punta di freccia), **a** ipointensa in T1 e **b** iperintensa dopo mezzo di contrasto

po e documentare la vascolarizzazione della piccola lesione che, anche in base alle caratteristiche di questo reperto, può essere etichettata come neoplasia maligna.

Nelle immagini T1 pesate, le lesioni di medie e grandi dimensioni possono essere ipo-isointense o anche debolmente (ma mai francamente) iperintense; nelle sequenze T2 si osservano aspetti di ipo- e iperintensità (Fig. 42). La caratteristica delle lesioni di maggiori dimensioni è la disomogeneità, soprattutto esaltata dalla somministrazione del mdc. La semeiotica RM è molto simile a quella TC, nelle caratteristiche sia morfologiche sia di segnale. Anche nelle lesioni di maggiori dimensioni il ruolo della RM è quello di contribuire alla caratterizzazione delle lesioni dubbie.

La RM può risolvere i problemi della TC nelle cisti complesse ovvero nelle lesioni di piccole dimensioni con pareti calcifiche, in cui l'assenza dell'enhancement (confermato dal confronto con il rapido incremento del segnale del parenchima normale) aiuta a porre la diagnosi di lesione comunque benigna.

L'opportunità o necessità di effettuare un prelievo bioptico imaging-guidato per caratterizzare una lesione focale renale è, oggi, da limitare a situazioni ben definite: rilievi equivoci o discordanti all'imaging; condizioni cliniche critiche (pazienti con monorene e/o insufficienza renale); lesioni multifocali e/o bilaterali; anamnesi positiva per malattia tumorale, linfoma, trauma. Come si evince da queste indicazioni, l'approfondimento bioptico ha quindi un effettivo ruolo solo quando si debba accuratamente pianificare un approccio chirurgico "nephron-sparing" o quando vi siano le condizioni per considerare seriamente diagnosi differenziali alternative alla neoplasia primitiva renale.

Stadiazione

Tra tutti i possibili fattori prognostici l'estensione della neoplasia al momento della diagnosi è, da sola, il più importante elemento nel predire l'evoluzione della malattia (si consideri, a tale proposito, che la sopravvivenza a 5 anni è pari al 60-90% nel caso di neoplasia confinata mentre scende al 5-10% in presenza a distanza). Ne consegue il ruolo centrale della **TC**, che a tutt'oggi può essere considerata come la tecnica migliore nella stadiazione del carcinoma del rene, secondi due possibili classificazioni, quella di Robson o quella TNM (Tabella 3). La prima, più datata, è in realtà più semplice; ha un limite significativo nel riunire nello stadio III un gruppo eterogeneo di pazienti, di fatto con differente prognosi: soggetti con invasione della vena cava inferio-

Tabella 3. Classificazione del carcinoma renale secondo il sistema di Robson e TNM

	Classificazione di Robson Stadio	Classificazione TNM Stadio
Tumore confinato al rene		
<7 cm	I	T1
≥7 cm		T2
Infiltrazione del grasso perirenale	II	T3a
Trombosi neoplastica	IIIA	
vena renale		T3b
vena cava inferiore sottodiaframmatica		T3c
vena cava inferiore sovradiaframmatica		T4b
Metastasi ai linfonodi regionali	IIIB	N1-N3
Invasione diretta degli organi adiacenti	IVA	T4a
Metastasi a distanza	IVB	M1a-d

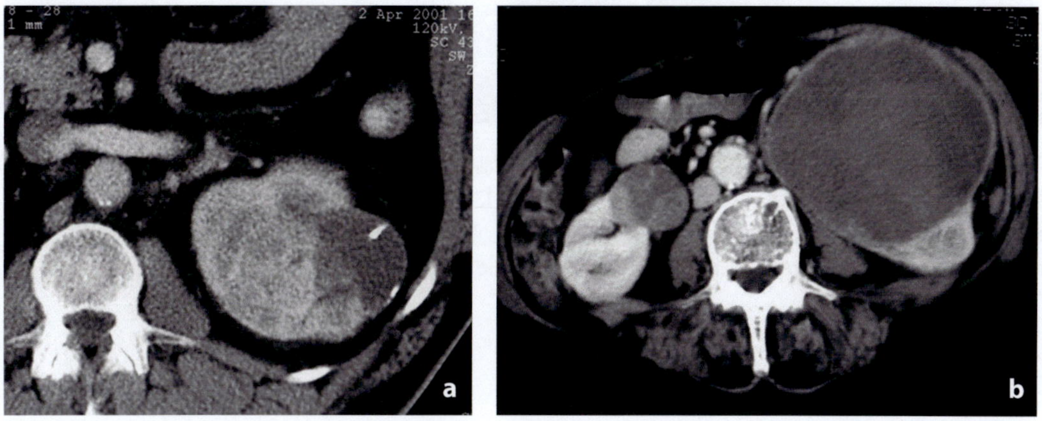

Fig. 43a,b. Tomografia computerizzata. Carcinoma renale. **a** Stadio T1. Neoformazione solida <7 cm del rene sinistro. **b** Stadio T2. Neoformazione solida >7 cm del terzo medio del rene sinistro; sincrona lesione neoplastica <7 cm del rene destro

re sono comunque candidati all'intervento chirurgico radicale mentre pazienti con metastasi linfonodali sono abitualmente suscettibili di exeresi solo palliativa. La classificazione TNM, in effetti un poco più complicata, meglio definisce in chiave prognostica l'estensione della malattia neoplastica ed è, attualmente, quella più utilizzata.

Il criterio dimensionale (lesione minore o superiore ai 7 cm) attribuisce la neoplasia allo stadio T1 o T2 (Fig. 43). Problemi diagnostici possono esistere nella diagnosi differenziale tra lo stadio T2, confinato alla capsula, e lo stadio T3a, caratterizzato dalla diffusione extracapsulare della neoplasia. Il parametro TC più specifico (peraltro scarsamente sensibile: < 46%) nel classificare una neoplasia come stadio T3a è dato dall'identificazione, nel grasso perifrenico, di un nodulo solido che presenti enhancement, eventualmente con comportamento simile a quello della lesione primitiva (Fig. 44). Possibili strie di ispessimento del grasso perifrenico non sono di necessità espressione di diffusione tumorale, dal momento che sono comunque identificabili nel 50% dei pazienti con neoplasia confinata intracapsulare e possono essere attribuite ad edema, congestione vascolare od esiti di pregresse flogosi. I limiti diagnostici della TC sopra

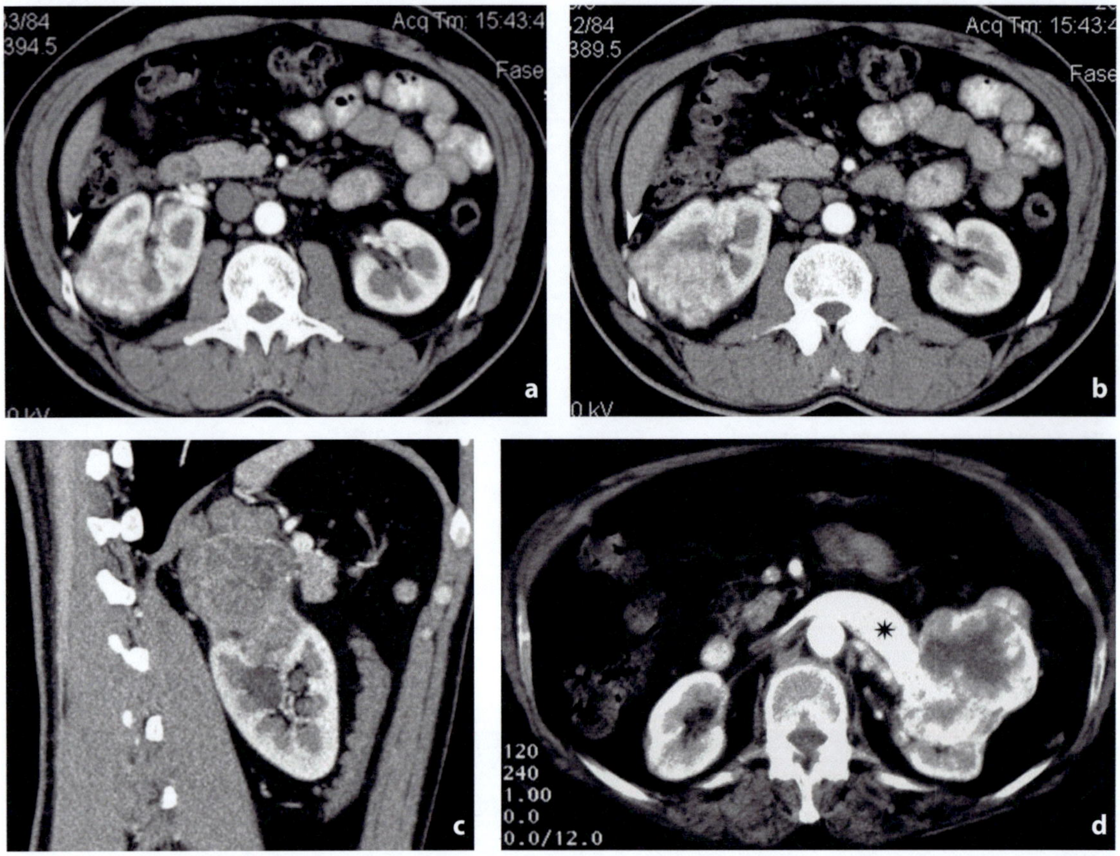

Fig. 44a-d. Tomografia computerizzata. Carcinoma renale. **a-b** Neoplasia stadio T3a del terzo superiore del rene destro: minuto gettone solido nel grasso perirenale (punta di freccia). **c** Altro caso, stadio T3a. Neoformazione del polo renale superiore sinistro, con noduli solidi nel grasso perirenale quale espressione di diffusione extracapsulare. **d** Neoplasia, stadioT3b. Fase cortico-midollare dello studio dinamico. Neoformazione parenchimale del labbro anteriore renale sinistro infiltra la vena renale (asterisco)

segnalati non influenzano la gestione del paziente, poiché lo stadio T3a è comunque candidato alla nefrectomia sia radicale sia "nephron-sparing".

Lo stadio T3b (Fig. 44 d) si caratterizza per l'invasione neoplastica della vena renale (23% dei casi, all'atto della diagnosi) e/o della vena cava inferiore (4-10%). La TC è molto affidabile in tale diagnosi, con valori predittivi positivo e negativo rispettivamente del 92% e 97%. L'infiltrazione della vena renale è ben documentabile durante la fase cortico-midollare dell'enhancement ed i parametri per porre questa diagnosi sono più di uno: presenza nel lume vasale di un difetto ipodenso; brusca variazione del calibro della vena renale con eventuale presenza di trombo endoluminale e di circoli collaterali; enhancement eterogeneo del trombo endoluminale, quale espressione della neovascolarizzazione neoplastica; dimostrazione della diretta continuità del trombo con la lesione neoplastica renale.

L'interessamento della vena cava inferiore è comprovato dall'estensione del trombo venoso renale nella cava stessa, ove si palesa come difetto endoluminale; segno indiretto è la presenza di eventuali circoli collaterali paravertebrali. Particolare attenzione deve essere posta nel non interpretare erroneamente come trombo il sangue refluo non ancora opacizzato dal mezzo di contrasto. La definizione del livello del trombo (infraepatico, retroepatico, sovradiaframmatico) è importante perché condiziona il tipo di approccio chirurgico. La RM fino a pochi anni fa sembrava essere la metodica di elezione nell'accertamento dello stadio T3c; oggi, la TC multidetettore offre il medesimo grado di informazione diagnostica, grazie alla possibilità di ricostruzioni corona-

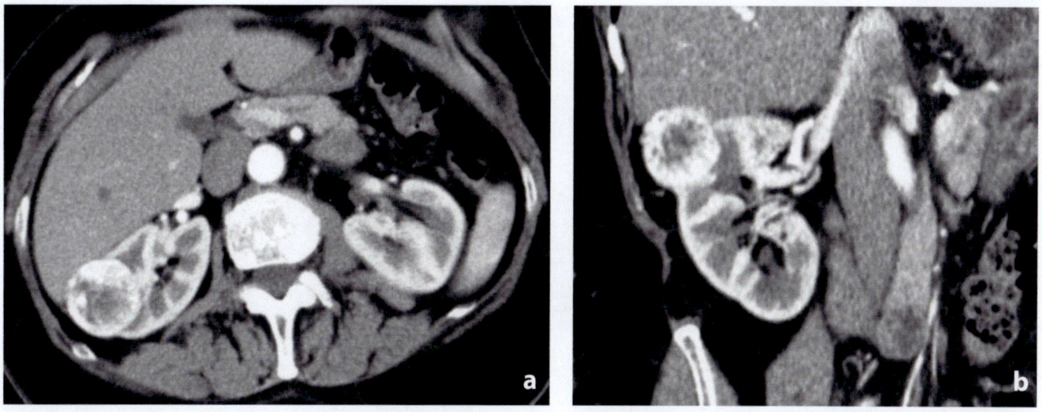

Fig. 45a,b. Tomografia computerizzata. Carcinoma renale. La neoplasia, stadio T4, non presenta evidenti piani di clivaggio rispetto al fegato; probabile l'invasione della glissoniana epatica

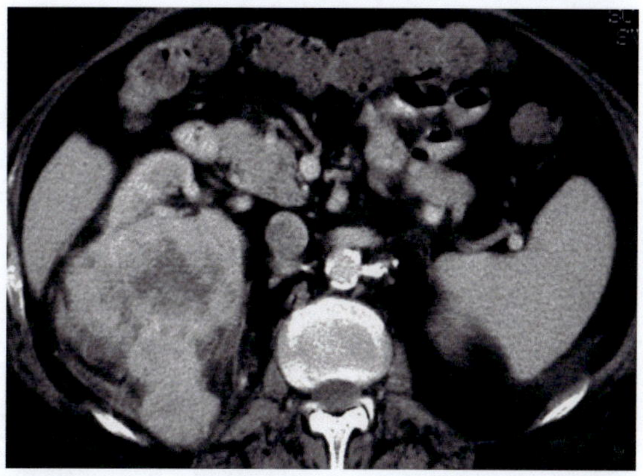

Fig. 46. Tomografia computerizzata. Carcinoma renale. Neoplasia del polo renale inferiore, stadio T4, per infiltrazione della muscolatura paravertebrale

li e sagittali altrettanto efficaci. Problematico per entrambe le tecniche rimane l'accertamento dell'infiltrazione della parete vasale della vena cava inferiore.

Il giudizio di infiltrazione delle strutture contigue e, in particolare, del fegato (stadio T4a) non è sempre agevole (Figg. 45, 46): l'assenza di un piano di clivaggio, pur elevando la possibilità dell'infiltrazione neoplastica, non è comunque segno patognomonico di invasione, essendo osservabile senza successiva conferma intraoperatoria in circa il 15% dei pazienti; l'unico criterio certo è rappresentato dalla dimostrazione di alterazioni densitometriche focali nella struttura dell'organo adiacente.

La diagnosi di metastasi linfonodali, basata essenzialmente sul criterio dimensionale, ripropone nel carcinoma renale i limiti ben noti della diagnostica per immagini, comuni anche alle altre neoplasie: micrometastasi in linfonodi altrimenti volumetricamente normali; linfonodi sospetti per localizzazione secondaria ma, in realtà, solo infiammatori.

La TC rimane attualmente la tecnica di più immediato utilizzo nell'accertamento delle metastasi a distanza (polmoni, fegato, scheletro) (Figg. 47, 48); si ricorda che l'interessamento della ghiandola surrenalica, oltre che per invasione diretta, può essere secondario a vera e propria metastasi ematogena.

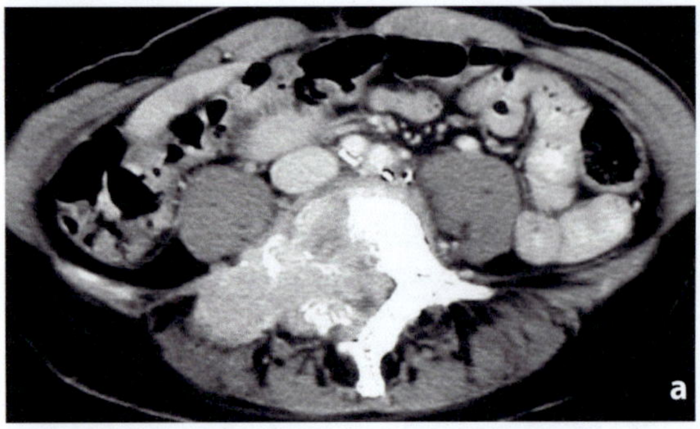

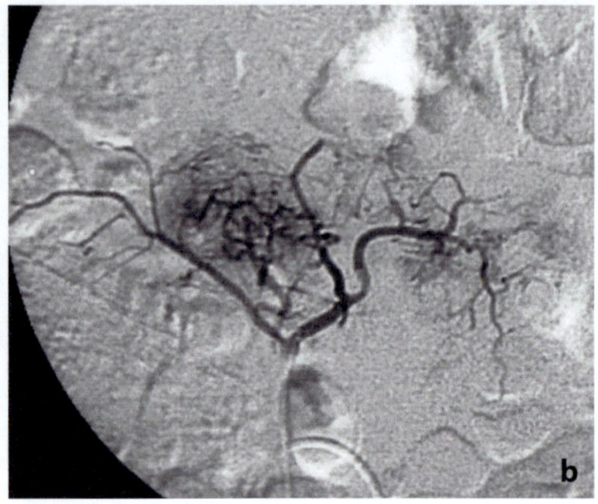

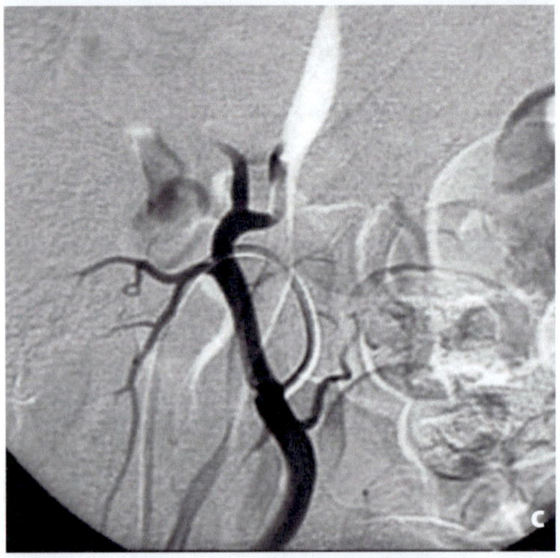

Fig. 47a-c. TC e arteriografia. Metastasi ossea da carcinoma renale. **a** Lesione secondaria del soma della quinta vertebra lombare. **b** Vascolarizzata tramite vasi dal ramo ileo-lombare destro. **c** Deafferentazione del polo vascolare dopo embolizzazione selettiva

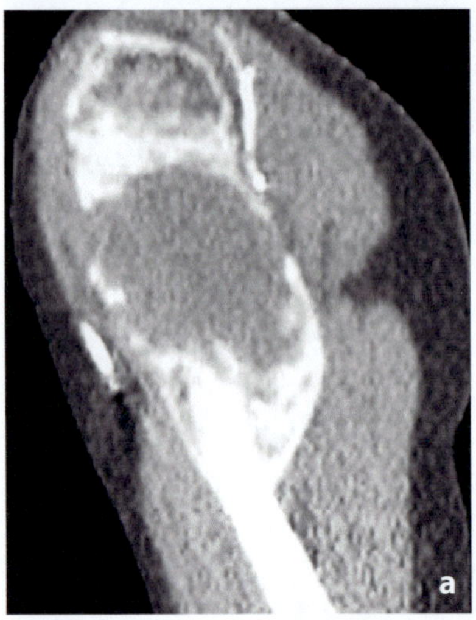

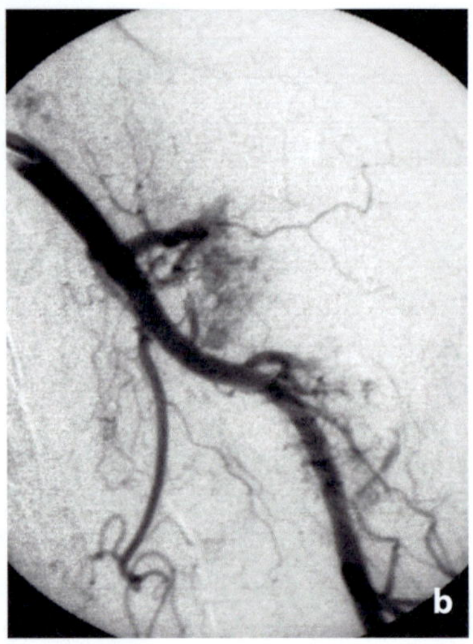

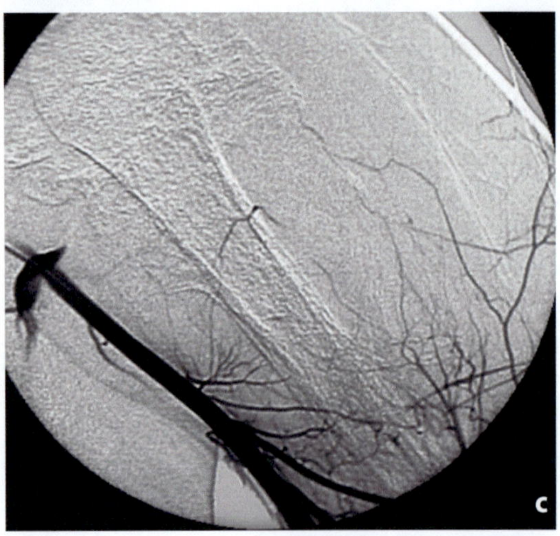

Fig. 48a-c. TC e arteriografia. Metastasi ossea da carcinoma renale. Localizzazione secondaria dell'omero sinistro (**a**) irrorata da rami vascolari ad origine dall'arteria omerale (**b**). **c** Embolizzazione selettiva prechirurgica

Bazzocchi M, Como G, De Candia A (2001) Ecografia. Gruppo Editoriale Idelson Gnocchi, pp 813-819

Pozzi Mucelli R (2003) Risonanza magnetica. In Olivetti L, Chiesa A (eds) Neoplasie di rene, surrene e retroperitoneo: dalla diagnosi alla terapia. Poletto Editore, Gaggiano (MI), pp 59-68

Prando A, Prando D, Prando P (2006) Renal cell carcinoma: unusual imaging manifestations. Radiographics 26:233-244

Sheth S, Scatarige JC, Horton KM et al (2001) Current concepts in the diagnosis and management of renal cell carcinoma: role of multidetector CT and three-dimensional CT. Radiographics 21:S237-S254

Neoplasie parenchimali in età pediatrica

Il tumore di Wilms si presenta all'**ecografia**, nella maggior parte dei casi, come una massa molto voluminosa che sovverte completamente la normale struttura del rene o ne risparmia solo una parte, generalmente delimitata rispetto alla neoplasia da un sottile orletto ipoecogeno, costituito dal parenchima sano compresso.

L'architettura della lesione risulta essere alquanto disomogenea, per la presenza di numerose aree ipoecogene necrotiche alternate ad altre iperecogene, caratteristiche della porzione vitale del tumore stesso (Fig. 49); nel 10 % dei casi si possono riconoscere piccole calcificazioni puntiformi. Il calcolo del volume tumorale, molto importante soprattutto nel follow-up, è ottenuto dalla somma dei due diametri trasversi e dal diametro longitudinale.

La valutazione della vascolarizzazione intratumorale è ben delineabile tramite l'**ecocolor-Doppler** che consente anche di definire posizione e pervietà delle vene renale e cava inferiore, identificando talvolta mammelloni tumorali nell'atrio destro.

In **TC** (Fig. 50) il tumore di Wilms, nella fase sia pre che postcontrastografica, risul-

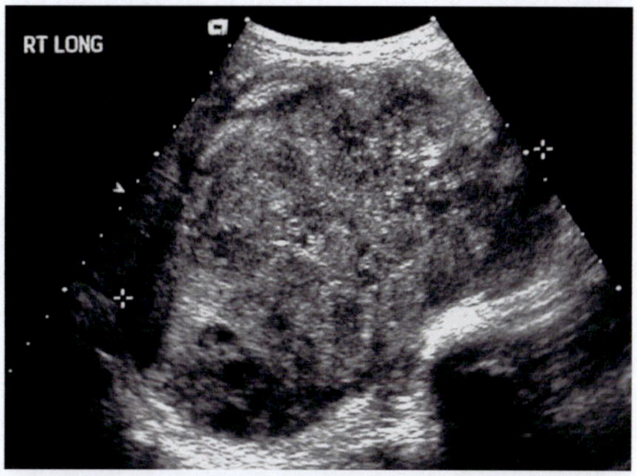

Fig. 49. Ecografia. Tumore di Wilms. Disomogenea neoformazione sovverte completamente la struttura del rene destro

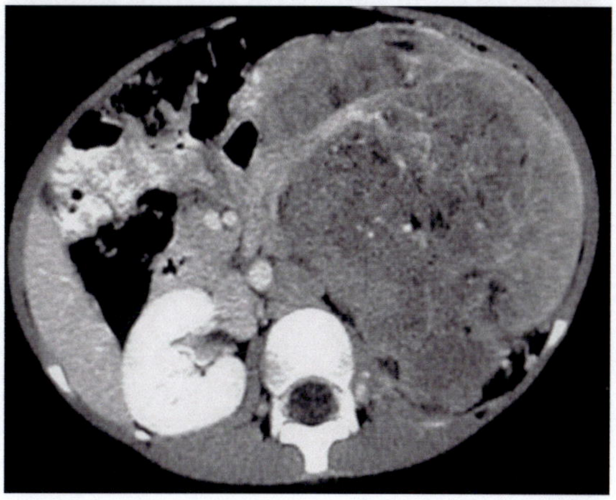

Fig. 50. Tomografia computerizzata. Tumore di Wilms. Voluminosa neoplasia ad origine dal rene occupa l'emiaddome sinistro

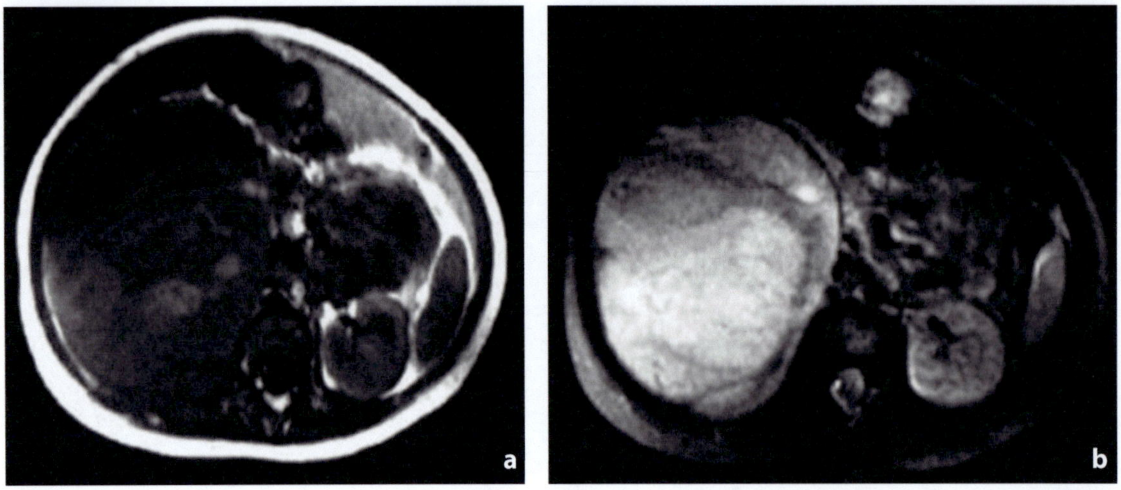

Fig. 51a,b. RM: tumore di Wilms del rene destro. La lesione ha struttura prevalentemente ipointensa in T1 (a) ed iperintensa in T2 (b)

ta generalmente disomogeneo per l'alternarsi di aree ipodense e iperdense, quest'ultime corrispondenti a zone tumorali maggiormente vascolarizzate. Nella fase urografica dell'indagine è possibile confermare ulteriormente l'origine renale della neoplasia, documentando l'inglobamento neoplastico dei calici contrastati dal mezzo di contrasto: le cavità calico-pieliche perdono l'armonica normale distribuzione e risultano distorte, stirate, con impronta a stretto o largo raggio, aspetti di appiattimento e conseguente perdita della radioopacità; talora se ne può riscontrare l'infiltrazione. Agevole risulta il riconoscimento dell'invasione vascolare, delle eventuali metastasi linfonodali e a distanza.

In **RM** (Fig. 51) il tumore di Wilms di solito risulta essere disomogeneamente ipointenso nelle sequenze T1 pesate e, all'opposto, disomogeneamente iperintenso in quelle T2. Anche tale tecnica documenta ovviamente, in maniera molto agevole, l'invasione della vena cava inferiore.

L'**angiografia** non ha indicazioni nel tumore di Wilms unilaterale, con diagnosi e bilancio spaziale già acquisiti mediante tecniche non invasive. Tale tecnica di imaging è, viceversa, generalmente richiesta in caso di bilateralità tumorale o per una neoplasia insorta in monorene (congenito o acquisito) oppure in rene a ferro di cavallo. L'aortografia addominale e le arteriografie selettive renali hanno l'unico scopo di fornire una mappa vascolare prima dell'approccio chirurgico che deve essere il più conservativo possibile.

Nell'ambito della diagnosi differenziale è importante distinguere il tumore di Wilms ad alta componente necrotica rispetto ad una lesione benigna quale il nefroma cistico multiloculare, quest'ultimo caratterizzato dalla presenza di numerose aree cistiche, separate da sottili setti, che in ecografia risultano essere ben netti ed iperecogeni, senza evidenza di componente solida, presente al contrario nel tumore di Wilms. Altrettanto importante è identificare la nefroblastomatosi, lesione peculiare di discussa natura neoplastica, che è considerata possibile precursore del tumore Wilms. La nefroblastomatosi può essere tipizzata per le caratteristiche di omogeneità strutturale evidenti sia in ecografia sia in TC.

Bondioni MP (2003) Tumori renali e pararenali nell'infanzia. In Olivetti L, Chiesa A (eds) Neoplasie di rene, surrene e retroperitoneo: dalla diagnosi alla terapia. Poletto Editore, Gaggiano (MI), pp 74-81

Lowe LH, Isuani BH, Heller RM et al (2000) Pediatric renal masses: Wilms tumor and beyond. Radiographics 20:1585-1603

Neoplasie cistiche

Il rene è un organo frequentemente interessato da formazioni cistiche, che possono essere di natura semplice displasica, congenita o acquisita, parassitaria o neoplastica: più della metà dei soggetti sotto i 50 anni, in studi autoptici, ha una o più cisti; quasi il 35-36% dei pazienti sopra i 50 anni ha una cisti all'esame TC.

La diagnosi radiologica di cisti è certa quando si dimostrano la perfetta anecogenità ecografica, l'omogenea iperdensità tomodensitometrica, la parete assolutamente liscia e regolare, quasi non visibile. In questi casi non è necessario alcun ulteriore accertamento, che si impone viceversa nella cisti complessa, così definita per l'esistenza di aspetti morfologici (sepimenti, calcificazioni parietali, emorragie endocistiche, sovrapposta flogosi) che ne rendono problematica la tipizzazione: tali rilievi sono, infatti, identificabili in formazioni sia displasiche, assolutamente benigne, sia maligne o infiammatorio-infettive o traumatiche o vascolari.

Nel 1986 Bosniak propose una classificazione (Tabella 4) delle cisti renali basata sull'aspetto tomodensitometrico (ma per tantissimi versi traslabile anche all'ecografia e alla RM) che consente di suddividere le cisti in quattro classi con progressivo maggior rischio neoplastico e conseguente diverso approccio terapeutico.

La classe I considera la cosiddetta cisti classica benigna: la diagnosi è conclusiva, non essendo necessario alcun follow-up. La classe II identifica: cisti di aspetto complicato per la presenza di alcuni sepimenti (pochi e sottili) con calcificazioni parietali (poche e regolari); gruppi di cisti adiacenti l'una all'altra, ben separate tra loro; cisti ad alta densità alla TC che non incrementano l'enhancement dopo somministrazione di mdc e risultano, quindi, in fase nefrografica ipodense: sono cisti a contenuto emorragico o ad alta viscosità, proteico o colloideo. Il tipico aspetto di cisti all'ecografia, integrato dal comportamento tomodensitometrico, consente di concludere per lesioni benigne senza la necessità, anche in questo caso, di ulteriori controlli nel tempo. Nel-

Tabella 4. Classificazione di Bosniak delle cisti renali

Classe di Bosniak	Caratteristiche
I	Cisti benigna semplice con parete sottile come un capello che non contiene sepimenti, calcificazioni o componenti solide. Ha la densità dell'acqua e non presenta alcun enhancement.
II	Cisti benigna con pochi sepimenti sottili come capelli. Minute calcificazioni possono essere presenti nella parete o nei sepimenti. Lesioni <3 cm uniformemente iperdense, con pareti ben definite e che non presentano enhancement.
IIF	Queste cisti contengono più sepimenti sottili come capelli. Si può osservare minimo enhancement di un sepimento o della parete; vi può essere minimo ispessimento dei sepimenti o della parete. Le cisti possono contenere calcificazioni nodulari e spesse ma non vi è alcuna componente solida che presenti enhancement. Sono incluse in questa categoria lesioni totalmente intrarenali ≥3 cm ad alta densità che non presentano alcun enhancement. Tale lesioni sono generalmente a margini ben definiti.
III	Cisti di natura indeterminata con pareti irregolari e spesse o setti in cui si osservi enhancement
IV	Lesioni cistiche maligne con componenti solide che mostrano enhancement

la classe III di Bosniak (Fig. 52) sono classificate le cisti con spessi ed irregolari sepimenti, calcificazioni plurime e irregolari, pareti spesse con margini irregolari. Circa l'80% di queste cisti sono lesioni maligne, che richiedono un trattamento chirurgico. Nella classe IV, infine, sono incluse le lesioni cistiche francamente maligne, solide con ampie componenti cistiche o necrotiche, noduli parietali che presentano contrast enhancement (Fig. 53).

Nel 1997 Bosniak modificò la precedente classificazione perché all'interno della classe II erano state nel frattempo riscontrate alcune lesioni di natura neoplastica; fu introdotta, quindi, la sottoclasse IIF (dove F sta per follow-up), in cui sono comprese

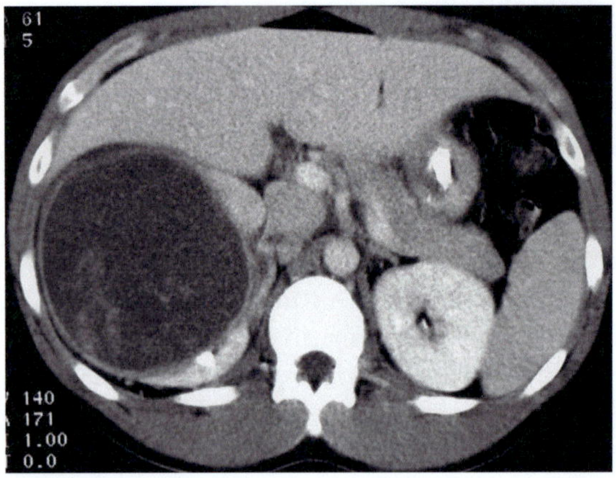

Fig. 52. Tomografia computerizzata. Cisti renale classe III secondo Bosniak. Formazione cistica del rene destro con sepimenti endoluminali iperdensi dopo mdc

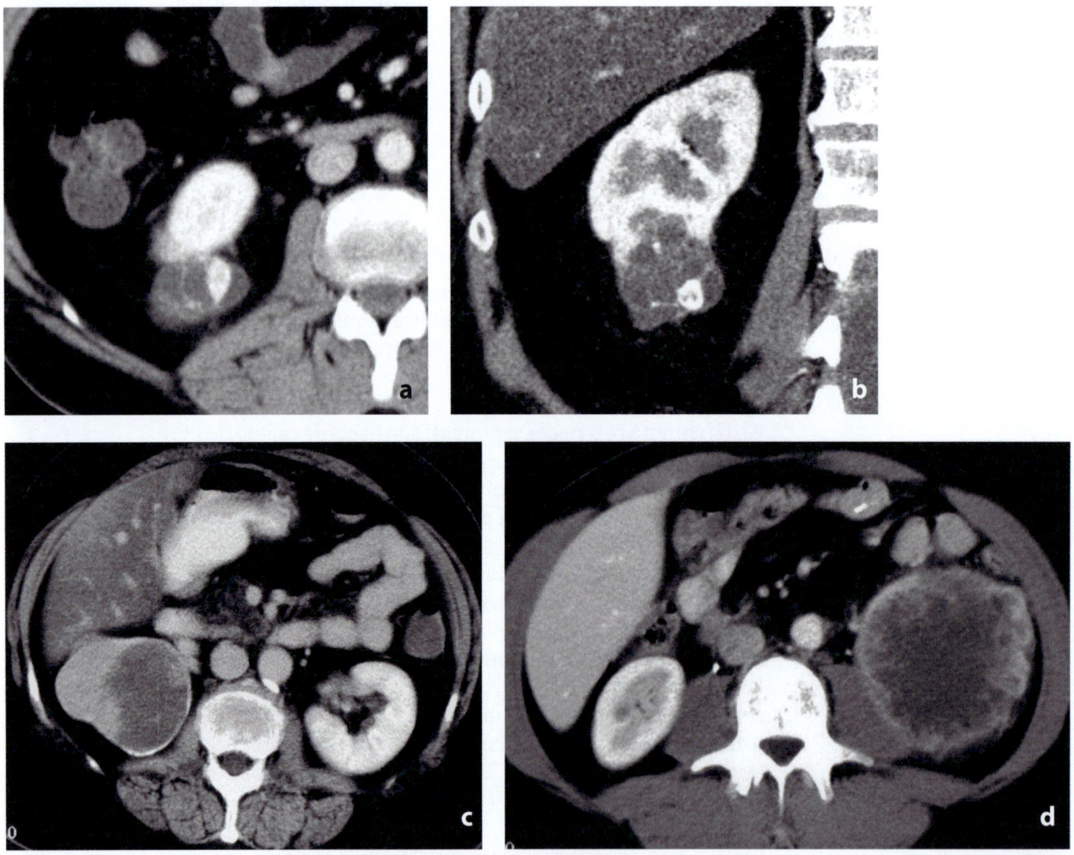

Fig. 53a-d. Tomografia computerizzata. Cisti classe IV secondo Bosniak. Nodulo ipervascolarizzato e sepimenti in lesione cistica del polo inferiore renale destro. **a** Scansione assiale e **b** ricostruzione coronale. Diagnosi istologica: carcinoma a cellule chiare. **c** Formazione cistica del rene destro con gettoni neoplastici che mostrano in fase venosa enhancement analogo a quello dell'adiacente parenchima renale normale. **d** Formazione cistica del rene sinistro con gettoni solidi iperdensi dopo mdc

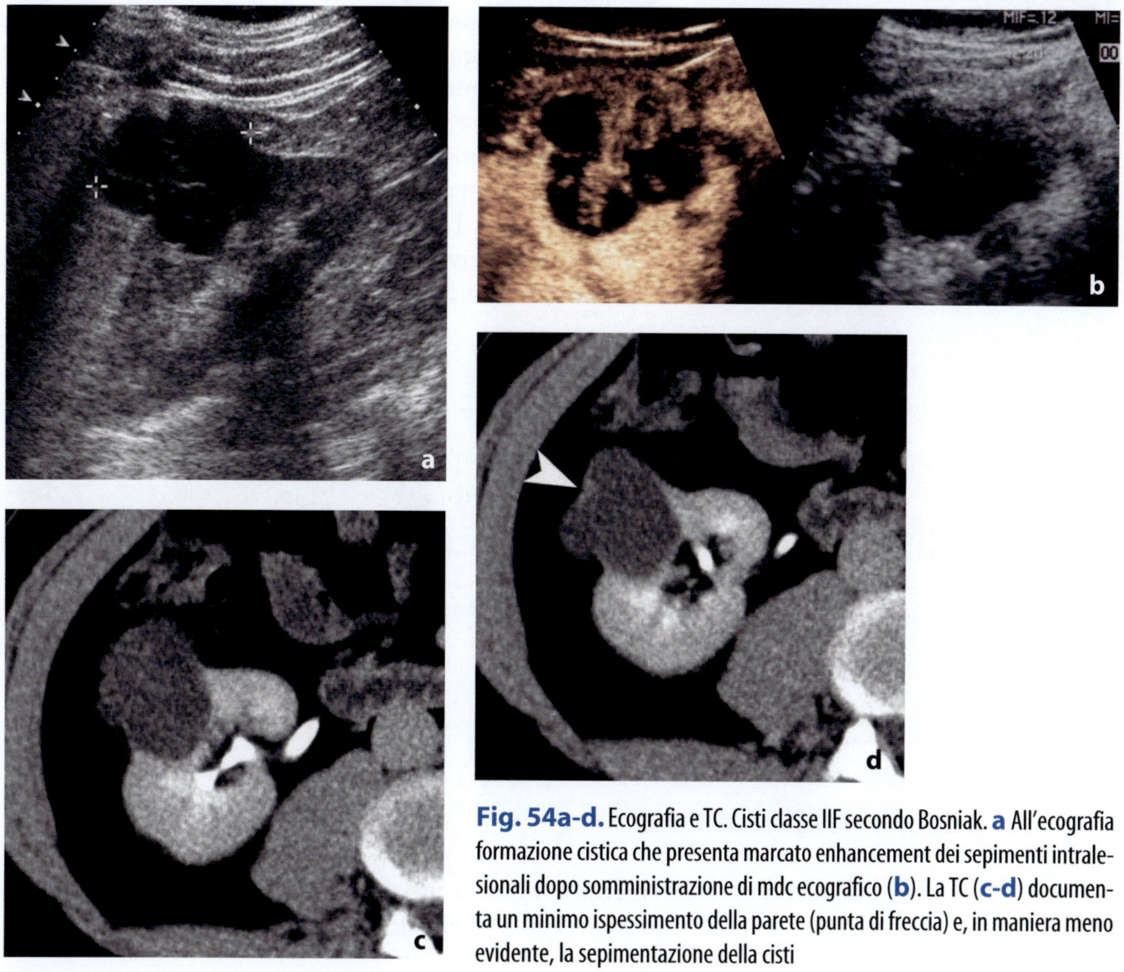

Fig. 54a-d. Ecografia e TC. Cisti classe IIF secondo Bosniak. **a** All'ecografia formazione cistica che presenta marcato enhancement dei sepimenti intralesionali dopo somministrazione di mdc ecografico (**b**). La TC (**c-d**) documenta un minimo ispessimento della parete (punta di freccia) e, in maniera meno evidente, la sepimentazione della cisti

cisti di aspetto complicato per calcificazioni ritenute significative o per sepimenti del tutto soggettivamente considerati un po' maggiori, un po' più numerosi (Fig. 54).

La classificazione di Bosniak fornisce un criterio di condotta terapeutica nei confronti della lesione cistica complessa, basandosi sulla probabilità che la stessa, sulla base della sua irregolarità strutturale, sia una lesione maligna. Se seguita in modo stringente, tale classificazione consente un'accuratezza variabile dall'84 al 93% nella diagnosi differenziale tra lesioni benigne e maligne. La classificazione di ciascuna lesione è peraltro soggettiva e quindi condizionata dalla variabilità interpretativa. L'accuratezza, oltre che alla soggettività dell'interpretazione e all'esperienza dell'operatore, è correlata al diametro delle lesioni, alla tecnica con cui è eseguito l'esame e alla possibilità di correlare i risultati delle diverse metodiche di imaging.

Il ruolo della **biopsia imaging guidata** nelle cisti complesse è ampiamente dibattuto. La biopsia è solitamente ritenuta inidonea ad effettuare la diagnosi differenziale tra lesioni benigne o maligne poiché l'emorragia intracistica frequentemente impedisce di valutare le caratteristiche delle cellule. Alcuni Autori, viceversa, ritengono che la biopsia modifichi in maniera significativa l'iter terapeutico di queste lesioni, ovviando nel 70% dei casi alla necessità dell'intervento chirurgico.

Nell'ambito delle cisti complesse la diagnosi differenziale deve considerare le forme parassitarie. Nel 2-4% dei casi (abitualmente nelle regioni ad economia pastorizia come la Sicilia e la Sardegna) l'echinococco granuloso può colpire il rene, con aspetti radiologici diversissimi: calcificazioni nelle pareti cistiche all'addome diretto; masse renali comprimenti i calici che, se aperte nelle vie escretrici, si opacizzano in corso di urografia; cisti multiloculari all'ecografia con setti spessi e, talvolta, alterazioni endoluminali per la presenza di sabbia e detriti; alla TC, calcificazioni all'interno della massa oppure cisti multiloculari senza enhancement dei sepimenti interni. Le calcificazioni parietali possono essere considerate patognomoniche. Le cisti possono riempirsi di cisti figlie ed assumere aspetto complesso quasi del tutto solido, con alcuni residuali aspetti liquidi; talvolta, si presentano come cisti iperdense che peraltro hanno un aspetto solido all'ecografia. Le cisti da echinococco non sono facilmente classificabili secondo Bosniak e, comunque, non presentando alcuna impregnazione dopo mdc, non possono essere inquadrate in classe IV. La diagnosi può essere difficile, ma deve essere presa comunque in considerazione nei pazienti con cisti di tipo complesso in aree geografiche ad alta prevalenza di echinococcosi.

Bosniak MA (1986) The current radiological approach to renal cysts. Radiology 158:1-10

Bosniak MA (1991) Difficulties in classifying cystic lesions of the kidney. Urol Radiol 13:91-93

Bosniak MA (1994) How does one deal with a renal cyst that appears to be Bosniak class II on a CT scan but has sonographic features suggestive of malignancy (e.g. nodularity of wall or a nodular or irregular septum)? AJR Am J Roentgenol 163:216

Bosniak MA (1997) Diagnosis and management of patients with complicated cystic lesions of the kidney. AJR Am J Roentgenol 169:819-21

Hartman DS, Choyke PL, Hartman MS (2004) From the RSNA Refresher Courses: a practical approach to the cystic renal mass. Radiographics 24:S101-S115

Neoplasie calicopieliche

L'**urografia** identifica il carcinoma a cellule transizionali, TCC (ed anche la neoplasia parenchimale che infiltra il sistema calico-pielico), secondo alcuni quadri abbastanza caratteristici:

- difetti di riempimento endoluminali (35% dei casi), unici (Figg. 55, 56) o multipli (Fig. 57), con base di impianto alla parete, a contorni pluriciclici o sfrangiati;
- difetti di riempimento con distensione a monte dei calici (oncocalice) (25% delle evenienze);

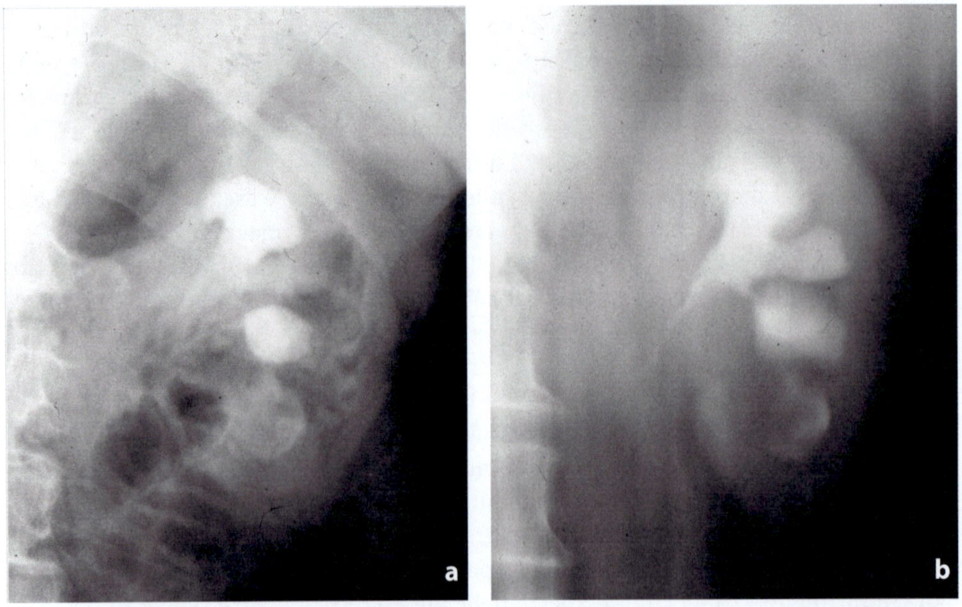

Fig. 55a,b. Urografia (**a**) e tomografia (**b**). Carcinoma a cellule transizionali. Rene sinistro. Difetto endoluminale del bacinetto con stenosi del collettore del gruppo caliceale superiore ectasico

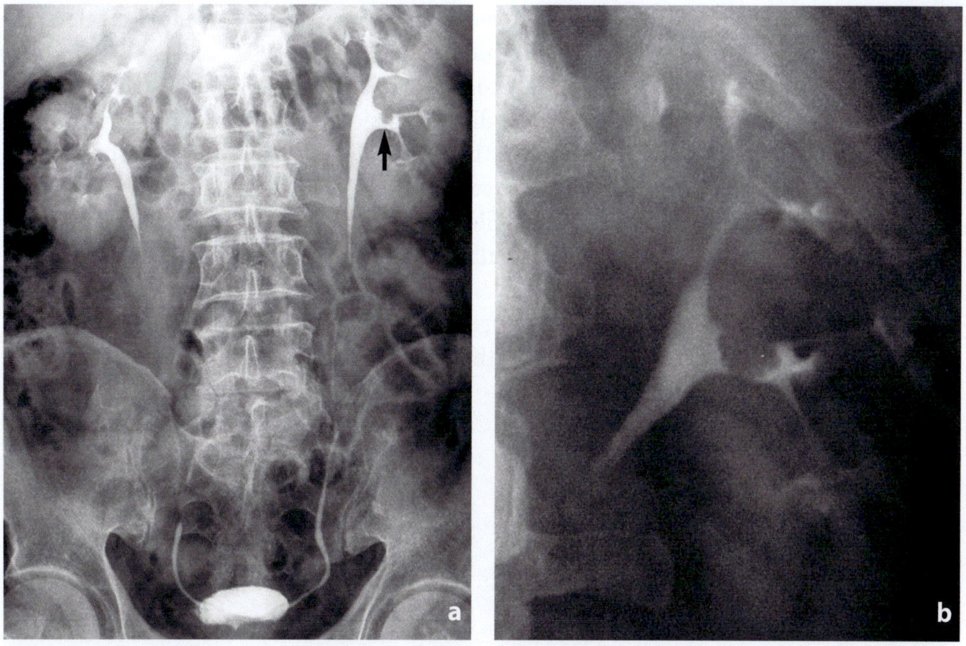

Fig. 56a,b. Urografia. Neoplasia uroteliale. **a** Radiogramma eseguito a fine perfusione: a livello del collettore caliceale inferiore del rene sinistro è evidente difetto di riempimento rotondeggiante, con base d'impianto a livello della parete (freccia). **b** Radiogramma di dettaglio: si conferma la presenza di lesione a base d'impianto parietale, con margini lobulati, in assenza di retrodilatazione caliceale

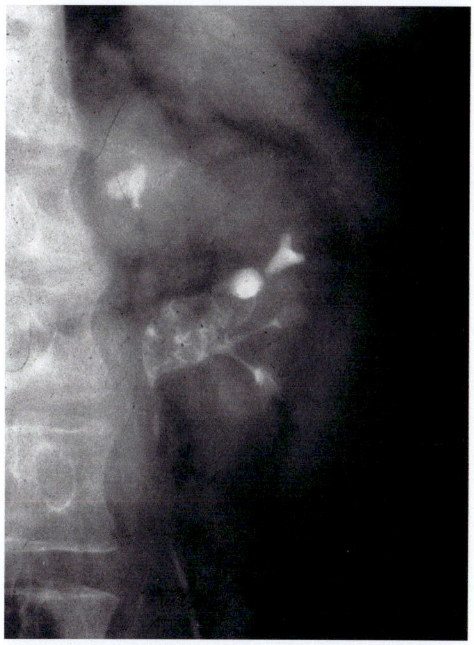

Fig. 57. Urografia. Carcinoma a cellule transizionali. Multipli difetti endoluminali nel bacinetto renale

- difetti di riempimento con obliterazione, stenosi o amputazione del calice (20%);
- idronefrosi (6%);
- rene escluso o ritardo di opacizzazione delle vie escretrici (13%).

L'urografia, che non è ovviamente in grado di riconoscere l'estensione extraluminale della neoformazione, precisabile solo con tecniche tomografiche digitali, ha sensibilità superiore all'85% nel riconoscere una neoplasia uroteliale di diametro ≥3 cm: tale sensibilità si abbassa in maniera significativa (10-20%) per lesioni più piccole. Nell'indagine radiologica convenzionale le neoplasie uroteliali entrano in diagnosi differenziale con altre situazioni che determinano difetto di riempimento o distorsione calico-pielica: pielite cistica (Fig. 58), coaguli, calcoli, necrosi papillare, stenosi cicatriziali, neoplasie del parenchima renale con invasione della pelvi.

La **pielografia ascendente** (Figg. 59, 60) consente di studiare le vie escretrici di un rene funzionalmente escluso, di definire meglio l'estensione di un tumore già visualizzato con altre tecniche di indagine e di effettuare biopsie con brushing per una valutazione citologica. La superficie mucosa dei calici o della pelvi ha aspetto irregolare, nodulare o papillare. Segno caratteristico della presenza di una neoplasia pielica è il reflusso di contrasto dalle cavità escretrici all'interstizio renale, a causa dell'esclusione funzionale del parenchima renale.

L'**ecografia** è la tecnica di imaging di prima istanza nella valutazione dei pazienti con ematuria, anche se la capacità di identificazione della lesione è senz'altro inferio-

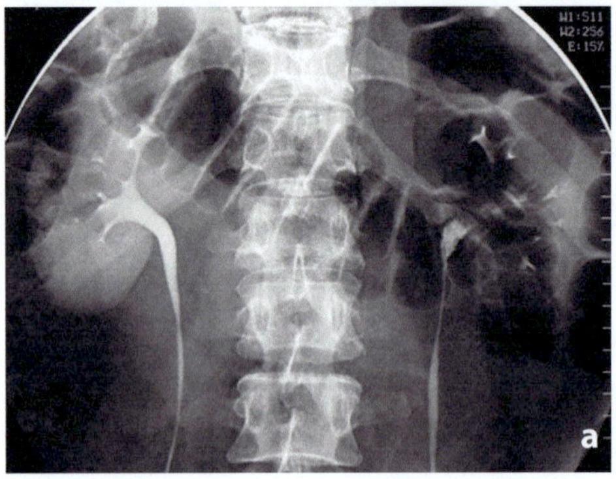

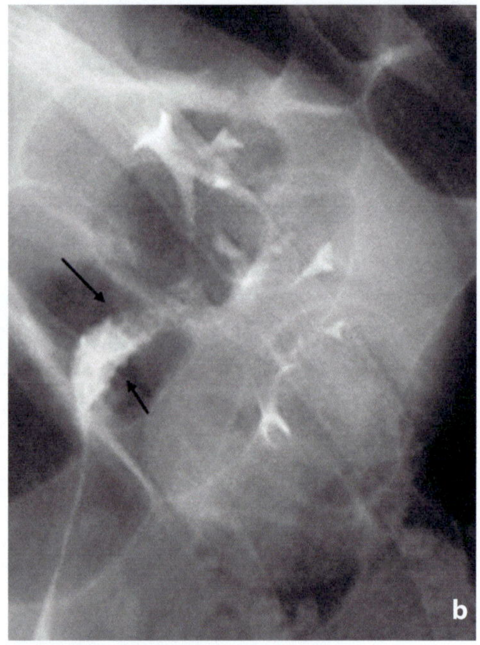

Fig. 58a,b. Urografia. Pielite cistica. **a** La pelvi renale sinistra ed i collettori dei gruppi caliceali presentano margini irregolari e dentellati per la presenza di plurimi difetti di riempimento che determinano un aspetto "a nido d'ape", meglio apprezzabile nel radiogramma di dettaglio (**b**) (frecce)

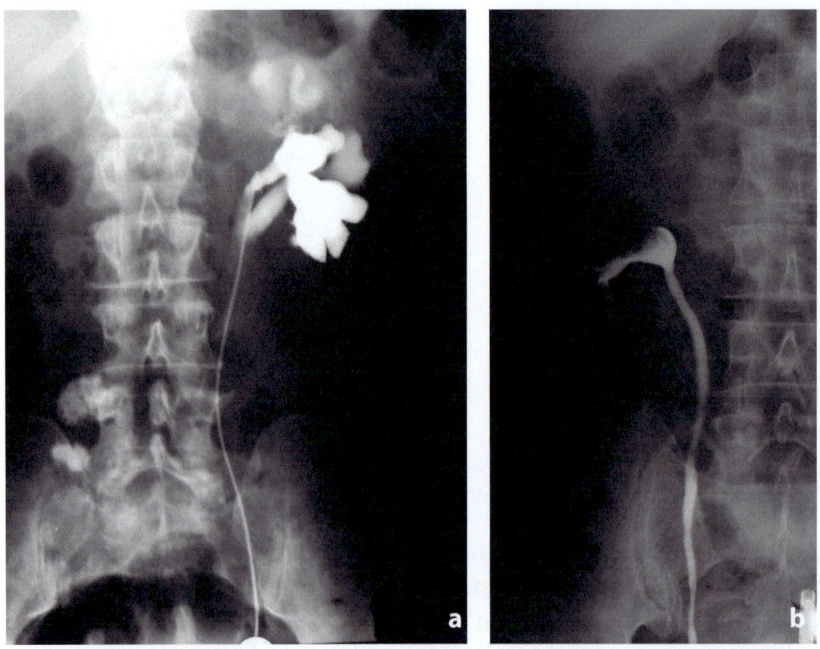

Fig. 59a,b. Pielografia ascendente. Carcinoma a cellule transizionali. **a** Amputazione del gruppo caliceale superiore del rene sinistro. **b** Altro caso. Difetto di riempimento del bacinetto renale ed amputazione del gruppo caliceale medio e superiore del rene destro

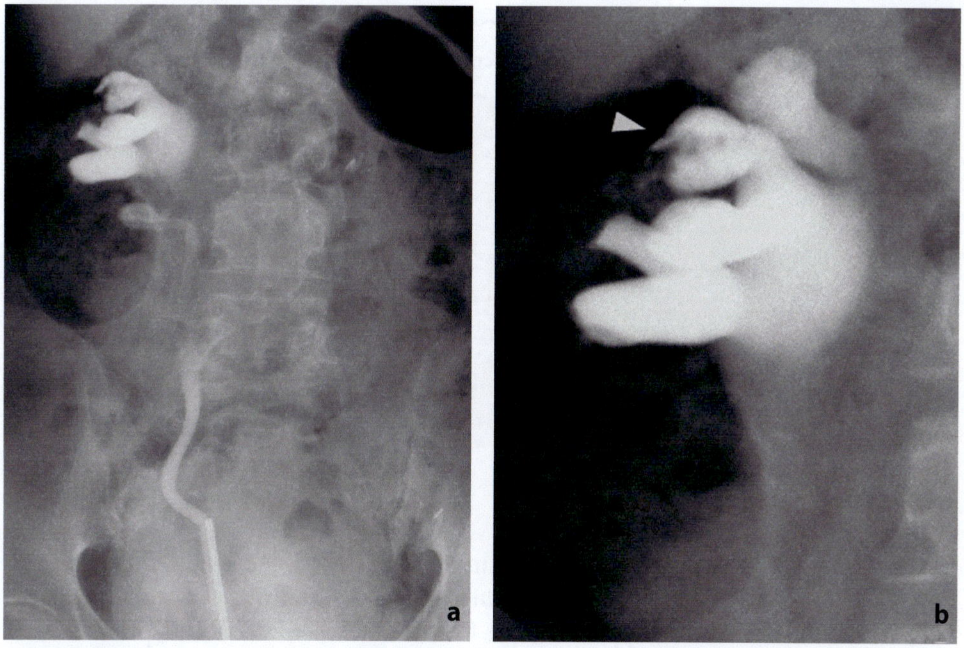

Fig. 60a,b. Pielografia ascendente. Neoplasia uroteliale caliceale. Paziente precedentemente sottoposta a nefrectomia sinistra per neoplasia uroteliale: un calice superiore del rene destro presenta profili irregolari e sfrangiati (**a**); nel particolare eseguito a distanza di alcuni minuti (**b**) si apprezzano anche difetti di riempimento ("oncocalice")

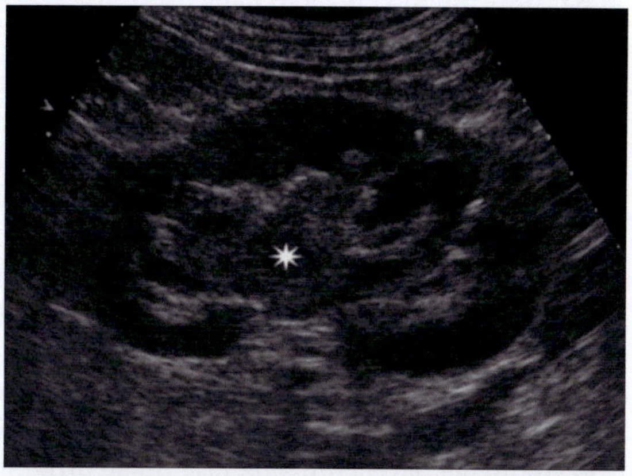

Fig. 61. Ecografia. Carcinoma uroteliale. Neoformazione solida centropielica (asterico) a sviluppo nel gruppo caliceale medio e superiore

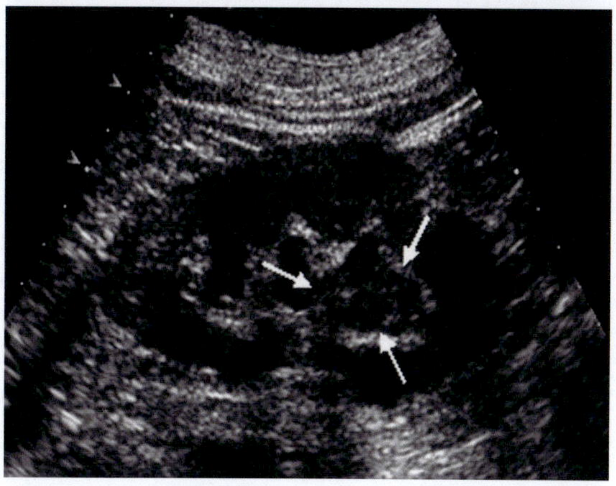

Fig. 62. Ecografia. Neoplasia uroteliale. A livello del gruppo caliceale inferiore si riconosce sfumata lesione solida iso-ipercogena (frecce)

re alla TC; spesso consente di porre il sospetto di neoplasia uroteliale "incidentalmente", in soggetti che hanno eseguito l'esame ecografico per altri motivi. Il TCC caliceale si presenta abitualmente come lesione lievemente iperecogena nel contesto del seno centrale renale con o senza idronefrosi associata (Figg. 61, 62); talvolta lesioni ad

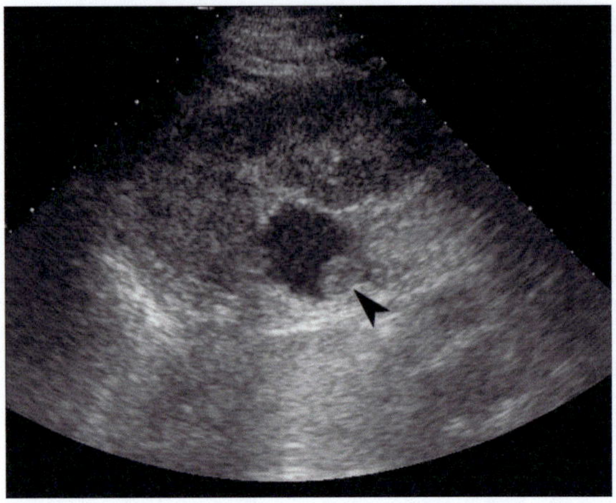

Fig. 63. Ecografia. Carcinoma a cellule transizionali. Neoformazione solida del bacinetto renale destro (punta di freccia)

elevata malignità possono mostrare struttura disomogenea. Per quanto la lesione infiltri il parenchima renale, tipicamente non si ha alcuna modificazione dei profili del rene. Il TCC del bacinetto si appalesa come formazione iso-iperecogena, priva di sbarramento acustico posteriore, fissa al variare dei decubiti (Fig. 63). In alcuni casi la lesione non appare evidente all'esame ecografico ed il sospetto è posto unicamente in base a segni indiretti, quali la dislocazione e/o distorsione dell'interfaccia delle normali strutture; la dilatazione di un gruppo caliceale o della pelvi.

L'impiego del **color-Doppler** e dei **mezzi di contrasto ecografici** di seconda generazione, ampiamente utilizzati nella caratterizzazione delle lesioni del parenchima renale, non trovano altrettanto riscontro nell'ambito delle neoplasie uroteliali: la valutazione del flusso ematico e del microcircolo, infatti, non fornisce dati particolari in questo tipo di neoplasie, ipovascolarizzate.

Del tutto recentemente è stata proposta la **uro-TC** in sostituzione dell'urografia: anche se nello studio dell'ematuria l'American College of Radiology propone tuttora l'urografia come tecnica d'elezione, in molti Centri la tecnica radiologica convenzionale è stata completamente abbandonata a favore della TC, effettuata in due o più fasi dinamiche: una prima acquisizione, senza mdc, per escludere eventuali calcoli, è seguita da una fase arteriosa tardiva o cortico-midollare precoce, acquisita a 15-25 secondi dall'iniezione del mdc e particolarmente utile per visualizzare eventuali anomalie vascolari; l'esame continua con la fase nefrografica che inizia a 80-140 secondi e permette lo studio del parenchima; la fase finale urografica, acquisita a 4-8 minuti, consente lo studio della via escretrice e della vescica.

Se di dimensioni adeguate (≥1 cm), le neoplasie uroteliali possono essere visibili già all'esame basale come lesioni di tessuto solido o similcistico, con valori di attenuazione variabili tra 8 e 40 UH, localizzate nella pelvi renale o in un calice, con aspetto rotondeggiante, a placca od arboriforme. Dopo la somministrazione del mezzo di contrasto, nelle fasi arteriosa e venosa dello studio dinamico, i valori di attenuazione della lesione aumentano solo moderatamente, ma in modo significativo (circa 30 UH). Il tumore a cellule transizionali è identificato nella fase urografica come difetto di riempimento sessile, nodulare, a contorni lobulati; altri possibili pattern di presentazione sono: irregolarità calico-pieliche, ispessimento focale o diffuso parietale, esclusione di gruppi caliceali; talvolta, la dilatazione di un calice, l'idronefrosi e/o il ritardo di opacizzazione del sistema escretore possono essere gli unici segni della presenza di una neoplasia (Figg. 64-68). Talora si può osservare un "oncocalice", cioè un calice dilatato riempito dal carcinoma a cellule transizionali. La presenza di coaguli nel sistema escretore (solitamente iperdensi nelle fasi precontrastografiche e senza enhancement dopo mdc) può indurre il sospetto di una lesione neoplastica sanguinante. Quando il tumore è infiltrante se ne può riconoscere la crescita centrifuga extraluminale con infiltrazione del grasso pelvico perirenale e/o del parenchima renale e/o dei muscoli

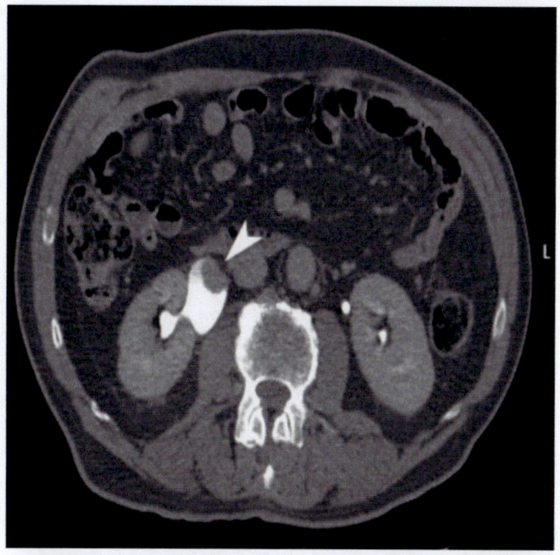

Fig. 64. Tomografia computerizzata. Carcinoma a cellule transizionali. Stesso caso dell'immagine 63. Neoformazione solida del bacinetto renale destro (punta di freccia)

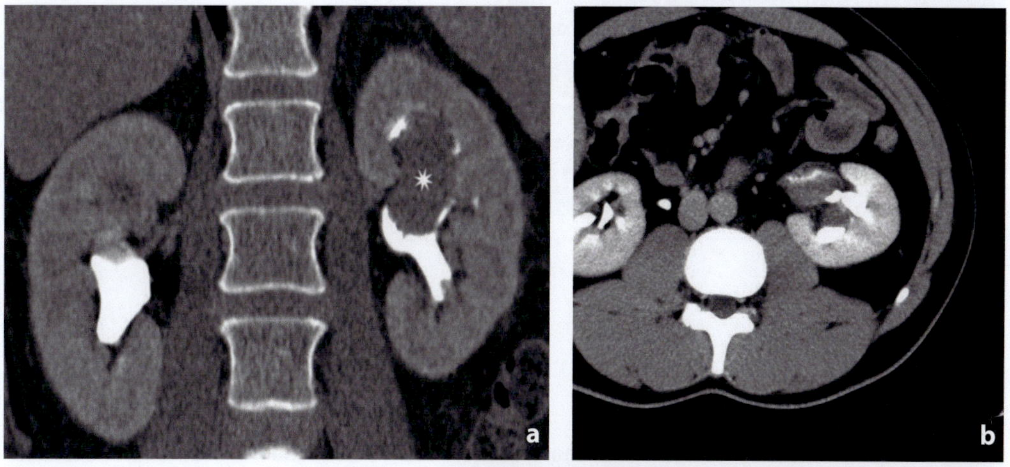

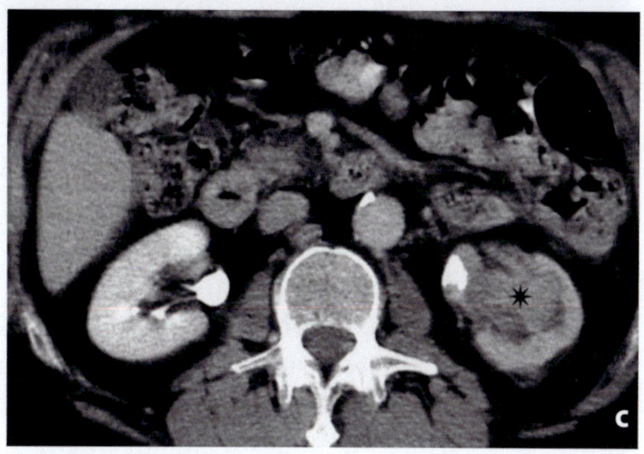

Fig. 65a-c. TC, fase urografica. Carcinoma a cellule transizionali. **a** Neoformazione (asterisco) nei gruppi caliceali superiore e medio. **b** Neoplasia del bacinetto renale. **c** Neoformazione solida del bacinetto con infiltrazione del seno renale (asterisco)

psoas. Con la TC multistrato, inoltre, si possono studiare con precisione l'anatomia e i rapporti con i vasi arteriosi e venosi.

La diagnosi differenziale considera processi infiammatori pielo-caliceali che possono determinare ispessimento della parete e disomogeneità del tessuto adiposo circostante.

La **urografia con RM**, utile soprattutto nell'esame di bambini, pazienti gravide o soggetti con comprovata allergia al mdc iodato, può essere statica o dinamica: la prima, effettuata con immagini fortemente pesate in T2, sfrutta il segnale iperintenso dei

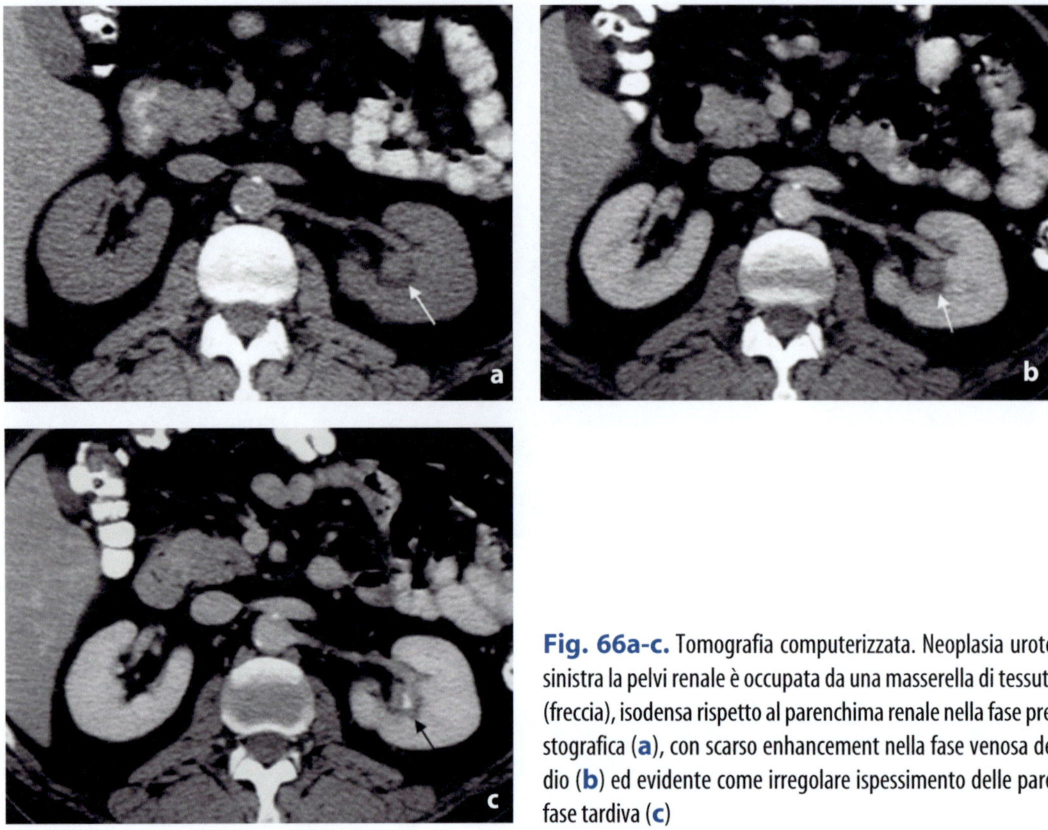

Fig. 66a-c. Tomografia computerizzata. Neoplasia uroteliale. A sinistra la pelvi renale è occupata da una masserella di tessuto solido (freccia), isodensa rispetto al parenchima renale nella fase precontrastografica (**a**), con scarso enhancement nella fase venosa dello studio (**b**) ed evidente come irregolare ispessimento delle pareti nella fase tardiva (**c**)

fluidi statici o semistazionari, come quello dell'urina nel caso di stenosi delle vie escretrici; la seconda, con o senza associazione di un farmaco diuretico, è eseguita dopo l'iniezione di gadolinio, che si concentra nelle vie escretrici durante la fase tardiva dello studio dinamico.

Le neoplasie delle cavità escretrici si manifestano in genere all'uro-RM, similmente alla TC, come difetti di riempimento endoluminali, con aspetto vegetante, polipoide, dai margini sfrangiati o pluriciclici; la base d'impianto, ben riconoscibile a livello della pelvi, può essere invece di più difficile visualizzazione nelle neoplasie che originano dai calici e dai dotti collettori, per l'eseguità del lume di tali cavità. Il TCC, isointenso rispetto al parenchima renale nelle immagini T1 e T2 pesate, appare ipointenso rispetto all'urina nelle immagini T2 pesate, risultando quindi facilmente riconoscibile nel caso di dilatazione delle cavità calico-pieliche; sebbene ipovascolarizzato, può mostrare un modesto enhancement dopo somministrazione di mdc.

Anche per la RM, come già detto per la TC, entrano in diagnosi differenziale con le neoplasie uroteliali della pelvi coaguli, calcoli a stampo, frammenti di papilla; in tali evenienze l'esecuzione delle sequenze RM basali è di fondamentale importanza per porre una diagnosi confidente.

La RM è infrequentemente usata nell'identificazione del carcinoma transizionale delle vie urinarie superiori per ovvi motivi: ridotta disponibilità di accesso, lunghezza dei tempi di acquisizione (e, quindi, necessità di collaborazione da parte del paziente), suscettibilità agli artefatti (anche se lo sviluppo delle sequenze veloci ha ridotto il gap rispetto alla TC), risoluzione spaziale inferiore all'indagine tomodensitometrica (peraltro compensata dall'elevata risoluzione di contrasto), difficoltà nel riconoscere lesioni di dimensioni molto piccole o con pattern di accrescimento a placca.

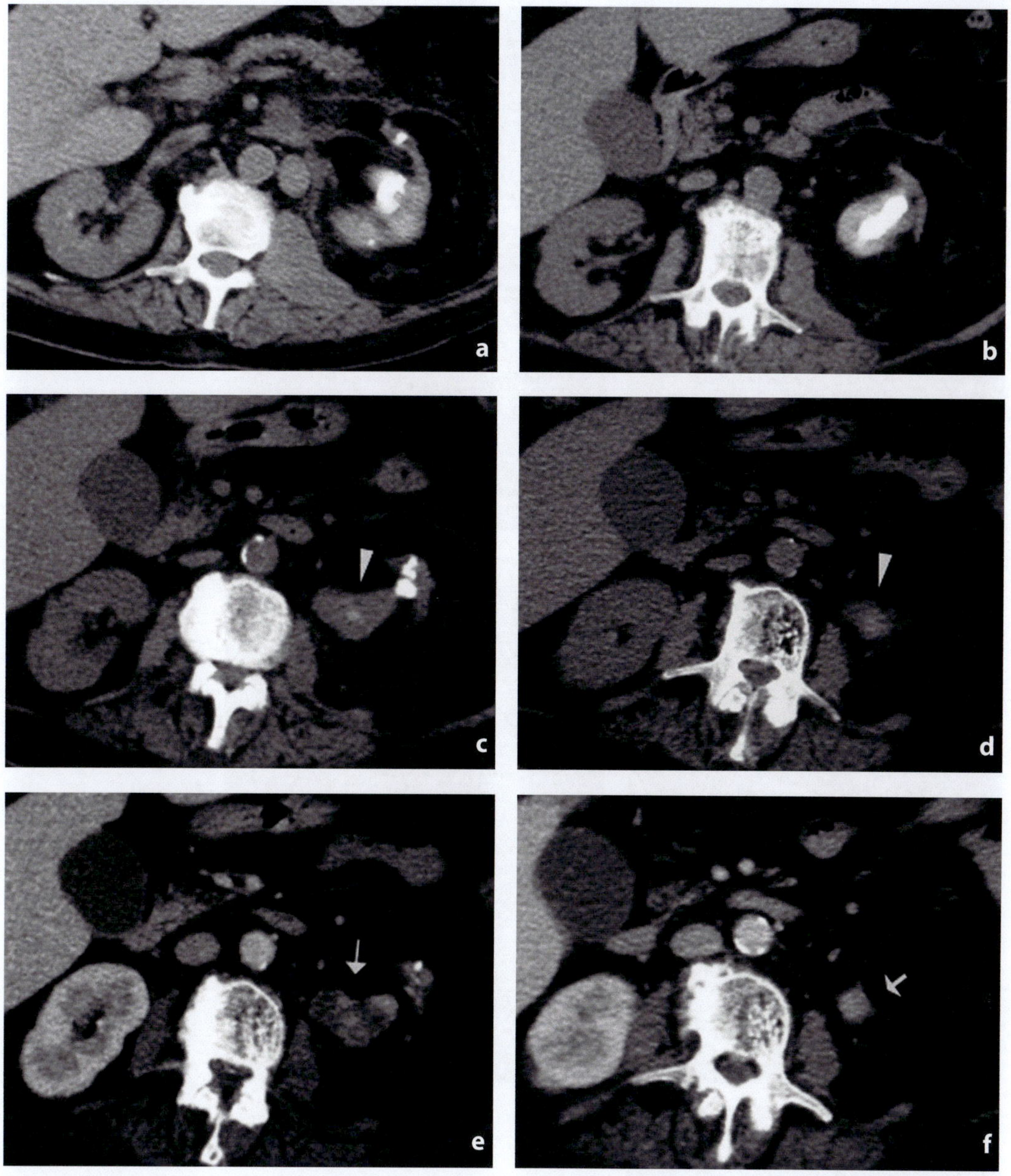

Fig. 67a-f. Tomografia computerizzata. Neoplasia uroteliale in rene con calcolosi a stampo. Nelle scansioni pre-contrasto (**a-d**) la pelvi renale di sinistra è occupata da calcoli ed il giunto pielo-ureterale, con il tratto prossimale dell'uretere, appaiono distorti e di densità solida (punta di freccia). Dopo mdc, in fase venosa, si osserva disomogeneo enhancement della neoformazione pielica (**e**) e del tessuto solido che occupa il tratto prossimale (**f**) del lume ureterale (frecce)

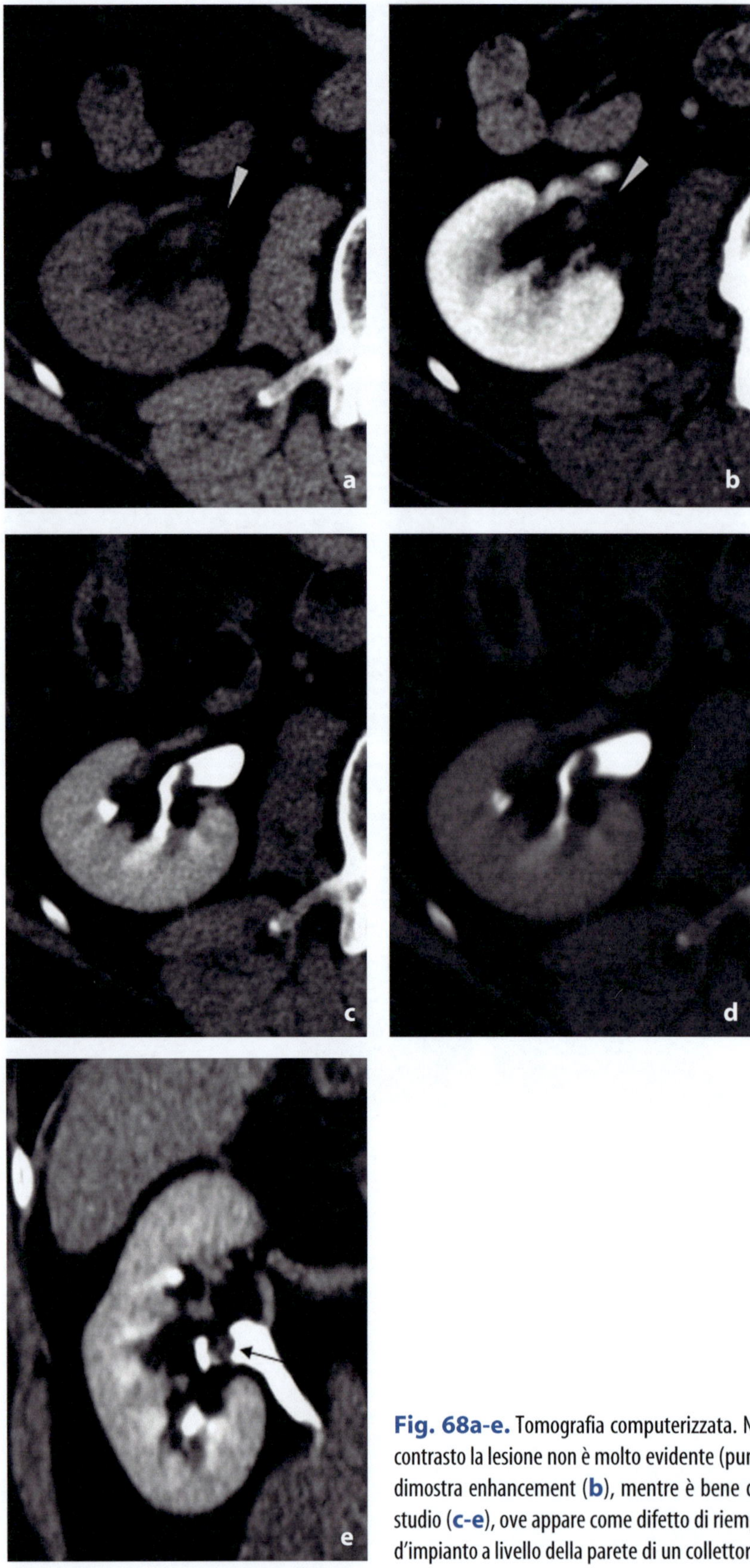

Fig. 68a-e. Tomografia computerizzata. Neoplasia uroteliale. **a** In fase precontrasto la lesione non è molto evidente (punta di freccia); in fase arteriosa non dimostra enhancement (**b**), mentre è bene dimostrata nella fase tardiva dello studio (**c-e**), ove appare come difetto di riempimento rotondeggiante, con base d'impianto a livello della parete di un collettore (freccia)

Lo stadio della neoplasia (Tabella 5), definito al momento della diagnosi, condiziona l'incidenza di metastasi a distanza e recidive locali nonché la stessa sopravvivenza. Le lesioni in stadio iniziale (T0-T2) sono confinate dallo strato muscolare e non invadono il grasso pelvico; quelle più avanzate infiltrano ed obliterano il tessuto adiposo

Tabella 5. Classificazione TNM del carcinoma a cellule transizionali del rene ed uretere

Stadio	Reperto istopatologico
Tx	Tumore primitivo occulto
T0	Nessuna evidenza di tumore primitivo
Tis	Carcinoma in situ
Ta	Carcinoma papillare non invasivo
T1	Il tumore invade il connettivo subepiteliale
T2	Il tumore invade la muscolare
T3	Il tumore oltrepassa la muscolare ed invade il grasso periueterale o il parenchima renale
T4	Il tumore invade gli organi adiacenti , la parete pelvica o addominale, o attraverso il rene il grasso perirenale
Nx	I linfonodi regionali non possono essere valutati
N0	Non metastasi ai linfonodi locoregionali
N1	Metastasi in un linfonodo ≤ 2 cm nel maggior diametro
N2	Metastasi in un singolo linfonodo > 2 cm ma ≤ 5 cm nel maggior diametro o in multipli linfonodi ≤ 5 cm nel maggior diametro
N3	Metastasi in un linfonodo > 5 cm nel maggior diametro
Mx	Metastasi a distanza non possono essere valutate
M0	Nessuna metastasi a distanza
M1	Metastasi a distanza

ed i tessuti adiacenti. Comuni sedi di metastasi a distanza sono i polmoni e l'osso. Le tecniche radiologiche convenzionali e l'ecografia non sono in grado di esprimere alcun giudizio sul grado di infiltrazione transmurale, che può essere valutato unicamente tramite TC e RM.

Browne RF, Meehan CO, Colville J et al (2005) Transitional cell carcinoma of the upper urinary tract: spectrum of imaging findings. Radiographics 25:1609-1627

Neoplasie dell'uretere

Introduzione anatomo-patologica

I tumori primitivi dell'uretere sono rari, rappresentando il 6% di tutte le neoplasie dell'apparato urinario; per la maggior parte sono maligni. I carcinomi a cellule transizionali (TCC) sono la forma più frequente (91%): prevalenti nei maschi, in età compresa tra i 50-80 anni, possono essere preceduti da papillomi, nella variante benigna o a basso grado di malignità; sono sincroni bilaterali nel 2-9% dei casi e metacroni nell'11-13%; sino al 50% dei pazienti con neoplasia dell'uretere sviluppa una lesione vescicale di analogo istotipo entro 2 anni dal trattamento della prima; d'altra parte, il 2% dei pazienti con TCC vescicale ha una lesione sincrona nel tratto urinario superiore mentre il 6% la svilupperà successivamente.

Altri tumori maligni primitivi dell'uretere sono rappresentati da carcinomi a cellule squamose (8%) e da adenocarcinomi, carcinomi indifferenziati e sarcomi.

L'uretere può essere interessato anche da lesioni secondarie o per estensione diretta (dislocazione, encasement di linfomi retroperitoneali; infiltrazione di carcinomi della vescica, prostata, cervice uterina) o, assai più raramente, per localizzazione ematogena (infiltrazione del grasso periureterale, interessamento della parete, noduli sottomucosi di tumori a distanza).

Diagnostica per immagini

Identificazione

L'**urografia** è stata per lungo tempo la tecnica più utilizzata per la diagnosi del TCC ureterale, che si presenta come difetto endoluminale (Fig. 69) unico o multiplo (33%

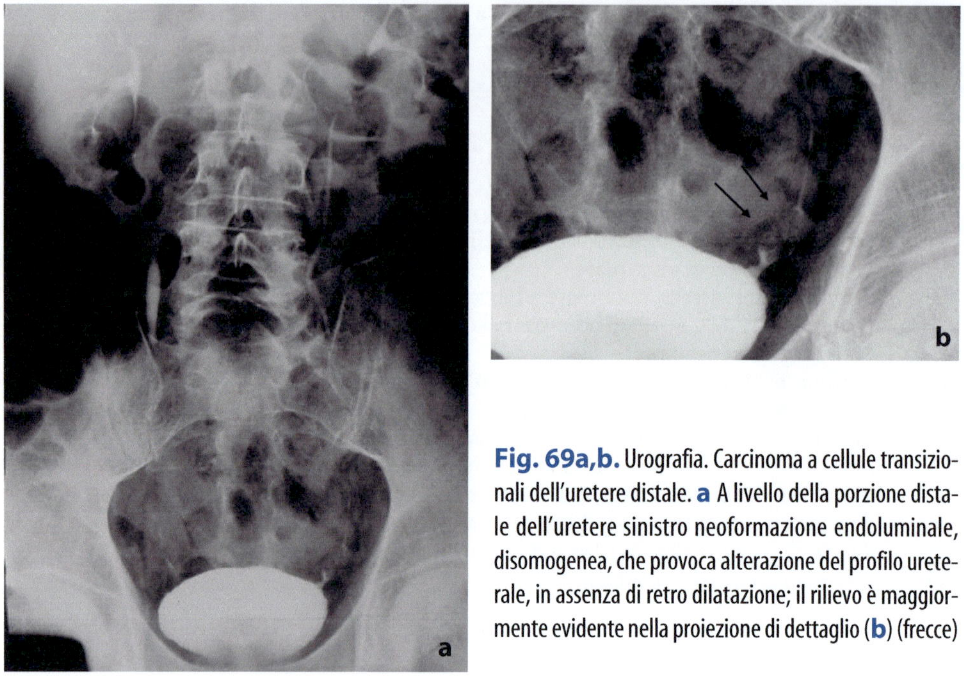

Fig. 69a,b. Urografia. Carcinoma a cellule transizionali dell'uretere distale. **a** A livello della porzione distale dell'uretere sinistro neoformazione endoluminale, disomogenea, che provoca alterazione del profilo ureterale, in assenza di retro dilatazione; il rilievo è maggiormente evidente nella proiezione di dettaglio (**b**) (frecce)

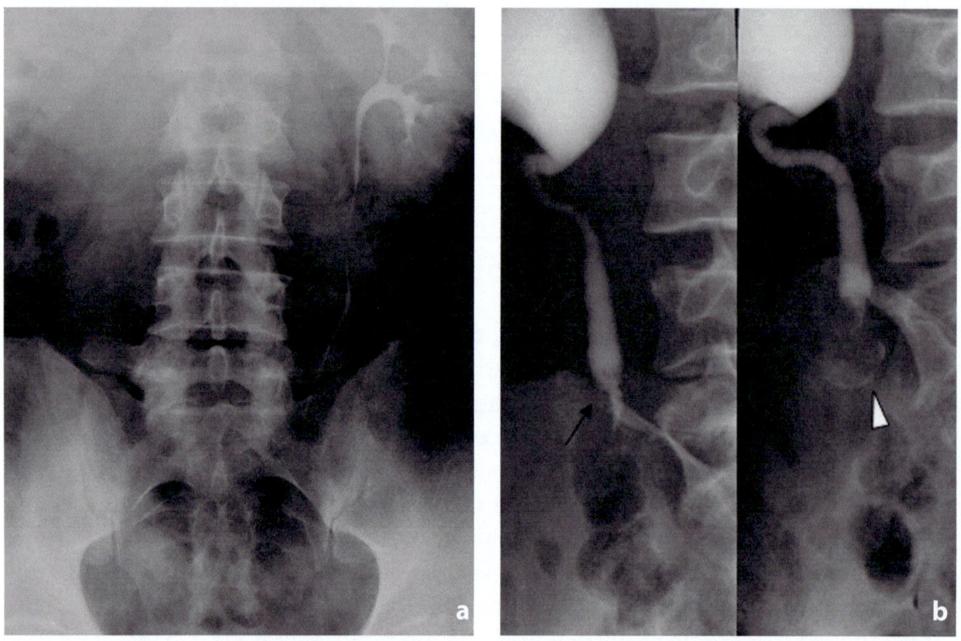

Fig. 70a,b. Urografia. Neoplasia ureterale. **a** A fine perfusione, esclusione funzionale del rene destro. **b** A distanza di alcune ore, evidente dilatazione della pelvi renale destra e del tratto prossimale dell'uretere che presenta brusco "stop", con margini irregolari e sfrangiati (freccia). Si osserva il "segno del calice" (punta di freccia)

dei casi); conseguente escrezione ritardata dell'urina iodata (25%); idronefrosi o idroureteronefrosi (25%). In una discreta quota di casi la neoplasia uroteliale può passare inosservata. Stenosi benigne, circonferenziali o eccentriche, possono simulare quelle maligne, anche se queste ultime più frequentemente presentano aspetti di fissità ed irregolarità dei margini (Fig. 70). Altre condizioni tuttavia devono essere considerate nella diagnosi differenziale, quali ad esempio l'ureterite cistica che può determinare difetti di riempimento e/o stenosi (Figg. 25, 71, 72). L'urografia ha più limiti: la stenosi cronica, nel determinare l'uretero-idronefrosi e compromettere la fun-

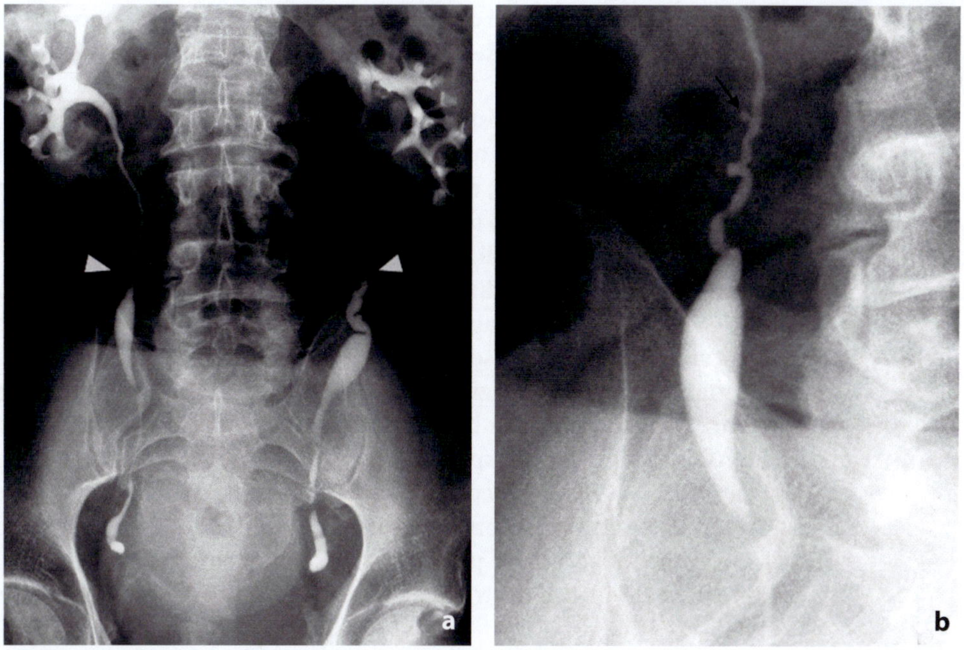

Fig. 71a,b. Urografia. Fibrodisplasia ureterale cistica. **a** Stenosi ureterale bilaterale (punte di freccia) con dilatazione del lume a valle. **b** Nell'immagine di dettaglio si riconoscono alcune formazioni diverticolari (frecce)

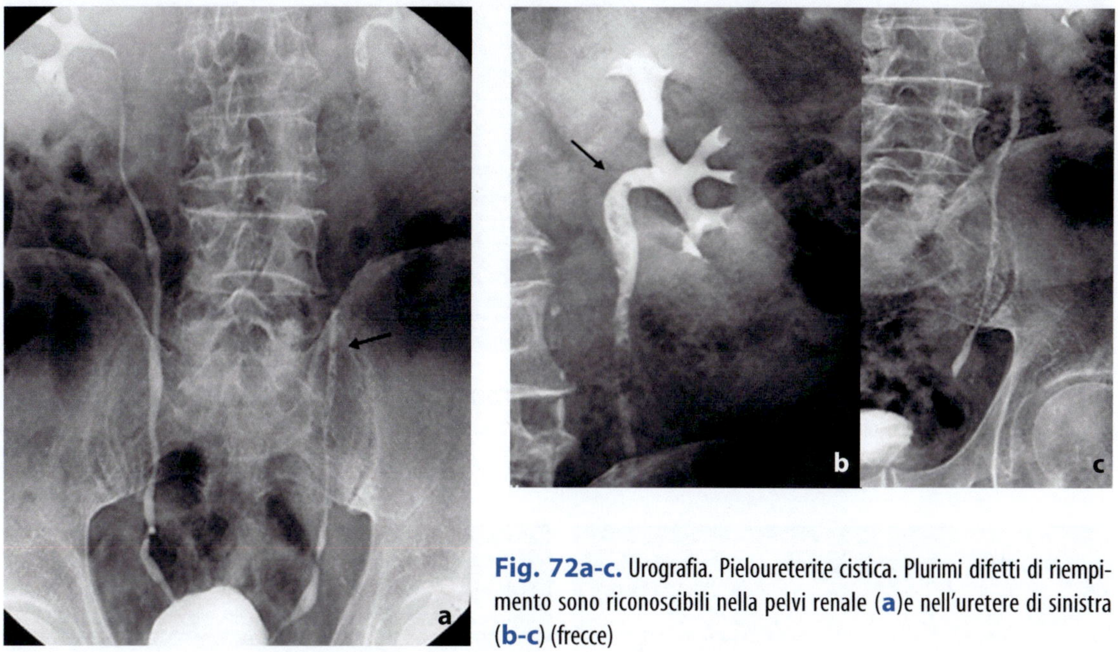

Fig. 72a-c. Urografia. Pieloureterite cistica. Plurimi difetti di riempimento sono riconoscibili nella pelvi renale (**a**)e nell'uretere di sinistra (**b-c**) (frecce)

zione escretrice del rene, pregiudica lo studio della via escretrice e, nel caso di ostruzione pielo-ureterale, impedisce la visualizzazione dell'eventuale lesione sincrona distale.

La **pielografia ascendente**, considerata l'esame di scelta per lo studio dei tumori ureterali, è una tecnica invasiva (eseguita in corso di cistoscopia) che permette di studiare lesioni dubbie all'urografia; è indicata nel caso di insufficienza renale o, comunque, di comprovate precedenti reazioni allergiche al mezzo di contrasto. Il TCC appare come un difetto polipoide endoluminale con dilatazione del tratto prossimale dell'uretere. Abbastanza caratteristico del TCC è il segno "del calice" ("goblet sign"), ovvero la configurazione a coppa di champagne dell'uretere dilatato focalmente e distalmente in corrispondenza del difetto endoluminale. Di rado si può riconoscere il segno di Bergmann, quando un catetere inserito per via retrograda si arrotoli nel "calice" al di sotto della lesione.

L'**ecografia** ha un valore estremamente limitato, dal momento che raramente consente di studiare l'intero uretere, anche se ectasico; sono valutabili solamente il tratto prossimale, qualora dilatato, e la giunzione uretero-vescicale (a vescica piena). La diagnosi di processo produttivo può essere sospettata quando vi sia ostruzione con dilatazione delle cavità ed è, quindi, basata su segni indiretti (Fig. 73). Ancora in fase di perfezionamento e usate in pochissimi Centri sono le tecniche che si basano sull'impiego di sonde endoluminali miniaturizzate, da utilizzarsi in corso di ureterorenoscopia.

L'idroureteronefrosi è il riscontro più frequente in **TC**. In alcuni casi il tumore si può manifestare come neoformazione di tessuto solido (di dimensioni ≥5 mm), di densità superiore a quella dell'urina in fase precontrastografica o, più frequentemente, come difetto di riempimento od ispessimento di parete nella fase escretrice, pielo-ureterografica (Figg. 74-76). Altri reperti TC utili all'identificazione della neoplasia sono l'ispessimento, eccentrico o concentrico, delle pareti, la stenosi del lume, l'infiltrazione delle strutture adiacenti (in particolare, l'ispessimento e l'enhancement delle pareti, unitamente all'evidenza di strie nel grasso periureterale, sono indicative di diffusione

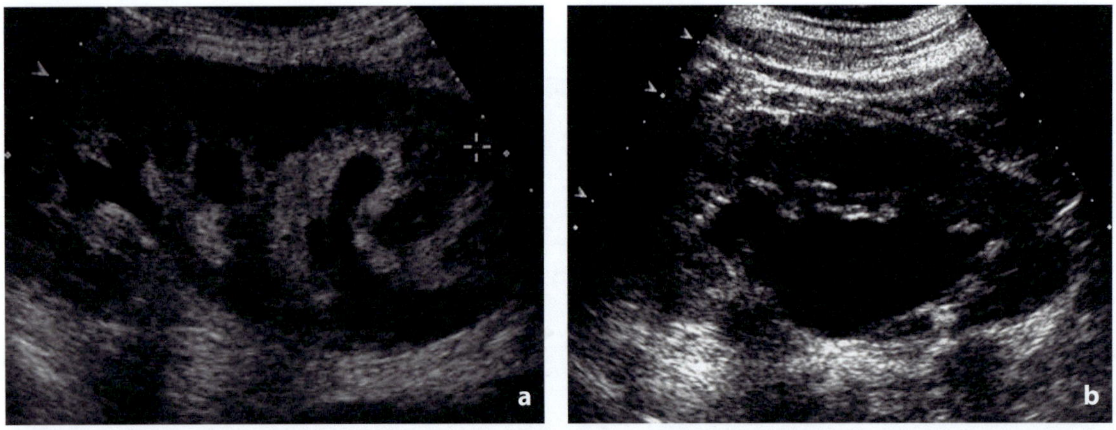

Fig. 73a,b. Ecografia. Neoplasia ureterale. In questi due pazienti la presenza di neoplasia ureterale si manifesta attraverso i segni indiretti dell'ipotonia calico-pielica (**a**) e dell'idronefrosi (**b**)

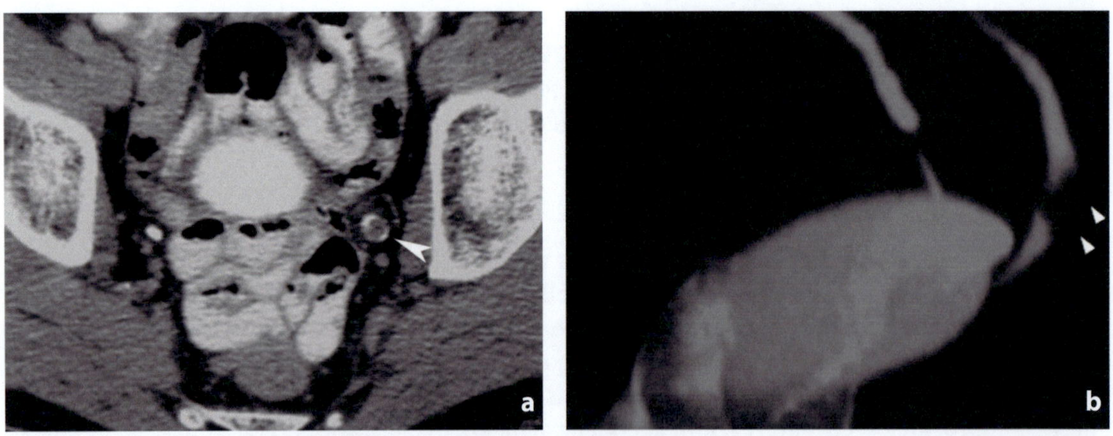

Fig. 74a,b. Tomografia computerizzata. Neoplasia ureterale distale. Esame eseguito **a** nella fase escretrice, pielo-ureterografica. Nel lume ureterale sinistro si osserva difetto di riempimento non occlusivo (punta di freccia). **b** La ricostruzione MIP conferma il difetto di riempimento, in un'immagine simil-urografica

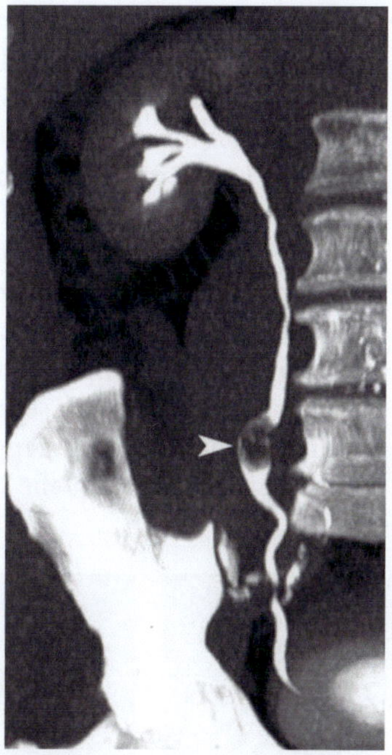

Fig. 75. Uro-TC. Carcinoma a cellule transizionali. Irregolare difetto di riempimento (punta di freccia) al terzo medio dell'uretere destro

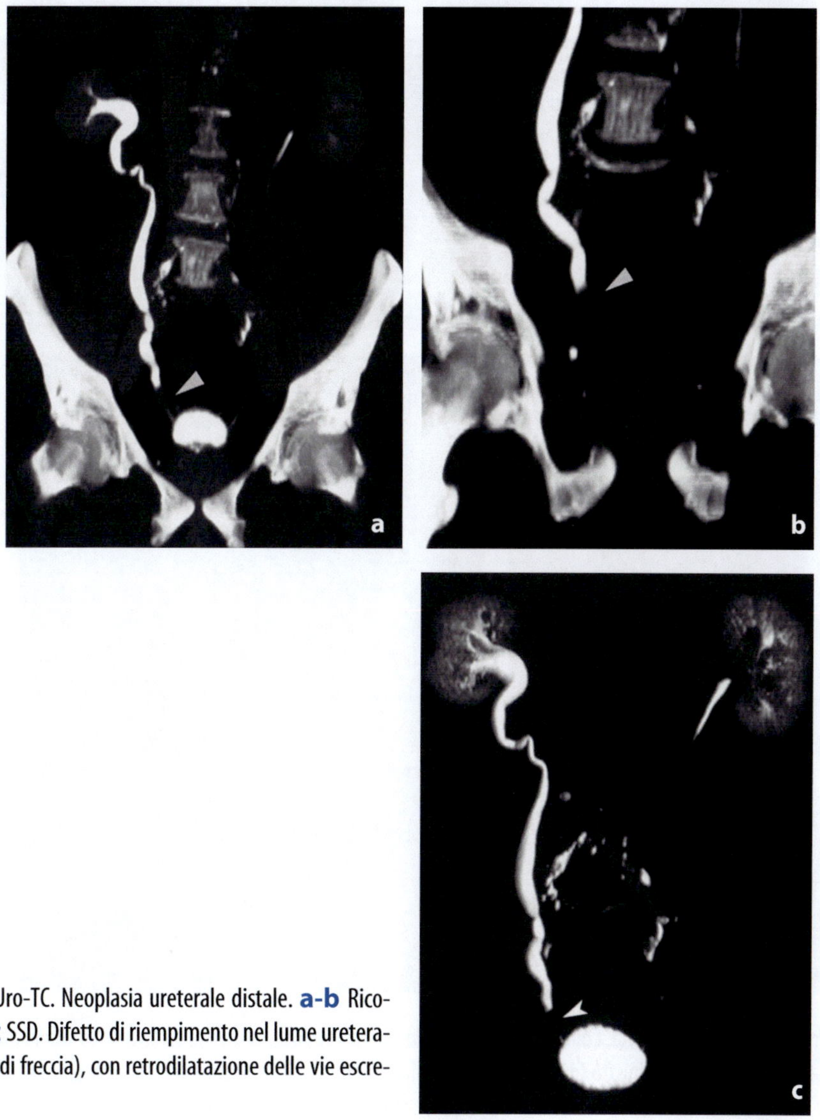

Fig. 76a-c. Uro-TC. Neoplasia ureterale distale. **a-b** Ricostruzioni MIP e **c** SSD. Difetto di riempimento nel lume ureterale destro (punte di freccia), con retrodilatazione delle vie escretrici

neoplastica extramurale). L'uro-TC consente di porre diagnosi differenziale tra neoplasia uroteliale, calcolo, eventuale coagulo ematico, edema parietale da stasi (Fig. 77).

Anche nell'**urografia con RM** la lesione è messa in evidenza come difetto di riempimento endoluminale, ostruente (conseguente dilatazione delle vie escretrici a monte) o non ostruente: in quest'ultimo caso si può evidenziare il segno "del calice", già descritto, utile nella diagnosi differenziale rispetto a calcoli ostruenti; in questi, infatti, il lume distale all'ostruzione è filiforme o stenotico. Inoltre, il TCC appare tipicamente come un difetto endoluminale irregolare mentre il calcolo mostra margini regolari, ben netti; la diagnosi differenziale tra neoplasia e piccolo calcolo può essere comunque difficile e non sempre aiuta l'iniezione del mdc paramagnetico che dovrebbe determinare l'enhancement, seppur modesto, del TCC. Questo, nelle sequenze basali, ha un'intensità di segnale sovrapponibile a quella del muscolo nelle immagini T1 pesate, un poco più elevata in quelle T2 pesate.

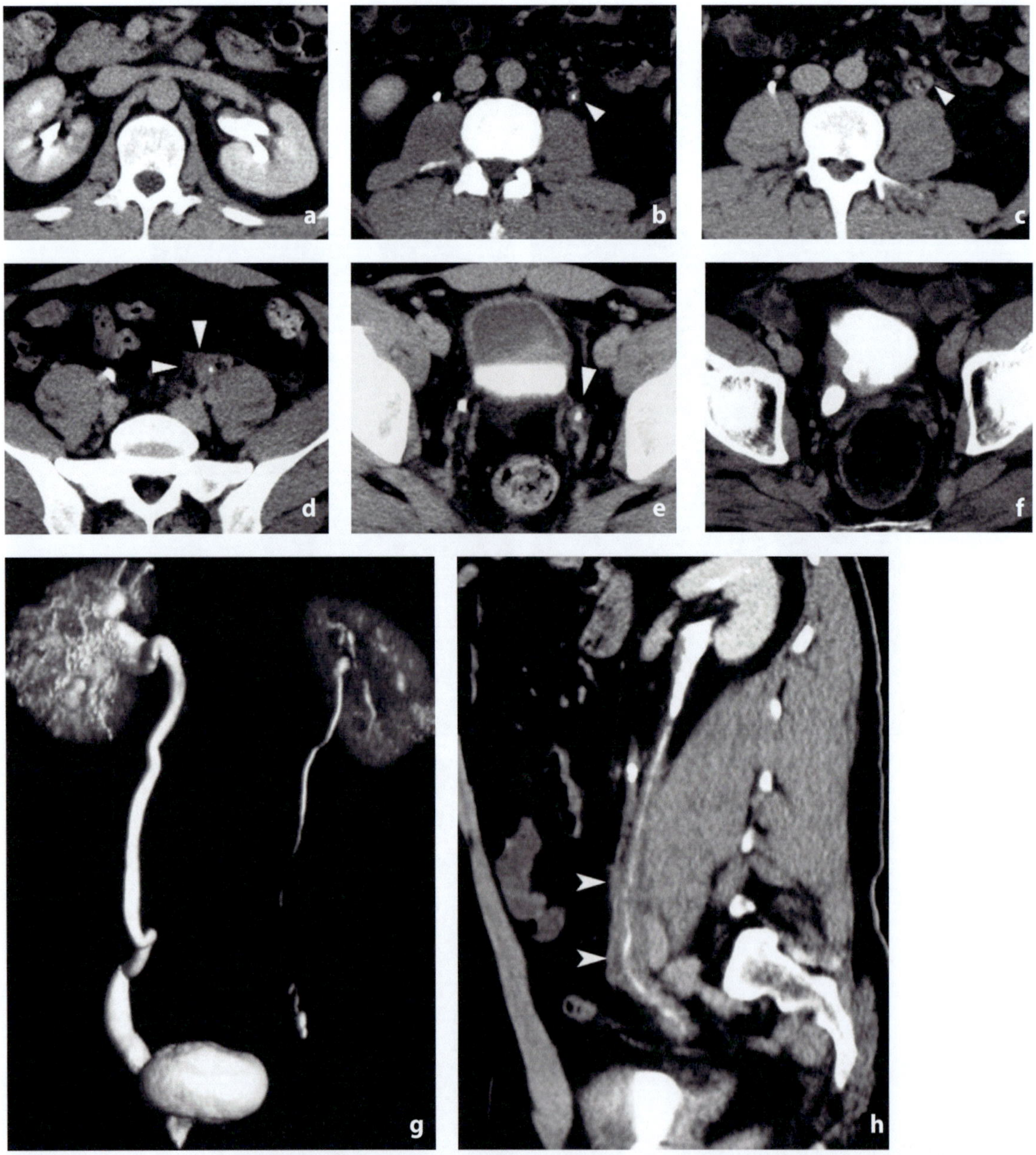

Fig. 77a-h. Tomografia computerizzata. Compressione ureterale da stasi venosa. **a-f** Fase tardiva dello studio dinamico: si osserva ispessimento parietale dell'uretere sinistro (punte di freccia), spiccato edema del tessuto adiposo circostante e riduzione del lume della via escretrice. È stenotico anche l'ostio ureterale, come apprezzabile nella ricostruzione SSD (**g**) e 3D (**h**)

L'evidenza di strie nel grasso periureterale può essere intesa come diffusione extramurale della lesione, anche se precedenti flogosi, trattamenti chirurgici o radianti possono simulare tale condizione (flogosi di vecchia data potrebbero comunque essere tipizzate come tali in ragione del loro basso segnale nelle immagini T2 pesate).

Stadiazione

Come già per il carcinoma a cellule transizionali del rene, anche nell'uretere solo TC e RM sono in grado di esprimere un giudizio sul grado dell'infiltrazione transmurale di tale neoplasia. Le lesioni in stadio iniziale (T0-T2) sono confinate dallo strato muscolare e non invadono il grasso periureterale; quelle più avanzate infiltrano ed obliterano il tessuto adiposo ed i tessuti adiacenti. Anche nel caso di localizzazione ureterale, comuni sede di metastasi a distanza del TCC sono i polmoni e l'osso.

Winalski CS, Lipman JC, Tumeh SS (1990) Ureteral neoplasms. Radiographics 10:271-283

Wong-You-Cheong JJ, Wagner BJ, Davis CJ (1998) Transitional cell carcinoma of the urinary tract: radiologic-pathologic correlation. Radiographics 18:123-142

Neoplasie della vescica

Introduzione anatomo-patologica

Le neoplasie della vescica (Fig. 78) sono istologicamente classificate in epiteliali (95%) e non epiteliali (mesenchimali) (Tabella 6). L'80-90% delle prime sono forme urotelia-

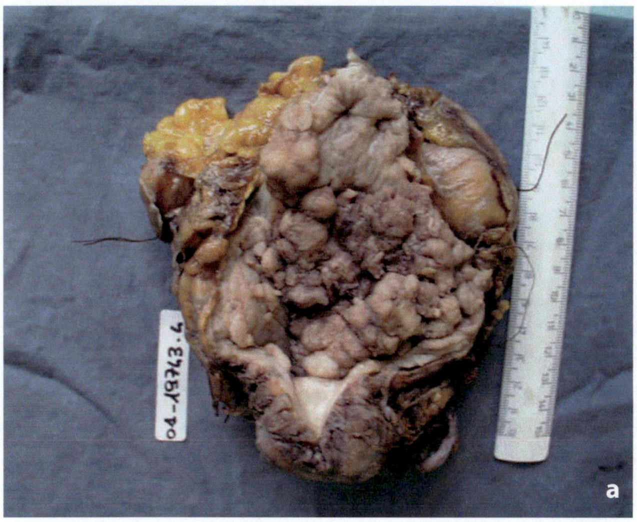

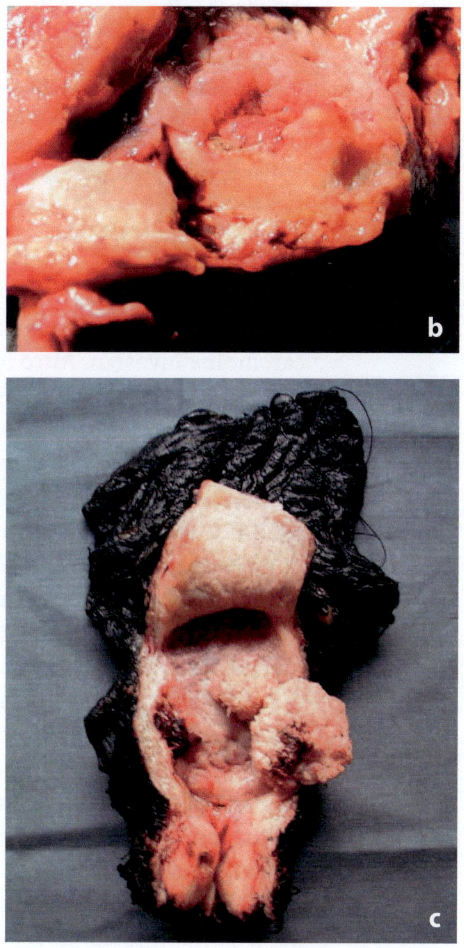

Fig. 78a-c. Carcinoma della vescica. Anatomia macroscopica

Tabella 6. Classificazione istologica dei tumori della vescica

Neoplasie epiteliali	Neoplasie mesenchimali
Neoplasie uroteliali (a cellule transizionali) Papilloma invertito esofitico	Tumori mesenchimali benigni maligni
Neoplasia papillare uroteliale a basso potenziale maligno	Feocrocitoma (paraganglioma)
	Linfoma
Carcinoma a basso grado ad alto grado	Plasmocitoma
Carcinoma in situ	Neoplasie a cellule germinali
Displasia/atipica Varianti del carcinoma uroteliale	Condizioni tumorali non neoplastiche Metaplasia Infiammazioni "Cistiti" Amiloidosi Amartomi Lesioni vascolari ecc.
Carcinoma squamoso	
Adenocarcinoma	
Tumore villoso	
Carcinoma a piccole cellule scarsamente differenziato	
Neoplasie rare Carcinoide Melanoma Carcinoma linfoepiteliale Carcinoma neuroendocrino a larghe cellule Carcinoma a cellule giganti e fusiformi Carcinoma plasmacitoide/linfomatoide Rabdomioma Carcinoma basaloide	

li che in ampio spettro spaziano dal papilloma benigno al carcinoma in situ, sino al carcinoma invasivo. Altre forme epiteliali, in ordine decrescente di frequenza, sono il carcinoma squamoso (2-15%) e l'adenocarcinoma (<2% dei casi); rari sono il carcinoma a piccole cellule/neuroendocrino, il carcinoide ed il melanoma. In ragione dell'origine dal rivestimento superficiale della parete vescicale, le forme epiteliali si presentano spesso come difetti endoluminali irregolari; in effetti, lesioni di aspetto papillare sono più spesso papillomi, papillomi invertiti, neoplasie papillari uroteliali a basso potenziale maligno (PUNLMP), carcinomi uroteliali papillari a basso ed elevato grado. Il PUNLMP è una forma istologica recentemente introdotta nella classificazione della World Health Organization: è una neoplasia piccola, unifocale, che mai infiltra e metastatizza, con tendenza peraltro alla recidiva nel 35% dei casi e alla progressione di grado nell'11% delle evenienze. Altri pattern di presentazione delle neoplasie epiteliali sono l'aspetto nodulare e sessile, quest'ultimo più tipico dell'iperplasia uroteliale reattiva, dell'atipia-displasia e del carcinoma in situ.

Le neoplasie mesenchimali possono essere benigne (leiomioma, paraganglioma, fibroma, plasmacitoma, emangioma, tumore solitario fibroso e lipoma) o maligne (rabdomiosarcoma, leiomiosarcoma, linfoma e osteosarcoma).

Il 90% delle neoplasie vescicali si localizza a livello delle pareti laterali, posteriore e nel trigono; il restante 10% in corrispondenza della cupola o del collo; il 60% sono unifocali ed il 50%, al momento della diagnosi, misura meno di 2,5 cm alla cistoscopia. Al momento della diagnosi cistoscopica, il 10% delle lesioni endoluminali vescicali sono già metastatiche, il 20% ha atteggiamento invasivo, la maggior parte (70%) si caratterizza per l'aspetto papillare e la lunga storia clinica di ripetute recidive dopo resezione, senza tuttavia progressione verso la malignità: solo il 20% dei soggetti con iniziale neoplasia non invasiva sviluppa, infatti, una lesione maligna ed unicamente il 2% muore per carcinoma della vescica.

Murphy WM, Grignon DJ, Perlman EJ (2004) Tumors of the kidney, bladder, and related urinary structures. American Registry of Pathology, Washington

Diagnostica per immagini

Identificazione

In radiologia convenzionale lo studio morfologico della vescica si affida alla **cistografia**, che può essere **discendente** (durante la fase terminale dell'urografia), **ascendente** (con opacizzazione del viscere per via retrograda attraverso catetere uretrale) o **minzionale** (con documentazione in fase minzionale della dinamica vescicale e visualizzazione dell'uretra). Le neoplasie vescicali si presentano generalmente come difetti di riempimento, irregolarità del disegno mucoso e/o rigidità di parete, visualizzabili in radiogrammi eseguiti in più proiezioni, meglio se a piccolo o medio riempimento e dopo minzione (Figg. 79-82).

L'**ecografia** è un esame cardine: la vescica, purché adeguatamente distesa, risulta ben esplorabile per via sovrapubica. Le lesioni aggettanti nel lume presentano ecogenicità variabile e talora (6-7%) calcificazioni nel loro contesto; la limitante del tumore può essere irregolare e sfrangiata per fenomeni di necrosi o di ulcerazione (Fig. 83). La diagnosi differenziale rispetto a coaguli ematici, mobili al variare del decubito, è in genere immediata; meno semplice può essere nei confronti di noduli endometriosici, esiti di prostatectomia o ureterocele. Maggiore è la difficoltà nell'identificare lesioni infiltranti la parete vescicale, che in genere protrudono modestamente nel lume e si manifestano solamente come ispessimento focale o rigidità della parete vescicale (con

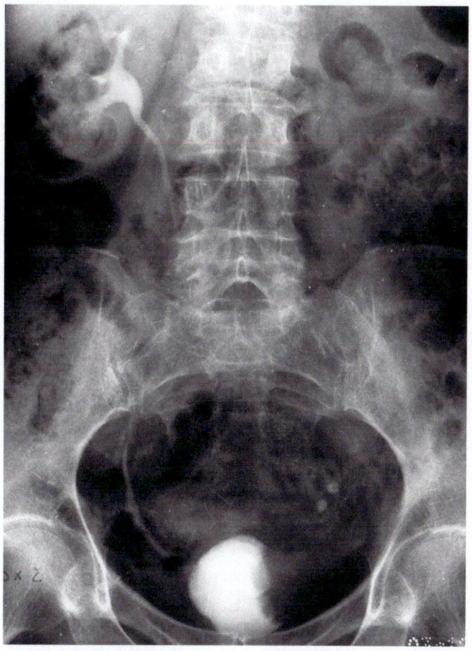

Fig. 79. Urografia. Neoplasia vescicale. Ampio difetto di riempimento, a margini irregolari, interessa quasi metà del lume vescicale, con base d'impianto verosimilmente a livello della parete laterale sinistra. L'esclusione funzionale del rene sinistro rende probabile l'interessamento della porzione distale dell'uretere omolaterale

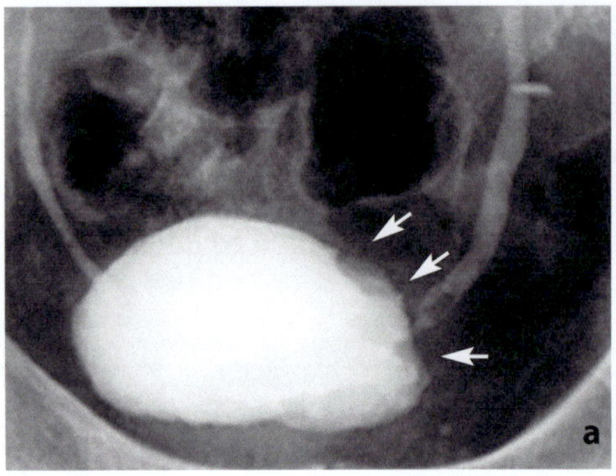

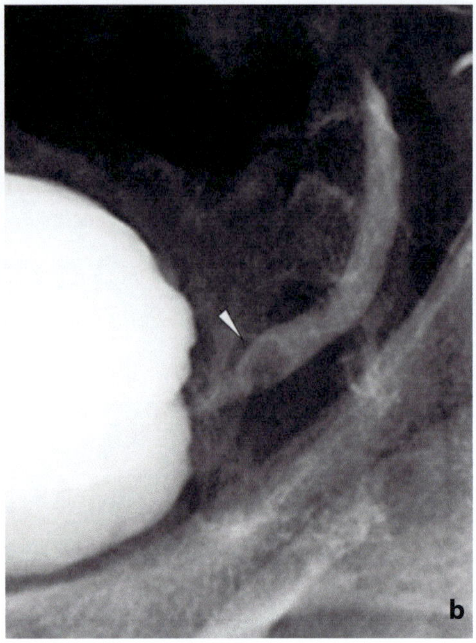

Fig. 80a,b. Urografia. Neoplasia uroteliale plurifocale. **a** La parete supero-laterale sinistra della vescica appare retratta, scarsamente distensibile, con margini un poco irregolari (frecce). **b** Nel particolare è più evidente la presenza di un difetto di riempimento anche nella porzione distale dell'uretere omolaterale (punta di freccia)

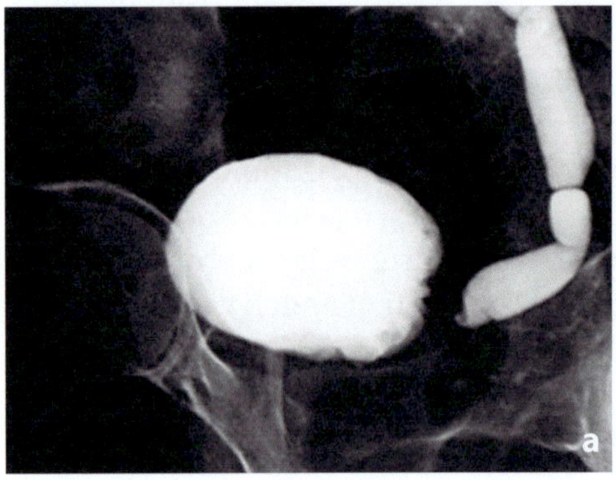

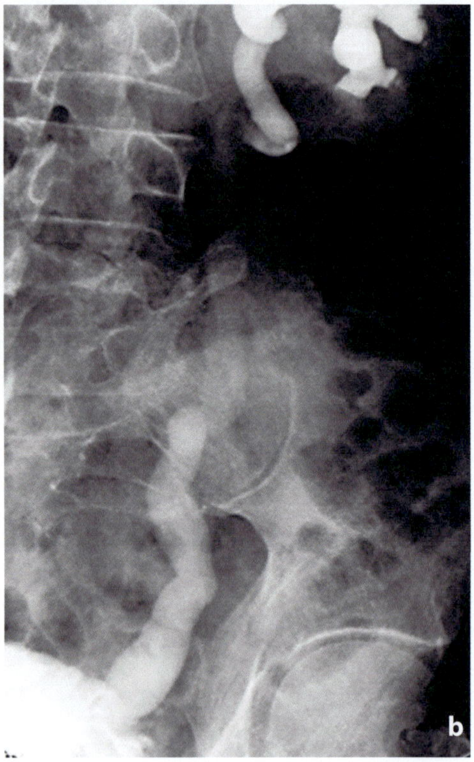

Fig. 81a,b. Urografia. Neoplasia vescicale. **a** La parete laterale sinistra della vescica appare retratta, con margini dentellati; non risulta opacizzata la porzione distale dell'uretere omolaterale. **b** È presente idroureteronefrosi

problemi di diagnosi differenziale rispetto alla cistite). Una peculiarità dell'esame ecografico è di consentire la visualizzazione di lesioni neoplastiche in eventuali diverticoli vescicali (in particolare nelle scansioni eseguite post-minzione), situazione che può anche sfuggire in corso di urografia o cistoscopia qualora il colletto del diverticolo sia stretto. L'utilizzazione di sonde transrettali o transvaginali risulta particolarmente efficace per lo studio delle neoplasie insorte in prossimità del collo vescicale.

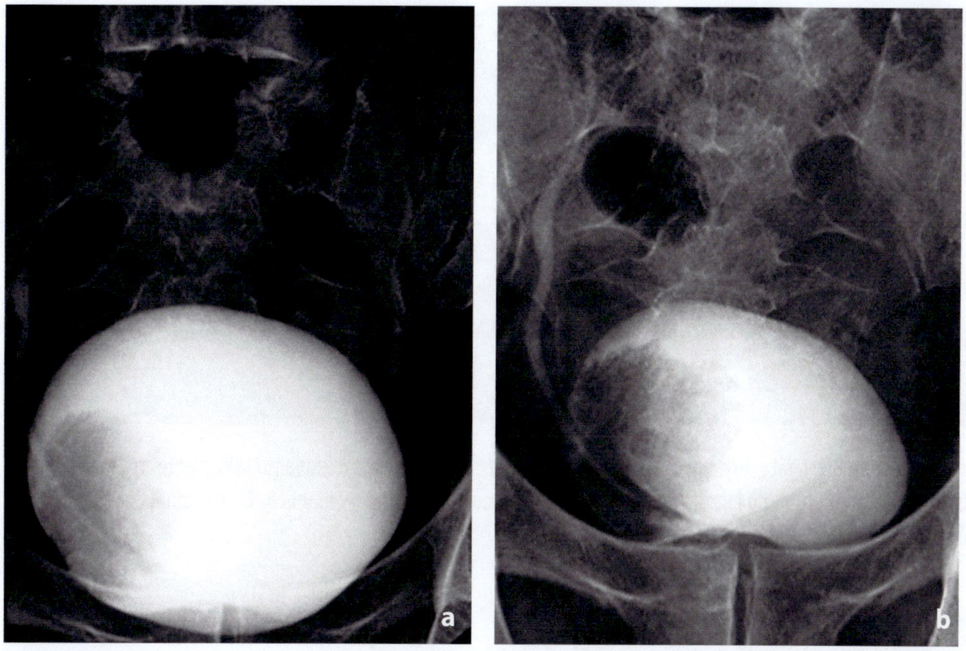

Fig. 82a,b. Urografia. Neoplasia vescicale. **a** Nello studio cistografico si osserva ampio difetto di riempimento, maggiormente evidente in proiezione obliqua (**b**), ad origine dalla parete infero-laterale destra della vescica

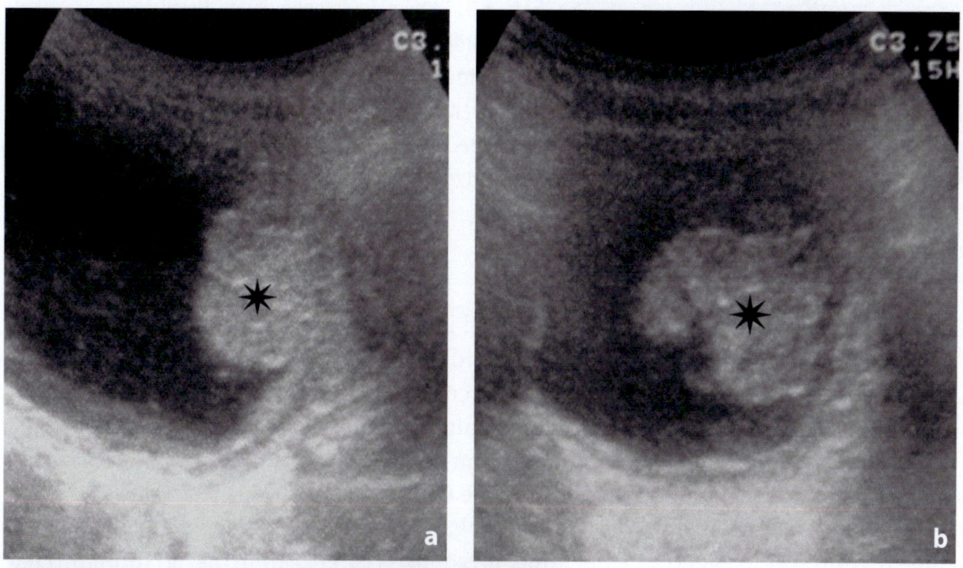

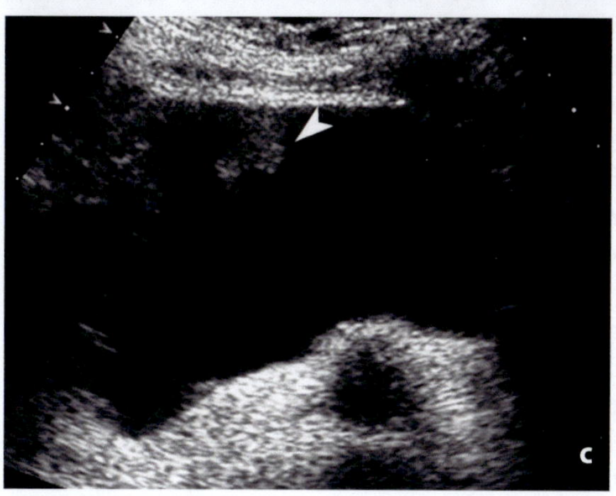

Fig. 83a-c. Ecografia. Neoplasie vescicali. **a,b** Forma aggettante in paziente pediatrico: è bene evidente a livello della parete laterale sinistra una neoformazione di grosse dimensioni, con margini irregolari e sfrangiati (asterisco). **c** Papilloma degenerato in paziente adulto: a livello della cupola si riconosce piccola lesione di forma irregolare aggettante nel lume vescicale (punta di freccia)

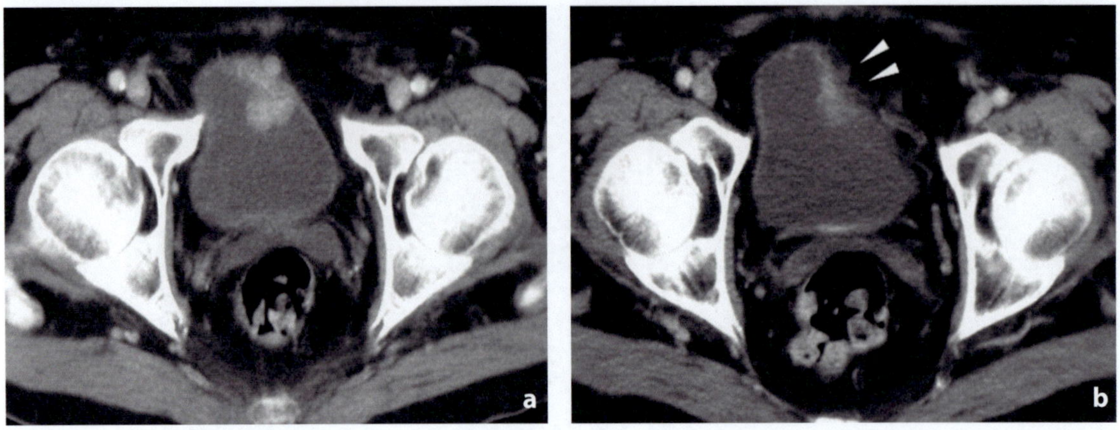

Fig. 84a,b. Tomografia computerizzata. Neoplasia vescicale. **a** La neoformazione, a base d'impianto sulla parete antero-laterale sinistra, presenta discreto enhancement dopo iniezione di mdc, nella fase venosa dello studio dinamico. **b** Verosimile infiltrazione del grasso perivescicale (punte di freccia)

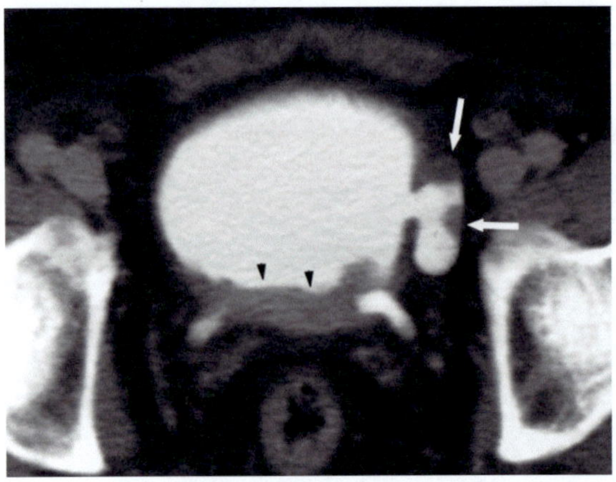

Fig. 85. Tomografia computerizzata. Neoplasia vescicale. Nella fase tardiva dello studio dinamico si osserva diverticolo a stretto colletto della parete laterale sinistra; sono presenti difetti di riempimento con base d'impianto sulla parete del diverticolo stesso (frecce). È evidente, inoltre, il disomogeneo ispessimento della parete posteriore della vescica (punte di freccia)

Alla **TC** e alla **RM** non spetta il compito di identificare le lesioni tumorali vescicali; tale ruolo è già ben svolto dalla cistografia, dall'ecografia e dalla cistoscopia. L'eccezione è costituita da alcuni casi particolari, come piccole neoplasie sospette della cupola vescicale ed il carcinoma dell'uraco (una rara neoplasia che origina dal residuo vestigiale dell'allantoide). Requisito per una buona valutazione della vescica è, per l'una e l'altra tecnica, una buona distensione dell'organo.

Nella fase precontrastografica TC la neoplasia vescicale si presenta, generalmente, come tessuto solido aggettante nel lume, iperdenso rispetto all'urina, ad impianto parietale o come ispessimento parietale focale a livello del quale la parete può apparire rigida o retratta. Raramente si possono osservare calcificazioni. Segno dell'estensione extravescicale della neoplasia è la disomogeneità del tessuto adiposo circostante l'organo che, se minimo, può essere difficilmente distinguibile da fenomeni linfangitici di tipo reattivo (Fig. 84). Dopo somministrazione di mdc, nella fase venosa dello studio dinamico, si può osservare enhancement della lesione che diviene meglio visibile, caratterizzata da valori di attenuazione più elevati rispetto a quelli della parete vescicale libera da malattia. In questa fase viene valutato anche l'eventuale interessamento linfonodale, degli organi contigui e/o di metastasi a distanza (a livello epatico, polmonare e osseo). Nella fase tardiva dello studio dinamico, quando la vescica è opacizzata dall'urina iodata, la neoplasia appare come difetto di riempimento ed è meglio valutabile l'eventuale interessamento degli sbocchi ureterali nonché la presenza di altre lesioni lungo il decorso di tutte le vie urinarie (Figg. 85, 86).

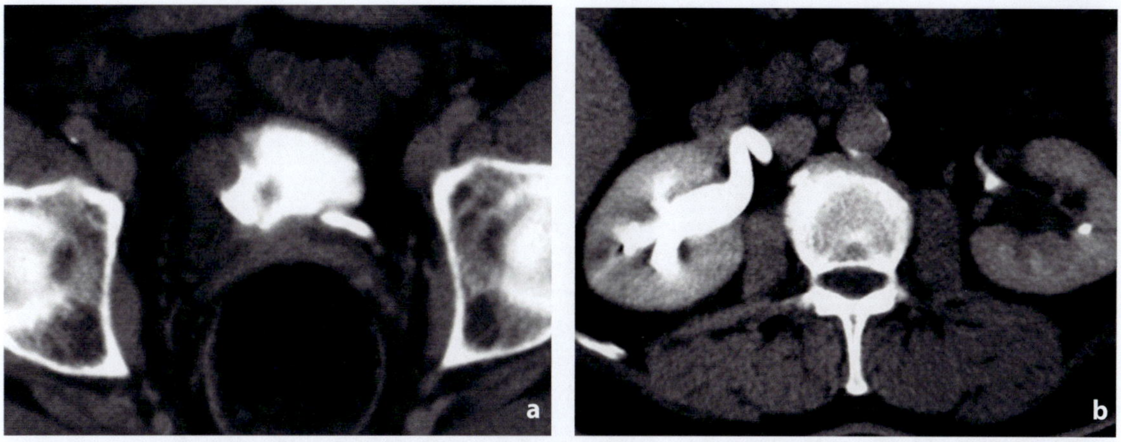

Fig. 86a,b. Tomografia computerizzata. Neoplasia vescicale. **a** Nella fase tardiva dello studio dinamico si osserva ispessimento parietale in corrispondenza del versante laterale destro. **b** È verosimile il coinvolgimento dell'ostio ureterale omolaterale per la presenza di retrodilatazione delle cavità escretrici

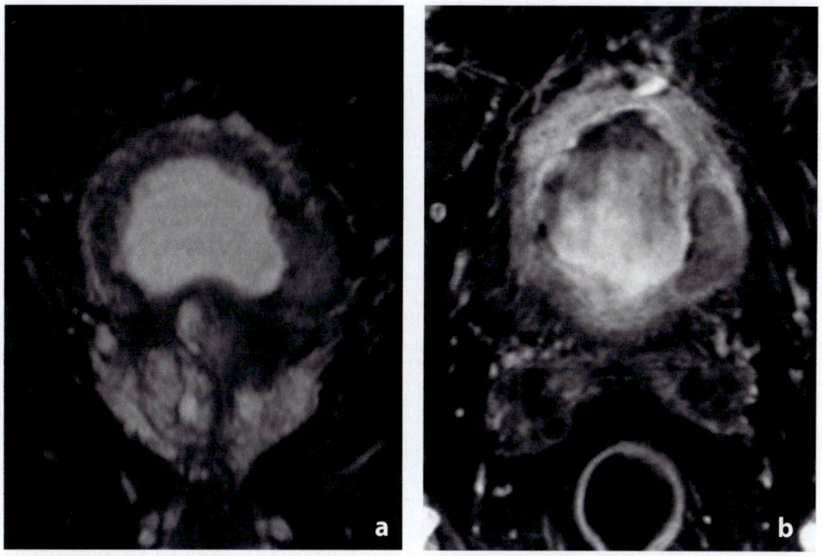

Fig. 87a,b. Risonanza magnetica. Carcinoma a cellule transizionali della vescica. **a** Nell'immagine T2 pesata basale si osserva ispessimento della parete laterale sinistra della vescica. **b** Dopo somministrazione di mdc a base di gadolinio, risulta ben evidente l'estensione locale della malattia, che sembra coinvolgere tutte le tonache vescicali pur restando confinata all'organo (stadio T2b)

La **cistoscopia virtuale**, oggi possibile con le apparecchiature TC multistrato dotate del software dedicato, è da alcuni ritenuta utile nell'identificazione di dubbie lesioni a placca.

In **RM** (Figg. 87-89) le immagini T2 pesate consentono di differenziare il tessuto neoplastico dalla parete vescicale contigua che ha segnale lievemente meno elevato rispetto a quella della lesione. Nelle sequenze T1 pesate, è possibile riconoscere l'infiltrazione del tessuto neoplastico (a segnale intermedio) nello spessore della parete muscolare vescicale (a bassa intensità di segnale). Sempre nelle sequenze T1 pesate, senza e con soppressione del grasso, è possibile valutare la presenza di infiltrazione del grasso perivescicale (Fig. 90). L'iniezione di mdc paramagnetico può mettere in evidenza una lesione con pattern di crescita infiltrante, che presenta discreto enhancement nelle fasi dinamiche dello studio: in particolare, in fase arteriosa l'incremento di segnale della lesione è più intenso rispetto a quello delle strutture muscolari vescicali e ciò consente di meglio valutare la presenza e l'estensione locale della malattia. Sia con TC sia con RM esistono problemi di diagnosi differenziale rispetto agli ispessimenti e/o retrazioni parietali postradioterapia, ed ancora nelle condizioni di ispessimento parietale che si possono osservare negli pseudotumor infiammatori (Fig. 91).

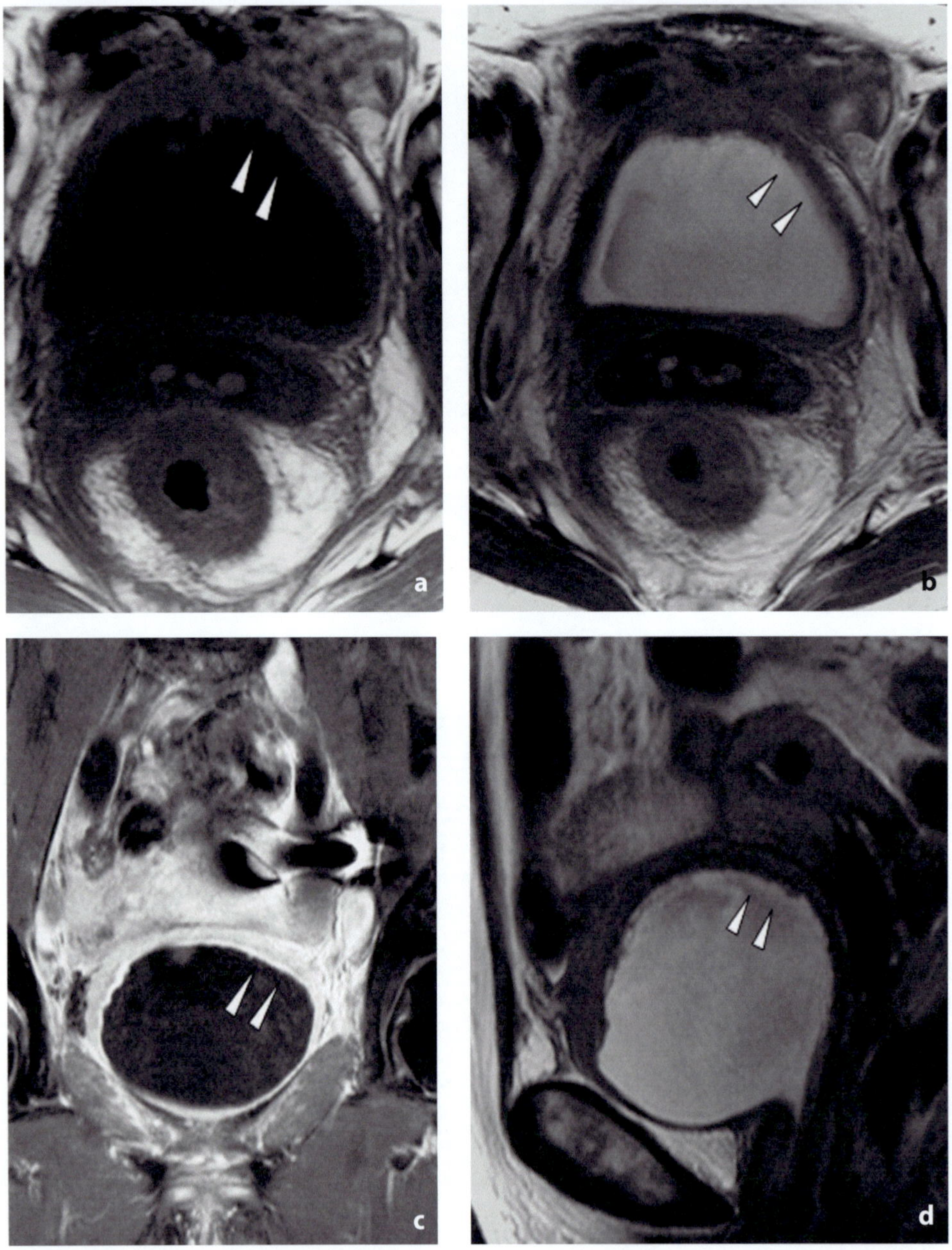

Fig. 88a-d. Risonanza magnetica. Neoplasia vescicale, stadio T1. Nelle immagini T1 (**a**) e T2 (**b**) pesate si riconosce lieve ed eccentrico ispessimento della parete vescicale (punte di freccia). Il rilievo è confermato nelle sequenze T1 coronale (**c**) e T2 sagittale (**d**)

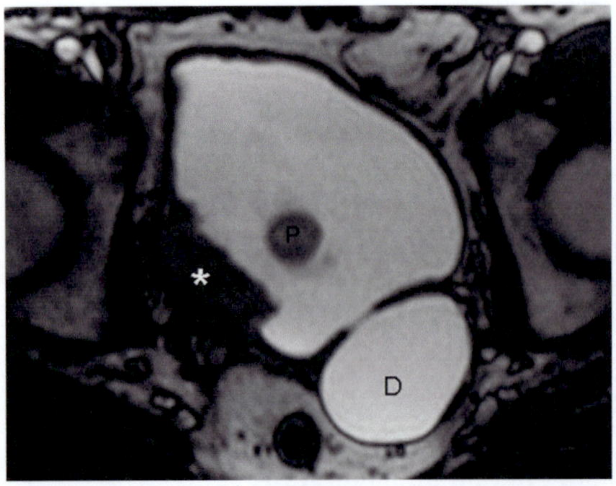

Fig. 89. Risonanza magnetica. Neoplasia vescicale. Nella sequenza T2 pesata è ben evidente lesione aggettante nel lume, con larga base d'impianto a livello della parete postero-laterale destra (asterisco). Si riconosce voluminoso diverticolo (D) con colletto in corrispondenza della parete postero-laterale sinistra. P: palloncino del catetere vescicale

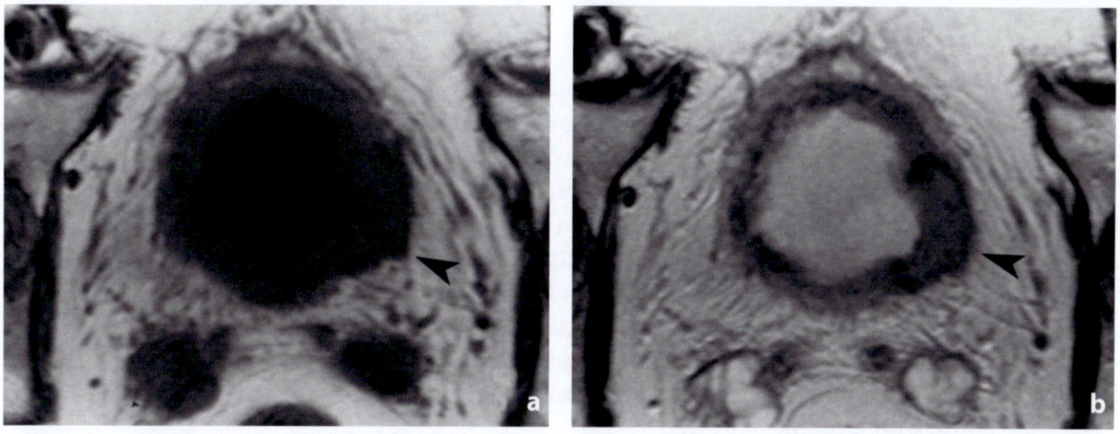

Fig. 90a,b. Risonanza magnetica. Neoplasia vescicale. **a** Nella sequenza T1 pesata si riconosce ispessimento concentrico della parete vescicale con irregolarità del profilo postero-laterale sinistro (punta di freccia). **b** Il rilievo, attribuibile ad infiltrazione del cellulare adiposo (stadio T3), è meglio evidente nell'immagine T1 pesata dopo mdc

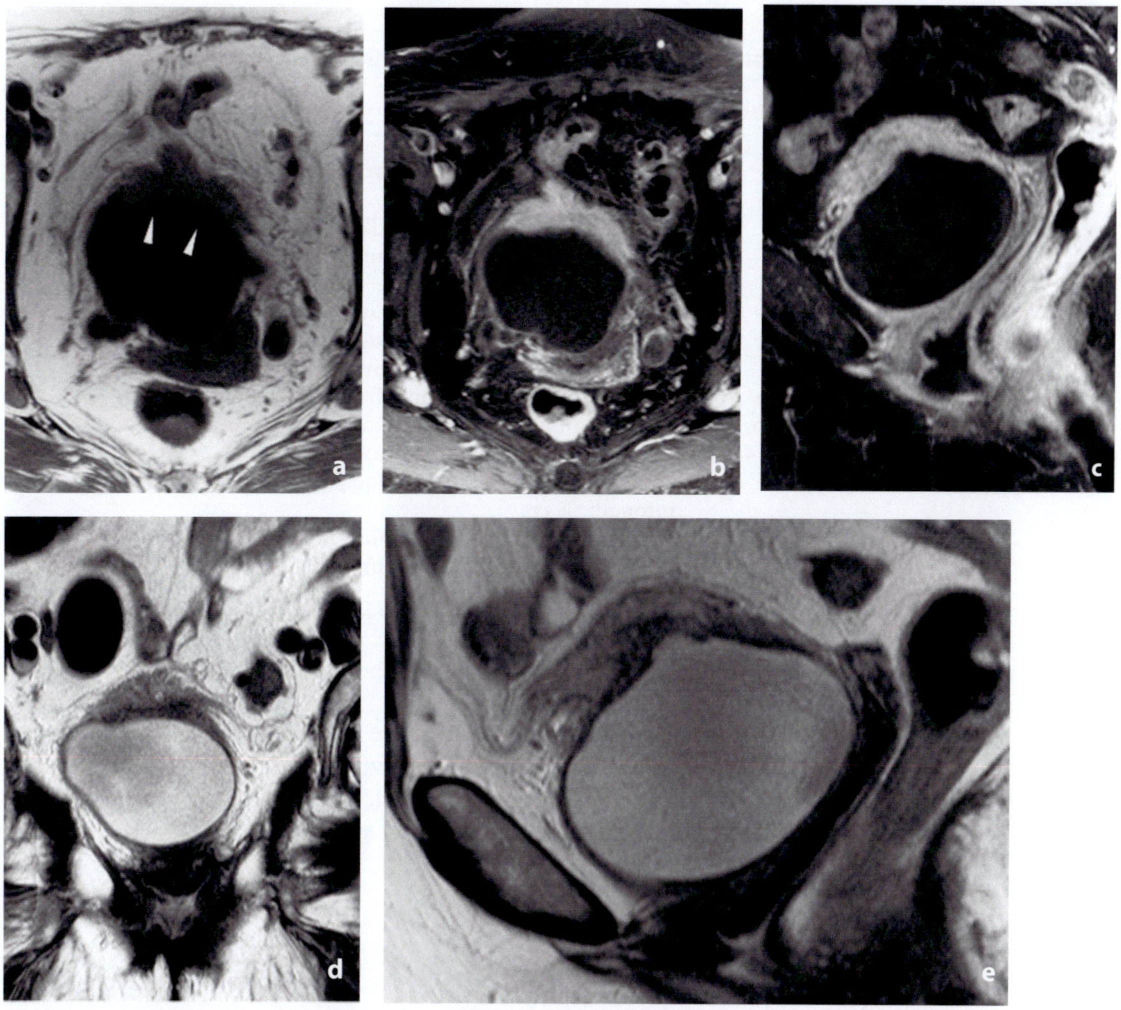

Fig. 91a-e. Risonanza magnetica. Pseudotumor vescicale. **a** Nella sequenza T1 pesata basale si riconosce disomogeneo ispessimento "a placca" in corrispondenza della cupola (punte di freccia). **b** Dopo mdc e con saturazione del segnale del grasso si osserva marcato enhancement della lesione, dimostrata anche nella sequenza sagittale T1 pesata con mdc (**c**) e nelle immagini coronale e sagittale T2 pesate (**d-e**). Difficoltosa la diagnosi differenziale con una neoplasia infiltrante vescicale

Stadiazione

La **TC** è in grado di valutare l'eventuale estensione della neoplasia agli organi contigui (T4), la presenza di sospette metastasi linfonodali (N1-N3) o di localizzazioni a distanza (M1). Per quanto TC e **RM** siano sovrapponibili nello studio delle neoplasie in fase più avanzata (T3-T4, presenza di linfonodi patologici e metastasi a distanza), la stadiazione della malattia neoplastica (Tabella 7) è tuttavia preferibilmente affidata alla RM che, rispetto alla TC, meglio valuta cupola, base e collo vescicali, fornendo un bilancio più accurato della malattia in fase precoce (T1-T2). Un ostacolo nella stadiazione locale della neoplasia vescicale con RM è la frequente presenza di edema perilesionale, che può condurre ad una sovrastadiazione della malattia. Altri limiti tecnici possono essere anche dati dalla presenza di sovradistensione vescicale, artefatti da chemical shift e volume parziale.

Per una completa stadiazione RM sono utilizzate immagini a più largo campo di vista con sequenze T1 e T2 pesate, onde consentire l'individuazione di eventuali linfonodi patologici. Al riguardo sono in fase sperimentale avanzata mezzi di contrasto superparamagnetici a base di ossido di ferro che, fagocitati dal sistema reticolo-endote-

Tabella 7. Classificazione del carcinoma della vescica secondo il sistema Jewett-Strong e TNM

Jewett-Strong	TNM	Reperto istopatologico
0	T0	Nessuna evidenza di tumore primitivo
0	Tis	Carcinoma in situ
0	Ta	Tumore papillare confinato all'epitelio (mucosa)
A	T1	Il tumore infiltra il tessuto connettivo sottoepiteliale (lamina propria)
B1	T2a	Il tumore infiltra il muscolo superficiale (metà interna)
B2	T2b	Il tumore infiltra il muscolo superficiale (metà esterna)
C	T3	Il tumore infiltra il grasso perivescicale
D1	T4a	Il tumore infiltra gli organi adiacenti
D1	T4b	Il tumore infiltra la parete pelvica o addominale
D1	N1	Metastasi in un singolo linfonodo ≤ 2 cm
D1	N2	Metastasi in un singolo linfonodo > 2 e ≤ 5 cm o in multipli linfonodi ≤ 5 cm
D1	N3	Metastasi in un singolo linfonodo > 5 cm
D2	N3	Metastasi linfonodale al di sopra della biforcazione iliaca comune
D2	M1	Metastasi a distanza

liale, sono in grado di fornire informazioni, oltre che morfologiche, anche funzionali, utili nella diagnosi differenziale tra linfonodo reattivo e patologico. Il razionale si basa sul fatto che, a differenza dei linfonodi metastatici, quelli reattivi contengono cellule di Kupffer e quindi, dopo mdc, si caratterizzano per il significativo decremento del segnale (Figg. 92-93).

Wong-You-Cheong JJ, Woodward PJ, Manning MA et al (2006) From the Archives of the AFIP: neoplasms of the urinary bladder: radiologic-pathologic correlation. Radiographics 26:553-580

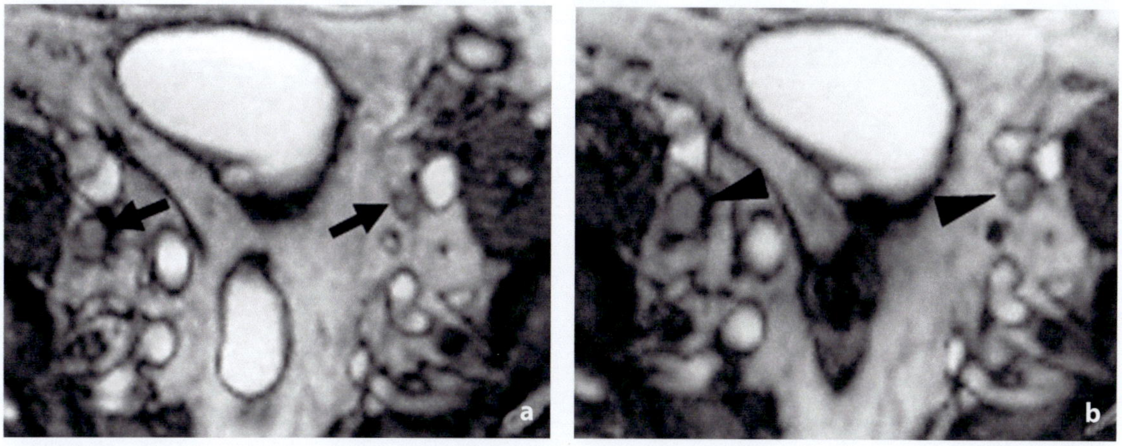

Fig. 92a,b. Risonanza magnetica. Linfonodi metastatici. Paziente con neoplasia vescicale. **a** Nell'immagine pre-contrasto si riconoscono alcuni linfonodi iliaci interni di dubbio significato patologico (frecce). **b** Dopo iniezione di mdc a base di nanoparticelle di USPIO non si apprezza caduta del segnale in relazione all'assenza di cellule del sistema reticolo-endoteliale in questi linfonodi sostituiti da tessuto neoplastico (punte di frecce)

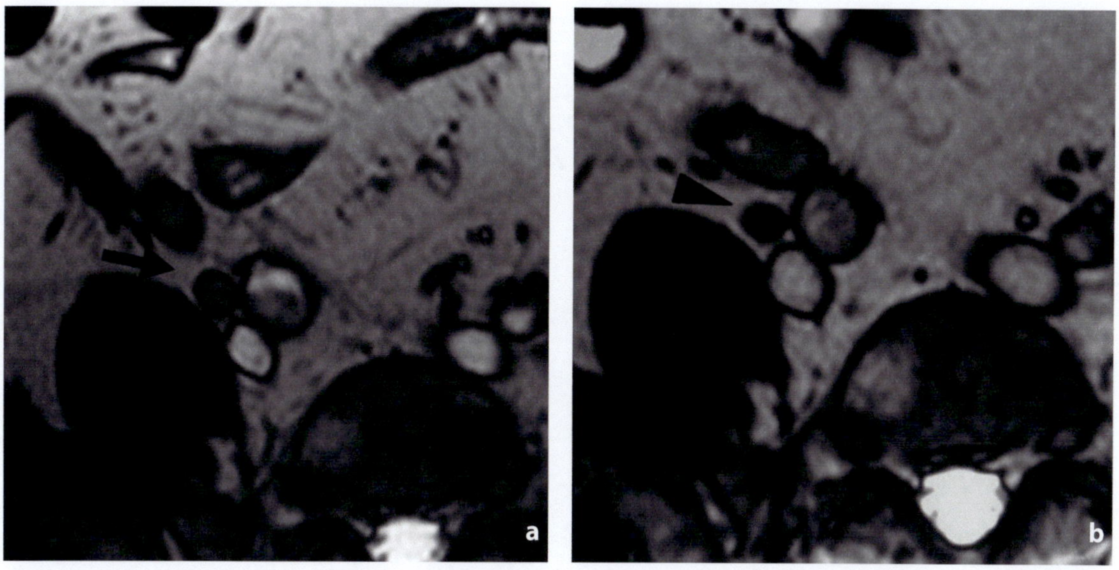

Fig. 93a,b. Risonanza magnetica. Linfonodo infiammatorio. Paziente con neoplasia vescicale. **a** Nell'immagine precontrasto si riconosce un linfonodo sospetto per dimensioni e morfologia (freccia). **b** Dopo mdc a base di nanoparticelle di USPIO si apprezza omogenea caduta del segnale in relazione all'accumulo di ferro nelle cellule del sistema reticolo-endoteliale presenti nel linfonodo normale (punta di freccia)

Parte IV
Patologia dell'apparato genitale maschile

Approccio anatomo-clinico alla patologia della prostata

10

D. Zani, C. Simeone, S. Cosciani Cunico

La prostata è la ghiandola più grande annessa all'apparato genitale maschile ed è costituita da una componente ghiandolare e da una stromale. La prima, come classicamente descritta da Mc Neal, può essere suddivisa in tre zone, che vengono denominate centrale, transizionale e periferica. La componente non ghiandolare è rappresentata dallo sfintere periprostatico, dallo stroma fibromuscolare anteriore e dalla capsula prostatica.

Lo sfintere periprostatico è formato da un cilindro di fibre muscolari lisce che circondano il segmento prossimale dell'uretra prostatica. La regione periuretrale è situata all'interno di questo sfintere e costituisce una porzione molto piccola della ghiandola.

Flogosi

La patologia infiammatoria della prostata presenta tuttora molti aspetti controversi, causa di difficoltà terminologiche e classificative. L'eziologia è frequentemente incerta, come pure i meccanismi fisiopatologici in assenza di caratteri clinici specifici. Le prostatiti sono classicamente suddivise in prostatite acuta batterica, prostatite cronica batterica, prostatite cronica non batterica e prostatodinia. Tra le altre classificazioni di più recente introduzione è molto popolare quella proposta nel 1995 dal National Institute of Health statunitense (NIH), che ha ulteriormente suddiviso in categorie le flogosi, introducendo anche il concetto di sindrome dolorosa pelvica cronica (Tabella 1). A tale quadro si riferisce la classificazione introdotta nel 2002 dall'International Continence Society (ICS), nella quale il dolore pelvico cronico viene suddiviso a seconda della genesi urologica (vescicale, uretrale, penieno, prostatico, scrotale), anorettale, neurologica, muscolare.

Tabella 1. Classificazione delle prostatiti secondo il National Institute of Health (1995)

Tipo	Nome	Definizione
I	Prostatite acuta	Infezione acuta della ghiandola prostatica
II	Prostatite cronica batterica	Infezione recidivante della ghiandola prostatica
III	Prostatite cronica non batterica	Assenza di infezione dimostrabile
III A	Sindrome dolorosa pelvica cronica infiammatoria	Presenza di leucociti nel secreto prostatico
III B	Sindrome dolorosa pelvica cronica non infiammatoria	Assenza di leucociti nel secreto prostatico
IV	Prostatite asintomatica	Assenza di sintomatologia, riscontro istologico di flogosi

La prostatite acuta

Tra gli agenti patogeni più frequentemente coinvolti nella genesi delle forme acute batteriche vi sono i germi Gram negativi, più raramente i Gram positivi. Nei pazienti più giovani un ruolo importante è svolto dalla Chlamydia trachomatis.

L'esordio avviene solitamente in modo repentino e la sintomatologia è caratterizzata da stranguria, pollachiuria e disuria, con la possibilità di ritenzione completa d'urina. La sintomatologia minzionale è accompagnata da iperpiressia con malessere generale.

Al riscontro rettale, l'obiettività evidenzia una prostata tumefatta congesta e dolente alla palpazione, mentre zone di fluttuazione si avvertono solo nei casi in cui si formi un ascesso. L'esame delle urine e l'urinocoltura aiutano nella conferma della diagnosi clinica e possono indirizzare la terapia. L'ecografia prostatica transrettale è indagine solitamente non necessaria per confermare l'ipotesi clinica ma può identificare raccolte ascessuali.

La terapia antibiotica può essere guidata dall'antibiogramma in caso di positività all'urinocoltura. Le manovre strumentali ed in particolare le indagini endoscopiche sono controindicate in questa fase e, qualora si renda necessario un drenaggio dell'urina, è preferibile evitare il cateterismo transuretrale e ricorrere invece ad una cistostomia sovrapubica.

Le prostatiti croniche

Poiché in questa definizione rientrano quadri clinici spesso variegati, con sintomatologia mutevole, alternante, talora sfumata e di difficile inquadramento eziologico, risulta difficile stabilire la reale incidenza della patologia. I criteri diagnostici sono molto diversi e poco codificati. Particolare rilevanza hanno i sintomi minzionali sia irritativi sia ostruttivi, associati al dolore.

Le prostatiti croniche batteriche, sicuramente accertate, rappresentano la minoranza e sono così definite in quanto viene identificato l'agente eziologico responsabile, che in genere è un Gram negativo. Il ruolo dei Gram positivi è ancora discusso, mentre sono possibili forme secondarie a clamidie e micoplasmi.

Nelle prostatiti croniche abatteriche l'esame colturale risulta negativo, mentre un numero elevato di leucociti è riscontrabile nell'urina dopo massaggio prostatico, come espressione di flogosi.

La prostatodinia raggruppa tutti quei pazienti che, pur lamentando una sintomatologia minzionale caratteristica, prevalentemente di tipo irritativo, non presentano né positività all'esame colturale né elevato numero di leucociti nel sedimento urinario.

Per inquadrare il tipo di prostatite cronica è raccomandato il test di Meares Stamey. Il limite di significatività è di 10 leucociti per campo a 400 ingrandimenti. Vanno eseguiti gli accertamenti colturali integrati per la ricerca di clamidie e micoplasmi.

Qualora si sospetti una problematica funzionale con dissinergia detrusore/sfintere e/o iperattività della muscolatura perineale, gli accertamenti diagnostici possono essere integrati dall'uroflussometria o dallo studio urodinamico. L'ecografia prostatica transrettale può evidenziare una disomogeneità tissutale con calcificazioni prostatiche. Talvolta anche le vescicole seminali sono dilatate con ispessimento dei setti.

La terapia (a base di antibiotici a largo spettro o scelti in base all'antibiogramma) deve essere protratta per lungo tempo, nelle forme croniche è spesso somministrata a cicli associata ad antiinfiammatori, anticolinergici e/o alfa litici, a scopo sintomatico.

Abrams P, Cardozo L, Fall M et al (2002) The standardisation of terminology of lower urinary tract function: report from the standardisation subcommittee of the International Continence Society. Neurourol Urodyn 21:167-178

Nickel JC, Weidner W (2000) Chronic prostatitis: current concepts and antimicrobial therapy. Infect Urol 13:22-28

Pavone Macaluso M, Di Trapani D, Pavone C (1991) Prostatitis, Prostatosis and Prostalgia. Psychogenic or somatic disease? Scand J Urol Nephrol 138:77-82

Roberts RO, Jacobson DJ, Girman C et al (2002) Prevalence of prostatitis like symptoms in a community based cohort of older men. J Urol 168:2467-2471

Roberts RO, Lieber NM, Bostwick DG et al (1997) A review of clinical and pathological prostatitis syndromes. Urology 49:809-821

Ipertrofia prostatica benigna (IPB)

Con il termine di ipertrofia o, meglio, iperplasia prostatica benigna, si indica un'alterazione anatomo-patologica che avviene a livello delle ghiandole periuretrali. L'incidenza aumenta con l'età, variando dal 17% nel quinto decennio di vita al 37% nel settimo.

L'eziopatogenesi dell'iperplasia prostatica sembrerebbe riconducibile a diverse cause, tra cui gli ormoni, i fattori di crescita e la dieta.

Il testosterone è senza dubbio l'androgeno più indagato, essendo sicuramente coinvolto nella genesi dell'ipertrofia prostatica. Esplica la sua funzione nelle cellule ghiandolari, previa trasformazione in diidrotestosterone (DHT), grazie all'azione dell'enzima 5 alfa reduttasi; l'azione finale sull'epitelio e sullo stroma è quella di un'aumentata attività proliferativa e di un'alterazione nell'apoptosi. Anche gli estrogeni sembrano giocare un ruolo importante, determinando sia un aumento della sintesi della 5 alfa reduttasi sia un incremento dei recettori per il DHT.

I fattori di crescita sono principalmente rappresentati da peptidi e proteine solubili, quali l'FGF (fibroblastic growth factor), che regolano l'interazione stroma/epitelio/matrice extracellulare e sono in grado di determinare i processi proliferativi ed apoptotici della prostata.

Una dieta ricca di fibre vegetali, fitoestrogeni, flavonoidi, isoflavonoidi e lignani si correla con una bassissima incidenza di IPB, come si osserva nelle popolazioni asiatiche. Queste sostanze determinano un blocco recettoriale competitivo sui recettori estrogenici, inibiscono la 5 alfa reduttasi ed i meccanismi angiogenetici.

Non sempre le modificazioni anatomo-patologiche inducono una sintomatologia clinica; questa è piuttosto fisiopatologicamente correlata o ad un'ostruzione meccanica secondaria alle dimensioni ghiandolari aumentate in toto o in parte (come tipicamente avviene nell'ipertrofia del lobo medio), oppure anche ad una componente funzionale, quale un'iperattività dei recettori alfa adrenergici presenti in maggior misura nella parte fibromuscolare della prostata. Il termine LUTS (lower urinary tract symptoms) definisce l'insieme di tutti i sintomi minzionali, che possono essere presenti anche contemporaneamente benché percepiti dal paziente con varia intensità.

La sintomatologia minzionale è schematicamente distinta in ostruttiva ed irritativa. I sintomi ostruttivi sono: disuria, mitto ipovalido, impiego del torchio addominale, attesa minzionale e prolungato gocciolamento al termine della minzione; i sintomi irritativi sono pollachiuria diurna e notturna, urgenza minzionale e stranguria. I primi sono più tipicamente presenti in caso di ipertrofia prostatica benigna, mentre i secondi (quelli irritativi) sono più frequentemente dovuti a condizioni che coinvolgono il detrusore, quali l'invecchiamento e l'ischemia.

Risulta spesso difficile oggettivare la sintomatologia lamentata dal paziente, e per questo motivo sono stati proposti *scores* sintomatologici, alcuni dei quali indagano anche la qualità della vita; tra questi il più utilizzato è l'IPSS (International Prostate Symptom Score). Anamnesi e visita clinica, oltre all'esame delle urine e al dosaggio della creatininemia e del PSA, rappresentano il work-up minimo sufficiente per l'inquadramento clinico del paziente.

L'imaging, rappresentato solitamente dall'ecografia prostatica transrettale o sovrapubica, deve sempre essere integrato dalla valutazione del residuo postminzionale. L'uroflussimetria può essere particolarmente utile per documentare la riduzione del flusso urinario, ma va correlata a nomogrammi relativi all'età del paziente, oltre che al volume vuotato. Lo studio urodinamico pressione/flusso è indagine diagnostica di secondo livello su cui può essere modulato l'atteggiamento terapeutico, specie in caso di decisioni chirurgiche.

L'IPB è progressiva per ciò che concerne sia l'aumento di volume della ghiandola sia la riduzione del flusso. I fattori di rischio per quanto riguarda una possibile evoluzione peggiorativa sono stati identificati nell'età: superiore a 50 anni; nel volume prostatico: superiore a 30 grammi; nel flusso urinario: inferiore a 12 mL/secondo; nel PSA: >1,4 ng/mL e in un AUA (American Urology Association) symptom score >7. Ritenzione d'urina acuta o cronica, calcolosi e diverticoli vescicali, ematuria ed infezioni recidivanti rappresentano le principali possibili complicanze nella storia naturale di questi pazienti.

La terapia dell'ipertrofia prostatica prevede l'impiego di due classi di farmaci: gli inibitori della 5 alfa reduttasi, e gli antagonisti degli alfa recettori. I primi (finasteride, dutasteride) agiscono bloccando la conversione del testosterone in diidrotestosterone, inibiscono la crescita e la proliferazione cellulare e riescono, con una somministrazione a lungo termine, ad ottenere anche una riduzione del volume prostatico nonché il miglioramento del flusso urinario. I farmaci alfa litici (alfuzosina, tamsulosin, terazosina) agiscono sui recettori alfa, rilasciando la muscolatura liscia della ghiandola prostatica, ottenendo un più rapido miglioramento sintomatologico.

Numerosi sono i trattamenti invasivi proposti. La chirurgia a cielo aperto è solitamente riservata agli adenomi di maggiori dimensioni, superiori quantomeno ad un peso di 50 grammi. In caso di volumi inferiori le tecniche endoscopiche, ed in particolare la resezione dell'adenoma, rimangono la strategia terapeutica di riferimento, anche se numerose altre tecnologie sono state negli anni più recenti ideate ed utilizzate senza mai dimostrarsi sicuramente competitive, rispetto ai trattamenti tradizionali in termini di efficacia e durata nel tempo.

AUA Practice Guidelines Committee (2003) AUA guideline on management of benign prostatic hyperplasia. Chapter 1: Diagnosis and treatment recommendations. J Urol 170:530-547

Girmar GJ, Jacobsen SJ, Tsukamoto T et al (1998) Health related quality of life associated with lower urinary tract symptom in four countries. Urology 51:428-436

Jacobsen SJ, Girman CJ, Guess HA et al (1995) New diagnostic and treatment guidelines for benign prostatic hyperplasia. Arch Intern Med 155:477-481

Mebust WK, Holtgrewe HL, Cockett ATK (1989) Trans urethral prostatectomy: immediate and post-operative complication. A cooperative study of 13 participating institutions evaluating 3885 patients. J Urol 41:243-247

Walsh PC (1999) Iperplasia prostatica benigna. In: Walsh PC, Retik AB et al (1999) Urologia di Campbell, 7ª edn, vol 2. Verduci Editore, Roma

Carcinoma della prostata

La neoplasia prostatica è divenuta la neoplasia più frequentemente diagnosticata; rappresenta la seconda causa di morte per neoplasia negli Stati Uniti. Tra tutti i tumori solidi è quella che maggiormente si correla all'età. La popolazione più colpita è quella afroamericana, nella quale le neoplasie sono più aggressive e si diagnosticano in un'età più giovane.

La neoplasia si sviluppa nella zona periferica della ghiandola. Inizialmente si verificano alterazioni negli acini prostatici, denominate PIN (neoplasia intraepiteliale prostatica). Questa è caratterizzata da una progressiva displasia dell'epitelio prostatico con membrana basale integra. La dimostrazione dell'invasione della membrana basale è essenziale per la diagnosi di carcinoma prostatico. Sembra che lo stroma giochi un ruolo rilevante nell'invasione della membrana basale, mediante il rilascio di fattori di crescita e di metallo-proteinasi. Una volta verificatasi l'invasione, il grading si ottiene mediante la tecnica di Gleason, che si basa sulla tendenza di un determinato tumore a formare strutture di tipo ghiandolare. Gleason ha evidenziato 5 gradi di differenziazione della neoplasia, numerati progressivamente da 0 a 5. A causa della marcata eterogeneità della componente cellulare neoplastica, il punteggio di Gleason viene assegnato alle due tipologie predominanti presenti in quel determinato campione.

La diffusione della malattia si verifica più frequentemente verso la capsula prostatica, coinvolgendo il tessuto periprostatico e le vescicole seminali. Un'ulteriore estensione può avvenire sul versante vescicale, a livello del trigono, con possibile interessamento degli ostii ureterali e conseguenti idroureteronefrosi bilaterale, insufficienza renale ed anuria, se l'ostruzione è completa. L'invasione del retto è decisamente meno frequente poiché la fascia di Denonvilliers sembra offrire un'efficace barriera alla disseminazione neoplastica. A distanza la malattia si diffonde ai linfonodi otturatori e allo scheletro osseo, soprattutto alla colonna vertebrale ed al bacino. Quando la malattia è avanzata le metastasi possono coinvolgere anche altre sedi linfonodali e splancniche.

L'esplorazione digitale rettale (EDR) consente la valutazione della ghiandola prostatica, in particolare nella zona periferica dove origina la maggior parte dei tumori. L'asimmetria dei lobi, l'aumento della consistenza o la presenza di noduli sulla superficie ghiandolare devono essere considerati sospetti per neoplasia. L'EDR da sola ha però la tendenza a sottostadiare la malattia, con sensibilità tra il 57-68% e specificità variabile dal 44-96%, legate in particolare all'esperienza dell'operatore.

La diagnosi di neoplasia prostatica è stata profondamente cambiata dall'introduzione e dalla diffusione del dosaggio del PSA (antigene prostatico specifico). Questo marcatore organospecifico ha consentito di porre diagnosi più precoce, quando la neoplasia è contenuta entro la capsula prostatica e quindi suscettibile di trattamento radicale. Il range di normalità non è tuttavia uniforme: per alcuni autori è rappresentato da 0 a 2,6 ng/mL mentre per altri da 0 a 4 ng/mL. È stato stimato che con valori di PSA tra 2,5 e 4 ng/mL si ottiene un tasso di biopsie positive pari al 27%, mentre tra 4 e 10 ng/mL la possibilità di biopsie positive varia dal 42 al 64% in pazienti d'età superiore a 50 anni. Con PSA fra 4 e 10 nel 50% la malattia è extraprostatica, mentre con un PSA >20 ng/mL nell'80% la malattia è generalizzata. La biopsia prostatica transrettale può essere eseguita per via transperineale o transrettale. Indipendentemente dall'accesso è stata evidenziata la necessità di eseguire almeno 8-12 prelievi. Questo migliora l'affidabilità diagnostica delle biopsie rispetto allo schema classico con 6 prelievi.

Il trattamento della neoplasia prostatica differisce in funzione dello stadio della malattia: localizzata, localmente avanzata o metastatizzata. Quando la neoplasia è confinata alla capsula, e nei soggetti giovani, può essere proposta la prostatectomia radicale, che è eseguibile anche con tecnica nerve sparing, riducendo il tasso delle possibili complicanze: deficit erettile e incontinenza urinaria. Le tecniche laparoscopiche, e quelle robotiche di più recente introduzione, sembrano ottenere risultati sovrapponibili alla chirurgia a cielo aperto. In alternativa la radioterapia conformazionale esterna sembra garantire lo stesso controllo di malattia. Tale trattamento è di scelta anche quando la malattia è localmente avanzata. Nelle neoplasie localizzate, in prostate di piccole dimensioni, la brachiterapia può risultare una valida alternativa. Nei pazienti anziani con malattia localizzata può essere proponibile anche una vigile attesa.

Nella malattia metastatica la terapia di prima scelta è quella ormonosoppressiva. La terapia antiandrogenica, in passato effettuata mediante orchiectomia bilaterale, è attualmente eseguita mediante l'uso di antiandrogeni ed analoghi del LH RH, utilizzati singolarmente o in associazione. Nei pazienti in cui si manifesta ormonoresistenza può essere utilizzata la chemioterapia: solitamente i risultati sono modesti, con incremento limitato nelle curve di sopravvivenza.

Abbas F, Scardino PT (1997) The natural history of clinical prostate carcinoma. Cancer 80:827-833

American Urological Association (AUA) (2000) Prostate specific antigen (PSA) best pratice policy. Oncology 14:267-280

Bil Axelson A, Holmberg L, Ruutu M et al (2005) Radical prostatectomy versus watchful waiting in early prostate cancer. N Engl J Med 352:1977-1984

Gleason DF (1997) Histologic grading and clinical staging of prostatic carcinoma. In: Tannenbaum M (ed) Urologic Pathology: The prostate. Lea & Febiger, Philadelphia, pp 171-198

Gruppo italiano per la redazione delle linee guida per la biopsia prostatica (2005). Premesse alla stesura delle linee guida sulla biopsia prostatica. Ed. EDIMES 3:72-96

Mundy GR (1997) Mechanism of bone metastases. Cancer 80:1546-1556

Scardino PT (1989) Early detection of prostate cancer. Urol Cl North 16:635-655

Sooriakumaran P, Khaksar SJ, Shah J (2006) Management of prostate cancer. Part 2: localized and locally advanced disease. Expert Rev Anticancer Ther 6:595-603

Diagnostica per immagini della prostata

11

L. Olivetti, L. Grazioli

Flogosi

Introduzione anatomo-patologica

Le flogosi della ghiandola prostatica rappresentano per la loro elevata incidenza un importante problema clinico non ancora chiaramente definito. Prostatite è un termine generico e talvolta abusato nella pratica quotidiana, spesso asservito ad una diagnosi posta sulla base della sola clinica, senza dati obiettivi precisi. Nel tentativo di metter ordine nel confuso campo delle affezioni benigne dolorose della prostata, e di creare una terminologia comune, Drach nel 1968 propose una classificazione basata sui dati clinici e bioumorali ritenuta tuttora valida:

- prostatiti acute batteriche o virali (e ascesso prostatico);
- prostatiti croniche batteriche, di solito secondarie ad una forma acuta non completamente eradicata;
- prostatiti croniche non batteriche (prostatosi), caratterizzate dall'assenza anamnestica di infezioni urinarie e dalla costante sterilità del secreto prostatico, comunque puroloide per la presenza di macrofagi;
- prostatodinia, affezione con sintomi analoghi alla forma infiammatoria cronica, da cui si differenzia per l'assenza anamnestica di infezioni urinarie e la normalità del secreto prostatico.

La **prostatite acuta** può manifestarsi in forma di massiva congestione, edema e suppurazione di tutta la ghiandola oppure di ascessi piccoli e disseminati oppure ancora di ampie aree di necrosi colliquativa. Quando tali fenomeni sono diffusi ne consegue aumento di volume dell'organo, che risulta molliccio e spongioso. Gli aspetti più propriamente istologici sono in rapporto alla durata e all'intensità dell'infiammazione e spaziano da un lieve infiltrato stromale linfocitario a raccolte leucocitarie nei lumi ghiandolari, sino a giungere alla necrosi. Gli episodi flogistici possono andare incontro a regressione completa lasciando vestigia sclerocicatriziali o, all'opposto, possono cronicizzare per ostruzione dei dotti escretori permettendo all'infezione di perdurare all'intero di piccoli ascessi.

La **prostatite cronica** si caratterizza per una reazione flogistica rappresentata da numerosi linfociti, plasmacellule, macrofagi e neutrofili. Anche nella prostata senile possono comparire aggregati linfocitari, che non sono tuttavia espressione di flogosi cronica in assenza delle cellule patognomoniche dell'infezione (macrofagi e leucociti).

La **prostatite granulomatosa**, sequela di forme acute e croniche, si caratterizza per l'ispessimento del secreto ghiandolare, demarcato da infiltrati focali di leucociti, linfociti e plasmacellule e, quindi, racchiuso da un vallo di tessuto di granulazione ad evoluzione scleroialina in cui possono comparire anche cellule giganti da corpo estraneo. Questi granulomi non contengono foci di necrosi caseosa né bacilli acidoresistenti, viceversa entrambi presenti quando la prostatite granulomatosa sia sostenuta da un processo tubercolare quasi sempre secondario ad infezione di altro tratto dell'apparato genito-urinario (abitualmente vescica o rene).

Diagnostica per immagini

Prostatite acuta e ascesso prostatico

Le prostatiti acute batteriche o virali sono contraddistinte da una chiara sintomatologia clinica: rapida insorgenza di febbre con brividi, dolori perineali, testicolari e penieni, disuria (pollachiuria, nicturia, sindromi ostruttivi); palpatoriamente la ghiandola è di consistenza ridotta (soffice) e fortemente dolorabile; le urine sono ricche di batteri e leucociti. A fronte di tali reperti assolutamente evidenti l'**esame ecografico** è solo raramente proposto e unicamente nel sospetto di ascessualizzazione. Infatti, benché clinicamente facile da diagnosticare, la prostatite acuta è spesso completamente muta agli ultrasuoni. In genere, la forma e la simmetria ghiandolari sono regolari, l'ecogenicità è invece ridotta rispetto alla norma, soprattutto nella regione centrale periuretrale. I margini della ghiandola sono regolari con aumento della vascolarizzazione nel cellulare adiposo periprostatico; non è tuttavia raro osservare una perdita della definizione del profilo, secondaria a foci flogistici che mimano l'infiltrazione capsulare ed extracapsulare del carcinoma. Frequente è l'aspetto a carta geografica, per multiple aree ipoecogene irregolarmente disposte, soprattutto nella zona periferica di McNeal.

Gli ultrasuoni hanno viceversa un ruolo importante nella diagnostica precoce dell'ascesso che, raramente primitivo, è piuttosto un quadro tardivo, complicanza della prostatite acuta in soggetti con difese ridotte (diabetici, uremici, immunodepressi) sottoposti a cateterismi uretrali ripetuti. Le raccolte ascessuali tendono a drenarsi spontaneamente nell'uretra, nel retto, nel grasso periprostatico. La sintomatologia è spesso larvata, con modesti quadri febbrili, reiterate infezioni urinarie, epididimiti satelliti, disuria e dolori perineali: la palpazione è spesso negativa; rara è la sensazione di fluttuazione causata dal liquido sotto tensione nella cavità ascessuale.

Agli ultrasuoni, in una prima fase l'ascesso si presenta come lesione anecogena a contenuto disomogeneo per fini echi endoluminali dovuti a tessuto necrotico e depositi di fibrina; i margini, all'inizio regolari, divengono successivamente irregolari (Fig. 1). Se non trattata, la flogosi tende a coinvolgere l'intera ghiandola, che si trasforma in una sacca ascessuale. L'ecografia consente non solo la diagnosi ma anche la guida al drenaggio della raccolta con i successivi necessari accertamenti (citologia e coltura microbiologica); permette inoltre di indirizzare l'ago per il lavaggio con antibiotici e di documentare, se necessario, con mezzo di contrasto (mdc) un'eventuale comunicazione fistolosa.

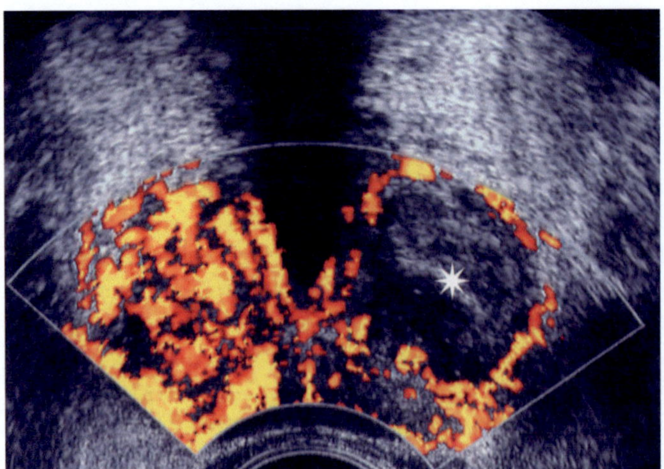

Fig. 1. Ecografia. Approccio transrettale. Prostatite acuta ascessualizzata. Nel lobo sinistro area disomogenea, prevalentemente ipoecogena per necrosi, priva di vascolarizzazione al controllo power-Doppler (asterisco)

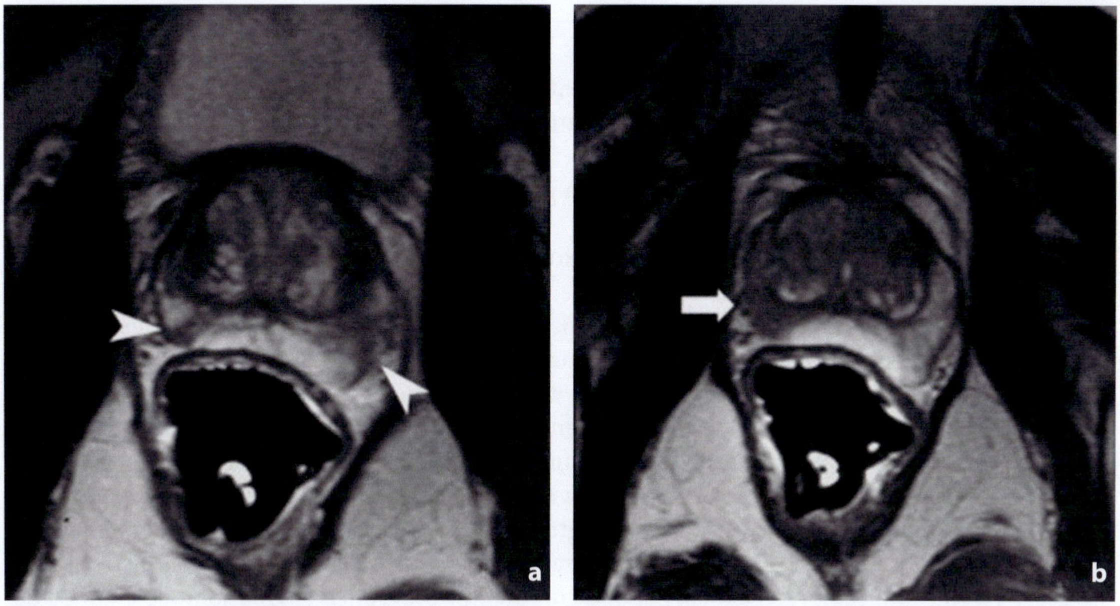

Fig. 2a,b. Risonanza magnetica. Prostatite cronica. **a** Immagine assiale T2 pesata, acquisita al terzo medio della ghiandola. Nella zona periferica, lievemente asimmetrica per retrazione del profilo, si riconoscono sfumate aree di ipointensità (punte di freccia) espressione di tessuto postflogistico che nell'immagine **b** assume aspetto compatto pseudonodulare (freccia), creando problemi di diagnosi differenziale con un possibile carcinoma

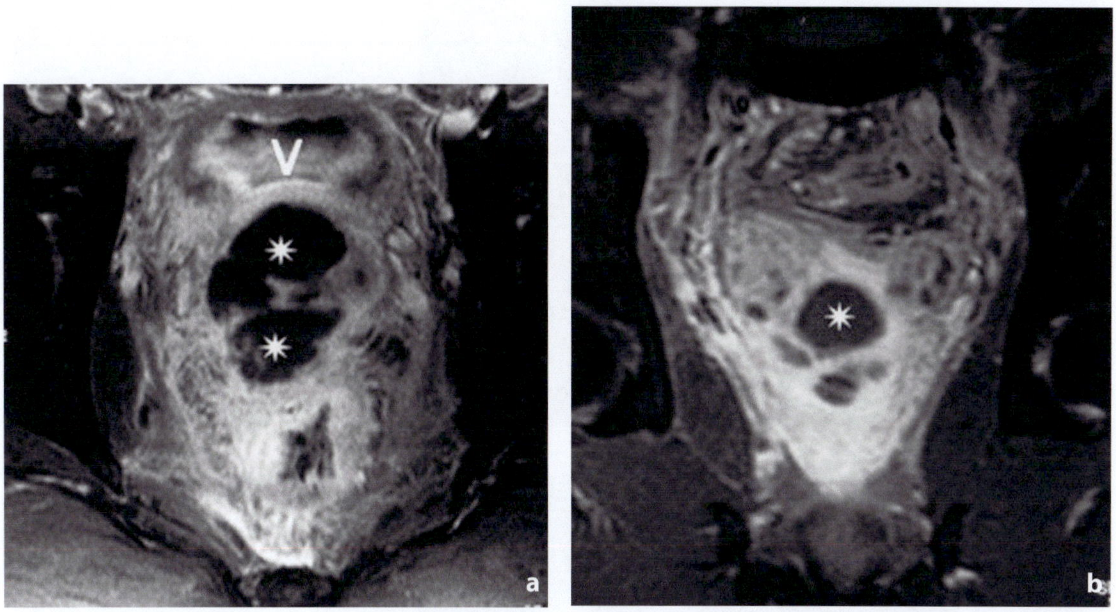

Fig. 3a,b. Risonanza magnetica. Immagini assiale (**a**) e coronale (**b**) T2 pesate. Ascesso prostatico. Sovvertimento completo della loggia prostatica da parte di processo flogistico necrotizzante (asterischi) che coinvolge i tessuti molli circostanti, marcatamente edematosi. V = vescica

Le altre tecniche di imaging non hanno abitualmente alcuna indicazione diagnostica nella prostatite acuta, come del resto nella forma cronica (Fig. 2). Una possibile nicchia di interesse diagnostico può essere rappresentata dalla patologia ascessuale. La risonanza magnetica (RM) è in grado di individuare raccolte liquide intraghiandolari e di definire, sulla base dell'intensità del segnale, il carattere più o meno corpuscolato del liquido. Il vantaggio maggiore risiede, comunque, nella valutazione spaziale dell'ascesso, qualora superi i limiti anatomici della capsula (Fig. 3).

Prostatite cronica

La prostatite cronica, batterica o abatterica, caratterizzata da disturbi minzionali di tipo irritativo e solo raramente ostruttivo, si presenta abitualmente secondo tre quadri ecografici:

- assenza di evidenti alterazioni; la ghiandola appare normale (è senz'altro l'aspetto più frequente);
- aspetto a carta geografica con alternanza di aree ipo, iso ed iperecogene nel contesto di uno od entrambi i lobi;
- lesioni focali (ipo, iso, iperecogene) senza particolari predilezioni topografiche.

La presenza di queste ultime alterazioni, specie se ad esse corrispondono aree palpabili, deve sempre indurre ad una verifica bioptica.

Nel tempo, l'aspetto ecografico tende a modificarsi per involuzione fibrotica, fibrocalcifica o calcolotica del tessuto infiammatorio, essendo i due ultimi rilievi facilmente apprezzabili anche in tomografia computerizzata (Figg. 4, 5).Una forma particolare di flogosi cronica è la prostatite granulomatosa aspecifica, a sua volta distinta in eosinofila e non eosinofila, caratterizzata da aumento del PSA e reperto clinico palpatorio similtumorale, cui corrisponde un quadro ecografico sovrapponibile a quello del carcinoma (area focale ipoecogena, inizialmente omogenea); la stessa capsula può apparire infiltrata per estensione del processo infiammatorio nel grasso immediatamen-

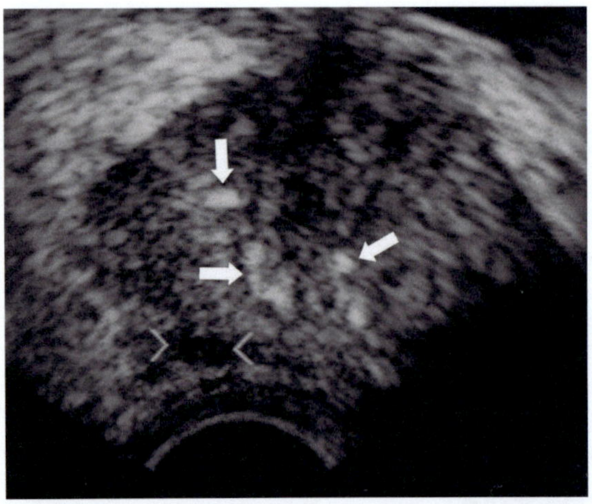

Fig. 4. Ecografia. Approccio transrettale. Prostatite cronica. La ghiandola presenta struttura diffusamente più grossolana che di norma, con numerose piccole calcificazioni (frecce). Nella zona periferica i due reperi indicano la presenza di una lesione focale, risultata essere un adenocarcinoma alla successiva biopsia ecoguidata

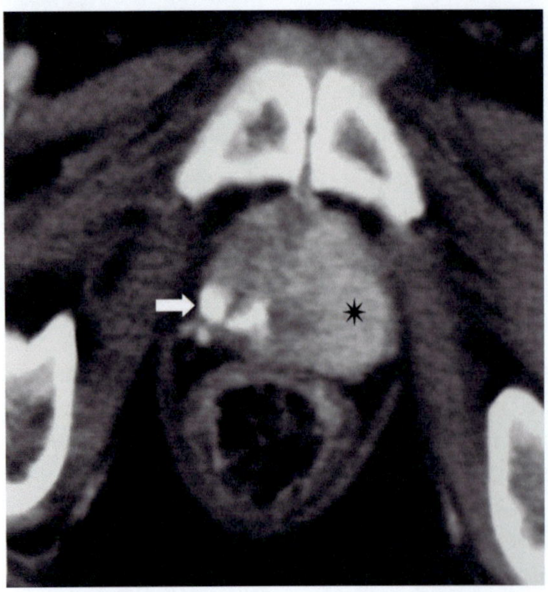

Fig. 5. Tomografia computerizzata. Scansione assiale dopo mdc. Prostatite cronica con grossolane calcificazioni (freccia) nel lobo destro. L'iperdensità del lobo sinistro (asterisco) è espressione della riacutizzazione del processo flogistico

te adiacente. Coesistono, infatti, aspetti pseudoinfiltrativi, dovuti cioè alla presenza di cellule infiammatorie e di edema nel tessuto lasso periprostatico. In tali casi la prostatite granulomatosa è difficilmente distinguibile dal carcinoma, specie se la clinica (quindi la palpazione rettale) è sospetta per neoplasia; si impone, quindi, di necessità, la biopsia.

Con frequenza elevata, alla prostatite cronica si associa la calcolosi caratterizzata da echi di alta intensità, accompagnati, solo nei calcoli di maggior volume, dal classico cono d'ombra. La prostatite cronica calcifica, specie nel soggetto giovane, può essere all'origine di una flogosi vesciculodeferenziale o può provocare, per retrazione cicatriziale o compressione da calcolosi adiacente, un ostacolo puramente meccanico al deflusso del liquido seminale in uno od entrambi i dotti eiaculatori, con conseguente sterilità.

Di Candio G, Mosca F (1990) Ecotomografia della prostata e delle vie biliari, 2ª edn. Masson, Milano

Iperplasia

Introduzione anatomo-patologica

L'iperplasia nodulare, altrimenti nota come ipertrofia benigna (termine peraltro improprio, perché l'ipertrofia indica solo l'aumento volumetrico di un organo senza corrispondente incremento numerico delle sue componenti cellulari, come viceversa è nella patologia in oggetto), si caratterizza per la presenza di noduli che insorgono nella zona di transizione centrale e periuretrale intrasfinterica. Tali noduli tendono a confluire tra loro in lobi che comprimono la zona periferica, determinandone la progressiva sclero-atrofia e la trasformazione in una pseudocapsula, utile come piano di clivaggio chirurgico. L'iperplasia si può macroscopicamente presentare come:

- lobo mediano (lobo commissurale, terzo lobo) solitamente posteriore, a sviluppo sottotrigonale;
- forma bilobata, simmetrica o asimmetrica (ad origine dalla zona di transizione);
- forma trilobata, simmetrica o asimmetrica (quale fusione dei due quadri precedenti);
- lobo subcervicale (forma particolare del lobo mediano, peduncolato, con tendenza ad impegnarsi in fase minzionale nell'imbuto uretrale determinando un meccanismo ostruttivo a valvola);
- lobo commissurale anteriore (raro).

I noduli si differenziano in funzione della proliferazione e dilatazione ghiandolare o dell'iperplasia stromale, fibrosa o muscolare, per cui microscopicamente, in funzione della prevalenza dell'uno o dell'altro aspetto, si distinguono cinque tipi istologici: stromale, muscolare, fibromuscolare, fibroadenomatoso e fibroadenomiomatoso (quest'ultimo il più frequente). Nel 25% dei casi sono presenti aree di infarto recente o pregresso; non di rado si rilevano anche infiltrati flogistici, zolle di metaplasia, displasia e degenerazione cistica (Fig. 6).

Non esiste un rapporto stretto tra il grado di iperplasia ghiandolare e l'entità dell'ostruzione uretrale, che deriva piuttosto dal sommarsi di più fattori quali la localizzazione dei noduli e la concomitanza di fenomeni congestizi, flogistici ed infartuali. All'ostruzione fa seguito una progressiva ipertrofia compensatoria del muscolo detrusore vescicale, con quadri di vescica da sforzo micro e macrodiverticolare. La presenza di ristagno endovescicale, secondario allo sfiancamento del muscolo detrusore, favorisce la sepsi, la formazione di calcoli nonché la dilatazione degli ureteri (idroureteronefrosi), incarcerati nel tratto intramurale della parete muscolare ipertrofica e resi incontinenti (reflusso vescico-uretrale) o stenotici per retrazione cicatriziale post-flogistica.

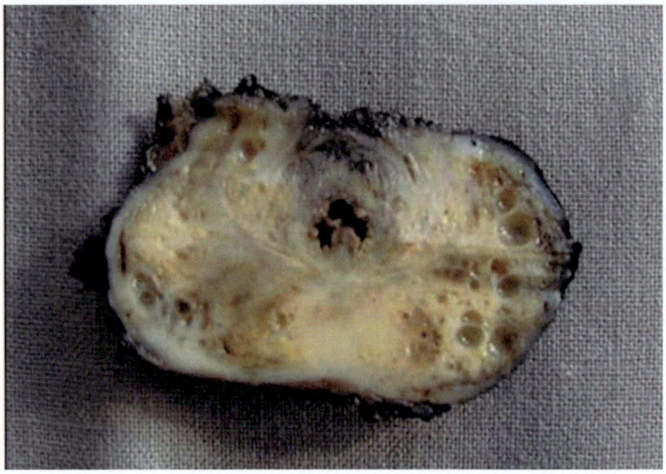

Fig. 6. Preparato istologico. La macrosezione della ghiandola prostatica evidenzia voluminoso adenoma a struttura disomogenea per presenza di cisti da ritenzione. La zona periferica risulta compressa ed assottigliata

Diagnostica per immagini

La **radiologia convenzionale** mediante urografia o cistografia valuta essenzialmente le ripercussioni dell'iperplasia prostatica sulla vescica, che risulta più o meno sollevata, con impronta da compressione estrinseca nella regione del collo. La forma dell'impronta è variabile: arciforme, con curva a largo raggio rivolta verso il basso, se la prostata è aumentata in toto; bilobata, a cuore di carta da gioco, se l'iperplasia interessa solo i lobi laterali; concava, verso il basso, ma con curva mediana a corto raggio, qualora l'ipertrofia sia limitata al lobo medio (Fig. 7). La vescica presenta di solito alterazioni da ritenzione (aspetto a celle e colonne, diverticoli); nei casi più avanzati si rilevano anche reflusso vescico-ureterale e idroureteronefrosi. L'uretra prostatica appare allungata, deviata, ristretta per compressione dei lobi laterali della prostata, ma non presenta irregolarità marginali.

L'**ecografia** mira a definire:

- il volume globale della ghiandola;
- il volume dell'adenoma e le sue variazioni dopo terapia medica;
- la presenza di piccoli adenomi che comprimono il collo o l'uretra sopramontanale e possono essere causa di gravi disturbi urinari;
- la dinamica ed il ristagno postminzionale.

Alcune informazioni possono essere acquisite già dall'ecografia sovrapubica; è peraltro ormai conoscenza acquisita che la via transrettale offre la miglior misura non tanto della ghiandola in toto quanto della sola porzione iperplastica, dato particolarmente utile nel monitoraggio della terapia farmacologica o nella prospettiva di un intervento chirurgico di tipo resettivo per via transuretrale (confronto tra peso stimato dell'adenoma e quello del tessuto asportato). Il peso è calcolato in base alla formula dell'ellissoide: $(A \times B \times C) \times 0{,}523$ (Fig. 8).

Nell'ecografia transrettale, in sezione trasversale, si osserva la progressiva perdita della normale forma triangolare della prostata che, nel tempo, tende a diventare ovoidale ed infine circolare per incremento dei due diametri ed in particolare di quello sagittale. Esiste una netta differenza tra la zona esterna periferica e quella interna, ove la struttura è condizionata dal nodulo o dai noduli presenti: se questi sono francamente adenomatosi la struttura è ipoecogena; diviene iperecogena in caso di aumento della componente miomatosa e stromale (Fig. 9). All'interno dell'adenoma si possono inoltre osservare zolle iperecogene da esiti sclerotici di pregressi infarti, od ipoecogene per commistione di noduli adenomatosi o infarti recenti nel contesto di un nodulo stromale. Frequenti sono le cisti da ritenzione e le calcificazioni, disposte lungo la

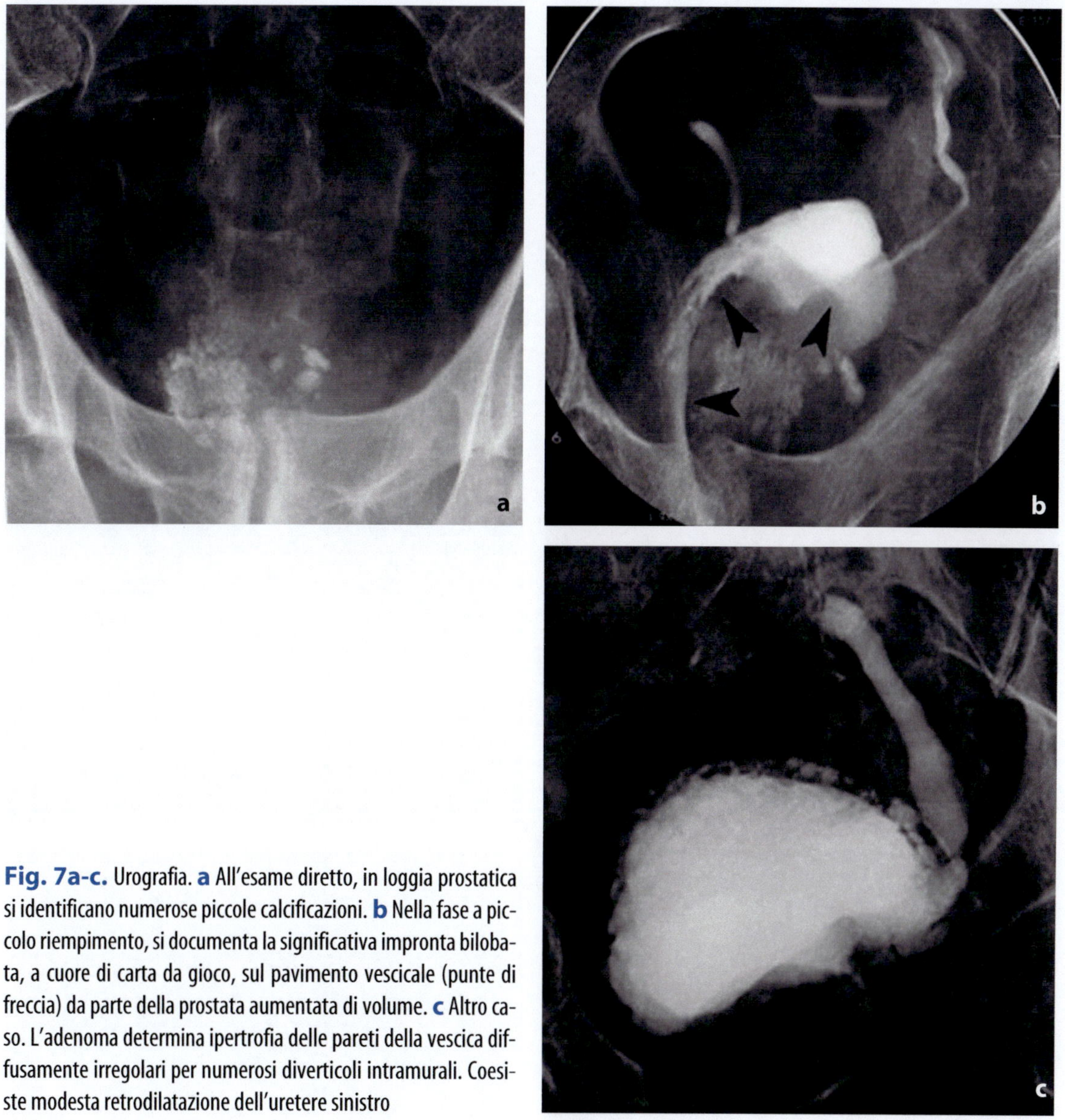

Fig. 7a-c. Urografia. **a** All'esame diretto, in loggia prostatica si identificano numerose piccole calcificazioni. **b** Nella fase a piccolo riempimento, si documenta la significativa impronta bilobata, a cuore di carta da gioco, sul pavimento vescicale (punte di freccia) da parte della prostata aumentata di volume. **c** Altro caso. L'adenoma determina ipertrofia delle pareti della vescica diffusamente irregolari per numerosi diverticoli intramurali. Coesiste modesta retrodilatazione dell'uretere sinistro

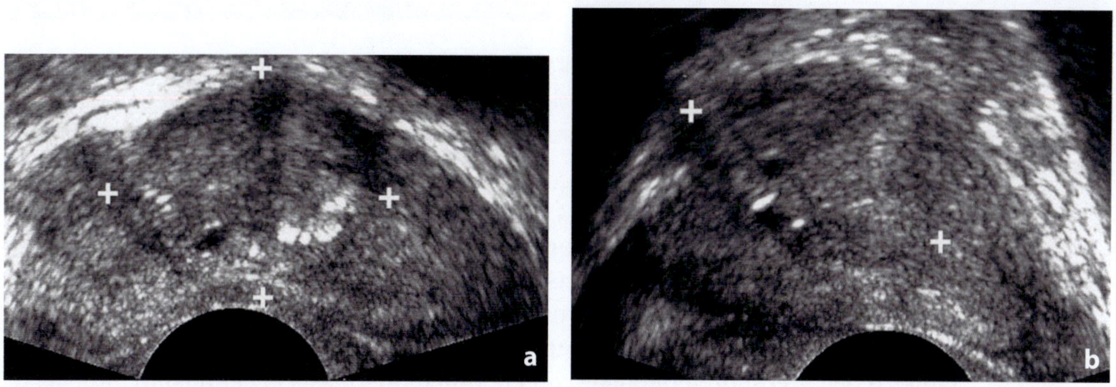

Fig. 8a,b. Ecografia. Approccio transrettale, scansione assiale (**a**) e sagittale (**b**). Iperplasia prostatica. I reperi, posti ai margini dell'adenoma, sono utilizzati per il calcolo del peso

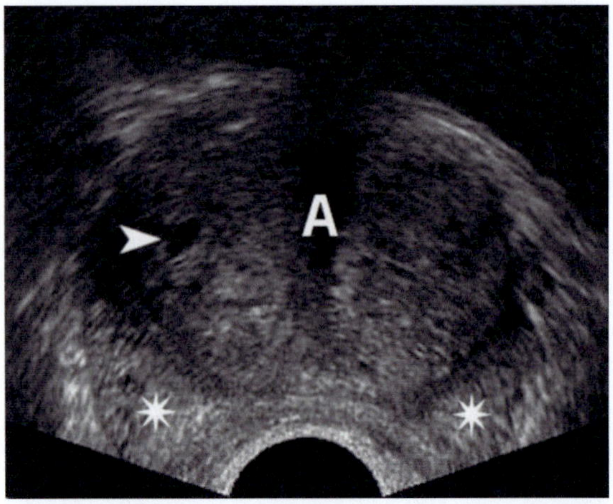

Fig. 9. Ecografia. Approccio transrettale. Iperplasia prostatica. L'adenoma (A) presenta struttura disomogenea di aspetto nodulare. Un cercine ipoecogeno lo delimita dalla zona periferica (asterischi). La punta di freccia indica una piccola cisti da ritenzione

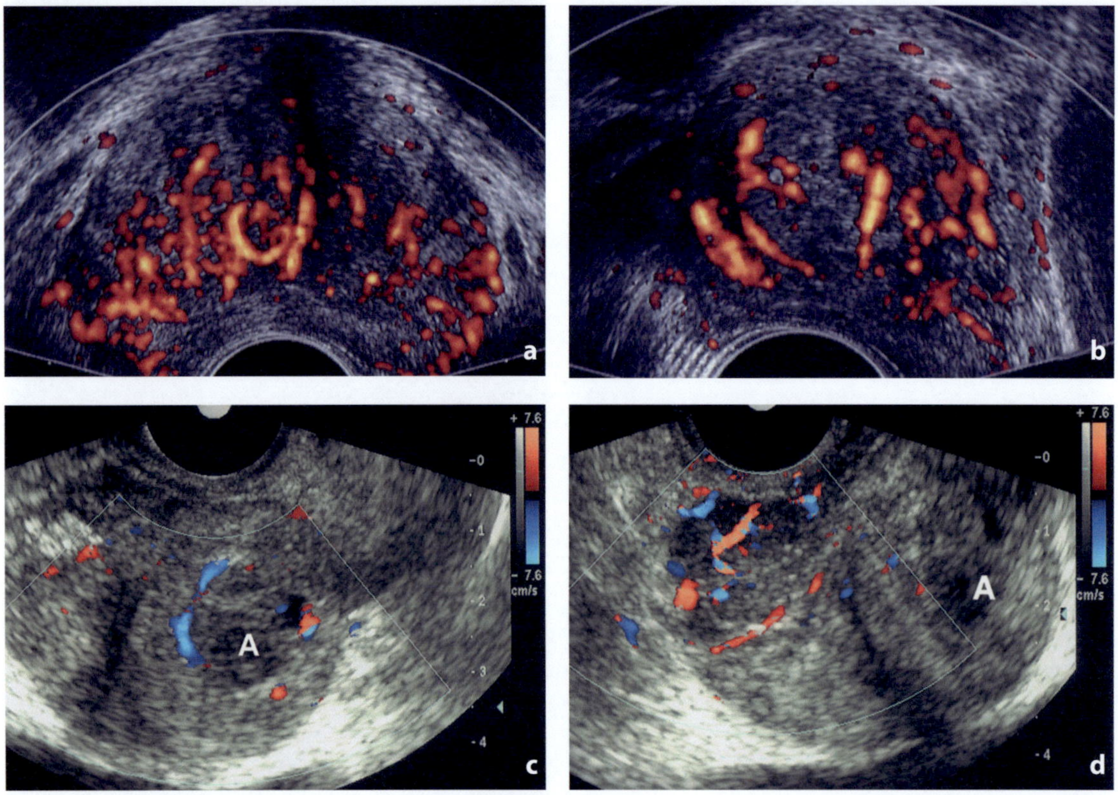

Fig. 10a-d. Power ed eco-color-Doppler. Vascolarizzazione dell'adenoma prostatico. **a-b** Power-Doppler. **a** Scansione assiale. **b** Scansione sagittale. L'adenoma risulta significativamente più vascolarizzato rispetto alla zona periferica. **c-d** L'eco-color-Doppler documenta aumento della vascolarizzazione nell'ambito dell'adenoma, di entità comunque minore rispetto a quanto rilevabile nel carcinoma presente nella zona periferica destra

pseudocapsula o inscritte nell'adenoma, disposte lungo l'uretra con un decorso arcuato. La capsula prostatica o, più precisamente, il profilo esterno della ghiandola risulta lineare senza deformazioni o interruzioni.

La scansione longitudinale, rispetto a quella trasversale, consente di evidenziare i rapporti dell'uretra premontanale con i noduli di iperplasia e, per quanto difficile, di studiare il profilo dell'uretra in fase dinamica durante la minzione, rilevando l'entità della compressione che il nodulo iperplastico esercita su di essa.

L'impiego del **color** e **power-Doppler** non apporta vantaggi diagnostici: in genere si osservano aumento della vascolarizzazione, soprattutto nei pazienti più giovani, e compressione nonché dislocazione dei vasi da parte dei noduli di maggiori dimensioni (Fig. 10).

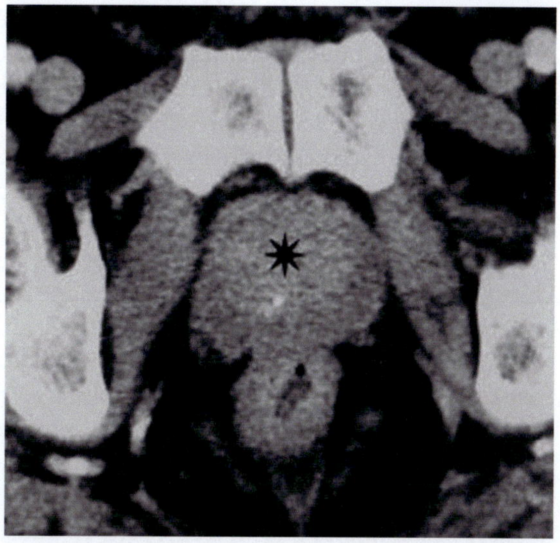

Fig. 11. Tomografia computerizzata. Adenoma prostatico. La lesione (asterisco) è riconoscibile in quanto maggiormente iperdensa rispetto alla zona periferica

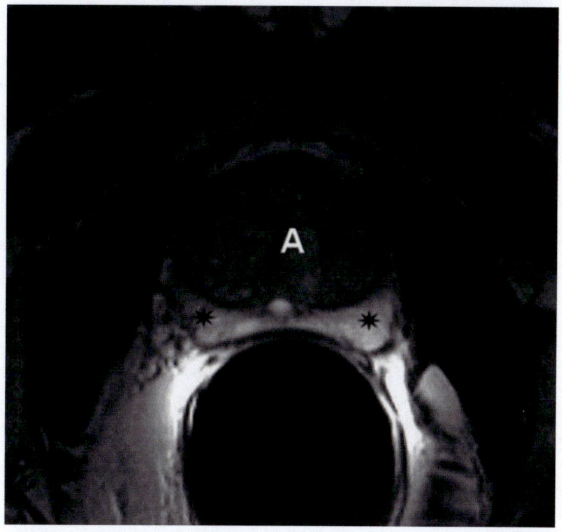

Fig. 12. Risonanza magnetica. Immagine assiale T2 pesata. Adenoma prostatico. In sede centrale adenoma (A) a struttura disomogenea, multinodulare, con iniziale compressione sulla zona periferica (asterischi), da cui è ben differenziabile

Nell'impossibilità di differenziare l'anatomia zonale prostatica, la **tomografia computerizzata** (TC) non alcun valore nello studio dell'iperplasia, se non quello di documentare un generico aumento volumetrico della ghiandola, eventualmente disomogeneo per la presenza di calcificazioni (Fig. 11). All'opposto la **risonanza magnetica** (RM), in particolare con bobina endocavitaria, riesce a dimostrare assai bene l'iperplasia adenomatosa della prostata. Nelle acquisizioni T2 pesate l'adenoma risulta infatti ben clivabile rispetto alla porzione periferica della ghiandola ed è possibile pertanto determinarne grandezza e morfologia, nonché avere informazioni sulla sua natura leiomiomatosa o ghiandolare cistica (Fig. 12). Non vi è alcuna indicazione all'uso della RM nello studio dell'iperplasia prostatica; i quadri semeiologici dell'adenoma prostatico devono, tuttavia, essere conosciuti per non incorrere in errori interpretativi, in quanto i pazienti con adenocarcinoma presentano quasi tutti anche ipertrofia della ghiandola.

Le tecniche oggi da utilizzare, nell'inquadramento dei pazienti portatori di iperplasia prostatica che giungono all'osservazione medica con sintomi relativi alle basse vie urinarie, sono rappresentate dall'ecografia pelvica condotta per via sovrapubica, dall'ecografia transrettale per lo studio diretto della prostata, dall'ecografia renale e dall'urografia effettuata secondo la tecnica tradizionale o, meglio, mediante TC.

Secondo la Consensus Conference organizzata nel 2004 dall'Associazione Urologi Italiani (AURO), l'ecografia pelvica sovrapubica ha un ruolo centrale; grazie all'elevata efficienza, risulta efficace per:

- valutare il residuo postminzionale (indice di possibile progressione della malattia e predittivo di fallimento del trattamento medico);
- definire le dimensioni della prostata (con risultati non dissimili da quanto si ottiene con il più complesso approccio transrettale);
- rappresentare lo spessore della parete vescicale (il peso della parete vescicale che se ne deduce rappresenterebbe un affidabile indicatore di precoce insorgenza di ritenzione urinaria acuta).

L'ecografia transrettale è raccomandata solo in pazienti candidati a trattamenti con chirurgia miniinvasiva per la puntualizzazione precisa del quadro anatomo-patologico.

L'ecografia renale, proposta in associazione all'esecuzione di un semplice esame radiografico dell'addome, trova indicazione solamente nei pazienti con ritenzione e/o sospetto interessamento delle alte vie urinarie. In sintonia con quanto raccomandato da altre linee guida europee e americane, secondo l'AURO l'ecografia renale ha significato in pazienti con sintomi da iperplasia prostatica associati a ematuria, infezioni del tratto urinario, insufficienza renale, pregressi interventi chirurgici. È sottolineata la bassa sensibilità di questa tecnica nel riconoscimento di piccole lesioni ad origine uroteliale.

L'urografia è oggi considerata tecnica di modesta utilità nella pratica clinica, per lo più sostituita dall'ecografia renale, effettuata in associazione all'esame radiografico diretto dell'addome. In presenza di concomitante ematuria è consigliabile procedere con urografia-TC e cistoscopia per lo studio, rispettivamente, delle alte e basse vie urinarie.

Gozzi G, Conti G, Peroni R et al (2005) Consensus conference interdisciplinare sulla diagnostica per immagini della Ipertrofia Prostatica Benigna. Radiol Med 110:179-189

Grossfeld GD, Coakley FV (2000) Benign prostatic hyperplasia: clinical overview and value of diagnostic imaging. Radiol Clin North Am 38:31-47

Neoplasie maligne

Introduzione anatomo-patologica

In oltre il 95% dei casi le neoplasie maligne della prostata sono rappresentate da adenocarcinomi (Fig. 13). Nel 3% dei casi il tumore ha origine dai dotti prostatici e si differenzia in carcinoma transizionale o squamoso (variante metaplasica del tumore transizionale), carcinoma intraduttale e carcinoma endometrioide. Fra le forme più rare sono annoverati sarcomi (rabdomiosarcomi, leiomiosarcomi, fibrosarcomi, condrosarcomi ecc.), carcinosarcomi, carcinoidi e linfomi. La prostata può essere inoltre sede, anche se raramente, di metastasi.

Benché nessuna zona ghiandolare sia immune dalla trasformazione neoplastica, la sede più frequente di insorgenza degli adenocarcinomi è la zona periferica, posteriore e laterale (70% dei casi); più rara è l'origine dalle zone centrale e di transizione (30%). La multifocalità, peraltro non rara, è stata giustificata ipotizzando sia l'origine multicentrica sia la diffusione/metastatizzazione intraprostatica.

Nella fase iniziale, nell'insorgenza tipica a livello della zona periferica, l'adenocarcinoma tende ad un accrescimento nodulare; ostacolato dalla capsula e dalla fascia Denonvilliers posteriormente e dalla frequente iperplasia anteriore, il tumore trova minor resistenza allo sviluppo secondo l'asse longitudinale con infiltrazione dell'apice e delle vescicole seminali. L'ulteriore progressione è caratterizzata dall'invasione della ghiandola anteriore e della capsula, con coinvolgimento del fascio vascolo-nervoso, della parete della vescica e del retto. I linfonodi più precocemente interessati sono quelli periprostatici ed otturatori; la neoplasia progressivamente coinvolge i linfonodi iliaci esterni ed ipogastrici, quindi gli iliaci comuni e quelli periaortici. Le metastasi a distanza dell'adenocarcinoma si localizzano allo scheletro, al fegato e al polmone,

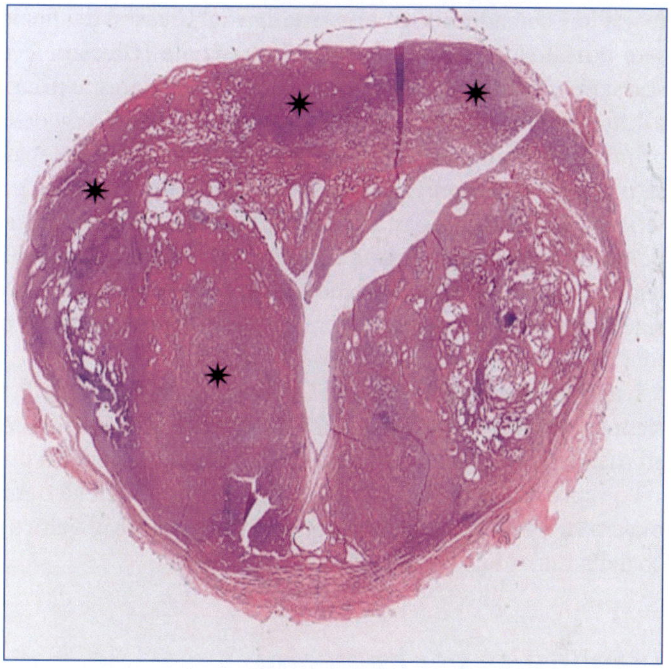

Fig. 13. Preparato istologico. Gli asterischi indicano l'adenocarcinoma multifocale che a sinistra infiltra anche la zona centrale

meno frequentemente al cervello o in altre sedi. La prevalenza delle metastasi allo scheletro assile e alla pelvi, in passato attribuita alle diffusione neoplastica attraverso le vene vertebrali, oggi è più propriamente giustificata dal flusso regionale arterioso e non da un drenaggio venoso specifico.

Il quadro citologico ed istologico è statisticamente correlabile con la prognosi; per tale motivo sono stati proposti, nel tempo, numerosi sistemi di grading, con classi differenziate in funzione dell'aspetto citologico, citoistologico ed istologico. Il sistema attualmente più diffuso e di riferimento internazionale per la valutazione del grado istologico è il Gleason score, strutturato in funzione delle caratteristiche citologiche delle cellule dell'adenocarcinoma della prostata e, soprattutto, dell'organizzazione ghiandolare o meno. Vengono riconosciuti cinque diversi pattern (Tabella 1). Il punteggio (score) è definito dalla combinazione del pattern primario, predominante, e di quello secondario: il suo range è potenzialmente compreso tra 2 (1+1) e 10 (5+5). È raro osservare uno score 2-4 nelle biopsie: in genere sono lesioni presenti nella zona di transizione, campionata in corso di resezione prostatica transuretrale (TURP). Il grado di Gleason viene riportato per ogni singolo campione bioptico e la biopsia con il più al-

Tabella 1. Classificazione di Gleason

Gleason 1:	Tumore composto da noduli di ghiandole ben delimitati, strettamente ravvicinati, uniformi, singoli e separati l'uno dall'altro.
Gleason 2:	Tumore ancora abbastanza circoscritto, ma con eventuale minima estensione delle ghiandole neoplastiche alla periferia del nodulo tumorale, nel tessuto prostatico non-neoplastico.
Gleason 3:	Tumore che infiltra il tessuto prostatico non-tumorale; le ghiandole presentano notevole variabilità di forma e dimensione.
Gleason 4:	Ghiandole tumorali con contorni mal definiti e fuse fra loro; possono essere presenti ghiandole cribriformi con bordi irregolari.
Gleason 5:	Tumore che non presenta differenziazione ghiandolare ma è composto da cordoni solidi o da singole cellule.

to grado è considerata rappresentativa del Gleason del paziente. I pazienti possono essere portatori di neoplasia ben differenziata (Gleason 2-4), moderatamente (5-7) o scarsamente differenziata (8-10), tenendo comunque presente che un Gleason 4+3=7 è differente rispetto a un 3+4=7 poiché, pur essendo medesima la somma, in realtà nel primo caso risulta prevalente un pattern di grado più elevato. In una minoranza di casi, in aggiunta a quello primario e secondario, il tumore può mostrare anche un pattern terziario, di grado maggiore che, sebbene meno rappresentato, deve essere incorporato (e sommato al primario) nel punteggio di Gleason, in quanto un piccolo focolaio di carcinoma ad alto grado presente nella biopsia potrebbe correlarsi ad una sua significativa presenza nell'intera prostata, condizionando quindi la prognosi; pertanto: (3+4+5)=8 e non 7; (2+3+4)=7 e non 5.

L'applicazione del sistema di Gleason è inaffidabile nella valutazione dei tumori che siano stati sottoposti a trattamento ormonale neo-adiuvante o a radioterapia; in questi casi deve essere fatto riferimento al Gleason bioptico pretrattamento.

Lo score di Gleason è costantemente utilizzato nella definizione di classi di rischio, ovvero di normogrammi prognostici unitamente al valore del PSA e allo stadio clinico della malattia.

Diagnostica per immagini

Identificazione

L'adenocarcinoma della prostata può essere accertato a seguito di una resezione transuretrale (TURP) effettuata per la cura dell'ipertrofia; tuttavia, abitualmente l'identificazione avviene a seguito di una serie di procedure attivate dal riscontro occasionale di un valore di antigene prostatico specifico (PSA) alterato in pazienti non sintomatici, oppure ancora, ma meno spesso, da un'esplorazione rettale digitale e/o un'ecografia prostatica transrettale effettuate per motivi diversi dallo screening della neoplasia (di solito per valutazione di un adenoma).

Rinviando al capitolo apposito per una più dettagliata esposizione dell'argomento, nondimeno si ritiene opportuno premettere alla trattazione dell'imaging alcuni brevi cenni sul PSA e sull'esplorazione rettale, che rappresentano comunque parte importante nella successiva stadiazione.

Dosaggio del PSA

Non essendo entrato nell'uso clinico quotidiano il dosaggio del PCA3, attualmente il PSA (glicoproteina prodotta principalmente dal tessuto prostatico) può essere considerato l'unico marcatore da utilizzare d'abitudine nei pazienti con patologia prostatica, sebbene non specifico: può elevarsi infatti in presenza di lesioni non solo maligne ma anche benigne (ipertrofia, flogosi acute, infarti, ritenzione urinaria) nonché dopo l'esecuzione di alcune manovre diagnostiche, quali la stessa esplorazione rettale, la cistoscopia o la biopsia prostatica (in quest' ultimo caso, si possono osservare incrementi fino a 50 volte, con lento ritorno ai valori prebiopsia in 30-60 giorni). Pertanto, quando si vogliano valutare le variazioni del PSA indotte da una determinata terapia, è raccomandabile eseguirne il dosaggio prima dell'esplorazione rettale o di un'ecografia prostatica transrettale e anche di manovre strumentali sul retto-colon (rettoscopia o colonscopia). Occorre inoltre attendere un periodo di almeno 4 settimane dopo l'esecuzione di una biopsia prostatica per poter ritenere valido il valore dei livelli sierici di PSA. Per contro, tali livelli possono diminuire in circolo in seguito all'impiego di alcuni farmaci utilizzati nel trattamento dell'ipertrofia prostatica benigna. Considerata la prevalenza del cancro prostatico nella popolazione affetta da ipertrofia prostatica, un abbassamento dei livelli di PSA indotto farmacologicamente può compromettere l'utilità diagnostica del marcatore in caso di presenza di neoplasia maligna. Per escludere la compresenza di quest'ultima sono, pertanto, consigliabili: prelievo basale prima dell'inizio del trattamento, successivo monitoraggio semestrale ed esecuzione di approfondimento diagnostico ulteriore nel caso non si osservino decrementi del PSA >50% o si assista ad un incremento dei valori del PSA nel tempo.

Il PSA viene generalmente valutato con riferimento a un valore soglia, calcolato sulla base della distribuzione del marcatore nei soggetti normali. Il valore soglia più utilizzato è pari a 4 ng/mL, ma tale valore deve essere considerato convenzionale, poiché è caratterizzato da un basso valore predittivo, sia positivo che negativo, a causa di svariati fattori, tra cui l'età del paziente (il PSA tende ad aumentare negli anziani) e la sovrapposizione fra pazienti con neoplasia confinata all'organo e pazienti con ipertrofia prostatica, che presentano spesso valori compresi fra 4 e 10 ng/mL.

La sensibilità, la specificità ed il valore predittivo positivo del PSA per la identificazione del carcinoma prostatico variano a seconda degli studi presi in considerazione. La sensibilità del test in pazienti con valori di PSA pari a 4 ng/mL fluttua infatti dal 67,5 all'80%, il che significa che circa il 20-30% delle neoplasie non è diagnosticato quando il PSA venga impiegato come unico test diagnostico. La specificità del test varia tra il 60 e il 70% quando i livelli di PSA sono >4ng/mL.

A partire dal 1991, l'esecuzione della biopsia prostatica viene raccomandata per valori di PSA totale superiori a 4,0 ng/mL. In effetti, nei primi anni '90 si è molto discusso circa l'opportunità di sottoporre i pazienti a biopsia se i valori di PSA totali erano compresi tra 4 e 10 ng/mL, in presenza di un reperto rettale negativo ed un'ecografia transrettale della prostata nella norma. Nel corso della seconda metà degli anni '90 è stato però evidenziato che per valori tra 4 e 10 ng/mL la possibilità di riscontrare un carcinoma prostatico varia dal 20 al 30%.

La probabilità di una biopsia positiva per carcinoma prostatico può essere correlata ai valori di PSA totale sierico (tPSA). Per tPSA 0,0-4,0 ng/mL la probabilità di riscontrare un carcinoma è del 10% e nel 90% dei casi si tratta di una forma organo confinata; per tPSA 4,0-10,0 ng/mL la probabilità di riscontrare un carcinoma è del 25% e nel 70% dei casi si tratta di una forma organo confinata; per tPSA>10,0 ng/mL la probabilità di riscontrare un carcinoma è del 50% e nel 50% dei casi si tratta di una forma organo confinata.

In considerazione del fatto che una percentuale tra il 10 ed il 15% dei pazienti con PSA totale tra 2,5 e 4 ng/ml possono avere un carcinoma prostatico, è stato recentemente proposto di abbassare il livello di normalità del PSA totale da 4 a 2,5 ng/mL. Non tutti i lavori presenti in letteratura confermano però questa osservazione e pertanto l'attuale proposta è quella di utilizzare un cut off di 2,5 ng/mL nei soggetti con storia familiare di carcinoma prostatico, PSA totale elevato per l'età di riferimento, reperto rettale anomalo.

B A e p e a

La correzione dei valori del PSA in base all'età del paziente è stata introdotta per migliorare la sensibilità di questo parametro negli individui giovani e la specificità negli individui più anziani. La correzione dei valori del PSA per l'età non garantisce un accettabile incremento di sensibilità e specificità.

PSA ratio

Il PSA sierico esiste in varie forme, anche se la maggior parte è complessato ad inibitori delle proteasi come l'alfa 1-antichimotripsina e solo una minima percentuale è presente in forma libera. Il rapporto percentuale tra PSA libero e PSA totale è definito *PSA ratio*. La percentuale di PSA libero è più bassa nei soggetti con carcinoma prostatico. Per questo motivo, la percentuale di PSA libero può essere utile nel determinare quale paziente deve essere sottoposto ad una biopsia prostatica. È stato dimostrato che la percentuale di PSA libero può migliorare la specificità del PSA totale nei soggetti con valori di PSA totale compresi tra 2,5 e 10 ng/mL; la sensibilità e la specificità della percentuale di PSA libero sono indipendenti dall'età dei soggetti sottoposti all'indagine.

Velocità del PSA e tempo di raddoppio del PSA

Uno dei possibili metodi per rendere più efficiente il PSA totale è quello di usare misurazioni ripetute nel tempo, per distinguere le forme benigne da quelle maligne in base alla diversa cinetica del marcatore nelle due situazioni. Il razionale di questo approccio è che uomini con carcinoma prostatico avranno un incremento più rapido del PSA rispetto a quelli senza carcinoma prostatico.

La velocità del PSA, cosiddetta *PSA velocity*, misura i cambiamenti del PSA nel corso di un anno, consentendo una valutazione longitudinale dei livelli sierici del PSA. Nella prima metà degli anni '90 è stato introdotto il concetto che un incremento del PSA totale superiore a 0,75 ng/mL per anno era suggestivo per un carcinoma.

Il tempo di raddoppio del PSA, cosiddetto *PSA doubling time*, misura in modo diverso la cinetica, utilizzando una formula logaritmica per identificare il tempo di raddoppio dei valori del PSA. La formula è: log (2xt) diviso per log (final PSA) – log (initial PSA). Il *doubling time* è espresso in mesi. I limiti dell'utilizzo della *velocità del PSA* e del *doubling time del PSA* sono legati alle variazioni inter e intralaboratorio nella determinazione dei valori del PSA ed alla variazione biologica del valore di PSA totale nei singoli individui, non connessa alla patologia di base ma legata all'assunzione di farmaci, a sostanze alimentari, ad esercizio fisico o ad attività sessuale.

Densità del PSA

Il termine *PSA density* si riferisce al valore di PSA totale sierico diviso per il volume prostatico espresso in centimetri cubici. La PSA density è stata sviluppata in un tentativo di valutare l'importanza del volume prostatico, alla luce del fatto che un aumento del volume prostatico legato ad un'ipertrofia prostatica benigna può portare ad un incremento del PSA totale pur in assenza di un carcinoma prostatico. Vengono calcolate la densità del PSA rispetto al volume totale della ghiandola prostatica, cosiddetta *PSA density*, o rispetto al volume della sola zona centrale, di transizione, della ghiandola prostatica da cui origina l'ipertrofia prostatica, cosiddetta *transition zone PSA*.

Normalmente, per soggetti con il PSA tra 4 e 10 ng/ml, si indica come normale una PSA density di 0,15. Ci sono però vari svantaggi nell'utilizzo della PSA density nella pratica clinica. Il valore ottenuto è infatti dipendente dalle variazioni del dosaggio del PSA e da un'accurata valutazione ecografica transrettale del volume prostatico. Vi è inoltre una considerevole sovrapposizione di pazienti che hanno una PSA density inferiore a 0,15 e presentano ipertrofia prostatica benigna, prostatite o carcinoma.

cPSA

Attualmente è possibile dosare il PSA complessato con l'alfa 1-antichimotripsina (*cPSA*). Uno dei vantaggi teorici è quello di effettuare un solo dosaggio riducendo la variabilità dei due dosaggi necessari per determinare la PSA ratio (PSA totale e PSA libero). Nonostante questo vantaggio teorico, tanto gli iniziali studi retrospettivi quanto i successivi studi prospettici non hanno dimostrato una superiorità del cPSA rispetto alla PSA ratio.

Esplorazione rettale digitale

L'esplorazione rettale digitale (ERD) rappresenta sovente il primo approccio diagnostico al paziente che presenti sintomatologia riferibile a patologia prostatica. Con la ERD si apprezzano il tono dello sfintere anale, lo stato di ripienezza dell'ampolla rettale, le dimensioni, la consistenza, la configurazione della prostata, la persistenza del solco mediano, la simmetria fra i due lobi, la dolorabilità della ghiandola e l'eventuale presenza di un nodulo di cui si possono definire la sede, i margini, la superficie e la consistenza.

Viene definito "reperto rettale anormale" un aumento di compattezza associato o meno ad irregolarità della superficie o dei margini della ghiandola prostatica. Con la ERD si riescono ad apprezzare solo i tumori che, ad origine nella zona periferica, siano di discreto volume; sfuggono, invece, le formazioni che per sede centrale, dimensioni e consistenza limitate non possono determinare anomalie alla palpazione. Va segnalato come, oltre al carcinoma, altre patologie non neoplastiche (calcolosi, prostatiti, tubercolosi, aree d'infarto, reazione postbioptica ed anche noduli di ipertrofia) possano essere responsabili di aumenti di consistenza focali e/o modificazioni dei margini della prostata.

La presenza di un reperto rettale anormale è indicazione all'esecuzione della biopsia prostatica: in circa il 18% dei casi la diagnosi di carcinoma prostatico è posta esclusivamente sulla base di tale riscontro. D'altro canto, l'ERD, da sola, non ha adeguata accuratezza diagnostica e va, pertanto, associata al dosaggio del PSA. Vari studi hanno inoltre evidenziato come l'ERD debba essere eseguita in soggetti con PSA totale pari o superiore a 1 ng/mL: il 14-30% dei soggetti con reperto rettale dubbio e PSA tra 1 e 4 ng/mL ha il riscontro di un carcinoma alla biopsia.

La ERD può dunque essere ancora considerata come un'indagine diagnostica di prima linea, essendo semplice e non invasiva; presenta i grandi svantaggi della variabilità soggettiva e dell'impossibilità di apprezzare l'intera prostata e, di conseguenza, non è mai impiegata isolatamente per formulare diagnosi di carcinoma prostatico. Spesso, infatti, non vi è correlazione tra ERD e reperti bioptici, dal momento che circa il 38% dei pazienti sottoposti a prostatectomia radicale risulta avere una neoplasia che non determina anomalie della consistenza della ghiandola rilevabili alla palpazione.

Ecografia prostatica transrettale (TRUS)

Se condotta per via sovrapubica, l'ecografia è assolutamente insufficiente a discriminare aree di differente ecogenicità nel contesto della prostata; l'esame deve essere, quindi, eseguito di necessità con approccio transrettale.

Studi clinici e anatomo-patologici hanno ormai dimostrato in maniera certa che il carcinoma prostatico di piccole dimensioni (<2 cm) inscritto nella zona periferica si presenta nella maggioranza dei casi come una lesione ipoecogena a limiti ben definiti rispetto al tessuto circostante (Fig. 14). Sebbene esista una percentuale di casi (dal 2,5 al 7,2% secondo le differenti casistiche) in cui l'ecografia da sola permette di individuare la neoplasia non palpabile in pazienti con PSA <4 ng/ml, l'aspetto ecografico sopra descritto non si può comunque ritenere patognomonico perché nella zona periferica:

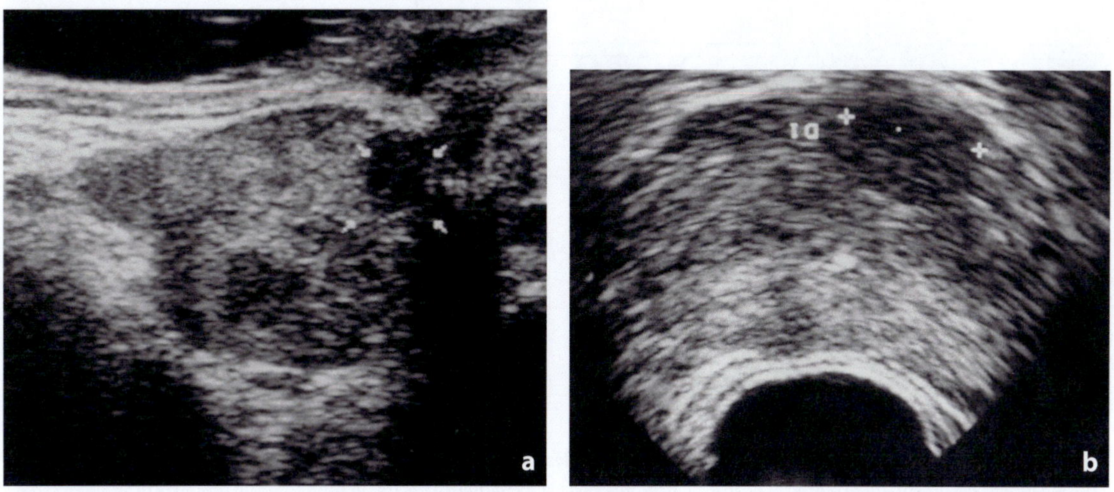

Fig. 14a,b. Ecografia. Approccio transrettale. Adenocarcinoma prostatico. **a** Scansione sagittale: nella zona periferica si identifica lesione focale ipoecogena a limiti ben definiti, delimitata da piccole frecce. **b** Scansione assiale: il nodulo si demarca per la maggior ipoecogenicità

Tabella 2. Valore predittivo positivo (VPP) per carcinoma della prostata di un nodulo ipoecogeno identificato nella zona periferica della prostata quando il reperto ecografico sia integrato con i valori del PSA e l'esplorazione digitale rettale (EDR)

		VPP
PSA elevato	EDR+	71%
PSA normale	EDR+	26%
PSA elevato	EDR–	34%
PSA normale	EDR–	5%

- foci ipoecogeni possono rappresentare flogosi acuta, cronica ed infarti (identificato un nodulo ipoecogeno, il valore predittivo positivo dell'ecografia migliora nettamente integrando tale reperto con la ERD ed il valore del PSA; Tabella 2);
- in un terzo dei casi la neoplasia può essere isoecogena, simile all'adiacente parenchima, per cui la diagnosi è fatta solo grazie al riscontro di asimmetria volumetrica tra i due lobi o per l'evidenza ecografica di un bulging in corrispondenza di un nodulo apprezzabile alla ERD;
- seppur raramente, se non eccezionalmente, il tumore può risultare iperecogeno, in quanto riferibile ad una particolare varietà istologica rappresentata dal comedocarcinoma (Fig. 15).

Inoltre, come già espresso, nel 30% la neoplasia si origina nella zona centrale o in quella di transizione, ove è difficilmente identificabile all'ecografia.

La neoplasia (limitata, posteriormente, dalla capsula e dalla fascia di Denonvilliers e, anteriormente, dai frequenti noduli di iperplasia) tende ad accrescersi secondo le linee di minor resistenza al processo infiltrativo; è, quindi, obbligata a svilupparsi in senso longitudinale e laterale, trasformandosi da nodulo in placca, pur sempre ipoecogena (Fig. 16). Solo nelle fasi successive, ovvero quando gettoni neoplastici si accrescono dalla zona periferica verso quella centrale, l'ecostruttura si modifica e, da ipoecogena, diviene di tipo misto per commistione sparsa di aree maligne, ipoecogene, e benigne, iperecogene, riferibili a parenchima ghiandolare fibrotico o a calcificazioni inglobate dal tessuto tumorale in accrescimento.

Il carcinoma nasce, quindi, ipoecogeno e tende a diventare misto, essendo l'ecogenicità influenzata dalla patologia preesistente: l'infiltrazione progressiva di aree di

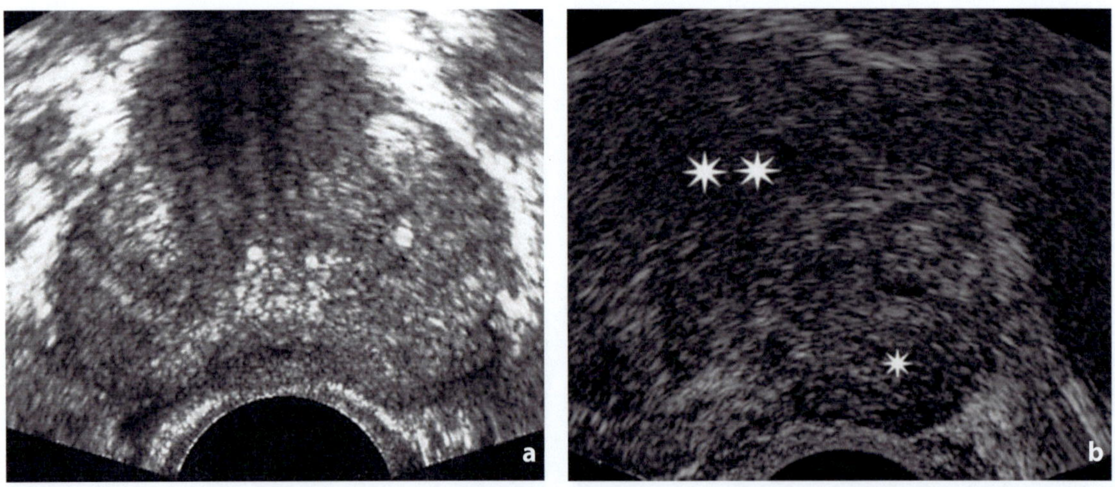

Fig. 15a,b. Ecografia. Approccio transrettale. Adenocarcinoma prostatico. **a** Lesione isoecogena. Paziente con PSA 8 ng/mL. Le biopsie random documentano la presenza di adenocarcinoma nella zona periferica destra. In sede centrale presenza di adenoma trilobato. **b** Particolare di lesione nodulare ipoecogena (asterisco) localizzata nella zona periferica del lobo sinistro; alla biopsia mirata ecoguidata: prostatite granulomatosa. La ghiandola presenta struttura diffusamente grossolana, prevalentemente ipoecogena in sede centrale (doppio asterisco)

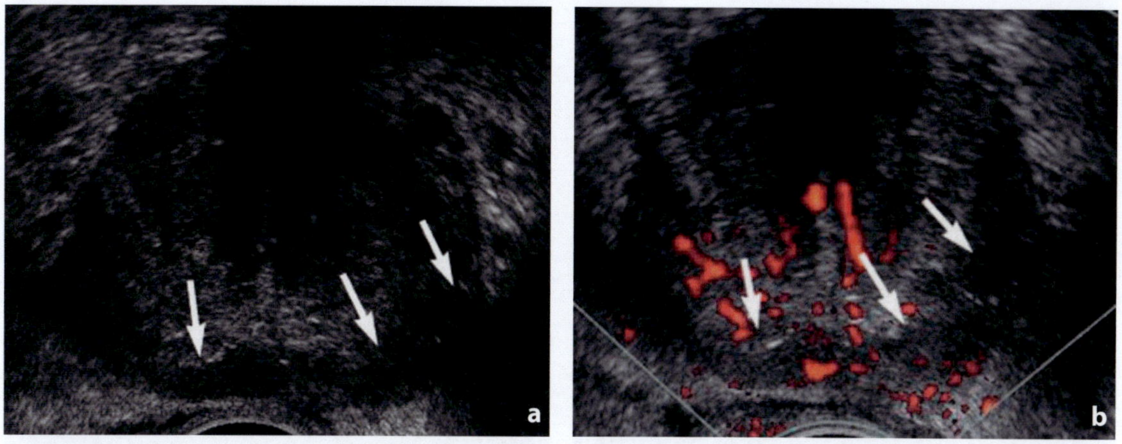

Fig. 16a,b. Eco-color-Doppler. Adenocarcinoma prostatico. **a** La neoplasia (frecce) infiltra a placca la zona periferica diffusamente ipoecogena. **b** La vascolarizzazione al power-Doppler è solo un poco più accentuata rispetto alla porzione centrale della ghiandola, sede di adenoma

pregressa prostatite calcifica o fibrocalcifica, ovvero di iperplasia a predominanza stromale, determina quadri ecostrutturali di tipo misto-iperecogeno.

L'utilizzo del **color** e **del power-Doppler** non ha dimostrato di migliorare in maniera significativa la capacità di identificazione del carcinoma prostatico. L'ipotesi di poter riconoscere aree neoplastiche non visibili in B-mode non è stata suffragata dai dati clinici, verosimilmente perché il tumore è poco vascolarizzato; e comunque, anche se sensibilità e valore predittivo in alcuni studi risultano migliorati, la specificità rimane bassa e non permette di evitare la biopsia.

Recentemente sono stati impiegati anche in campo prostatico i mezzi di contrasto (mdc), in associazione o meno al color-Doppler, con l'obiettivo di evidenziare la neovascolarizzazione intratumorale nelle zone ecograficamente sospette o poco vascolarizzate. Il loro impiego non sembra comunque dirimente nell'ambito della diagnosi differenziale tra carcinoma e prostatite cronica granulomatosa.

Ciascuna delle procedure (PSA, EDR ed ecografia transrettale) attualmente usate nell'identificazione del carcinoma della prostata ha dei limiti che possono essere migliorati dall'approccio integrato, senza tuttavia garantire la necessaria affidabilità diagnostica, ragion per cui la diagnosi definitiva di tumore è demandata all'istologia ottenuta mediante biopsia.

Agobiopsia prostatica

La biopsia prostatica deve essere eseguita in tutti i casi in cui vi sia il sospetto di neoplasia prostatica, ovvero in presenza di nodulo palpabile, lesione ipoecogena, PSA >10 ng/mL; PSA compreso tra 4-10 ng/mL ma PSA ratio <15%, PSA density >0,15, PSA velocity >1 ng/mL. È condotta sempre con guida ecografica endorettale, ago 14-18 gauge ed approccio per via transrettale o transperineale. Il primo è più semplice, grazie all'uso del guida-ago (montato sulle sonde end-fire) e della traccia indicata sullo schermo del computer; è meno doloroso; richiede una copertura antibiotica attuata prima e dopo la biopsia per evitare complicanze infettive. Il secondo ha il vantaggio dell'assenza della contaminazione, per cui si evitano possibili prostatiti.

La tecnica di prelievo si diversifica in relazione all'indicazione.

Nei casi con PSA sospetto e EDR ed ecografia negative il prelievo si esegue con tecnica random nel tentativo di campionare in maniera sistematica la ghiandola prostatica.

La tecnica classica "a sestante", descritta da Hodge ed eseguita per via transrettale, prevede sei prelievi complessivi, tre per lobo, due dei quali (uno per lobo) nella zona centrale. La constatazione del discreto numero di carcinomi che sfuggono in tale maniera ha portato ad una serie di modifiche per quanto concerne sia il numero sia la se-

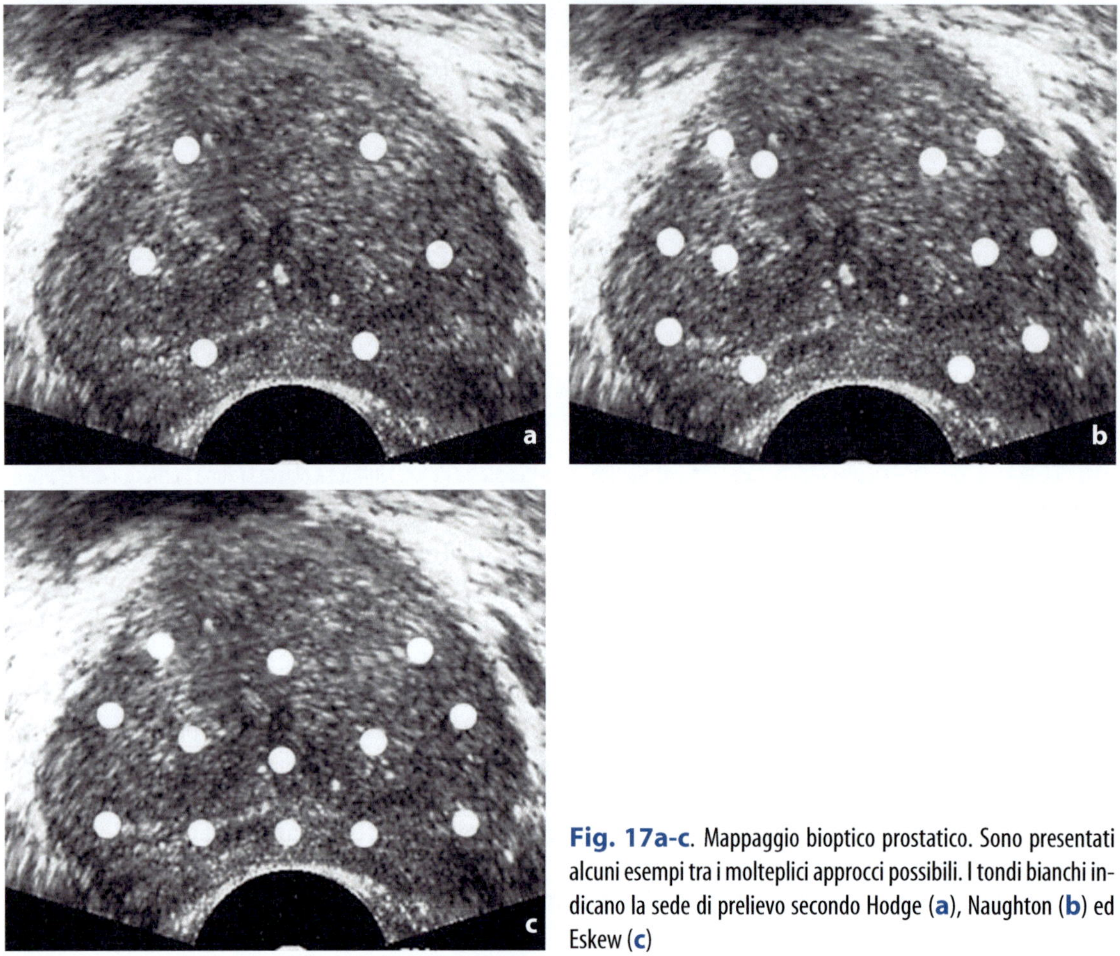

Fig. 17a-c. Mappaggio bioptico prostatico. Sono presentati alcuni esempi tra i molteplici approcci possibili. I tondi bianchi indicano la sede di prelievo secondo Hodge (**a**), Naughton (**b**) ed Eskew (**c**)

de dei prelievi. Tra le varie proposte si segnala quella di Eskew, definita *systematic 5 region prostatic biopsy*: ai sei prelievi già previsti da Hodge se ne aggiungono tre nella regione centrale e due per parte nella regione laterale, per un totale di tredici. Nella tecnica *fan shaped* di Brosner, eseguita per via transperineale con approccio all'apice, l'inclinazione dell'ago varia nei successivi passaggi con conseguente apertura a ventaglio (Fig. 17).

Indipendentemente dalla tecnica utilizzata non è ancora unanimemente definito il numero dei prelievi da eseguire anche se all'aumento del numero corrisponde ovviamente il miglioramento dell'accuratezza. Nella pratica clinica si ritiene che 8-10 passaggi, di cui almeno due nella zona centrale (o di transizione), possano rappresentare un opportuno compromesso tra accuratezza e disagio del paziente.

Nei casi con EDR o ecografia positiva, si eseguono prelievi mirati sempre con guida ecografica (Fig. 18). Si ritiene, tuttavia, indispensabile associare anche prelievi a se-

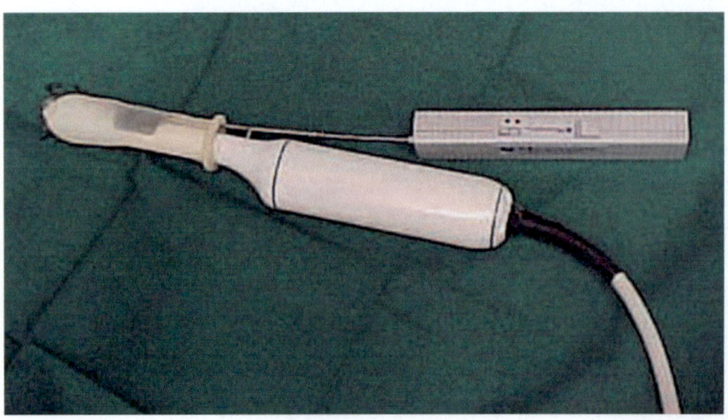

Fig. 18. Sonda e pistola utilizzate per la biopsia ecoguidata

stante per identificare foci non percepibili e raggiungere così una definizione bioptica del volume-tumore, parametro importante nella stadiazione della neoplasia in base a normogrammi che considerano il PSA, il grading bioptico ed il numero dei prelievi positivi.

Qualora il primo mappaggio abbia dato esito negativo, un ulteriore accertamento bioptico è indicato nei pazienti che abbiano PSA persistentemente elevato e/o comparsa di aree clinicamente sospette all'esplorazione rettale o ecografica. Ulteriore accertamento è ancora indicato qualora le precedenti biopsie abbiano documentato la presenza di neoplasia intraepiteliale di alto grado (HGPIN) o di proliferazione microacinare atipica (ASAP), reperti istologici predittivi di presenza o di evoluzione in malattia invasiva.

L'identificazione dell'adenocarcinoma prostatico, per quanto sopra detto, si basa su: dosaggio del PSA, esplorazione rettale, ecografia transrettale e diagnosi definitiva tramite agobiopsia prostatica. Nondimeno l'identificazione può avvenire tramite TC e RM.

Tomografia computerizzata

A differenza dell'ecografia e della risonanza magnetica, la TC (come già detto) non è in grado di differenziare l'anatomia zonale prostatica: ghiandola centrale e periferica hanno il medesimo segnale; non esistono, quindi, i presupposti per l'impiego di tale tecnica nello studio della prostata e, segnatamente, nell'identificazione dell'adenocarcinoma. Questa può avvenire, e del tutto incidentalmente, nel corso di indagine condotta per altri fini (Fig. 19).

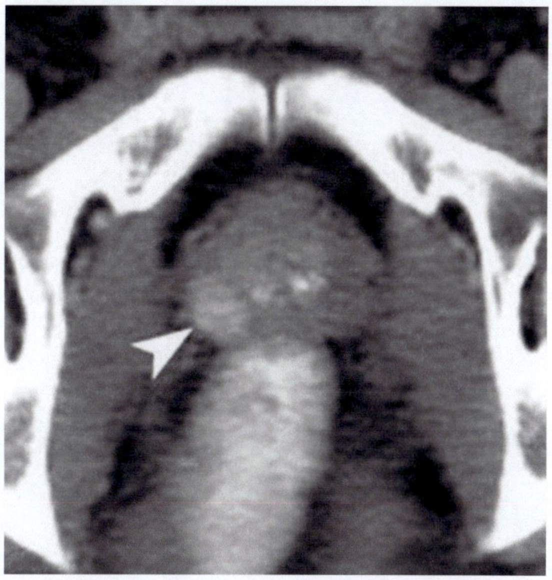

Fig. 19. Tomografia computerizzata. Adenocarcinoma prostatico. Riscontro incidentale di lesione (punta di freccia) nel lobo destro; il nodulo appare iperdenso dopo mdc

Risonanza magnetica

Più che nell'identificazione, la RM ha valore nella localizzazione della neoplasia, in particolare per: migliorare la diagnosi mirando verso aree sospette la biopsia nei pazienti che, in base al PSA, risultino ad alto rischio di neoplasia, pur avendo avuto precedenti biopsie eco-guidate negative; accertare la presenza di tumore nell'area del fascio vascolo-nervoso quando si programmi un'escissione chirurgica; migliorare i risultati della prostatectomia laparoscopica; pianificare la IMRT (intensity-modulated radiation therapy); motivare correttamente la scelta verso opzioni terapeutiche meno invasive quali la criochirurgia o la brachiterapia; sorvegliare dimensioni ed andamento evolutivo della neoplasia nei pazienti che scelgano di non essere trattati ("watching waiting").

Ciò premesso, la visualizzazione e l'identificazione dell'adenocarcinoma dipendono dal tipo di sequenza utilizzata: mentre nelle immagini T1 pesate la lesione non è documentabile, in quelle T2 essa si presenta ipointensa, con segnale sostanzialmente analogo, indipendentemente dall'intensità del campo magnetico, dalla bobina utilizzata (preferibilmente endocavitaria) e dalla sede ghiandolare, centrale o periferica, anche se in quest'ultima la neoplasia è molto più facilmente riconoscibile. La zona periferica, come noto, è iperintensa nelle sequenze T2 pesate e l'adenocarcinoma, ipointenso, risulta ben evidente nella grande maggioranza dei casi (Figg. 20, 21).

La RM, in particolare con la bobina endorettale, si è dimostrata in grado di rilevare noduli neoplastici anche situati nella porzione centrale; anzi una precisa indicazione alla RM endorettale può essere posta in soggetti che presentino innalzamento del PSA a fronte di EDR ed ecografie transrettali negative. L'individuazione del nodulo neoplastico con RM in tali casi può infatti evitare fastidiose biopsie random. D'altra parte, il riscontro di un nodulo ipointenso non è, tuttavia, patognomonico perché l'ipointensità del segnale si può rilevare anche in presenza di emorragie postbiopsia, prostatiti,

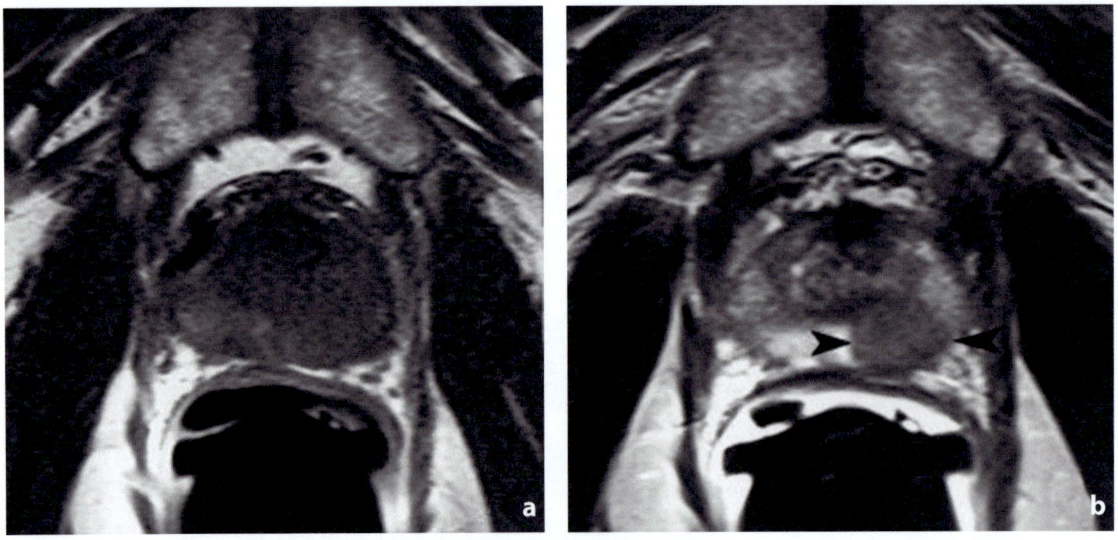

Fig. 20a,b. Risonanza magnetica. Semeiotica del segnale. Adenocarcinoma prostatico. **a** Immagine assiale T1 pesata: la lesione è isointensa rispetto all'adiacente tessuto e, quindi, non identificabile. **b** Nell'immagine assiale T2 pesata il nodulo, ipointenso (punte di freccia), si delinea nettamente rispetto all'iperintensità della zona periferica

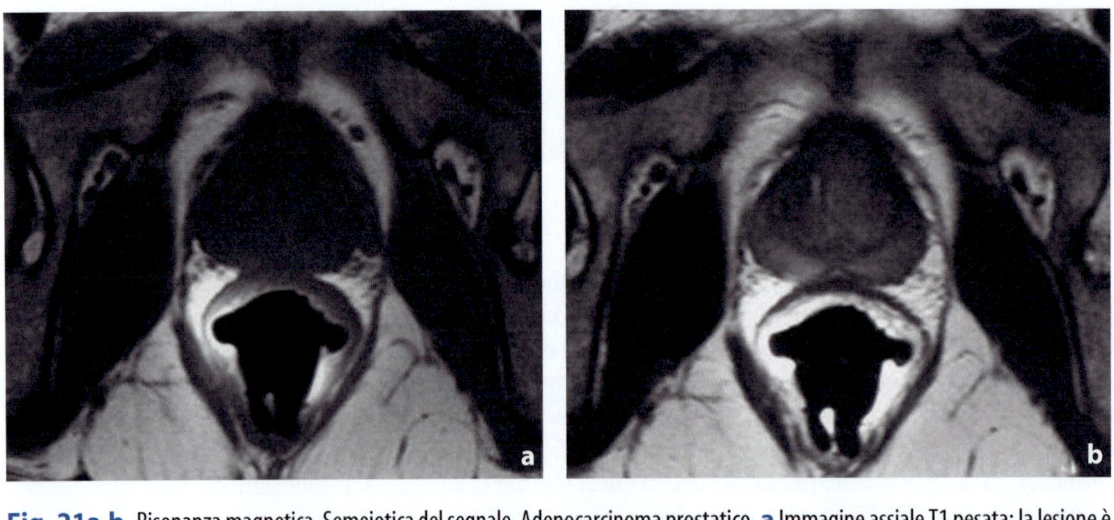

Fig. 21a,b. Risonanza magnetica. Semeiotica del segnale. Adenocarcinoma prostatico. **a** Immagine assiale T1 pesata: la lesione è isointensa rispetto all'adiacente tessuto e, quindi, non identificabile. **b** Nell'immagine assiale T2 pesata, la lesione ipointensa infiltra diffusamente la zona periferica che non è più riconoscibile nella sua normale iperintensità displasia intraghiandolare e noduli eterotopici di iperplasia prostatica benigna.Per migliorare l'identificazione dell'adenocarcinoma è stato proposto l'utilizzo di mdc paramagnetici interstiziali extracellulari (Fig. 22). Tuttavia, le semplici immagini T1 pesate pre e postcontrasto non sono sempre adeguate a differenziare il tessuto maligno da quello benigno e, quindi, il nodulo neoplastico nell'ambito dell'iperplasia benigna, dal momento che entrambi presentano il medesimo pattern di enhancement. Una possibile distinzione, sfruttando le differenze in perfusione, può essere raggiunta ricorrendo ad uno studio dinamico tramite sequenze T1 pesate, che possono essere lente con risoluzione temporale bassa (30 secondi) ma spaziale elevata (in genere con conseguente alta sensibilità e bassa specificità) oppure veloci con risoluzione temporale alta (1-4 secondi) e spaziale ridotta (conseguente bassa sensibilità ed alta specificità). Lesioni nella zona periferica possono essere sicuramente identificate dalla prima metodica che, nell'accertare la presenza di neoplasie in stadio iniziale e clinicamente significative, assicura (secondo alcune esperienze) una sensibilità elevata prossima al 90%, avendo come gold standard le biopsie random (sei o otto prelievi con ago 14 gauge) rispetto a cui è risultata equivalente o talvolta superiore anche per livelli di PSA <10 ng/mL. Attualmente, quindi, nella maggior parte dei casi si preferisce ricorrere a sequenze ad alta risoluzione spaziale che sembrano perlomeno aumentare la capacità di stadiazione. L'arricchimento dopo mdc nell'ambito della lesione neoplastica

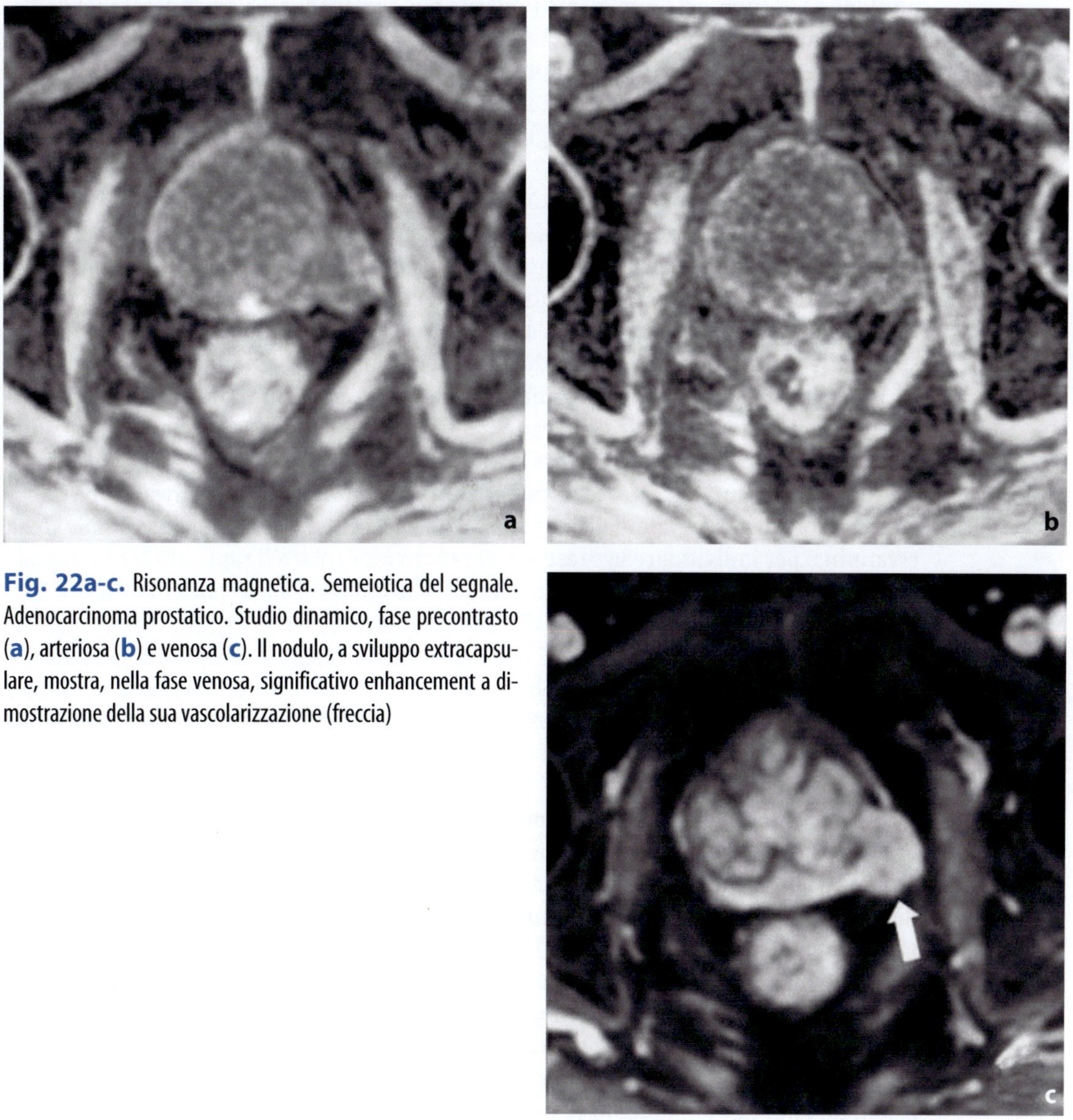

Fig. 22a-c. Risonanza magnetica. Semeiotica del segnale. Adenocarcinoma prostatico. Studio dinamico, fase precontrasto (**a**), arteriosa (**b**) e venosa (**c**). Il nodulo, a sviluppo extracapsulare, mostra, nella fase venosa, significativo enhancement a dimostrazione della sua vascolarizzazione (freccia)

può essere valutato tramite l'analisi semiquantitativa dell'intensità del segnale (tempo di comparsa, intensità massima di segnale, morfologia della curva di enhancement ed area sottesa ad essa ad un tempo fisso, abitualmente 60-90 secondi dopo quello d'arrivo, gradiente di wash out), oppure tramite l'analisi quantitativa della concentrazione del mdc nel tessuto basata sull'utilizzo di modelli farmacocinetici (calcolo del volume extravascolare extracellulare, costante di trasferimento del volume, costante del rapporto di diffusione). In realtà nella pratica clinica quotidiana, per le difficoltà di computo, l'analisi quantitativa non viene mai utilizzata a favore di quella semiquantitativa, peraltro scarsamente utile per le difficoltà di confronto tra i diversi pazienti e le differenti apparecchiature.

Prescindendo dalla tecnica utilizzata, gli studi dinamici, come del resto le immagini T2 pesate, sono comunque meno accurati nell'identificazione delle lesioni centrali rispetto a quelle ad insorgenza periferica.

In ragione di tali limiti, particolare attenzione è oggi rivolta alla **spettroscopia con RM (RMsp)**, che è l'unica metodica non invasiva che permette di individuare quantitativamente le sostanze chimiche nell'organismo. Le immagini possono essere acquisite con un'apparecchiatura ad alta intensità di campo, utilizzando la bobina del corpo per la trasmissione degli impulsi e una bobina di superficie, posizionata a livello della pelvi, per la ricezione del segnale; oppure impiegando una bobina endorettale connessa ad una bobina phased array posizionata sulla pelvi. La scelta di utilizzare una bobina di superficie può essere preferita per ovviare alla scarsa tollerabilità dell'esame eseguito con sonda endocavitaria e per migliorare la qualità dell'immagine degradata da artefatti specifici delle bobine endorettali (coil flair, straight line, distorsione ghiandolare). I singoli voxel del volume selezionato sono rappresentati bidimensionalmente in forma grafica di griglia sovrapposta alle corrispondenti immagini trasverse T2 pesate.

Il presupposto all'impiego della RMsp è dato dalla dimostrazione di elevati valori di colina e bassi livelli di citrato nel carcinoma, all'opposto di quanto avviene nel tessuto prostatico normale ove la concentrazione del citrato è alta e quella della colina è ridotta. Nella neoplasia basse concentrazioni di citrato sono in relazione alle modificazioni della funzione cellulare e dell'architettura tissutale, in quanto le cellule neoplastiche possiedono minor capacità di sintetizzare citrato e l'epitelio ghiandolare normale è sostituito da tessuto neoformato. Elevate concentrazioni di colina, componente delle membrane cellulari, si rilevano nel tumore della prostata per moltiplicazione disordinata delle membrane tumorali.

L'analisi della curva spettroscopica è eseguita mediante appositi software, che calcolano i valori dell'integrale dell'area sottesa ai picchi del citrato, della colina e della creatinina: per individuare la presenza di cancro è calcolato il rapporto tra l'integrale relativo a colina più creatinina e quello relativo al citrato. La presenza di cancro è ipotizzata qualora il rapporto (>0,75) di colina più creatinina su citrato (Cho + Cr/Cit) nella zona sospetta devia più di 2DS rispetto al valore ottenuto nella zona sana di riferimento; un rapporto (>0,86) di colina più creatinina su citrato, maggiore di 3DS rispetto a quello della zona normale, è definito come sicura presenza di neoplasia. I voxel con valore del rapporto inferiore a 0,75 sono definiti come normale tessuto della zona periferica (Fig. 23).

La RMsp con l'aggiunta del dato metabolico mostra nell'individuazione del tumore una specificità significativamente più alta rispetto alla sola RM. Un risultato positivo alla RM e alla RMsp indica la presenza di tumore con elevata probabilità (valore predittivo positivo 88%-92%) mentre un risultato negativo la esclude con una probabilità lievemente inferiore. Recenti studi hanno valutato la possibilità di stabilire una correlazione tra l'aggressività della neoplasia, valutata in base al punteggio di Gleason, e i livelli di concentrazione della colina e del citrato nella regione neoplastica. È stata osservata una marcata riduzione, sino all'assenza, del picco relativo al citrato nei casi dei tumori con Gleason alto e una minore riduzione di tale picco nei tumori con Gleason basso: un dato questo da mettere in relazione verosimilmente alla minor presenza di

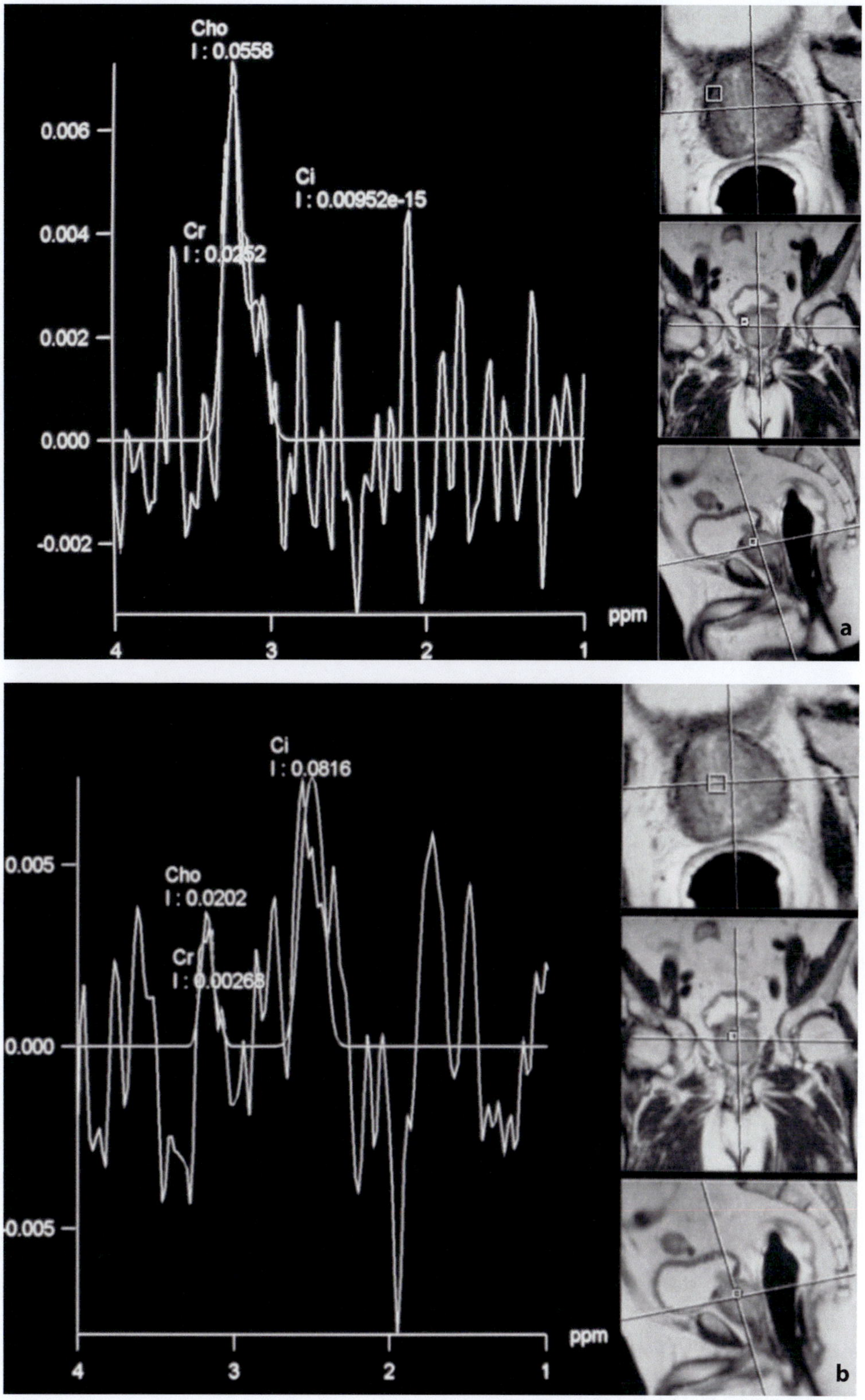

Fig. 23. Spettroscopia RM. Nell'immagine **a** lo spettro è campionato a livello della zona periferica, sede di neoplasia. Il rapporto colina più creatinina su citrato (Cho+Cr/Cit) è superiore a 0,75. Si veda per confronto, nell'immagine **b**, il medesimo rapporto a livello della porzione adenomatosa centrale

strutture ghiandolari (produttrici di citrato) nei tumori scarsamente differenziati. Peraltro è stato segnalato come piccoli tumori a basso grado (Gleason 4 e 5) possano non essere rilevati per le lievi alterazioni del citrato e della colina. Iniziali studi clinici con campi magnetici ad alta intensità (3T) dimostrano come sia possibile aumentare sensibilmente la risoluzione spettrale, con un sostanziale incremento di accuratezza nell'identificazione spaziale del dato metabolico.

ChoiYJ, Kim JK, Kim N et al (2007) Functional MR imaging of prostate cancer. Radiographics 27:63-75

Choyke PL (2006) Prostate cancer imaging: past, present, future. RSNA categorical course in diagnostic radiology. Genitourinary Radiology 2006, pp 35-41

Hambrock T, Padhani AP, Tofts PS et al (2006) Dynamic contrast-enhanced MR imaging in the diagnosis and management of prostate cancer. RSNA categorical course in diagnostic radiology. Genitourinary Radiology 2006, pp 61-77

Hricak H, Choyke PL, Eberhardt SC et al (2007) Imaging prostate cancer: a multidisciplinary perspective. Radiology 24:28-53

Shukla-Dave A, Hricak H (2006) MR spectroscopy of prostate cancer: current practices and techniques. RSNA categorical course in diagnostic radiology. Genitourinary Radiology 2006, pp 53-60

Stadiazione

La stadiazione dell'adenocarcinoma prostatico, effettuata secondo il sistema TNM (Tabella 3) o la classificazione di Whitmore-Jewett (Tabella 4), si affida all'esame cli-

Tabella 3. Classificazione TNM del cancro della prostata

Valutazione del tumore primitivo

TX Non si può valutare la presenza del tumore primitivo
T0 Nessuna evidenza di tumore
T1 Tumore presente, clinicamente non apprezzabile (non palpabile né visibile con la diagnostica per immagini)
- T1a Tumore scoperto casualmente nel 5% o meno del tessuto asportato (per altre ragioni)
- T1b Tumore scoperto casualmente in più del 5% del tessuto asportato esaminato
- T1c Tumore identificato dopo agobiopsia eseguita per elevato PSA

T2 Tumore clinicamente apprezzabile (palpabile) e confinato alla prostata
- T2a Tumore che interessa la metà o meno di un lobo
- T2b Tumore che interessa più della metà di un lobo ma non entrambi i lobi
- T2c Tumore che interessa entrambi i lobi

T3 Tumore che si estende attraverso la capsula prostatica (se l'infiltrazione della capsula è solo parziale, il tumore deve essere ancora classificato come T2)
- T3a Estensione extracapsulare (mono o bilaterale)
- T3b Tumore che invade una od entrambe le vescicole seminali

T4 Tumore fisso o che invade strutture adiacenti (diverse dalle vescicole seminali): collo vescicale, sfintere esterno, retto, ecc.

Valutazione dei linfonodi regionali

NX Non si possono valutare i linfonodi regionali
N0 Assenza di metastasi ai linfonodi regionali
N1 Presenza di metastasi ai linfonodi regionali

Valutazione delle metastasi a distanza

MX Non si può valutare la presenza di metastasi a distanza
M0 Assenza di metastasi a distanza
M1 Presenza di metastasi a distanza
- M1a Localizzazione a linfonodi extraregionali
- M1b Localizzazione allo scheletro
- M1c localizzazione in sedi diverse dalle precedenti

Note: Un tumore scoperto in uno o entrambi i lobi mediante agobiopsia, ma non palpabile o visibile mediante la diagnostica per immagini, è classificato come T1c.
L'invasione dell'apice prostatico o della capsula prostatica (ma non oltre) non è classificata come T3 ma come T2.
I linfonodi regionali sono quelli pelvici, ovvero quelli localizzati sotto la biforcazione aortica, ovvero gli iliaci comuni, interni ed esterni, i presacrali e gli otturatori.

Tabella 4. Classificazione di Whitmore-Jewett del cancro della prostata

STADIO A. Tumore microscopico, non palpabile, clinicamente silente:
A1 ben differenziato e con interessamento unifocale
A2 moderatamente o scarsamente differenziato o con focolai multipli

STADIO B. Tumore macroscopico, palpabile, ma sempre confinato alla ghiandola prostatica:
B1 tumore presente in un solo lobo e di dimensioni ≤1,5 cm
B2 con diametro >1,5 cm o noduli multipli in entrambi i lobi

STADIO C. Tumore che supera la capsula prostatica ma è ancora clinicamente localizzato:
C1 esteso alle vescicole seminali ma non alla pelvi
C2 esteso alla pelvi e può provocare ritenzione di urina per ostruzione ureterale

STADIO D. Presenza di metastasi:
D1 metastasi limitate a tre stazioni linfonodali pelviche
D2 metastasi linfonodali più estese e metastasi extrapelviche, per esempio alle ossa

Tabella 5. Percorso di diagnosi e stadiazione del carcinoma della prostata, ottimizzato in funzione dei fattori prognostici. Legenda: EDR = esplorazione digitale rettale; TRUS = ecografia transrettale; Gl = Gleason; GlS = Gleason score

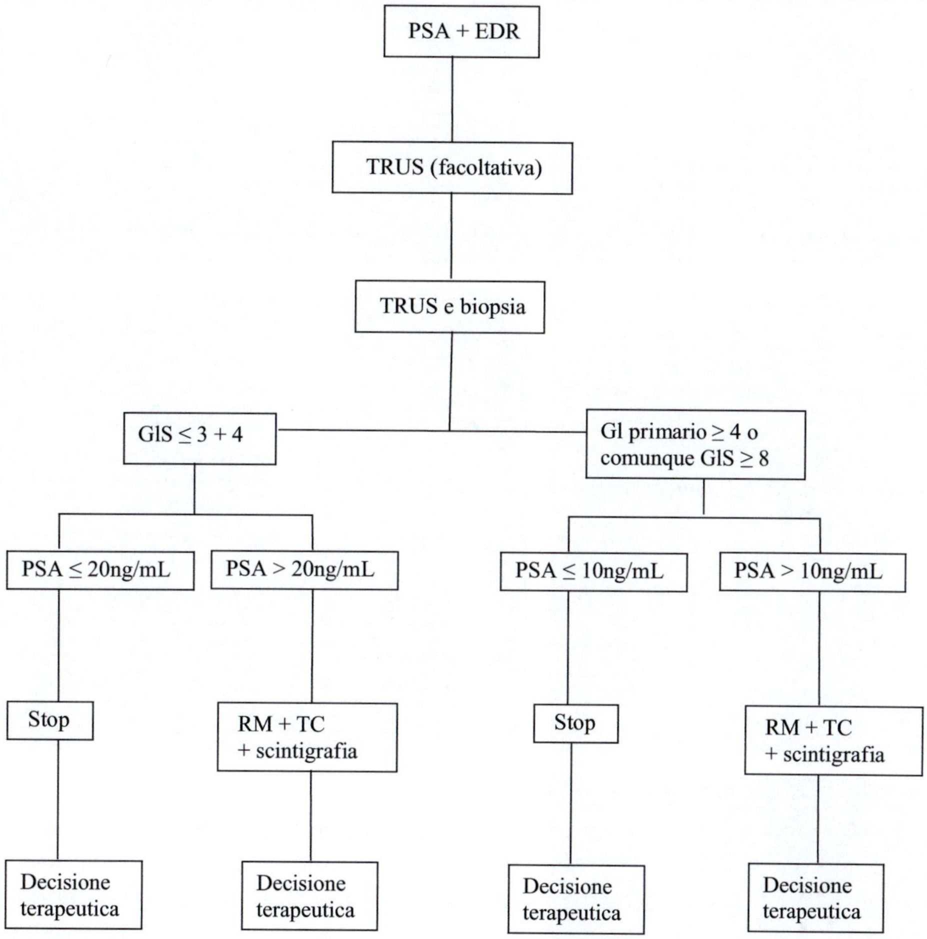

nico e alle metodiche di imaging, tra loro diversamente integrati in percorsi di cui la Tabella 5 ne disegna uno possibile, ottimizzato in funzione dei fattori prognostici rappresentati dal Gleason score e dal valore del PSA.

Esplorazione rettale digitale

È del tutto soggettiva, con ampi margini di errore, tanto che il 30-50% dei T2 clinici risulta essere pT3 e, viceversa, il 10% circa dei casi ritenuti essere T3 è riclassificato come pT2 dopo l'intervento chirurgico. Nonostante gli ampi margini di inaccuratezza l'ERD è ampiamente impiegata perché assolutamente non costosa e, comunque, abbastanza specifica nelle forme avanzate T3 e T4. Ampie casistiche dimostrano come ben pochi pazienti con tumore confinato alla ghiandola siano esclusi in maniera inappropriata dall'atto chirurgico.

Ecografia prostatica transrettale

Sensibilità e specificità dell'esame sono limitate dalla difficoltà nell'individuare le neoplasie isoecogene e a sede centrale. La capacità di valutare l'invasione extra-capsulare e delle vescicole seminali è di poco superiore, ma non significativamente, all'esplorazione rettale.

L'invasione capsulare può essere dedotta quando si osservi un'irregolarità circoscritta del margine ghiandolare o una bozzellatura con interruzione della continuità della linea iperecogena corrispondente al tessuto adiposo periprostatico (Fig. 24). I dati ripor-

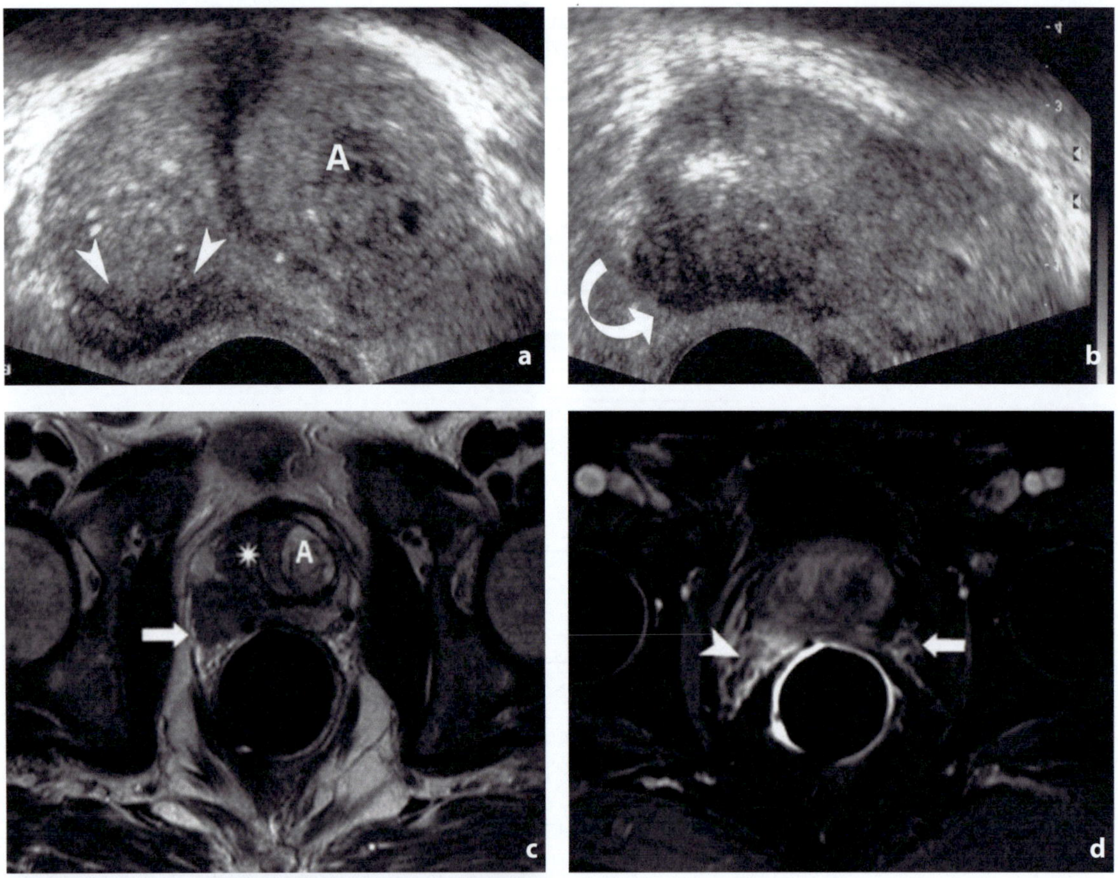

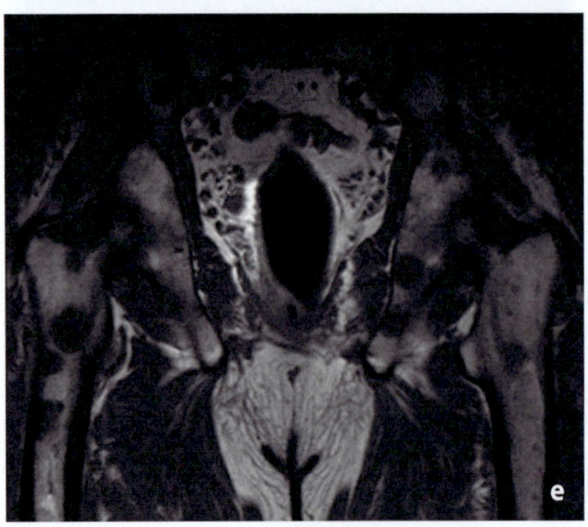

Fig. 24a-e. Ecografia. Approccio transrettale. Adenocarcinoma prostatico. Nelle immagini **a** e **b** si documenta neoplasia (punte di freccia) della zona periferica destra, con invasione della capsula ed infiltrazione del grasso perirettale (freccia curva). L'infiltrazione della zona centrale (asterisco) e lo sconfinamento extracapsulare (freccia) è meglio documentato dall'immagine assiale T2 pesata (**c**); in quella effettuata con soppressione del segnale del grasso (**d**) è ben evidente l'infiltrazione del fascio vascolo-nervoso (punta di freccia). Si noti a sinistra il fascio vascolo-nervoso normale (freccia). **e** L'indagine RM permette di documentare contestualmente (immagine coronale T1 pesata) le multiple metastasi al bacino e ai femori, apprezzabili come formazioni rotondeggianti ipointense. A = adenoma tati in letteratura fluttuano ampiamente: la sensibilità varia dal 50 al 92%; la specificità è compresa tra il 46 ed il 91%, l'accuratezza tra il 58 e l'86%. Due importanti studi prospettici multicentrici hanno dimostrato che l'ecografia transrettale non è migliore della ERD per quanto riguarda il giudizio di diffusione extracapsulare della malattia.

L'invasione del fascio neurovascolare può essere diagnosticata con sensibilità del 66% e specificità del 78% nei pazienti con carcinoma visibile.

Più difficile risulta invece la definizione del grado di invasione delle vescicole seminali, soprattutto nelle forme iniziali (sensibilità variabile tra il 22 e il 60%, specificità di circa l'88% ed accuratezza del 78%). L'interessamento delle vie seminali, più precoce quando la neoplasia insorga in prossimità della base ghiandolare, è dimostrato dai seguenti reperti:

- presenza di alone ipoecogeno attorno ai dotti eiaculatori, espressione della diffusione neoplastica lungo il connettivo periduttale;
- scomparsa dell'angolo acuto tra le vescicole seminali e prostata nel punto in cui esse penetrano nella ghiandola;
- estensione diretta del carcinoma nella vescicola quale si ha nei tumori estesi.

Tomografia computerizzata

È l'esame di riferimento attuale per lo studio dei linfonodi loco-regionali, pur potendo dare informazioni anche per quanto attiene la valutazione loco-regionale delle neoplasie più avanzate e la ricerca di eventuali metastasi a distanza (Fig. 25). Per valo-

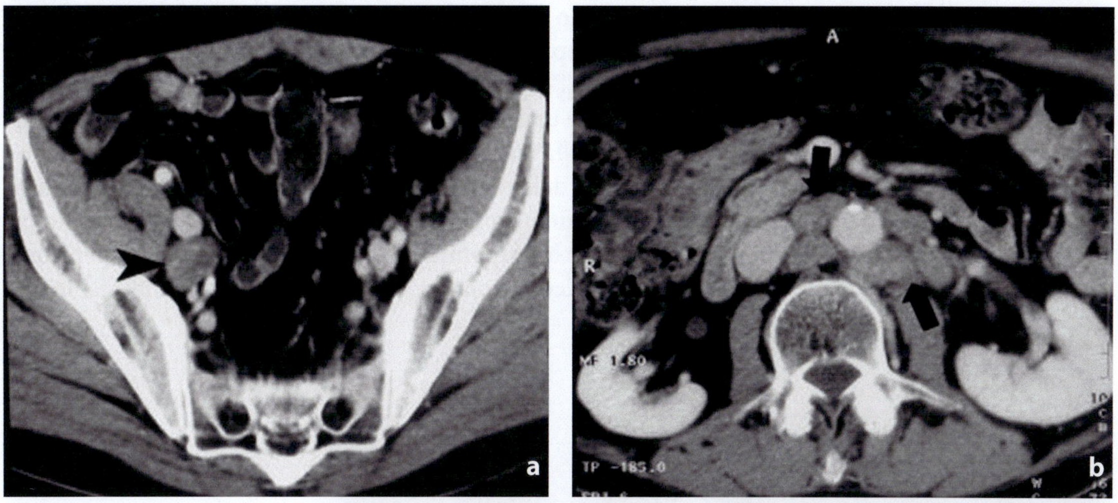

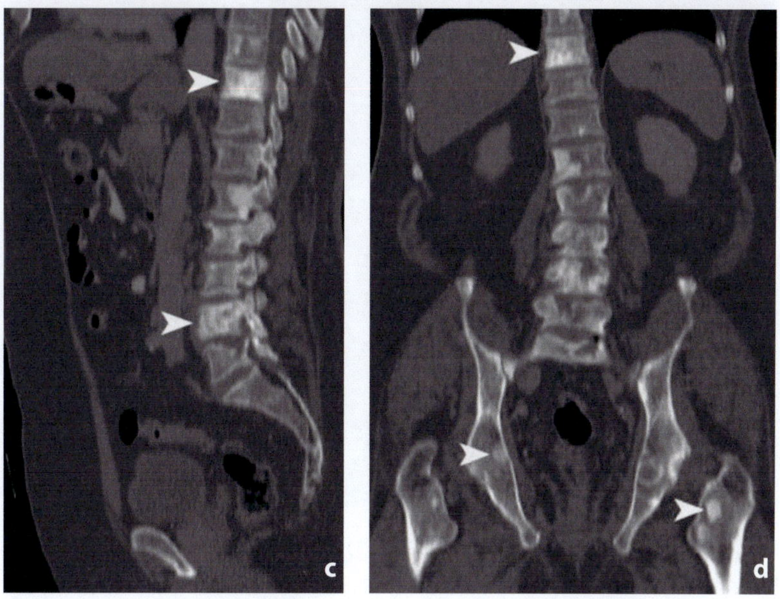

Fig. 25a-d. Tomografia computerizzata. **a-b** Metastasi linfonodali. Localizzazione secondaria in linfonodi delle catene iliaca interna destra (punta di freccia) e lomboaortica (frecce). **c-d** Metastasi ossee scheletriche. Nelle ricostruzioni sagittale (**c**) e coronale (**d**) si evidenziano multiple lesioni osteo-addensanti a livello di vertebre, bacino e femore (punte di freccia)

ri di PSA <20 ng/mL, è assai poco probabile che la TC di addome e pelvi risulti positiva. L'impiego di quest'esame è invece indicato in caso di valori di PSA >20 ng/ml o in pazienti con riscontro di malattia con Gleason primario >4 o, comunque, Gleason score ≥8 e PSA >10 ng/mL.

Risonanza magnetica

Nella stadiazione della neoplasia già accertata risiede il ruolo principale della RM nell'ambito della diagnostica dell'adenocarcinoma prostatico.

La RM ha il vantaggio di servire allo staging sia del T sia del fattore N. Le possibilità di tale tecnica hanno registrato un notevole miglioramento negli ultimi anni grazie all'impiego delle sonde di superficie phased-array e delle bobine endorettali.

Gli studi di McNeal hanno dimostrato che il volume del carcinoma prostatico è in rapporto con l'aggressività della neoplasia, espressa dall'estensione extracapsulare, dall'invasione delle vescicole seminali e dall'incidenza di metastasi linfonodali. Generalmente, neoplasie di volume inferiore a 1 cm^3 risultano confinate all'interno della prostata, mentre tumori superiori a 3 cm^3 mostrano frequentemente diffusione extraghiandolare. I deludenti risultati dell'ecografia transrettale nella definizione del volume-tumore dipendono dalla isoecogenicità di porzioni più o meno estese della neoplasia, che quindi non può essere completamente valutata; all'opposto l'utilizzo della bobina RM endorettale consente di ottenere definizioni volumetriche assai accurate del carcinoma prostatico, in particolare quando localizzato in posizioni cruciali ai fini di un eventuale intervento chirurgico, quale l'apice della ghiandola (Fig. 26).

Le evoluzioni tecnologiche hanno permesso di raggiungere un'accuratezza attuale del 75-90% per l'estensione extracapsulare (i risultati sono fluttuanti in funzione della apparecchiatura disponibile e dell'esperienza del radiologo che interpreta i dati). La capsula prostatica è percepita come una sottile linea ipointensa frapposta nelle immagini T2 pesate tra l'iperintensità della zona periferica e quella del grasso periprostatico (spesso a formare l'immagine della capsula concorre un artefatto da chemical shift). La diagnosi di neoplasia confinata alla ghiandola (stadio T2) è facile quando tra la neoplasia e la limitante capsulare è mantenuto un sottile strato di tessuto iperintenso corrispondente a tessuto periferico normale. Quando viceversa la neoplasia, ipoin-

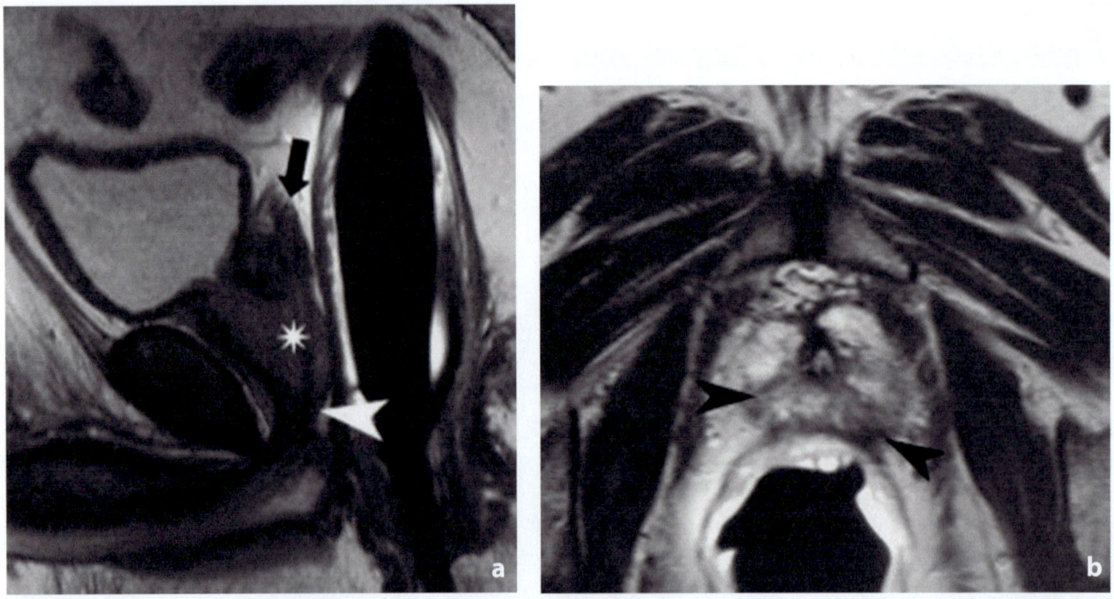

Fig. 26a,b. Risonanza magnetica. Immagini T2 pesate sagittale (**a**) ed assiale (**b**). Adenocarcinoma dell'apice della prostata. Estesa neoplasia (asterisco) che infiltra la ghiandola dalla base all'apice (punta di freccia) coinvolgendo le vescicole seminali (freccia)

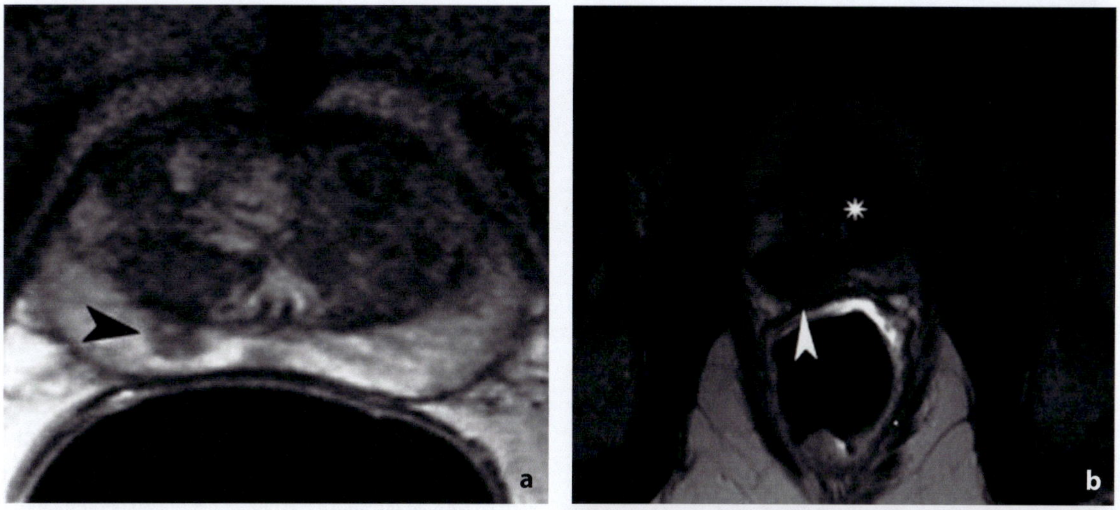

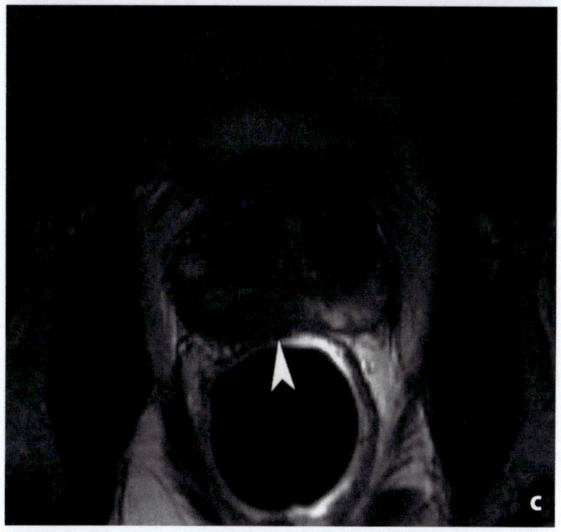

Fig. 27a-c. Risonanza magnetica. Immagini T2 pesate. Adenocarcinoma prostatico. **a** La lesione ipointensa (punta di freccia) sostituisce il normale segnale iperintenso della zona periferica ma rispetta la capsula. **b** La neoplasia giunge a stretto contatto della capsula: è difficile porre diagnosi di infiltrazione o meno della stessa. In sede centrale è evidente piccolo adenoma (asterisco). **c** La neoplasia infiltra e supera la capsula (punta di freccia)

tensa, assume contatto con la capsula, anch'essa ipointensa, è difficile porre diagnosi di infiltrazione della stessa (Fig. 27).

Vari segni sono stati proposti per la diagnosi di diffusione extraghiandolare (stadio T3a): contatto con la capsula >12 mm; protrusione con margini arrotondati dei contorni ghiandolari; deformazione o interruzione del profilo capsulare; propaggini tissutali nel grasso periprostatico; obliterazione dell'angolo retto-prostatico e asimmetria del fascio vascolo-nervoso (Fig. 28). La sensibilità della tecnica non è particolarmente elevata (50-60% circa); più elevata la specificità (82-95%): il dato è importante in quanto è necessaria l'alta specificità dell'imaging RM per evitare di escludere, sulla base di falsi positivi, pazienti dall'intervento chirurgico potenzialmente curativo. L'estensione microscopica è virtualmente impossibile da accertare con le tecniche diagnostiche per imaging e rappresenta il fattore più importante nel ridurre l'accuratezza della tecnica.

Quando il fascio vascolo-nervoso è risparmiato dalla neoplasia si può attuare la prostatectomia extracapulare nerve sparing per la conservazione della potenza erettile. Il fascio vascolo-nervoso è apprezzabile nelle immagini T1 dipendenti come una minuscola lamina ipointensa localizzata nel grasso periprostatico agli angoli posterolaterali della ghiandola; non è, tuttavia, visibile in tutto il suo decorso, in particolare all'apice della ghiandola. Pertanto, l' infiltrazione è certa quando il fascio vascolo-

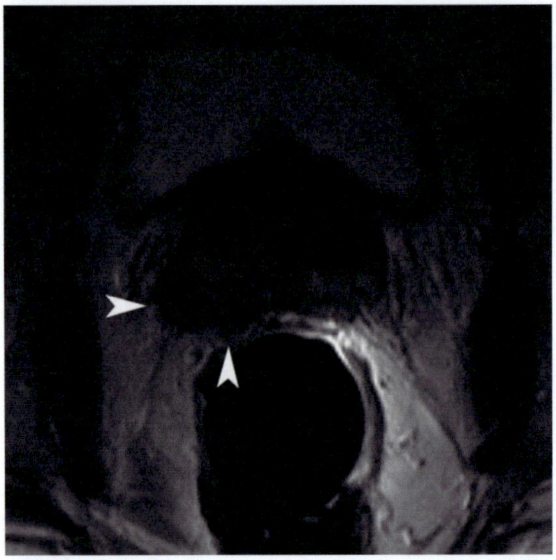

Fig. 28. Risonanza magnetica. Immagine assiale T2 pesata. Adenocarcinoma prostatico, stadio T3a con infiltrazione del grasso perirettale. La lesione interrompe a destra il segnale ipointenso della capsula prostatica e sconfina nel grasso perirettale con margini sfrangiati (punte di freccia)

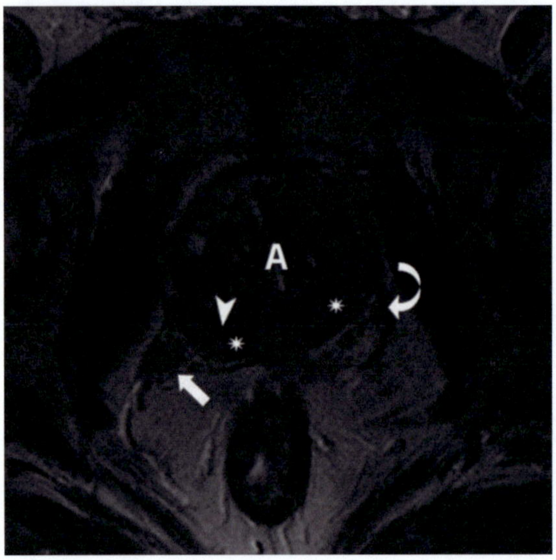

Fig. 29. RM. Adenocarcinoma prostatico, stadio T3a con infiltrazione del fascio vascolo-nervoso. Il normale segnale iperintenso della zona periferica è completamente sostituito da quello ipointenso del carcinoma (asterischi), che infiltra con margini irregolari il fascio vascolo-nervoso destro (freccia). In sede centrale è presente adenoma (A) di cui si riconosce la pseudocapula chirurgica (punta di freccia). Si noti il fascio vascolo-nervoso normale a sinistra (freccia curva)

nervoso risulta cancellato nella porzione abitualmente identificabile; all'opposto non può essere esclusa nei tratti in cui non è normalmente visibile (Fig. 29).

La RM, meglio dell'ecografia, permette di giudicare con sensibilità dell'80% circa e specificità del 93% circa l'infiltrazione delle vescicole seminali (stadio T3b). Queste ultime, nelle immagini T2 pesate, hanno normalmente segnale nettamente iperintenso. L'iniziale interessamento può essere percepito come ispessimento ipointenso della parete di alcuni tratti della vescicola; l'invasione conclamata comporta, viceversa, la presenza di segnale ipointenso all'interno delle vescicole seminali (Fig. 30).

Nell'approccio al parametro N, la RM senza mdc ha limitate sensibilità e specificità, essendo queste condizionate dal limite del criterio dimensionale, che non è in grado di

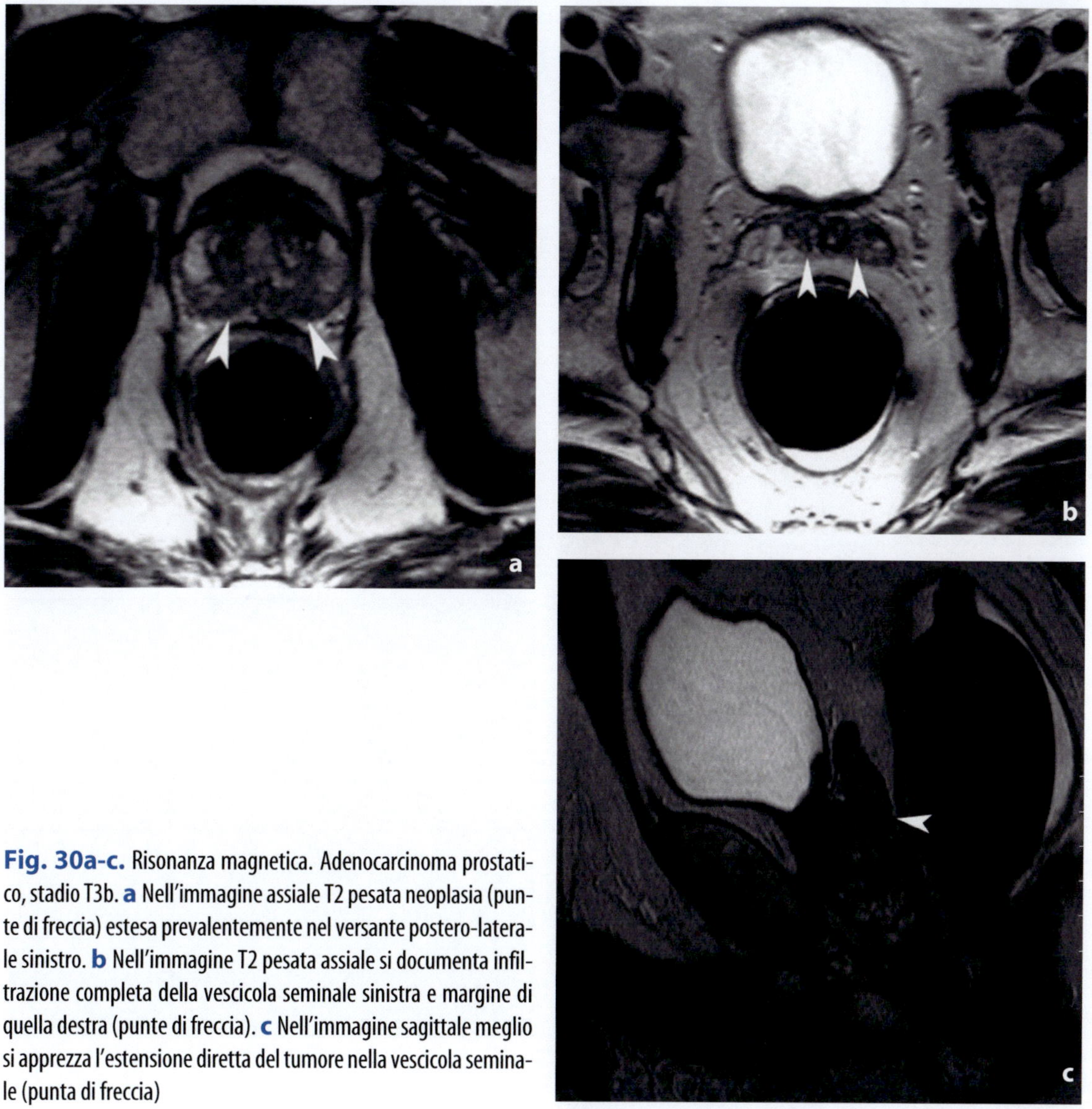

Fig. 30a-c. Risonanza magnetica. Adenocarcinoma prostatico, stadio T3b. **a** Nell'immagine assiale T2 pesata neoplasia (punte di freccia) estesa prevalentemente nel versante postero-laterale sinistro. **b** Nell'immagine T2 pesata assiale si documenta infiltrazione completa della vescicola seminale sinistra e margine di quella destra (punte di freccia). **c** Nell'immagine sagittale meglio si apprezza l'estensione diretta del tumore nella vescicola seminale (punta di freccia)

risolvere il problema dell'aumento volumetrico linfonodale solo di tipo reattivo oppure quello di micrometastasi in linfonodi di grandezza normale (Fig. 31). La potenzialità della tecnica è aumentata dall'impiego di mezzi di contrasto a captazione reticoloendoteliale che, fagocitati dai macrofagi presenti nei linfonodi normali o reattivi, abbassano il segnale di questi due ultimi; ciò ovviamente non accade nei linfonodi metastatici in cui i macrofagi sono sostituiti dal tessuto neoplastico che non capta il mdc. È stato dimostrato che la linfoangiografia con RM aumenta la sensibilità dallo 0 al 41% e dal 29 al 96% nell'identificazione di metastasi in linfonodi, rispettivamente, <5 mm e di dimensioni comprese tra i 5-10 mm (Figg. 32, 33).

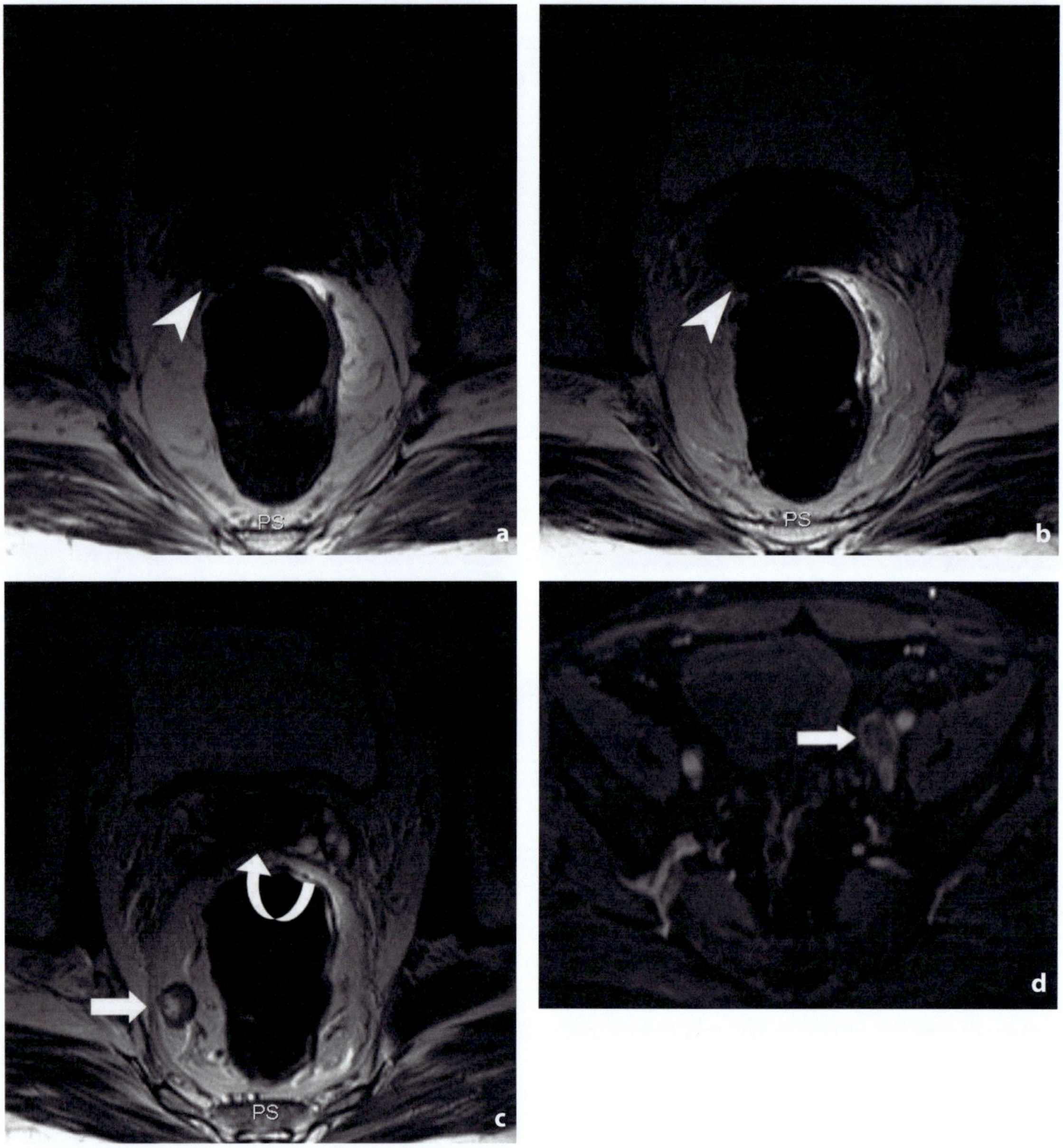

Fig. 31a-d. Risonanza magnetica. Metastasi linfonodali in neoplasia prostatica T3b. Le immagini assiali T1 (**a**) e T2 pesate (**b-c**) dimostrano neoplasia che infiltra il grasso perirettale (punte di freccia) e le vescicole seminali (freccia curva) con linfonodo metastatico (freccia) nella fossa ischio-rettale destra. **d** Coesiste altro linfonodo metastatico necrotico (freccia) nella catena iliaca esterna sinistra

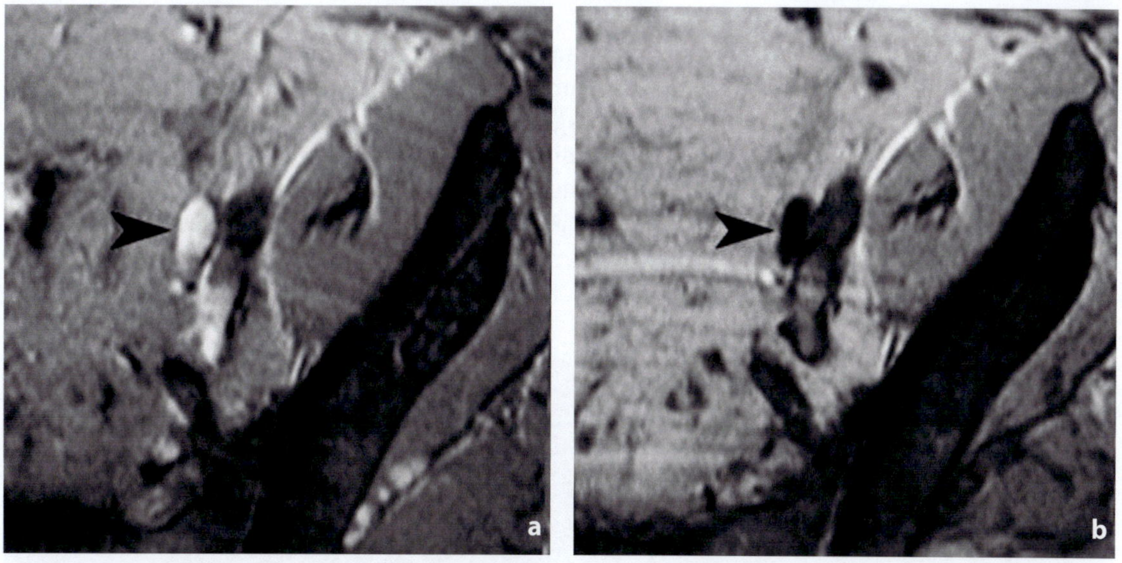

Fig. 32a,b. Linfoangiografia con risonanza magnetica. Studio con mdc a captazione linforeticoloendoteliale (USPIO). Linfonodo vero negativo, comprovato alla biopsia dopo linfoadenectomia. **a** Nell'immagine precontrasto, nella catena otturatoria sinistra si identifica un linfonodo aumentato di volume (punta di freccia) che dopo mdc (**b**) presenta significativa caduta di segnale. In base al pattern di segnale, il linfonodo è classificato di tipo reattivo

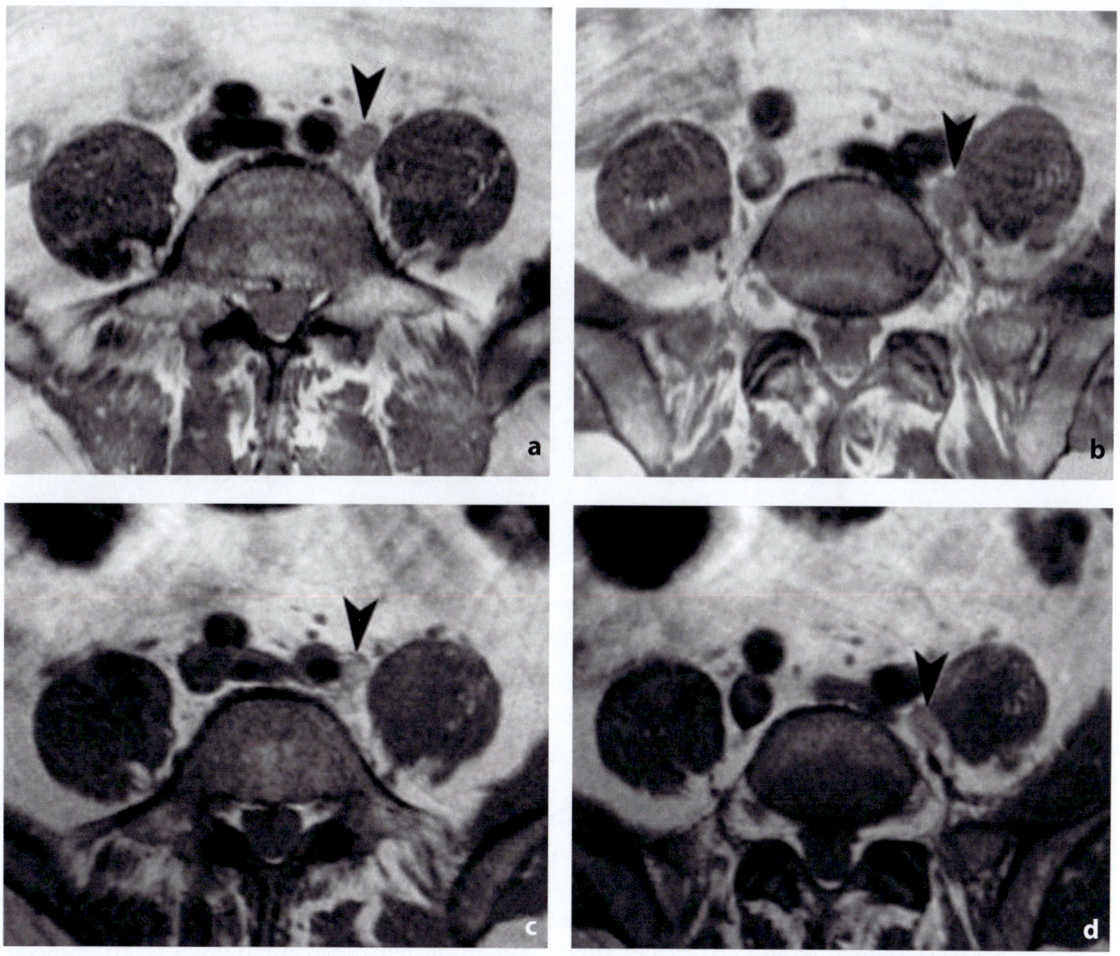

Fig. 33a-d. Linfoangiografia con risonanza magnetica. Studio con mdc a captazione linforeticoloendoteliale (USPIO). Linfonodo vero positivo, comprovato alla biopsia dopo linfoadenectomia. **a-b** Nelle immagini precontrasto, nella catena iliaca comune sinistra si identificano due linfonodi borderline dal punto di vista morfologico (punte di freccia) che dopo mdc (**c-d**) non presentano alcuna significativa caduta di segnale. In base al pattern di segnale, i linfonodi sono classificati di tipo metastatico

Scintigrafia ossea

È l'esame attualmente di riferimento per la ricerca di metastasi scheletriche (Fig. 34). Una scintigrafia positiva è estremamente infrequente per valori di PSA inferiori a 20 ng/mL. L'esecuzione di questa indagine è quindi indicata in caso di valori di PSA >20 ng/mL o in pazienti con riscontro di malattia di stadio clinico ≥ T3 oppure con Gleason pattern primario ≥4 o, comunque, Gleason score ≥8 e PSA >10 ng/mL. La scintigrafia ossea trova indicazione nei pazienti con dolore osseo o con elevazione della fosfatasi alcalina.

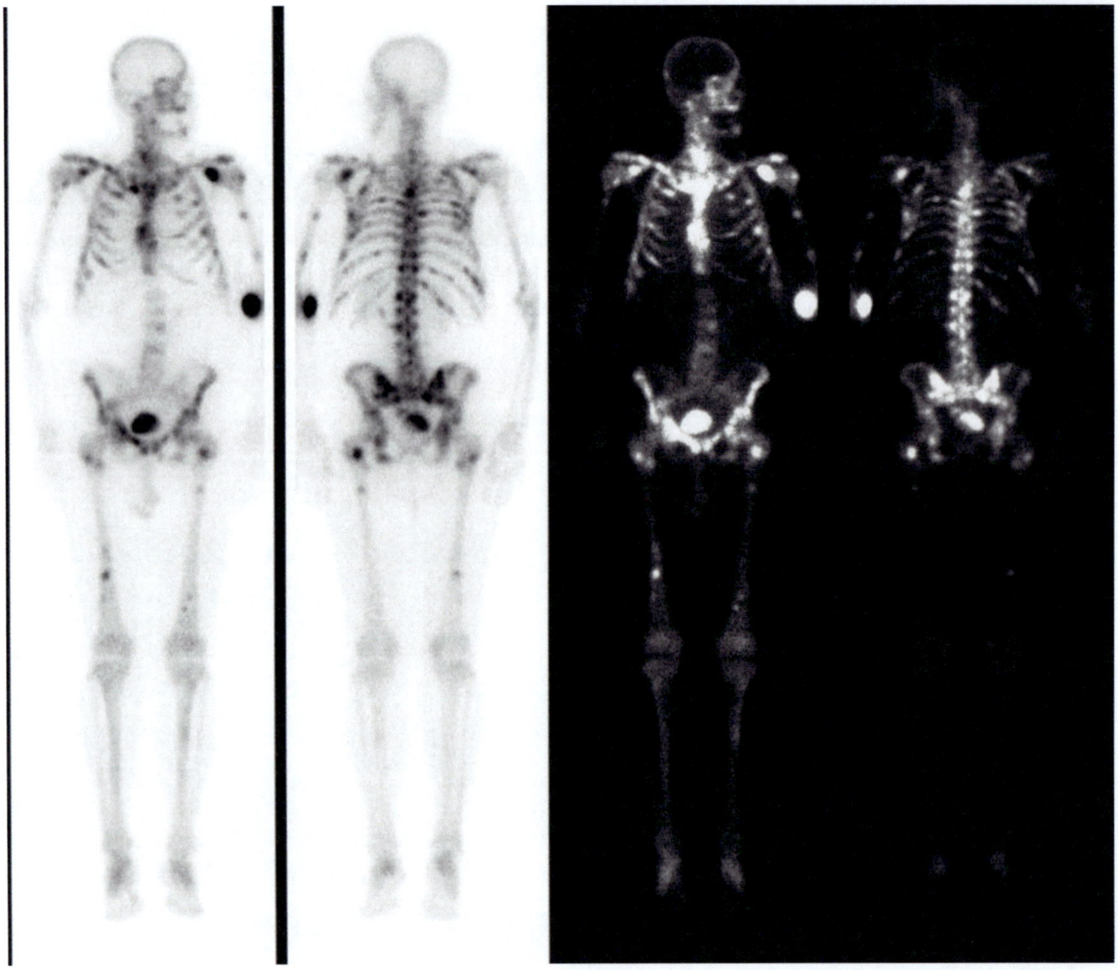

Fig. 34. Scintigrafia ossea. Proiezioni antero-posteriore e postero-anteriore in differente scala di grigi. Metastasi scheletriche in paziente con carcinoma prostatico avanzato. Localizzazioni scheletriche multiple prevalenti alla colonna vertebrale e al bacino documentate dall'ipercaptazione del radiofarmaco

Tomografia ad emissione di positroni (PET) e CT-PET

Questo esame, molto promettente specie con l'impiego della colina come tracciante, pare migliorare l'accuratezza della stadiazione clinica dei linfonodi. Attualmente ha una collocazione in fase diagnostica non ancora totalmente definita. Può pertanto essere suggerito per la ricerca di adenopatie in pazienti selezionati, mentre un impiego esteso è ora realizzato solo nell'ambito di studi controllati (Fig. 35).

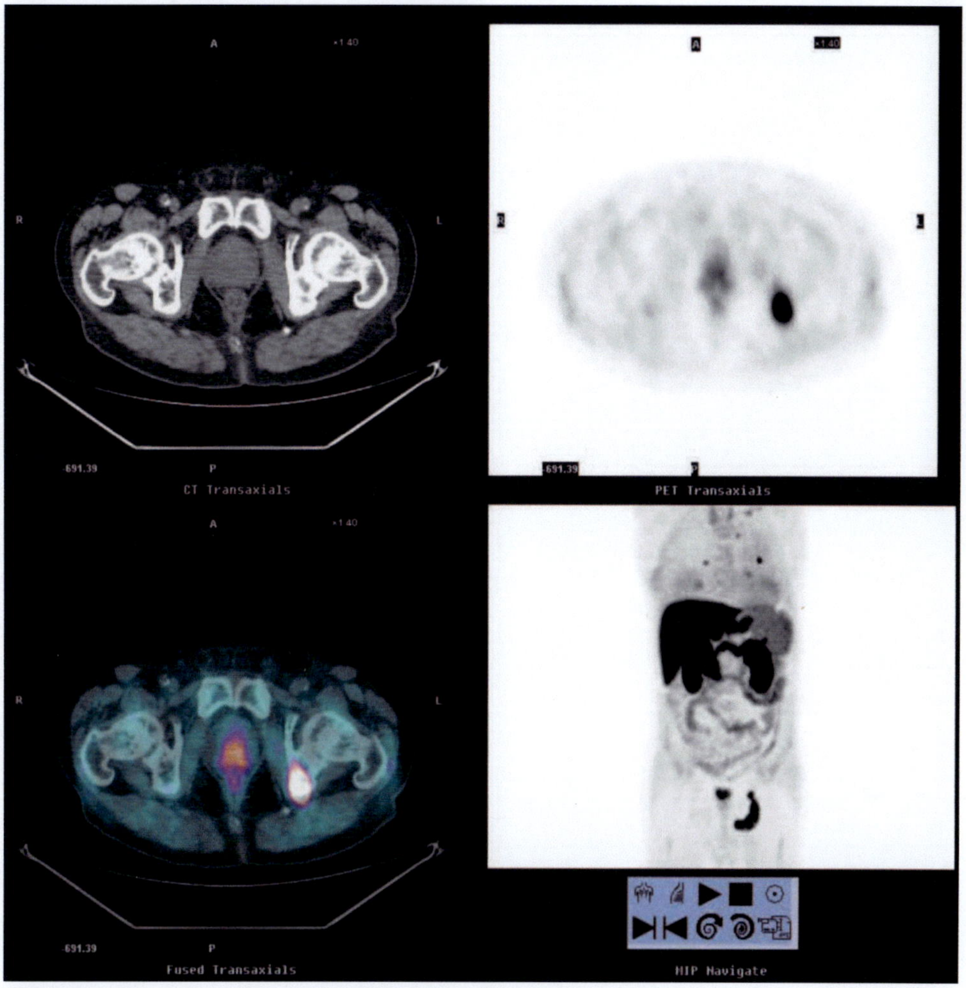

Fig. 35. CT-PET con colina. Oltre all'iperaccumulo patologico prostatico (dovuto alla neoplasia) si osserva fissazione del tracciante (metastasi) nella branca ischiopubica sinistra e nei polmoni d'ambo i lati

Linfadenectomia laparoscopica

Non è prevista la stadiazione chirurgica dei linfonodi pelvici se non contestuale all'intervento chirurgico radicale (prostatectomia). Il ricorso esclusivo a questa modalità di stadiazione dei linfonodi è attualmente sconsigliato.

Claus FG, Hricak H, Hattery RR (2004) Pretreatment evaluation of prostate cancer: role of MR imaging and 1H MR spectroscopy. Radiographics 24:S167-180

Kyle K Yu, Hricak H (2000) Imaging prostate cancer. Radiol Clin North Am 38:59-85

Presti JC Jr (2000) Prostate cancer: assessment of risk using digital rectal examination, tumor grade, prostate-specific antigen, and systematic biopsy. Radiol Clin North Am 38:49-58

Approccio anatomo-clinico alla patologia del testicolo

12

S. Cosciani Cunico, T. Zanotelli, M. Scanzi

Flogosi

Le infezioni, epididimiti e orchiepididimiti, rappresentano una delle cause più frequenti di dolore scrotale acuto, ponendosi in diagnosi differenziale con la torsione del funicolo spermatico.

L'epididimite è un'infezione ascendente dall'uretra attraverso i dotti deferenti; mentre dal quinto decennio di vita, con l'aumento dell'incidenza dell'ipertrofia prostatica, prevalgono le infezioni da enterobatteri, nel maschio più giovane (sotto i 35 anni) l'epididimite è più frequentemente causata da infezioni sessualmente trasmesse (Clamidia e Neisseria Gonorrhoeae); l'eziologia specifica o fungina è più tipica nei soggetti immunocompromessi; molto rara l'infezione per via linfatica; l'infezione può essere secondaria anche ad una manovra endoscopica transuretrale o favorita dalla presenza di catetere vescicale a permanenza.

La flogosi acuta del testicolo (orchite) si manifesta generalmente come orchi-epididimite; l'infezione infatti coinvolge il testicolo proveniendo dell'epididimo. L'orchite senza epididimite è rara e secondaria ad una infezione sistemica che raggiunge il testicolo per via ematogena o linfatica; tipica, nell'adolescente o nell'uomo giovane, è l'orchite postparotite che può essere anche bilaterale nel 10% dei casi.

La diagnosi di epididimite, più frequentemente monolaterale, è clinica con un quadro tipico: l'emiscroto è marcatamente dolente, aumentato di volume con cute iperemica, può essere presente febbre, anche elevata, e disuria secondaria all'infezione urinaria. L'obiettività evidenzia un epididimo aumentato di volume e consistenza in particolare a livello del polo inferiore; in caso di orchiepididimite vi è un marcato aumento di volume e di consistenza anche del testicolo, tanto che, nella fase acuta, il didimo è difficilmente palpabile come entità anatomica separata dall'epididimo stesso. La dolorabilità è molto spiccata e si irradia lungo il funicolo fino alla zona inguinale. Si possono apprezzare aree di diminuita consistenza come segno di ascessualizzazione; può essere presente modesto idrocele reattivo. Gli esami di laboratorio evidenziano leucocituria e leucocitosi.

Episodi acuti recidivanti possono esitare in forme croniche caratterizzate da epididimo aumentato di consistenza, a contorni irregolari con aree, anche estese, di fibrosi; la dolorabilità è modesta. Tale obiettività, in particolare nel giovane adulto, può essere determinata anche da una infezione tubercolare più spesso proveniente dalla prostata; sono quadri rari ma da considerare nei soggetti immunocompromessi o provenienti da aree geografiche a rischio.

Nei pazienti più giovani e negli adolescenti la diagnosi differenziale si pone in particolare con la torsione del funicolo spermatico; l'insorgenza del dolore è in genere più acuta rispetto all'infezione che è comunque rara al di sotto dei 16 anni; anche l'obiettività può simulare una infezione ma, nei quadri più tipici, il testicolo è sollevato verso l'anello inguinale ed il il funicolo non è completamente palpabile.

Un'altra causa di dolore scrotale acuto nell'adolescente può essere la torsione di una delle piccole appendici peduncolate o sessili che si trovano al polo superiore del testicolo e dell'epididimo; in questo caso la dolorabilità è maggiormente localizzata, anche se spesso si pone la diagnosi differenziale con la torsione del funicolo.

Lo scroto acuto rappresenta un'urgenza chirurgica; nei casi dubbi per torsione è necessaria l'esplorazione chirurgica nel più breve tempo possibile dall'insorgenza dei sintomi.

Altaffer LF III, Steele SM Jr (1980) Torsion of testicular appendages in men. J Urol 124:56-57

Cinman AC (1982) Genitourinary tuberculosis. Urology 20:353-358

Joly-Guillou ML, Lasry S (1999) Pratical reccommendations for the drug treatment of bacterial infections of the male genital tract including urethritis, epidydimitis and prostatitis. Drugs 57(5):743-750

Naber KG, Bergman G, Bishop MC et al (2001) EAU guidelines for the management of urinary and male genital tract infections. Eur Urol 40:576-588

Witherington R, Jarrell TS (1990) Torsion of the spermatic cord in adults. J Urol 143:62-63

Neoplasie

I tumori del testicolo rappresentano l'1-2% dei tumori maligni del maschio e sono per la stragrande maggioranza (90-95%) rappresentati da neoplasie solide maligne primitive ad origine dalle cellule germinali. Dal punto di vista epidemiologico il picco di incidenza in relazione all'età si manifesta tra i 20 ed i 35 anni. L'incidenza può variare peraltro in funzione del tipo istologico: il picco per il corion-carcinoma è compreso tra i 20 e i 30 anni, per il teratoma ed il carcinoma embrionale tra i 25 e i 35 anni, per il seminoma tra i 35 e i 40 anni; il seminoma spermatocitico, il linfoma ed altri tumori secondari predominano invece dopo i 50 anni. Oltre a neoplasie istologicamente monotipo, ovvero ad istotipo unico, sono possibili forme miste caratterizzate dalla variabile composizione di più istotipi in percentuali differenti.

Nonostante l'eziologia rimanga non ben definita, numerosi fattori di rischio sono stati identificati. Tra questi merita particolare attenzione il criptorchidismo. Il 7-10% dei pazienti con tumore del testicolo presenta una storia di criptorchidismo che non necessariamente è omolaterale; in questi pazienti il rischio è maggiore per il testicolo intraaddominale che per il testicolo criptorchide inguinale e l'orchidopessia non riduce il rischio di cancro.

La presentazione più comune del tumore del testicolo è una tumefazione di consistenza dura e indolore della gonade colpita. Il 10% dei pazienti si presenta con dolore acuto secondario ad emorragia o infarto del tumore; il 30-40% lamenta dolore sordo persistente scrotale, perineale o al basso addome. Tipicamente i pazienti ricorrono alla visita medica con un ritardo di 3-6 mesi dalla comparsa dei sintomi locali. Circa il 10% si presenta con sintomi da malattia già metastatica (massa cervicale da metastasi ai linfonodi sovraclaveari; disturbi respiratori da metastasi polmonari; dolori dorsolombari da localizzazioni seconfarie linfonodali retroperitoneali che comprimono le radici nervose oppure da metastasi ossee, disturbi gastrointestinali da metastasi retroduodenali).

L'esame obiettivo permette di rilevare un testicolo duro in toto od un nodulo duro nel contesto del testicolo, indolore. Può essere presente idrocele reattivo. È importante la palpazione dell'addome, del collo e della regione inguinale per ricercare eventuali localizzazioni metastatiche. Anche il torace deve essere esaminato, in quanto è presente ginecomastia nel 5% dei pazienti con tumore a cellule germinali e, in una percentuale più alta, nei soggetti con tumore dello stroma gonadico (tumore a cellule di Leydig e a cellule di Sertoli).

I tumori germinali del testicolo producono proteine marker che sono relativamente specifiche e facilmente misurabili a livello sierico. Di particolare utilità si sono rivelate l'alfa-feto proteina (AFP) e la beta-gonadotropina corionica umana (beta-HCG). Tali marcatori consentono la diagnosi, stadiazione e valutazione della risposta alla terapia; sono utili indicatori prognostici e trovano impiego nel follow-up. Esiste inoltre una correlazione fra marcatore ed istotipo tumorale. L'AFP infatti può essere elevata nei pazienti con carcinoma embrionale (70% dei casi), tumore del sacco vitellino (75% dei casi) e teratocarcinoma, mentre risulta normale nel caso di seminoma puro e di corioncarcinoma. La beta-HCG è aumentata nel 100% dei pazienti con corioncarcinoma, nel 50-60% dei carcinomi embrionali, nel 25% dei tumori del sacco vitellino e nel 5-10% dei casi di seminoma puro. L'emivita dei due marcatori (rispettivamente 5-7 giorni per l'AFP e 24-36 ore per la beta-HCG) è di estrema importanza clinica poiché valori sierici ancora elevati o in aumento dopo il trattamento (chirurgico o non chirurgico) sono indicativi di malattia persistente. Peraltro valori normali preoperatori dei marcatori non escludono la possibilità di una neoplasia testicolare germinale.

La stadiazione clinica dei pazienti con carcinoma testicolare è importante sia per la diagnosi sia per la pianificazione terapeutica e la valutazione prognostica. Gli accertamenti clinico-strumentali necessari sono: dosaggio dei marcatori tumorali sierici (AFP e beta-HCG), ecografia scrotale, tomografia computerizzata (TC) dell'addome e della pelvi, radiografia oppure la TC del torace. Sebbene vengano correntemente impiegate numerose classificazioni, esse sono in gran parte una modificazione o un'estensione del sistema di stadiazione originariamente proposto da Boden e Gibb nel 1951, che prevede la suddivisione dell'estensione della malattia in tre stadi: stadio I, tumore limitato al testicolo; stadio II, tumore esteso oltre il testicolo ma contenuto entro i linfonodi regionali; stadio III, malattia disseminata al di sopra del diaframma oppure malattia viscerale.

Il trattamento iniziale per i tumori maligni del testicolo, indifferentemente dall'istologia, è l'orchifunicolectomia inguinale radicale. Trattandosi di tumori radio e chemiosensibili, le percentuali di guarigione risultano assai elevate anche negli stadi avanzati di malattia.

Batata MA, Chu FC, Hilaris BS (1982) Testicular cancer in cryptorchids. Cancer 49:1023-1030

Javadpour N (1983) Multiple biochemical tumour markers in seminoma. A double-blind study. Cancer 52:887-889

Johnson DE (1976) Epidemiology of testicular tumours. In: Johnson DE (ed) Testicular tumours, 2nd edn. Medical Examination Publishing Co, Flushing, NY, pp 37-46

Mostofi FK (1973) Testicular tumors: Epidemiologic, etiologic and pathologic features. Cancer 32:1186-1201

Schottenfeld D, Warshauer ME, Scherlock S et al (1980) The epidemiology of testicular cancer in young adults. Am J Epidemiol 112:232-246

Diagnostica per immagini del testicolo

13

L.E. Derchi, E. Capaccio, A. Podestà

I radiologi giocano un ruolo fondamentale nello studio dei pazienti con patologia testicolare. L'imaging permette infatti di rispondere in modo altamente efficace ai quesiti clinici sulla presenza, localizzazione intra o extratesticolare, bilateralità di eventuali lesioni; in talune occasioni, consente anche di identificare la natura delle stesse. Le tecniche più idonee sono l'ecografia e la risonanza magnetica (RM). L'esame radiologico diretto e la TC possono essere utilizzate nei rari casi in cui si ricerchi in modo specifico la presenza di gas o di calcificazioni all'interno dei tessuti scrotali.

Richiami di tecnica di studio e semeiotica

Ecografia

È l'indagine di prima scelta nello studio del testicolo, ed è spesso conclusiva. Deve essere eseguita mediante apparecchiature con sonde ad alta frequenza e definizione, dotate di modulo Doppler. Il testicolo ha forma ovalare, a margini regolari, con struttura omogenea composta da fini echi a riflettività intermedia. Alla periferia dell'organo è riconoscibile il mediastinum testis iperecogeno, con morfologia allungata nelle scansioni longitudinali e di aspetto triangolare nelle scansioni assiali. Adiacente ad esso può talora essere riconoscibile la rete testis lievemente ipoecogena, di aspetto striato. La tunica albuginea che circonda il testicolo appare come una sottile linea iperecogena che circonda l'organo (Fig. 1). I vasi intraparenchimali arteriosi sono sempre visibili: hanno decorso centripeto e presentano rami ricorrenti. I segnali di flusso hanno basse resistenze, con componente diastolica ben rappresentata; l'indice di resi-

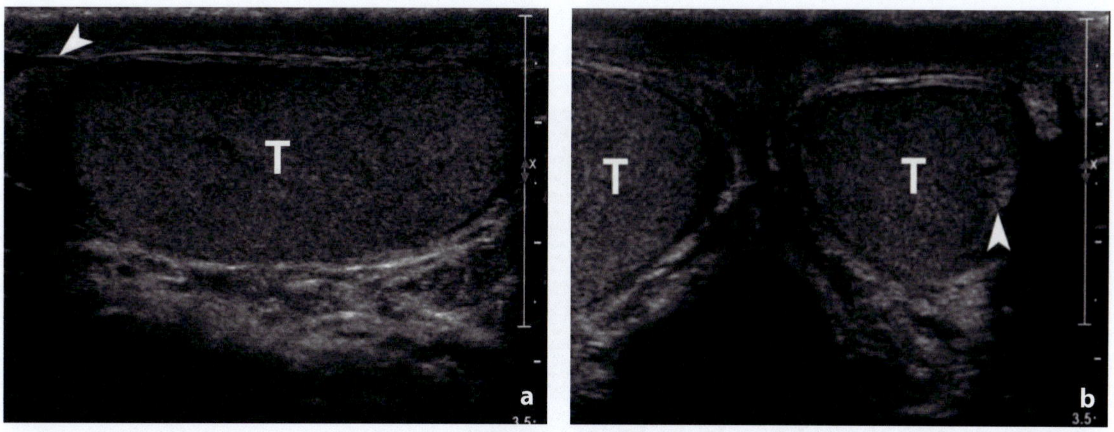

Fig. 1a,b. Anatomia normale. Ecografia di un testicolo normale (T). **a** Scansione sagittale. **b** Scansione assiale. L'organo ha struttura omogenea, con piccoli echi di medio-alta ecogenicità. **a** Cranialmente al testicolo, è visibile la testa dell'epididimo (punta di freccia). **b** È apprezzabile il mediastinum testis come un'immagine lievemente iperecogena, grossolanamente triangolare, alla periferia dell'organo (punta di freccia)

stenza (IR) varia da 0,48 a 0,75, con un valore medio di 0,62. Nel 54% dei casi è possibile identificare un vaso arterioso (arteria transtesticolare) che attraversa il testicolo, talora accompagnato da una vena. Le altre vene intratesticolari sono difficilmente riconoscibili (Fig. 2).

L'epididimo appare come una struttura allungata, di ecogenicità lievemente inferiore rispetto al testicolo, adesa allo stesso. Sono ben riconoscibili le sue diverse porzioni: testa, corpo e coda. I vasi epididimari sono visibili solo con apparecchiature moderne; appaiono come piccoli segnali vascolari, con resistenze arteriose maggiori dei vasi intratesticolari (Fig. 3).

Il riscontro di una piccola quantità di liquido all'interno della vaginale è reperto normale. La presenza di liquido consente di riconoscere, talora, una o più appendici del testicolo e/o dell'epididimo. Queste sono strutture di pochi mm di grandezza, in numero di quattro, e corrispondono a residui dei dotti embrionari. L'appendice del testicolo (idatide del Morgagni) è localizzata al polo superiore del testicolo, nel solco tra lo stesso e la testa dell'epididimo; l'appendice dell'epididimo è adesa alla testa dell'epididimo.

È importante che l'indagine sia eseguita con simultanea palpazione dello scroto. Questo consente di dirigere la sonda verso le anomalie palpabili e di correlare con precisione i reperti obiettivi a quelli ecografici.

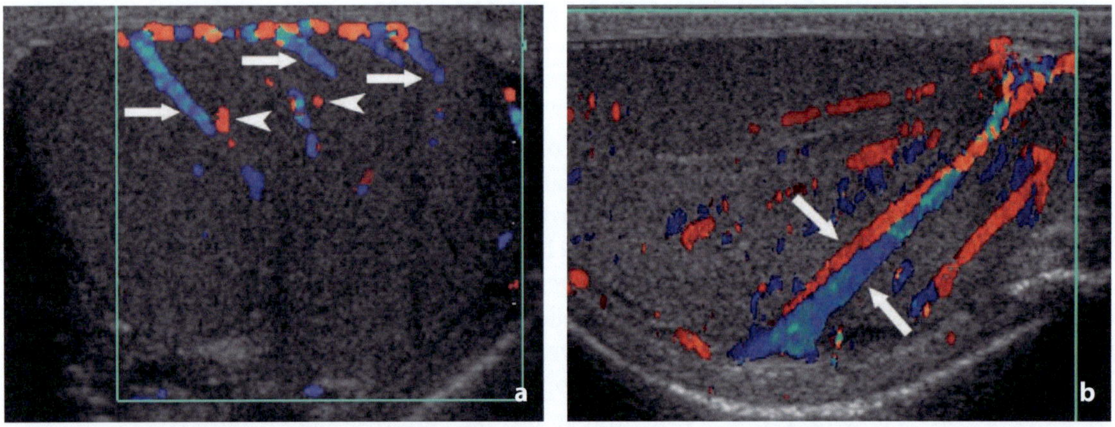

Fig. 2a,b. Anatomia normale. Vasi intratesticolari normali. In **a** si evidenziano i vasi che, dalla periferia, si dirigono all'interno del didimo (vasi blu-frecce). Le punte di freccia dimostrano i vasi ricorrenti, con flusso che si dirige verso la periferia. Nella immagine **b** sono ben evidenti una arteria e una vena transtesticolari (frecce)

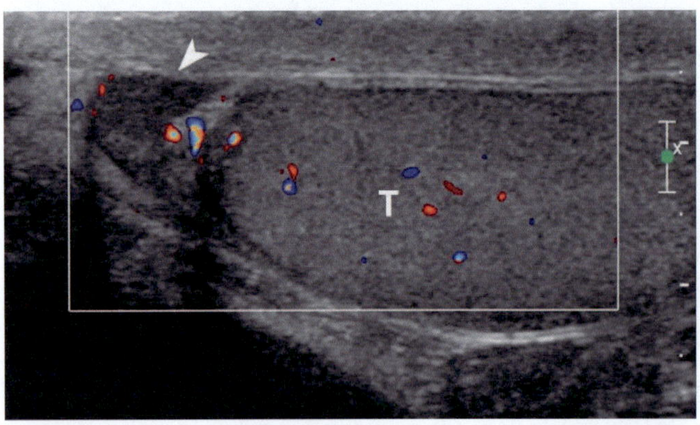

Fig. 3. Anatomia normale. Scansione sagittale di un testicolo normale (T). La testa dell'epididimo (punta di freccia) è ben riconoscibile al polo craniale. Il color-Doppler dimostra la presenza di vasi all'interno sia del didimo che dell'epididimo

Risonanza magnetica

La RM è utilizzata come esame complementare all'ecografia. Trova indicazione in tre situazioni cliniche: discrepanza tra i reperti ecografici e quelli clinici; presenza di reperti ecografici inconclusivi; sospetto coinvolgimento neoplastico testicolare diffuso.

L'indagine è eseguita con bobine di superficie utilizzando sequenze T1 e T2 pesate, spesso seguite da sequenze T1 dopo iniezione di mezzo di contrasto. Il testicolo appare come una struttura omogenea, con media intensità nelle immagini T1 pesate ed elevata intensità in quelle T2 (intensità maggiore rispetto al tessuto adiposo sottocutaneo). La tunica albuginea appare come una sottile linea ipointensa che circonda l'organo. Il mediastinum testis può essere identificato: nelle immagini assiali assume aspetto triangolare, ipointenso rispetto al circostante parenchima didimario (Fig. 4). L'epididimo è riconoscibile per la sua forma: ha aspetto strutturale lievemente ipointenso rispetto al testicolo nelle sequenze in T1 e marcatamente ipointenso rispetto al testicolo in quelle T2 pesate (Fig. 5). Il liquido nella cavità vaginale, se presente, ha se-

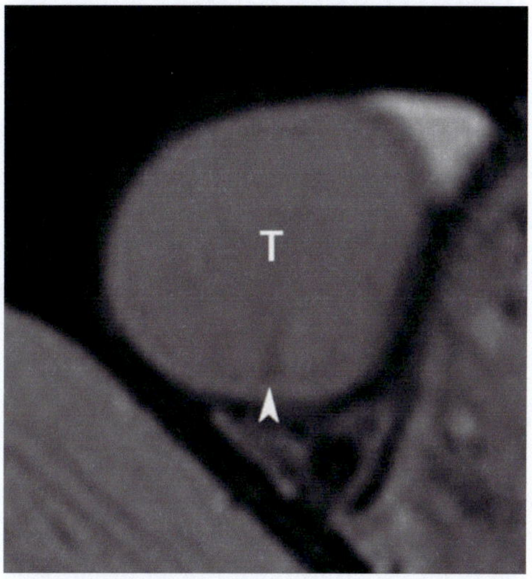

Fig. 4. Anatomia normale. Immagine assiale RM, T2 pesata, di testicolo normale (T). La struttura dell'organo è omogenea. Il mediastinum testis (punta di freccia) ha aspetto ipointenso

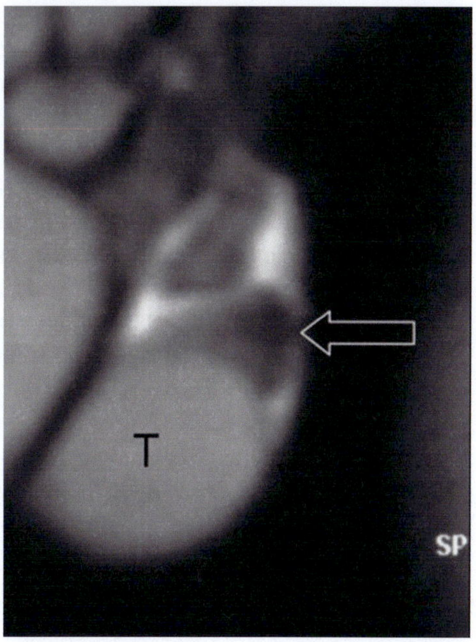

Fig. 5. Anatomia normale. Immagine sagittale RM, T2 pesata, di testicolo ed epididimo normali. Il testicolo (T) ha struttura omogenea. La testa dell'epididimo (freccia) ha aspetto ipointenso

gnale di intensità elevata, maggiore del parenchima testicolare, nelle immagini T2 pesate.

Dogra VS, Gottlieb RH, Oka M et al (2003) Sonography of the scrotum. Radiology 227:18-36

Martinoli C, Pastorino C, Bertolotto M et al (1992) Eco-color-Doppler del testicolo: tecnica d'esame e anatomia vascolare. Radiol Med 84:785-791

Middleton WD, Bell MW (1993) Analysis of intratesticular arterial anatomy with emphasis on transmediastinal arteries. Radiology189:157-160

Muglia V, Tucci S Jr, Elias J Jr et al (2002) Magnetic resonance imaging of scrotal diseases: when it makes the difference. Urology 59:419-423

Oyen RH (2003) Scrotal ultrasound. Eur Radiol 12:19-34

Serra AD, Hricak H, Coakley FV et al (1988) Inconclusive clinical and ultrasound evaluation of the scrotum: impact of magnetic resonance imaging on patient management and cost. Urology 51:1018-1021

Reperti patologici

Lo scroto acuto

Con questo termine si intende un insieme di patologie caratterizzate da dolore, aumento di volume e/o arrossamento dello scroto. La diagnosi differenziale tra le possibili eziologie è ampia e può essere difficile su base puramente clinica. L'imaging gioca quindi un ruolo assai importante. Le cause più comuni variano in base all'età del paziente: nei bambini e in età giovanile prevale la torsione del testicolo o di una delle appendici del testicolo o dell'epididimo; negli adulti più frequenti sono i processi infettivi acuti.

Torsione testicolare

Differenziare la torsione testicolare da un processo infiammatorio acuto è un dilemma diagnostico importante ed urgente: la prima evenienza può, infatti, portare a infarto del testicolo nel giro di poche ore; necessita, quindi, un provvedimento terapeutico immediato.

La rapidità con cui l'infarto si instaura varia in relazione al grado di torsione: se questa è pari a 90°, l'infarto di tipo emorragico si manifesta lentamente, nel giro di alcuni giorni, per ostruzione del solo deflusso venoso e linfatico del testicolo; all'opposto, una torsione di 720° occlude il flusso arterioso all'organo ed è causa di infarto in poche ore. Tra i due suddetti estremi esistono, ovviamente, gradi di torsione e tempi di comparsa dell'infarto intermedi. I reperti ecografici (aspetto morfo-strutturale e volumetrico; vascolarizzazione del testicolo) variano in relazione al grado di torsione ed al tempo intercorso tra l'inizio dell'evento clinico e il momento dell'esame.

Importante ricordare che, durante l'indagine, il didimo controlaterale, asintomatico, serve come riferimento per un confronto sia morfo-strutturale sia vascolare.

Il testicolo va incontro a progressivo aumento di volume e sviluppa struttura ipoecogena, diffusamente irregolare. È anche possibile identificare, cranialmente al testicolo, il funicolo torto come formazione disomogenea, con aspetto "a cavaturaccioli". I reperti si sviluppano peraltro in fase relativamente tardiva e l'analisi della vascolarizzazione sembra essere lo strumento più sensibile per effettuare la diagnosi. La mancata vascolarizzazione all'analisi color-Doppler è segno di torsione (sono stati descritti solo rarissimi casi falsi positivi legati a fenomeni vasculitici). Questo reperto ha sensibilità dell'86% (Fig. 6): nelle torsioni di grado lieve, il flusso arterioso intraparenchimale è ridotto, ma ancora presente, con possibilità, quindi, di falsi negativi. Al fine di ovviare al

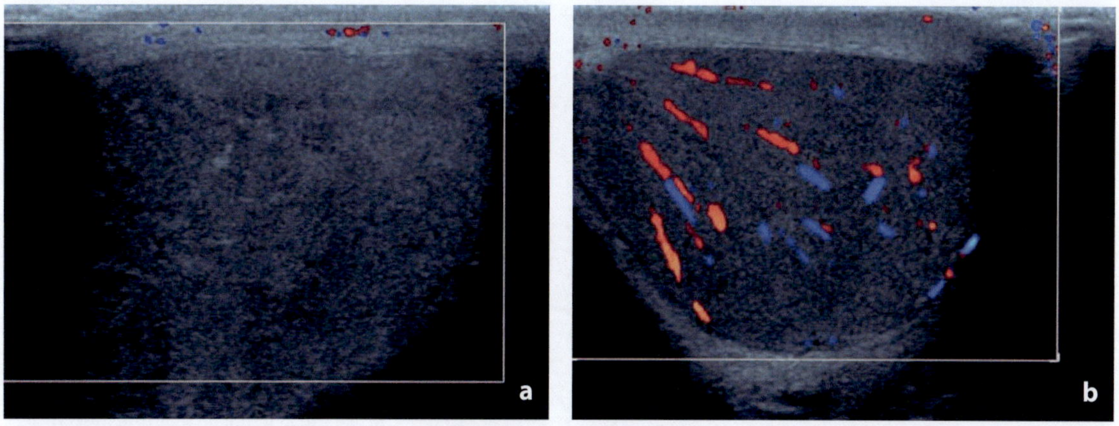

Fig. 6a,b. Torsione testicolare destra. **a** Il testicolo destro appare aumentato di volume, a struttura lievemene ipoecogena e diffusamente disomogenea, senza segnali vascolari all'interno. **b** Il testicolo controlaterale ha aspetto normale, con vasi interni facilmente riconoscibili

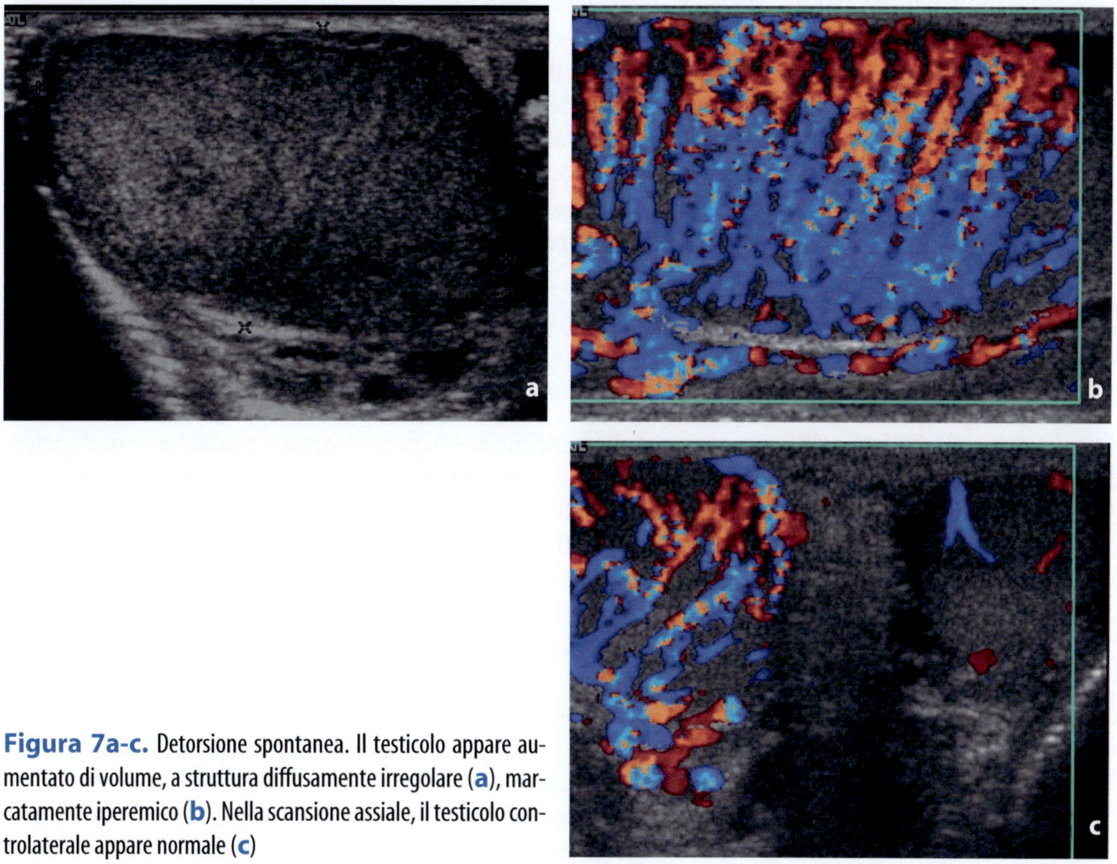

Figura 7a-c. Detorsione spontanea. Il testicolo appare aumentato di volume, a struttura diffusamente irregolare (**a**), marcatamente iperemico (**b**). Nella scansione assiale, il testicolo controlaterale appare normale (**c**)

problema è necessario effettuare l'analisi spettrale flussimetrica dei segnali arteriosi. L'indagine non è agevole e può richiedere uno studio prolungato. A fronte di un'ostruzione al deflusso venoso si crea un incremento delle resistenze arteriose intra-testicolari. Paragonando tra loro i segnali ottenuti bilateralmente, è possibile dimostrare ridotta componente diastolica nei segnali arteriosi del testicolo torto e identificare quindi la patologia. Un indice di resistenza superiore a 0,75 è sicuramente patologico. L'indice normale varia però tra 0,48 e 0,75, con valore medio di 0,62. L'analisi comparativa è perciò di importanza fondamentale.

La torsione testicolare può risolversi spontaneamente. Uno studio ecografico eseguito subito dopo la detorsione può mostrare un testicolo rigonfio, disomogeneo e diffusamente iperemico, reperto che può venir confuso con patologia infiammatoria. L'anamnesi è di importanza fondamentale per indirizzarsi verso la diagnosi corretta (Fig. 7).

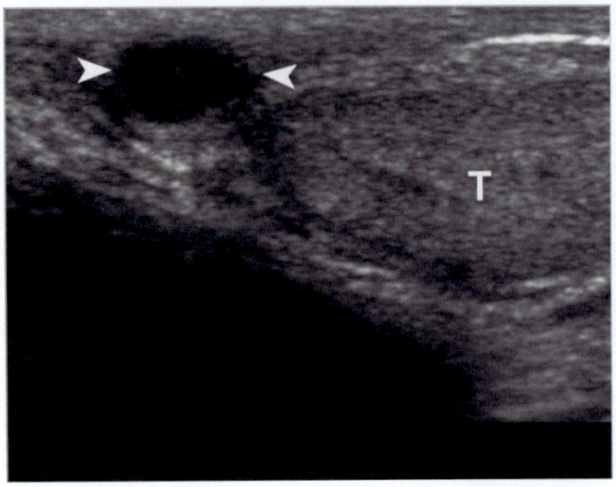

Fig. 8. Torsione di appendice testicolare in età pediatrica. Il testicolo (T) ha volume e struttura normali. Il flusso intraparenchimale era normale al color-Doppler. In prossimità della testa dell'epididimo è visibile un nodulo di aspetto ipoecogeno (punte di freccia)

Torsione delle appendici testicolari e epididimarie

Le appendici del testicolo e dell'epididimo possono andare incontro a torsione isolata, non associata a torsione testicolare. Alcuni autori indicano come questa sia la forma di torsione più frequente in età pediatrica. All'esame obiettivo la situazione clinica è assai simile a quella di una torsione testicolare. Una differenziazione è possibile ecograficamente dimostrando che entrambi i testicoli hanno aspetto e vascolarizzazione normale e che è presente, in prossimità del testicolo, una formazione nodulare, >5 mm, tondeggiante, a struttura variabile (ipo o iperecogena). La formazione appare non vascolarizzata al color-Doppler, e sono spesso presenti flussi intorno ad essa (Fig. 8).

Epididimiti e orchiti acute

Le flogosi dell'apparato genitale maschile sono, nella maggior parte dei casi, di origine ascendente e si originano a livello della prostata o dell'apparato urinario. L'infezione coinvolge progressivamente, nell'ordine, dotto deferente, cordone spermatico, coda, testa e corpo dell'epidimo e, infine, il testicolo. L'ecografia potrà essere effettuata in qualunque momento di questo processo; i reperti variano di conseguenza. Nelle funiculiti il reperto è aspecifico e consiste in lieve aumento di volume per edema del cordone spermatico. Nelle epididimiti, più frequenti, si ha aumento di volume della porzione di epididimo interessata, con ipervascolarizzazione al color-Doppler. È spesso associato ispessimento della parete scrotale adiacente. Il reperto dell'ipervascolarizzazione è assai importante, in quanto talora precede quello dell'aumento di volume della regione epididimaria coinvolta dal processo infiammatorio. Inoltre, in considerazione della relativamente scarsa vascolarizzazione dimostrabile al color-Doppler nell'epididimo normale, è un reperto assai eclatante e chiaro. La struttura dell'epididimo infiammato è generalmente ipoecogena e disomogenea (Fig. 9). Lacune iperecogene all'interno del parenchima epididimario sono state messe in relazione a zone emorragiche. Aree di aspetto liquido, generalmente corpuscolate, sono da riferirsi alla presenza di raccolte ascessuali. Queste ultime lesioni sono spesso ipoecogene come il parenchima epididimario infiammato (Fig. 10) e sono più facilmente dimostrate al color-Doppler per l'assenza di segnali vascolari al loro interno. Dal 20% al 40% delle infezioni epididimarie si estendono al testicolo. Si avrà, in questi casi, aumento di volume del testicolo, a struttura ipoecogena e, in genere, diffusamente disomogenea. Anche nell'orchite, il color-Doppler mette in evidenza l'ipervascolarizzazione della regione coinvolta (Fig. 11); in particolare, si osserva la facile identificazione dei vasi venosi intratesticolari; all'analisi spettrale, il flusso arterioso ha elevata componente diastolica (bassa resistenza).

È da ricordare che l'aspetto strutturale ipoecogeno e disomogeneo delle lesioni in-

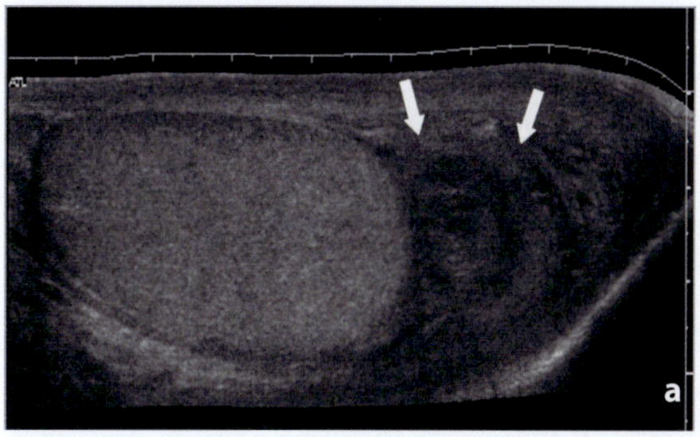

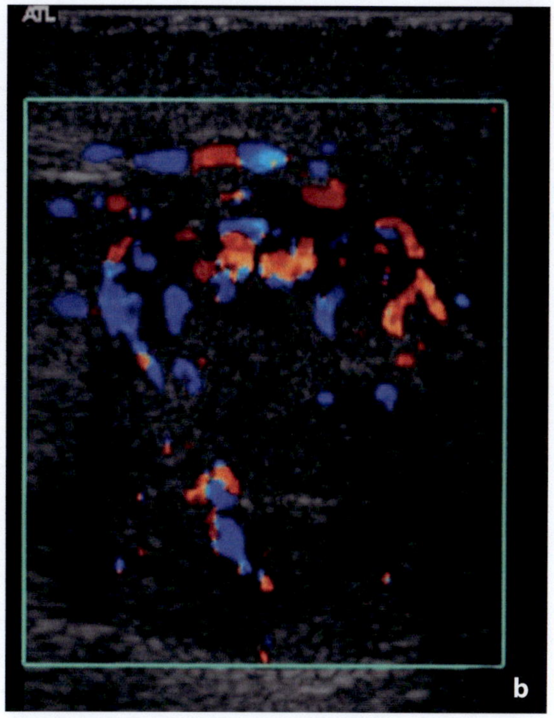

Fig. 9a,b. Epididimite acuta della coda. **a** Si apprezza aumento di volume della coda dell'epididimo, con struttura ipoecogena e disomogenea (frecce). Si associa ispessimento della parete scrotale. **b** Il color-Doppler dimostra marcata ipervascolarizzazione

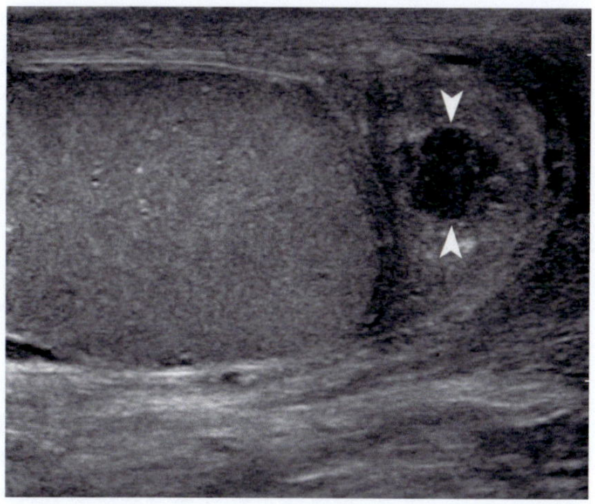

Fig. 10. Ascesso epididimario. Nella coda dell'epididimo è visibile un'area liquida (punte di freccia), non vascolarizzata al controllo color-Doppler

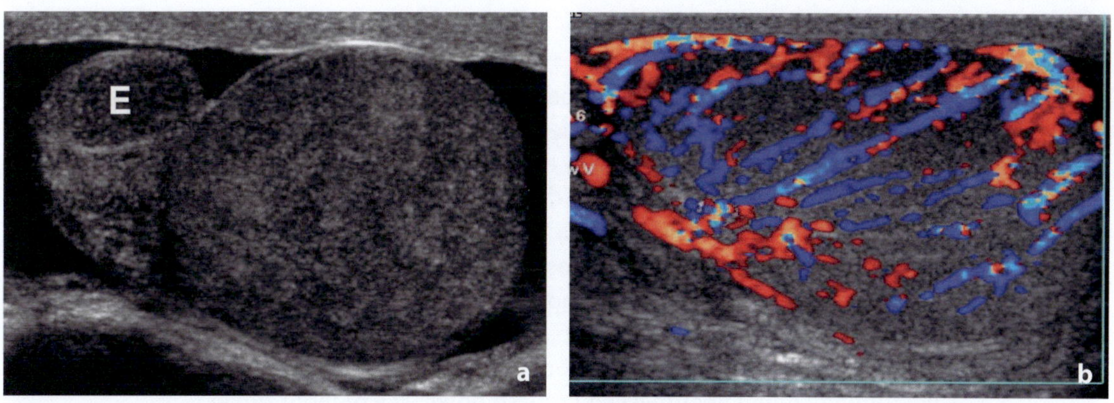

Fig. 11a,b. Orchiepididimite. **a** Si osserva lieve aumento di volume della testa epididimaria (E) e del didimo, che presenta aspetto ipoecogeno e disomogeneo. **b** Il controllo color-Doppler dimostra ipervascolarizzazione diffusa

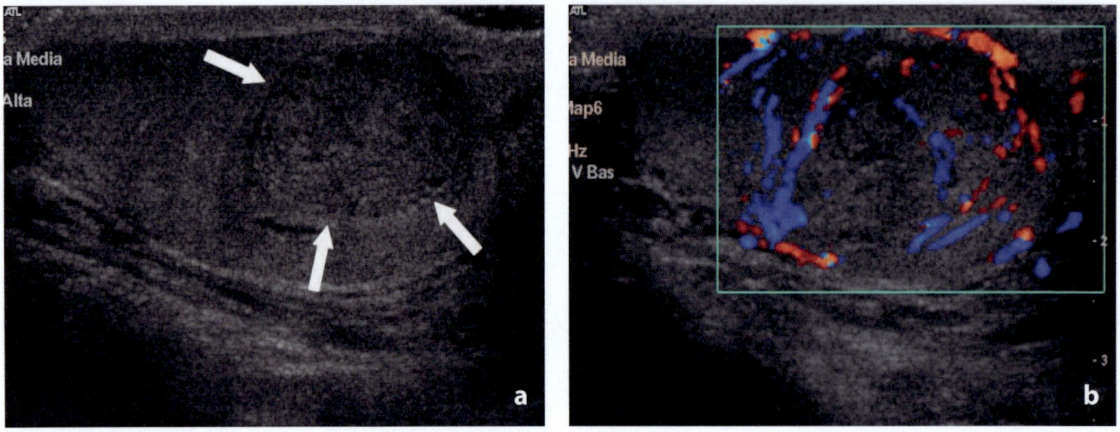

Fig. 12a,b. Orchite focale. **a** In un contesto clinico di tipo infiammatorio si osserva una formazione tondeggiante intratesticolare (frecce) che ha vascolarizzazione interna al color-Doppler (**b**)

fiammatorie didimarie ed epididimarie non è patognomonico. Un coinvolgimento ipoecogeno diffuso può essere anche espressione di linfoma o infiltrazione leucemica del testicolo. Nei soggetti con nota malattia mieloproliferativa la diagnosi di orchiepididimite deve essere posta solo dopo esclusione di un processo neoplastico. Inoltre, l'alterazione infiammatoria testicolare può assumere, in taluni casi, aspetti focali che possono essere di difficile riconoscimento, perché indistinguibili da una neoplasia (Fig. 12). A livello epididimario, l'infiammazione può formare un'immagine nodulare che comprime il testicolo e ne simula la lesione. A fronte di immagini con aspetto nodulare, anche se in un contesto clinico di tipo infiammatorio, è sempre necessario seguire nel tempo l'evoluzione della lesione sotto terapia, al fine di escludere con certezza la diagnosi di neoplasia.

Le epididimoorchiti possono andare incontro a complicanze. L'edema parenchimale che si sviluppa in corso di alterazione infiammatoria testicolare causa aumento di volume del testicolo; la tunica albuginea che circonda il testicolo è poco estensibile e, nei casi di grave edema, è possibile che l'incremento pressorio intratesticolare causi occlusione dei vasi venosi intraparenchimali. L'insieme dei due fattori spiega come una orchite grave possa andare incontro a complicanza infartuale su base emorragica. Segnali arteriosi ad alta resistenza possono far sospettare lo svilupparsi di questo fenomeno. Altre complicanze includono gli ascessi intratesticolari, che appaiono come lacune liquide corpuscolate con alone periferico ipervascolarizzato; il piocele, che appare come liquido corpuscolato all'interno della tunica vaginale.

Epididimite e orchite croniche

Ricorrenti infezioni epididimarie possono dare origine a quadri cronici, con dolori persistenti ed aumento di volume della porzione coinvolta che spesso è iperemica, al color-Doppler, ma con flussi meno evidenti rispetto alle fasi acute di malattia. È necessaria particolare attenzione nel differenziare queste alterazioni da lesioni spazio occupanti del testicolo (Fig. 13). La correlazione con la storia clinica del paziente è fondamentale per la corretta diagnosi.

L'epididimo e il testicolo possono essere coinvolti anche da parte di malattie infiammatorie di tipo granulomatoso, come tubercolosi, sifilide o parassitosi. La diagnosi differenziale rispetto alle lesioni aspecifiche non è agevole; anche in questi casi sono fondamentali l'anamnesi ed i reperti obiettivi e di laboratorio.

È da ricordare che le lesioni granulomatose hanno anch'esse, nella maggior parte dei casi, origine per via ascendente dall'apparato urinario; colpiscono, quindi, in suc-

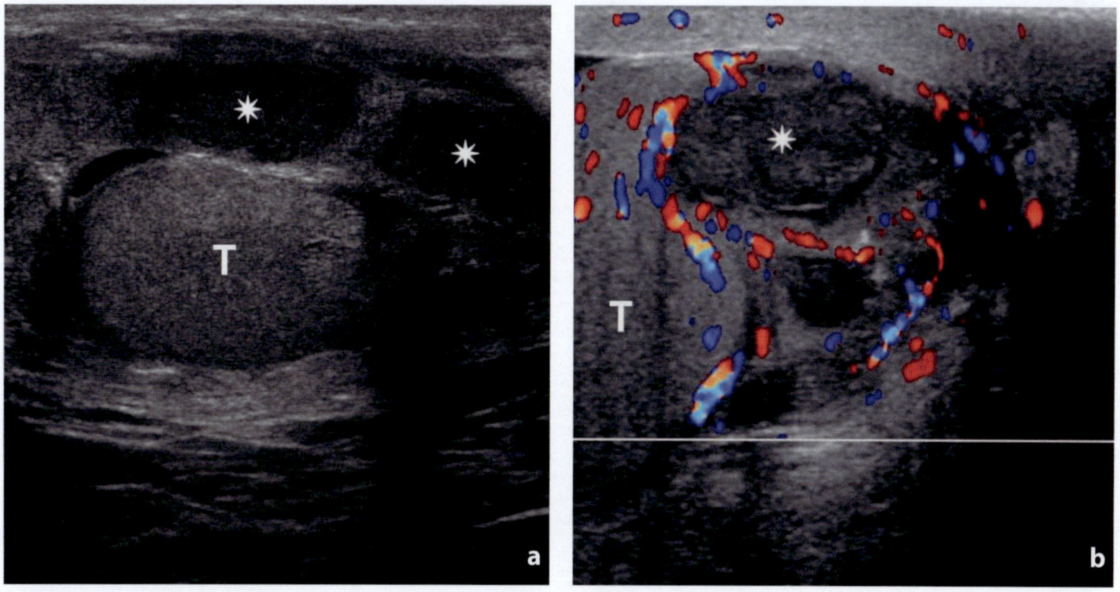

Fig. 13a,b. Epididimite cronica. **a** Si osserva aumento di volume in toto dell'epididimo (asterischi). **b** Nella coda è presente una immagine nodulare (asterisco), con iperemia periferica, che comprime il didimo, mimando una lesione spazio occupante. T= testicolo

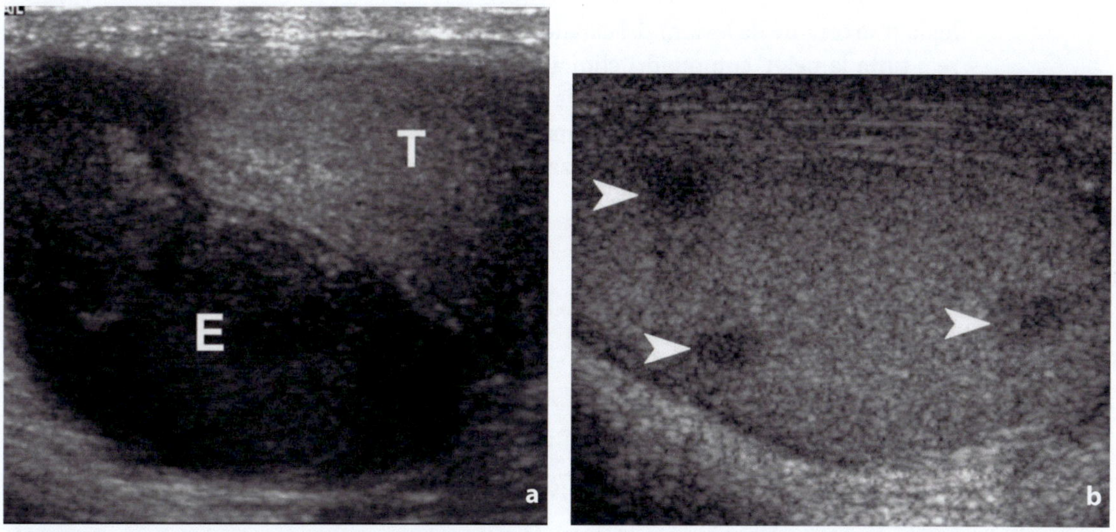

Fig. 14a,b. a Epididimite tubercolare. L'epididimo (E) appare aumentato di volume in toto, a struttura ipoecogena e omogenea. **b** Orchite tubercolare che si presenta con piccoli noduli intraparenchimali ipoecogeni, non distinguibili da una lesione neoplastica a nodi multipli (punte di freccia). Era però associato aumento di volume dell'epididimo e il paziente aveva una storia clinica di infezione tubercolare

cessione l'epididimo e il didimo, ove possono presentarsi anche come formazioni nodulari. Benché il loro aspetto le renda simili a lesioni neoplastiche, la concomitante alterazione epididimaria e didimaria deve far sospettare un'eziologia infiammatoria, indirizzando il paziente alla biopsia e non all'orchiectomia (Fig. 14).

Gangrena di Fournier

La gangrena di Fournier è una fascite necrotizzante dei tessuti della regione perianale e della parete scrotale; rappresenta una situazione clinica grave, correlata ad alta mortalità; riconosce come fattori di rischio il diabete e stati di immunodeficienza. La pato-

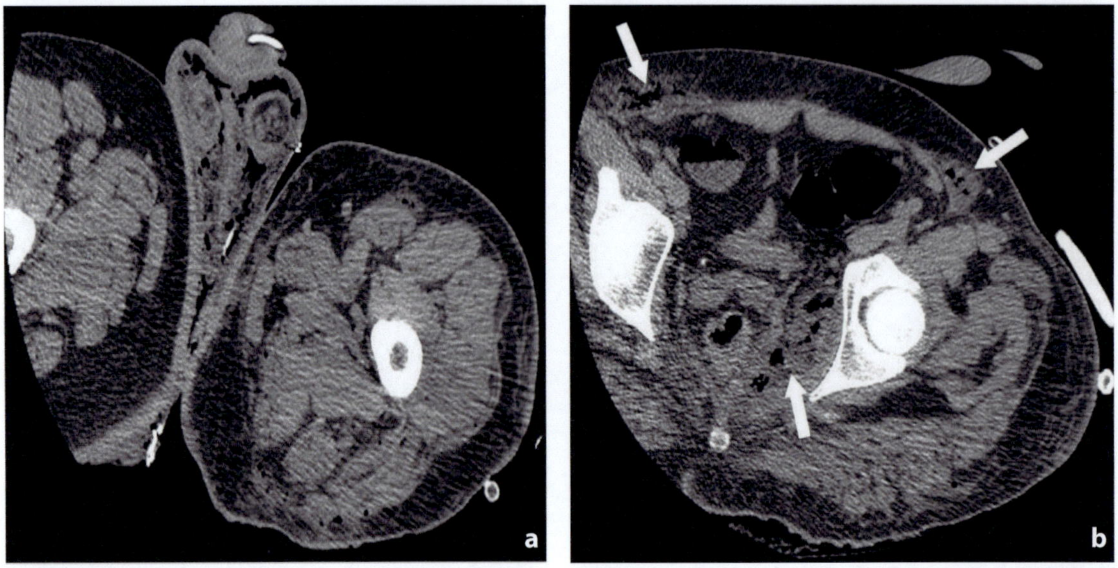

Fig. 15a,b. Gangrena di Fournier. Scansioni TC della regione pelvica e perineale. **a** È ben apprezzabile la presenza di gas all'interno dello scroto. **b** Si dimostra una raccolta con bolle aeree in regione otturatoria sinistra e presenza di gas a livello inguinale, bilateralmente (frecce)

logia trae origine da lesioni del canale anale o della regione perianale e si può estendere a tutta la pelvi, con quadri clinici non dominabili. È caratterizzata dalla presenza nei tessuti coinvolti di gas, che rende agevoli la diagnosi ed il bilancio spaziale. Benché l'ecografia possa riconoscere l'edema dei tessuti perianali e dello scroto, la TC è la tecnica che meglio definisce la presenza e la reale estensione della lesione (**Fig. 15**).

Chung JJ, Kim MJ, Lee T et al (1997) Sonographic findings in tuberculos epididymitis and epididymo-orchitis. J Clin Ultrasound 25:390-394

Cohen HL, Shapiro MA, Haller JO et al (1992) Torsion of the testicular appendages: sonographic diagnosis. J Ultrasound Med 11:81-83

Dogra V, Bhatt S (2004) Acute painful scrotum. Rad Clin North Am 42:349-363

Dogra VS, Rubens DJ, Gottlieb RH et al (2004) Torsion and beyond: new twists in spectral Doppler evaluation of the scrotum. J Ultrasound Med 23:1077-1085

Dogra VS, Smeltzer JS, Poblette J (1994) Sonographic diagnosis of Fournier's gangrene. J Clin Ultrasound 22:571-572

Farriol VG, Comella XP, Agromayor EG et al (2000) Gray-scale and power Doppler sonographic appearances of acute inflammatory diseases of the scrotum. J Clin Ultrasound 28:67-72

Lin EP, Bhatt S, Rubens DJ et al (2007) Testicular torsion: twists and turns. Semin Ultrasound CT MR 28:317-328

Rajan DK, Scharer KA (1994) Radiology of Fournier's gangrene. AJR Am J Roentgenol 163:649-655

Stavros T, Rapp C, McGrath J (2000) Color duplex sonography of acute scrotal pain. In: Bluth EJ, Arger PH, Benson CB et al (eds) Ultrasound. A practical approach to clinical problems. Thieme, New York, pp 135-152

Strauss S, Faingold R, Manor H (1997) Torsion of the testicular appendages: sonographic appearance. J Ultrasound Med 16:189-192

Vijayaraghavan SB (2006) Sonographic diagnosis of acute scrotum: real time whirlpool sign, a key sign of torsion. J Ultrasound Med 25:563-570

Neoplasie

Fattori di rischio

L'imaging gioca un ruolo assai importante nella valutazione dei pazienti con fattori di rischio per lo sviluppo di neoplasie testicolari. Un controllo ecografico periodico in questi soggetti è utile a dimostrare lesioni non palpabili, in stadi precoci.

I pazienti con tumore testicolare operato presentano rischio di sviluppare un tumore al testicolo controlaterale 20 volte più alto rispetto alla popolazione generale; un'anamnesi familiare (parente di primo grado) positiva per neoplasia del testicolo aumenta il rischio di 6 volte. Anche i pazienti con problemi di infertilità hanno rischio maggiore di tumore. La biopsia testicolare negli infertili mostra prevalenza di neoplasia "in situ" nello 0,4%-1%, anche senza storia di criptorchidismo; non è infrequente che tumori testicolari non sospettati possano essere riscontrati a un'ecografia eseguita per problemi di infertilità. Analogamente, aumentato rischio di neoplasia si osserva nei soggetti con criptorchidismo, anche a livello del testicolo controlaterale nei casi di criptorchidismo monolaterale.

Esiste inoltre un ulteriore reperto, riconoscibile solo all'ecografia, che può essere considerato come fattore di rischio: la microlitiasi testicolare; senza associate alterazioni dell'adiacente parenchima, essa si caratterizza per minuti foci iperecogeni che corrispondono, all'analisi istologica, a microcalcificazioni nei tubuli seminiferi, che hanno possibile origine da cellule sfaldate e degenerate (Fig. 16). La prevalenza della microlitiasi non è nota. La maggior parte degli studi sono retrospettivi, e riportano questa diagnosi nello 0,6%-9% dei casi; due studi prospettici (che peraltro valutavano pazienti sintomatici per problemi scrotali) riportano presenza di microlitiasi nel 2% e nel 18,1% dei pazienti. La situazione è stata classificata in una forma "classica" (>5 microcalcificazioni per testicolo), e in una forma "limitata" (<5 microcalcificazioni); le lesioni possono essere bilaterali.

La microlitiasi è un reperto relativamente comune nei pazienti con tumore testicolare. Middleton riporta che una neoplasia del testicolo era presente in 3/40 pazienti (8%) con microlitiasi "classica" e in 9/155 soggetti (5,8%) con microlitiasi "limitata"; solo 3/884 pazienti (0,3%) senza microlitiasi avevano tumore. Microliti testicolari sono stati osservati anche in alcune patologie, come criptorchidismo, infertilità, sindrome di Klinefelter, atrofia testicolare, tutte condizioni queste in cui è presente una disgenesia testicolare. In effetti, la condizione di disgenesia, più che la microlitiasi in sé, pone il testicolo a rischio di neoplasia. Benché sembri ragionevole offrire a questi sog-

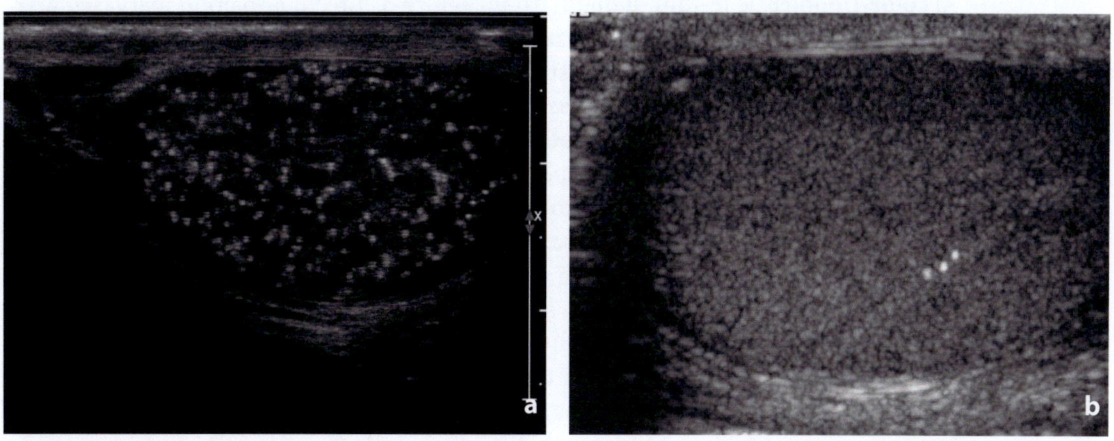

Fig. 16a,b. Microlitiasi testicolare. All'interno del testicolo sono presenti piccole immagini iperecogene, senza cono d'ombra posteriore e senza associate anomalie strutturali del parenchima circostante. In **a** l'alterazione appare diffusa. In **b** la microlitiasi è localizzata in sede centrodidimaria, con tre piccoli foci iperecogeni

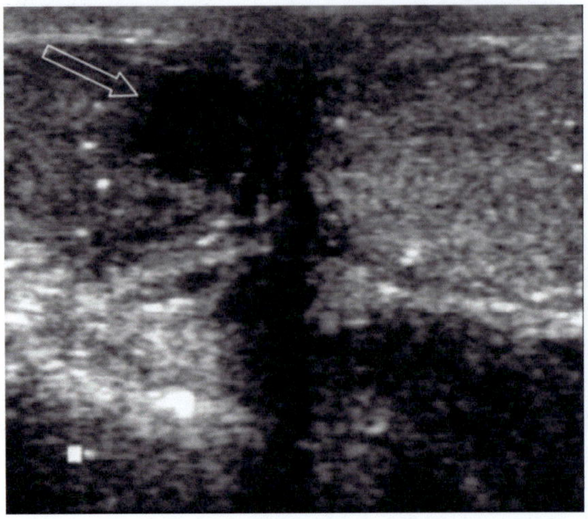

Fig. 17. Giovane paziente con storia di criptorchidismo a destra. Il testicolo destro appare di volume ridotto rispetto al controlaterale ed è caratterizzato dalla presenza di un nodulo neoplastico ipoecogeno (freccia). Si associano, bilateralmente, alcuni microliti

getti una sorveglianza ecografica, non esiste consenso in letteratura sul timing e sull'efficacia di una simile strategia (Fig. 17).

Diagnostica per immagini

L'**ecografia** ha sensibilità pressoché assoluta nella dimostrazione delle lesioni focali del testicolo e, pertanto, è considerata l'indagine di scelta a fronte di un simile sospetto clinico. Permette di riconoscere, con sensibilità nell'ordine del 98%, la localizzazione, intra o extratesticolare, delle masse palpabili; ha elevata capacità di discriminare la struttura cistica o solida dell'eventuale alterazione.

Le lesioni extratesticolari e le cisti sono, nella gran maggioranza dei casi, benigne; peraltro, la diagnosi di cisti può essere posta solo a fronte di lesioni completamente ecoprive senza alcuna sepimentazione; tumori testicolari possono, infatti, presentare lacune liquide o aree emorragiche e necrotiche di tipo liquido. È descritto in letteratura il caso di una formazione puramente cistica in cui, al follow-up, si è dimostrata la crescita di un nodulo parietale rilevatore della reale natura neoplastica della lesione.

I tumori testicolari appaiono all'ecografia come lesioni nodulari, spazio occupanti: la struttura è, nella maggior parte dei casi, ipoecogena; possono essere presenti aree iperriflettenti e lacune liquide. Generalmente, le disomogeneità strutturali, da correlare ad aree di necrosi, sono più evidenti nelle lesioni di maggiori dimensioni (Fig. 18). Al **color-Doppler**, le lesioni di diametro maggiore di 1,6 cm appaiono ipervascolarizzate (Fig. 19). La mancata vascolarizzazione in formazioni di diametro superiore può far sospettare la natura non neoplastica.

I tumori testicolari hanno vascolarizzazione irregolare; tale caratteristica può essere utile nell'infiltrazione diffusa relativamente omogenea del didimo, in cui la sola vascolarizzazione alterata può far sospettare la presenza di una neoplasia.

Non è possibile, in base all'aspetto ecografico, differenziare tra loro i diversi tipi di lesione. I seminomi, specie se di piccole dimensioni, hanno più spesso struttura omogeneamente ipoecogena, mentre gli altri tumori di tipo germinativo presentano comunemente struttura disomogenea, spesso con lacune liquide all'interno e margini irregolari; le caratteristiche strutturali sono legate alla presenza di necrosi e/o emorragie intralesionali, reperto comune a tutti i tipi di neoplasia (Fig. 20).

In **RM** le neoplasie appaiono come formazioni nodulari con intensità di segnale differente rispetto al circostante parenchima, specie nelle scansioni T2 pesate; hanno generalmente struttura disomogenea, in relazione a necrosi o emorragie intratumorali. La RM facilmente identifica la tunica albuginea e, quindi, altrettanto facilmente ne diagnostica il coinvolgimento neoplastico. Se i seminomi hanno in genere aspetto

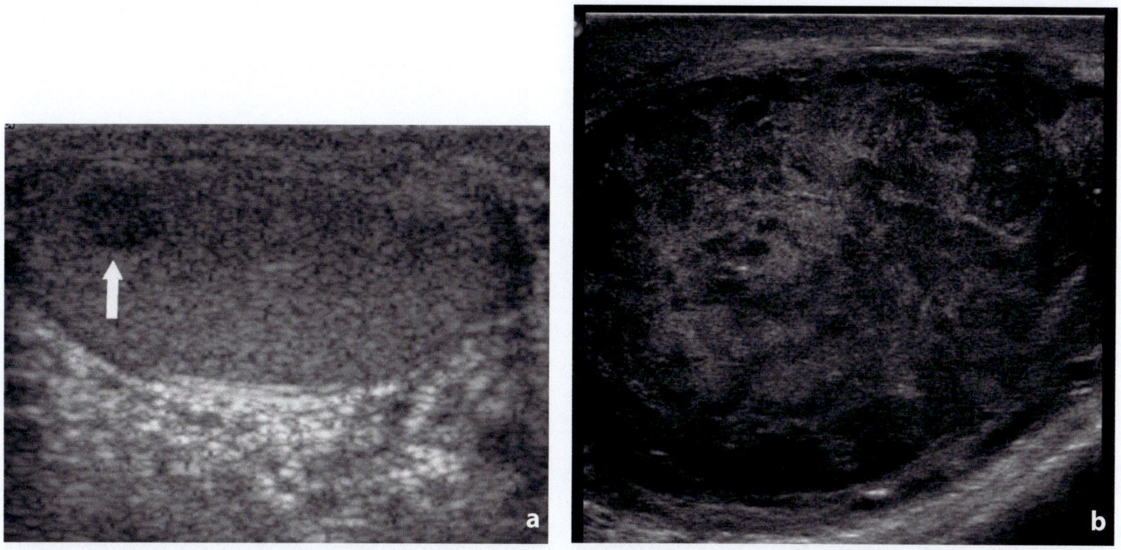

Fig. 18a,b. Seminoma. **a** Lesione di piccole dimensioni a struttura ipoecogena e omogenea (freccia). **b** La neoplasia coinvolge globalmente il testicolo di aspetto solido e diffusamente disomogeneo

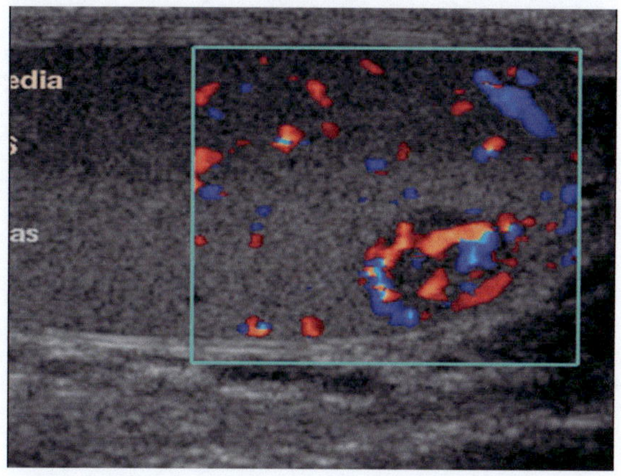

Fig. 19. Seminoma. Lesione di 2 cm circa di grandezza, ipervascolarizzata al color-Doppler

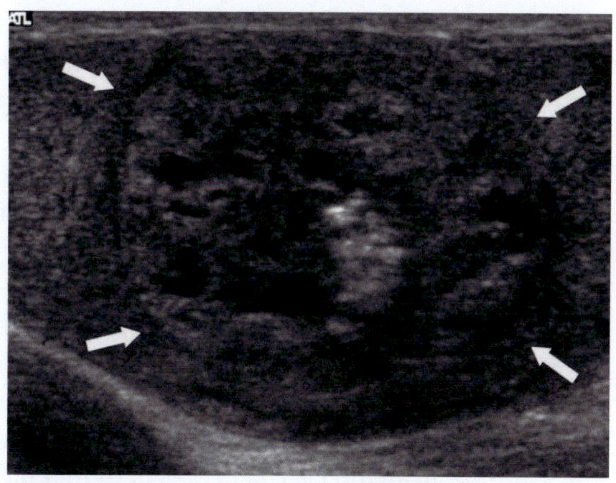

Fig. 20. Corioncarcinoma. Voluminosa lesione (frecce) a struttura disomogenea, con alcune aree liquide e zona iperecogena centrale

strutturale più omogeneo rispetto ai tumori non seminomatosi, non è possibile caratterizzare con certezza il tipo di lesione (Fig. 21). Quanto sopra detto vale, in ecografia e RM, anche per le neoplasie a cellule stromali, la cui natura non può essere identificata con certezza mediante tecniche di imaging.

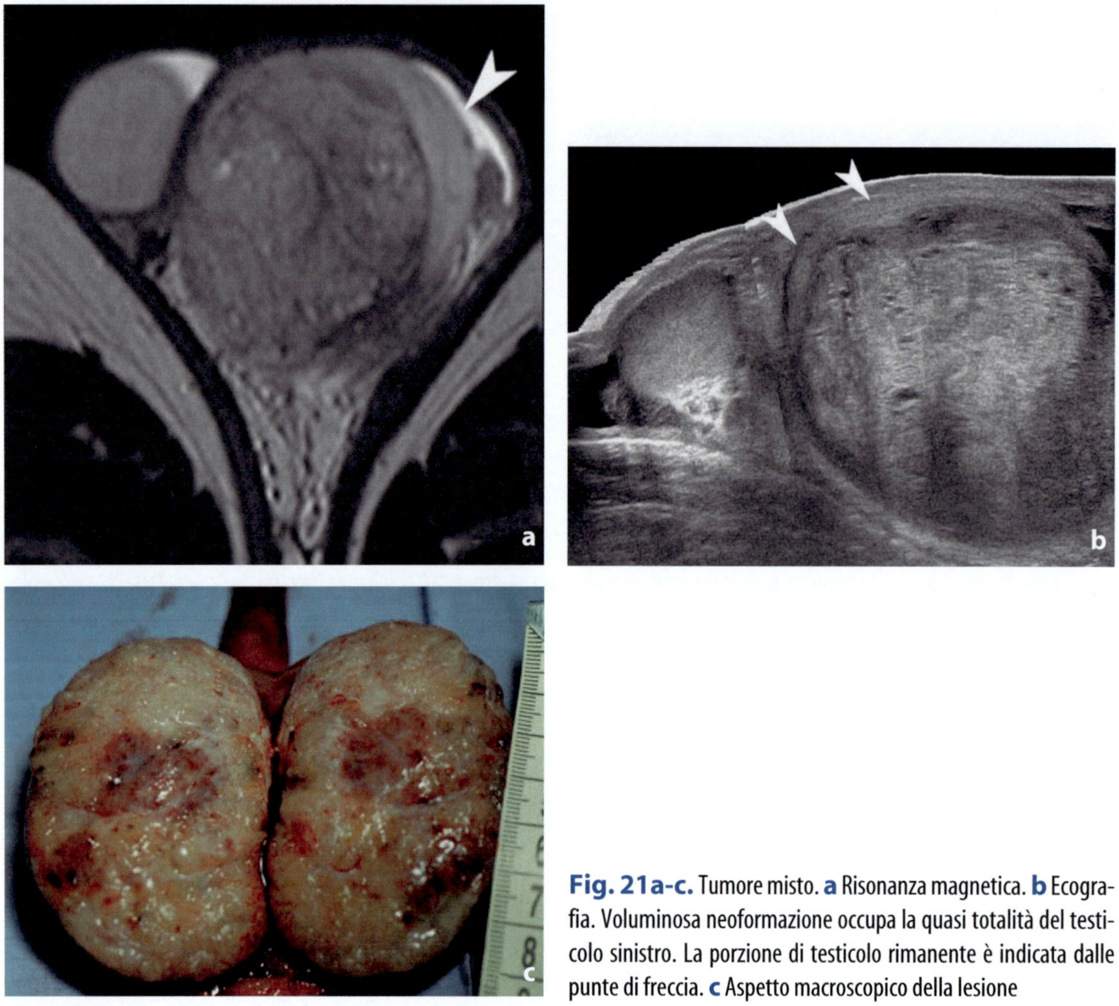

Fig. 21a-c. Tumore misto. **a** Risonanza magnetica. **b** Ecografia. Voluminosa neoformazione occupa la quasi totalità del testicolo sinistro. La porzione di testicolo rimanente è indicata dalle punte di freccia. **c** Aspetto macroscopico della lesione

I recenti progressi offerti dai mezzi di contrasto (mdc) ecografici non sembrano consentire la diagnosi differenziale tra le diverse neoplasie testicolari. L'utilizzo del mdc in RM può aiutare in taluni casi a discriminare una cisti semplice da una neoplasia di aspetto prevalentemente cistico, in cui possono esistere aree che hanno enhancement dopo contrasto; non sono state descritte applicazioni di questo genere per i mezzi di contrasto in ecografia.

L'imaging è particolarmente utile nei pazienti con lesioni testicolari non palpabili. Dal 2% al 3% dei casi i tumori testicolari sono bilaterali (sincroni o metacroni). L'esplorazione ecografica del testicolo controlaterale palpatoriamente normale è, quindi, di importanza fondamentale per la corretta stadiazione del paziente al momento della diagnosi e, nei soggetti operati, per riconoscere lesioni metacrone in stadio precoce.

Nei pazienti con lesioni secondarie che, per la distribuzione (polmoni, linfonodi retroperitoneali o sovraclaveari), fanno sorgere il sospetto di neoplasia primitiva testicolare, l'ecografia (e la RM) possono mettere in evidenza un tumore non palpabile o, in alcuni casi, la presenza di una piccola area iperecogena di aspetto cicatriziale (spesso con cono d'ombra posteriore). Quest'ultimo reperto, benché non specifico, può essere espressione di un piccolo residuo tumorale o di un tumore regredito (verosimilmente per neovascolarizzazione insufficiente a garantire l'adeguato apporto ematico) (Fig. 22).

Nella pratica clinica, una lesione focale intratesticolare di aspetto solido deve essere considerata, in prima ipotesi, maligna. La natura della stessa, quindi, nella gran maggioranza dei casi deve essere accertata con esame istologico per via escissionale.

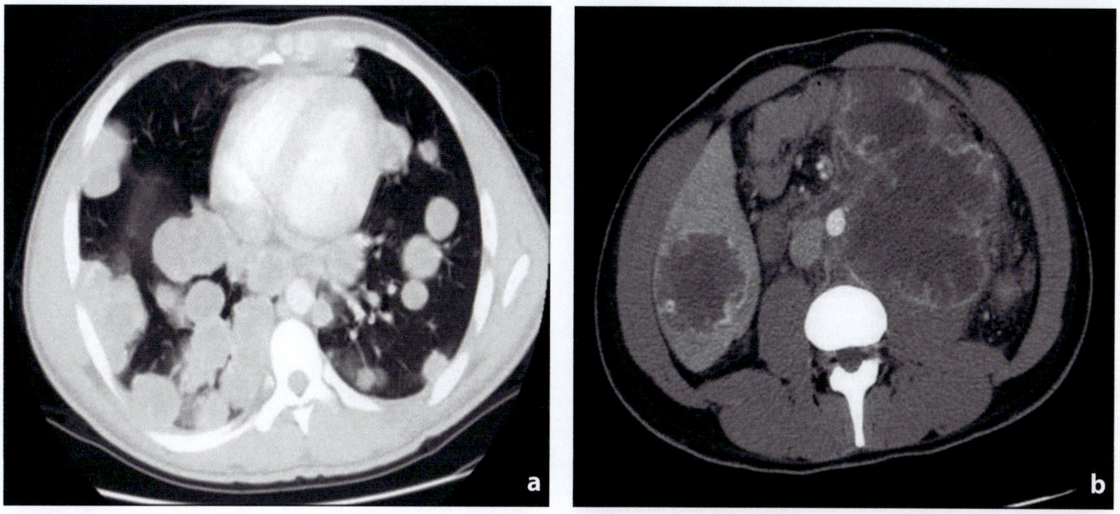

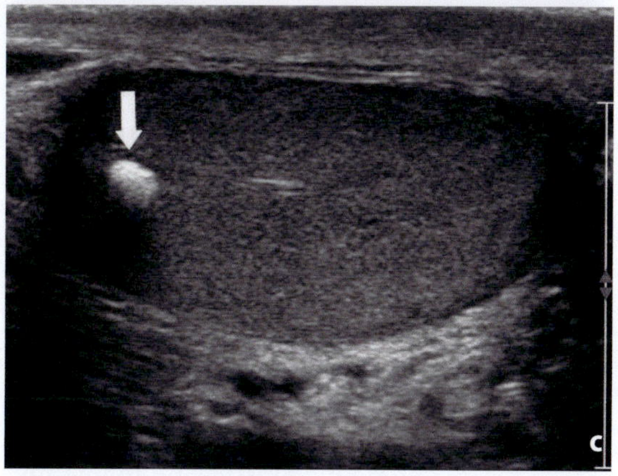

Fig. 22a-c. Paziente con diffuse metastasi da corioncarcinoma e testicoli palpatoriamente normali. **a-b** Aspetto TC delle lesioni polmonari, retroperitoneali ed epatiche. **c** Il testicolo ha aspetto normale, eccezion fatta per la presenza di una chiazza calcifica

Lesioni focali intratesticolari benigne

Non tutte le lesioni spazio occupanti visibili all'ecografia e/o alla RM sono neoplasie maligne. Esistono lesioni benigne, infiammatorie o tumorali, che possono mimare una neoformazione maligna: l'attenta analisi delle caratteristiche, in stretta correlazione con i reperti obiettivi e la storia clinica, può aiutare talora la diagnosi differenziale, avvalorando l'ipotesi della natura benigna della lesione e suggerendo perciò di eseguire la biopsia prima dell'escissione, o di posticipare il controllo istologico ad un attento follow-up.

Cisti del testicolo

Sono relativamente frequenti. Si differenziano in cisti della tonaca albuginea, superficiali e facilmente palpabili, e cisti parenchimali, in genere situate in prossimità del mediastinum testis, non palpabili se di piccole dimensioni. La diagnosi è agevole, sia con l'ecografia che con la RM (Fig. 23). Come accennato in precedenza, perché una lesione possa essere classificata come semplice cisti è necessario che sia completamente priva di echi interni o irregolarità parietali. I tumori testicolari, specialmente i teratomi, possono infatti presentarsi con ampie aree cistiche al loro interno. In caso di dubbio, un esame RM con mezzo di contrasto può essere di aiuto nel dimostrare l'ehancement di componenti solide e indirizzare correttamente la diagnosi.

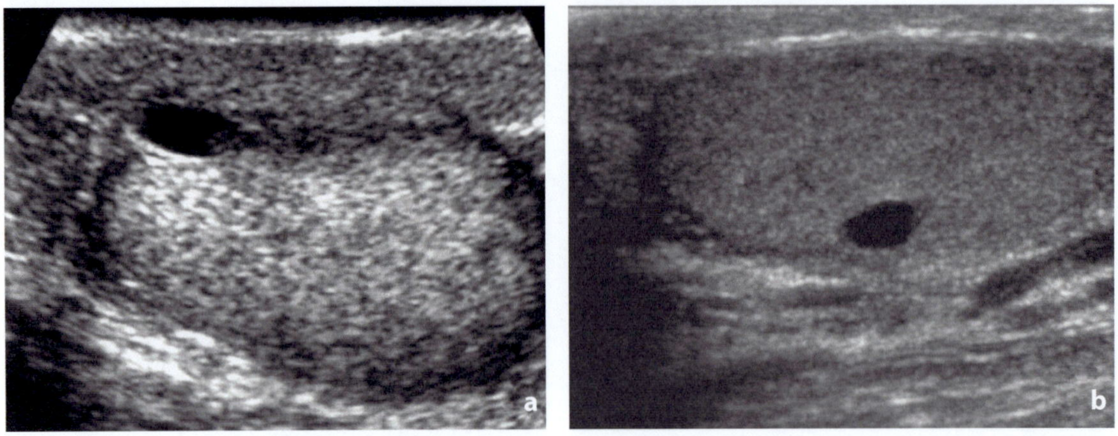

Fig. 23a,b. Cisti testicolari. **a** È visibile una cisti della tunica albuginea, sulla superficie del testicolo. **b** È presente una cisti intraparenchimale, non palpabile, in prossimità del mediastinum testis

Ectasia cistica della rete testis

È una condizione relativamente frequente e facilmente riconoscibile. Appare come una serie di piccole lacune liquide di aspetto tubulare, divise da sepimenti sottili e regolari, localizzate a livello del mediastino testicolare (Fig. 24). Sembra dovuta a ostruzione delle vie spermatiche, ed è spesso associata a spermatocele. La sua importanza sta nella necessità di una attenta diagnosi differenziale con le neoplasie a prevalente struttura cistica. Queste, peraltro, hanno lacune liquide di dimensioni diverse tra loro, con forma irregolare e pareti e sepimenti interni spessi e irregolari. In caso di dubbio diagnostico, un follow-up a breve termine è risolutivo.

Cisti epidermoidi

Sono neoplasie benigne, rare, che rappresentano l'1% di tutte le neoplasie; possono essere bilaterali. Sono vere cisti ripiene di materiale caseoso, disposto a strati concentrici. All'ecografia appaiono come lesioni tondeggianti, a margini netti, a volte calcifici. La struttura interna è ipoecogena, con aspetto laminato, concentrico. Non si dimostrano segnali vascolari al color-Doppler. Alla RM le cisti epidermoidi hanno a-

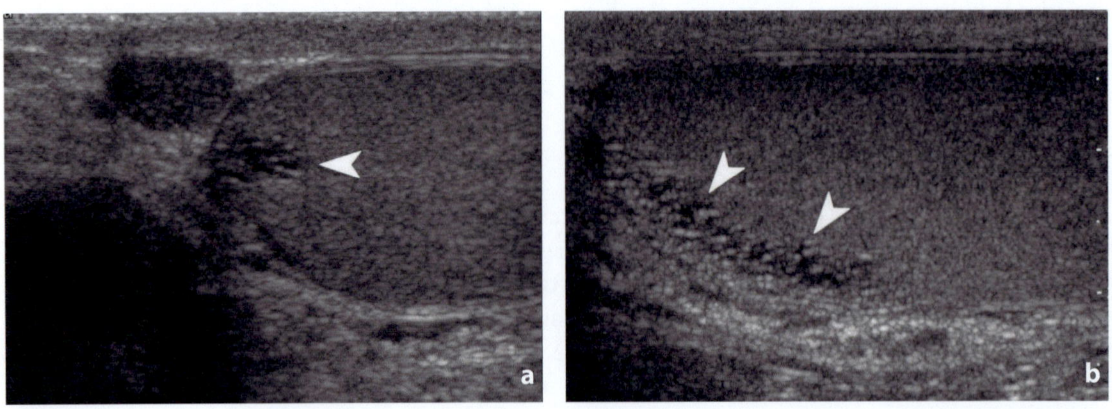

Fig. 24a,b. Ectasia cistica della rete testis. Scansione assiale (**a**) e sagittale (**b**). L'alterazione (punte di freccia), sita al mediastinum testis, appare come un insieme di piccole immagini liquide, di aspetto tubulare, separate da sottili sepimenti

spetto strutturale a cerchi concentrici, con periferia ipointensa e area centrale iperintensa sia in T1 che in T2. L'aspetto di queste lesioni può, spesso, indicare la diagnosi e, conseguentemente, indirizzare la terapia verso una enucleazione e non una orchiectomia.

Alterazioni infiammatorie focali

Le alterazioni infiammatorie a carico del didimo possono assumere carattere focale, con aspetto ipoecogeno, edematoso o liquido, di tipo ascessuale. Sulla base del solo a-spetto strutturale non è possibile riconoscere la natura infiammatoria delle lesioni; al color-Doppler le zone infiammate hanno aspetto ipervascolare. Una diagnosi differenziale certa con le alterazioni neoplastiche non è quindi possibile. La natura flogistica della lesione può solo essere ipotizzata sulla base di anamnesi, esame obiettivo e, all'imaging, per la frequente associazione con alterazioni dell'epididimo. Circa il 15% dei pazienti con neoplasia ha una sintomatologia che può mimare l'alterazione infiammatoria; il paziente deve, quindi, essere sottoposto a stretto follow-up dopo terapia.

Lesioni focali da trauma

Un trauma testicolare può produrre un'alterazione focale del testicolo. Nei pazienti traumatizzati in cui esista possibilità di una rottura testicolare, la terapia è chirurgica; si procede all'esplorazione e alla sutura del testicolo. Circa il 15% dei pazienti con tumore testicolare viene diagnosticato dopo un trauma. Questo può essere dovuto a due cause: la presenza di una neoplasia all'interno del didimo che predispone a frattura anche a fronte di un trauma minore; dopo il trauma, la particolare attenzione rivolta al testicolo, che induce all'autopalpazione e/o alla visita medica. Anche nei casi in cui è presente una lesione focale in un trauma testicolare non sottoposto a chirurgia, è quindi necessario stretto follow-up.

Infarti testicolari

Anche gli infarti testicolari possono presentarsi come lesione focale. Questa patologia sembra particolarmente frequente nei diabetici, in corso di orchiti, endocarditi, leucemie, coagulopatie, vasculiti o dopo traumi. L'aspetto tipico è quello di una alterazione a morfologia grossolanamente triangolare, non vascolarizzata. Peraltro, possono rilevarsi anche lesioni di aspetto tondeggiante, con solo riduzione, e non scomparsa, della vascolarizzazione interna. La mancata o ridotta vascolarizzazione è il reperto che può far sospettare la natura non neoplastica della lesione. Al follow-up gli infarti testicolari tendono a ridursi di dimensioni; le lesioni croniche possono presentare calcificazioni all'interno.

Bilagi P, Sriprasad S, Clarke JL et al (2007) Clinical and ultrasound features of segmental testicular infarction: six year experience from a single centre. Eur Radiol 17:2810-2818

Cittadini G, Gauglio C, Pretolesi F et al (2004) Bilateral epidermoid cyst of the testis: sonographic and MRI findings. J Clin Ultrasound 32:370-372

Dogra VS, Gottlieb RH, Oka M et al (2003) Sonography of the scrotum. Radiology 227:18-36

Hamm B (1997) Differential diagnosis of scrotal masses by ultrasound. Eur Radiol 7:668-679

Hortsman WG, Melson GL, Midldeton WD et al (1994) Testicular tumors: findings at Doppler US. Radiology 191:561-564

Kim W, Rosen MA, Langer JE et al (2007) US-MR imaging correlation in pathologic conditions of the scrotum. Radiographics 27:1239-1253

Langer JE, Ramchandani P, Siegelman ES et al (1999) Epidermoid cysts of the testicle: sonographic and MR features. AJR Am J Roentgenol 173:1295-1299

Middleton WD, Teefy SA, Santillan CS (2002) Testicular microlithiasis: prospective analysis of prevalence and associated tumor. Radiology 224:425-428

Miller FN, Sidhu PS (2002) Does testicular microlithiasis matter? A review. Clin Radiol 57:883-890

Miller FNAC, Rosairo S, Clarke JL et al (2007) Testicular calcification and microlithiasis: association with primary intratesticular malignancy in 3.477 patients. Eur Radiol 17:363-369

Oyen RH (2002) Scrotal ultrasound. Eur Radiol 12:19-34

Tackett RE, Ling D, Catalona WJ et al (1986) High resolution sonography in diagnosing testicular neoplasms: clinical significance of false positive scans. J Urol 135:494-496

Tartar VM, Trambert MA, Balsara ZN et al (1993) Tubular ectasia of the rete testis: sonographic and MR imaging appearance. AJR Am J Roentgenol 160:539-542

Winter TC (2002) There is a mass in the scrotum: what does that mean? In: Cooperberg PL (ed) RSNA Categorical Course in Diagnostic Radiology: Findings at US – what do they mean? RSNA 283-293

Woodward PJ, Sohaey R, O'Donoghue MJ et al (2002) Tumors and tumorlike lesions of the testis: radiologic-pathologic correlation. Radiographics 22:189-216

Parte V
Le recidive oncologiche dell'apparato urogenitale maschile

Approccio clinico 14

S. Cosciani Cunico, A. Moroni, G. Mirabella, C. Simeone

I tumori dell'apparato urogenitale maschile sono frequenti (con incidenza negli Stati Uniti, ad esempio, del 25%); hanno solitamente lungo periodo di latenza e alta percentuale di sopravvivenza post-terapia. I pazienti affetti da patologie urologiche maligne richiedono, quindi, un lungo periodo di sorveglianza per individuare il più precocemente possibile le eventuali recidive da trattare con terapie adiuvanti o di salvataggio. Il compito dell'urologo è di individuare una strategia che, da una parte, garantisca la sicurezza del malato e, dall'altra, non ecceda nei costi, essendo il follow-up sostanzialmente costituito, oltre che dall'esame clinico e da indagini di laboratorio, da accertamenti radiologici.

Bradford T, Montie J, Hafez KS (2006) The role of imaging in the surveillance of urologic malignancies. Urol Clin N Am 33:377-396

Jemal A, Murray T, Ward E et al (2005) Cancer statistics, 2005. CA Cancer J Clin. 55:10-30

Rene

I pazienti sottoposti a nefrectomia o a chirurgia conservativa renale per tumore localizzato possono sviluppare recidiva locale, linfonodale o a distanza nel 25-50% dei casi. Lo staging ed il grading sono comunemente utilizzati come fattori prognostici adatti a guidare il follow-up. Le sedi più comuni di metastasi a distanza sono i polmoni, le ossa e gli organi addominali. Il 6,7-74% delle metastasi polmonari è diagnosticato sulla base dei sintomi; è comunque indicata una radiografia periodica del torace ed una tomografia computerizzata (TC) in caso di riscontro di anomalie. Le recidive addominali (pari all'1,4-11%), in assenza di segni, sintomi o alterazioni ematochimiche, sono abitualmente diagnosticate con ecografia o TC. In genere, in presenza di metastasi cerebrali o ossee compaiono segni clinici o alterazioni dei parametri di laboratorio che suggeriscono l'esecuzione di una TC encefalo o di una scintigrafia ossea.

Janzen NK, Kim HL, Figlin RA et al (2003) Surveillance after radical or partial nephrectomy for localized renal cell carcinoma and management of recurrent disease. Urol Clin N Am 30:843-852

Rabinovitch RA, Zelefsky MJ, Gaynor JJ et al (1994) Patterns of failure following surgical resection of renal cell carcinoma: implications for adjuvant local and systemic terapy. J Clin Oncol 12:206-212

Stephenson AJ, Chetner MP, Rourke K et al (2004) Guidelines for the surveillance of localized renal cell carcinoma based on the patterns of relapse after nephrectomy. J Urol 172:58-62

Alta via escretrice

La neoplasia dell'alta via escretrice rappresenta il 5% dei tumori uroteliali. L'incidenza di recidive è riportata, a seconda delle casistiche, tra l'8,7 ed il 42% con tempo medio di comparsa compreso fra 7 e 18 mesi. Sia per i pazienti trattati in maniera conservativa che per quelli sottoposti a nefroureterectomia è necessario tener conto della possibile ricomparsa del tumore non solo a livello dell'asse escretore ma in tutto l'urotelio. I pazienti devono, quindi, essere sorvegliati con citologia urinaria ed uretrocistoscopie periodiche. Nei pazienti con stadi avanzati di malattia è utile indagare la presenza di recidive linfonodali o a distanza integrando la valutazione clinica con radiografia del torace e TC addome.

Deligne E, Colombel M, Badet L et al (2002) Conservative management of upper urinary tract tumors. Eur Urol 42:43-48

Jabbour ME, Smith AD (2000) Primary percutaneous approach to upper urinary tract transitional cell carcinoma. Urol Clin N Am 27:739-750

Vescica

Il tumore della vescica è la neoplasia urologica più frequente dopo quella prostatica. Al momento della diagnosi il 74% dei tumori è superficiale, il 19% infiltra la muscolare, il 3% è metastatico. Nei pazienti con neoplasia superficiale, dopo resezione endoscopica, la sorveglianza è sostanzialmente costituita da citologia urinaria ed esami endoscopici. È ancora aperto il dibattito sull'utilità dell'esecuzione di un'urografia periodica nei pazienti asintomatici, da alcuni raccomandata solo in presenza di elevati fattori di rischio di recidiva come malattia ad alto grado, multifocalità, multiple recidive o carcinoma in situ.

In letteratura sono descritte dopo cistectomia per neoplasia infiltrante recidive locali nel 5-19% dei pazienti, a distanza nel 6-22% e combinate nell'8-13%, la maggior parte nei primi 2-3 anni dopo l'intervento. Recidive a distanza solitamente compaiono a livello dello scavo pelvico, osseo, epatico e polmonare. Localizzazioni a livello dell'alta via escretrice possono comparire nel 2,4-6,6% dei casi con intervallo di 30-80 mesi dopo la cistectomia. Le recidive sono diagnosticate perché sintomatiche nel 26-76% dei pazienti e solo il 10% tramite TC in assenza di sintomi o alterazioni degli esami ematochimici. La scadenza dei controlli dovrebbe basarsi sullo stadio della malattia, molti raccomandano un follow-up prolungato. L'imaging consiste sostanzialmente nell'esecuzione di TC o risonanza magnetica (RM) con ricostruzioni urografiche che mettono in luce anche eventuali complicanze legate alla derivazione urinaria come calcoli o ostruzioni, asintomatiche fino all'80% dei casi. Allo stato attuale non esistono chiare indicazioni cliniche per la PET.

Bradford TJ, Montie JE, Hafez KS (2006) The role of imaging in the surveillance of the urologic malignancies. Urol Clin N Am 33:377-396

Herr HW, Bochner BH, Dalbagni G et al (2002) Impact of the number of lymp nodes retrived on out-come in patients with muscle invasive bladder cancer. J Urol 167:1295-1298

Kuroda M, Meguro M, Maeda O et al (2002) Stage-specific follow-up strategy after cystectomy for carcinoma of the bladder. Int J Urol 9:126-133

Oosterlink W, Lobel B, Jakse G et al (2002) Guidelines on bladder cancer. Eur Urol 41:105-112

Prostata

Il tumore della prostata presenta una sopravvivenza globale, indipendentemente dallo stadio della malattia, del 92% a 10 anni e del 61% a 15 anni. Con il diffuso ricorso al dosaggio del PSA è sempre più frequente la diagnosi di tumore a basso rischio di progressione. Pertanto, il follow-up del tumore prostatico deve essere prolungato. Il ruolo dell'imaging non è ancora stato chiaramente definito. Nella maggior parte dei casi il rialzo del PSA o la presenza di segni e sintomi, come il dolore osseo, sono indice di progressione oltre che di recidiva di malattia.

La sorveglianza dei pazienti in terapia ormonosoppressiva consiste, generalmente, nel dosaggio periodico del PSA e nel monitoraggio di segni e sintomi, riservando l'esecuzione della scintigrafia ossea e della TC alla comparsa di questi ultimi. Nei pazienti sottoposti a prostatectomia radicale il follow-up consiste nel dosaggio periodico del PSA, che, quando indosabile, in assenza di segni clinici di ripresa di malattia, non richiede ulteriori approfondimenti.

Nei pazienti con ripresa biochimica del PSA, senza segni clinici di recidiva, è indicata l'esecuzione della scintigrafia ossea, la cui significatività dipende dai valori di PSA (la probabilità che l'indagine sia positiva è inferiore al 5% sino a quando il PSA non sale a 40-45 ng/mL).

Il ruolo della TC non è ancora stato ben definito; alcuni autori la consigliano solo per valori di PSA superiori a 4 ng/mL, altri solo in pazienti con PSA velocity superiore a 0,2, anche se solo nel 36% dei casi la TC conferma la presenza di recidiva locale documentata da biopsia. Altri autori riportano una sensibilità ed una specificità del 100% della RM per la diagnosi delle recidive locali. Dubbio è il ruolo della PET con FDG nel distinguere la fibrosi dalla recidiva e nel quantificare la risposta al trattamento; più promettente appare la PET con C11 acetato.

Biopsie perianastomotiche ecoguidate possono essere indicate quando si sospetti una recidiva locale in previsione di radioterapia, tenendo conto che molti autori hanno ottenuto risultati simili con trattamenti radioterapici eseguiti dopo biopsie risultate positive o, empiricamente, dopo biopsie negative. Anche la gestione dei pazienti dopo radioterapia si basa sostanzialmente sui valori del PSA, dove per recidiva biochimica si intende il verificarsi di tre incrementi consecutivi del PSA.

Cher ML, Bianco FJ Jr, Lam JS et al (1998) Limited role of radionuclide bone scintigraphy in patients with PSA elevations after radical prostatectomy. J Urol 160:1387-1391

Koppie TM, Grossfeld GD, Nuddell DM et al (2001) Is anastomotic biopsy necessary before radiotherapy after radical prostatectomy? J Urol 166:111-115

Messing EM, Thompson I Jr (2003) Follow-up of conservatively managed prostate cancer: watchful waiting and primary hormonal therapy. Urol Clin N Am 30:687-702

Nelson JB, Lepor H (2003) Radical prostatectomy. Urol Clin N Am 30:703-723

Shvarts O, Han KR (2002) PET in urologic oncology. Cancer Control 9:335-342

Testicolo

Il tumore del testicolo è fra i 15 ed i 44 anni la neoplasia più frequentemente diagnosticata nell'uomo, nell'età compresa, nei paesi sviluppati. Il seminoma, primo stadio, viene classicamente trattato con orchifunicolectomia seguita da radioterapia sulle stazioni linfonodali lomboaortiche, seppure molti autori non eseguano radioterapia adiuvante ma sottopongano i pazienti a stretto follow-up. Dopo la sola orchifunicolectomia la percentuale di ripresa di malattia a livello delle stazioni linfonodali lomboaortiche varia dal 13 al 19%; la recidiva si ha più frequentemente fra i 13 ed i 17 mesi; nei pazienti sottoposti a radioterapia la recidiva è diagnosticata nel 3-6% dei casi. Ovviamente il follow-up è più stretto nei primi, che sono sottoposti a valutazione clinica, studio dei marcatori e TC toraco-addomino-pelvica o TC addomino-pelvica con radiografia del torace ogni 3-4 mesi per i primi 3 anni; nei radiotrattati ogni 6 mesi per il primo anno; poi la frequenza delle valutazioni si riduce per entrambi, anche se la durata della sorveglianza non è ancora stata univocamente stabilita.

I pazienti con neoplasia seminomatosa, stadi IIA e IIB, generalmente sono sottoposti a chemioterapia. Le linee guida dell'European Association of Urology (EAU) suggeriscono un controllo ogni 4 mesi nei primi 2 anni. La TC diagnostica malattia residua dopo chemioterapia nel 30% dei casi negli stadi avanzati (IIC-III). La PET potrebbe essere di utilità come indagine complementare alla TC per la capacità di discriminare fra tessuto tumorale e tessuto fibrotico o necrotico; pur presentando falsi positivi o negativi, ha dimostrato di possedere una specificità superiore alla TC, consentendo di discriminare i pazienti destinati alla chirurgia da quelli che devono essere mantenuti sotto stretta sorveglianza.

I pazienti con neoplasia non seminomatosa allo stadio I sono sottoposti a orchifunicolectomia e linfoadenectomia retroperitoneale o chemioterapia. Negli ultimi anni l'opzione dello stretto follow-up dopo la solo orchifunicolectomia sta diventando sempre più popolare, grazie anche all'efficacia della chemioterapia di salvataggio ed alla larga percentuale (70%) di negatività dei linfonodi asportati. La percentuale di recidiva nei pazienti sottoposti a linfoadenectomia è del 10-13%, più frequente a livello polmonare, mentre nei pazienti seguiti con follow-up stretto è del 24-30%, con ripresa di malattia a livello polmonare nel 5% dei casi. Nei pazienti sottoposti a chemioterapia la percentuale di recidiva è dell'1-5%, nella maggior parte dei casi retroperitoneale.

I pazienti con malattia allo stadio II sottoposti a chemioterapia dopo linfoadenectomia hanno sopravvivenza libera da malattia nel 97-100% dei casi, mentre quelli sottoposti a chemioterapia dopo orchifunicolectomia hanno recidiva, anche tardiva, compresa fra l'11 ed il 17%. Il ruolo della PET è ancora in discussione, ma sembra meno efficace che nei pazienti con seminoma. Potrebbe essere di complemento nei pazienti con reperti TAC e marcatori discordanti.

Hendry WF, Norman AR, Dearnaley DP et al (2002) Metastatic nonseminomatous ferm cell tumors of testis: results of elective and salvage surgery for patients with residual retroperitoneal masses. Cancer 94:1668-1676

Laguna MP, Pizzocaro G, Klepp O et al (2001) EAU guidelines on testicular cancer. Eur Urol 40:102-110

Livesey JE, Taylor B, Mobarek N et al (2001) Patterns of relapse following radiotherapy for stage I seminoma of testis: implications for follow-up. Clin Oncol 13:296

Purdue MP, Devesa SS, Sigurdson AJ et al (2005) International patterns and trends in testis cancer incidence. Int J Cancer 115:822-827

Spermon JR, Roeleveld TA, van der Poel HG et al (2002) Comparison of surveillance and retroperitoneal lymp node dissection in stage I nonseminomatous germ cell tumors. Urology 59:923-929

Spermon JR, Witjes JA, Kiemeney LA (2004) Efficacy of routine follow-up after first-line treatment for testicular cancer. World J Urol 22:235-243

Pene

Fra i tumori dell'apparato urogenitale quello del pene è il più raro. I più importanti fattori predittivi per la comparsa di recidive linfonodali inguinali sono lo stadio del tumore, il grado e la presenza all'esordio di invasione linfatica. In letteratura esistono relativamente poche raccomandazioni sulla gestione clinica dei pazienti dopo penectomia parziale o totale con o senza linfoadenectomia inguinale. Nei pazienti sottoposti a linfoadenectomia con coinvolgimento linfonodale la sorveglianza clinica deve essere integrata da TC toraco-addomino-pelviche ed inguinali ravvicinate, non necessarie invece in caso di linfonodi negativi o nei pazienti per i quali non si è ritenuto di dover procedere a linfoadenectomia inguinale.

Solsona E, Algaba F, Horenblas S et al (2004) EAU guidelines on penile cancer. Eur Urol 46:1-8

Diagnostica per immagini 15

L. Olivetti, G. Voltini

La conoscenza dei meccanismi, dei fattori di rischio e dei tempi in cui avviene una ripresa della malattia neoplastica in sede loco-regionale o a distanza sono elementi importanti ai fini anche della corretta interpretazione delle immagini. Per tale motivo, ciascuno dei successivi paragrafi dedicati alla recidiva oncologica delle neoplasie del rene, della vescica, della prostata e del testicolo è preceduto da un breve richiamo ai suddetti fattori.

Rene

Introduzione

Il 5% circa dei pazienti nefrectomizzati per carcinoma ha una recidiva locale correlata, in genere, all'incompleta resezione del tumore, alla positività dei margini chirurgici, alla presenza di metastasi linfonodali.

Localizzazioni secondarie a distanza sono già presenti nel 30% dei casi al momento della diagnosi. Dopo nefrectomia il 20-30% dei pazienti con malattia localizzata è colpito entro 3 anni da metastasi che si possono peraltro manifestare anche dopo molto tempo, essendo questo un aspetto distintivo del carcinoma del rene, osservato in circa l'11% dei soggetti sopravviventi a 10 e più anni dall'intervento chirurgico.

La disseminazione avviene per via linfatica o ematogena. Il polmone è l'organo più frequentemente interessato (50-60%); altre sedi comuni (in ordine decrescente di incidenza) sono ossa, fegato, rene e/o surrene controlaterali, encefalo. Il flusso venoso retrogrado collaterale delle vene lombari nel plesso vertebrale di Batson è particolarmente importante per spiegare le metastasi a scheletro assile ed encefalo.

Lo stadio T al momento della diagnosi è il singolo unico elemento più importante ai fini della prognosi: tumori voluminosi con infiltrazione loco-regionale e/o trombosi venosa hanno più elevata incidenza di metastasi metacrone a distanza. Grado di differenziazione, presenza di metastasi linfonodali, aspetto sarcomatoide della neoplasia sono altri elementi rilevanti nel determinare la probabilità di recidiva così come, all'opposto, un lungo intervallo libero da malattia è indice favorevole di sopravvivenza. Includendo i suddetti fattori di rischio sono stati effettuati tentativi per costruire nomogrammi in grado di predire la probabilità di libertà da malattia a 5 anni e definire la corretta strategia nel follow-up di questi pazienti.

Diagnostica per immagini

Tomografia computerizzata

La TC è senz'altro la tecnica di imaging migliore nell'accertare la ripresa di malattia in sede loco-regionale o a distanza. Come il tumore primitivo anche le lesioni secondarie sono riccamente vascolarizzate; per assicurarne la corretta documentazione iconografica sono necessari alcuni accorgimenti e, tra questi, lo studio dapprima in fase arteriosa degli organi parenchimatosi dal diaframma alla sinfisi pubica, con successiva estensione dell'indagine al polmone e rivalutazione, in fase venosa, dell'addome e della pelvi. Particolare attenzione deve essere data al rene superstite per l'elevato rischio di lesione controlaterale, segnatamente nei soggetti con carcinoma renale familiare e malattia di von Hippel Lindau.

L'anatomia retroperitoneale è significativamente alterata dopo nefrectomia, con dislocazione del colon, piccolo intestino e coda del pancreas nella loggia renale disabitata; è suggerita quindi l'opacizzazione delle anse digiuno-ileali con mezzo di contrasto per via orale.

La recidiva loco-regionale si manifesta come massa che spesso infiltra i muscoli quadrato dei lombi o psoas e disloca o invade le strutture adiacenti (Fig. 1). L'estensione craniale può coinvolgere la ghiandola surrenalica, se questa è stata risparmiata dal precedente intervento chirurgico. In caso di nefrectomia parziale la recidiva si manifesta come nodulo intraparenchimale renale con ricco enhancement.

I linfonodi in adiacenza al peduncolo vascolare sono frequentemente interessati e rappresentano importante elemento predittivo di metastasi a distanza.

Metastasi multifocali sono di usuale riscontro; quelle polmonari sono nel 50-60% dei casi associate ad altra localizzazione in differente sede. Le metastasi ossee sono nella totalità dei casi litiche e preferiscono lo scheletro assile dal soma della dodicesima vertebra dorsale alla pelvi (Fig. 2).

Oltre alle sedi comuni già elencate nell'introduzione, lesioni secondarie (in particolar modo tardive, a 10 e più anni dall'intervento) possono interessare sedi atipiche come pancreas, bronchi, muscoli, peritoneo ed intestino (Figg. 3-5). Carattere comune è ancora una volta l'ipervascolarizzazione da cui discende la clinica (emottisi, enterorragia ecc.) ed i pattern dell'imaging (ad esempio, nella sede pancreatica l'enhancement della lesione secondaria consente la diagnosi differenziale rispetto all'adenocarcinoma duttale).

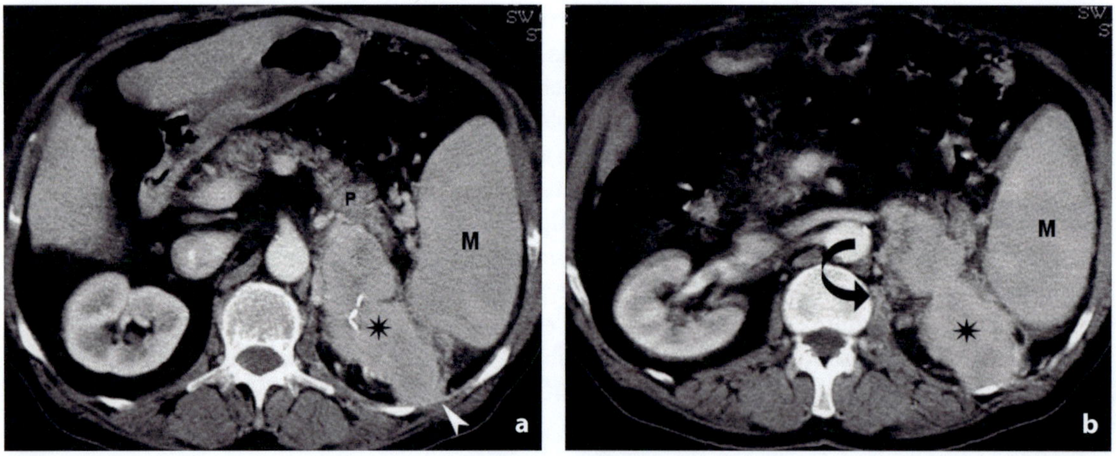

Fig. 1a,b. Tomografia computerizzata. Recidiva loco-regionale in esiti di nefrectomia radicale sinistra. Voluminosa massa (asterisco) si accresce nella loggia renale disabitata; infiltra la fascia trasversale (punta di freccia); presenta stretti rapporti di contiguità con la milza (M), la coda pancreatica (P) ed il muscolo ileo-psoas (freccia curva)

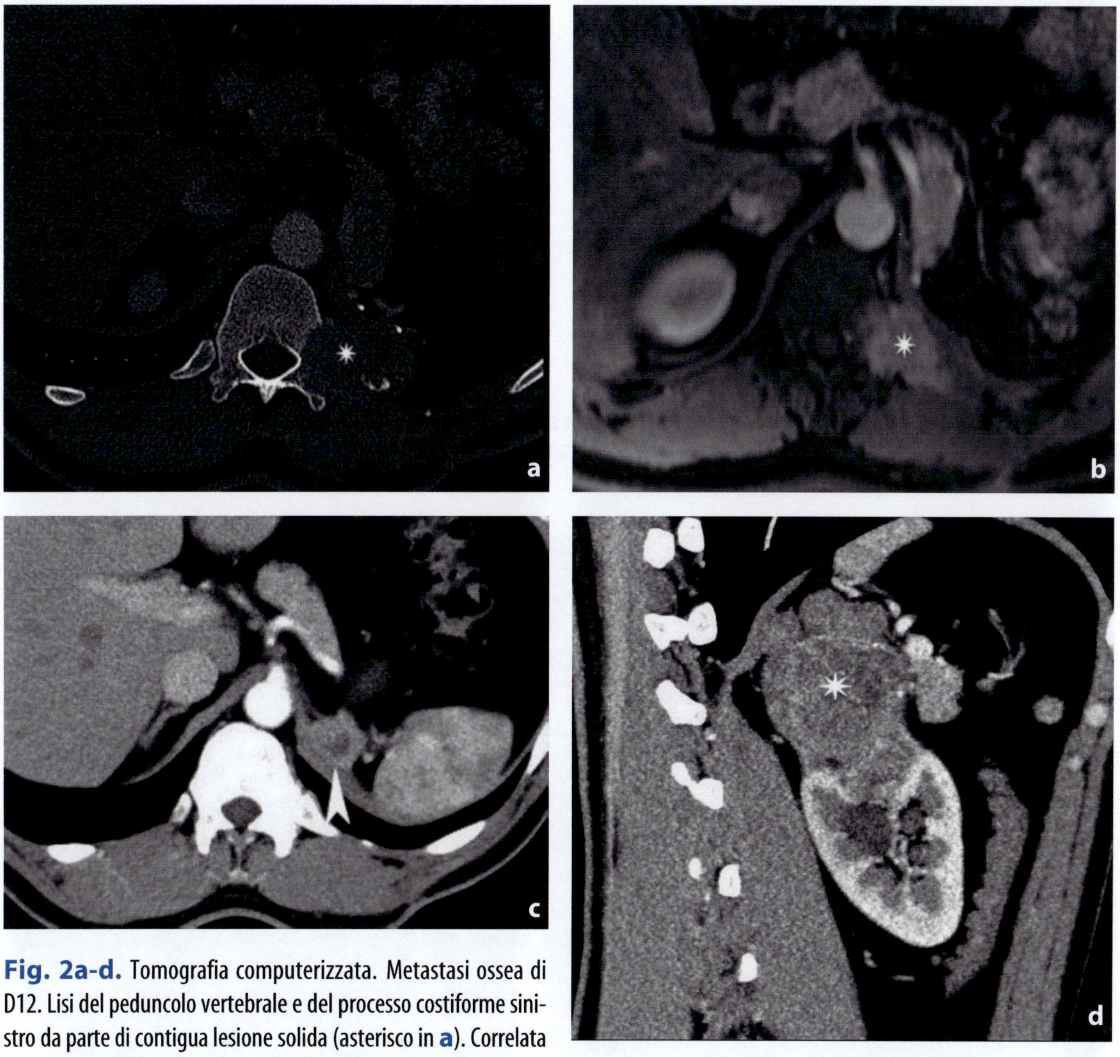

Fig. 2a-d. Tomografia computerizzata. Metastasi ossea di D12. Lisi del peduncolo vertebrale e del processo costiforme sinistro da parte di contigua lesione solida (asterisco in **a**). Correlata immagine RM (**b**). In anamnesi: precedente exeresi di recidiva loco-regionale (punta di freccia in **c**) di carcinoma renale T3a (asterisco in **d**)

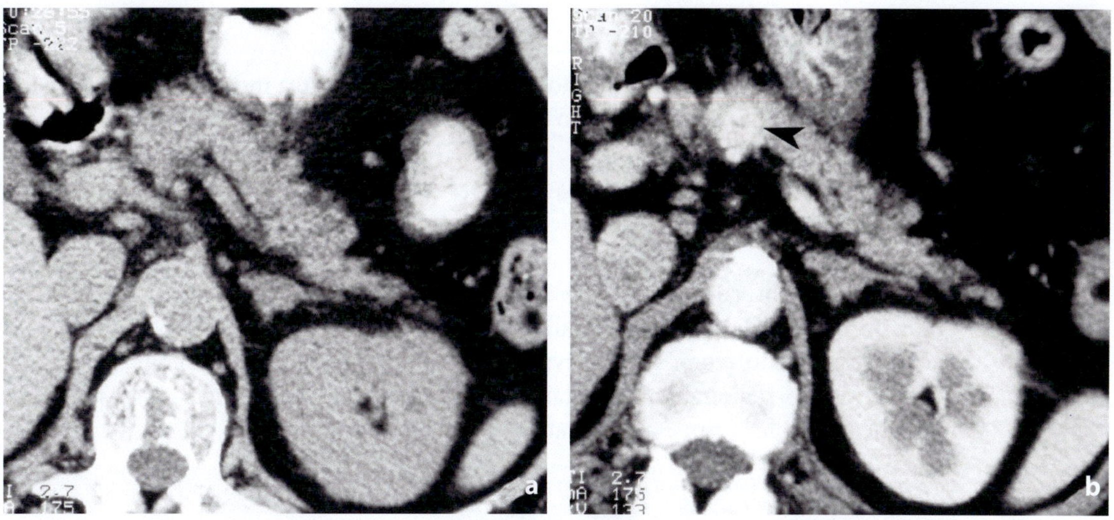

Fig. 3a,b. Tomografia computerizzata. Metastasi pancreatica in esiti di nefrectomia destra. Immagine assiale senza (**a**) e con mdc, in fase arteriosa (**b**); in quest'ultima a livello dell'istmo si documenta nodulo ipervascolarizzato (punta di freccia)

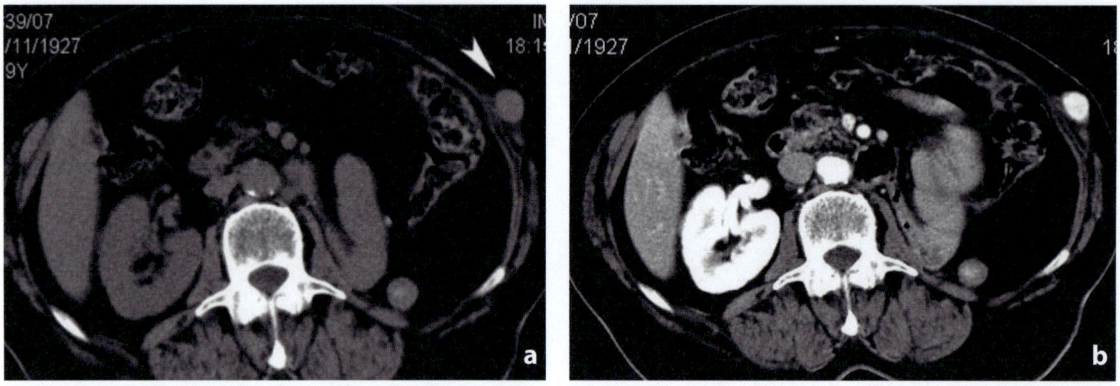

Fig. 4a,b. Tomografia computerizzata. Immagini assiale senza mdc (**a**) e con mdc (**b**). Metastasi muscolare di carcinoma renale, in esiti di nefrectomia radicale sinistra. Nella parete addominale sinistra a livello dei muscoli obliqui si identifica nodulo solido (punta di freccia) che mostra significativo enhancement dopo mdc

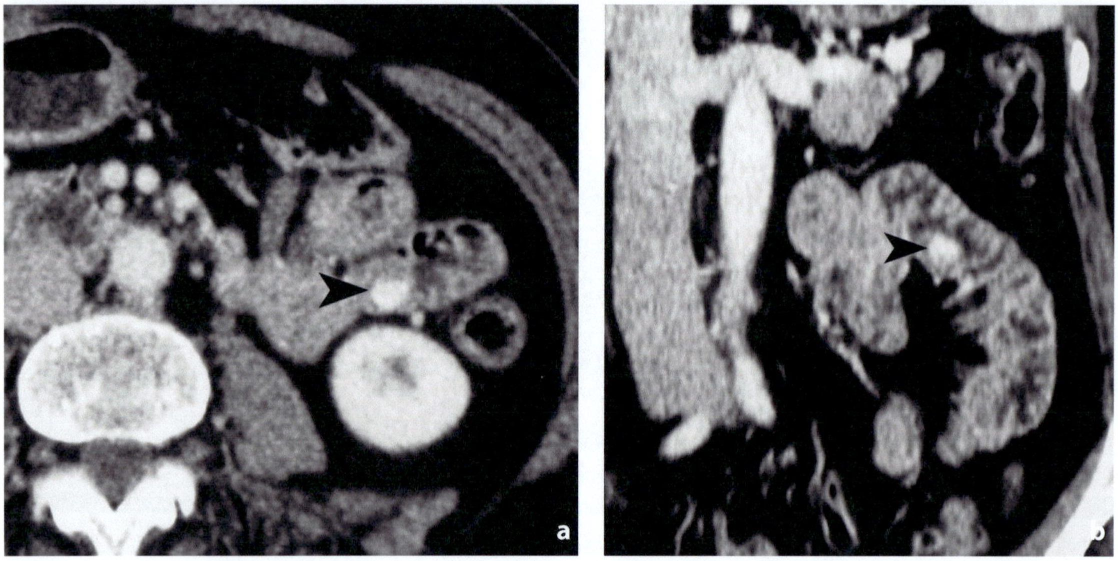

Fig. 5a,b. Tomografia computerizzata. Metastasi intestinale in esiti di nefrectomia destra. Paziente con melena. Nell'immagine assiale (**a**) e nella ricostruzione coronale (**b**) dello studio dinamico, fase arteriosa, si documenta lesione ipervascolarizzata (punta di freccia) a livello della prima ansa digiunale

Risonanza magnetica

La risonanza magnetica (RM) dell'addome e della pelvi trova indicazione nei soggetti con funzione renale compromessa o con precedenti reazioni avverse al mezzo di contrasto iodato (Fig. 6).

CT-PET

La PET con 18-fluoro-desossiglucosio ha un potenziale ruolo nei casi in cui l'iconografia prodotta dalle altre tecniche di imaging sia equivoca. In rapporto alla specificità e al valore predittivo positivo elevati, un risultato positivo è fortemente suggestivo di recidiva loco-regionale o metastasi; all'opposto, un esito negativo non esclude in maniera affidabile la ripresa di malattia.

Scatarige JC, Sheth S, Corl FM et al (2001) Patterns of recurrences in renal cell carcinoma. AJR Am J Roentgenol 177:653-658

Zhang J, Lefkowitz RA, Bach A (2007 Imaging of kidney cancer. Radiol Clin North Am 45:119-147

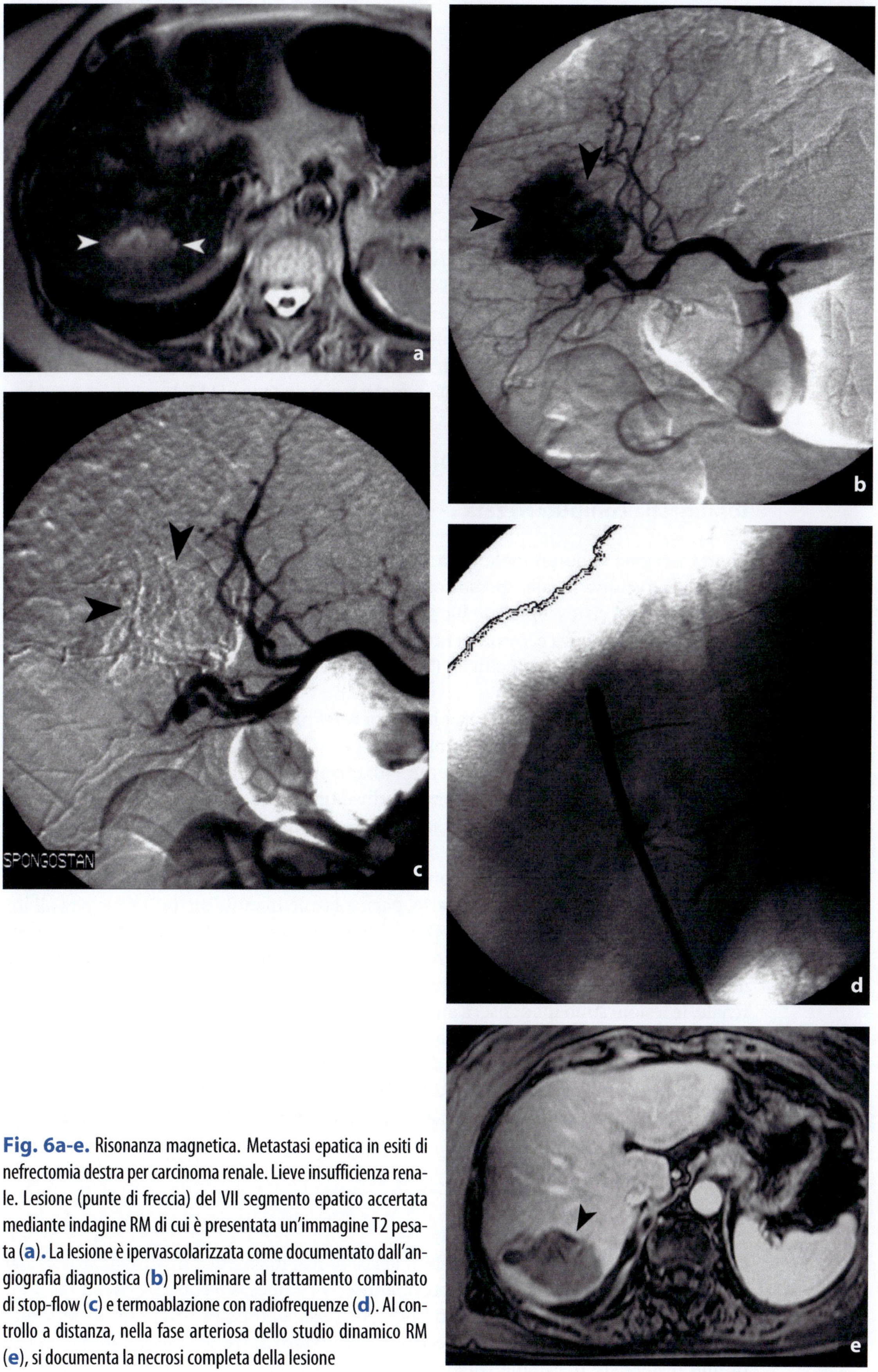

Fig. 6a-e. Risonanza magnetica. Metastasi epatica in esiti di nefrectomia destra per carcinoma renale. Lieve insufficienza renale. Lesione (punte di freccia) del VII segmento epatico accertata mediante indagine RM di cui è presentata un'immagine T2 pesata (**a**). La lesione è ipervascolarizzata come documentato dall'angiografia diagnostica (**b**) preliminare al trattamento combinato di stop-flow (**c**) e termoablazione con radiofrequenze (**d**). Al controllo a distanza, nella fase arteriosa dello studio dinamico RM (**e**), si documenta la necrosi completa della lesione

Vescica

Introduzione

Non è semplice identificare una tecnica di imaging adeguata per la sorveglianza, lunga tutta una vita, e per l'accertamento della ripresa di malattia nei pazienti portatori di un tumore come quello vescicale che, per la natura istologica (uroteliale), dovrebbe essere propriamente considerato d'apparato più che d'organo.

Il presente capitolo considera solo la recidiva locale e a distanza (extra apparato urinario) del cancro della vescica e rinvia ad altri contributi per la descrizione delle tecniche di imaging (loopgrafia, uro-TC ecc.) necessarie all'accertamento di lesioni metacrone nell'alta via escretrice.

Dopo cistectomia radicale, l'incidenza di ripresa di malattia varia dal 5 al 37% dei casi, in forma di recidiva locale pelvica (45%), localizzazione secondaria ai linfonodi pelvici (55%) e retroperitoneali (33%), metastasi a distanza (11%).

Diagnostica per immagini

Tomografia computerizzata

Dopo resezione endoluminale della neoplasia primitiva il follow-up per l'identificazione della recidiva locale, spesso solo superficiale, può essere gestito tramite tecnica endoscopica. La **cistoscopia** con biopsia rappresenta di fatto il gold standard; è, tuttavia, costosa ed invasiva e, ovviamente, non può valutare il tratto urinario alto. La **citologia urinaria** ha elevata specificità (>90%) ma scarsa sensibilità (<50%) per i tumori di basso grado.

Il ruolo dell'**ecografia** in tale problematica è del tutto marginale. La TC ha alcuni limiti dati dal fatto che resezione transuretrale e radioterapia comportano ispessimento della parete, edema e conseguente enhancement della mucosa e sottomucosa, aspetti questi analoghi a quello di una recidiva. Intervallo di tempo, presenza e crescita di una lesione in forma di massa sono elementi decisivi nell'aiutare l'interpretazione delle immagini (Fig. 7).

La TC ha il vantaggio di offrire con elevata risoluzione spaziale una valutazione panoramica dell'intero apparato urinario, particolarmente utile qualora si ricorra all'instillazione del BCG (bacillo di Calmette-Guérin) per la cura delle neoplasie superficiali: alcuni pazienti possono, infatti, manifestare una reazione sistemica granulomatosa in forma di noduli che compromettono reni, vescica e prostata. Nella localizzazione renale, le lesioni sono ipodense, a struttura eterogenea o meno; in quella vescicale, appaiono tipicamente intramurali, con possibile enhancement; mentre nella prostata l'aspetto è del tutto simile a quello di un carcinoma (tale appare sia per esplorazione rettale sia per innalzamento del PSA). La diagnosi si può affidare al criterio ex adjuvantibus, ovvero alla riduzione sino alla scomparsa delle lesioni dopo terapia anti-micobatterica.

Risonanza magnetica

Come nel rene, anche in questo ambito la risonanza magnetica trova indicazione nei soggetti con funzione renale non gravemente compromessa o con precedenti reazioni avverse al mezzo di contrasto iodato (mdc), ben conoscendo peraltro i limiti della tecnica: tempo di esecuzione lungo, necessità di iniettare diuretici e soluzioni saline per meglio distendere il sistema collettore. Nell'identificazione e caratterizzazione della recidiva locale, la RM ha il vantaggio della multiparametricità, dell'elevata risoluzione spaziale e di contrasto. I recenti studi di diffusione-perfusione ne evidenziano le ulteriori potenzialità in campo oncologico.

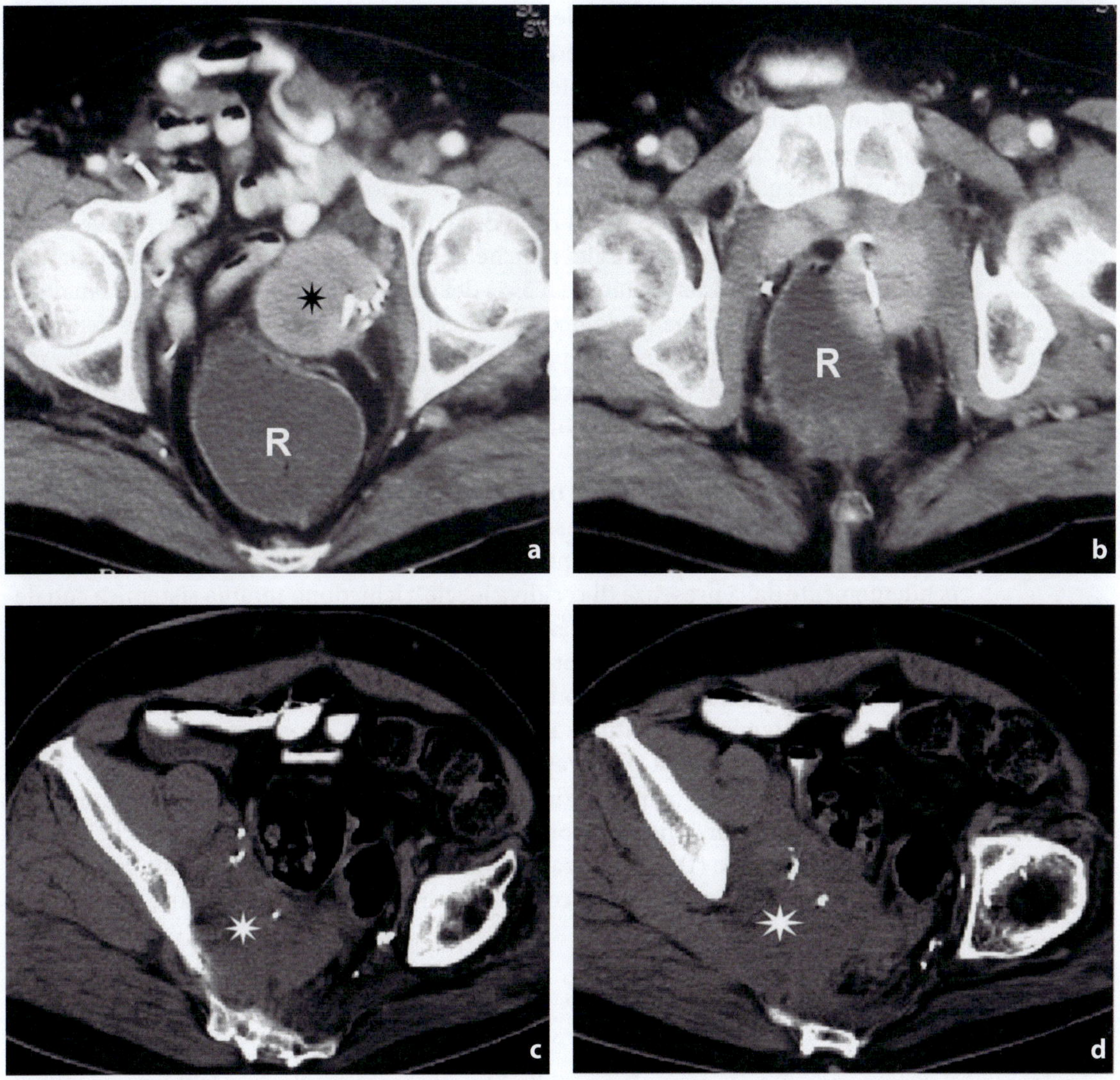

Fig. 7a-d. Tomografia computerizzata. Recidiva locale dopo cistectomia radicale. **a-b** Nodulo rotondeggiante (asterisco) in corrispondenza di clip metalliche di precedente intervento chirugico. R = retto. **c-d** Altro paziente. Estesa recidiva (asterisco) interessa l'emipelvi destra

È stata sottolineata, inoltre, anche la capacità (accuratezza 95%, sensibilità 93% e specificità 100%) di predire la risposta alla chemioterapia delle neoplasie avanzate, in base al tempo di comparsa dell'enhancement del tumore e delle metastasi linfonodali. L'enhancement è correlato alla vascolarizzazione neoangiogenetica e, quindi, all'aggressività della neoplasia.

Zhang J, Gerst S, Lefkowitz RA et al (2007) Imaging of bladder cancer. Radiol Clin North Am 45(1):183-205

Prostata

Introduzione

L'adenocarcinoma della prostata è la più comune neoplasia maligna e la seconda causa principale di morte per cancro nei maschi degli Stati Uniti. Le opzioni per la cura della lesione clinicamente localizzata annoverano: prostatectomia radicale, criochirurgia e radioterapia (con irradiazione esterna, brachiterapia o mediante combinazione delle due). Nonostante gli eccellenti risultati terapeutici, tuttora non esistono metodi per determinare in maniera certa l'estensione locale del tumore: quasi il 50% dei pazienti risulta sottostadiato per estensione extracapsulare della neoplasia; di questi il 30-40% mostra progressione della malattia dopo la cura.

Dopo prostatectomia, il 50% dei pazienti con PSA preoperatorio maggiore di 10 ng/mL o punteggio postchirugico di Gleason superiore a 7 è colpito da recidiva entro 7 anni dall'intervento chirurgico. Il rischio si correla al PSA preoperatorio, allo stadio e al grado di Gleason postchirugici nonché allo stato positivo o negativo dei margini di resezione. Approssimativamente il 35% dei pazienti incorre in recidiva di malattia se è pT3, ovvero se l'esame istologico documenta diffusione extracapsulare del tumore. Pazienti con margini chirurgici positivi, indipendentemente dallo stadio della malattia, hanno un 25% di probabilità di recidiva a 5 anni; all'opposto, in caso di malattia localizzata alla prostata, dopo chirurgia radicale, la sopravvivenza a 10 anni libera da malattia è pari all'85%.

La distinzione tra recidiva locale o a distanza è fondamentale per la scelta terapeutica. Pazienti con recidiva locale possono trarre beneficio dalla radioterapia adiuvante o dalla crioterapia; all'opposto quelli con documentate metastasi a distanza, indipendentemente dalla presenza di recidiva locale, richiedono terapia sistemica con deprivazione androgenica. La localizzazione precisa della malattia a distanza non è clinicamente rilevante poiché la maggior parte dei pazienti riceve, in questa fase, il medesimo trattamento; nondimeno può assumere una valenza per determinare il timing della terapia sistemica, l'eventuale intermittenza della deprivazione androgenica, il monitoraggio della risposta alla terapia.

Le tecniche di imaging a disposizione per accertare la recidiva del carcinoma della prostata sono più di una; non possono prescindere dal dosaggio del PSA e dall'esplorazione digitale rettale (DRE), già trattati nel capitolo 14 e di cui in questa sede si debbono comunque richiamare alcuni concetti cardine introduttivi alla parte più propriamente radiologica.

PSA

Il PSA è tuttora l'indicatore più sensibile per accertare la radicalità dell'intervento terapeutico e l'eventuale ricaduta; il suo innalzamento dopo prostatectomia radicale, radioterapia o criochirurgia rappresenta il primo e più affidabile indicatore di ripresa di malattia. Tanto è vero che, se il PSA è indosabile, l'esplorazione rettale negativa e non vi è dolore osseo, non sussiste alcuna indicazione a procedere ad accertamenti per imaging.

Il PSA non consente di differenziare con sicurezza la recidiva loco-regionale da quella a distanza (il suo dosaggio positivo potrebbe essere dovuto addirittura a tessuto ghiandolare normale lasciato in situ, non tanto dopo prostatectomia radicale quanto, piuttosto, dopo radioterapia e criochirurgia). Alcuni studi hanno tentato, peraltro, di operare una diagnosi differenziale in base al pattern di incremento del PSA: la recidiva loco-regionale è ipotizzabile se il PSA si innalza dopo 24 mesi dal trattamento, la PSA velocity è bassa ed il tempo di raddoppio maggiore di 6 mesi; all'opposto, è probabile la metastasi a distanza in presenza di precoce (<10 mesi) innalzamento del PSA, alta PSA velocity e tempo di raddoppio <6 mesi.

PSA dopo prostatectomia radicale

Dopo intervento radicale, se non sono presenti altre sedi misconosciute di malattia, il valore del PSA deve risultare indosabile con i sistemi di rilevamento tradizionali. Il valore di PSA appropriato ed i criteri per definire la progressione di malattia non sono ancora standardizzati; non dovrebbe comunque essere utilizzato un valore di cut off inferiore a 0,2 ng/mL: è ormai evidente come a tali valori non si associ progressione di malattia.

Un valore anomalo di PSA dopo chirurgia può essere dovuto ad una delle seguenti cause:
- tessuto ghiandolare sano residuo all'intervento (evenienza scarsamente probabile);
- persistenza di malattia, qualora il PSA risulti dosabile con un valore >0,2 ng/mL ad 8 settimane dalla data della chirurgia e mostri un incremento (confermato) al successivo controllo;
- recidiva biochimica di malattia, quando si assista a progressivo aumento del PSA a valori >0,2 ng/mL in almeno due misurazioni successive effettuate con intervalli non inferiori a 2 settimane. Queste condizioni codificano la persistenza o rispettivamente la ripresa di malattia. Tuttavia, poiché a più elevati livelli soglia di PSA corrisponde più elevata specificità per ripresa di malattia, attendere che il PSA raggiunga 0,4 ng/mL costituisce un criterio di prudenza per candidare il paziente ad un potenziale trattamento di salvataggio.

PSA dopo radioterapia

La recidiva dopo radioterapia o criochirurgia è molto più difficile da caratterizzare in considerazione del fatto che la prostata è lasciata in situ.

Controversa è già in partenza la valutazione dell'andamento del PSA come indicatore dello stato di malattia. La diminuzione del PSA nei confronti del valore iniziale ha, infattti, una temporalità non costante. Normalmente si assiste ad una lenta e progressiva riduzione dello stesso, sino ad un minimo stabile (il cosiddetto nadir). Il tempo richiesto è variabile dai 17 ai 32 mesi. Il valore del nadir è il punto di riferimento fondamentale per valutare l'eventuale fallimento della radioterapia in termini di ripresa biochimica, definita dall'American Society for Therapeutic Radiology and Oncology (ASTRO) come tre rialzi consecutivi del PSA, dopo tre mesi dal raggiungimento del valore di nadir, indipendentemente quindi da qualsiasi valore soglia. Il momento della ricaduta viene posto a metà tra il tempo del nadir e quello del primo rialzo. La sensibilità e la specificità dell'innalzamento nel predire l'effettiva ricaduta clinica, locale o a distanza, è rispettivamente del 60 e del 72%.

Le linee guida proposte dall'ASTRO comprendono anche le seguenti osservazioni:
- la ricaduta biochimica non giustifica di per sé l'inizio di un trattamento, in quanto non è equivalente a una ricaduta clinica;
- la ricaduta biochimica rappresenta comunque un end-point adeguato per la valutazione dei risultati degli studi clinici;
- nessuna definizione di ricaduta biochimica è dimostrata essere un valido surrogato per la sopravvivenza o per la ricaduta clinica;
- il nadir rappresenta un fattore prognostico fortemente predittivo, ma non esiste un cut off che distingua un successo terapeutico da un insuccesso.

Esplorazione rettale

Per quanto utile nello screening del carcinoma della prostata, l'esplorazione digitale rettale (DRE) è certamente inaffidabile nel valutare la recidiva locale dopo prostatectomia o radioterapia.

Dopo chirurgia radicale la fossa prostatica dovrebbe risultare vuota alla palpazione che, per essere positiva, richiede la presenza di un certo volume di malattia. In aggiunta, l'anatomia pelvica è inevitabilmente modificata nel postoperatorio, rendendo difficoltosa la diagnosi differenziale tra recidiva e tessuto fibrotico. Tutto questo spiega perché dopo prostatectomia radicale il 42% dei pazienti con recidiva biochimica ed esplorazione rettale negativa risulti, in realtà, positivo alle biopsie anastomotiche. Altrettanto, dopo radioterapia, la prostata piccola, coartata rende difficile all'esplorazione digitale rettale la diagnosi differenziale tra recidiva e fibrosi.

Diagnostica per immagini

Ecografia transrettale

L'ecografia transrettale è una tecnica senz'altro utile; la sua sensibilità cresce significativamente in coincidenza con l'innalzamento del PSA.

L'anatomia pelvica dopo prostatectomia è ben descritta dall'ecografia: tessuto di solito iperecogeno, simmetrico, a margini ben definiti, è spesso riconoscibile in corrispondenza del collo della vescica ed è attribuibile all'anastomosi vescico-uretrale (Fig. 8); giustappunto, in tale sede la recidiva locale si presenta come masserella solida ipoecogena o, nel 30% dei casi, isoecogena e, pertanto, mal riconoscibile (Fig. 9).

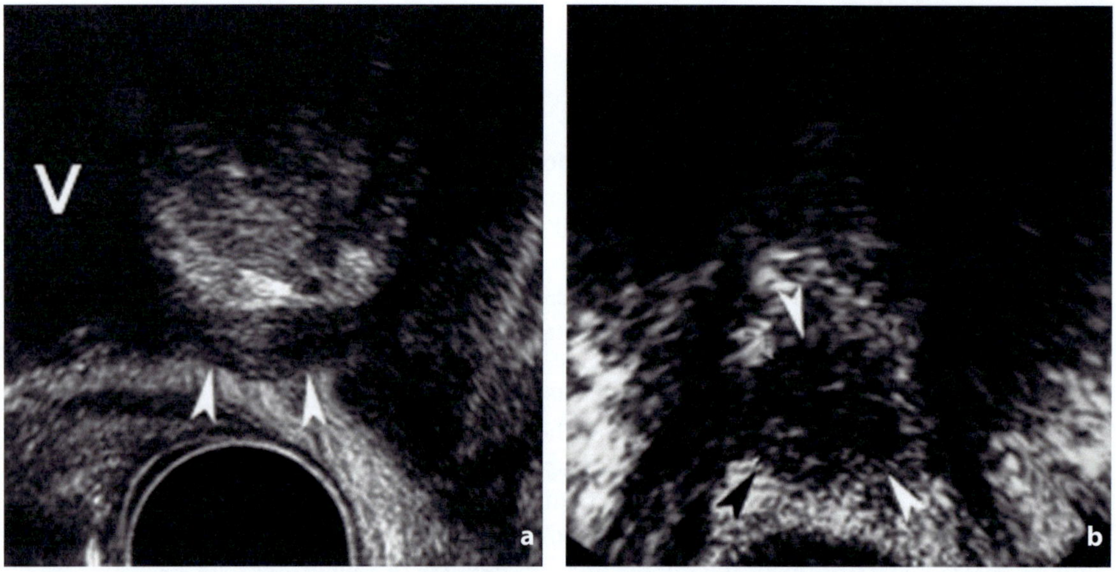

Fig. 8a,b. Ecografia. Esiti normali di prostatectomia radicale. **a** Nella scansione longitudinale le punte di freccia indicano l'uretra. V = vescica. **b** Nella scansione assiale le punte di freccia indicano l'anastomosi vescico-uretrale, simmetrica

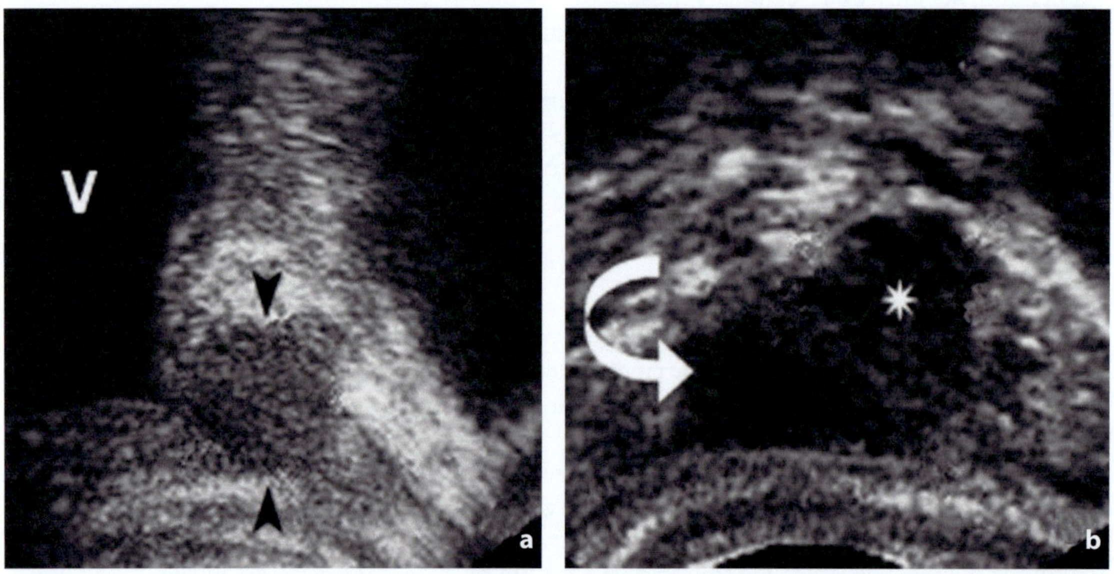

Fig. 9a,b. Ecografia. Recidiva locale in esiti di prostatectomia. **a** Nella scansione longitudinale le punte di freccia indicano un nodulo ipoecogeno localizzato a livello dell'anastomosi vescico-uretrale. V = vescica. **b** Nella scansione assiale relativa ad altro paziente l'asterisco segnala la presenza di una lesione ipoecogena a margini irregolari localizzata a sinistra dell'anastomosi vescico-uretrale (freccia curva)

Identificare ecograficamente la persistenza o ripresa di malattia dopo radioterapia è problematico. La lesione, quando visualizzata, risulta ipoecogena nella zona periferica. La sensibilità della tecnica ultrasonografica non è, peraltro, superiore al 50%, poiché la fibrosi postattinica distorce i normali piani tissutali e rende la ghiandola prostatica piccola ed iperecogena.

Dopo criochirurgia la prostata appare sfumata in seguito alla morte postcongelamento delle cellule; all'opposto, aree scarsamente congelate appaiono più nette e, come tali, possono essere monitorate nel tempo per evidenziare l'eventuale insorgenza di recidiva che risulta essere ipoecogena.

Il vero vantaggio dell'ecografia transrettale è dato dalla guida alla biopsia.

Dopo prostatectomia radicale, solo il 25% dei pazienti risulta positivo alla biopsia quando il PSA sia minore di 1 ng/mL; la percentuale cresce all'aumentare del valore del marker. Vi è mancanza di consenso su quanto tempo ancora dopo radioterapia radicale la biopsia possa risultare positiva.

Tomografia computerizzata

La TC non è indicata nell'accertamento della ricaduta loco-regionale: la sensibilità si attesta attorno al 36% e, comunque, per lesioni maggiori di 2 cm.

La TC dovrebbe, piuttosto, essere eseguita per la ricerca di eventuali metastasi linfonodali (pelviche o retroperitoneali) in coloro nei quali, a fronte di una recidiva biochimica, non si documenti ripresa di malattia in sede pelvica o a distanza. È dimostrato che nel 75% dei pazienti sottoposti a prostatectomia radicale e linfoadenectomia pelvica l'abituale pattern di progressione metastatica linfonodale caudo-craniale non è più rispettato: adenopatie secondarie retroperitoneali sono frequentemente presenti in assenza di interessamento dei linfonodi pelvici (Fig. 10).

La TC ha di fatto soppiantato la linfoangiografia ed è preferita alla RM per più facile accessibilità, maggior velocità di esecuzione, possibilità di eseguire biopsie guidate e, in base alla risposta di queste, pianificare la radioterapia. Le metastasi linfonodali sono, infatti, un fattore determinante nella definizione della strategia terapeutica; si comprende, quindi, il ricorso alla biopsia TC guidata (peraltro non sempre possibile né scevra di morbilità) nel tentativo di giungere ad una diagnosi cito/istologica.

Il criterio diagnostico utilizzato in TC (come del resto in RM) è dimensionale: con cut off di 1 cm la sensibilità varia, nelle differenti casistiche, dal 27 al 75%, mentre la specificità fluttua dal 66 al 100%; riducendo il cut off a 7 mm e avvalendosi della biopsia guidata, alcuni studi riportano sensibilità del 78% e specificità del 100%.

Oltre ad accertare eventuali localizzazioni linfonodali, la TC è in grado (ovviamente) di identificare metastasi viscerali e ossee (Fig. 11).

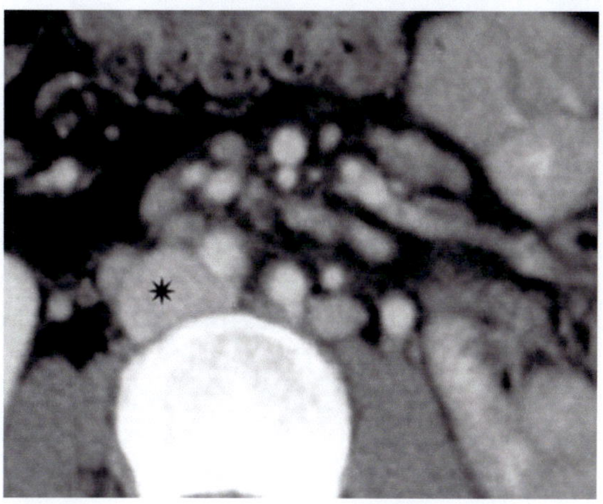

Fig. 10. Tomografia computerizzata. Metastasi linfonodali retroperitoneali. Esiti di prostatectomia radicale. Linfonodi aumentati di volume sono riconoscibili a livello della radice del mesentere e in sede retroperitoneale interaorto-cavale e paracavale destra. A tale livello si localizza il linfonodo di maggiori dimensioni (asterisco)

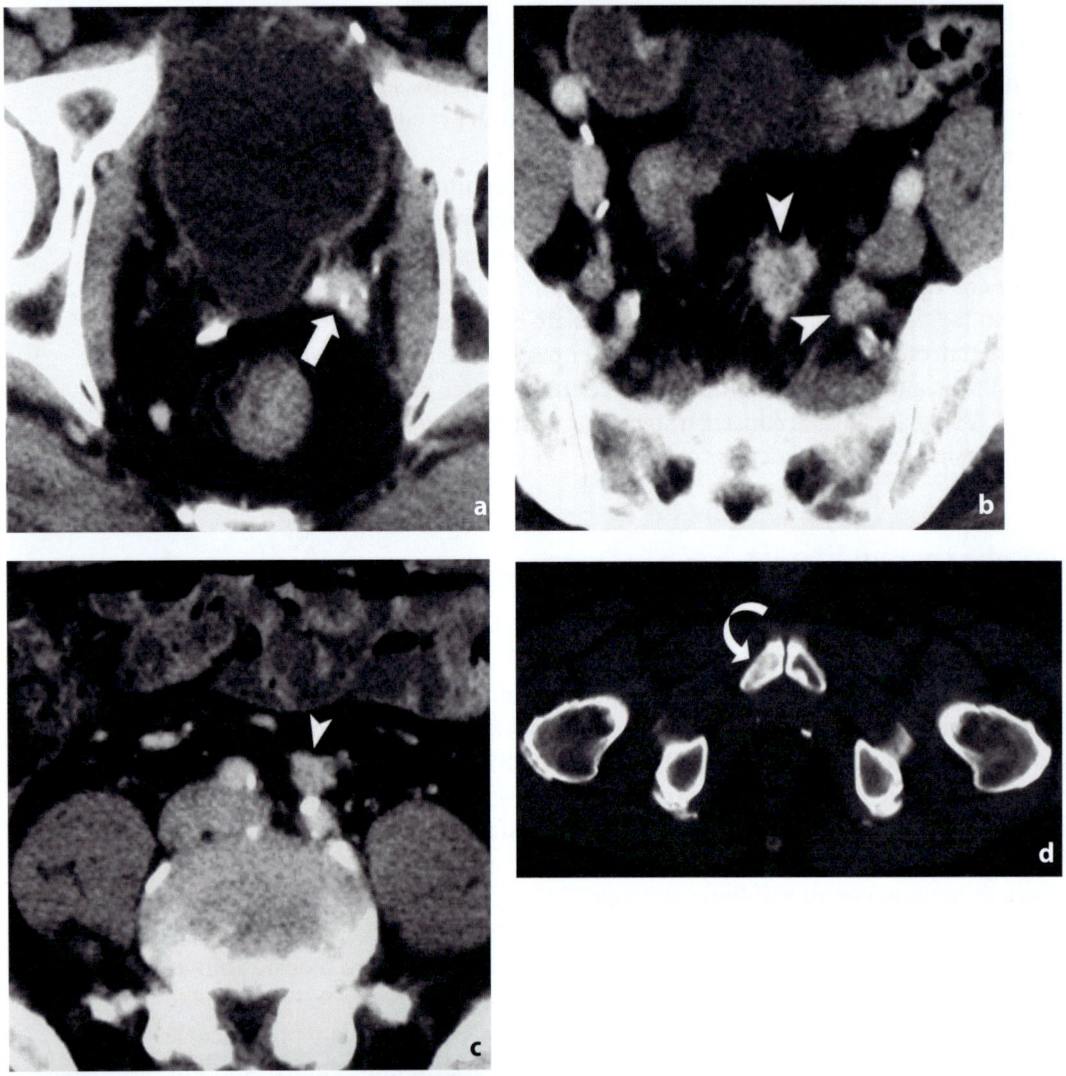

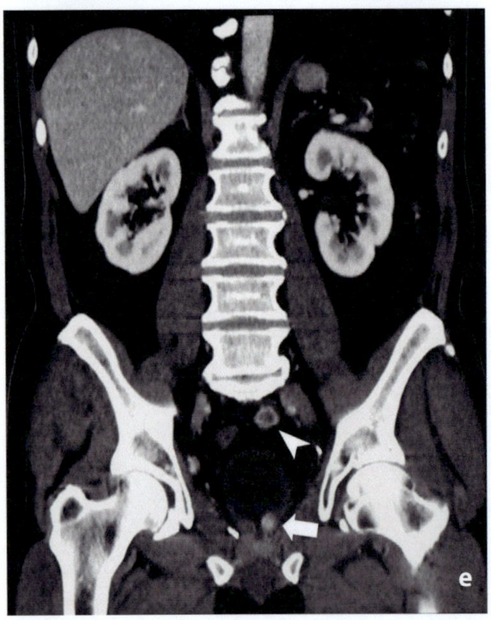

Fig. 11a-e. Tomografia computerizzata. Recidiva multifocale in esiti di prostatectomia radicale. Le immagini assiali (**a-d**) e la ricostruzione coronale (**e**) documentano: recidiva pelvica sinistra retrovescicale (freccia); metastasi linfonodali presacrale, otturatoria e iliaca comune di sinistra (punte di freccia); metastasi osteo-addensante pubica destra (freccia curva)

Risonanza magnetica

La risonanza magnetica può essere utilizzata per identificare sia recidive locali sia metastasi linfonodali o a distanza (Fig. 12). Dopo prostatectomia radicale, le prime appaiono isointense nelle immagini T1 pesate e lievemente iperintense nelle T2 rispetto all'adiacente muscolo elevatore dell'ano. Nel corso dello studio dinamico mostrano discreto enhancement (Fig. 13). La sensibilità riportata nella loro identificazione è del 95% con specificità del 100%. In uno studio, la recidiva locale era perianastomotica nel 29% dei pazienti, retrovescicale nel 49%; nel 22% si localizzava nel lume di vescicole seminali ritenute e nel 9% in corrispondenza dei margini chirurgici anteriore o posteriore. La lesione misurava in media 14 mm (range: 8-45 mm) in presenza di livelli di PSA variabili da indosabili a 10 ng/mL.

La RM chiaramente identifica eventuali residui delle vescicole seminali che, per quanto non contribuiscano all'innalzamento del PSA, possono porre problemi di diagnosi differenziale all'esplorazione rettale e all'ecografia (Fig. 14).

La fibrosi postattinica rende difficile anche alla RM il riconoscimento della persistenza o della recidiva neoplastica nella prostata in situ; nelle immagini T2 pesate, l'eventuale tessuto tumorale appare ipointenso rispetto all'adiacente ghiandola periferica e lievemente iperintenso nel confronto con l'elevatore dell'ano.

La spettroscopia con RM, laddove disponibile, è sempre più utilizzata nella diagnosi differenziale tra tessuto ghiandolare normale e patologico. Uno studio dimostra come imaging (68%) e spettroscopia (77%) RM siano più sensibili dell'esplorazione rettale (16%) e della biopsia a sestanti (48%) nell'accertamento della recidiva postradioterapia esterna. La spettroscopia RM (78%) è peraltro meno specifica delle altre tre metodiche (90%).

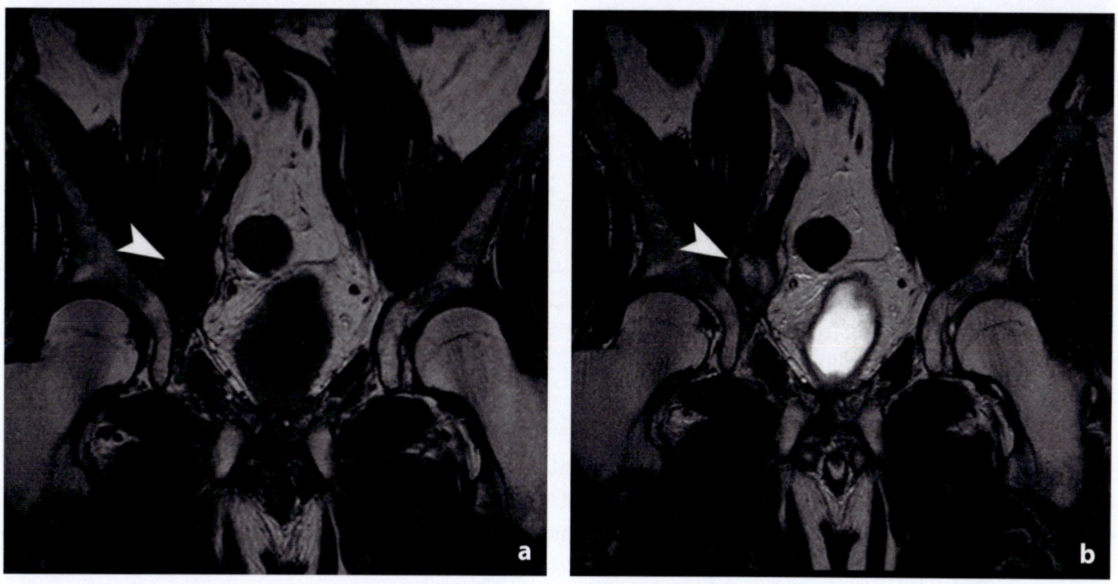

Fig. 12a,b. Risonanza magnetica. Metastasi linfonodale in esiti di prostatectomia radicale. Immagini coronali T1 (**a**) e T2 pesate (**b**). A livello della catena iliaca esterna destra si documenta linfonodo aumentato di volume a struttura disomogenea (punta di freccia)

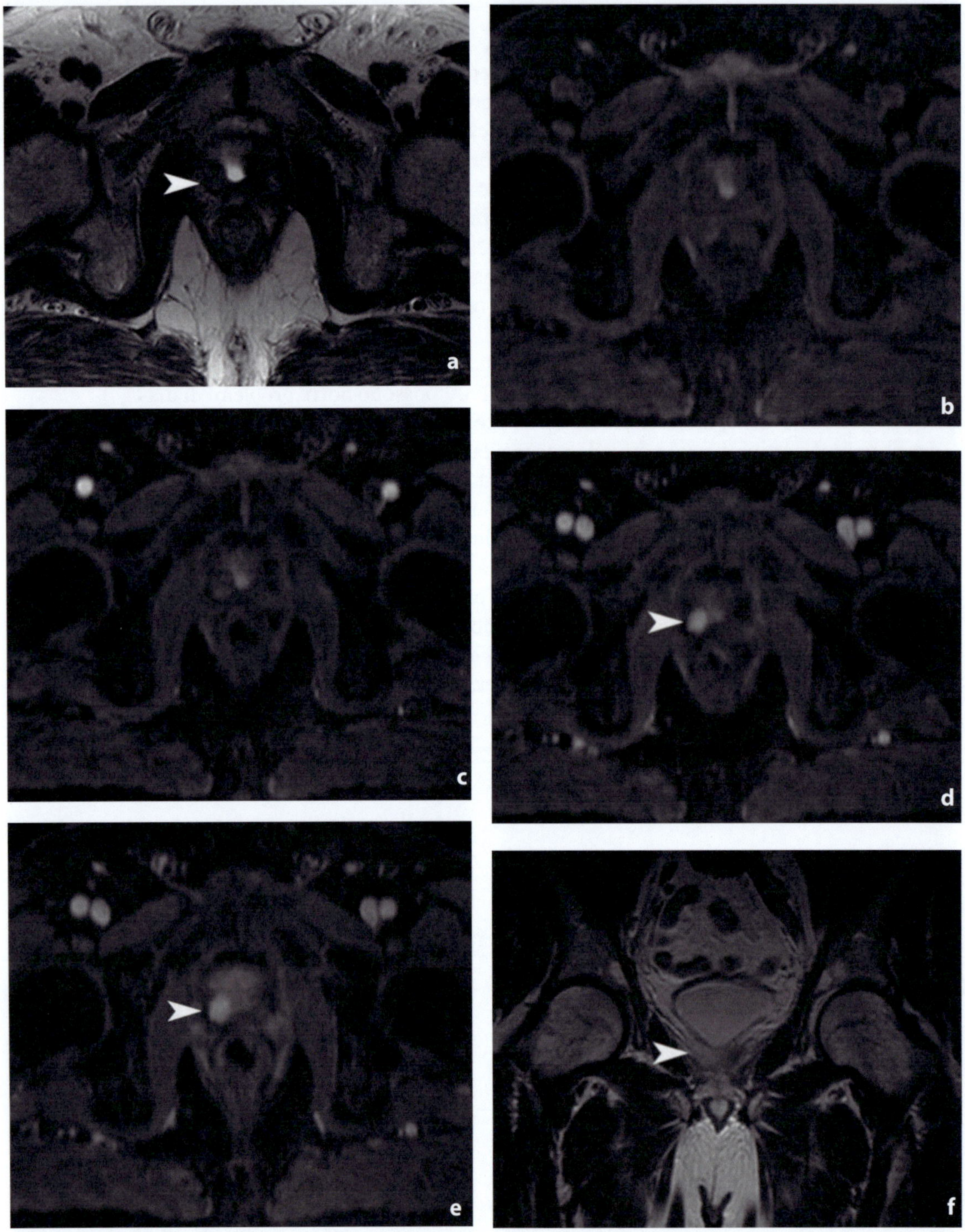

Fig. 13a-f. Risonanza magnetica. Recidiva locale in esiti di prostatectomia radicale e recidiva biochimica. Nell'immagine T2 pesata (**a**) lieve asimmetria dell'anastomosi vescico-uretrale per presenza a destra di nodulo (punta di freccia) con segnale di media intensità; nella fase venosa (**d**) e tardiva (**e**) dello studio dinamico con mdc paramagnetico (**b-e**), la lesione mostra significativo enhancement. Risulta ben documentabile anche nell'immagine coronale dopo mdc (**f**)

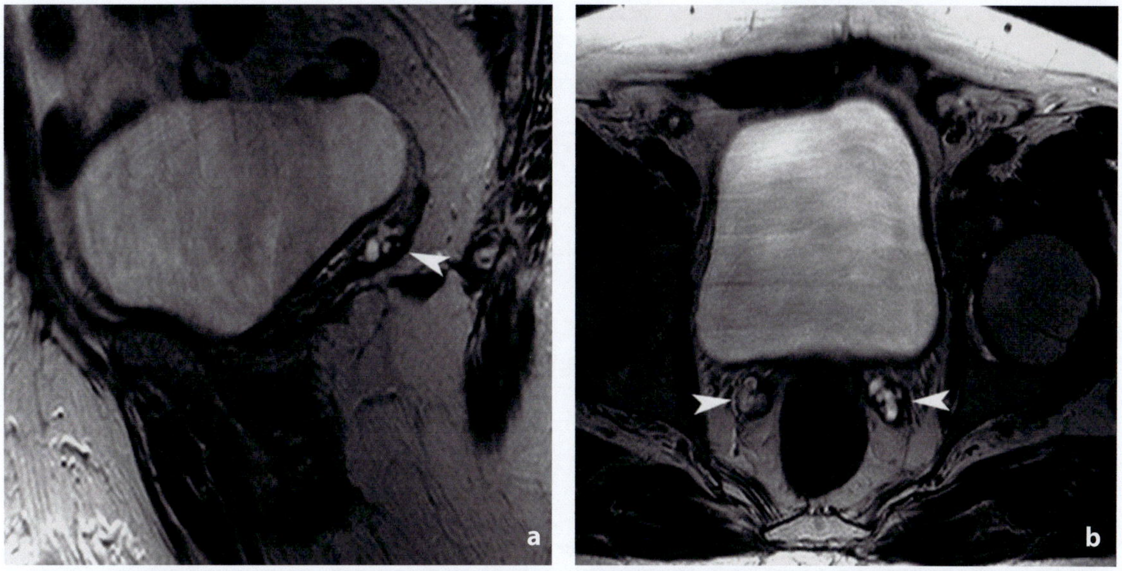

Fig. 14a,b. Risonanza magnetica. Immagini sagittale (**a**) e assiale (**b**) T2 pesate. Residui delle vescicole seminali (punte di freccia) in esiti di prostatectomia radicale

Scintigrafia ossea

L'adenocarcinoma della prostata metastatizza preferibilmente allo scheletro assile (pelvi, sacro, colonna vertebrale, coste) e alle ossa lunghe.

Nonostante le potenzialità della TC e RM (Figg. 15, 16), la scintigrafia con tecnezio 99m rimane tuttora la tecnica standard per identificare tali localizzazioni secondarie: nel paziente con recidiva biochimica, una scintigrafia ossea negativa indica che la ricaduta è nella fossa prostatica; viceversa un'indagine positiva esprime la presenza di malattia a distanza che richiede terapia sistemica (Fig. 17).

L'esecuzione della scintigrafia non è raccomandata in assenza di dolore specifico di natura ossea o di elevazione del PSA; d'altra parte è anche bassa la probabilità che una scintigrafia sia positiva quando i valori del PSA risultino minori di 30-40 ng/mL. Solo rari lavori testimoniano l'esistenza di metastasi scheletriche in soggetti con PSA indosabile dopo prostatectomia radicale.

La diagnosi è semplice, basata sulla captazione del radionuclide. I falsi negativi sono rari; più frequenti i falsi positivi dovuti a malattia di Paget, artrosi, precedenti traumi, fibrosi del midollo, evenienze tutte relativamente frequenti nei pazienti di mezza età. Nei casi dubbi è necessario ricorrere ad altre tecniche di imaging: la semplice radiografia per escludere alcune patologie ovvie come fratture o malattia di Paget; in casi selezionati, più difficili, la risonanza magnetica, di cui peraltro è dimostrata la maggior sensibilità e specificità (essendo scontata la superiore risoluzione spaziale) rispetto alla scintigrafia. Pattern tipico RM delle metastasi ossee è il segnale basso in T1 ed elevato in T2; tuttavia molti lesioni ossee addensanti si presentano con basso segnale nelle immagini pesate sia in T1 sia in T2.

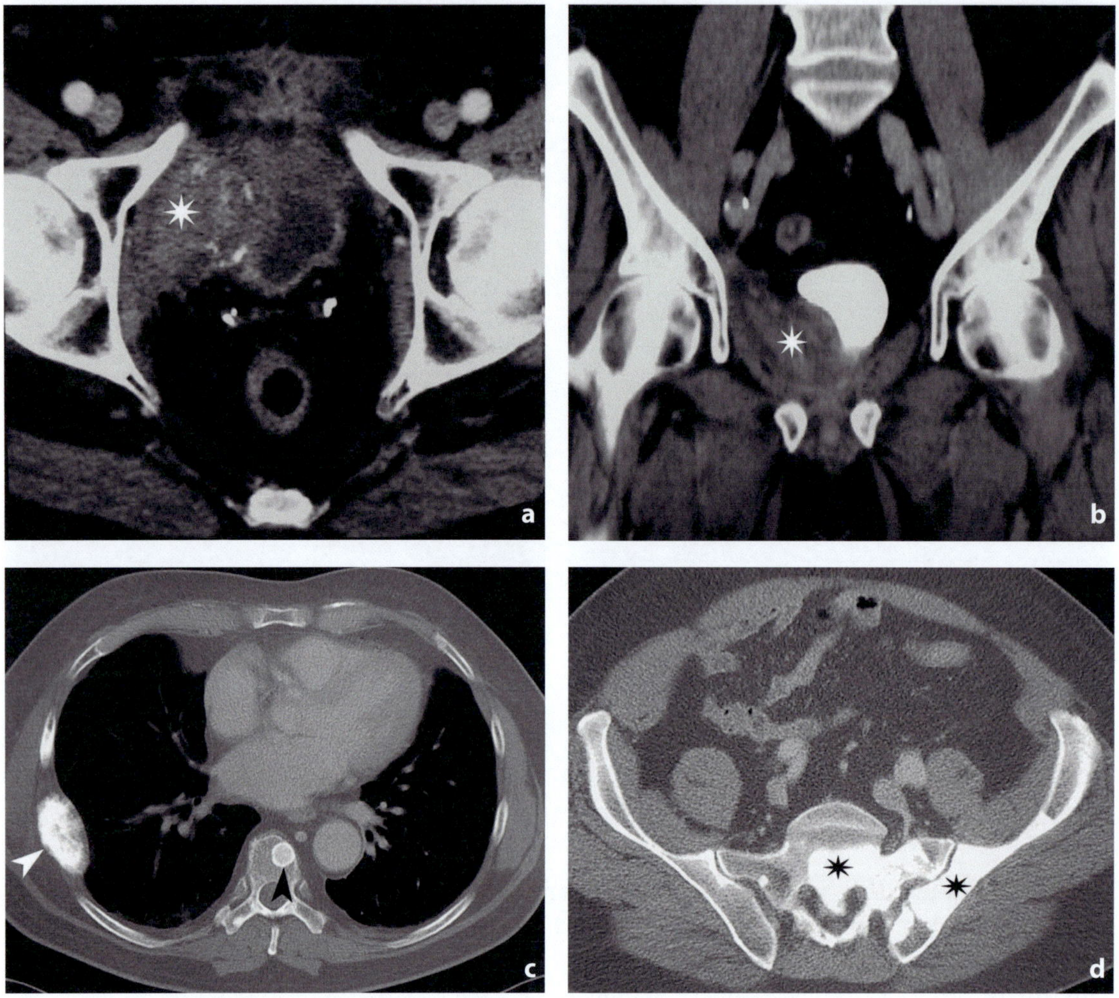

Fig. 15a-d. Tomografia computerizzata. Esiti di prostatectomia. Recidiva locale e metastasi ossee. L'immagine assiale (**a**) e la ricostruzione coronale (**b**) documentano voluminosa recidiva (asterisco) che determina impronta sulla vescica. Concomitano metastasi ossee addensanti costale e vertebrale (punte di freccia in **c**), al sacro e all'iliaca sinistra (asterischi in **d**)

Imaging con anticorpi monoclonali

L'imaging con anticorpi monoclonali (capromab pendetide) è indicato nella recidiva biochimica dopo prostatectomia radicale o radioterapia quando non sia identificabile una ricaduta locale o a distanza con le abituali tecniche di imaging. Nonostante il presupposto teorico di un'alta affinità tra anticorpi e tessuto prostatico neoplastico, i dati della letteratura sono discordanti con sensibilità variabile tra il 44 e il 92% e specificità fluttuante dal 36 all'86%; nella sostanza tale tecnica non sembra offrire significativi vantaggi rispetto alla tradizionale scintigrafia per quanto riguarda l'identificazione delle localizzazione secondarie ossee.

CT-PET

L'impiego della CT-PET è ancora in corso di validazione. Nell'accertamento delle metastasi ossee, la sensibilità è del 65%. Per quanto attiene l'accertamento della recidiva loco-regionale nei pazienti sottoposti a prostatectomia, la tecnica è condizionata dalla risoluzione spaziale; in quelli radiotrattati è limitata dalla relativa elevata captazione del tracciante da parte del tessuto ghiandolare prostatico iperplastico; inoltre, l'*uptake* del tracciante in vescica maschera la fossa prostatica.

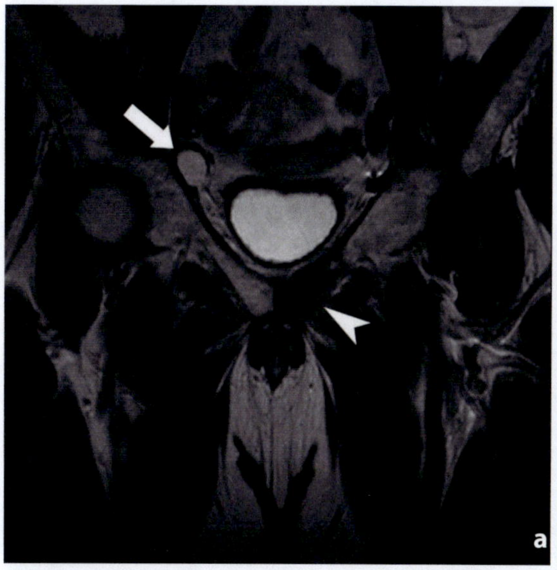

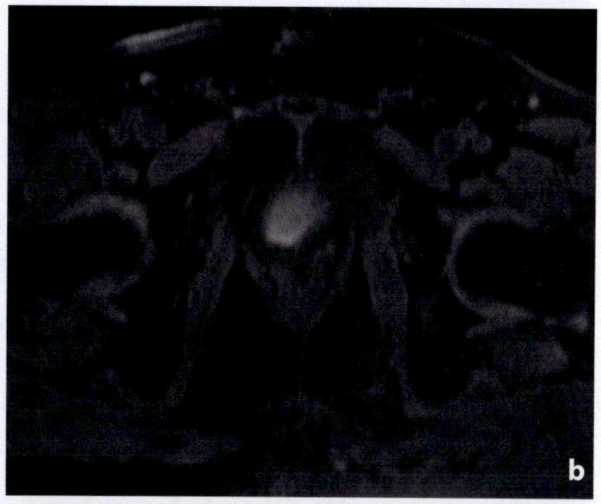

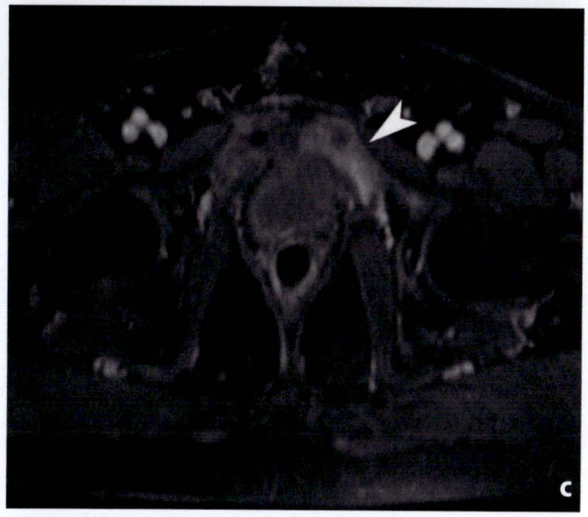

Fig. 16a-c. Risonanza magnetica. Metastasi ossea pubica in esiti di prostatectomia radicale con recidiva biochimica. Nell'immagine coronale T2 pesata si documenta alterazione di segnale (punta di freccia) della branca ischio-pubica sinistra, ben apprezzabile nel confronto con il lato controlaterale. Nel corso dello studio dinamico con mdc paramagnetico, di cui sono presentate la fase basale (**b**) e tardiva (**c**), si documenta il patologico enhancement della lesione scheletrica (punta di freccia in **c**). Si noti nell'immagine **a** la presenza di piccolo linfocele a livello della catena otturatoria destra (freccia)

In uno studio condotto in pazienti prostatectomizzati e con recidiva biochimica, la CT-PET ha evidenziato malattia locale o a distanza nel 31% di 91 pazienti con recidiva biochimica. Migliori risultati sono attesi dall'uso come tracciante della 11C-colina (Fig. 18).

Akin O, Hricak H (2007) Imaging of prostate cancer. Radiol Clin North Am 45: 207-222

Hanlon AL, Hanks GE (2000) Scrutiny of the ASTRO consensus definition of biochemical failure in irradiated prostate cancer patients demonstrates its usefulness and robustness. American Society for Therapeutic Radiology and Oncology. Int J Radiat Oncol Biol Phys 46:559-566

Nudell DM, Wefer AE, Hricak H et al (2000) Imaging for recurrent prostate cancer. Radiol Clin North Am 38:213-228

Pucar D, Sella T, Schöder H (2008) The role of imaging in the detection of prostate cancer local recurrence after radiation therapy and surgery. Curr Opin Urol 18:87-97

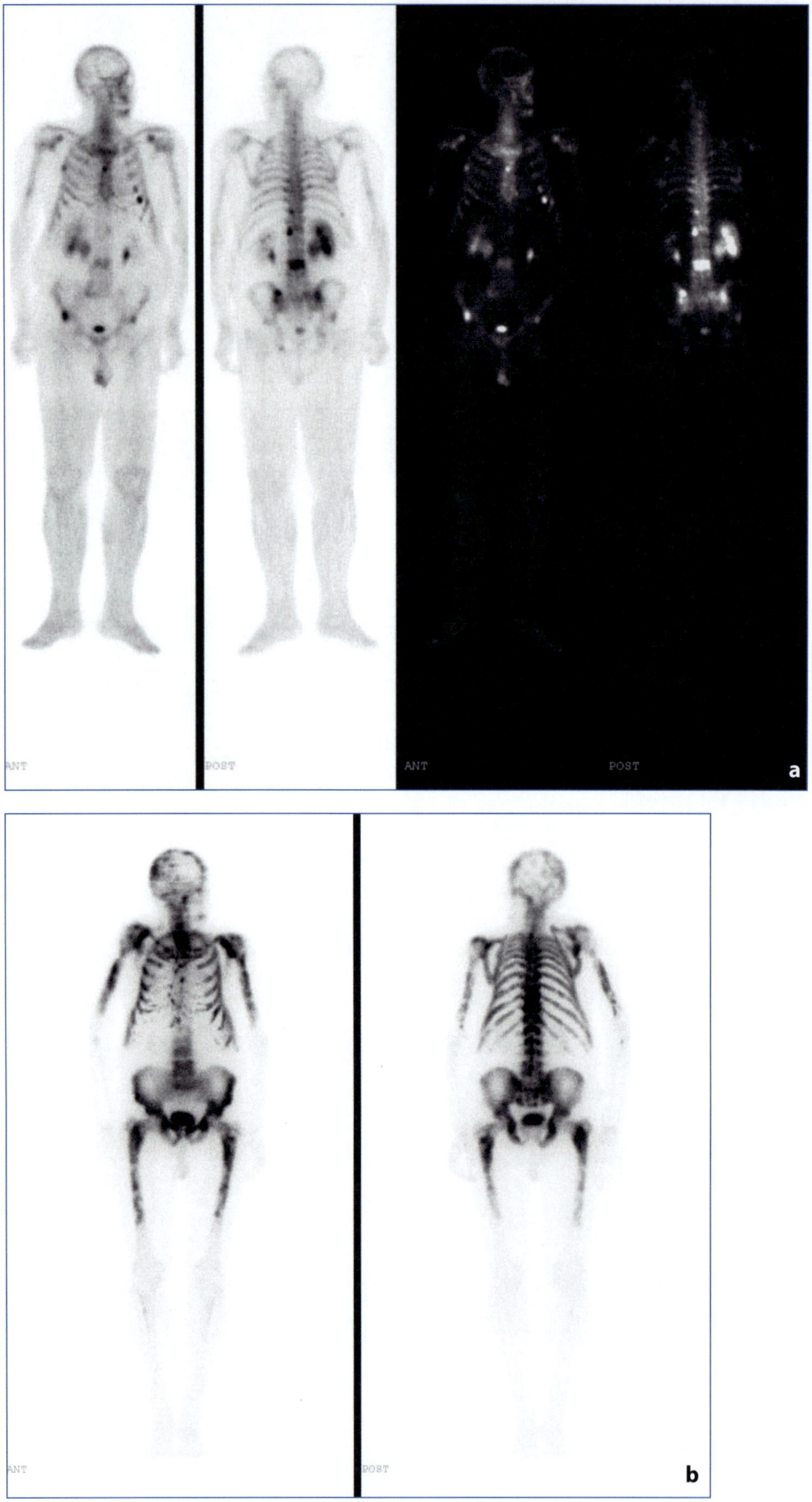

Fig. 17a,b. Scintigrafia ossea. Proiezioni antero-posteriore e postero-anteriore in differente scala di grigi. Esiti di prostatectomia radicale. Localizzazioni scheletriche multiple prevalenti alla colonna vertebrale e al bacino documentate dall'ipercaptazione del radiofarmaco

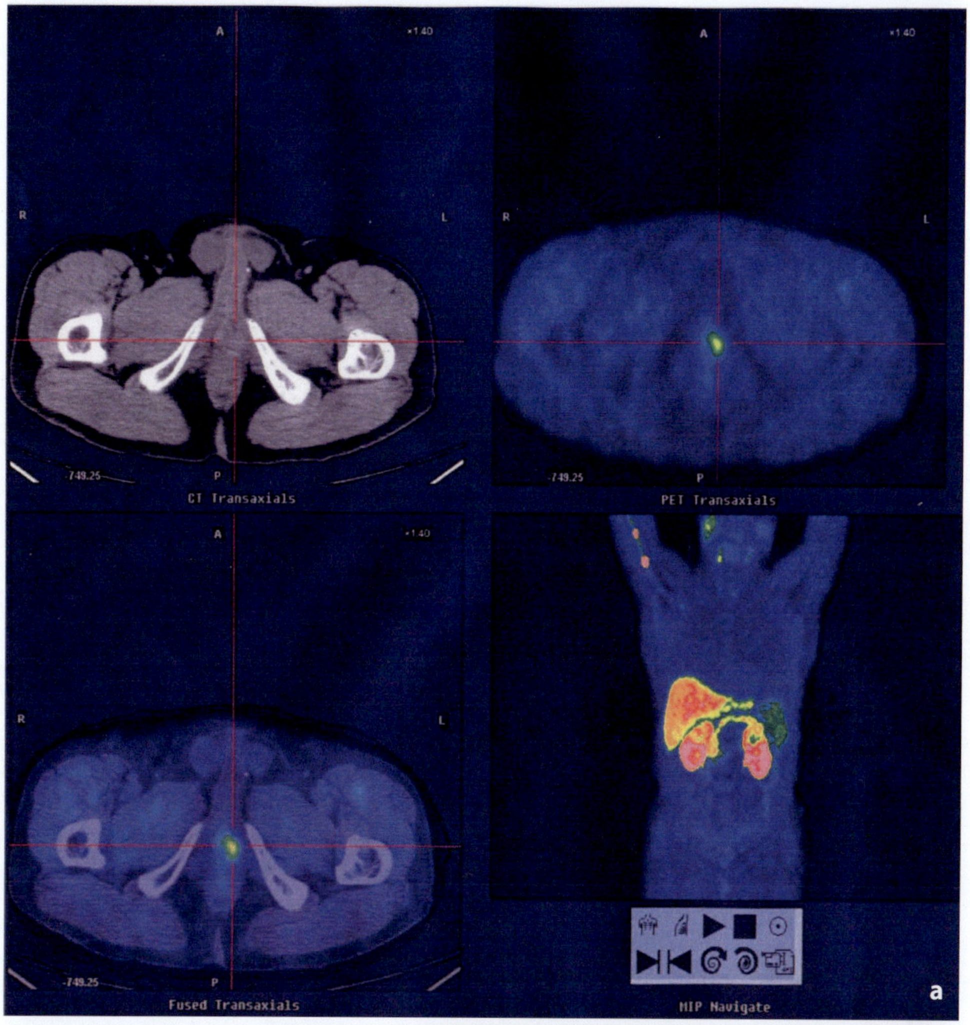

Fig. 18a,b. CT-PET con colina. Recidiva locale in esiti di prostatectomia. **a** La CT-PET documenta focolaio di accumulo del radiofarmaco in corrispondenza dell'anastomosi vescico-uretrale. **b** Corrispettiva immagine RM sagittale T2 pesata, in cui la punta di freccia indica il nodulo, iperintenso. V= vescica

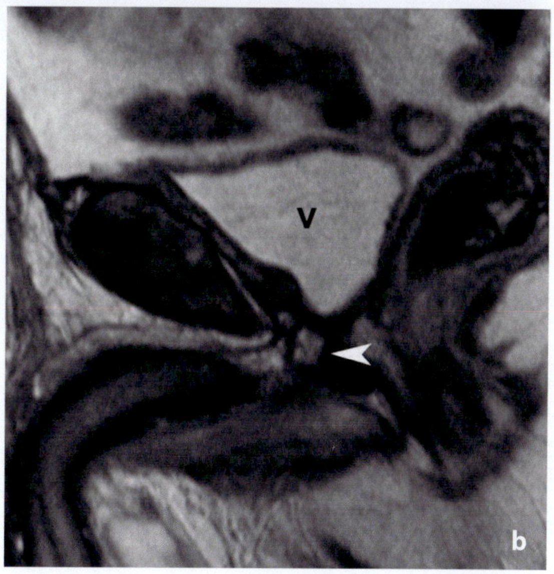

Testicolo

L'accurato staging al momento della diagnosi, il perfezionamento di trattamenti terapeutici multimodali (chirurgia, radioterapia, chemioterapia soprattutto con cisplatino) hanno ridotto l'insorgenza di recidive, fissando ad oltre il 90% la sopravvivenza libera da malattia per tutti gli stadi dei tumori germinali, la cui ripresa dopo 2 anni è, comunque, in genere chemio-resistente e con prognosi sfavorevole.

Abitualmente, i seminomi tendono a recidivare più frequentemente dei tumori non-seminomatosi; la maggior parte delle recidive compare entro 24 mesi dal trattamento e può interessare il testicolo controlaterale così come qualunque altro organo. Nel 2-4% dei casi, la ripresa può manifestarsi anche molto tardi, ad intervalli temporali oltre i 30 anni.

Non è definito un follow-up ottimale: in genere, nei primi tre anni si raccomandano controlli ogni 3-4 mesi, dal quarto al settimo anno ogni 6 mesi, successivamente a cadenza annuale con dosaggio, ogni volta, di markers tumorali (b-HCG, AFP, LDH), radiogramma del torace, TC addomino-pelvica estesa, secondo alcuni Autori, al torace ed alle regioni sovraclaveari, considerando la multifocalità (nel 30% dei pazienti) e la predilezione polmonare, ad esempio, dei tumori del sacco vitellino.

Nella recidiva, la sintomatologia (specifica solo nel 35% dei casi) è rappresentata sostanzialmente da dolore lombare; infrequente è la presentazione clinica con compressione delle vie urinarie. Pertanto, il primo fattore di sospetto è solo biochimico rappresentato, di solito, da incremento dei valori dell'AFP.

Sebbene recidive di tumori germinali siano state osservate a livello encefalico (in particolare per il coriocarcinoma), cervicale, toracico, epatico e pelvico, la sede più comune (50%-80% nelle varie casistiche) è retroperitoneale, indipendentemente dallo stadio iniziale e dal primo trattamento. Per questo motivo, la **tomografia computerizzata** è la tecnica d'elezione, potendo rilevare masse adenopatiche paraortiche, interaortocavali e, in alcuni casi, lungo le stazioni iliache. In maniera caratteristica il coriocarcinoma, a differenza di tutti gli altri tumori della linea germinale, mostra componente emorragica nel contesto della recidiva.

Carver BS, Motzer RJ, Kondagunta GV et al (2005) Late relapse of testicular germ cell tumor. Urol Oncol 23:441-445

Jewett MA, Grabowski A, McKiernan J (2003) Management of recurrence and follow-up strategies for patients with nonseminoma testis cancer. Urol Clin North Am 30:819-830

Woodward PJ, Sohaey R, O'Donoghue M et al (2002) From the archives of the AFIP: tumors and tumorlike lesions of the testis: radiologic-pathologic correlation. Radiographics 22:189-216

Parte VI
Statica e dinamica della pelvi

Le disarmonie statico-dinamiche della pelvi femminile. Clinica e imaging

16

G. Minini, F. Franco, S. Zanelli

Introduzione

Le disarmonie statico-dinamiche della pelvi femminile sono rappresentate essenzialmente dal prolasso uro-genitale, detto anche utero-vaginale: con questo termine si intende la discesa verso il basso, attraverso lo jatus uro-genitale del pavimento pelvico, di vagina, utero, vescica, retto ed eventualmente anse intestinali, in grado ed associazione variabili.

Il *descensus* della vescica viene definito cistocele, quello del retto rettocele, dell'utero isterocele o isteroptosi e quello delle anse intestinali, attraverso lo scavo erniato del Douglas, enterocele o elitrocele.

La conoscenza dell'anatomia e del meccanismo di supporto degli organi pelvici è fondamentale per far emergere la causa che ha determinato l'instaurarsi della patologia e definire il corretto approccio chirurgico.

Anatomia del supporto pelvico

Il pavimento pelvico è costituito da lamine muscolo-fasciali che sostengono i visceri pelvici e le loro strutture di ancoraggio ed è caratterizzato da uno jatus attraverso il quale uretra, vagina e retto si pongono in comunicazione con l'esterno, consentendo le funzioni evacuative ed il parto.

Le strutture fibroconnettivali (fasce e legamenti) esercitano un'azione passiva, mentre la muscolatura pelvica, essenzialmente costituita dal diaframma pelvico (muscolo elevatore dell'ano) e dal diaframma urogenitale, contraendosi in risposta agli improvvisi incrementi della pressione endoaddominale (tosse, starnuto, ecc.), gioca un ruolo attivo nel meccanismo di supporto degli organi pelvici.

Il diaframma pelvico è rappresentato dal muscolo elevatore dell'ano, costituito da due diverse componenti. Il muscolo ileococcigeo, più esile, origina dalla parete pelvica bilateralmente a livello dell'arco tendineo degli elevatori, che si estende tra l'osso pubico e la spina ischiatica e prende inserzione sul rafe mediano posteriormente al retto. Il margine posteriore di questo muscolo si fonde con le fibre del muscolo coccigeo a livello del legamento sacro-spinoso. Il muscolo pubococcigeo o puborettale, di consistenza più spessa ed a forma di fionda, si origina dall'osso pubico e si aggancia alle pareti laterali della vagina e del retto. Alcune fibre di questo muscolo decorrono posteriormente al retto formando una specie di fionda che lo trae verso l'osso pubico. Le dimensioni permettono di identificare diverse porzioni, che prendono il nome in base alla sede di inserzione (muscolo pubovaginale, puborettale, pubococcigeo); per questo motivo, alcuni Autori (Lawson 1974, Zacharin 1985) preferiscono rinominarlo muscolo puboviscerale. L'azione che il muscolo puboviscerale esercita è quella, contraendosi, di comprimere contro il pube vagina, uretra e retto garantendone la continenza. Alcune fibre muscolari prendono connessione con la fascia endopelvica che circonda la vagina e l'uretra. Grazie a questo rapporto tra viscere, fascia e muscolo, ed allo stato di continua contrazione tonica dell'elevatore dell'ano, viene garantito un supporto costante all'uretra ed una sua chiusura efficace in caso di improvviso aumento della pressione endoaddominale. Il muscolo elevatore dell'ano, infatti, è caratterizzato da un tono basale, indipendente dalla capacità contrattile volontaria, che svolge un ruolo primario nel supporto e nella stabilizzazione degli organi che si adagiano sulla superficie del pavimento pelvico. La muscolatura striata del diaframma pelvico, in presenza di variazioni repentine della pressione endoaddominale, esercita una trazione degli organi verso l'osso pubico, chiudendo lo *jatus* genitale, attraverso il quale passano uretra, vescica e retto, e fornendo gli organi di una piattaforma quasi orizzontale su cui adagiarsi.

Il diaframma urogenitale, o membrana perineale, è un ventaglio di muscoli orientato trasversalmente, che ricopre la superficie anteriore sia dell'uretra sia del terzo distale della vagina, circondando il triangolo anteriore dello jatus uro-genitale. Si inserisce lateralmente alla branca ischio-pubica a circa 2 cm dal suo margine caudale. La membrana perineale si fonde, medialmente, con le pareti laterali della vagina e, inferiormente, con il centro fibroso del perineo, che, in questo modo, sono sospesi alla parete pelvica laterale. Il diaframma uro-genitale, secondo gli studi di Oelrich del 1983, è costituito da una porzione profonda, che circonda completamente la vagina e prende il nome di sfintere uretro-vaginale; quest'ultimo sembra confluire nei muscoli superficiali del diaframma uro-genitale, il muscolo bulbocavernoso ed il muscolo trasverso superficiale del perineo. Il muscolo costrittore dell'uretra, con fibre che in parte circondano la vagina ed i due terzi dell'uretra, rappresenta la porzione intermedia. Infine lo sfintere uretrale costituisce la porzione più superficiale, ed è caratterizzato da fibre che avvolgono completamente il terzo prossimale ed intermedio dell'uretra. La funzione del diaframma uro-genitale, o membrana perineale, è quella di impedire, quando il muscolo elevatore dell'ano è rilassato o in caso di incremento della pressione endoaddominale, un *descensus* del centro fibroso del perineo e delle pareti vaginali laterali. Questa funzione di sostegno è comunque legata alla resistenza del tessuto connettivale, di cui la membrana perineale è composta. La funzione relativa alla continenza urinaria legata alla porzione anteriore del diaframma uro-genitale rimane controversa.

Il centro fibroso del perineo è una massa di tessuto elastico e fibromuscolare sito sulla linea mediana tra vagina e retto e tuberosità ischiatiche. Anteriormente si fonde con la parete vaginale mentre lateralmente riceve fibre dai muscoli del perineo, dallo sfintere esterno dell'ano, e dalla membrana perineale che lo connette con la branca ischio-pubica. L'attacco posteriore del centro fibroso del perineo è dato dal rafe anococcigeo che unisce lo sfintere esterno dell'ano al coccige. Il supporto dell'egresso pelvico è legato alla continuità della membrana perineale con la branca ischio-pubica ed il centro fibroso del perineo. Le lacerazioni da parto non riparate conducono ad un indebolimento del supporto fornito dalla membrana perineale.

La componente connettivale, costituita prevalentemente da fibre collagene, elastina e da una certa quantità di muscolatura liscia, si distribuisce nella pelvi in forme diverse, costituendo legamenti e fasce che avvolgono ed agganciano gli organi alle pareti della pelvi. Le strutture connettivali, che prendono il nome di legamenti, sono formazioni generalmente solide, ben definite, strutture neurovascolari circondate da tessuto connettivale fibro-areolare, con una precisa funzione di ancoraggio degli organi alla parete pelvica; comprendono i legamenti cardinali ed i legamenti uterosacrali.

Il connettivo pelvico si organizza poi in sottili lamine, la cosiddetta fascia endopelvica, che ricopre strutture muscolari e viscerali, con una funzione di sostegno, rinforzo e fissazione degli organi.

La fascia endopelvica ed i legamenti agiscono stabilizzando gli organi pelvici ma esercitano un ruolo prioritario nel meccanismo di supporto qualora l'azione della componente muscolare sia deficitaria. La porzione più craniale di questo complesso apparato di sospensione è rappresentato dai legamenti cardinali ed utero-sacrali, che si continuano caudalmente con la fascia pubo-cervicale (anteriormente) e retto-vaginale (posteriormente). Il legamento cardinale si origina dal grande forame ischiatico ed è prevalentemente composto da tessuto connettivo perivascolare che avvolge l'arteria e la vena uterina nel loro decorso. Il legamento utero-sacrale si origina dalla 2ª-4ª vertebra sacrale ed è costituito da tessuto muscolare liscio e tessuto fibroso. Entrambi i legamenti, che pur avendo differenti terminazioni non possono essere considerati come strutture separate, si inseriscono sulla cervice uterina formando l'anello pericervicale, ed in parte vanno a rivestire il terzo superiore della vagina, creando in tale modo un valido sostegno per entrambe le strutture all'interno del pavimento pelvico. La fascia pubo-cervicale e la fascia retto-vaginale, che altro non sono se non il prolungamento in senso caudale del complesso utero-sacrale/cardinale, si fondono con la tonaca avventizia di vagina, vescica e retto, contribuendo al supporto di questi organi alla parete pelvica.

La fascia pubo-cervicale si estende lateralmente (fascia paravaginale) e si inserisce all'arco tendineo della fascia pelvica o linea bianca, un ispessimento fibroso che si estende da un punto localizzato circa un centimetro dalla linea mediana ed un centimetro al di sotto dell'arcata pubica, fino alla spina ischiatica. La fascia retto-vaginale o setto retto-vaginale, costituita da tessuto fibromuscolare, si unisce superiormente con il complesso utero-sacrale/cardinale che esercita un'azione di supporto nei suoi confronti, mentre inferiormente si fonde con il centro fibroso del perineo.

Il supporto pelvico è garantito dall'interazione tra muscolatura pelvica e connessioni connettivali. Il tessuto connettivo, formando legamenti e fasce, aggancia gli organi alla parete pelvica e li stabilizza, fondendosi con la tonaca muscolare dei singoli organi. La componente muscolare, in particolare il muscolo elevatore dell'ano, tramite la contrazione tonica di base, garantisce un piano d'appoggio per i visceri pelvici ed è in grado, contraendosi e comprimendo la vagina, la vescica ed il retto contro la sinfisi pubica, di mantenere una normale continenza di tali organi.

Epidemiologia e patogenesi del prolasso genitale

Si calcola che ogni 10.000 donne, da 10 a 30 si sottopongano ad intervento per prolasso. Tuttavia alcuni studi riportano una prevalenza di *descensus* (anche lieve) fino al 48% delle donne. La prevalenza reale di prolasso vaginale uguale o superiore al 2° grado pare essere fra il 2% e il 4% della popolazione. L'incidenza di chirurgia per prolasso aumenta con l'età.

L'interazione tra le diverse componenti, connettivale e muscolare, è responsabile del normale supporto pelvico, e un danno all'uno o all'altro elemento può contribuire alla genesi del prolasso genito-urinario.

Il parto rappresenta la causa principale del prolasso genitale e dell'incontinenza urinaria da sforzo, mentre la carenza di estrogeni, le malattie polmonari croniche, o la costipazione cronica vengono considerati i fattori di rischio più frequentemente implicati nelle alterazioni del pavimento pelvico. L'ipotesi di un'eziopatogenesi multifattoriale giustificherebbe il riscontro di prolasso e/o di incontinenza anche in donne che non hanno mai partorito o che non presentano alcuno dei fattori di rischio ricordati (Tabella 1).

Il *danno neuromuscolare* del muscolo elevatore dell'ano, conseguente al parto, convaliderebbe il ruolo del parto vaginale come maggior fattore eziopatogenetico nella genesi del prolasso. Numerosi studi elettromiografici condotti su pazienti affette da prolasso e/o incontinenza urinaria hanno evidenziato una maggiore percentuale di fibre denervate in queste donne rispetto ai soggetti normali.

Anche l'età avanzata della donna comporta un decremento fisiologico della densità delle fibre muscolari ed una progressiva denervazione. Il danno muscolare pelvico sembra essere correlato alla multiparità, al tipo di parto (parto distocico), al prolungamento del secondo stadio del travaglio, alle lacerazioni perineali di terzo grado ed alla macrosomia.

Tabella 1. Fattori causali del prolasso genitale

Fattori locali		
	Congeniti:	- colico-Douglas - alterazioni neuro-muscolari (spina bifida) - alterazioni connettivali (estrofia vescicale) - brevità congenita della vagina
	Acquisiti:	- cause ostetriche - cause ormonali
Fattori generali		- obesità - tosse - stipsi - lavoro pesante

Le *anomalie del collagene e del connettivo*, e quindi dei legamenti e delle fasce che ricoprono i muscoli pelvici, rappresentano un importante fattore eziopatogenetico che potrebbe giustificare lo sviluppo del prolasso genitale nelle nullipare. Durante il parto, la cervice uterina va incontro ad una degradazione enzimatica del collagene e dell'elastina, che si traduce in una riduzione della resistenza cervicale tale da poter permettere il passaggio del feto. La prossimità delle strutture di supporto dell'utero e del terzo superiore della vagina con la cervice suggerisce che fasce e legamenti siano sottoposti allo stesso processo di degradazione.

I difetti della fascia endopelvica

Il ruolo della fascia endopelvica nel meccanismo di supporto degli organi pelvici ha riscosso negli ultimi anni un'attenzione sempre maggiore. In particolare, la Scuola Americana, basandosi sulle teorie di Baden, Walker e Richardson, secondo le quali difetti specifici del supporto pelvico sono alla base di difetti specifici dei visceri pelvici, ha sviluppato una corrente di diagnosi e trattamento del prolasso genitale basata sull'identificazione e sulla riparazione dei difetti della fascia endopelvica.

I difetti specifici della fascia endopelvica, sia anteriormente che posteriormente, possono essere: laterali, mediani e trasversali.

Il *difetto laterale* è conseguente al distacco della fascia pubo-cervicale e retto-vaginale dall'arco tendineo della fascia pelvica o linea bianca, che decorre dalla spina ischiatica al pube.

Anteriormente il difetto laterale può essere distinto in difetto parauretrale e paravescicale, con esito rispettivamente in uretrocele e in cistocele, con o senza incontinenza urinaria da sforzo; posteriormente il distacco della fascia retto-vaginale dal suo aggancio laterale alla fascia dell'elevatore dell'ano determina la formazione di un rettocele cosiddetto "da trazione".

Il *difetto mediano* è espressione di una rottura, lungo la linea mediana, nella fascia pubo-cervicale o, posteriormente, nella fascia retto-vaginale. Il cistocele che consegue ad un difetto mediano, così come il rettocele, è caratterizzato dalla perdita della normale rugosità vaginale. Questo tipo di prolasso è frequentemente associato a problemi di ritenzione urinaria e, nel caso di rettocele, a difficoltà di svuotamento dell'ampolla rettale.

Il *difetto trasversale* è alla base di un'ernia che si sviluppa a livello dello spazio del fornice vaginale anteriore e/o posteriore, per distacco dall'anello pericervicale della fascia pubo-cervicale anteriormente e, posteriormente, della fascia retto-vaginale (Tabella 2).

Tabella 2. Classificazione dei difetti della fascia endopelvica

Difetti fasciali del segmento anteriore	
	laterale destro
	laterale sinistro
	mediano
	trasversale
	pubouretrali
Difetti fasciali del segmento superiore	
	complesso cardinale/uterosacrale
	paracolpo superiore (I livello Delancey)
Difetti fasciali del segmento posteriore	
	laterale destro
	laterale sinistro
	mediano
	trasversale alto
	trasversale basso

Classificazione

Una descrizione sistematica ed una classificazione del prolasso genitale sono utili per documentare la severità del problema e per stabilire comuni linee di trattamento. In letteratura sono presenti diverse proposte classificative, fra le quali sono oggi usate l'*Halfway System*, messa a punto da Baden e Walker nel 1972, o il più complesso sistema quantitativo ordinale dell'ICS (International Continence Society), che tende a stabilire un'accurata modalità di misurazione, per meglio cogliere le diverse alterazioni.

La classificazione dei difetti del supporto pelvico con il metodo di Baden e Walker (*Halfway System*) definisce i gradi di prolasso dei vari segmenti rispetto ad alcuni punti fissi di riferimento, che sono: il piano delle spine ischiatiche, il piano dell'imene, il piano della massima discesa del viscere prolassato (al di fuori del canale vaginale). Il piano delle spine ischiatiche (che in un profilo vaginale normale si proietta nella metà superiore della vagina) rappresenta il livello di una normale posizione anatomica. Il piano dell'imene rappresenta il secondo grado di discesa. Il piano della massima discesa rappresenta la massima dislocazione possibile fuori dal canale vaginale, e definisce il grado 4 di discesa. I gradi 1 e 3 di discesa rappresentano una posizione intermedia del segmento prolassato, cioè a metà strada (*half-way*), tra la posizione 0-2 e 2-4. In condizione di massima spinta, nelle donne con normale supporto pelvico la cervice uterina o la cupola vaginale si proiettano a livello delle spine ischiatiche, mentre l'uretra, la vescica, il Douglas ed il retto non oltrepassano la metà superiore della vagina.

La classificazione di Baden e Walker può così essere sintetizzata:

Grado 0 normale, la protrusione non arriva a metà vagina
Grado 1 la protrusione è a metà strada tra spine ischiatiche ed imene
Grado 2 la protrusione arriva all'imene
Grado 3 la protrusione è a metà strada al di là dell'imene
Grado 4 la protrusione è totale al di là dell'imene.

Tale classificazione identifica tre segmenti anatomici del profilo vaginale, anteriore, superiore e posteriore, che devono sempre essere valutati contemporaneamente, definendo il loro grado di posizione anatomica, anche se il prolasso sembra interessare uno solo di essi. La valutazione per ogni segmento deve definire la posizione di: uretra e vescica, anteriormente; cervice e fornice posteriore (Douglas), superiormente; retto (parete vaginale posteriore) e perineo, posteriormente.

Ogni specifico sito del relativo segmento va valutato e graduato secondo la scala generale 0-4 (Fig. 1).

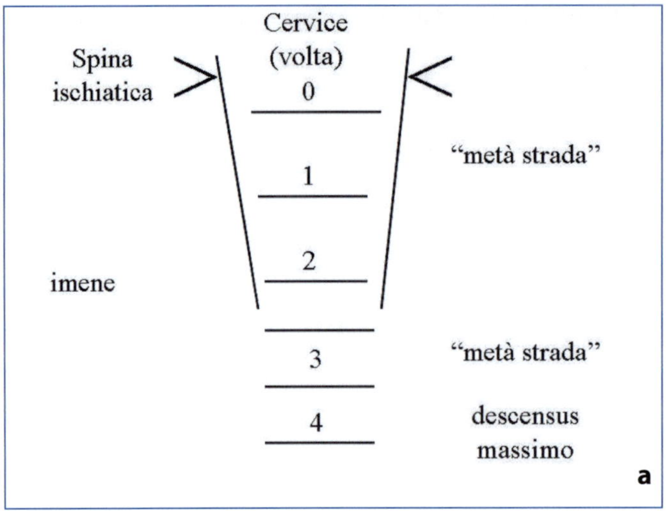

Half-way sistem	0	1	2	3	4	note
Uretra						
Vescica						
Portio-cupola						
Douglas						
Retto						
Perineo						

b

Fig. 1a,b. a Classificazione del prolasso pelvico secondo Baden e Walker (Half Way System). **b** Schema per la attribuzione del punteggio numerico

Il sistema descrittivo-quantitativo proposto dall'ICS permette una precisa valutazione del difetto del supporto pelvico di ogni singola paziente, espresso in centimetri, senza assegnare un "valore di gravità". Per una esposizione più approfondita di tale classificazione si rimanda a trattazioni più specifiche.

Prolasso genitale e patologia correlata

Disfunzioni urinarie e prolasso

Assai frequente è il rilievo clinico della concomitante presenza di prolasso e turbe minzionali (50% dei casi).

Va tuttavia precisato che i due quadri patologici non sono costantemente associati, cioè esistono molte pazienti con prolasso uro-genitale senza incontinenza urinaria o altre situazioni minzionali, come pure è possibile riscontrare patologie della minzione in assenza di patologia della statica pelvica.

Tuttavia i fattori patogenetici responsabili del prolasso (deterioramento multiplo dei mezzi di sostegno e di sospensione) sono spesso analoghi a quelli responsabili di incontinenza urinaria: ciò spiega come la patogenesi, ma soprattutto la terapia chirurgica e non chirurgica delle due entità abbiano molti aspetti in comune.

Altri punti da ricordare, seppure brevemente, sono:

- l'incontinenza urinaria può essere aggravata dalla comparsa del prolasso genitale;
- l'incontinenza urinaria può esistere allo stato latente, cioè essere mascherata dalla presenza del prolasso; questa situazione, di non sempre facile evidenziazione, si verifica ad esempio in caso di *cistocele ostruttivo*, cioè quando vi è un voluminoso cistocele che comprime, sotto tensione, l'uretra ed il collo vescicale, impedendo quindi le fughe di urina sotto sforzo;

- l'incontinenza urinaria può manifestarsi dopo un intervento di riparazione del prolasso (uretrocistopessi per via vaginale, colpoplastica) il quale, venendo ad alterare la situazione creata dal colpocele ostruttivo, rende manifesta un'incontinenza fino ad allora solo potenziale.

Per spiegare il rapporto eziologico fra prolasso della parete vaginale anteriore ed incontinenza urinaria è necessario rifarsi brevemente al concetto di *trasmissione della pressione addominale all'uretra.*

Nella donna questo fenomeno è particolarmente importante: è dovuto alla sede intraaddominale dell'uretra prossimale, e rappresenta un fattore critico nella fisiopatologia dell'*incontinenza da sforzo.*

Normalmente la pressione all'interno di un'uretra in sede, non prolassata, è superiore a quella vescicale. Quando l'uretra è nella sua normale sede endoaddominale, un'improvvisa elevazione della pressione addominale, ad esempio per un colpo di tosse, provoca, in virtù della legge fisica di Laplace, un uguale innalzamento della pressione sia in vescica che nei due terzi superiori dell'uretra. In questo modo viene mantenuto un gradiente pressorio uretro-vescicale positivo e quindi si mantiene la continenza.

Recentemente è stato definito un nuovo meccanismo di continenza urinaria, detto del "sostegno uretrale". In condizioni di normalità l'uretra, e di essa soprattutto la parte medio-craniale (più importante dal punto di vista funzionale), è sostenuta dalle strutture muscolo-fasciali del pavimento pelvico anteriore (fascia pubo-cervicale, diaframma uro-genitale, legamenti pubo-uretrali). In occasione di un aumento pressorio l'uretra viene "compressa" contro tali strutture che, se integre, la mantengono in sede, consentendone il collabimento e l'angolazione rispetto alla base vescicale, con conseguente chiusura. Un esempio chiarificatore è quello rappresentato da un tubo di gomma per irrigare: quando il tubo viene calpestato il flusso d'acqua che scorre al suo interno si interrompe solo se al di sotto del tubo stesso vi è un "pavimento" solido; se al contrario vi è sabbia cedevole il tubo "affonda" sotto il peso, non collabisce e mantiene il flusso d'acqua. L'obiettivo della moderna chirurgia dell'incontinenza urinaria da sforzo sta proprio nel ripristinare un valido sostegno sotto l'uretra, contro il quale essa possa essere "compressa" e quindi chiusa.

Il prolasso degli organi pelvici può anche influenzare negativamente lo svuotamento vescicale, causando un quadro di ritenzione urinaria acuta e cronica che può evolvere anche in idroureteronefrosi di grado elevato ed in insufficienza renale (cistocele ostruttivo).

Disfunzioni gastrointestinali e prolasso

I due quadri patologici intestinali correlati più spesso con il prolasso genitale sono le alterazioni della continenza e quelle della espulsione ano-rettale.

Per quanto riguarda l'incontinenza fecale essa è più frequente nelle donne con prolasso rispetto alla popolazione normale, verificandosi in circa il 17% delle pazienti, soprattutto quando vi sia contemporanea presenza di incontinenza urinaria, ipotonia sfinteriale, sindrome del colon irritabile. Nel 20% delle pazienti con prolasso è stato valutato un tempo di transito intestinale allungato. L'uso di indagini quali la defecografia consente di evidenziare quadri patologici associati come l'enterocele, il prolasso rettale, la intussuscezione, ecc.

Abrams PA, Cardozo L, Khoury S et al (2005) Incontinence. Health Publication Ltd, Paris

Baden WF, Walker TA (1972) Genesis of the vaginal profile. Clin Obstet Gynecol 15:1048

DeLancey JOL (1986) Correlative study of paraurethral anatomy. Obstet Gynecol 68:91-97

DeLancey JOL (1988) Structural aspects of extrinsic continence mechanism. Obstet Gynecol 72:296-301

Gosling JA (1985) The structure of the female lower urinary tract and pelvic floor. Urol Clin North Am 12:207

Lawson JO (1974) Pelvic anatomy. I. Pelvic floor muscles. Ann R Coll Surg Engl 54:244-252

Lawson JO (1974) Pelvic anatomy. II. Anal canal and associated sphincter. Ann R Coll Surg Engl 54:288-300

Minini GF (1991) Incontinenza urinaria femminile e prolasso genitale: dalla diagnosi alla terapia. Clas Edizioni International, Brescia

Norton PA (1993) Pelvic floor disorders. The role of fascia and ligaments. Clin Obstet Gynecol 36:926-938

Richardson AC (1993) The rectovaginal septum revisited: its relationship to rectocele and its importance in rectocele repair. Clin Obstet Gynecol 36:978-983

Il prolasso uro-genitale: imaging

Introduzione

I dati della letteratura indicano come circa il 50% delle donne di età superiore a 50 anni presenti un rilassamento del pavimento pelvico; solo il 20% di esse manifesta sintomi legati alla presenza di un prolasso, con le problematiche cliniche che ad esso si associano: turbe della minzione, disturbi della continenza, dischezia.

L'insufficiente supporto pelvico che è all'origine del prolasso può interessare tre compartimenti:
- anteriore, coinvolgente l'uretra e la vescica;
- medio, con interessamento della vagina e dell'utero;
- posteriore, comprendente il retto ed il cavo del Douglas.

In questo ambito patologico il ricorso all'imaging è spesso necessario per un accurato inquadramento e per il corretto planning terapeutico in quanto l'esame clinico può sottostimare l'entità della patologia.

Alla diagnostica per immagini è richiesto non solo di stabilire l'integrità delle strutture anatomiche di sostegno, responsabili della statica degli organi endopelvici ma anche di evidenziare le anomalie che si realizzano alterando i rapporti tra le stesse strutture e che spesso si rendono manifeste solo in seguito ad una precisa richiesta funzionale.

In base a tali premesse, in questo ambito di patologie la scelta della metodica è determinata, oltre che dallo specifico quesito clinico e da considerazioni di invasività e costo, dalla necessità di rispondere all'esigenza di un approccio di tipo dinamico-funzionale.

Le metodiche a disposizione presentano ciascuna vantaggi e svantaggi.

La **radiologia convenzionale** (cisto-uretrografia; colpo-defecografia), attraverso la visualizzazione degli organi endopelvici mediante opacizzazione con mezzo di contrasto (mdc), offre la migliore valutazione morfo-funzionale dell'uretra, del collo vescicale e del retto, ma non consente di ottenere informazioni, se non in via indiretta, sulle strutture di sostegno. Nella maggior parte delle evenienze lo studio radiologico si limita alla valutazione di uno o al massimo di due compartimenti pelvici, quando perlopiù i deficit sono multicompartimentali.

L'**ecografia** garantisce la contemporanea visualizzazione degli organi endopelvici, ma soltanto nel piano sagittale e non è in grado di offrire un'esplorazione sufficiente delle strutture muscolari e ligamentose di sostegno.

La **risonanza magnetica** consente l'esplorazione panoramica e con il miglior dettaglio anatomico degli organi endopelvici e delle strutture di sostegno ma risulta limitata nella valutazione dinamico-funzionale.

Cistouretrografia

La visualizzazione radiologica della vescica mediante riempimento con mezzo di contrasto iodato, con studio dell'uretra durante minzione, fornisce informazioni utili nell'inquadramento delle forme di prolasso vescicale, spesso associate a disturbi della minzione, con particolare rilievo nello studio delle pazienti incontinenti. La cistografia può inoltre fornire informazioni supplementari in presenza di patologie concomitanti (tumori, fistole, reflusso vescico-ureterale).

Previo cateterismo, la vescica viene distesa sino alla comparsa dello stimolo alla minzione; studi ecografici indicano come la posizione e la mobilità della giunzione uretro-vescicale siano influenzati dal grado di replezione vescicale: per questo motivo è opportuno introdurre in vescica almeno 300 cc di mezzo di contrasto.

Lo studio morfologico viene eseguito a paziente supina nelle proiezioni antero-posteriore e latero-laterale; in questo preciso ambito clinico le proiezioni oblique non aggiungono solitamente informazioni rilevanti.

In situazione di riposo la vescica repleta presenta contorni netti e morfologia rotondeggiante; la proiezione latero-laterale è la più efficace nel delineare il profilo della base vescicale, che normalmente si presenta rettilineo con andamento obliquo diretto posteriormente ed in alto. È facilmente identificabile la sede dell'orifizio uretrale interno, situata al passaggio tra terzo anteriore e terzo medio dalla base vescicale, appena al di sopra del piano passante per il profilo inferiore della sinfisi pubica. Lo studio statico viene integrato con radiogrammi dinamici, eseguiti durante manovre di provocazione (tosse, ponzamento, contrazione) allo scopo di valutare indirettamente, attraverso le modificazioni della posizione e della morfologia della vescica, lo stato delle strutture di sostegno pelvico-fasciali e della muscolatura pelvica in contrazione e, rispettivamente, nel rilassamento indotto dalla manovra di Valsalva.

Lo studio della fase minzionale viene eseguito in proiezione latero-laterale, preferibilmente con paziente in posizione seduta; la minzione in stazione eretta rappresenta per molte donne una situazione di ulteriore imbarazzo che può influenzare le risultanze dell'indagine.

I criteri di analisi, per differenziare le situazioni normali da quelle caratterizzate dall'esistenza di un alterato supporto vescicale, sono molteplici e prendono in esame parametri di tipo quantitativo (Figg. 2-3) e qualitativo.

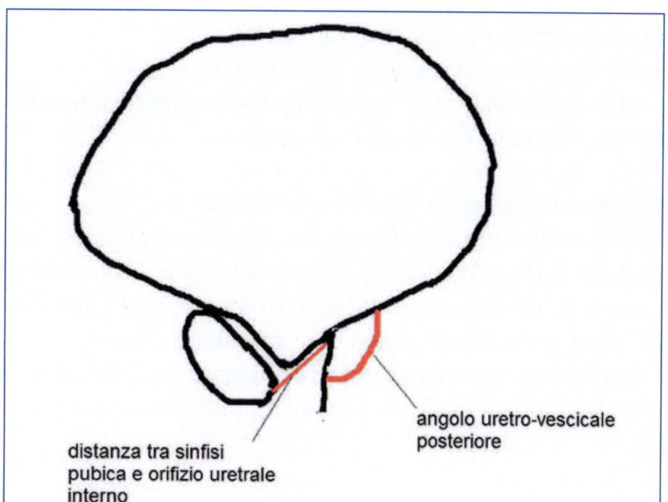

Fig. 2. Parametri di valutazione quantitativa della cistografia

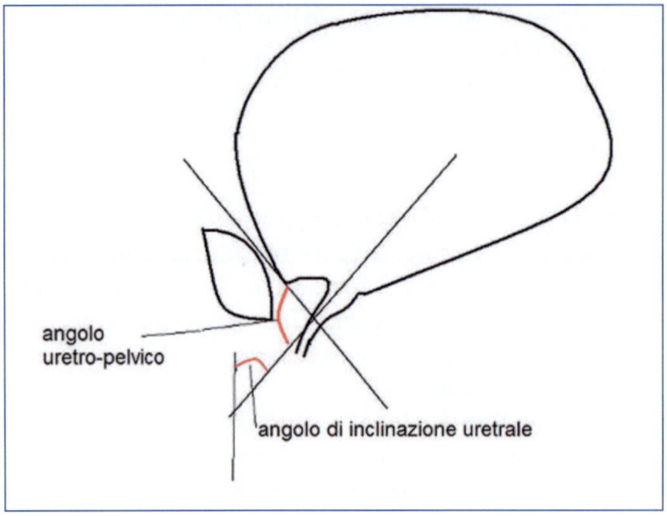

Fig. 3. Parametri di valutazione quantitativa della cistografia

Parametri quantitativi

Angolo uretro-vescicale posteriore: definito dall'intersezione tra una linea tangente al margine posteriore dell'uretra e una linea tangente al profilo del trigono vescicale. Il valore normale è inferiore a 115°.

Angolo di inclinazione uretrale: definito dall'angolo di intersezione tra l'asse dell'uretra posteriore ed il piano verticale (quest'ultimo varia ovviamente con il grado di inclinazione della paziente). Il valore normale è inferiore a 45°.

Angolo uretro-pelvico: misurato durante la minzione, risulta dall'intersezione tra l'asse dell'uretra e la linea che congiunge il profilo interno della sinfisi pubica con il profilo inferiore del forame otturatorio.

Distanza tra orifizio uretrale interno e sinfisi pubica: è misurata in condizioni di riposo e nel soggetto normale ha un valore di circa 30 mm; la soglia considerata patologica è di 20 mm.

Parametri qualitativi

Morfologia del profilo della base vescicale.

Individuazione del punto di maggior discesa della base vescicale, anteriore o posteriore rispetto all'orifizio uretrale interno.

Aspetto del collo vescicale e dell'uretra.

In base alle risultanze, è possibile suddividere schematicamente i difetti del supporto vescicale nelle due categorie seguenti.

Difetti del supporto vescicale anteriore

Riuniti sotto il termine di malattia della base vescicale, sono caratterizzati da riduzione della distanza tra orifizio uretrale interno e profilo inferiore della sinfisi pubica, che assume valore inferiore a 20 mm. In queste evenienze si osserva aspetto imbutizzato del collo vescicale a riposo o in ponzamento (Fig. 4).

Il substrato anatomo-patologico è legato a un deficit del sistema fasciale e ligamentoso di supporto vescicale (legamenti pubo-uretrale e pubo-vescicale).

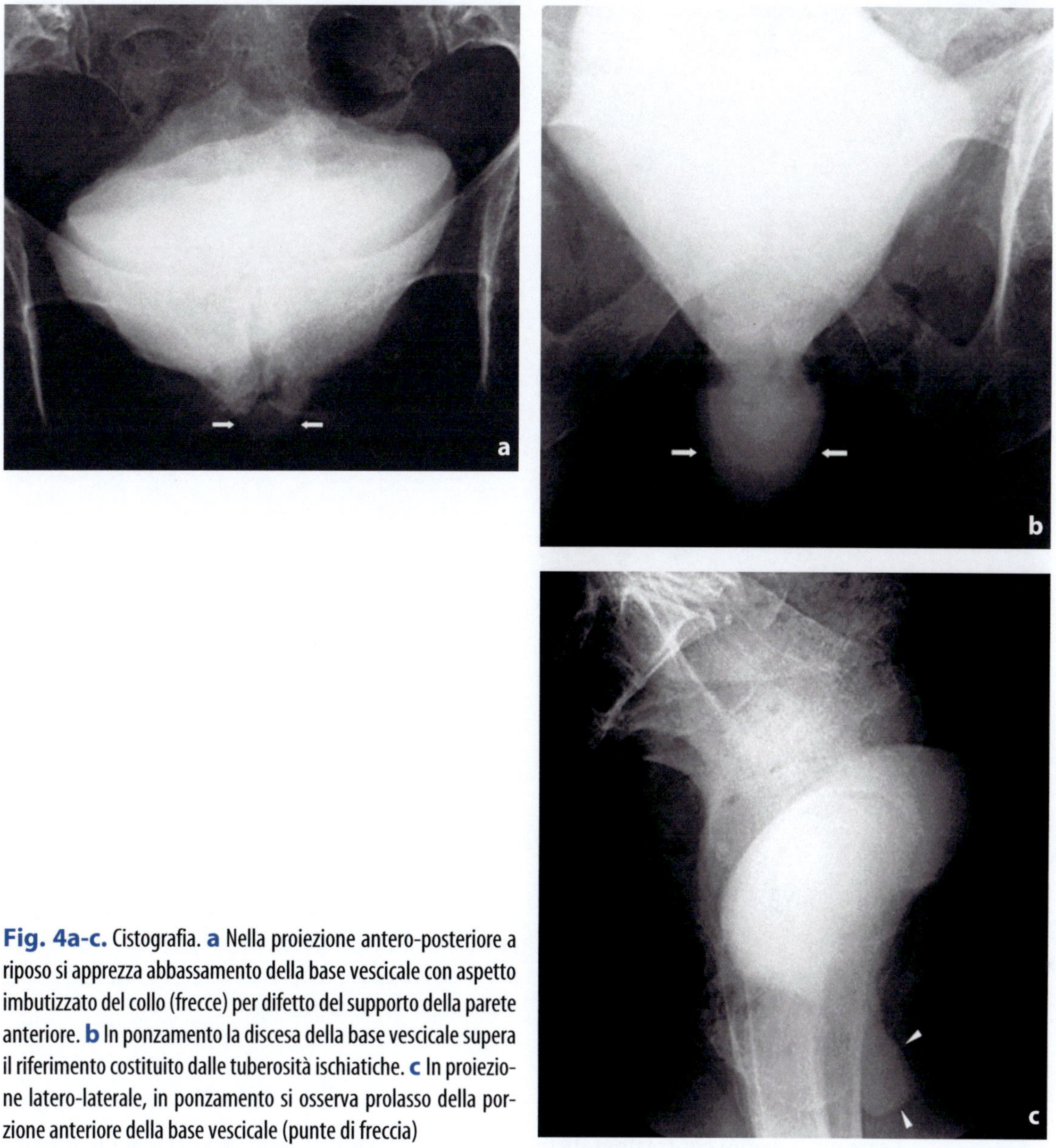

Fig. 4a-c. Cistografia. **a** Nella proiezione antero-posteriore a riposo si apprezza abbassamento della base vescicale con aspetto imbutizzato del collo (frecce) per difetto del supporto della parete anteriore. **b** In ponzamento la discesa della base vescicale supera il riferimento costituito dalle tuberosità ischiatiche. **c** In proiezione latero-laterale, in ponzamento si osserva prolasso della porzione anteriore della base vescicale (punte di freccia)

Difetti del supporto vescicale posteriore

Si ritiene siano il risultato di un deficit dell'apparato di sostegno muscolare ed in particolare della porzione pubo-vescicale del muscolo pubo-coccigeo. In questa categoria di alterazioni del supporto si realizza una anomala discesa della porzione postero-inferiore della base vescicale (Fig. 5), con conseguente riduzione dell'angolo uretro-vescicale posteriore, che assume valori di 70° o inferiori.

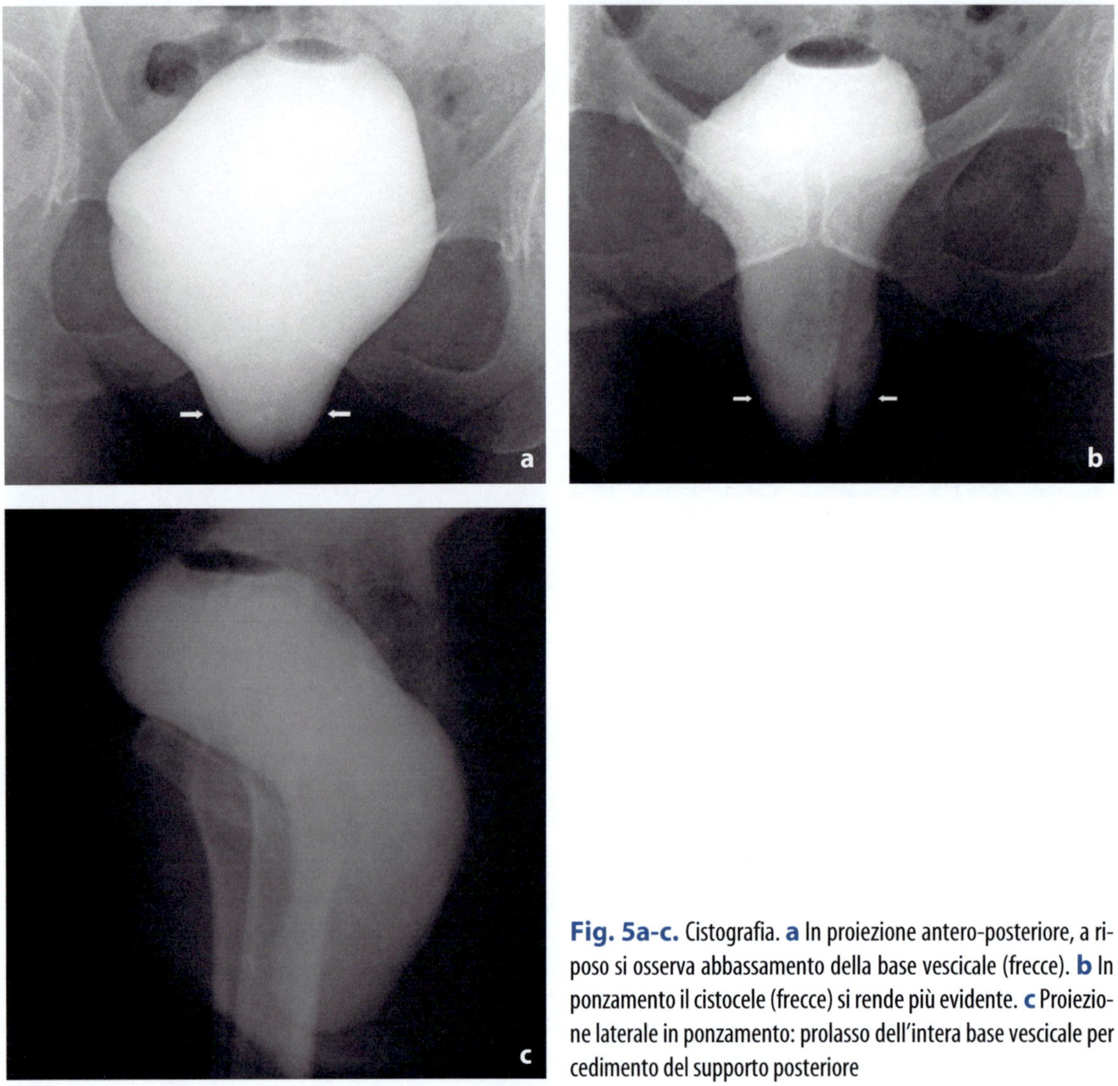

Fig. 5a-c. Cistografia. **a** In proiezione antero-posteriore, a riposo si osserva abbassamento della base vescicale (frecce). **b** In ponzamento il cistocele (frecce) si rende più evidente. **c** Proiezione laterale in ponzamento: prolasso dell'intera base vescicale per cedimento del supporto posteriore

Defecografia

Le prime indagini contrastografiche delle modificazioni dinamiche del pavimento pelvico e del retto che avvengono durante la defecazione risalgono agli anni 50, ma la messa a punto e la standardizzazione della metodica si devono agli studi di Mahieu negli anni 80. Il retto viene opacizzato con mezzo di contrasto baritato ad alta densità, tale da simulare la consistenza del materiale fecale; la quantità di pasta di bario introdotta varia a seconda degli autori tra 120 e 300 cc.

L'esame viene condotto con la paziente seduta su un apposito dispositivo di supporto e in fase di riposo, sotto ponzamento, durante contrazione, durante evacuazione ed infine in fase post-espulsiva; le immagini vengono documentate in cineradiografia (almeno 2 radiogrammi/secondo) o mediante videoregistrazione, per limitare la dose equivalente, non trascurabile e compresa tra 4 e 9 mSv.

La mobilità del pavimento pelvico viene valutata, nelle diversi fasi dell'indagine, con riferimento alla posizione del giunto ano-rettale rispetto alla linea pubo-coccigea, che congiunge il profilo inferiore della sinfisi pubica all'ultimo metamero mobile del coccige. La soglia significativa per *descensus* viene raggiunta quando la distanza tra il giunto ano-rettale e la linea pubo-coccigea, in fase di ponzamento o durante l'evacuazione, oltrepassa il valore di 7 cm. Altri Autori preferiscono quantificare la discesa del retto con riferimento alle tuberosità ischiatiche; in questo caso la soglia patologica è di 4 cm.

Il cedimento della parete anteriore del retto, che oltrepassa per oltre due cm la linea tangente al profilo anteriore del canale anale del retto, con protrusione nel lume vagi-

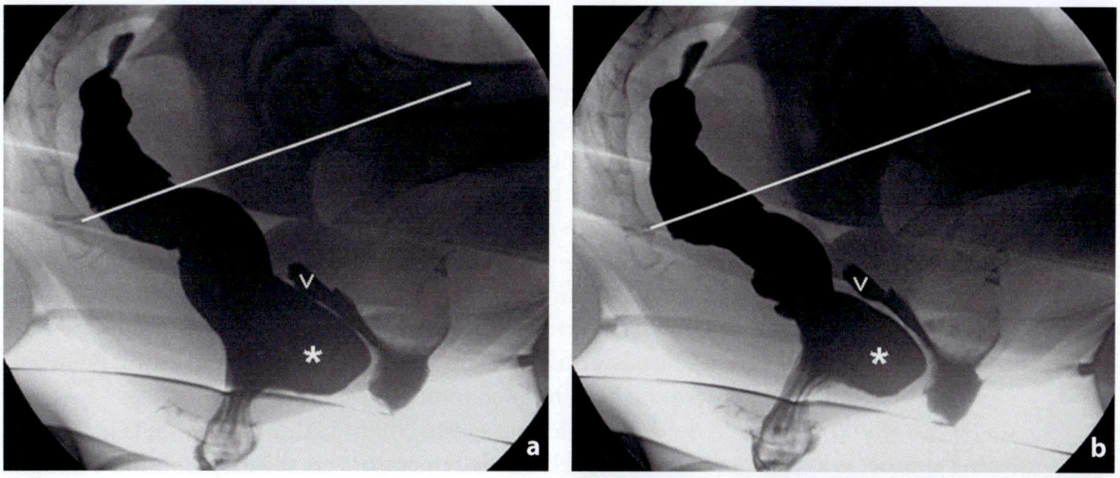

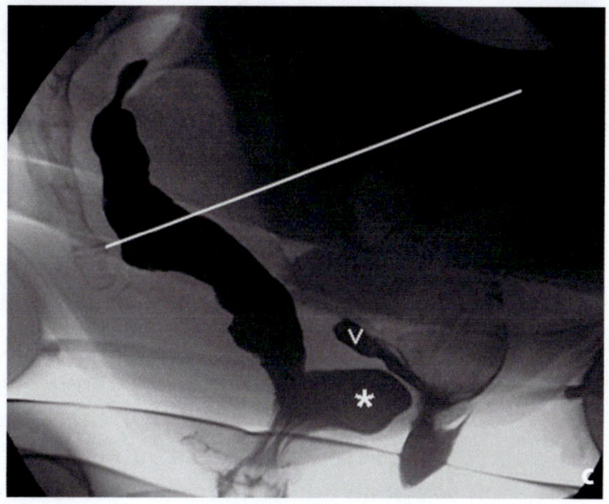

Fig. 6a-c. Colpo-defecografia. Rappresentazione dinamica nelle diverse fasi dell'evacuazione. Significativa discesa del retto rispetto al piano della linea pubo-coccigea con erniazione della parete anteriore e formazione di rettocele (asterisco). V = vagina

nale, realizza il quadro del rettocele, che è frequentemente associato al *descensus* (Fig. 6); l'opacizzazione del lume vaginale (colpo-defecografia) migliora la sensibilità diagnostica della defecografia.

L'anomala discesa del piccolo intestino attraverso il setto retto-vaginale, con interposizione tra retto e vescica e conseguente ostruzione alla defecazione, costituisce il quadro dell'enterocele. Per l'identificazione con defecografia di questa anomalia è necessario opacizzare preventivamente le anse con mezzo baritato somministrato 1-2 ore prima dell'indagine (Fig. 7); tale accortezza è peraltro di rado osservata a causa del prolungamento dei tempi diagnostici.

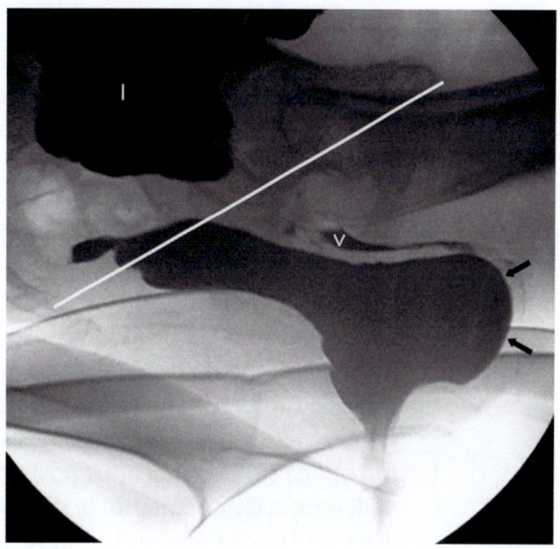

Fig. 7. Colpo-defecografia in fase espulsiva. Anomala discesa del retto rispetto alla linea pubo-coccigea con erniazione della parete anteriore (frecce) ed impronta sulla vagina (V); le anse del piccolo intestino (I), opacizzate per via orale, non superano il piano della linea pubo-coccigea

Ecografia

Introdotta in ambito uro-ginecologico nei primi anni ottanta, l'ecografia è entrata stabilmente a far parte delle indagini utilizzate nel protocollo diagnostico del prolasso e delle patologie ad esso associate. I vantaggi dell'ecografia rispetto ad altre metodiche di imaging (scarsa invasività, basso costo, disponibilità di apparecchiature, non utilizzo di radiazioni ionizzanti e di mezzi di contrasto, cateterizzazione non necessaria) hanno fatto sì che questa indagine strumentale risulti quella più accettata da parte sia degli operatori sia dei pazienti; a sfavore giocano fattori quali l'operatore-dipendenza, la difficoltà nel delineare le strutture di sostegno pelvico-fasciali e muscolari ed il fatto che, pur consentendo la visualizzazione di diversi organi e strutture della pelvi, l'ecografia è in grado di offrire un unico punto di repere: il pube.

Lo studio ecografico della pelvi viene eseguito con modalità differenti; la scelta dell'approccio avviene in base all'esperienza dell'operatore ed alla disponibilità di idonee apparecchiature.

La valutazione **transaddominale** è di utilità limitata e trova applicazione, nei pazienti con cistocele ostruttivo, nella quantificazione del residuo vescicale postminzione e nella ricerca di eventuale idronefrosi.

L'**ecografia endocavitaria** si avvale di sonde dedicate di tipo "end-fire" con frequenza di 5-9 MHz che possono essere utilizzate per via endovaginale o endorettale. Occorre sottolineare come nell'approccio endovaginale la pressione esercitata dalla sonda possa interferire con la corretta rappresentazione dell'anatomia del collo vaginale e dell'uretra; per tale motivo lo studio per via transrettale, per quanto più invasivo e meno confortevole per la paziente, viene preferito soprattutto quando lo studio ecografico è eseguito in contemporanea ad altre indagini urodinamiche. L'ecografia endocavitaria consente di ottenere una rappresentazione degli organi endopelvici (vescica, utero, uretra, ossa pubiche) sul piano sagittale.

Sono inoltre utilizzate, prevalentemente per via endorettale nella valutazione dello sfintere anale e del muscolo puborettale, sonde endocavitarie radiali, meccaniche od elettroniche, che comunque consentono una rappresentazione dettagliata dell'uretra.

Nell'esplorazione **per via transperineale** si utilizzano sonde "convex" con frequenze di 3-6 MHz; infine nell'approccio **per via introitale** vengono impiegate sonde settoriali con frequenze di 5-8 MHz, ponendo il trasduttore tra le piccole labbra, a contatto con l'aditus della vagina. L'approccio transperineale ed introitale consente una rappresentazione più panoramica della pelvi.

La valutazione del collo vescicale e dell'uretra può essere effettuata con paziente in decubito supino, con gli arti inferiori lievemente abdotti, oppure in posizione seduta od ancora in posizione eretta; lo studio a paziente seduta richiede peraltro sonde dedicate per garantire un contatto adeguato tra la sonda ecografica ed il perineo.

Nonostante la mobilità vescicale raggiunga i valori massimi in stazione eretta, studi comparativi indicano che le variazioni della posizione e del collo vescicale legate alla posizione della paziente sono modeste.

Lo studio ecografico non si limita alla valutazione dinamica della morfologia e della posizione degli organi endopelvici a riposo e durante le manovre di provocazione, ma richiede l'esecuzione di alcune misurazioni al fine di ottenere parametri di valutazione quantitativa (Fig. 8), i più importanti dei quali sono:

- **l'angolo retrovescicale β**, misurato dall'intersezione dell'asse del canale uretrale con la linea tangente alla base della vescica;
- **la posizione dell'orifizio uretrale interno**, calcolabile, con riferimento alla sinfisi pubica, tramite un sistema di coordinate cartesiane proposto da Schaer, in cui l'asse delle x è rappresentato dalla linea mediana passante per la sinfisi pubica e l'asse delle y viene ricostruito tracciando una linea ortogonale all'asse x a livello del profilo inferiore della sinfisi pubica. La posizione esatta dell'orifizio uretrale interno viene quindi determinata misurando la distanza Dx, che separa il collo vescicale dall'asse y, e la distanza Dy, che separa il collo vescicale dall'asse delle x. Per individuare la posizione

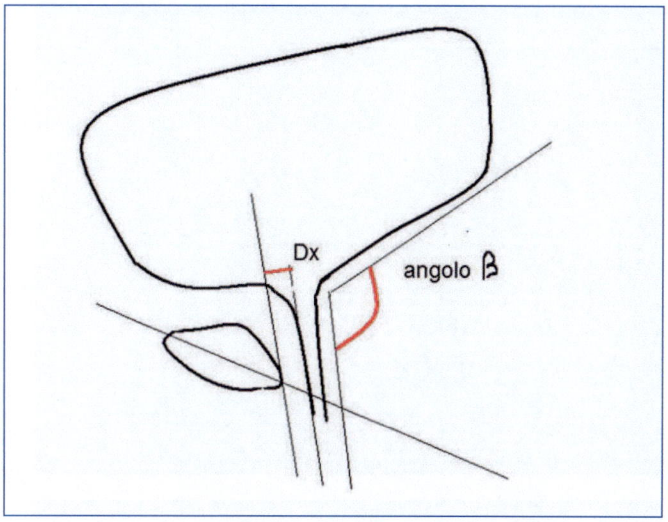

Fig. 8. Parametri ecografici di valutazione quantitativa

del collo vescicale viene preso a riferimento il punto di transizione tra la parete anteriore superiore dell'uretra e la vescica.

In alternativa al metodo descritto, la posizione dell'orifizio uretrale interno può essere calcolata, secondo quanto proposto da Creighton, misurando la linea che separa il collo vescicale ed il margine inferiore della sinfisi pubica e calcolando l'angolo, detto angolo pubo-uretrale, formato tra la suddetta linea e quella mediana passante per la sinfisi pubica. L'accuratezza di entrambi i metodi di misura è stata validata dalla letteratura.

Al fine di massimizzare l'accuratezza e la riproducibilità dell'indagine ecografica, sono state emesse da parte dell'International Continence Society delle raccomandazioni per standardizzare le indagini che prendono in considerazione:
- posizione della paziente (supina per massimizzare il confort, seduta od eretta per la miglior valutazione del collo vescicale);
- riempimento vescicale: 300 mL;
- test di provocazione: l'indagine deve essere condotta, oltre che a riposo, durante manovra di Valsalva, che induce rilassamento della muscolatura pelvica e meglio consente di valutare il *descensus* (**Figg. 9-10**); durante contrazione volontaria per valutare il tono della muscolatura pelvica per esempio dopo terapia riabilitativa; durante contrazione riflessa indotta dalla tosse;
- misurazioni: devono comprendere la definizione della posizione dell'orifizio uretrale interno e dell'angolo retrovescicale.

Soddisfatte queste condizioni, i dati della letteratura mostrano come la variabilità intra ed interosservatore risultino statisticamente non significative.

I limiti attuali della metodica, che risiedono essenzialmente nellla rappresentazione solo sagittale degli organi endopelvici, nell'insufficiente panoramicità e parziale visualizzazione delle strutture muscolo-ligamentose di sostegno, potranno forse in futuro essere almeno in parte superati grazie agli avanzamenti tecnologici ed alla disponibilità di apparecchiature ecografiche in grado di offrire uno studio tridimensionale. Le tecniche 3D hanno aperto in tempi recenti nuove prospettive in ambito diagnostico, consentendo ad esempio di visualizzare in dettaglio strutture come lo sfintere striato ed il plesso vascolare sottomucoso dell'uretra (**Fig. 11**).

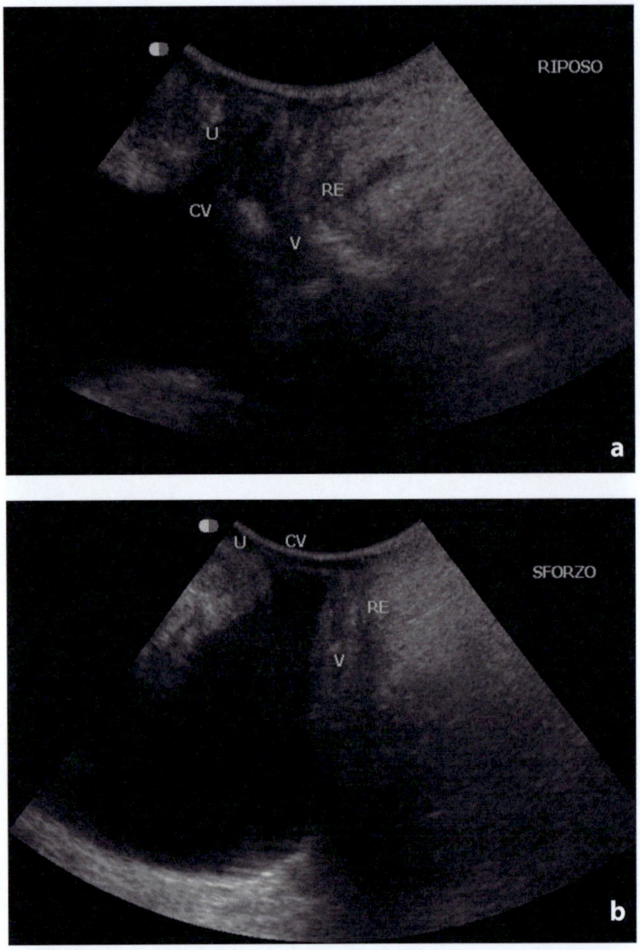

Fig. 9a,b. Ecografia pelvica con approccio introitale. **a** Scansione sagittale mediana a riposo: i rapporti tra gli organi pelvici risultano normali. CV = collo vescicale; U= uretra; V= vagina; RE = retto. **b** In ponzamento si osserva discesa della base vescicale, che raggiunge il piano perineale, con orizzontalizzazione dell'uretra (cistocele)

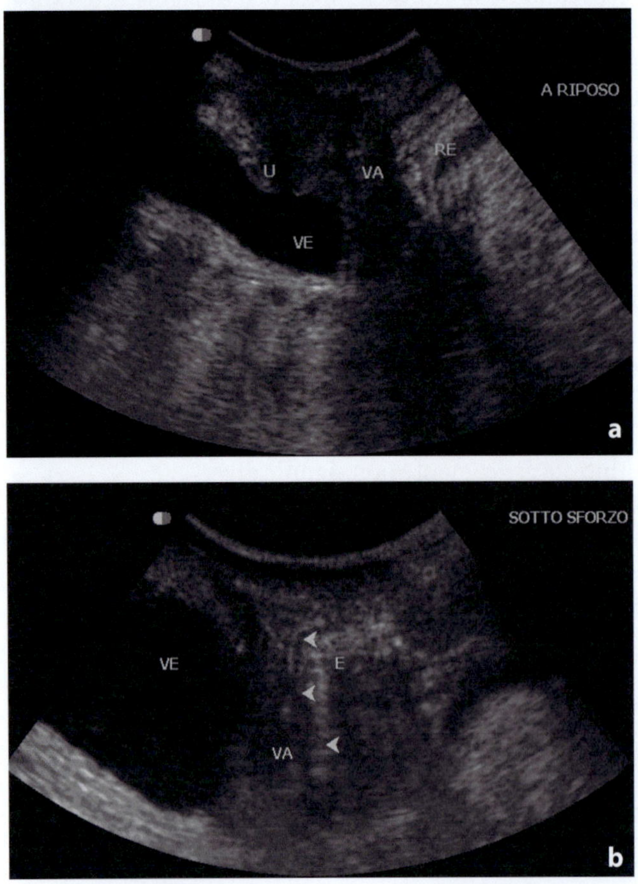

Fig. 10a,b. a Ecografia pelvica introitale. A riposo visione panoramica degli organi pelvici che conservano normali rapporti. VE = vescica; U = uretra. VA = vagina. RE = retto. **b** In ponzamento compare enterocele (E) con erniazione delle anse del piccolo intestino nel setto retto-vaginale e impronta sulla parete vaginale posteriore (punte di freccia)

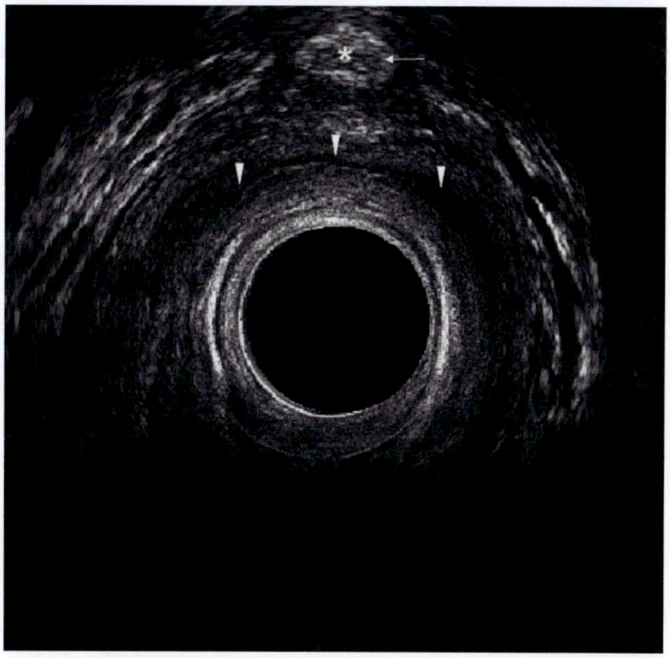

Fig. 11. Ecografia 3D con sonda transrettale rotante elettronica. Scansione al di sopra del piano sfinteriale a livello dello iato del muscolo elevatore. Visione assiale della vagina (punte di freccia) e dell'uretra (U) con rappresentazione in dettaglio della sottomucosa (freccia)

Risonanza magnetica

Le disfunzioni del pavimento pelvico hanno un substrato anatomico complesso; cistocele, prolasso uterino, rettocele ed enterocele tendono spesso a coesistere ed anche i pazienti che presentano espressività clinico-sintomatologica legata ad uno specifico distretto pelvico spesso soffrono di alterazioni pluricompartimentali. La diagnosi delle anomalie concomitanti è oltremodo necessaria nella pianificazione terapeutica: un intervento di chirurgia ricostruttiva rischia di non ottenere i risultati attesi qualora non vengano corretti i difetti dei rispettivi compartimenti.

La risonanza magnetica (RM) è la sola metodica di imaging in grado di riunire, in un'unica indagine non invasiva e senza il ricorso a radiazioni ionizzanti, la prerogativa di fornire una visione panoramica, accurata e multiplanare di tutti gli organi e della muscolatura pelvici.

Lo studio con bobine di superficie con sequenze convenzionali T1 pesate e con sequenze spin echo T2 pesate permette di definire con accuratezza l'anatomia degli organi pelvici e dell'apparato di sostegno fibro-muscolare e ligamentoso e di individuare eventuali patologie concomitanti.

L'uso di bobine endovaginali consente di descrivere con ancora superiore dettaglio l'anatomia dell'uretra; peraltro, la distorsione dell'anatomia normale determinata dalla pressione esercitata dalla bobina costituisce un fattore limitante.

All'accuratezza della RM convenzionale fa da contraltare l'impossibilità, legata a tempi di acquisizione eccessivamente lunghi, di eseguire uno studio dinamico nella ricerca di un prolasso o di un cedimento della muscolatura pelvica. In tempi relativamente recenti, l'introduzione di sequenze veloci "single shot" caratterizzate da sufficiente risoluzione temporale (tempi di acquisizione di 1-2 secondi) ha reso possibile uno studio di tipo dinamico-funzionale. La RM dinamica utilizza sequenze single shot Fast Spin Echo, Half-Fourier Snapshot Turbo Spin Echo (HASTE) o True Fast Imaging Steady-state Precession (True FISP); le acquisizioni, eseguite nel piano sagittale a livello della linea mediana, con spessore di scansione di 6-10 mm, sono ripetute a riposo, durante contrazione volontaria ed in fase di ponzamento; si ottiene così una sequenza di immagini che può essere rivalutata in modo continuo sulla consolle (CineRM).

Dalle indicazioni della letteratura è possibile estrapolare un protocollo, che consente di contenere i tempi di indagine entro 15 minuti e comprende uno studio:

- morfologico mediante acquisizioni sul piano assiale con sequenze T2 pesate Fast Spin Echo per delineare l'anatomia pelvica ed individuare eventuali patologie concomitanti;
- dinamico con acquisizioni sagittali mediane ed eventualmente anche sul piano coronale a riposo, in contrazione ed in ponzamento.

Le variazioni della posizione degli organi endpoelvici vengono valutate con riferimento a precisi reperi anatomici (Fig. 12).

La **linea pubo-coccigea** congiunge il margine inferiore della sinfisi pubica all'ultima articolazione mobile del coccige, che corrisponde al punto di inserzione del muscolo elevatore dell'ano; questa linea rappresenta il piano del muscolo elevatore dell'ano.

La **linea H** delimita la distanza tra il margine inferiore della sinfisi pubica e l'inserzione del muscolo pubo-coccigeo sul retto; questa linea corrisponde all'ampiezza dello iato del muscolo pubo-coccigeo, che circonda l'uretra, la vagina ed il retto.

La **linea M**, perpendicolare alla linea pubo-coccigea (LPC) nel punto di intersezione della linea H con il retto, consente di misurare il grado di discesa dell'elevatore dell'ano rispetto alla linea pubo-coccigea.

Nella popolazione normale, durante manovre di ponzamento, l'ampiezza dello iato del muscolo pubo-coccigeo, corrispondente alla linea H, ha valori inferiori a 6 cm; la discesa rispetto alla LPC (linea M) non supera il valore di 2 cm.

Nella sindrome da perineo discendente si osserva un allungamento della linea H e della linea M; l'entità del rilassamento del pavimento pelvico viene classificato in:

Grado 1 (lieve): linea H compresa tra 6 ed 8 cm; linea M di 2-4 cm
Grado 2 (moderato): linea H di 8-10 cm; linea M di 4-6 cm
Grado 3 (grave): linea H di 10 cm ed oltre; linea M di oltre 6 cm.

La posizione degli organi endopelvici è nel soggetto normale, sia a riposo che durante le manovre di ponzamento, al di sopra della linea H; il superamento di questo punto di repere configura il prolasso, che viene classificato come:

Grado 1 (lieve): superamento della linea H sino a 2 cm
Grado 2 (moderato): superamento della linea H tra 2 e 4 cm
Grado 3 (grave): superamento della linea H superiore a 4 cm.

Nei deficit di supporto dei compartimenti anteriore e medio, in cui si realizza il quadro del cistocele e del vaginocele (Figg. 13, 14), si osservano altri reperti caratteristici:

- discesa della giunzione uretro-vescicale e della cupola vaginale al di sotto della linea pubo-coccigea in ponzamento;
- orizzontalizzazione dell'uretra con angolo di inclinazione verticale dell'uretra superiore a 30°;
- angolo vescico-uretrale superiore a 115°;
- allungamento della linea H che supera il valore di 5 cm;
- allungamento della linea M oltre i 2 cm;
- aspetto convesso dell'elevatore nell'ano riconoscibile nei piani assiale e coronale.

Le anomalie del sostegno del comparto posteriore realizzano i quadri del rettocele (Fig. 15), cui frequentemente si associa l'enterocele. I reperti caratteristici del rettocele sono:

- anomalo *descensus* del retto e del setto retto-vaginale;
- erniazione della parete anterire del retto per cedimento del setto retto-vaginale, con protrusione che supera di almeno 2 cm il piano tangente alla parete anteriore del canale anale;
- aumento superiore a 2 cm della linea M.

Nell'enterocele si osserva una erniazione del peritoneo in cui si impegnano le anse del piccolo intestino che si dispongono tra retto e vagina, superando di almeno 2 cm il riferimento della linea pubo-coccigea; più raramente si osserva, nel cul di sacco che viene a determinarsi, l'impegno del sigma (sigmoidocele).

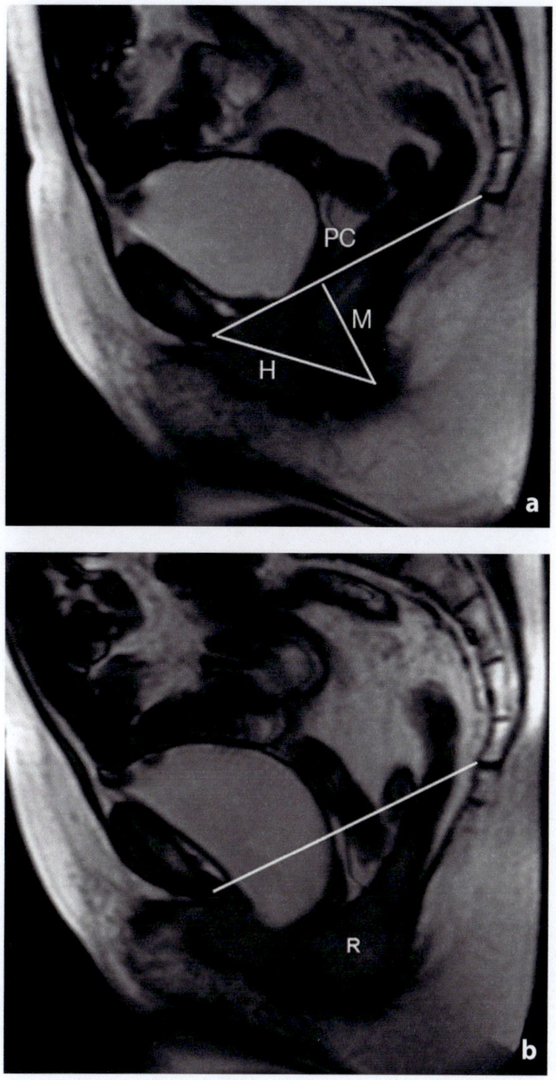

Fig. 12a,b. Risonanza magnetica dinamica della pelvi. Scansione sagittale mediana con sequenze T2 pesate "single shot" True FISP. **a** A riposo, risulta normale la posizione degli organi pelvici rispetto ai riferimenti rappresentati dalle linee pubo-coccigea (PC), H ed M. **b** In ponzamento discesa della base vescicale oltre la linea pubo-coccigea a realizzare cistocele di grado 1°. Si evidenzia rettocele (R)

La RM è la metodica gold standard, nella identificazione dell'enterocele, con una sensibilità elevata e pari all'87%, superiore a quella sia della defecografia sia dell'esame clinico.

Nella valutazione del rettocele è necessario riempire il retto con gel ed eseguire lo studio dinamico anche in fase evacuativa; soddisfatte queste condizioni, la sensibilità per l'identificazione del rettocele è elevatissima, ma la performance della RM rimane significativamente inferiore a quella della defecografia nell'identificazione delle lesioni mucose frequentemente associate a questa patologia, come il prolasso mucoso e l'intussuscezione.

Nonostante i numerosi vantaggi, la risonanza magnetica non è a tutt'oggi utilizzata routinariamente nell'iter diagnostico del prolasso. Il principale limite della metodica risiede nel fatto che lo studio può essere eseguito, nella maggior parte dei casi, in posizione supina; la posizione seduta è possibile solo con apparecchiature *open magnet*, pertanto in condizioni non perfettamente fisiologiche. Vi è consenso in letteratura nel riservare le indicazioni all'indagine per casi selezionati, in cui l'esame obbiettivo risulti difficoltoso, nella ricerca di enterocele occulto, nei casi di insuccesso della chirurgia riparativa per individuare deficit in altri compartimenti.

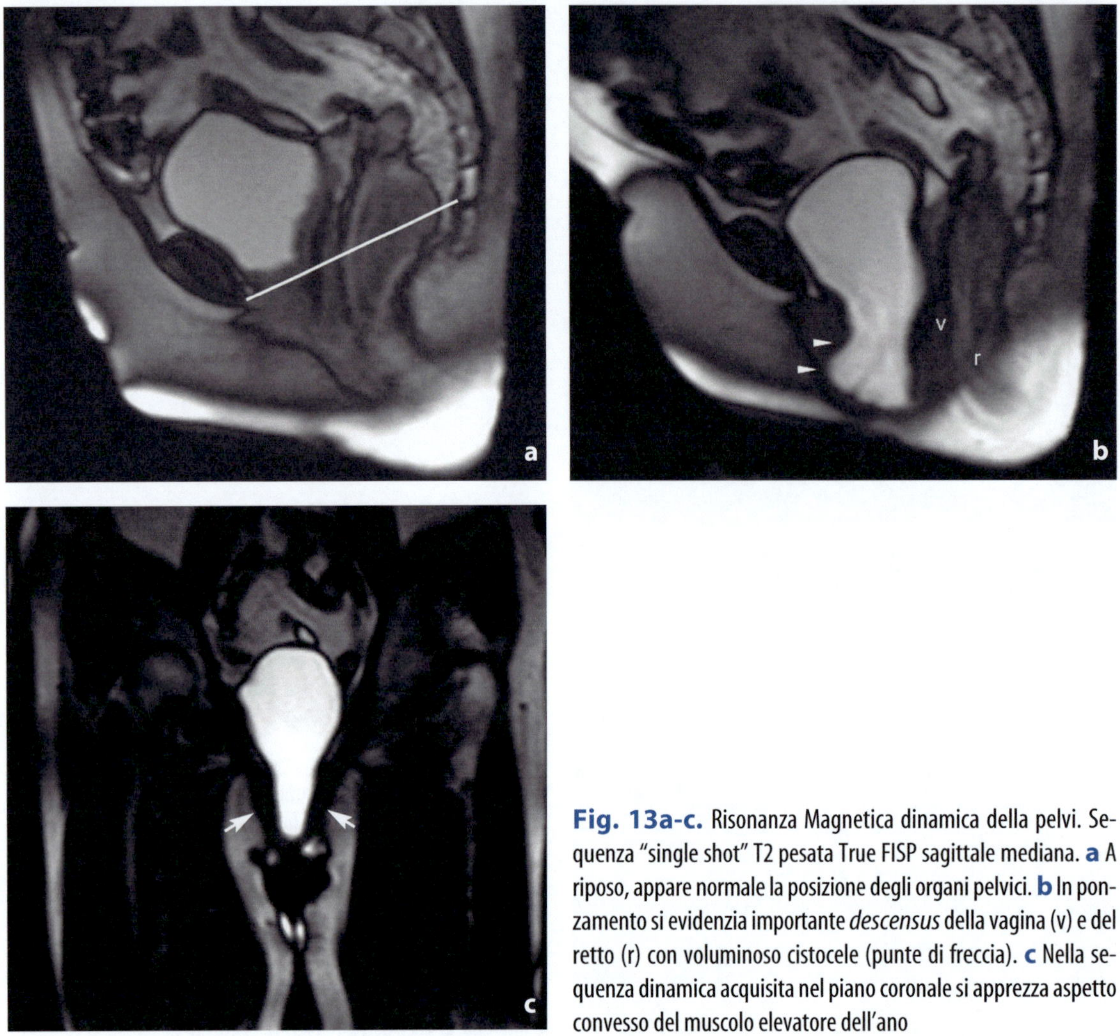

Fig. 13a-c. Risonanza Magnetica dinamica della pelvi. Sequenza "single shot" T2 pesata True FISP sagittale mediana. **a** A riposo, appare normale la posizione degli organi pelvici. **b** In ponzamento si evidenzia importante *descensus* della vagina (v) e del retto (r) con voluminoso cistocele (punte di freccia). **c** Nella sequenza dinamica acquisita nel piano coronale si apprezza aspetto convesso del muscolo elevatore dell'ano

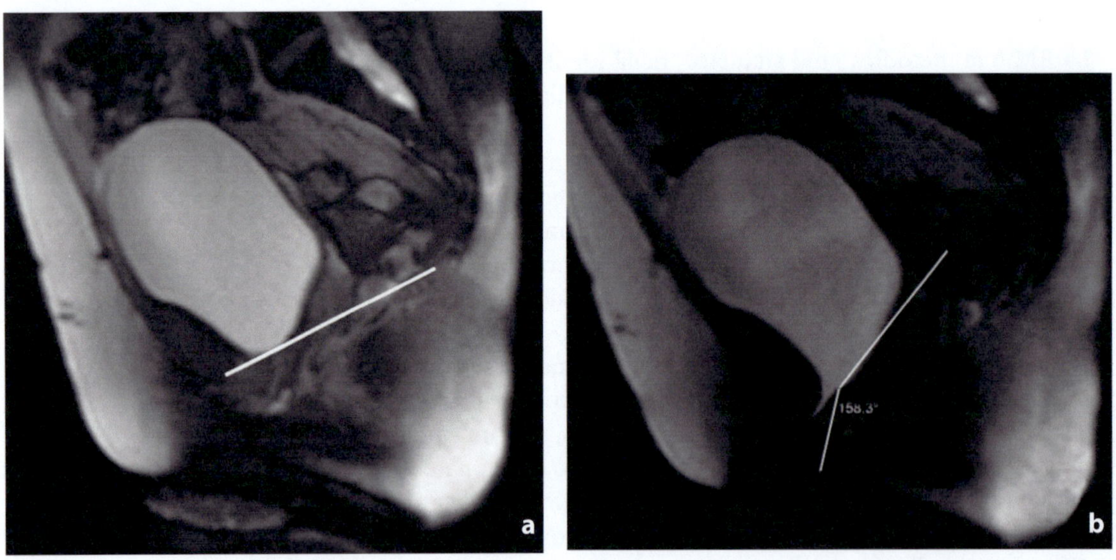

Fig. 14a,b. Risonanza Magnetica dinamica della pelvi. Sequenza "single shot" T2 pesata True FISP sagittale mediana. **a** A riposo, normale posizione degli organi pelvici. **b** In ponzamento non significativa discesa della base vescicale ma perdita involontaria di urina con aumento dell'angolo uretro-vescicale posteriore

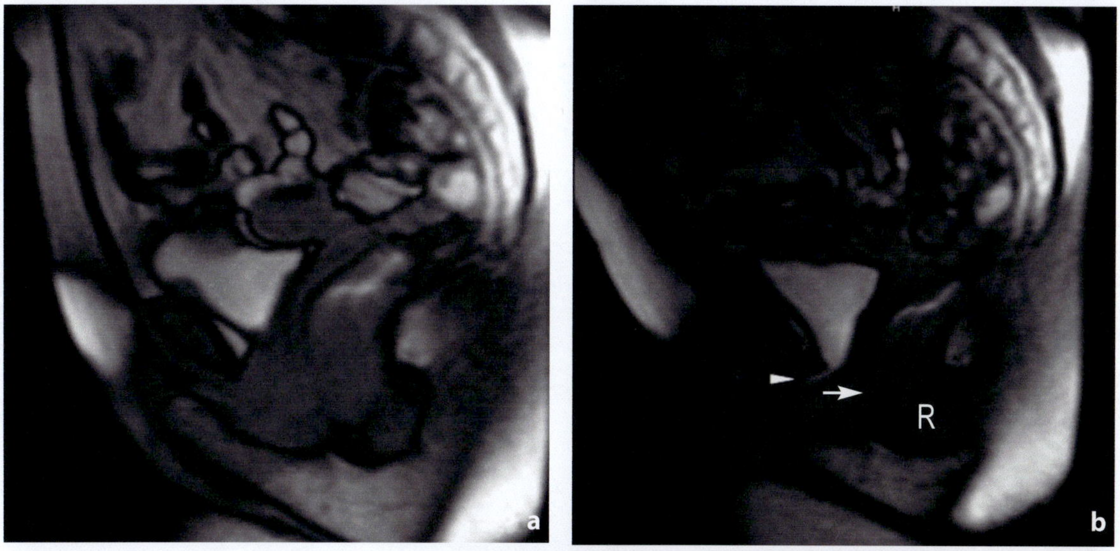

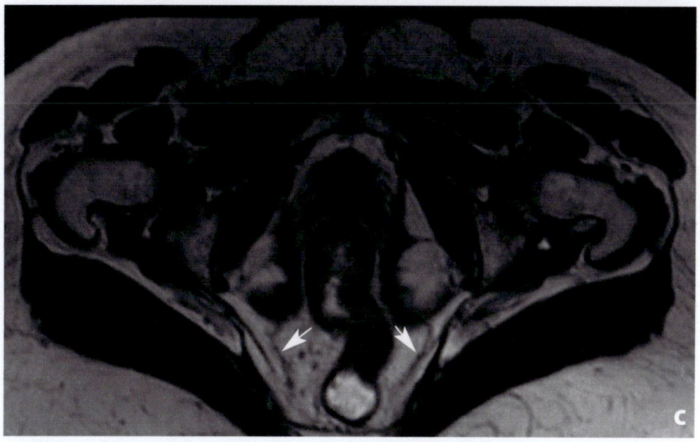

Fig. 15a-c. Risonanza Magnetica dinamica della pelvi. Sequenza "single shot" T2 pesata True FISP sagittale mediana. **a** A riposo. **b** In ponzamento: moderata discesa della base vescicale con perdita involontaria di urina e orizzontalizzazione dell'uretra (freccia). Si apprezza rettocele (R) con impronta sulla parete posteriore della vagina. **c** Scansione assiale con sequenza HASTE T2 pesata. Il muscolo elevatore dell'ano (frecce) appare convesso ed assottigliato

Bartram C (2003) Dynamic evaluation of anorectum. Radiol Clin North Am 41:425-441

Brubaker L, Heit MH (1993) Radiology of the pelvic floor. Clin Obstet Gynecol 36(4):952-959

Creighton SM, Pearce JM, Stanton SL (1992) Perineal video-ultrasonography in the assessment of vaginal prolapse. Br J Obstet Gynecol 93:310-313

Dalpiaz O, Curti P (2006). Role of perineal ultrasound in the evaluatione of urinary stress incontinence and pelvic organ prolapse: a systematic review. Neurourol Urodyn 25(4):301-306

Fielding JR (2002) Practical imaging of pelvic floor weakness. Radiographics 22:295-304

Gufler H, De Gregorio G, Allmann KH et al (2000) Comparison of cystourethrography and dynamic MRI in the determination of bladder neck descent. J Comput Assist Tomogr 24:382-388

Kelvin FM, Maglinte DD, Hale DS et al (2000) Female organ prolapse: a comparison of triphasic dynamic MR imaging and triphasic fluoroscopic cystocolpoproctograhy. AJR Am J Roentgenol 174:81-88

Maglinte DD, Kelvin FM, Fitzgerald K et al (1999) Association of compartiment defects in pelvic floor dysfunction. AJR Am J Roentgenol 172:439-444

Olesen KP (1983) Descent of the female urinary bladder. A radiological classification based on colpo-cysto-urethrography. Dan Med Bull 30:66-84

Pannu HK (2004) MRI of pelvic organ prolapse. Eur Radiol 14:1456-1464

Tubaro A, Carter J (2002) The standardisation of ultrasound imaging of the bladder. www.icsoffice.org

Wetsby M, Ulmetsen U, Asmussen M (1983) Dynamic urethrocystography in women. Urol Int 38:329-336

Parte VII
Patologia dell'apparato genitale femminile

Endomentriosi, algie pelviche: clinica e imaging

17

G.M. Ciravolo, F. Rampinelli, G. Morana, A. Guarise

Introduzione

L'endometriosi rappresenta una delle più comuni malattie in ambito ginecologico, anche se il suo profilo epidemiologico è tuttora ampiamente sconosciuto. Tale limite deriva dal fatto che la diagnosi di endometriosi, secondo le opinioni cliniche correnti, dovrebbe essere posta attraverso visualizzazione "diretta", chirurgica, o conferma istologica della malattia. La DIE (deeply infiltrating endometriosis), cioè l'endometriosi che infiltra per più di 5 mm, rappresenta la forma più complicata e sintomatica di tale entità nosologica e si riscontra nel 30-40% delle pazienti affette da endometriosi; coinvolge spesso i legamenti utero-sacrali, il cavo del Douglas, il tessuto retrocervicale, la vescica, l'uretere, la vagina e l'intestino.

Cornillie F, Oosterlynck D, Lauweryns JM et al (1990) Deeply infiltrating pelvic endometriosis: histology and clinical significance. Fertil Steril 53:978-983

Koninckx PR, Meuleman C, Demeyere S et al (1991) Suggestive evidence that pelvic endometriosis is a progressive disease, whereas deeply infiltrating endometriosis is associated with pelvic pain. Fertil Steril 55:759-765

Endometriosi retto-vaginale

L'endometriosi retto-vaginale, che è la forma più importante di endometriosi profonda, consiste in noduli endometriosici (nei quali la componente fibrosa è prevalente) localizzati all'interno del tessuto connettivale tra la parete rettale anteriore e la vagina. La lesione retto-vaginale può estendersi allo strato muscolare superficiale o più profondamente fino alla mucosa del retto e/o della vagina.

Endometriosi intestinale

L'endometriosi intestinale è la più comune localizzazione extragenitale dell'endometriosi e rappresenta dal 3 al 37% di tutti i casi di endometriosi. Le sedi interessate da tale patologia sono, in ordine decrescente di frequenza: retto-sigma (74%), setto retto-vaginale (12%), ileo (7%), cieco (4%), appendice (3%). L'endometriosi del retto-sigma costituisce, quindi, circa il 70% delle forme intestinali e nell'80% dei casi è associata all'endometriosi genitale. Il coinvolgimento colico dell'endometriosi è tipico di donne in età fertile, con frequenza maggiore tra i 25 ed i 40 anni.

Il decorso può essere silente se la malattia è confinata allo strato più esterno della parete intestinale, ovvero alla sierosa e se è privo di crescita infiltrativa. Tuttavia, sotto l'influenza ormonale ciclica, il tessuto endometriosico può proliferare ed invadere la parete intestinale, generando sintomi clinici di irritazione ed ostruzione, legati soprattutto ai movimenti intestinali dopo il pasto o la defecazione. Tali sintomi si configurano principalmente in dolori crampiformi, distensione addominale, flatulenza, tenesmo doloroso, iperperistalsi, stipsi progressiva. L'ostruzione intestinale rappresenta una possibile complicanza dell'endometriosi. Mc Guff distingue le seguenti forme di ostruzione:

- anulare, caratterizzata da un restringimento concentrico del lume intestinale
- da infiltrazione sottomucosa polipoide
- da cicatrizzazione con angolazione
- da infiltrazione e torsione combinati.

La diagnosi è estremamente difficile. Essa si avvale di accurata anamnesi, esame clinico e tecniche di imaging in grado di fornire un adeguato inquadramento preoperatorio.

Mc Guff P (1948) Endometriosis as a cause of intestinal obstruction. Surg Gynec Obstet 86:273-288

Vercellini P, Chapron C, Fedele L at al (2004) Evidence for asymmetric distribution of lower intestinal tract endometriosis. BJOG 111:1213-1217

Weed J, Ray JE (1987) Endometriosis of the bowel. Obstet Gynecol 69:727-730

Endometriosi del tratto genito-urinario

L'endometriosi del tratto genito-urinario ha incidenza dell'1,2% con rapporto tra vescica, uretere e uretra di 40:5:1; è solitamente associata a localizzazioni sparse altrove nella pelvi, sebbene in queste pazienti i sintomi relativi al coinvolgimento dell'asse escretore possano essere i primi e a volte gli unici. L'endometriosi ureterale è un'entità rara ed è presente nello 0,1%-1% di tutte le donne affette da endometriosi. A causa dell'associazione con l'ostruzione renale silente, in letteratura è riportata un'incidenza di perdita funzionale renale con conseguente nefrectomia tra il 23% e il 47%. Anche se il coinvolgimento di entrambi gli ureteri è stato descritto nelle pazienti con endometriosi pelvica estesa, la lesione è per lo più asimmetrica e più comunemente coinvolge il segmento distale dell'uretere di sinistra. L'endometriosi ureterale viene classificata in estrinseca, che è il sottotipo più comune (80%), quando il tessuto endometriale ghiandolare e stromale è all'interno della sottomucosa e dell'avventizia dell'uretere, ed in intrinseca (20%) quando coinvolge l'uroepitelio e lo strato sottomucoso.

Stillwell TJ, Kramer SA, Lee RA (1986) Endometriosis of ureter. Urology 28:8-85

Yates-Bell AL, Molland EA, Pryor JP (1972) Endometriosis of the ureter. Br J Urol 44:58-67

Yohannes P (2003) Ureteral endometriosis. J Urol 170(1):20-25

Semeiotica per imaging

L'aspetto anatomo-patologico macroscopico è piuttosto variabile e dipende da diversi fattori, tra cui la durata della malattia e la localizzazione, superficiale o profonda, delle lesioni rispetto alla superficie peritoneale; pertanto, anche gli aspetti all'ecografia (US) e risonanza magnetica (RM) segnalati in letteratura sono estremamente variabili.

La morfologia è eterogenea, potendo manifestarsi come neoformazione vera e propria, a sede pelvica o viscerale, o semplicemente come difetto della superficie peritoneale. In alternativa, possono essere riscontrate lesioni nodulari e/o cistiche, di numero e dimensioni variabili. Raramente, l'endometriosi pelvica-peritoneale può apparire come multiple masse polipoidi che invadono tutta la cavità pelvica, simulando un tumore maligno.

L'aspetto agli US è condizionato dalla struttura dei focolai endometriosici, più frequentemente nodulare (secondario alla fibrosi reattiva) o cistico (secondario all'emorragia), dalle dimensioni e dalla presenza o meno di aderenze. Le lesioni, le cui dimensioni possono variare da pochi mm a diversi cm, possono coinvolgere diverse sedi anatomiche, rendendosi meglio riconoscibili qualora interessino strutture di più facile accesso ecografico; sono più frequentemente ipoecogene, aspetto che ne consente la più agevole distinzione dalle strutture adiacenti o dal tessuto lasso che le contiene; altre volte hanno contenuto misto per la presenza di nodulazioni ecogene; più raramente possono apparire iperecogene.

L'aspetto RM della endometriosi è invece condizionato dalle caratteristiche del contenuto emorragico delle lesioni, in particolare dal tempo intercorso fra l'episodio emorragico ed il momento dell'esame (Schema 1).

Di seguito sono elencate le principali manifestazioni morfologiche delle lesioni endometriosiche, come rilevabili ad entrambe le metodiche di imaging; spesso molteplici aspetti sono rilevati nella stessa paziente.

a) I piccoli noduli (diametro di pochi mm) solo più spesso localizzati in corrispondenza del setto retto-vaginale o, meno frequentemente, di quello vescico-vaginale. L'identificazione delle lesioni del setto retto-vaginale avviene soprattutto qualora esse presentino aspetto ipoecogeno (Fig. 1a), essendo molto più raro il riconoscimento delle lesioni iperecogene (Fig. 1b). L'indagine RM, con soppressione del segnale del grasso, consente il riconoscimento di queste piccole lesioni, come piccoli focolai di iperintensità di segnale nelle sequenze T1 pesate (Fig. 2).

b) I grandi noduli (diametro superiore a 1,5-2 cm) possono essere riscontrati in diverse sedi anatomiche. Agli US si appalesano con aspetto prevalentemente ipoecogeno. In RM i noduli solidi fibrotici di endometriosi si caratterizzano per intensità di segnale intermedia nelle sequenze T1 pesate; nel loro contesto sono identificabili foci di iperintensità; è possibile dimostrare l'impregnazione dopo somministrazione di mez-

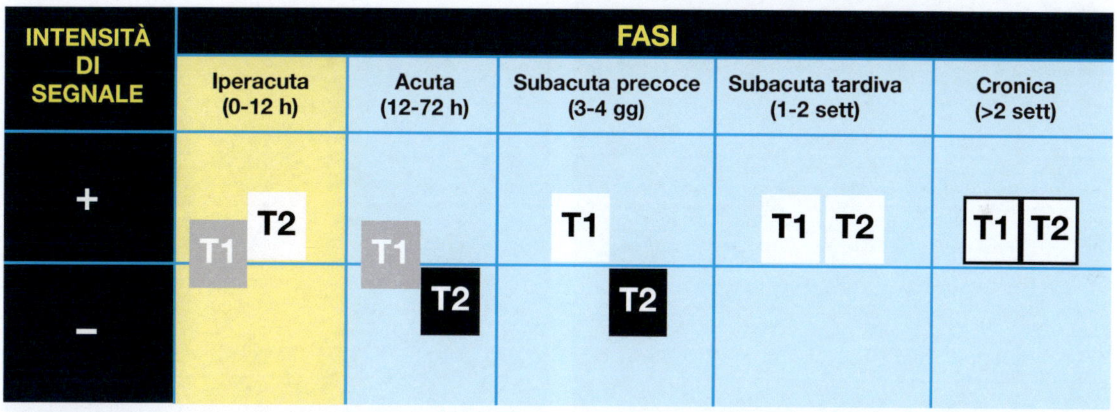

Schema 1

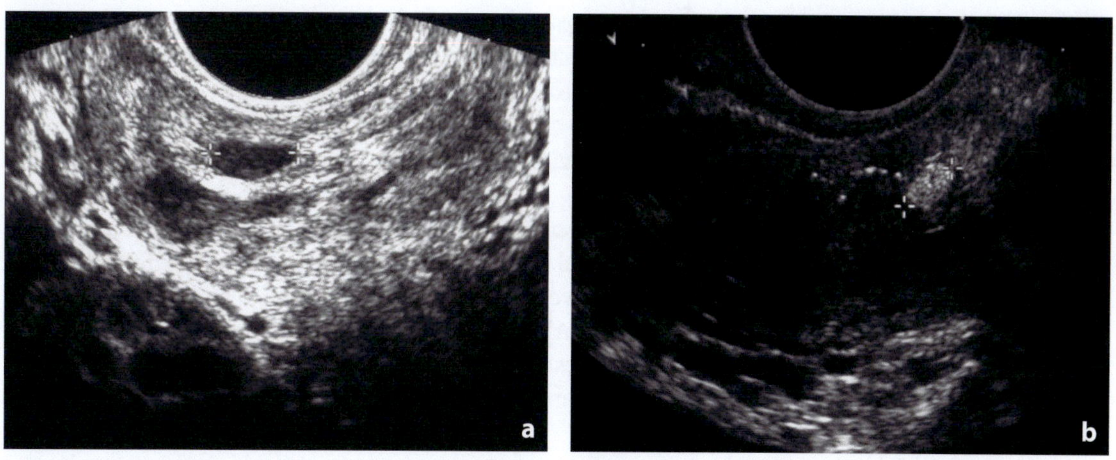

Fig. 1a,b. Endometriosi del setto retto-vaginale. Ecografia trans-rettale. Nel setto retto-vaginale è riconoscibile nodulo endometriosico solido (reperi) di morfologia ovalare, rispettivamente ipoecogeno (**a**) e iperecogeno (**b**)

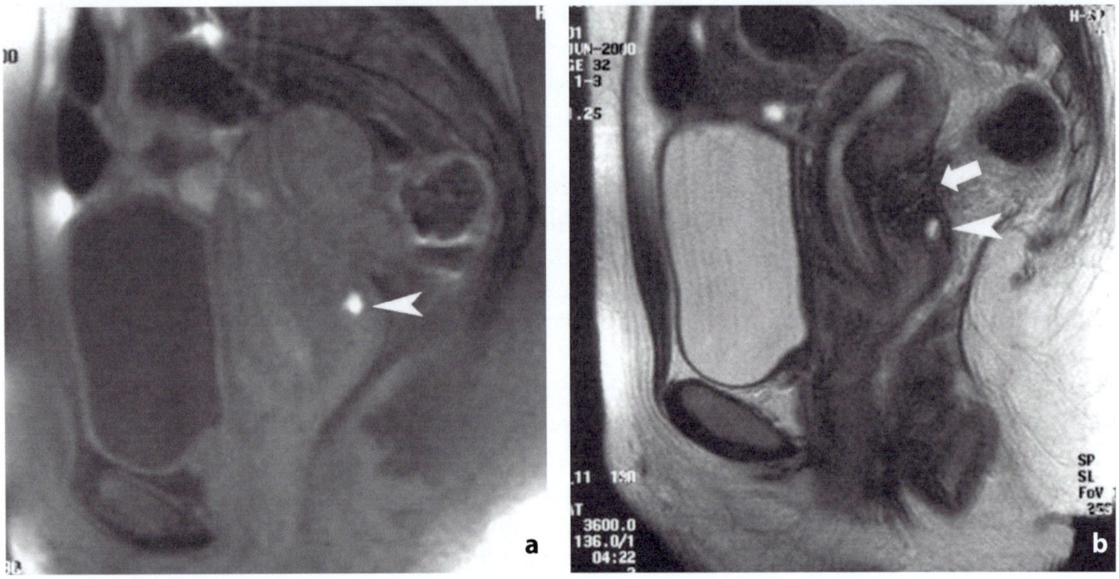

Fig. 2a,b. Endometriosi fornice vaginale posteriore. Risonanza magnetica. Utero rettilineizzato, retroflesso. Nel fornice vaginale posteriore è riconoscibile piccolo nodulo endometriosico (punta di freccia) iperintenso sia nella sequenza T1 pesata con soppressione del grasso (**a**) sia nella sequenza T2 pesata (**b**) in cui è meglio riconoscibile il livello fluido-ematico. In adiacenza placca di adenomiosi uterina (freccia)

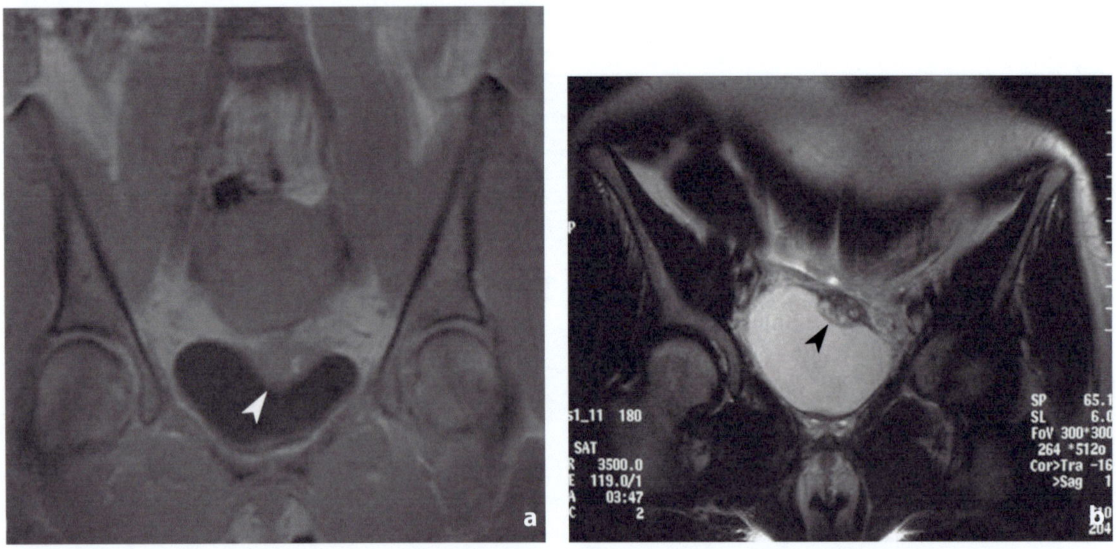

Fig. 3a,b. Endometriosi vescicale. Risonanza magnetica. Nella parete superiore della vescica è indovato nodulo solido che determina aspetto rilevato della superficie mucosa. La lesione nodulare (punta di freccia) nella sequenza T1 pesata (**a**) è isointensa con la parete muscolare, con all'interno microfocolai iperintensi; appare iperintensa nella sequenza T2 pesata (**b**)

zo di contrasto (mdc). Le localizzazioni vescicali presentano nella maggior parte dei casi tale aspetto (Fig. 3).

c) Le lesioni laminari, come i piccoli noduli, vengono riconosciute principalmente in corrispondenza dello spessore del setto retto-vaginale e possono manifestare diverso spessore fino ad apparire come vera e propria placca. Agli US anche queste lesioni hanno aspetto ipoecogeno (Fig. 4). Alla indagine RM sono caratterizzate da iperintensità di segnale nelle sequenze T1 pesate e segnale variabile nelle sequenze T2. Lesioni laminari localizzate a livello peritoneale (Fig. 5) sono difficilmente identificabili con entrambe le metodiche.

d) Le lesioni cistiche possono presentare diametro variabile da pochi mm a diversi cm ed aspetto assai eterogeneo agli US e alla RM. La cisti endometriosica (detta anche endometrioma) coinvolge comunemente l'ovaio, il cui normale tessuto può essere

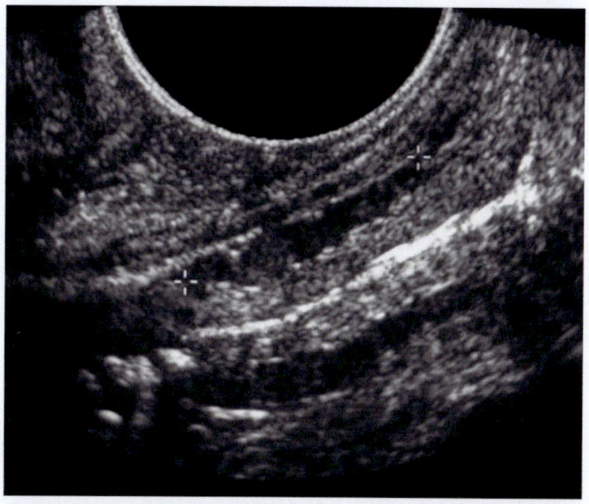

Fig. 4. Endometriosi del setto retto-vaginale. Ecografia transrettale. Nel setto retto-vaginale è riconoscibile placca solida ipoecogena (reperi)

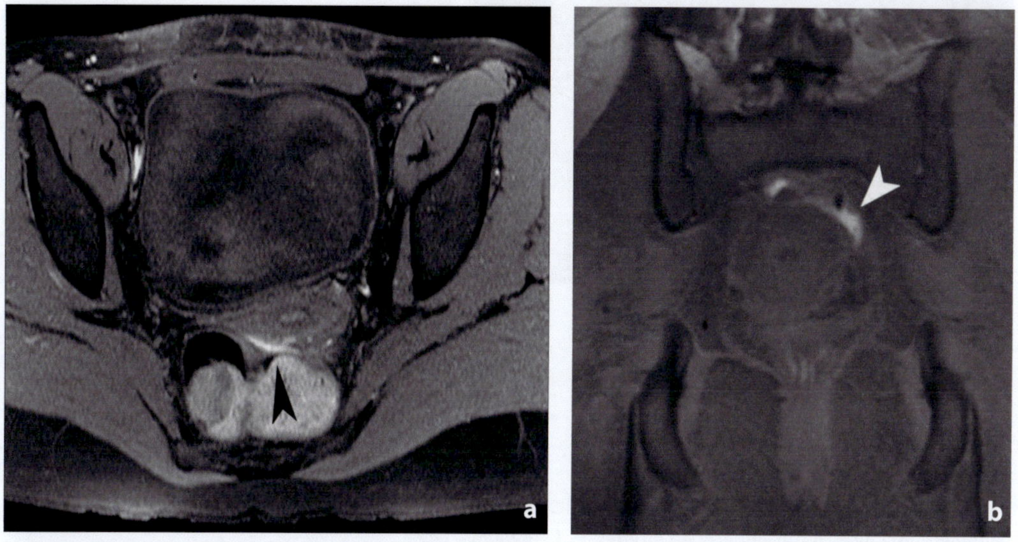

Fig. 5a,b. Endometriosi peritoneale. Risonanza magnetica. Nella sequenza T1 con soppressione del grasso nei piani assiale (**a**) e coronale (**b**) è riconoscibile localizzazione di endometriosi con aspetto laminare (punta di freccia)

parzialmente o completamente sostituito. Il coinvolgimento bilaterale è presente dal 30% al 50% dei casi. Le cisti raramente hanno diametro superiore ai 10 cm; formazioni più grandi sono spesso espressione di degenerazione neoplastica.

Raramente il contenuto delle cisti è esclusivamente liquido; più spesso è rappresentato da materiale denso o semiliquido color cioccolato, da cui la denominazione di "cisti cioccolato". All'indagine ecografica, la lesione può apparire come cisti semplice a parete sottile (Fig. 6a), oppure come cisti complessa (Fig. 6b,c) o addirittura come massa solida annessiale. L'aspetto più caratteristico, all'approccio sovra-pubico ed endo-cavitario, è quello di cisti con dispersione endoluminale uniforme di echi di basso livello e rinforzo del fascio acustico posteriormente (Fig. 6a).

Le cisti inoltre sono solitamente ben capsulate e nel tempo evolvono formando una capsula fibrotica con numerose aderenze. Tali formazioni, elettivamente localizzate a livello dell'ovaio, possono simulare altre lesioni che presentano aspetto simile: cisti funzionale, ascesso, corpo luteo emorragico, neoplasie, cisti dermoide.

Più raramente l'endometrioma può essere totalmente anecogeno e presentare occasionalmente livelli fluido/fluido. L'indagine color-Doppler dimostra flusso attorno, ma non all'interno di queste masse (Fig. 6c), similmente a ciò che avviene per le cisti semplici; si tratta quindi di rilievo aspecifico.

All'indagine RM, l'endometrioma si manifesta tipicamente come massa iperintensa (segnale uguale o superiore a quello del grasso) nella sequenza T1 pesata, con viraggio verso la ipointensità (solitamente con progressiva riduzione del segnale verso le porzioni declivi: "effetto shading") nelle sequenze T2 pesate. Tale segno è molto specifico ed è dovuto alla stratificazione di materiale corpuscolato derivante da susseguenti sanguinamenti (Fig. 7). In alcune cisti è riconoscibile un anello periferico ipointenso nelle sequenze T1 e T2 pesate, dovuto alla presenza di parete fibrotica contenente macrofagi carichi di emosiderina (Fig. 8). Tale capsula fibrosa, in quanto riccamente vascolarizzata, assume contrasto dopo somministrazione di mdc.

Le cisti endometriosiche, anche quando molto piccole, mostrano tendenza alla per-

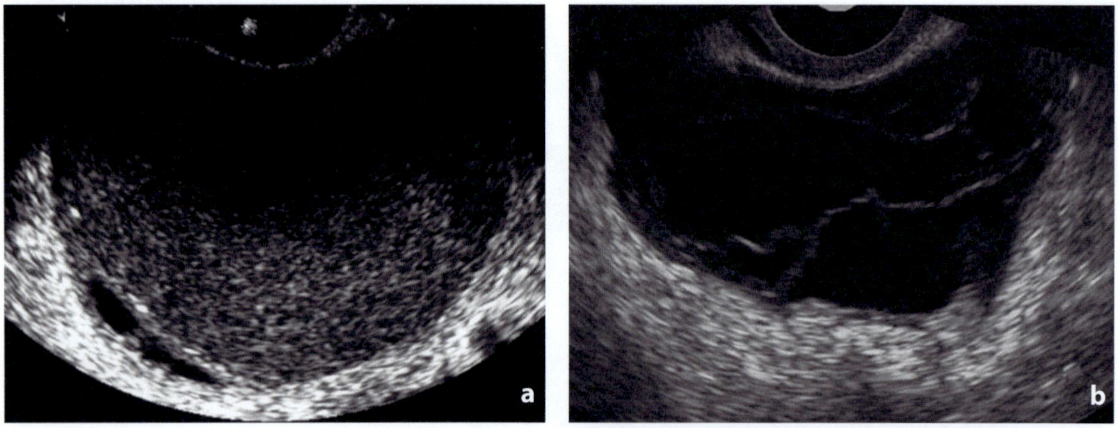

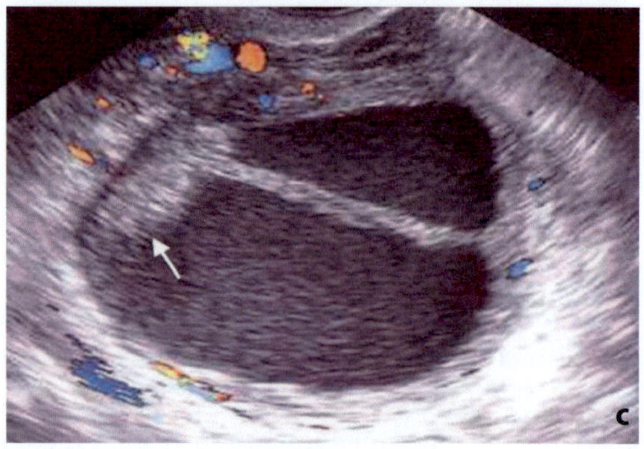

Fig. 6a-c. Endometrioma. Ecografia transvaginale. **a** Tipico endometrioma ovarico con fini echi all'interno. **b** Lesione di aspetto meno frequente con pareti spesse e sepimentazioni. **c** Forma rara di massa complessa con componente solida parietale (freccia) e pareti spesse. Al color-Doppler riconoscibile vascolarizzazione periferica

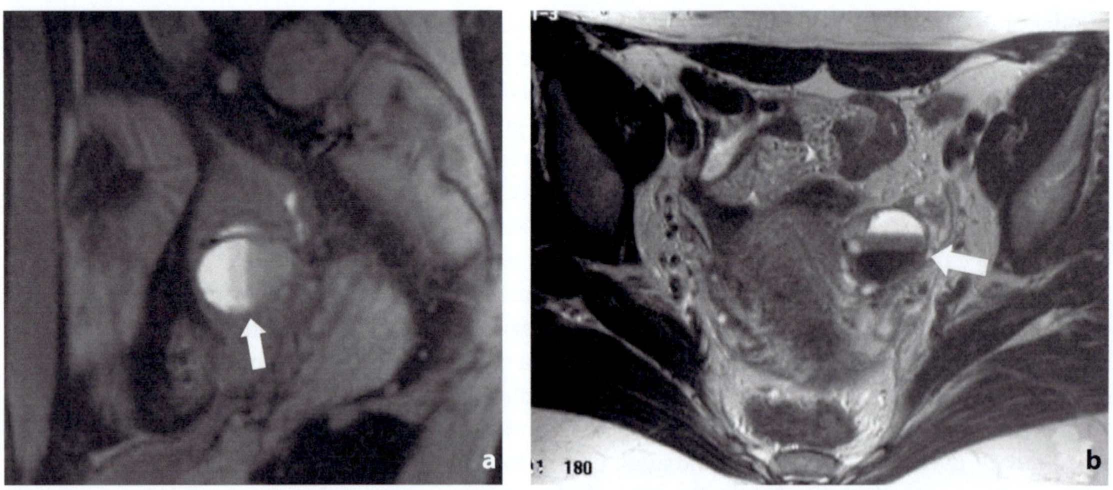

Fig. 7a,b. Endometrioma. Risonanza magnetica, immagine sagittale (**a**) ed assiale (**b**). Stratificazione a bande del segnale, in presenza di materiale ematico sedimentato, espressione di sanguinamenti ricorrenti. Progressiva perdita del segnale andando verso le porzioni declivi dell'endometrioma (freccia) ove è maggiore la concentrazione di emosiderina e il contenuto è più corpuscolato

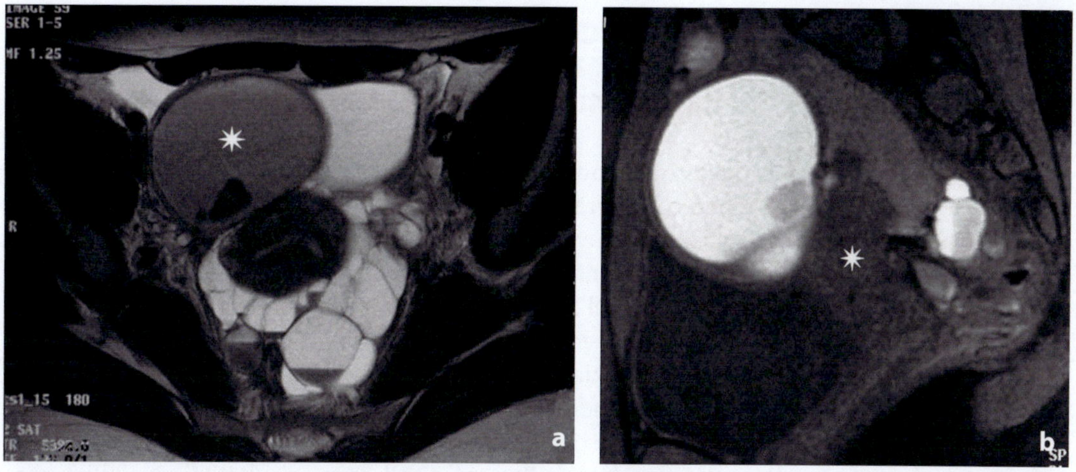

Fig. 8a,b. Endometriosi severa. Risonanza magnetica. **a** Il cavo del Douglas e lo spazio vescico-uterino sono occupati da multiple formazioni cistiche con diverso segnale nella sequenza T2 pesata, la maggiore (asterisco) presenta effetto shading (ipointensità di segnale progressiva verso le porzioni declivi), ha pareti spesse e gettone parietale. **b** Altro caso: il cavo del Douglas è occupato da massa solida ipointensa a margini spiculati (asterisco). In sua adiacenza endometrioma con pareti spesse contenuto in altra formazione cistica (cisti perforata)

forazione. In altri termini, si ha soluzione di continuo della parete con il conseguente formarsi di un'ulteriore raccolta che si dispone all'esterno della prima, rispetto a cui è di solito completamente isolata (Fig. 8b). Questo giustifica il riscontro di lesioni multiloculari, spesso ad origine dall'ovaio ma adese alle strutture adiacenti. Alla costituzione delle cisti multiloculari ("cisti perforate", Fig. 8b) partecipano cisti il cui materiale ematico proviene da recenti sanguinamenti ed è responsabile del segnale caratteristico dell'ematoma acuto (ipointensità di segnale nelle sequenze T1 e T2 pesate) e cisti che presentano il classico segnale della cisti endometriosica (iperintensità nelle sequenze T1 pesate).

e) Le neoformazioni complesse sono prevalentemente localizzate in corrispondenza dell'ovaio e del cavo del Douglas (Fig. 8). Rappresentate principalmente da formazioni cistiche di grosse dimensioni, sono caratterizzate, alla indagine sia US (Fig. 6c) sia RM (Fig. 8a), dalla presenza nel loro ambito di una componente solida, più frequentemente parietale. Tale aspetto, di difficile distinzione nei confronti di una massa tumorale, rende necessaria la rimozione e l'accertamento istologico, al fine di escludere la trasformazione maligna (carcinoma endometrioide). Agli US presentano contenuto corpuscolato ed aspetto ecografico complesso per la contemporanea presenza di zone ipo ed iperecogene, il riscontro di pareti particolarmente spesse o di gettoni solidi all'interno della formazione cistica.

Bennett GL, Slywotzky CM, Giovanniello G (2002) Gynecologic causes of acute pelvic pain: spectrum of CT findings. Radiographics 22:785-801

Brosens IA (1998) Endometriosis: current issues in diagnosis and medical management. J Reprod Med 43:281-286

Carbognin G, Guarise A, Minelli L et al (2004) Pelvic endometriosis: US and MRI features. Abdom Imaging 29(5):609-618

Fried AM, Kenney CM 3rd, Stigers KB et al (1996) Benign pelvic masses: sonographic spectrum. Radiographics 16:321-334

Kupfer MC, Schwimer SR, Lebovic J (1992). Transvaginal sonographic appearance of endometriomata: spectrum of findings. J Ultrasound Med 11:129-133

Woodward PJ, Sohaey R, Mezzetti TP Jr (2001) From the Archives of AFIP. Endometriosis: radiologicpathologic correlation. Radiographics 21:193-216

Metodiche diagnostiche a confronto

Ecografia e risonanza magnetica

La sensibilità nella diagnosi di endometriosi, sia con gli US con approccio endo-cavitario che con la RM, può considerarsi sostanzialmente sovrapponibile, ciò particolarmente nel caso di localizzazioni ovariche. L'accuratezza dell'ecografia transvaginale e dell'ecografia transrettale combinate nella valutazione dell'endometriosi del compartimento posteriore è risultata del 92%. L'unico studio presente in letteratura che ha messo a confronto la stadiazione laparoscopica classica proposta dall'AFS (American Fertility Society) e quella evidenziata con RM ha dimostrato concordanza nel 94% dei casi; sebbene la RM valuti in modo accurato i primi due parametri della stadiazione laparoscopica, il limite maggiore risiede nella valutazione ed estensione delle aderenze. A conferma di quanto riportato da Zanardi e coll. sono i risultati di sensibilità, specificità, valore predittivo positivo/negativo e accuratezza della RM nella valutazione dell'endometriosi pelvica profonda esposti dallo studio di Bazot e coll., rispettivamente del 90,3%, 91%, 92,1%, 89% e 90,8%. Per quanto riguarda le singole localizzazioni, gli US sono più attendibili nello studio del setto retto-vaginale in virtù dell'approccio endocavitario, che peraltro favorisce anche l'identificazione di lesioni a carico della parete rettale e della vagina.

Sia agli US che alla RM risulta tuttavia critica, spesso impossibile, la dimostrazione di localizzazioni a carico dei legamenti larghi e/o utero-sacrali. L'indagine US transrettale può parzialmente ovviare alle limitazioni del campo di vista della via vaginale, in quanto viene a mancare l'ostacolo, rappresentato dai fornici vaginali, alla risalita della sonda nello scavo pelvico. Mentre la sensibilità delle due tecniche risulta analoga o lievemente a favore degli US nelle localizzazioni pelviche, è a tutto vantaggio della RM nelle sedi sovra-pelviche, in particolare epatiche (**Fig. 9**), ureterali (**Fig. 10**) e lungo il decorso delle radici spinali (**Fig. 11**). La differenza è giustificata dal più elevato potere di risoluzione della indagine US con approccio endo-cavitario per le lesioni pelviche, localizzate nel campo di vista del fascio ultrasonoro, e dalla maggiore esplorabilità e discriminazione tissutale consentita dalla indagine RM. La specificità diagnostica delle due metodiche è invece significativamente diversa, nettamente a favore della RM, raggiungendo nella diagnosi di endometrioma valori del 97%. L'indagine RM consente l'identificazione delle lesioni soprattutto grazie alla presenza di sangue e quindi dei suoi prodotti di degradazione. Con la RM, grazie alla soppressione del segnale del grasso nelle sequenze T1 pesate, è possibile caratterizzare le lesioni annessiali, distinguendo masse emorragiche (iperintense) da quelle a contenuto liquido o grassoso, quali i teratomi (ipointense, **Fig. 12**).

L'interessamento intestinale dell'endometriosi procede dalla sierosa in direzione del lume intestinale e di conseguenza i risultati della retto-sigmoidoscopia possono essere del tutto normali. La colonscopia ha pertanto sensibilità inferiore al 60% e, quindi, non ha un ruolo cruciale nella diagnosi di endometriosi. Recentemente è stato dimostrato che US transvaginale e transrettale hanno la medesima accuratezza nella diagnosi di coinvolgimento della parete rettale; pertanto è preferibile iniziare lo studio con approccio transvaginale e completarlo per via transrettale nei casi dubbi o prima dell'intervento chirurgico. Sensibilità e valore predittivo negativo di US trans-rettale e RM nella diagnosi di interessamento rettale in presenza di endometriosi infiltrante profonda sono a favore della prima (97% vs 76,5%). In RM l'anormalità della parete anteriore del retto e del sigma è rappresentata dalla scomparsa del tessuto adiposo, disposto tra utero e retto, e dalla comparsa di ispessimenti parietali talvolta con aspetto di masse fibrose, a margini spiculati, ipointense nelle immagini T2 pesate (**Fig. 13**).

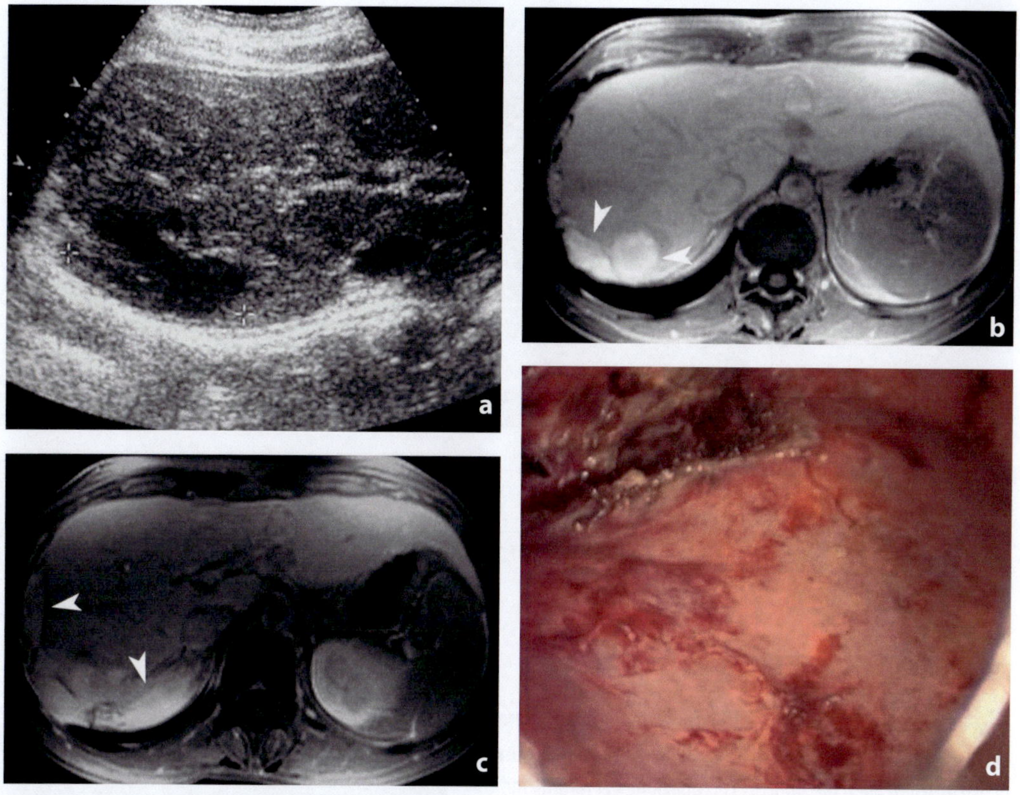

Fig. 9a-d. Endometriosi epatica. Ecografia e risonanza magnetica. **a** L'ecografia dimostra nei settori posteriori del lobo destro area ipoecogena, sottocapsulare (reperi). La RM nelle sequenze T1 pesate con soppressione del grasso (**b, c**) conferma la presenza di raccolte emorragiche (punte di freccia) iperintense confluenti, localizzate in sede glissoniana e sotto-glissoniana, confermate alla laparoscopia (**d**) quali localizzazioni di endometriosi

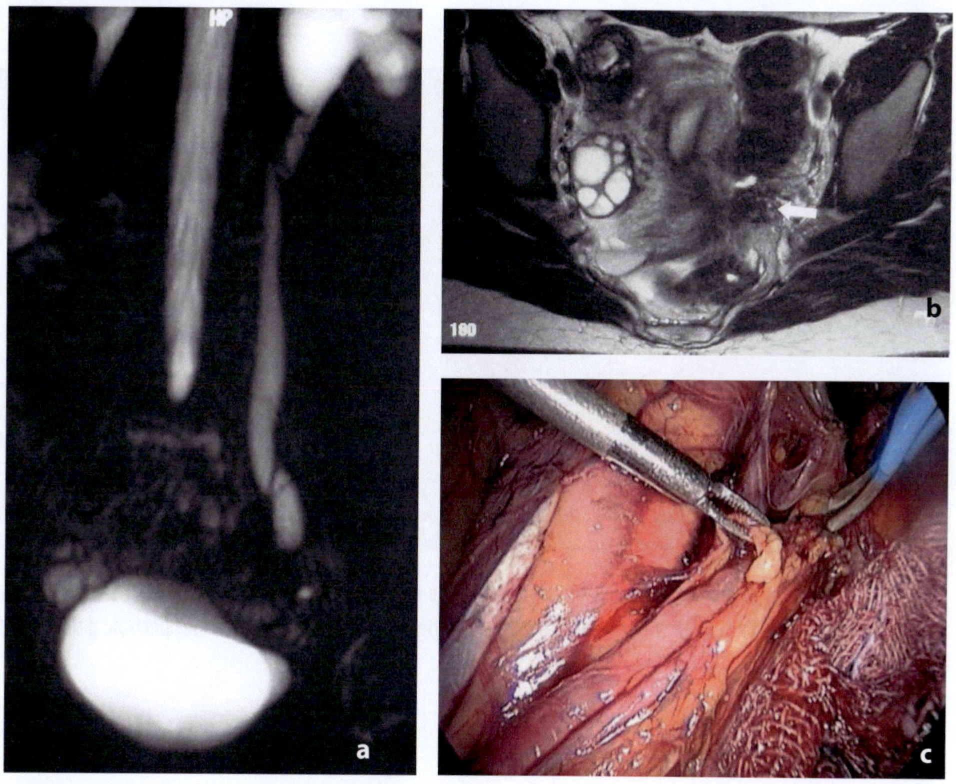

Fig. 10a-c. Endometriosi ureterale. Risonanza magnetica. **a** L'idro-uro-RM dimostra dilatazione della pelvi e dell'uretere di sinistra. **b** Nella sequenza T2 pesata l'uretere nel tratto distale è inglobato in formazione solida (freccia) con margini irregolari e bassa intensità di segnale. La laparoscopia (**c**) conferma l'ostruzione ureterale distale in presenza di placca solida endometriosica

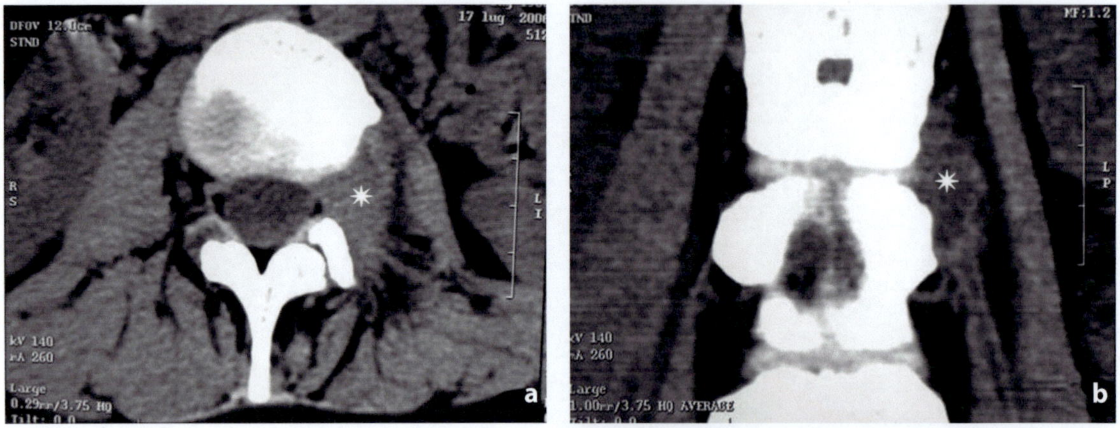

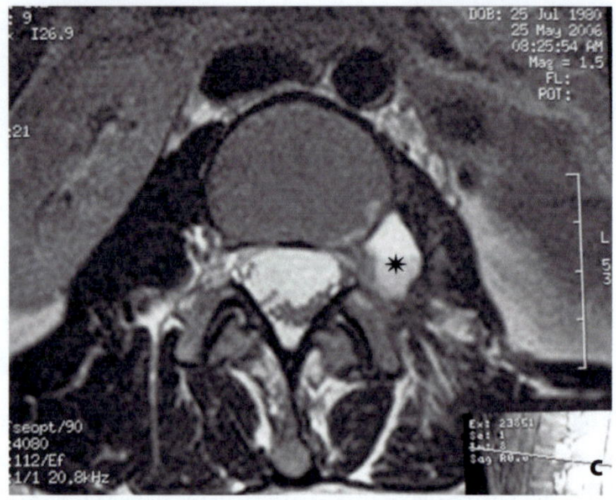

Fig. 11a-c. Endometriosi radicolare. Tomografia computerizzata (TC) e risonanza magnetica. La TC nel piano assiale (**a**) e nella ricostruzione MPR (**b**) dimostra occupazione del forame radicolare sinistro e dello spazio para-vertebrale da parte di raccolta a contenuto denso (asterisco) che alla RM (**c**) dimostra livello fluido-ematico

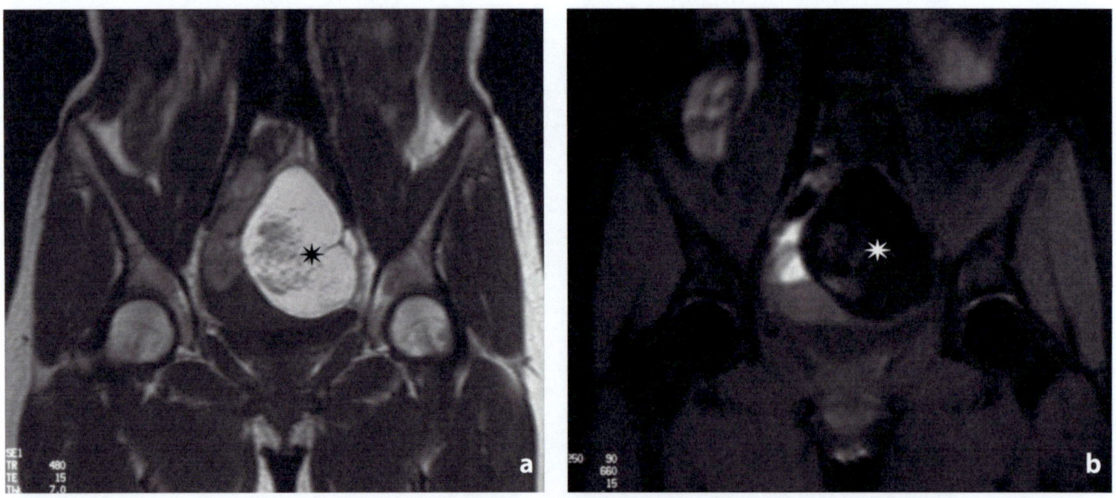

Fig. 12a,b. Teratoma cistico. Risonanza magnetica. In sede parauterina a sinistra è riconoscibile formazione (asterisco) prevalentemente iperintensa nella sequenza T1 pesata (**a**) con caduta del segnale dopo soppressione spettrale del grasso (**b**) a conferma della struttura adiposa

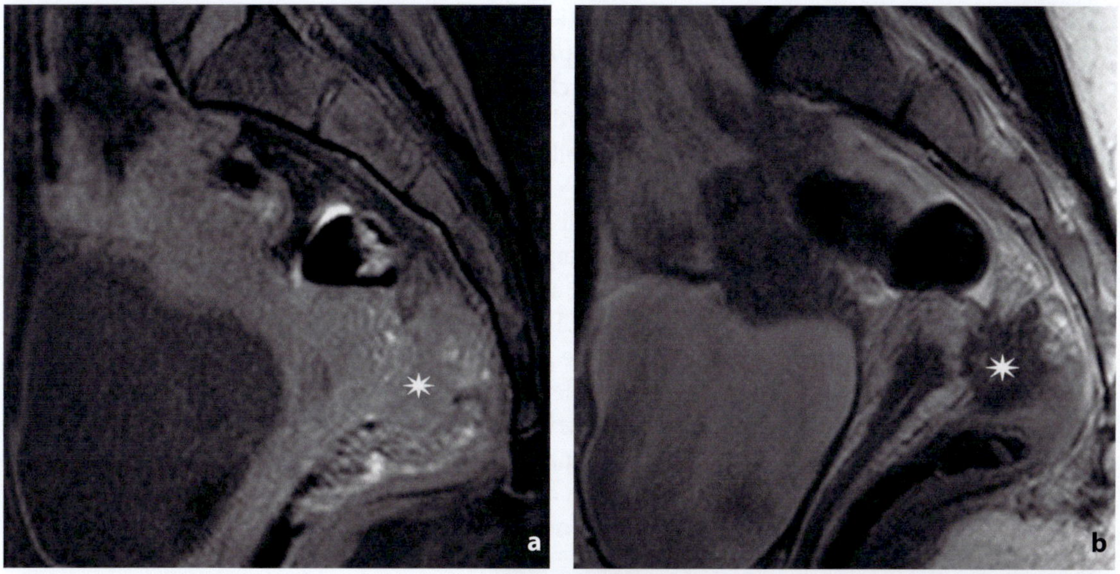

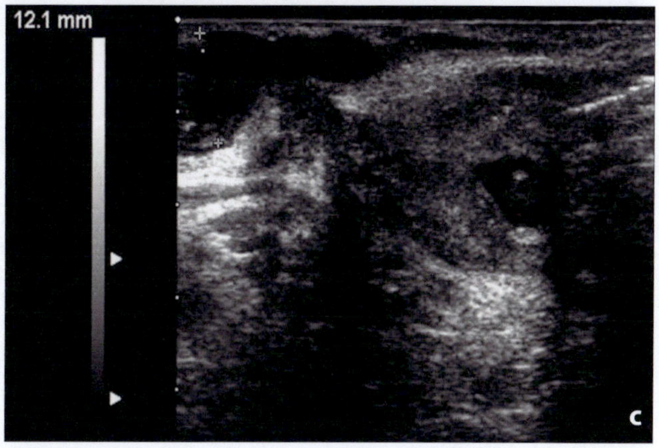

Fig. 13a-c. Endometriosi rettale. Risonanza magnetica e eco-endoscopia (EUS). **a** Alla RM nella sequenza T1 pesata il retto è improntato anteriormente da neoformazione (asterisco) isointensa con la parete, che dimostra margini spiculati e bassa intensità di segnale nell'immagine T2 pesata (**b**). La lesione si conferma alla EUS (**c**) dove si apprezza significativo ispessimento della muscolare propria (ipoecogena) infiltrata (reperi)

Bazot M, Detchev R, Cortez A et al (2003) Transvaginal sonography and rectal endoscopic sonography for assessment of pelvic endometriosis: a preliminary comparison. Human Reproduction 18:1686-1692

Bazot M, Darai E, Hourani R et al (2004) Deep Pelvic Endometriosis: MR imaging for diagnosis and prediction of extension of disease. Radiology Vol 232:379-389

Carbognin G, Girardi V, Pinali L et al (2006). Assessment of pelvic endometriosis: correlation of US and MRI with laparoscopic findings. Radiol Med 111:687-701

Chapron C, Dumontier I, Dousset B et al (1998) Results and role of rectal endoscopic ultrasonography for patients with deep pelvic endometriosis. Human Reproduction 13:2266-2270

Zanardi R, Del Frate C, Zuiani C et al (2003). Staging of pelvic endometriosis based on MRI findings versus laparoscopic classification according to the American Fertility Society. Abdom Imaging 28:733-742

Eco-endoscopia

L'eco-endoscopia, secondo alcuni Autori, grazie alla maggior panoramicità del tratto intestinale esplorato rappresenterebbe la metodica più sensibile e specifica (100% e 67%) per dimostrare sede, estensione e profondità (Fig. 13c) dell'interessamento intestinale. L'ecografia endoscopica rettale è un esame semplice e non invasivo, che viene eseguito con un strumento di 11,4 mm di diametro, usando frequenze di 7,5 e 12 MHz che consentono di valutare i 5 strati della parete del colon-retto. Nel retto-sigma l'interessamento della muscolaris propria, che è ipoecogena e sottile (<3mm), viene distinto dalla sottomucosa e mucosa che risultano iperecogene. Nella valutazione preoperatoria di pazienti con sospetto di endometriosi del compartimento posteriore è, quindi, mandatoria l'esecuzione dell'ecografia endoscopica rettale che rappresenta il "gold standard" nella diagnosi dell'endometriosi del retto-sigma. Oltre a valutare l'estensione della lesione ed il grado di infiltrazione della parete intestinale (**Fig. 13c**), tale tecnica documenta il diametro maggiore della lesione, la distanza dal margine anale e l'infiltrazione degli organi pelvici adiacenti, elementi che possono condizionare pesantemente l'atto chirurgico volto all'exeresi delle lesioni. I risultati dell'ecografia endoscopica vengono classificati in tre gruppi: esame normale, in cui non si evidenziano lesioni, infiltrazione retroperitoneale endometriosica senza interessamento della parete intestinale, infiltrazione endometriosica della parete intestinale che raggiunge almeno la muscolaris propria. Qualora questa indagine non sia disponibile, il clisma opaco a doppio contrasto risulta metodica comunque accurata grazie alla capacità di riconoscere i classici segni di coinvolgimento ab extrinseco della parete viscerale (**Fig. 14**).

Uro-RM

Per quanto riguarda le localizzazioni all'apparato urinario, l'US transvaginale e la RM sono utili nel definire le dimensioni della lesione, il grado di infiltrazione nella parete vescicale e la continuità con eventuali lesioni extravescicali. L'urografia escretoria è invece esame poco specifico nell'identificare l'endometriosi vescicale. La metodica diagnostica oggi più accurata e meno invasiva nel determinare la presenza di endometriosi ureterale è l'uro-RM (**Fig. 10a**), accoppiata eventualmente a studi retrogradi, endoscopici o radiografici. La uro-RM è utile nella diagnosi di endometriosi ureterale estrinseca, cioè caratterizzata da tessuto endometriale ghiandolare e stromale all'interno della sottomucosa e dell'avventizia dell'uretere, per definirne l'estensione, la profondità ed il livello di ostruzione. La tecnica ha tuttora alcuni limiti nella valutazione dell'endometriosi intrinseca, coinvolgente l'uroepitelio e lo strato sottomucoso, in assenza di una componente estrinseca; è pertanto auspicabile integrarla con l'ecografia endoluminale che non solo può identificare lesioni intrinseche esclusive ma può anche aiutare a determinare l'estensione della malattia periureterale in forma di fibrosi retroperitoneale e raccolta di fluido intorno all'uretere. Poiché l'ostruzione ureterale silente è la regola piuttosto che l'eccezione, le pazienti con sintomi convenzionali di endometriosi pelvica senza alcuna manifestazione urologica della malattia dovrebbero comunque eseguire routinariamente un'ecografia renale, al fine di identificare precoci cambiamenti del tratto urinario superiore, prevenendo in tal modo un deterioramento della funzione renale.

Balleyguier C, Chapron C, Dubuisson JB et al (2002) Comparison of magnetic resonance imaging and transvaginal ultrasonography in diagnosing bladder endometriosis. J Am Assoc Gynecol Laparoscop 9(1):15-23

Fedele L, Bianchi S, Raffaelli R et al (1997) Pre-operative assessment of bladder endometriosis. Human Reproduction 12(11):2519-2522

Grasso M, Li S, Liu JB et al (1999) Examining the obstructed ureter with intraluminal sonography. J Urol 162:1286-1290

L'ecografia endocavitaria e la RM dimostrano ottima sensibilità nella identificazione della endometriosi; il loro bilancio spaziale è assai meno brillante, ragion per cui la laparoscopia rimane il "gold standard" nell'iter diagnostico.

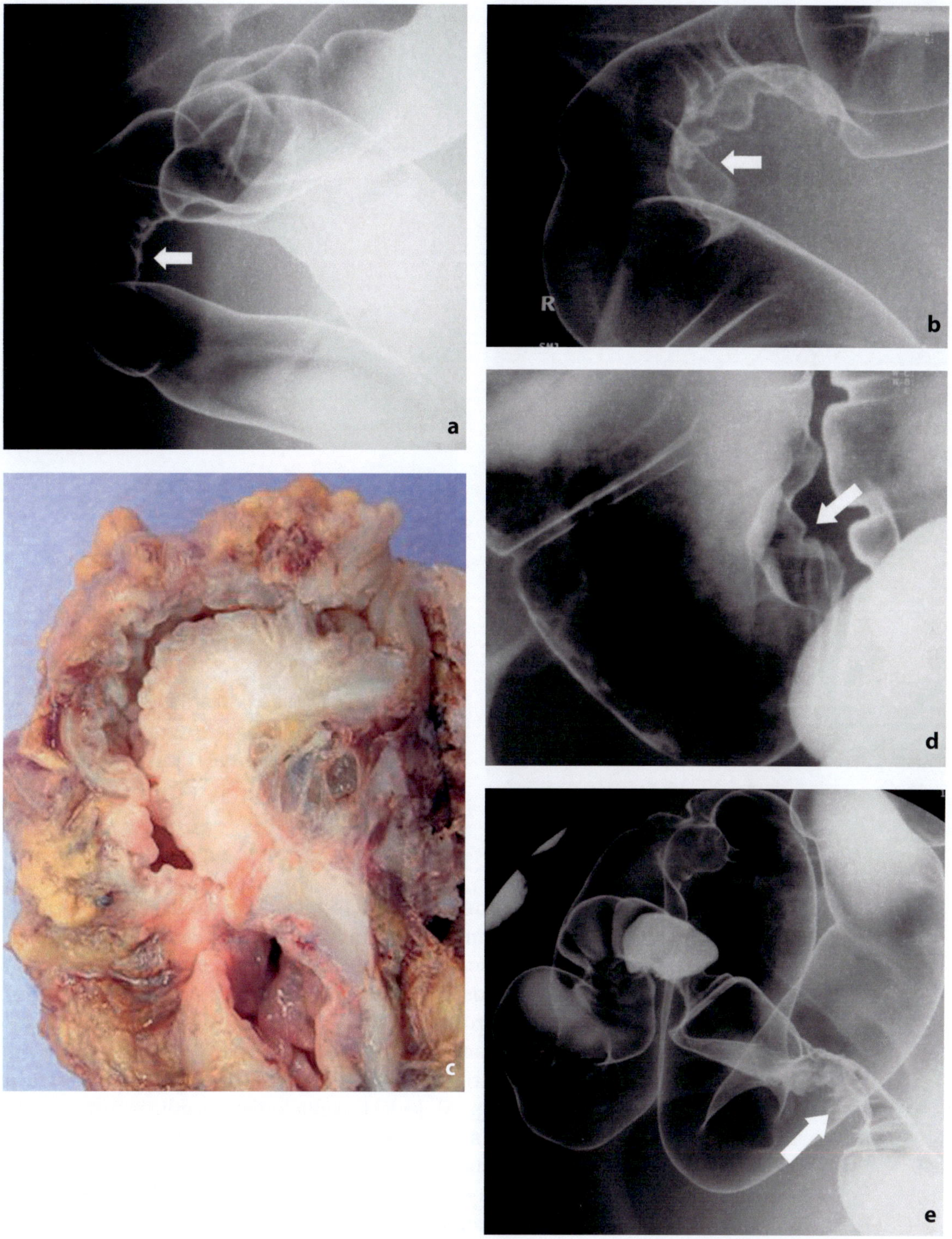

Fig. 14a-e. Endometriosi intestinale. Clisma opaco. **a** Al terzo medio del retto è riconoscibile sulla parete anteriore impronta (freccia) ab extrinseco con fini spicule marginali della superficie sierosa. **b** Il controllo a due anni di distanza espletato per recrudescenza della sintomatologia dimostra più evidente impronta (freccia) sulla parete rettale, con aspetto a doppio contorno e mammellonatura del rilievo mucoso con retrazione australe. **c** Il pezzo operatorio dimostra l'infiltrazione di parete da parte di lesione a struttura fibrosa. Altro paziente: impronte (freccia) ab extrinseco al cieco (**d**) e multiple impronte al sigma (**e**) dimostratesi localizzazioni di endometriosi determinanti stenosi del lume di diverso grado

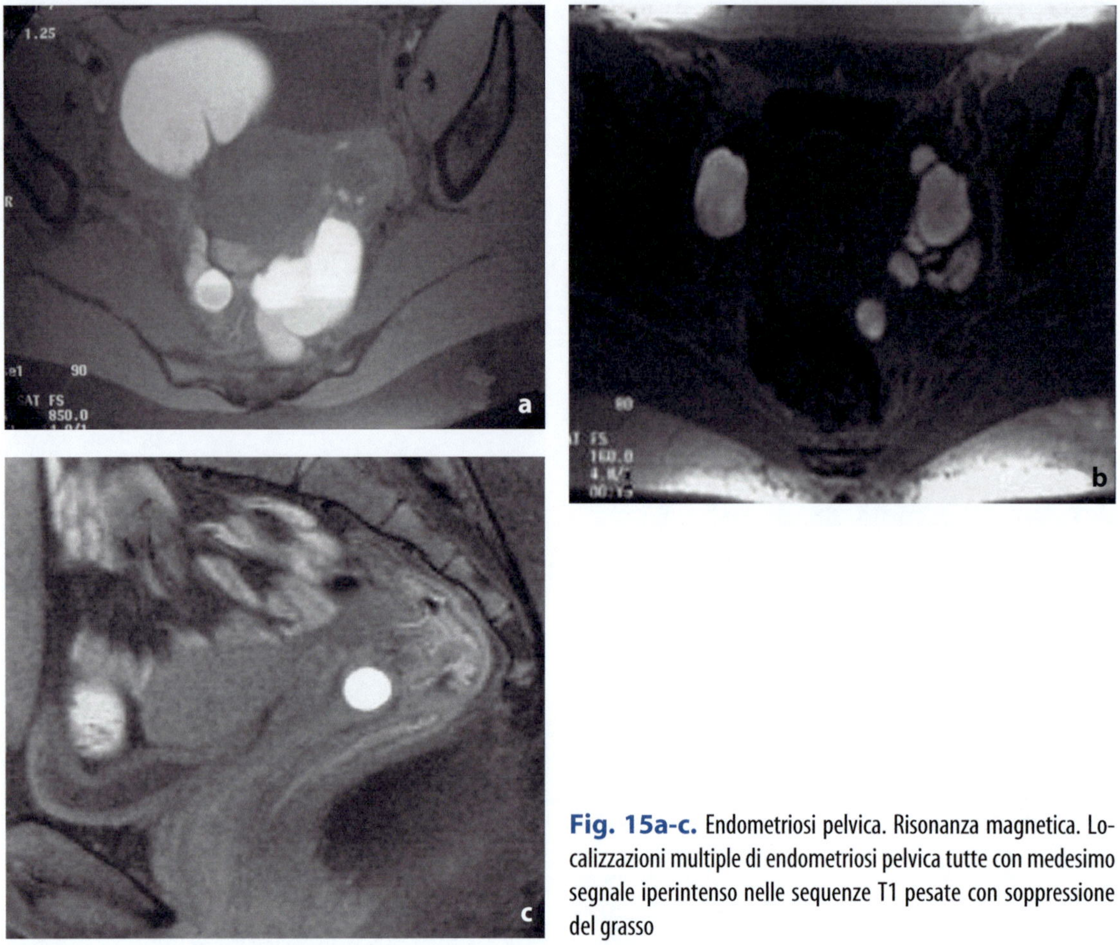

Fig. 15a-c. Endometriosi pelvica. Risonanza magnetica. Localizzazioni multiple di endometriosi pelvica tutte con medesimo segnale iperintenso nelle sequenze T1 pesate con soppressione del grasso

In conclusione, gli US costituiscono quindi la tecnica di primo livello nel sospetto clinico di endometriosi. Il proseguimento delle indagini è condizionato dai rilievi ecografici. In particolare, nel caso di documentata lesione pelvica, unica o multipla, con chiare caratteristiche di endometriosi, il ricorso alla RM appare superfluo, dovendosi procedere direttamente con la laparoscopia. Nel caso invece vi siano dubbi diagnostici circa la effettiva natura della lesione identificata, è preferibile il ricorso alla RM che consente una più accurata analisi strutturale grazie soprattutto alle sequenze pesate in T1 con soppressione del grasso (Fig. 15). La RM risulta indispensabile in tutti i casi in cui la sintomatologia clinica faccia sospettare la presenza di localizzazione extra-pelvica e nella valutazione della risposta alla terapia ormonale. La RM è, inoltre, utile per il bilancio preoperatorio di malattia nel caso di pazienti con aderenze nelle quali la validità diagnostica della laparoscopia può essere limitata.

Sugimura K, Okizuka H, Kaji Y et al (1996) MRI in predicting the response of ovarian endometriomas to hormone therapy. J Comput Assist Tomogr 20:145-150

Malattia infiammatoria pelvica: clinica e imaging

18

L. Grazioli, L. Olivetti, A. Ranza

Inquadramento clinico

La malattia infiammatoria pelvica o Pelvic Inflammatory Disease (PID) è una patologia che colpisce la tuba (salpingite) ma si può estendere all'ovaio (annessite o salpingo-ooforite), al parametrio (parametrite) e al peritoneo pelvico (peritonite pelvica), coinvolgendo tutte queste strutture simultaneamente o in tempi successivi.

La tuba è la sede in cui l'infiammazione si localizza con maggior frequenza. Possibili reliquati sono sterilità (per occlusione cicatriziale del lume tubarico), gravidanze extrauterine (GEU, correlate all'alterata canalizzazione della tuba) e dolore pelvico cronico.

L'OMS definisce come sterilità l'incapacità di una coppia di procreare dopo 2 anni di rapporti sessuali non protetti; l'anamnesi di coppie sterili evidenzia, nel 15-20% dei casi, un episodio di PID. Il 90% delle gravidanze extrauterine è costituito da gravidanze ectopiche ad impianto tubarico. Il più importante fattore di rischio per GEU tubarica è il danno post-infettivo e/o post-chirurgico. Il 30-60% delle donne sottoposte ad intervento chirurgico per GEU ha un'anamnesi positiva per PID. Infine, nel 17% dei casi la PID è responsabile di algie pelviche croniche, persistenti per periodi superiori a 6 mesi, esacerbate in fase periovulatoria e perimestruale e non sempre correttamente interpretate.

La PID è una malattia relativamente frequente fra le donne sessualmente attive e ha, quindi, un elevato impatto sociale considerando la difficoltà di prevenzione, diagnosi, trattamento e sorveglianza.

La fascia di età più colpita è quella compresa fra i 20 e i 25 anni; l'incidenza in Europa è circa l'1% ed è ancor più frequente fra le donne portatrici di IUD o con infezioni croniche come le cervico-vaginiti.

Alcune condizioni ostetriche favorenti l'infezione sono correlate al parto e all'aborto, in quanto l'utero è più vulnerabile alle infezioni; la persistenza di sangue o di residui placentari o amniocoriali in cavità uterina, la beanza del collo uterino e le lacerazioni da parto rappresentano, infatti, fattori favorenti il processo flogistico.

L'eziopatogenesi è infettiva e gli agenti patogeni più coinvolti sono rappresentati da: Clamidia Trachomatis, germi anaerobi Gram positivi e negativi, nonché comuni piogeni (Streptococco, Stafilococco, Escherichia Coli); il Mycobacterium tubercolosis rappresenta una causa frequente di infezione con incidenze pari a circa il 10-15% dei casi nei paesi in via di sviluppo. In circa il 30-40% dei soggetti colpiti, l'eziologia è polimicrobica. Nelle donne portatrici di IUD il principale agente eziologico è l'Actinomyces Israelii, che con maggior frequenza determina infezioni croniche di tipo suppurativo.

La via di diffusione dell'infezione pelvica può essere:
- diretta per via ascendente (endometrio, endosalpinge, diffusione intraperitoneale), come avviene frequentemente a seguito di infezione da gonococco;
- dal parametrio con diffusione tramite la via linfatica, come nelle infezioni legate alla presenza di IUD;
- per via ematogena, come è più spesso osservabile nell'infezione tubercolare.

La PID è riscontrata con minor frequenza fra le donne che usano contraccettivi orali; una delle spiegazioni addotte è il fatto che la pillola indurrebbe modificazioni della composizione del muco cervicale, rendendolo poco penetrabile alle infezioni per via ascendente.

La PID può presentarsi, dal punto di vista clinico, in forma acuta, subacuta o cronica.

La forma acuta, nella sua manifestazione più semplice, è rappresentata dalla endosalpingite iperemica, in cui prevale la congestione tubarica. In una fase più evoluta il lume tubarico può essere occupato da secrezione siero-mucosa (endosalpingite catarrale) o purulenta (endosalpingite acuta purulenta). La forma acuta può interessare gli strati muscolari della salpinge, estendendosi fino alla superficie sierosa con formazione di aderenze con gli organi vicini; può altresì esitare in stenosi dell'ostio sia tubarico sia addominale con accumulo di essudato endoluminale e formazione di una raccolta saccata sierosa, siero-ematica o purulenta.

L'infiammazione cronica tubarica (salpingite) è rappresentata essenzialmente da due forme: l'ipertrofica, caratterizzata da ispessimento delle pareti della tuba con conseguente riduzione e/o distorsione del lume tubarico; l'atrofica in cui la tuba ha, viceversa, pareti e mucosa assottigliate.

Generalmente le forme acute sono caratterizzate da dolore vivo, lancinante in sede pelvica, irradiato al sacro o alla radice della coscia con ipertermia marcata, leucoxantorrea mucopurolenta maleodorante e metrorragie di modesta entità, segno di flogosi endometriale. Possono evolvere verso la guarigione o cronicizzarsi; talvolta, si complicano con raccolte saccate, parametriti, ascessi nel cavo del Douglas, pelviperitoniti e quadri drammatici di flogosi diffusa con peritonite generalizzata.

Le forme subacuta e cronica si manifestano con sintomatologia assai più sfumata: dolenzia o senso di peso nei quadranti inferiori e nella regione sacrale, esacerbati dai rapporti sessuali ed associati a metrorragia e dismenorrea.

Diagnosi clinica

La diagnosi clinica di PID spesso non è agevole, in quanto i sintomi si possono manifestare in modo aspecifico; dolore di origine gastrointestinale, infezioni dell'apparato urinario basso o altra patologia di origine ginecologica, quali la rottura di un follicolo o la torsione di una tuba, possono simulare la PID.

L'approccio clinico si affida a:

- esame obiettivo generale per ricercare segni di addome acuto e/o linfoadenopatie;
- esame clinico con speculum per accertare l'aspetto delle secrezioni genitali;
- esame pelvico bimanuale per verificare la tipica dolorabilità della PID alla palpazione degli annessi e alla mobilizzazione della cervice.

Diagnosi strumentale

La culdocentesi, ovvero la puntura del cavo del Douglas per via transvaginale, procedura peraltro non frequentemente eseguita, consente il prelievo del liquido ivi presente per effettuare analisi biochimiche e microbiologiche.

La biopsia endometriale accerta il quadro istopatologico dell'endometrite concomitante nel 90% dei casi di salpingite.

Il gold standard per la diagnosi di PID è rappresentato dall'ispezione diretta tramite laparoscopia, che consente sia la visualizzazione diretta della pelvi e dei quadranti addominali superiori, sia il prelievo dell'essudato endoperitoneale e di cellule tubariche ai fini di una diagnosi eziologica. La laparoscopia, tuttavia, in relazione alla sua invasività è riservata, in special modo, alle forme subdole e/o difficilmente diagnosticabili (Fig. 1).

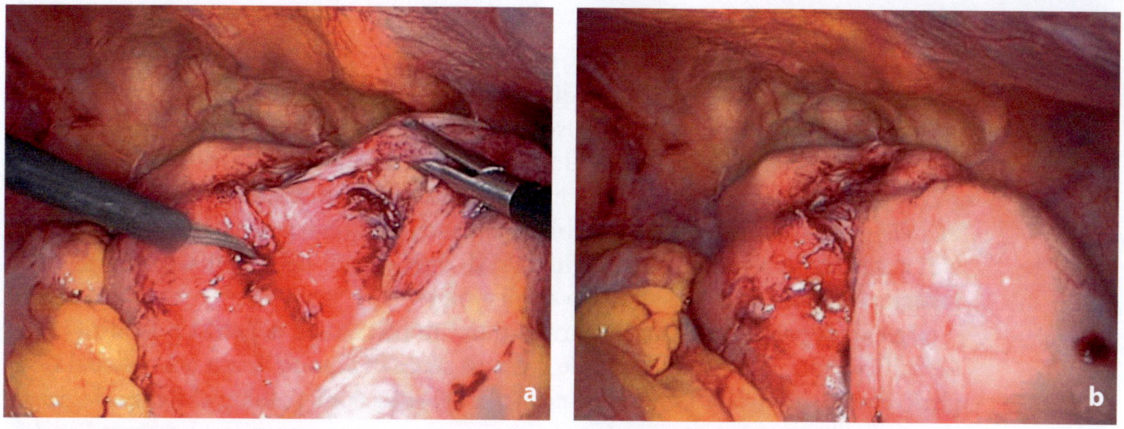

Fig. 1a,b. Laparascopia. PID. Evidenti segni di flogosi iperemica con voluminosa tumefazione della salpinge

Candiani GB, Danesino V, Gastaldi A (1996) Malattia infiammatoria pelvica. In: La clinica ostetrica e ginecologica, 2ª edn. Masson, Milano, pp 1421-1429

Simms I, Warburton F, Weström L (2003) Diagnosis of pelvic inflammatory disease: time for a rethink. Sex Transm Infect 79:491-494

Westrom L (1980) Incidence, prevalence, and trends of acute pelvic inflammatory disease and its consequences in industrialized countries. Am J Obstet Gynecol 138:880-892

Diagnosi per imaging

Le tecniche di immaging possono fornire informazioni utili all'orientamento diagnostico specialmente nel documentare e quantificare la flogosi; sono comunque senz'altro meno invasive e meno costose rispetto all'approccio laparoscopico.

Isterosalpingografia

L'isterosalpingografia non ha alcun ruolo nella diagnosi di PID, anzi è controindicata in fase acuta; è utilizzata unicamente per documentare le eventuali sequele tardive di una pregressa infezione come dilatazione, distorsione e stenosi tubariche, nonché la presenza di difetti di riempimento della cavità uterina determinati da sinechie (Fig. 2).

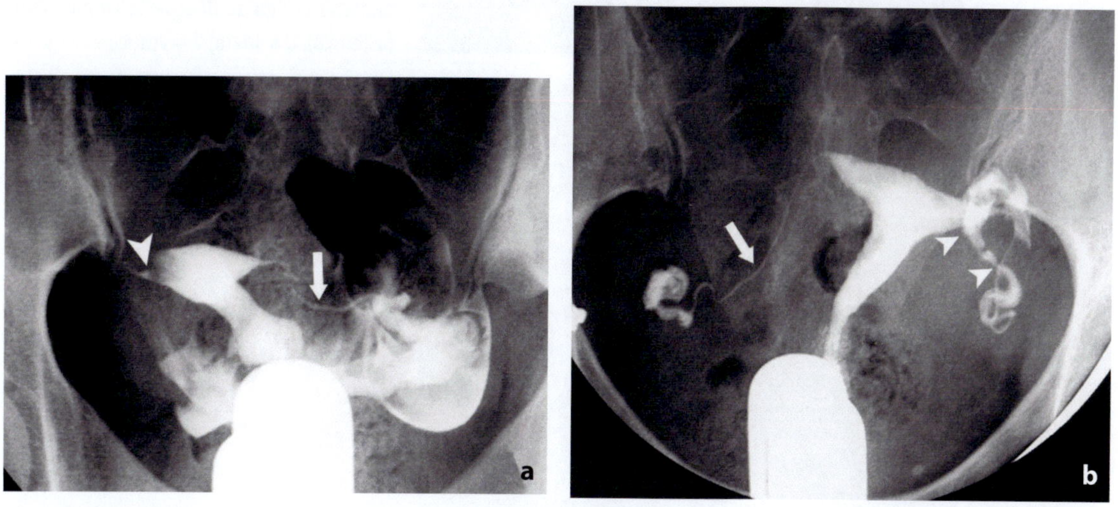

Fig. 2a,b. Isterosalpingografia. Esiti di PID. **a** Stenosi della salpinge destra all'origine (punta di freccia). **b** Irregolarità della salpinge sinistra per stenosi alternate a circoscritte ectasie (punte di freccia). La freccia indica, in entrambe le immagini, la salpinge controlaterale, normale

Ecografia

L'ecografia è la tecnica di imaging di prima scelta: offre buona accuratezza diagnostica, è poco costosa e non prevede l'uso di radiazioni ionizzanti, dato questo importante in ragione della prevalenza, in tale patologia, di donne in età fertile.

L'approccio ecografico può essere transaddominale o transvaginale: il primo offre una visione panoramica, con possibilità di valutare i quadranti addominali superiori e di accertare l'eventuale coinvolgimento di altri organi pelvici; il secondo fornisce maggiori dettagli riguardo all'utero e agli annessi.

Negli stadi precoci di PID l'ecografia può tuttavia essere negativa o fornire rilievi aspecifici, rappresentati unicamente dalla presenza di liquido libero nel cavo del Douglas (reperto, tuttavia, osservabile anche in altre situazioni, patologiche e fisiologiche). Il liquido libero può avere aspetto omogeneamente anecogeno; con il progredire dell'infezione diviene più abbondante e cambia le sue caratteristiche, apparendo corpuscolato per la presenza di sangue o pus e, contemporaneamente, disomogeneo per l'evidenza di setti e/o di un cercine iperecogeno che delimita la raccolta divenuta nel frattempo saccata (Fig. 3).

Con l'indagine ecografica è possibile, inoltre, accertare l'imbibimento dei tessuti fibroadiposi pelvici ed il coinvolgimento dell'utero, delle tube e dell'ovaio che appaiono tumefatti e con struttura disomogenea. In particolare, le tube sovente sono allungate e tortuose, distese da liquido che influenza il pattern strutturale: anecogeno (idrosalpinge) o ecogeno, se è presente pus (piosalpinge) o sangue (emosalpinge) (Figg. 4, 5).

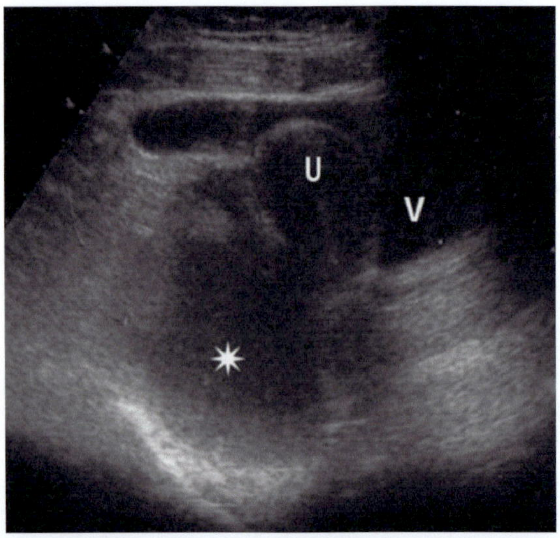

Fig. 3. Ecografia. Approccio transaddominale. Nel cavo del Douglas si apprezza discreta quantità di liquido di aspetto corpuscolato (asterisco). U = utero; V = vescica

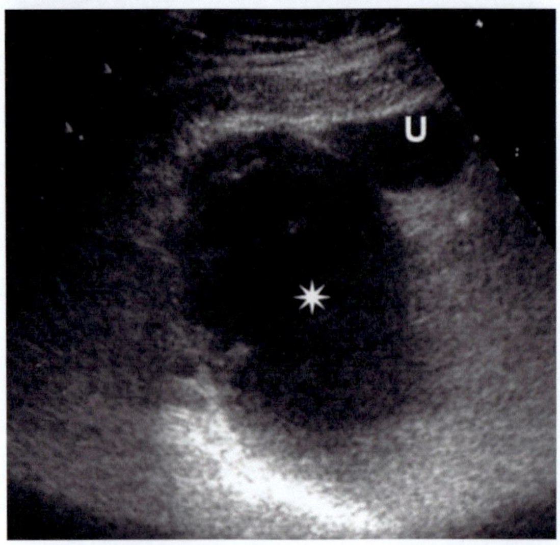

Fig. 4. Ecografia. Approccio transaddominale. Piosalpinge. La tuba (asterisco) è distesa da liquido corpuscolato. U = utero

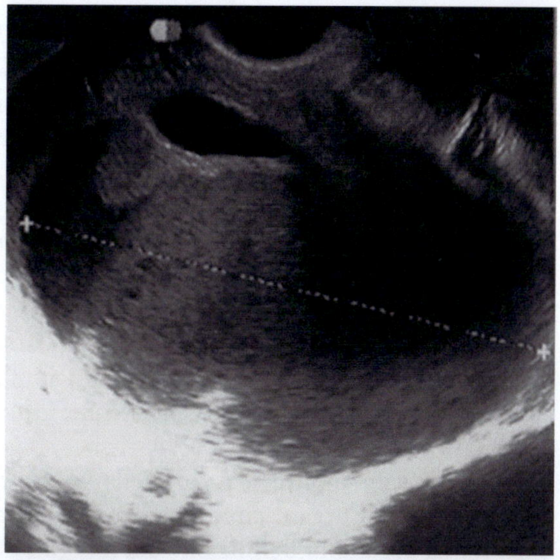

Fig. 5. Ecografia. Approccio transaddominale. Stesso caso della figura 1. Voluminosa tumefazione disomogenea a contenuto liquido prevalentemente corpuscolato della salpinge

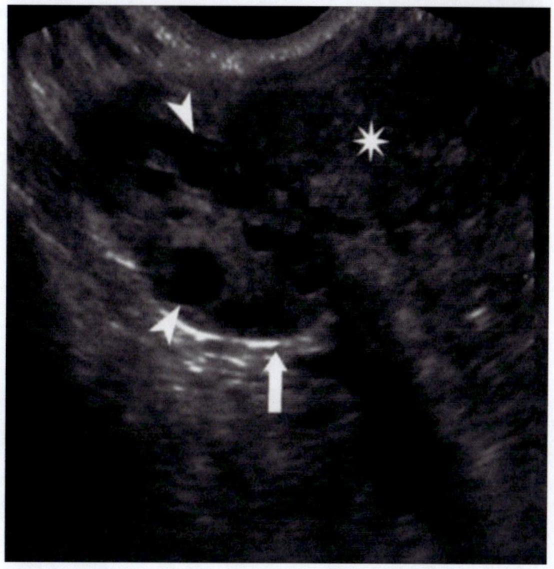

Fig. 6. Ecografia. Approccio transvaginale. Ooforite ascessualizzata. L'ovaio destro (freccia) appare tumefatto, disomogeneo, con aree necrotiche colliquate (punte di freccia). L'adiacente salpinge (asterisco) è tumefatta, distesa da liquido corpuscolato

Il coinvolgimento ovarico si manifesta, oltre che per l'aumento di volume dell'organo, anche per la perdita della differenziazione cortico-midollare e la presenza di edema o liquido adiacenti (Fig. 6).

Ghiatas AA (2004) The spectrum of pelvic inflammatory disease. Eur Radiol 14:E184-192

Timor-Tritsch IE, Lerner JP, Monteagudo A et al (1998) Transvaginal sonographic markers of tubal inflammatory disease. Ultrasound Obstet Gynecol 12:56-66

Tomografia computerizzata

La TC è abitualmente meno impiegata dell'ecografia e della RM nella diagnosi di PID. Fattori limitanti sono l'utilizzo di radiazioni ionizzanti e la relativa bassa risoluzione di contrasto, migliorata dal ricorso al mdc.

Nel caso di salpingite acuta i rilievi TC possono risultare normali con l'eventuale sola presenza di liquido libero nel cavo del Douglas.

All'opposto, nelle forme complicate, le tube di Falloppio appaiono come una massa cistica uni o multi-loculata; dopo iniezione di mdc si può evidenziare un cercine di intenso enhancement che delimita le varie porzioni ectasiche della tuba (Fig. 7).

L'ascesso tubo-ovarico si presenta come massa a densità liquida o paraliquida con setti e/o bolle gassose endoluminali (reperto peraltro non frequente), delimitata da una parete che mostra spiccato enhancement (Fig. 8).

In caso di PID sono solitamente presenti adenopatie in sede pelvica, paraaortica e a livello dell'ilo renale (il drenaggio linfatico ovarico è parallelo ai vasi ovarici).

Altri segni associati evidenziabili alla TC sono: raccolte liquide multiple, ispessimenti fasciali e peritoneali, a margini netti o sfumati, sia lateropelvici sia centrali (legamenti pubo-vescico-utero-retto-sacrali); aumento di densità ed inomogeneità dell'adipe prevescicale, perirettale e presacrale; idronefrosi per coinvolgimento degli ureteri (Fig. 9).

La TC consente inoltre, alla pari della RM, di studiare l'estensione del processo infiammatorio agli organi circostanti come, per esempio, appendice, cieco e grande omento. La perdita di definizione dei margini uterini suggerisce l'origine annessiale del processo infiammatorio e può aiutare a distinguere un ascesso tubo-ovarico da altre cause di dolore addominale acuto, come per esempio la diverticolite (Fig. 10).

Per una migliore tipizzazione, le raccolte possono essere drenate sotto guida sia TC sia ecografica.

Bennett GL, Slywotzky CM, Giovanniello G (2002) Gynecologic causes of acute pelvic pain: spectrum of CT findings. Radiographics 22:785-801

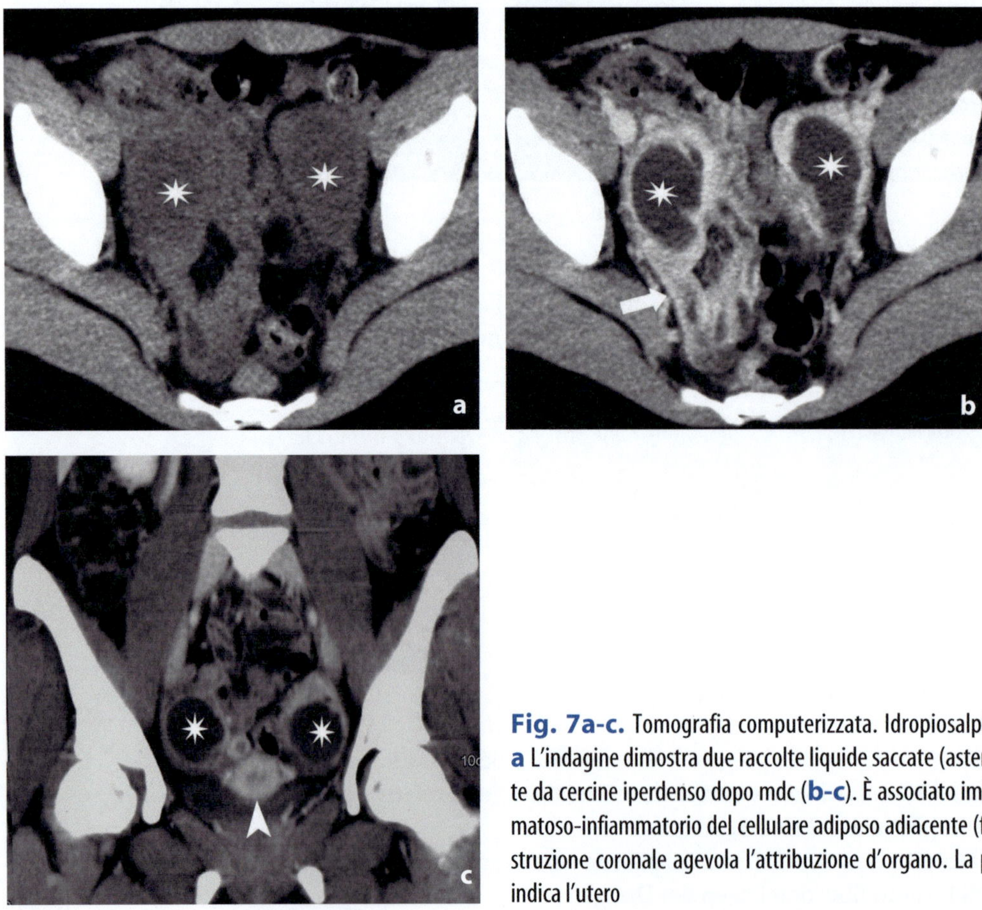

Fig. 7a-c. Tomografia computerizzata. Idropiosalpinge bilaterale. **a** L'indagine dimostra due raccolte liquide saccate (asterischi) delimitate da cercine iperdenso dopo mdc (**b-c**). È associato imbibimento edematoso-infiammatorio del cellulare adiposo adiacente (freccia). La ricostruzione coronale agevola l'attribuzione d'organo. La punta di freccia indica l'utero

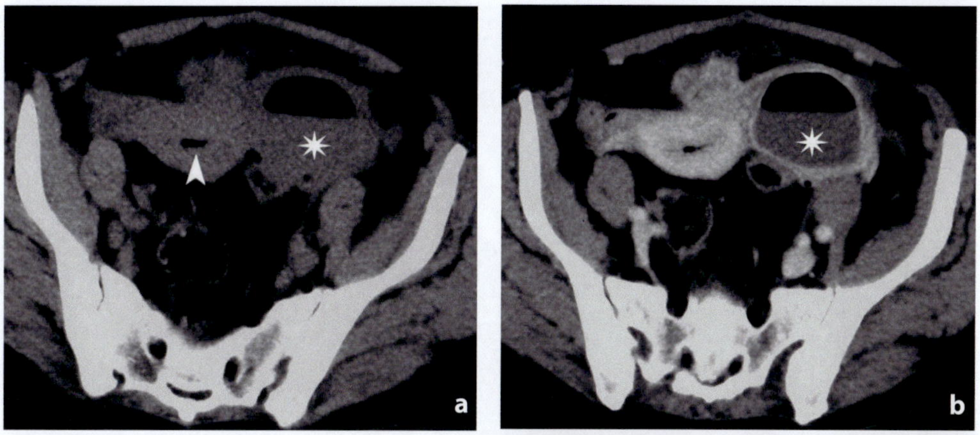

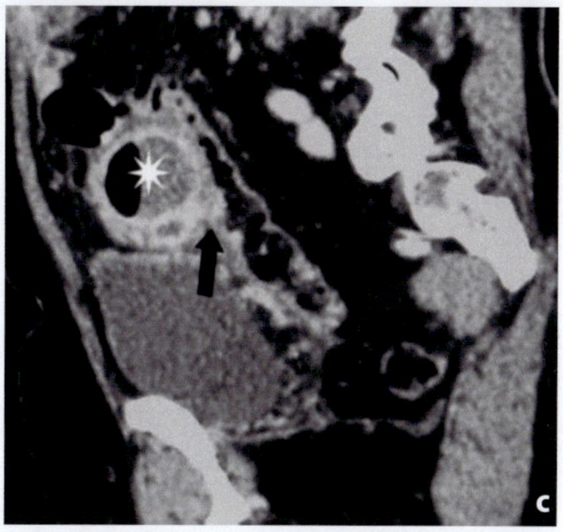

Fig. 8a-c. Tomografia computerizzata. Ascesso tubo-ovarico. In corrispondenza dell'annesso sinistro si identifica raccolta saccata (asterisco) con grossolano livello idro-aereo e cercine iperdenso dopo mdc (**b**). Presenza di componente aerea nella cavità endometriale (punta di freccia). La ricostruzione sagittale (**c**) evidenzia l'aderenza flogistica con il sigma (freccia)

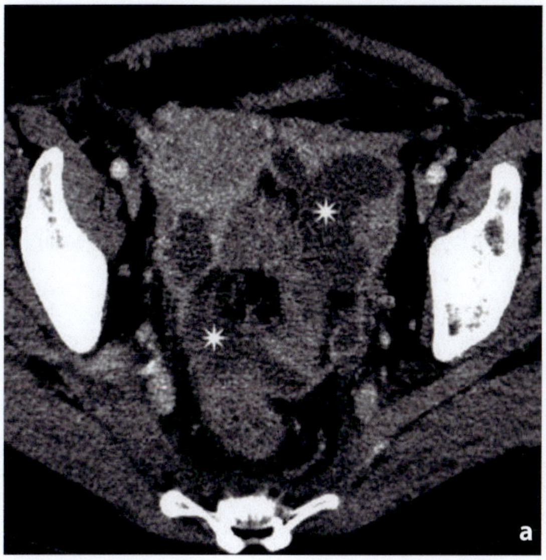

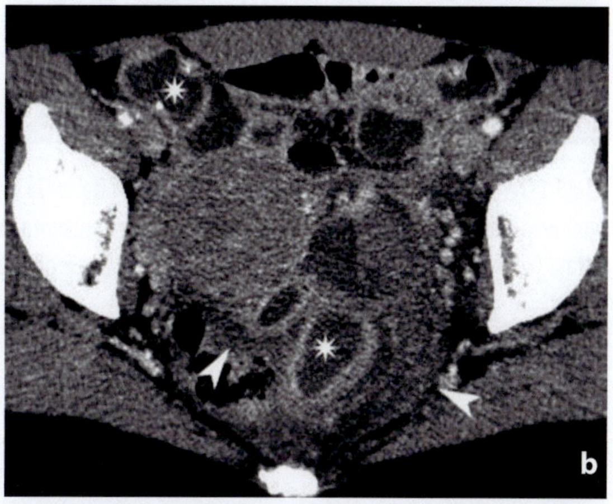

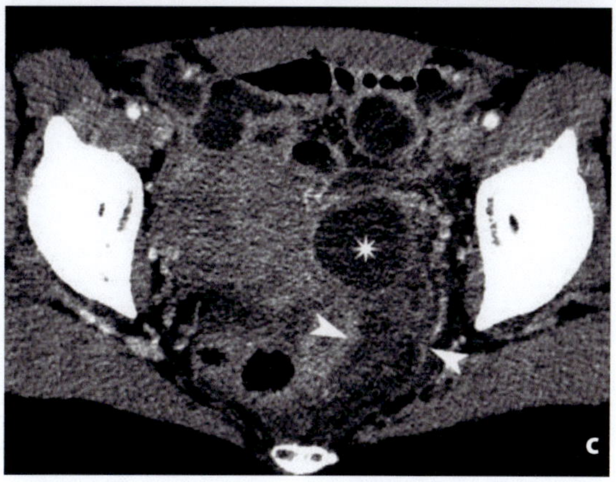

Fig. 9a-c. Tomografia computerizzata. Pelviperitonite. Si riconoscono numerose raccolte ascessuali a pareti irregolari (asterischi); si associa disomogeneità diffusa del cellulare lasso (punte di freccia)

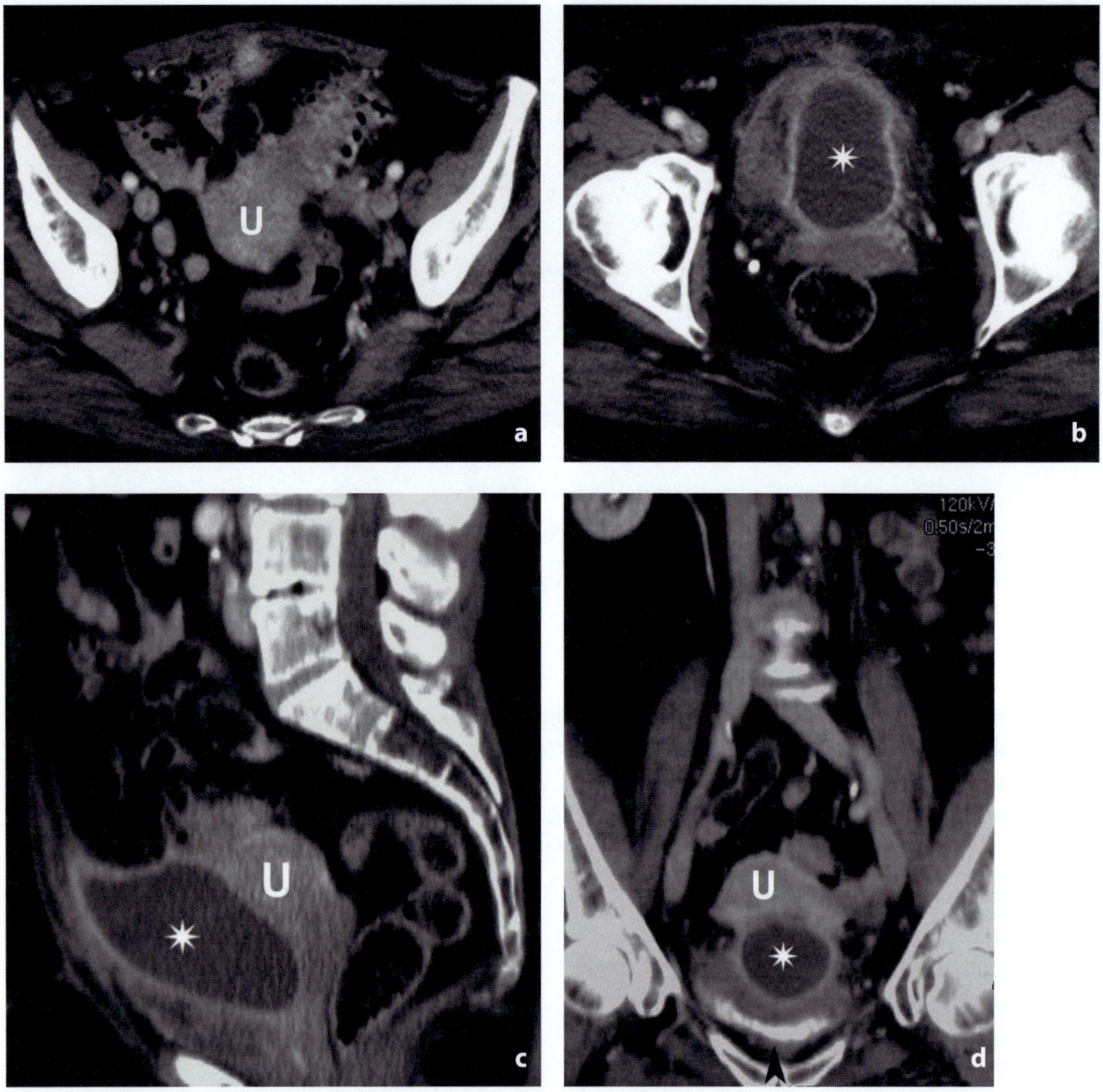

Fig. 10a-d. Tomografia computerizzata. Diverticolite. **a-b** Nelle scansioni assiali si documenta raccolta ascessuale, delimitata da cercine iperdenso (asterisco) a partenza dal sigma, che presenta numerosi diverticoli e pareti edematose ed ispessite. Le immagini sagittale (**c**) e coronale (**d**) dimostrano come l'ascesso si interponga tra l'utero (U) e la vescica, opacizzata da mdc (punta di freccia)

Risonanza magnetica

La risonanza magnetica (RM) è utilizzata nelle forme gravi e nei casi in cui i rilievi clinici ed ecografici siano aspecifici o non conclusivi; fornisce immagini multiplanari senza ricorso a radiazioni ionizzanti; è utile nell'identificare il processo infiammatorio, differenziandolo da altre patologie pelviche e quantificandone l'estensione.

Per la diagnosi di PID si possono utilizzare criteri maggiori (presenza di ascesso tubo-ovarico, piosalpinge, idrosalpinge) o criteri minori (ovaie simil-policistiche, presenza di liquido libero).

Le tube di Falloppio tortuose e dilatate sono facilmente identificabili con lo studio multiplanare, specie nelle sequenze T2 pesate che evidenziano e caratterizzano il liquido endoluminale (idrosalpinge, piosalpinge, emosalpinge) (Figg. 11, 12). L'ascesso tubo-ovarico può avere caratteristiche simil-cistiche, solide o miste e si presenta con segnale basso in T1 e disomogeneamente alto in T2; possono concomitare ispessimento parietale, sepimenti ed adenopatie pelviche (Fig. 13).

Nel caso di coinvolgimento, l'utero appare tumefatto, con segnale più intenso che di norma, nelle sequenze T2 pesate, con parziale perdita della differenziazione tra zona giunzionale e miometrio, disomogeneità ed ispessimento dell'endometrio.

Il liquido libero nello scavo pelvico è meglio dimostrabile nelle sequenze T2 dipendenti: ha segnale omogeneo ed iperintenso quando non sia corpuscolato; all'opposto, appare meno iperintenso nell'eventuale presenza di componente siero-ematica o corpuscolata.

L'uso di mezzo di contrasto (mdc) paramagnetico aumenta l'accuratezza diagnostica in quanto i tessuti flogosati dimostrano significativo enhancement.

La RM è superiore all'ecografia nella diagnosi di malattia pelvica diffusa, con sensibilità del 95% versus 81%, specificità dell'89% versus 78% ed accuratezza diagnostica del 93% versus 80% (Figg. 14, 15).

Tukeva TA, Aronen HJ, Karjalainen PT et al (1999) MR Imaging in pelvic inflammatory disease: comparison with laparoscopy and US. Radiology 209:210-216

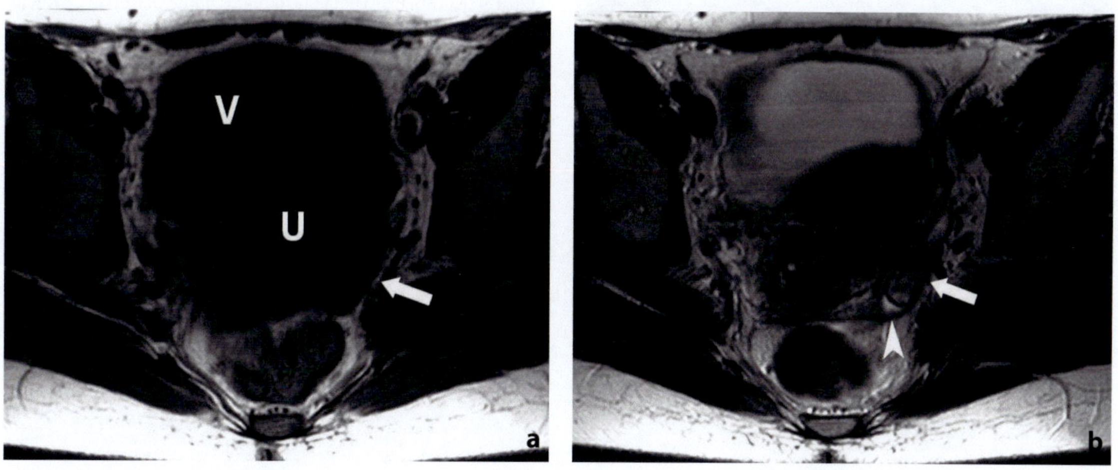

Fig. 11a,b. Risonanza magnetica. Piosalpinge. Le immagini assiali T1 (**a**) e T2 pesata (**b**) documentano modesta tumefazione della tuba sinistra (freccia), in adiacenza alla quale è presente minima reazione liquida (punta di freccia). U = utero; V = vescica

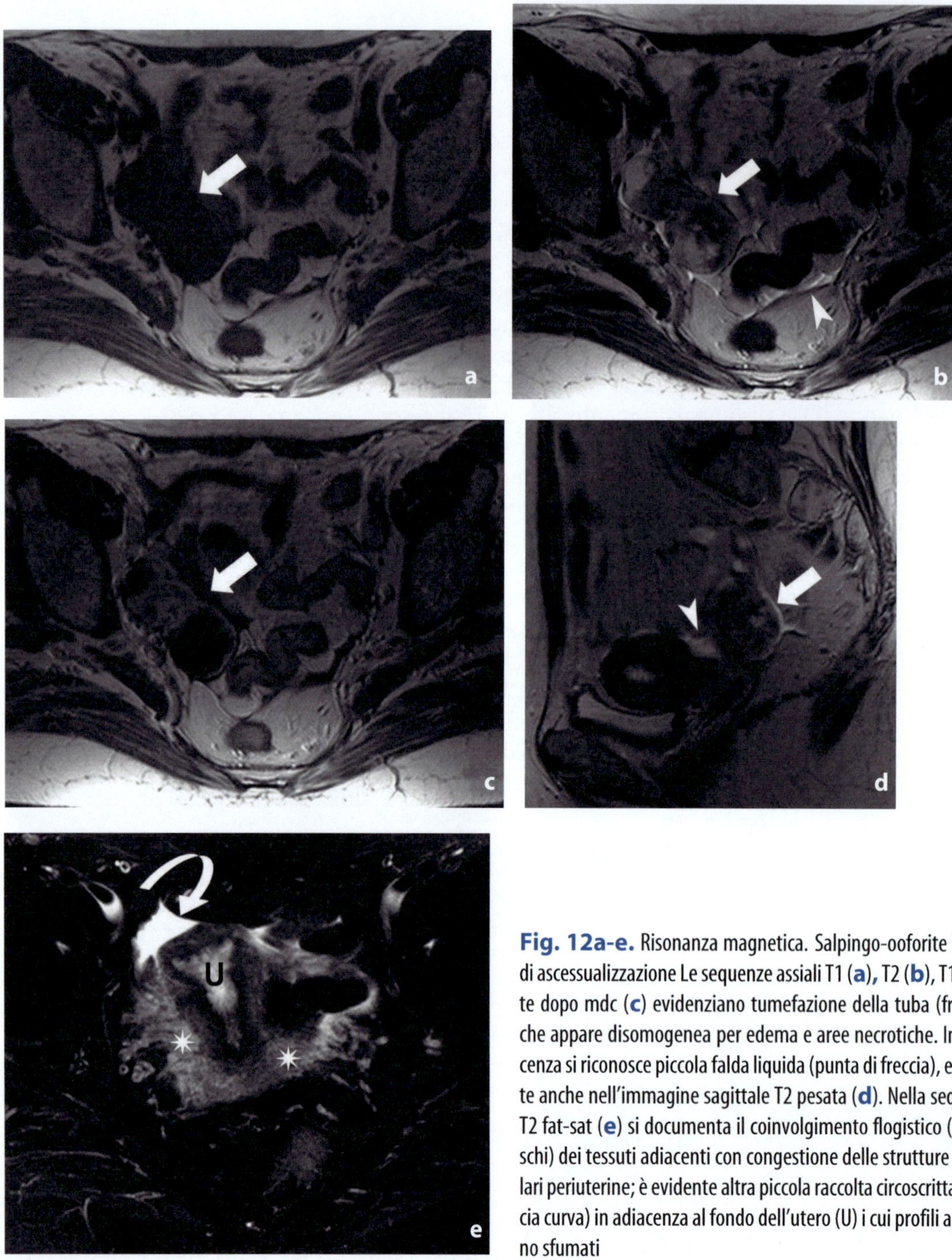

Fig. 12a-e. Risonanza magnetica. Salpingo-ooforite in fase di ascessualizzazione Le sequenze assiali T1 (**a**), T2 (**b**), T1 pesate dopo mdc (**c**) evidenziano tumefazione della tuba (freccia), che appare disomogenea per edema e aree necrotiche. In adiacenza si riconosce piccola falda liquida (punta di freccia), evidente anche nell'immagine sagittale T2 pesata (**d**). Nella sequenza T2 fat-sat (**e**) si documenta il coinvolgimento flogistico (asterischi) dei tessuti adiacenti con congestione delle strutture vascolari periuterine; è evidente altra piccola raccolta circoscritta (freccia curva) in adiacenza al fondo dell'utero (U) i cui profili appaiono sfumati

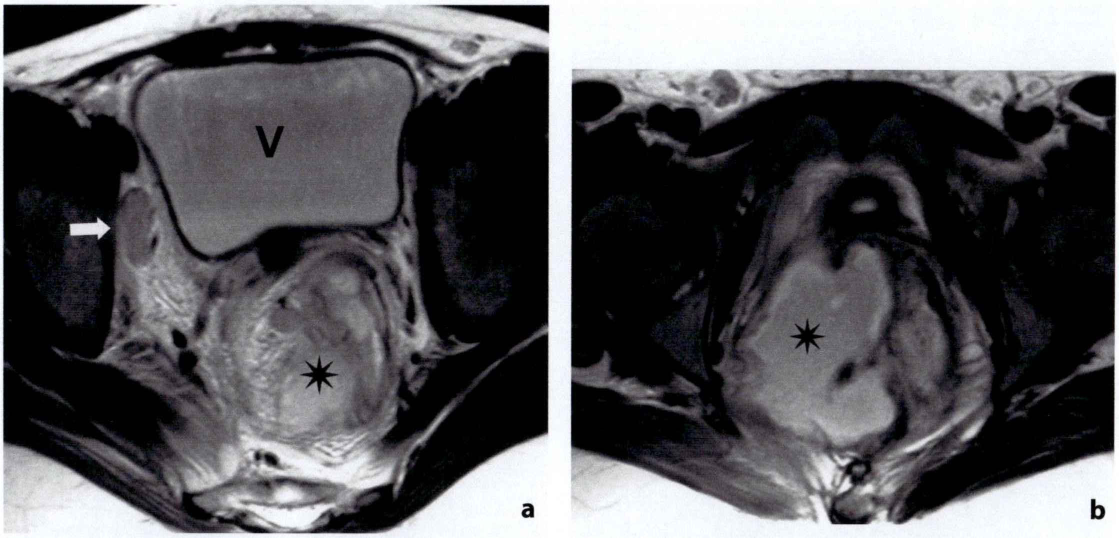

Fig. 13a, b. Risonanza magnetica. Ascesso tubo-ovarico. **a** L'immagine assiale T2 pesata documenta disomogenea circoscritta raccolta (asterisco) in sede annessiale. La freccia indica linfonodo inguinale esterno destro aumentato, di tipo reattivo. **b** Ad un piano più caudale si visualizza raccolta liquida saccata (asterisco) che interessa anche la fossa ischio-rettale destra. V = vescica

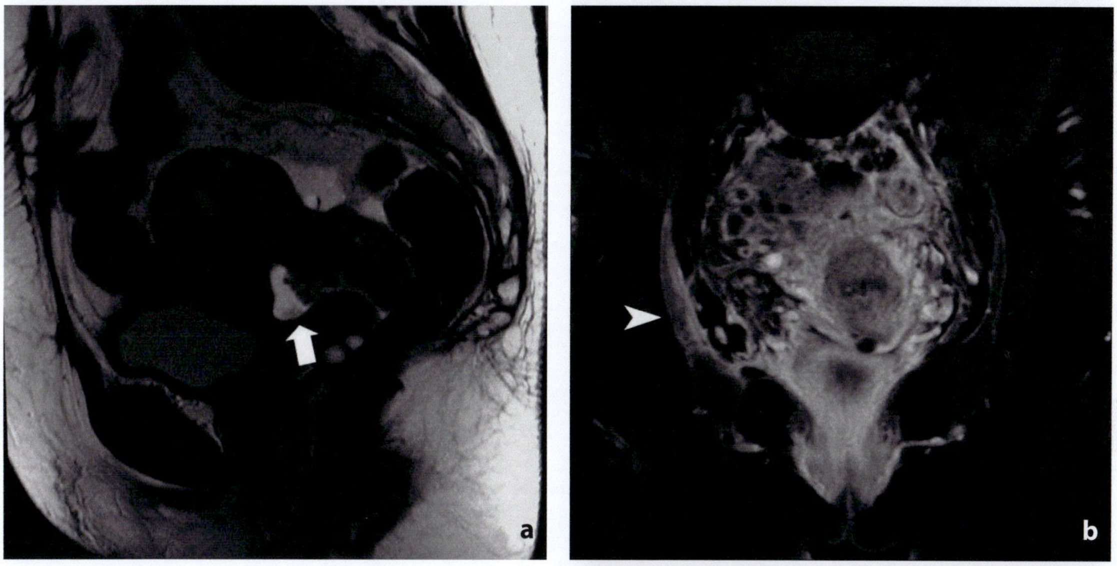

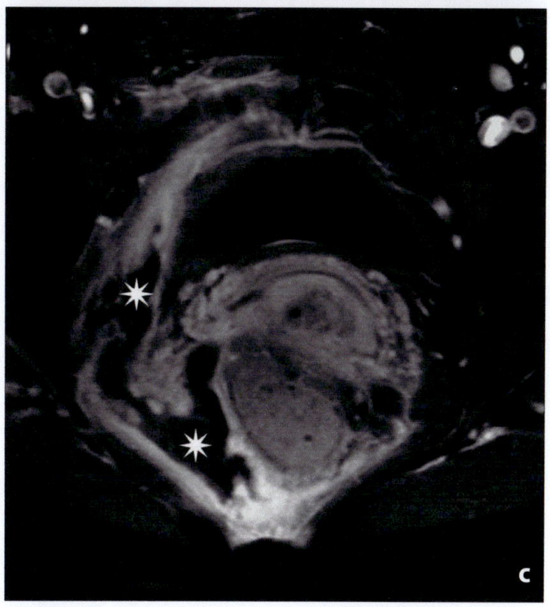

Fig. 14a-c. Risonanza magnetica. PID diffusa post partum successiva a taglio cesareo. **a** L'immagine sagittale T2 pesata documenta deiscenza della parete uterina, con adiacente piccola raccolta liquida (freccia). Le scansioni assiale (**b**) e coronale (**c**) T1 pesate dopo mdc dimostrano l'esteso interessamento infiammatorio pelvico, evidenziato dalla diffusa iperintensità del segnale, il coinvolgimento del muscolo otturatorio destro (punta di freccia) e la presenza di una circoscritta, irregolare raccolta liquida (asterischi)

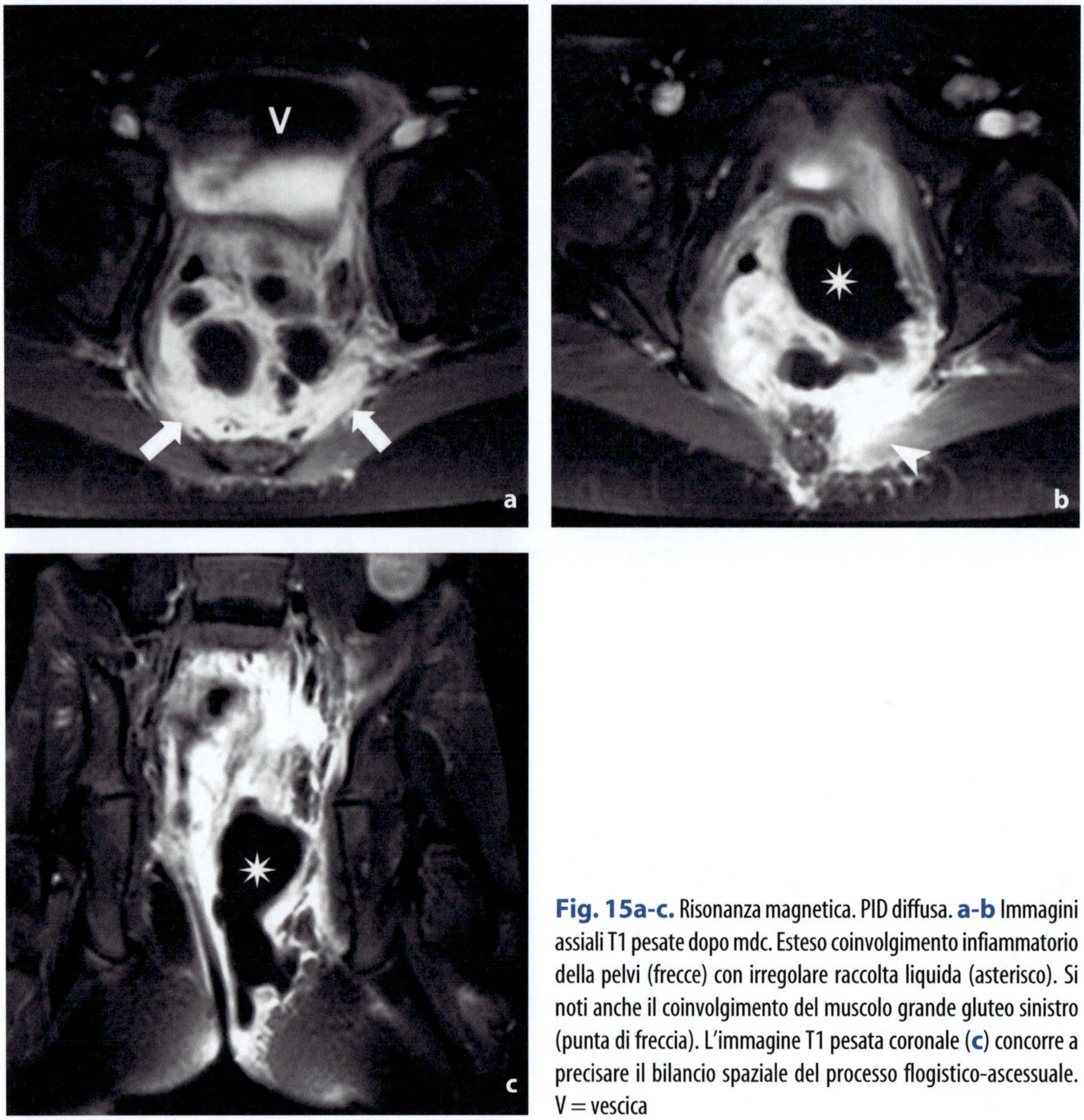

Fig. 15a-c. Risonanza magnetica. PID diffusa. **a-b** Immagini assiali T1 pesate dopo mdc. Esteso coinvolgimento infiammatorio della pelvi (frecce) con irregolare raccolta liquida (asterisco). Si noti anche il coinvolgimento del muscolo grande gluteo sinistro (punta di freccia). L'immagine T1 pesata coronale (**c**) concorre a precisare il bilancio spaziale del processo flogistico-ascessuale. V = vescica

Approccio anatomo-clinico alla patologia dell'utero

19

E. Sartori, D. Gatti, F. Quaglia

Fibroma uterino

Il fibroma (indicato anche come mioma o fibromioma o leiomioma) è un tumore benigno dell'utero, che trae origine dalla cellula muscolare liscia del miometrio. L'incidenza, dal 15% al 30% della popolazione femminile, è certamente sottostimata, con picco tra i 35 e i 50 anni.

Dati clinici e sperimentali sembrano deporre per un'eziopatogenesi ormonale, in particolare estrogeno-dipendente: fibromi uterini si sviluppano preferibilmente in età riproduttiva, crescono di dimensioni in gravidanza, regrediscono dopo la menopausa. Macroscopicamente l'utero appare alterato nella forma e nel volume da uno o più nodi, di dimensioni variabili da pochi millimetri a oltre 20 cm di diametro.

La localizzazione più frequente è a livello del corpo uterino (95%) distinta in sottosierosa, intramurale, sottomucosa e infralegamentaria. Nella forma sottosierosa la lesione si espande verso le periferia della parete, come una protuberanza rivestita dal peritoneo: può essere sessile o peduncolata. Il mioma intramurale si sviluppa nel contesto della parete uterina deformandola; di solito conserva intatta la sua pseudocapsula. Il mioma sottomucoso cresce verso la cavità endometriale, mentre quello infralegamentario si espande fra i due foglietti del legamento largo.

La superficie di taglio mostra aspetto fascicolare o a vortice e colorito variabile da biancastro a rosso. All'esame microscopico si osservano fibrocellule muscolari lisce variamente intrecciate con cellule connettivali e disposte in gruppo e a formare vortici.

Il fibromioma ha crescita generalmente lenta e progressiva, talvolta rapida. In menopausa subisce graduale riduzione o regressione, ma non scompare completamente. Può andare incontro a degenerazione (correlata a turbe circolatorie) cui possono far seguito necrosi ed infiammazione. La degenerazione è distinta in:

- ialina: il tessuto connettivo è sostituito da materiale ialino acellulato;
- cistica: nello spessore del mioma si formano cavità ripiene di liquido gelatinoso, mucinoso o di sangue;
- grassa: le microcellule sono sostituite da piccole gocce di grasso che conferiscono alla superficie di taglio un colorito giallo pallido;
- calcifica: è frequente nei fibromi sottosierosi ed in età avanzata;
- rossa: è caratterizzata da necrobiosi asettica che si verifica di solito in lesioni voluminose intramurali, specie in gravidanza, per modificazioni acute dell'apporto ematico.

La degenerazione maligna (leiomiosarcoma) è estremamente rara: 0,2- 0,4%.

Occasionalmente si possono osservare atipie cellulari e/o attività mitotica, con problemi di diagnosi differenziale nei confronti del leiomiosarcoma.

Il fibroma è sintomatico solo nel 20-50% dei casi, il più delle volte rappresenta un riscontro occasionale durante una visita ginecologica eseguita per altri motivi. La sintomatologia, quando presente, è correlata a numero, dimensioni e, soprattutto, sede del tumore. L' emorragia è relativamente frequente nelle forme sottomucose, rappresentata prevalentemente da aumento della perdita ematica mestruale (ipermenorrea, menorragia, menometrorragia). La sintomatologia dolorosa è rara e può essere causata da complicanze: necrosi, torsione, infezione, espulsione di nodo sottomucoso. La dismenorrea è presente nel 20% circa dei casi. Tra i fenomeni da compressione il sintomo più frequente è rappresentato dalla pollachiuria. Il mioma può essere talvolta causa di infertilità, aumentato rischio di aborto e parto prematuro.

La terapia è strettamente collegata a età e parità della paziente, presenza ed entità dei sintomi, dimensioni e sede del/dei nodi miomatosi.

La terapia medica è generalmente usata per controllare le menometrorragie (i farmaci più utilizzati sono progestinici di sintesi: medrossiprogesterone acetato, noretisterone) o per correggere l'anemia in previsione di un intervento chirurgico (agonisti del GN-RH agiscono inibendo la secrezione gonadotropica ipofisaria e bloccando in tal modo l'attività ovarica).

La terapia chirurgica può essere conservativa (miomectomia laparotomica o laparoscopica) o demolitiva (isterectomia laparotomica, laparoscopica o per via vaginale).

American College of Obstetricians and Gynecologists (1994) Uterine Leiomyomata. ACOG Technical Bulletin 192, Washington, DC

American Fertility Society (1992) Myomas and Reproductive Dysfunction: Guideline for Practice. Birmingham, AL

Buttram VC Jr, Reiter RC (1981) Uterine leiomyomata: etiology, symptomatology, and management. Fertil Steril 36:433-445

Quade BJ (1995) Pathology, cytogenetics, and molecular biology of uterine leiomyomas and other smooth muscle lesion. Curr Opin Obstet Gynecol 7:35-42

Vollenhoven BJ, Lawrence AS, Healy DL (1990) Uterine fibroids: A clinical review. Br J Obstet Gynaecol 97:285-298

Carcinoma dell'endometrio

Epidemiologia

Il carcinoma dell'endometrio rappresenta attualmente la neoplasia più frequente dell'apparato genitale, seconda solo al carcinoma della mammella tra i tumori femminili. Negli ultimi 30 anni ha avuto un forte e continuo incremento nel mondo, con incidenza di circa 150.000 nuovi casi/anno. I paesi industrializzati sono più a rischio; quelli in via di sviluppo hanno tassi di incidenza più bassi.

Fattori di rischio

Si calcola che colpisca nell'80% dei casi donne in menopausa, solo nel 5% pazienti sotto i 40 anni. A giustificazione di questi dati è stata ipotizzata l'importanza dell'assetto ormonale e, in particolare, dell'iperestrogenismo. Tra i fattori di rischio sono altresì considerati: sterilità, cicli anovulatori ed irregolari, nulliparità, menopausa tardiva, ormonoterapie sbilanciate. Sono sicuramente coinvolti anche obesità, ipertensione arteriosa, diabete mellito. Un ruolo a parte è attribuito all'assunzione di antiestrogeni (in particolare il Tamoxifene) per la terapia del carcinoma della mammella; a livello endometriale tali farmaci esercitano un ruolo similestrogenico dopo la menopausa. Infine, è riconosciuta l'importanza di fattori genetici.

Anatomia patologica

Macroscopicamente la neoplasia si presenta in due forme: *circoscritta* con aspetto papillare, polipoide o a placca lievemente rilevata oppure *diffusa* con endometrio estesamente infiltrato di aspetto polipoide, pallido e friabile.

Microscopicamente l'**adenocarcinoma endometrioide** è il sottotipo più frequente (75-80%), in un certo numero di casi preceduto dall'iperplasia con atipie (anche se questa sequenza non è da considerarsi necessaria nella carcinogenesi). Varianti della forma endometrioide sono l'**adenocarcinoma con metaplasia squamosa (o adenoacantoma)**, ed il **carcinoma adenosquamoso.** Il 9% degli adenocarcinomi endometriali è rappresentato dall'istotipo **mucinoso.** Sottotipi meno frequenti ed a prognosi sfavorevole sono il **carcinoma a cellule chiare**, l'**adenocarcinoma sieroso-papillifero,** il **carcinoma squamoso, l'indifferenziato** ed i **carcinomi di tipo misto.**

Vie di diffusione

Nella maggior parte dei casi, in relazione alla lenta crescita, il tumore è limitato al corpo uterino. La modalità di diffusione più frequente avviene per contiguità, con estensione diretta alla parete miometriale e al canale cervicale, fattori che peggiorano la prognosi. La neoplasia può invadere vagina e tube; nel 5-10% dei casi, sono presenti metastasi ovariche. Vi è poi la possibilità di diffusione alla cavità peritoneale per trapianto libero attraverso le tube. Altre potenziali vie sono quelle ematica, che condiziona le metastasi a distanza e linfatica verso i linfonodi pelvici, paracavoaortici ed inguinali, attraverso un doppio drenaggio linfatico (uno proprio del corpo uterino e l'altro della cervice) che giustifica le diversità di interessamento delle stazioni linfonodali, anche se quelle pelviche sono primariamente interessate.

Fattori prognostici

I fattori che vengono considerati più importanti nel condizionare la prognosi del carcinoma endometriale sono: stadio, grading istologico, infiltrazione del miometrio, istotipo, diffusione linfonodale. Lo **stadio** è in relazione all'estensione del tumore (Tabella 1). Il **grading** presenta una chiara correlazione inversa con la sopravvivenza, che varia dall'80 al 90% per i G1 e dal 60 al 70% per i G3.

L'**infiltrazione del miometrio** è dato importante quando il tumore è confinato all'utero e si associa ad altri fattori prognostici negativi, quali lo status linfonodale ed il grado indifferenziato. Alcuni **istotipi** (adenocarcinoma classico e con metaplasia squamosa, carcinoma secretivo e carcinoma papillare) hanno prognosi favorevole rispetto ad altre forme (carcinoma a cellule chiare, misto adenosquamoso, sieroso-papillifero ed indifferenziato).

La **metastasi linfonodale** rappresenta il fattore prognostico più importante nel predire la sopravvivenza; anche pazienti al primo stadio presentano nel 10% circa linfonodi pelvici positivi e nel 7% interessamento dei linfonodi lomboaortici.

Tabella 1. Stadiazione FIGO del carcinoma dell'endometrio

Stadio	Ia	il tumore è limitato all'endometrio
	Ib	il tumore infiltra meno del 50% dello spessore del miometrio
	Ic	il tumore infiltra più del 50% dello spessore del miometrio
Stadio	IIa	il tumore interessa la mucosa cervicale
	IIb	il tumore interessa lo stroma cervicale
Stadio	IIIa	il tumore interessa la sierosa e/o gli annessi e/o la citologia peritoneale è positiva
	IIIb	presenza di metastasi vaginali
	IIIc	metastasi pelviche o ai linfonodi pelvici e/o paraortici
Stadio	IVa	tumore con invasione di retto o vescica
	IVb	diffusione a distanza o metastasi intraaddominale e/o ai linfonodi inguinali

Altri fattori prognostici meno rilevanti sono: **citologia peritoneale**, **invasione degli spazi linfoghiandolari**, **interessamento degli angoli tubarici**, **volume della neoplasia**, **stato dei recettori per il progesterone** e **ploidia**.

Diagnosi

L'esordio clinico è solitamente rappresentato da perdite ematiche irregolari ed anomale. Tradizionalmente la diagnosi deve essere confermata dall'esame istologico. L'indagine di scelta è rappresentata dall'**isteroscopia**, che permette una visione diretta della cavità uterina con valutazione dell'estensione del tumore alla cavità stessa ed al canale cervicale. Si può così eseguire un prelievo mirato di tessuto ritenuto patologico da poter affidare all'anatomopatologo. Una volta ottenuta la conferma istologica, per valutare in modo corretto la diffusione della malattia e pianificare la miglior strategia terapeutica, è raccomandabile eseguire alcuni accertamenti.

In primo luogo l'**esame clinico**, con attenta valutazione di eventuali coinvolgimenti della cervice, della vagina e dei parametri. L'**ecografia transvaginale** permette di misurare lo spessore dell'endometrio e del miometrio e l'eventuale infiltrazione di quest'ultimo. Attualmente la **risonanza magnetica** è la tecnica migliore nel valutare l'invasione del miometrio e dello stroma cervicale, in quanto fornisce indicazioni preoperatorie per la modulazione della radicalità chirurgica su utero e linfonodi pelvici e/o lomboaortici. La **TC** consente lo studio accurato del retroperitoneo e quindi dell'interessamento linfonodale. La **radiografia del torace** esclude secondarismi polmonari, mentre **cistoscopia** e **rettosigmoidoscopia** sono riservate a quei casi in cui si sospetti un coivolgimento secondario della vescica o del colonretto.

Terapia

L'approccio terapeutico ottimale al carcinoma è rappresentato dalla asportazione chirurgica dell'utero e degli annessi. La tradizionale via **laparotomica** è attualmente sostituita, nei centri dove ciò è possibile per l'esperienza degli operatori, dall'approccio **laparoscopico** che, nel garantire analoghi risultati prognostici, assicura minor disagio per la paziente, tempi di ospedalizzazione più brevi e recupero funzionale più rapido.

La **chirurgia vaginale**, laparoassistita o meno, è di solito riservata a pazienti di età avanzata, particolarmente obese e con patologie associate che determinano aumento significativo del rischio operatorio, e solitamente negli stadi iniziali, con risultati sovrapponibili a quelli ottenuti tramite via laparotomica o laparoscopica. L'atto terapeutico è rappresentato dal **lavaggio preoperatorio** della cavità addominale per esame citologico, dalla **isterectomia extrafasciale** con **annessiectomia bilaterale, colpectomia** del terzo superiore e **linfoadenectomia pelvica** associata o meno a quella **lomboaortica** da eseguirsi in casi selezionati. La radicalità chirurgica sull'utero e sui tessuti cellulari periuterini è modulata secondo l'interessamento massivo dell'utero, l'estensione neoplastica all'endocervice o allo stroma del collo uterino, con possibile coivolgimento parametriale e con eventuale metastatizzazione alle diverse stazioni linfonodali.

È ben documentato un rapporto direttamente positivo fra grading, coinvolgimento miometriale e metastasi linfonodali: quanto più aumenta il grading o l'infiltrazione del miometrio, tanto più alta è la percentuale di metastasi linfonodali. Diventa in tali evenienze atto chirurgico di primaria importanza l'esecuzione della linfoadenectomia per meglio definire lo stadio della malattia e conseguentemente specificarne la prognosi. La linfoadenectomia comprende le stazioni di drenaggio del corpo e del collo dell'utero, secondo vie preferenziali che portano ai linfonodi pelvici, lomboartici ed inguinali. I linfonodi pelvici, ed in particolare gli **otturatori superficiali** e gli **iliaci esterni**, sono i più frequentemente interessati, con concomitanti metastasi ai lomboaortici nel 40% dei casi. In caso di linfonodi pelvici negativi, si riscontra positività lomboartica solo nel 2% delle pazienti.

La terapia del carcinoma endometriale comprende infine anche l'eventualità di eseguire, in casi considerati a rischio, una **terapia adiuvante**, con l'utilizzo della **radioterapia esterna** e/o della **brachiterapia** e della **chemioterapia.**

Ayhan A, Tuncer R, Tuncer ZS et al (1994) Correlation between clinical and histopatologic risk factors and lymph node metastates in early endometrial cancer (a multivariate analysis of 183 cases). Int J Gynecol Cancer 4:306-309

Creasman WT, Morrow CP, Bundy BN et al (1987) Surgical pathologic spread patterns of endometrial cancer. A Gynecologic Oncology Group Study. Cancer 60 (8):2035-2041

Frei KA, Kinkel K (2001) Staging endometrial cancer: role of magnetic resonance imaging. J Magnetic Reson Imaging 13:850-855

Mariani A, Maurice JW, Keeney GL et al (2003) Endometrial cancer: predictors of peritoneal failure. Gynecol Oncol 89:236-242

Sartori E, Gadducci A, Landoni F et al (2001) Clinical behavior of 203 stage II endometrial cancer cases: the impact of primary surgical approach and of adjuvant radiation theray. Int J Gynecol Cancer 11:430-437

Trimble El, Kosary C, Park RC (1998) Lymph node sampling and survival in endometrial cancer. Ginecol Oncol 71:340-343

Wilson TO, Podtraz KC, Gaffey TA et al (1990) Evaluation of unfavourable histologic subtypes in endometrial adenocarcinoma. Am J Obset Gynecol 162:418-426

Zaino RJ, Diana KL et al (1996) Pathologic models to predict outcome for women with endometrial adenocarcinoma: the importance of the distinction between surgical stage and clinical stage. A Ginecologic Oncology Group Study. Cancer 77:1115-1121

Carcinoma della cervice

Epidemiologia ed eziopatogenesi

Il carcinoma della cervice è la terza neoplasia ginecologica dopo il carcinoma dell'endometrio e dell'ovaio. È prevalente nei paesi in via di sviluppo. Il carcinoma invasivo ha in Italia un'incidenza di 10 casi ogni 100.000 donne/anno.

L'età media alla diagnosi è di 45 anni, nonostante vi sia evidenza di una maggior frequenza in età più giovanili, probabilmente in rapporto a variazioni biologiche del tumore indotte dal virus del papilloma umano (HPV): la quasi totalità dei carcinomi squamosi della portio e la maggior parte degli adenocarcinomi contengono, infatti, DNA dei tipi oncogeni di HPV. I tipi 6-11-16-18-31-33-35 sono stati dimostrati in associazione a lesioni ginecologiche umane. Il 70% dei cervicocarcinomi è causato dall'HPV 16 e 18.

Altri fattori di rischio includono promiscuità sessuale, condizioni socio-economiche, esposizione ad agenti cancerogeni.

Forme cliniche ed istologia

Esistono diverse forme macroscopiche: *esofitica*, a sviluppo vegetante con aspetti polipoidi o "a cavolfiore", friabile, facilmente sanguinante; *endofitica*, a carattere ulcerativo; *endocervicale* che ingrossa, deforma, espandendo dall'interno il collo dell'utero attribuendo ad esso una classica forma "a botte" (barrel-shape).

Vi sono due istotipi fondamentali:

- il **carcinoma squamoso**: rappresenta l'80% dei carcinomi del collo dell'utero; prende origine da preesistenti displasie **squamose**; origina dalla giunzione fra epitelio squamoso e cilindrico o zona di trasformazione;

- l'**adenocarcinoma**: costituisce il 20% del totale delle neoplasie della portio; insorge nell'area pseudoghiandolare del canale cervicale.

Oltre alle due suddette forme istologiche più frequenti si ricordano il **carcinoma a cellule chiare** che rappresenta circa il 5% degli adenocarcinomi; il **carcinoma adenosquamoso** in cui coesistono entrambe le componenti, ghiandolare e squamosa.

Vie di diffusione

Il carcinoma della cervice uterina tende a crescere localmente, invadendo per **continuità** i tessuti paracervicali e gli organi pelvici limitrofi per poi diffondersi alle strutture linfonodali locoregionali e dare tardivamente metastasi a distanza. L'invasione per contiguità avviene secondo diverse direttrici: longitudinale, verso la vagina; superiore ad interessare il corpo dell'utero; laterale verso il parametrio ed il paracolpo fino a raggiungere, negli stadi avanzati, la parete pelvica. L'infiltrazione parametriale può comportare l'ostruzione ureterale mono o bilaterale. La diffusione diretta anteriore o posteriore può comportare l'infiltrazione, rispettivamente, della vescica e del retto.

Anche la metastatizzazione linfatica è frequente: i linfonodi paracervicali e parametriali possono essere i primi interessati, anche se il coinvolgimento diretto ai linfonodi della parete pelvica è più comune.

L'incidenza di metastasi linfonodali è direttamente proporzionale all'estensione locale della neoplasia e quindi dello stadio: IB=15-25%; II=25-40%; III=40-60%; IV=50-65%. Anche la percentuale di metastasi paracavoaortiche aumenta parallelamente allo stadio: IB=5%; II=15-30%; IV=35-40%.

La diffusione per via ematica del cancro cervicale è decisamente infrequente, per quanto possano occasionalmente riscontrarsi metastasi a livello polmonare, epatico, scheletrico e cerebrale, specie nelle fasi terminali della malattia.

Stadiazione

Al fine di impostare correttamente la strategia terapeutica, obiettivo primario della stadiazione è definire l'estensione della neoplasia al momento della diagnosi, ovvero: volume del tumore; invasione stromale (cervical ring); invasione parametriale; diffusione locale; stato dei setti interviscerali; diffusione linfonodale; stato anatomico e decorso delle vie urinarie.

Il sistema di stadiazione della FIGO (Tabella 2) è basato essenzialmente su dati clinici (visita ginecologica e colposcopia): nello stadio I il tumore è confinato alla cervice, nello stadio II è esteso alla vagina o al parametrio ma non alla parete pelvica, nello stadio III è esteso alla parete pelvica (con eventuale idronefrosi o rene non funzionante), nel IV vi sono invasione della mucosa vescicale o rettale oppure metastasi a distanza.

Diagnosi ed indagini pretrattamento

L'esame clinico rappresenta il cardine della stadiazione del carcinoma della cervice. In particolare, l'esplorazione combinata vagino-rettale permette di valutare lo stato dei parametri e delle pareti pelviche, rilevandone eventuali rigidità, retrazioni, nodularità che possono indicare l'infiltrazione neoplastica.

Lo studio per immagini integra la clinica consentendo di pianificare un programma terapeutico personalizzato. Radiografia del torace, tomografia computerizzata e risonanza magnetica sono le tecniche abitualmente impiegate. L'urografia è solo occasionalmente utilizzata; la linfoangiografia è stata praticamente abbandonata. Cistoscopia e rettoscopia trovano indicazione soltanto negli stadi avanzati con sospetto clinico di diffusione viscerale.

Tabella 2. Classificazione FIGO del cervicocarcinoma uterino

Stadio 0		Carcinoma in situ, carcinoma intraepiteliale
Stadio I		Il carcinoma è strettamente limitato alla cervice
	IA	Cervicocarcinoma preclinico, diagnosticabile solo al microscopio
	IA_1	Invasione stromale minima evidente microscopicamente
	IA_2	Lesioni identificate microscopicamente che possono essere misurate. La massima profondità di misurazione non deve superare i 5 mm dalla base dell'epitelio, sia superficiale sia ghiandolare da cui origina. La seconda dimensione, l'estensione orizzontale, non deve superare i 7 mm. Lesioni più grandi sono stadiate come IB
	IB	Lesioni di dimensioni più ampie che nello stadio IA_2, identificate sia clinicamente che non. Le caratteristiche dell'invasione del tessuto circostante non possono alterare la stadiazione, anche se debbono essere registrate per orientare le decisioni terapeutiche successive
Stadio II		Il carcinoma si estende oltre la cervice, ma non fino alla parete pelvica. Il carcinoma invade la vagina, ma non fino al terzo inferiore
	IIA	Non evidenza di invasione parametriale
	IIB	Evidenza di invasione parametriale
Stadio III		Il carcinoma è esteso alla parete pelvica. Mediante la visita rettale non si rileva spazio libero da cancro tra il tumore e la parete pelvica. Il tumore invade il terzo inferiore della vagina. Tutti i casi con idronefrosi o esclusione funzionale delle reni devono essere inclusi, a meno che non siano dovuti ad altre cause
	IIIA	L'invasione non giunge alla parete pelvica, ma al terzo inferiore della vagina
	IIIB	Estensione alla parete pelvica o idronefrosi o esclusione funzionale dei reni
Stadio IV		Il carcinoma si estende oltre il piccolo bacino o ha invaso clinicamente la mucosa della vescica o del retto
	IVA	Diffusione del tumore agli organi adiacenti
	IVB	Metastasi a distanza

Nella pratica clinica si è andata modificando nel tempo la valutazione strumentale della paziente con cervicocarcinoma: da più esami si tende a ricorrere ad un'unica tecnica di imaging che consenta di valutare i diversi fattori prognostici.

Prognosi e sopravvivenza

Il carcinoma squamoso della cervice uterina è una delle neoplasie con miglior indice di cura (tasso globale pari a 50%). La prognosi è altamente favorevole in pazienti con stadio iniziale ed estremamente severa nelle forme avanzate: 85% di guarigioni allo stadio I; 50-60% al II stadio; 30% al III e 5-10% al IV. Volume tumorale e stato linfonodale, associati allo stadio clinico, rappresentano i principali fattori prognostici; istotipo e grado di differenziazione citoistologica sono il secondo fattore di prognosi. Grado di neoangiogenesi, diffusione neoplastica negli spazi capillarosimili, percentuale di stroma cervicale invaso, estensione al corpo uterino, stato dei margini di resezione, età della paziente e comorbidità rappresentano ulteriori importanti fattori prognostici.

Trattamento

L'isterectomia radicale con linfoadenectomia pelvica/lomboaortica rappresenta la cura d'elezione negli stadi IA-B/IIA. L'approccio chirurgico può essere integrato dalla radioterapia pelvica in caso di fattori prognostici negativi all'istologia. Negli stadi più avanzati il trattamento di prima scelta è rappresentato dalla radioterapia associata a brachiterapia ed eventuale chemioterapia. Per le pazienti con metastasi a distanza è previsto un trattamento sistemico chemioterapico con o senza radioterapia pelvica.

Circa il 50% delle recidive è diagnosticato durante il primo anno di follow-up, il 75% entro due anni. Nella localizzazione pelvica centrale della recidiva può essere considerata ancora la chirurgia, che prevede anche l'intervento di eviscerazione. Nel follow-up l'imaging, strettamente complementare alla clinica, si avvale di RM, TC e PET, tecnica di più recente introduzione, attualmente ritenuta essere d'elezione per lo studio sistemico della paziente.

Magrina JF, Goodrich MA, Lidner TK et al (1999) Modified radical hysterectomy in the treatment of early squamous cervical cancer. Ginecol Oncol 72:183-186

Markman M (2007) HPV vaccines to prevent cervical cancer. Lancet 369:1837-1839

Mathur SP, Mathur RS, Creasman WT et al (2005) Early non invasive diagnosis of cervical cancer. Cancer Biomark 1:183-191

Rose PG, Bundy BN, Watkins EB et al (1999) Concurrent cisplatin-based radiotherapy and chemiotherapy for locally advanced cervical cancer. N Eng J Med 340:1144-1153

Zand KR, Reinhold C, Abe H et al (2007) Magnetic resonance imaging of the cervix. Cancer Imaging 7:769-776

Diagnostica per immagini dell'utero

20

L. Olivetti, L. Grazioli, B. Frittoli

Endometriti

Introduzione anatomo-patologica

L'endometrite è un processo infiammatorio dell'endometrio, spesso contestuale a miometrite e peri-parametrite, anche se queste abitualmente fanno parte di un quadro di pelvi-peritonite.

L'endometrite si presenta in forma **acuta** o **cronica**: la prima può essere più frequentemente catarrale purulenta e pseudomembranosa; la seconda è per lo più una forma acuta non guarita e recidivante, seppur rara, poiché la periodica distruzione mestruale dell'endometrio funzionale favorisce il processo di guarigione; la forma cronica può evolvere in atrofia.

Le endometriti si verificano a seguito di infezione postabortiva o puerperale e sono per lo più di origine batterica streptococcica; le forme gonococciche sono inusuali. Oggi meno frequente è la forma tubercolare, spesso asintomatica e causa di infertilità: l'occlusione fibrotica dell'orifizio uterino interno comporta l'accumulo di essudato caseoso nella cavità endometriale e l'aumento volumetrico dell'utero (piometra tubercolare). Discussa è l'esistenza di una endometrite luetica. Esistono infine rare forme fungine, sarcoidosiche o granulomatose da talco.

Diagnostica per immagini

I segni **ecografici**, anche in presenza di quadri clinici eclatanti, possono essere assai sfumati ed aspecifici. L'approccio è sovrapubico, ma preferibilmente transvaginale per una valutazione più corretta delle eventuali masse e degli organi coinvolti. Si osserva la presenza di liquido, talvolta anche di aria, all'interno della cavità endometriale, ispessita, ipoecogena, sfumata e irregolare nei margini (Fig. 1). Se l'infezione su-

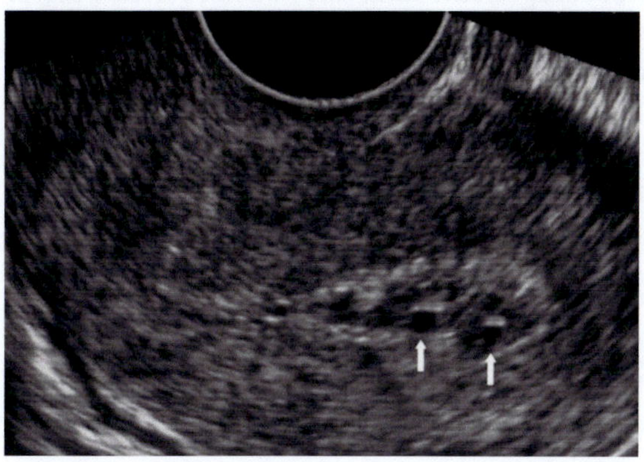

Fig. 1. Ecografia. Endometrite. Ispessimento endometriale dopo revisione per aborto spontaneo. Sono evidenti focolai centrali iperecogeni con ombreggiatura posteriore da componente gassosa (frecce)

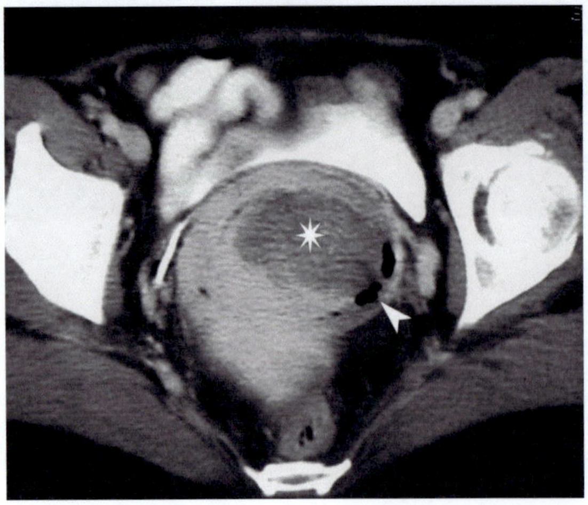

Fig. 2. Tomografia computerizzata. Endometrite. Immagine assiale acquisita in fase venosa. L'utero è tumefatto, occupato da materiale disomogeneo (asterisco) nel cui contesto si apprezzano anche alcune piccole bolle gassose (punta di freccia)

bentra nel postpartum, in cavità uterina si può identificare una componente tissutale ecogena riferibile a residui del prodotto di concepimento. A volte i reperti sono aspecifici, rappresentati solo dall'aumento volumetrico dell'utero, che appare ipoecogeno, con ispessimento dei legamenti utero-sacrali, nelle forme più evolute. Spesso la flogosi interessa anche l'ovaio, tumefatto, e le tube, con la presenza di ascessi tubo-ovarici. Se la malattia progredisce si appalesa un'infiammazione reattiva della circostante pelvi (pelvi-peritonite), mentre morfologicamente normali risultano gli organi addominali. L'**eco-color-Doppler** permette di valutare gli indici di vascolarizzazione e di pulsatilità aumentati nel tessuto flogosato.

La **tomografia computerizzata** (TC) è in grado di identificare alterazioni morfologiche-strutturali di utero ed ovaie indotte dal processo infiammatorio, quando evoluto, nonché lesioni anche sfumate dei piani fasciali del pavimento pelvico, ispessimento dei legamenti utero-sacrali e/o raccolte fluide corpuscolate presenti nel quadro di pelvi-peritonite (Fig. 2).

L'utero nelle forme acute appare a margini indistinti, disomogeneo con difficile visualizzazione della cavità uterina. Dopo mezzo di contrasto (mdc), le aree di flogosi appaiono di solito ben demarcate, ipodense nel contesto di un utero, all'opposto, iperdenso in quanto iperperfuso. Nelle infezioni post-gravidiche sono facilmente identificabili (con problemi di diagnosi differenziale) aree emorragiche/coaguli o residui di placenta.

L'evidenza nella cavità endometriale di una raccolta liquida sovrafluida è indicativa di piometra, peraltro più frequentemente osservabile nelle donne in menopausa, qualora la flogosi (in particolare cronica) determini ostruzione dell'orifizio uterino interno. La TC non riesce a distinguere tra coagulo e residuo del prodotto del concepimento in caso di infezione dopo il parto.

La **risonanza magnetica** (RM) è abitualmente impiegata solo nelle forme di pelvi- peritonite per l'elevata sensibilità e specificità, anche se è ben nota la sua capacità di differenziare comunque, sempre, le diverse componenti anatomico-strutturali dell'utero.

Anche in RM le endometriti si manifestano come ampliamento della cavità e alterazioni del normale segnale dell'endometrio; rispetto a quest'ultimo le raccolte fluide hanno intensità di segnale più bassa. Qualora il processo si estenda alla parete muscolare, si osserva disomogeneità della giunzione miometriale e del miometrio stesso. L'associata emorragia intracavitaria appare tipicamente con segnale elevato nelle immagini T1 pesate e basso in quelle T2; l'eventuale componente aerea risulta come vuoto di segnale.

Mulic-Lutvica A, Axelsson O (2007) Postpartum ultrasound in women with postpartum endometritis, after cesarean section and after manual evacuation of the placenta. Acta Obstet Gynecol Scand 86:210-217

Neoplasie benigne

Leiomiomi

Introduzione anatomo-patologica

I leiomiomi (chiamati anche miomi, fibromi, fibromiomi, fibroleiomiomi) sono tumori benigni, costituiti da cellule muscolari lisce intercalate a tessuto connettivo e ben delimitati da una pseudocapsula formata dall'adiacente normale miometrio compresso. Hanno origine sia dal corpo sia dal collo (meno frequenti) dell'utero. In base alla sede sono classificati in sottomucosi, intramurali o interstiziali e sottosierosi. Quando di dimensioni voluminose, per l'inadeguato apporto ematico e la conseguente anossia tissutale vanno frequentemente incontro ad involuzione degenerativa ialina (63%), mucoide o mixomatosa (19%), cistica (4%), grassosa (3%) o emorragica (3%). Calcificazioni, espressione dell'avvenuta necrosi, sono presenti nell'8% dei casi. La degenerazione sarcomatosa è rara e può essere sospettata nel caso di improvviso aumento volumetrico; l'imaging non è sufficientemente specifico per porre simile diagnosi, a meno che non esistano franchi segni di invasione o presenza di metastasi a distanza.

La leiomiomatosi intravenosa è una rara condizione caratterizzata dalla crescita di cellule muscolari mature nel lume di vasi uterini e pelvici. L'infiltrazione vasale può progredire nei vasi del legamento largo, nelle vene uterine e iliache e, da qui, nella vena cava inferiore fino a raggiungere l'atrio destro.

Diagnostica per immagini

L'**esame radiologico convenzionale** può occasionalmente porre diagnosi di fibromatosi uterina asintomatica grazie alla visualizzazione di calcificazioni uniche o plurime, di cospicue dimensioni e vario aspetto morfologico (a spirale, foglie di cipolla, orletto calcareo periferico) (Fig. 3).

All'**ecografia** il leiomioma appare come massa ipoecogena, che determina attenuazione del fascio ultrasonoro e deforma il profilo endometriale o sieroso dell'utero. L'ecogenicità strutturale dipende dal rapporto tra componente muscolare e fibrosa: quanto prevalente è la seconda tanto più elevata è l'ecogenicità, che risulta correlata anche alla vascolarizzazione e alla presenza o meno di fenomeni degenerativi. Le cal-

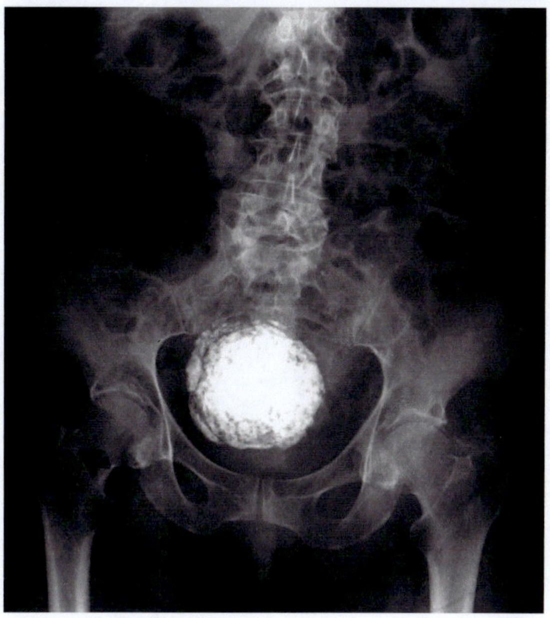

Fig. 3. Radiologia convenzionale. Grossolana calcificazione morulare in sede centropelvica, di pertinenza uterina

cificazioni sono un reperto frequente e pleomorfo: possono essere tenui e provocare solo modico sbarramento acustico; all'opposto, possono essere grossolane e assorbire completamente il fascio ultrasonoro (Fig. 4).

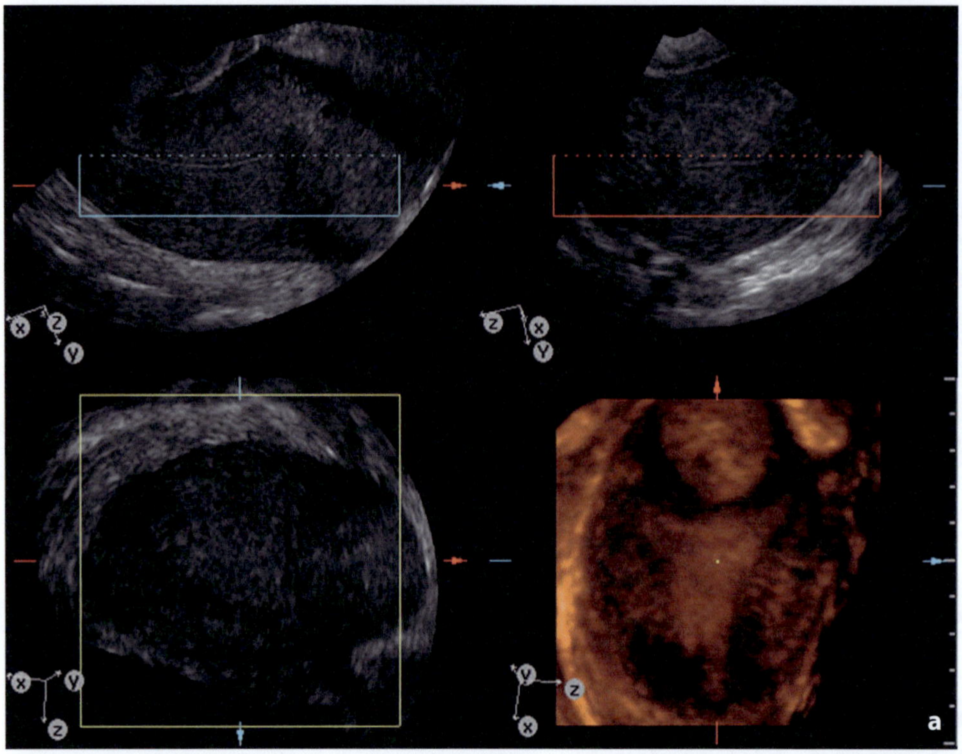

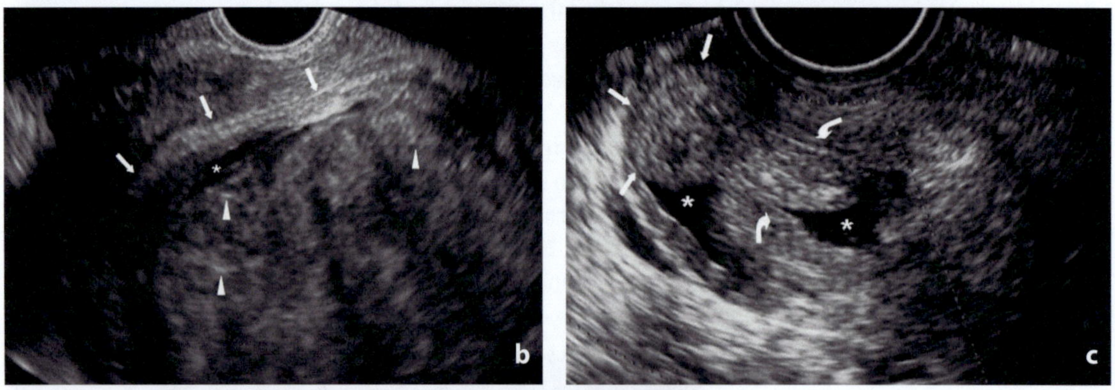

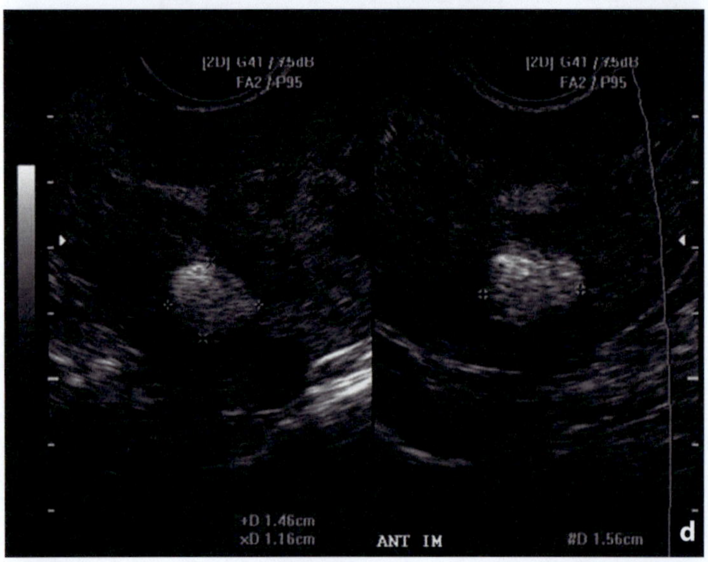

Fig. 4a-d. Ecografia. Leiomiomi. **a** Leiomioma fundico intramurale. Ricostruzione tridimensionale. **b** Voluminoso leiomioma uterino capsulato (frecce); sono presenti depositi calcifici (punte di frecce) e foci di necrosi (asterisco). **c** Mioma uterino in espulsione: nel fondo vaginale si evidenzia formazione rotondeggiante (frecce) con peduncolo, che si localizza fra il labbro anteriore e posteriore della portio (frecce curve). L'endocervice ed i fornici vaginali sono ben evidenti per l'interposizione di sangue (asterischi). **d** Leiomioma (reperi) in degenerazione focale adiposa

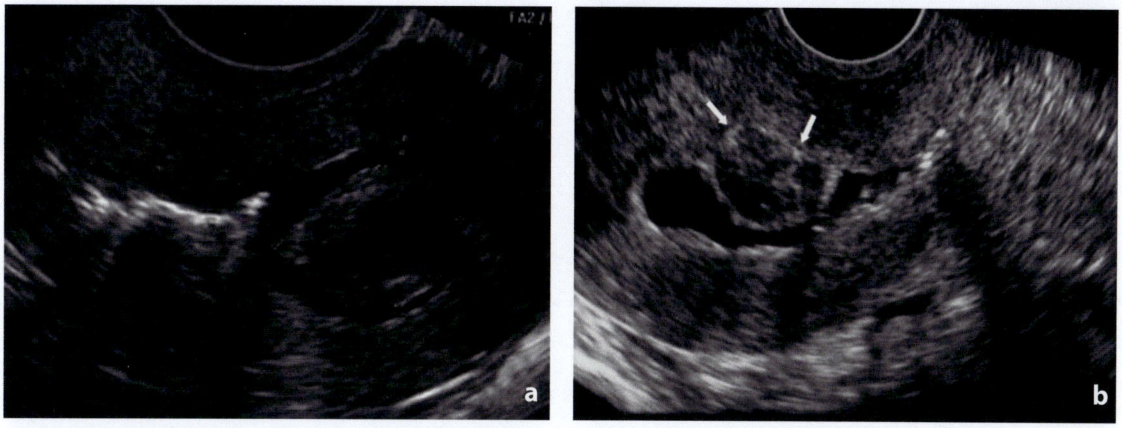

Fig. 5a,b. Isterosonografia. Leiomioma sottomucoso. **a** La lesione demarcata da reperi aggetta nella cavità endometriale; appare ipoecogena con caratteri strutturali analoghi a quelli del miometrio. **b** Altro caso. La lesione (frecce) sporge in cavità uterina per oltre il 50%

La posizione sottomucosa è definita dalla deformazione della cavità endometriale o, meglio, dalla protrusione in quest'ultima del leiomioma in percentuale pari al 50% del suo volume. L'esatta localizzazione (sottomucosa piuttosto che interstiziale) non è tuttavia semplice, specie nelle donne in postmenopausa nelle quali l'attenuazione del fascio sonoro indotta dal leiomioma si traduce in una scarsa visualizzazione dell'endometrio atrofico. Tali problemi sono facilmente superati grazie all'**isterosonografia**, che distende la cavità endometriale e delinea l'endometrio, intatto nel caso di leiomioma intramurale ed interrotto dalla lesione sottomucosa che può essere sessile o peduncolata. Quest'ultima è differenziabile dal polipo endometriale grazie all'aspetto ipoecogeno, alla continuità con il miometrio e al pattern di vascolarizzazione (diffusa o periferica) (Fig. 5).

I leiomiomi sottosierosi peduncolati, a più frequente origine dal fondo e dalla superficie anteriore del corpo, costituiscono la maggior causa di errore diagnostico: spesso non è riconoscibile il peduncolo e, quindi, non è possibile identificarne l'origine uterina. Crescendo nel tessuto cellulare lasso del legamento largo possono essere confusi con masse annessiali; la diagnosi corretta è posta in base al rilievo del pattern strutturale e all'identificazione delle ovaie.

All'ecografia morfologica si può associare il **color-** o **power-Doppler.** La topografia vascolare è generalmente costituita da un anello periferico e da tralci arteriosi centripeti, il cui aspetto (anche flussimetrico) dipende da molte variabili e, in particolare, dalle dimensioni: nelle lesioni maggiori vi è rarefazione o, addirittura, assenza della vascolarizzazione nella porzione centrale, quando questa sia necrotica; in tale evenienza si osserva un'area liquida, inomogenea, generalmente ipo-anecogena.

La vascolarizzazione arteriosa può essere indice predittivo dell'accrescimento del leiomioma: l'assenza del peduncolo vascolare arterioso ne rende spesso stazionario il volume, al contrario di quanto avviene nei fibromi con multipli foci vascolari arteriosi (Fig. 6).

Nei casi di leiomiomi uterini già diagnosticati non vi è alcuna indicazione alla **tomografia computerizzata** di cui è, tuttavia, utile conoscere la semeiotica per porre diagnosi differenziale con eventuali altre masse pelviche (Figg. 7, 8).

La caratterizzazione TC richiede l'iniezione di mdc; l'enhancement è generalmente tardivo rispetto a quello del miometrio normale, nel cui confronto i leiomiomi possono risultare iso, ipo o iperdensi in ragione della differente composizione anatomo-patologica: le fibre muscolari sono più vascolarizzate del tessuto connettivo, per cui alla loro prevalenza si accompagna maggiore e più prolungata impregnazione.

I leiomiomi intramurali, quando multipli e diffusi, possono comportare il globale ingrandimento uterino; all'opposto, se isolati, possono apparire come noduli di diversa

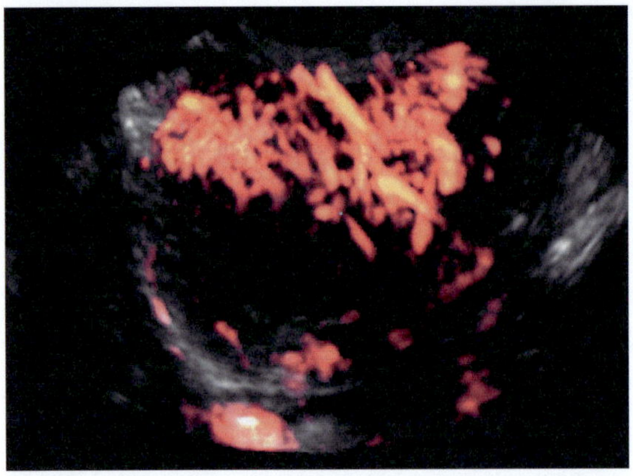

Fig. 6. Power-Doppler. Ricostruzione tridimensionale della vascolarizzazione di un mioma uterino

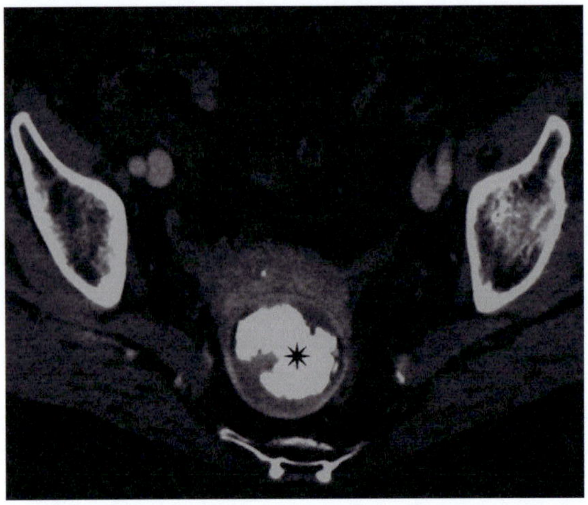

Fig. 7. Tomografia computerizzata. Leiomioma calcifico. L'immagine assiale acquisita in fase venosa documenta utero verticalizzato e voluminoso leiomioma a struttura disomogenea con estesa componente centrale calcifica (asterisco)

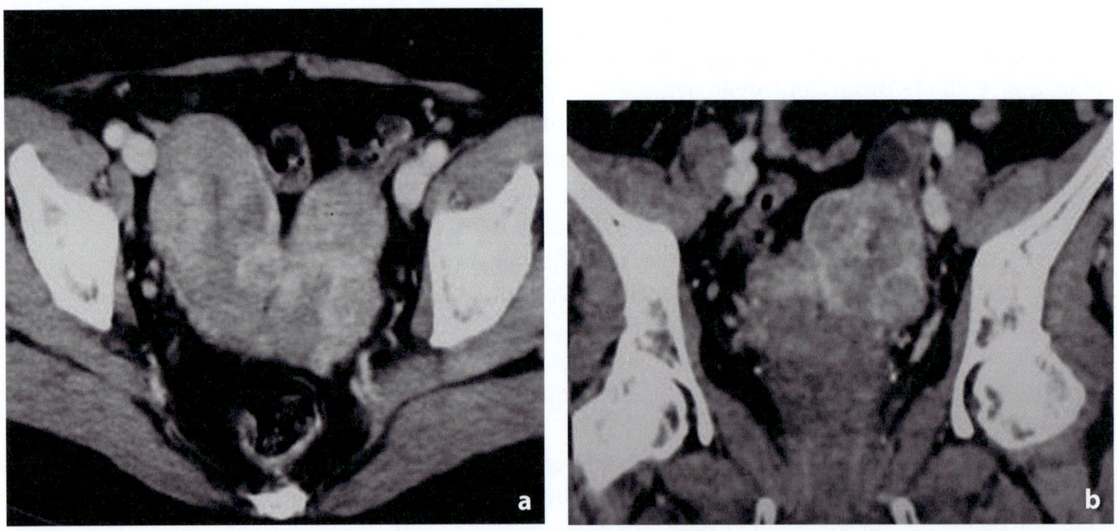

Fig. 8a,b. Tomografia computerizzata. Leiomiomi multipli intramurali in utero bicorne unicolle, i cui profili risultano deformati. Dimostrazione assiale (**a**) e ricostruzione coronale (**b**)

morfologia, dimensione e densità, quest'ultima condizionata dall'involuzione degenerativa e dalla deposizione di calcio. Il riconoscimento dei fibromi interstiziali è agevolato dall'identificazione della cavità endometriale (spesso compressa e dislocata), elemento questo importante ai fini diagnostici per escludere che la massa abbia origine dall'endometrio.

Maggiori difficoltà s'incontrano nella caratterizzazione dei leiomiomi sottomucosi e sottosierosi peduncolati.

Nel contesto del tessuto fibromatoso possono essere presenti aree inomogenee con forma irregolare, ipodense, attribuibili a degenerazione ialina o cistica. Quest'aspetto può facilitare ma anche complicare la diagnosi di leiomioma, in particolare in caso di formazione cistica complessa simil-liquida con gettoni solidi endoluminali da porre in diagnosi differenziale con masse annessiali cistiche complesse.

Nel contesto dei fibromi possono essere presenti aree di tessuto adiposo; è quanto accade nei fibromiolipomi e lipoleiomiomi, tumori rari ma di facile diagnosi TC.

La torsione dei fibromi peduncolati rappresenta un'urgenza pelvica acuta: alla necrosi ischemica si può sovrapporre la flogosi, evenienza documentata dalla presenza di gas o di raccolta purulenta endoluminali.

I limiti della TC riguardano essenzialmente la diagnosi differenziale con masse solide annessiali come i fibromi e/o i tecomi ovarici, il cui aspetto morfologico e densitometrico non differisce da quello dei fibromi uterini; sono d'aiuto il riconoscimento di annessi normali, l'identificazione del peduncolo, la presenza di ascite spesso associata al fibroma ovarico (sindrome di Meigs) ma non a quello uterino.

La **risonanza magnetica** costituisce la tecnica più precisa nell'identificazione, localizzazione e caratterizzazione dei leiomiomi; tuttavia, di fatto, è utilizzata come *problem-solving modality*, quando ecografia transvaginale e isterosonografia non siano diagnostiche.

I leiomiomi intramurali, di piccole dimensioni e con struttura omogenea, non sono ben identificabili nelle immagini T1 pesate; appaiono in quelle T2 pesate come lesioni ben circoscritte, a margini netti, iso o, più frequentemente, ipointense rispetto all'adiacente miometrio, da cui possono essere demarcate tramite un orletto iperintenso costituito da vasi linfatici e venosi congesti. Leiomiomi a ricca componente cellulare e con scarso collagene risultano iperintensi in T2.

Il segnale del leiomioma varia in relazione alla composizione cellulare e alle aree di degenerazione, queste ultime evidenziate da foci o aree di diffusa iperintensità. Le calficazioni, viceversa, appaiono come vuoti di segnale nelle sequenze sia T1 sia T2 pesate.

Per lo studio dei fibromi uterini non è abitualmente richiesta l'iniezione di mdc paramagnetico, che non apporta significative informazioni e che, comunque, determina a 30-90 secondi dalla somministrazione incremento dell'intensità del segnale variabile in relazione alla cellularità della lesione, comunque più spesso ipointensa rispetto all'adiacente miometrio; può essere invece utile il mdc orale per dissociare il fibroma dalle anse intestinali adiacenti.

La diagnosi con RM dei fibromi sottomucosi e intramurali è piuttosto agevole anche grazie alle aree di degenerazione. I fibromi sottomucosi possono facilmente essere differenziati dai polipi dell'endometrio, tipicamente iperintensi nelle immagini T2 pesate (Figg. 9, 10).

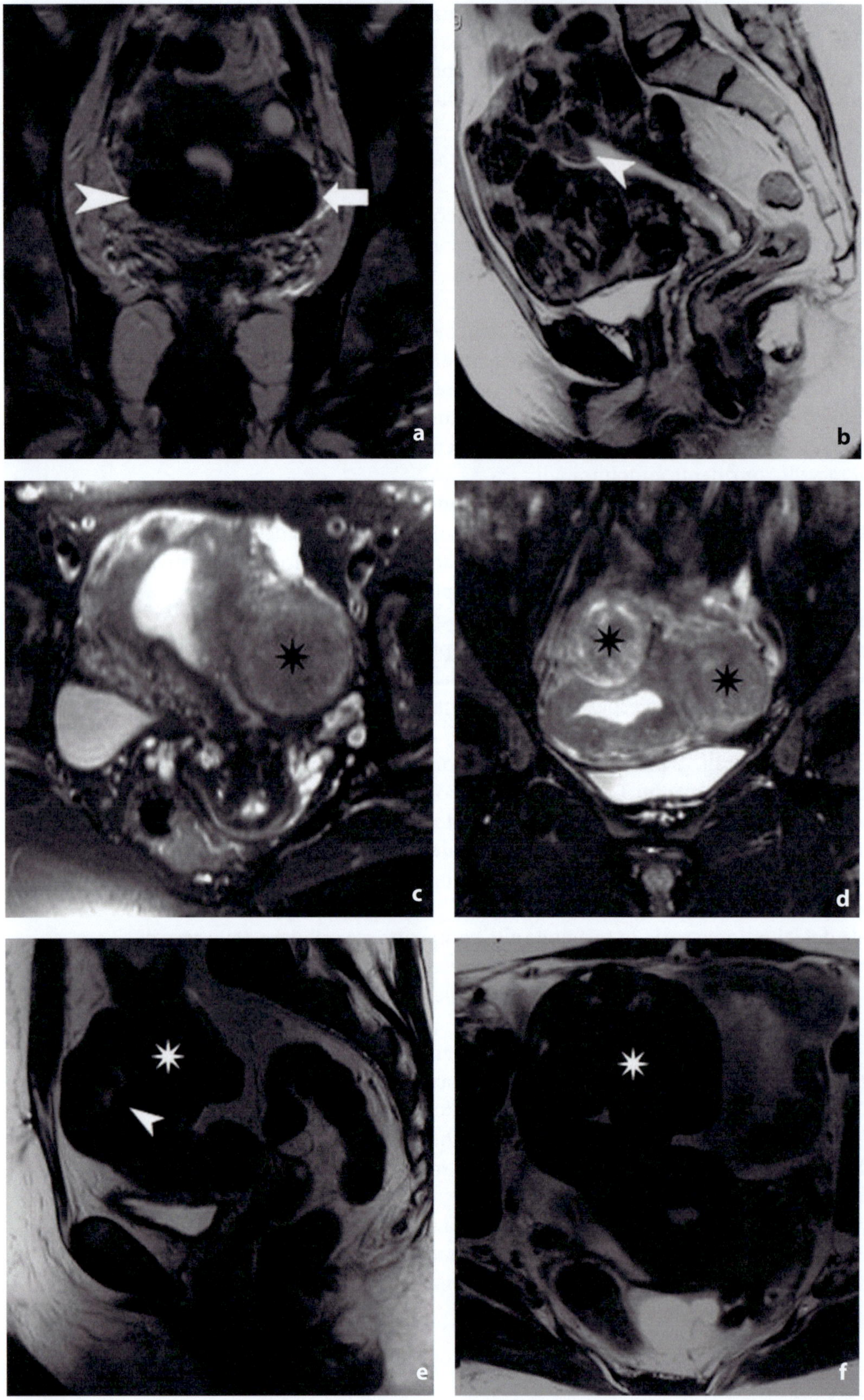

Fig. 9a-f. Risonanza magnetica. Leiomiomi. **a** Immagine coronale T2 pesata. Leiomiomi intramurale (punta di freccia) e sottosieroso (freccia). **b** Immagine sagittale T2 pesata. Multipli leiomiomi intramurali determinano alterazione morfologica e volumetrica dell'utero; si noti un piccolo leiomioma sottomucoso (punta di freccia) che aggetta nella cavità endometriale. **c-d** Immagini T2 pesate con soppressione del segnale del grasso, assiale (**c**) e coronale (**d**). Gli asterischi indicano due leiomiomi sottosierosi a sviluppo esofitico. **e-f** Immagini T2 pesate, sagittale (**e**) ed assiale (**f**). Voluminoso leiomioma sottosieroso (asterisco) con evidenza di piccola area di degenerazione cistica (punta di freccia)

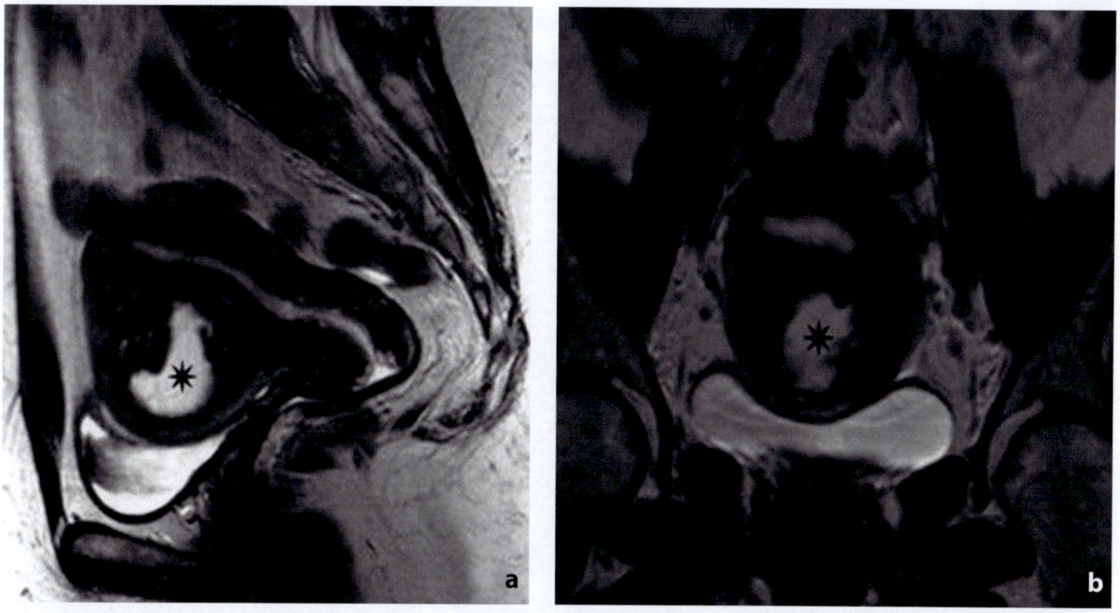

Fig. 10a,b. Risonanza magnetica. Leiomioma. Immagini T2 pesate, sagittale (**a**) e coronale (**b**). Lesione con area di degenerazione cistica (asterisco)

Dueholm M, Lundorf E, Hansen ES et al (2002) Accuracy of magnetic resonance imaging and transvaginal ultrasonography in the diagnosis, mapping, and measurement of uterine myomas. Am J Obstet Gynecol 186:409-415

Murase E, Siegelman ES, Eric K et al (1999) Uterine leiomyomas: histopathologic features, MR imaging findings, differential diagnosis, and treatment. Radiographics 19:1179-1197

Williams PL, Laifer-Narin SL, Ragavendra N (2003) US of Abnormal Uterine Bleeding. Radiographics 23:703-718

Adenomiosi e adenomioma

L'*adenomiosi* è definita come la presenza diffusa di ghiandole ectopiche endometriali nel contesto del miometrio. La prevalenza di questa condizione, che colpisce donne pluripare, di età compresa tra 35 e 50 anni, con dismenorrea, varia dal 5 al 70% in ragione dell'ampio range di criteri istologici utilizzati per porre simile diagnosi. Nel 25% dei casi si associa alla presenza di leiomiomi (la diagnosi differenziale è essenziale perché questi ultimi possono essere rimossi tramite miomectomia mentre l'isterectomia diviene il trattamento di scelta nell'adenomiosi sintomatica).

All'**ecografia transvaginale** (sensibilità: 80-86%; specificità: 50-96%; accuratezza globale 68-86%) i criteri utilizzati per definire la presenza di adenomiosi sono:

- miometrio ipoecogeno scarsamente definito, aspetto questo che riflette l'iperplasia del tessuto muscolare liscio;
- eterogeneità della struttura del miometrio, quale espressione dell'ipertrofia ecogena delle isole ghiandolari endometriali ectopiche;
- scarsa definizione dell'interfaccia tra la rima endometriale e il miometrio a causa dell'estensione eterotopica dell'endometrio stesso;
- sparse e piccole (<5 mm) cisti nel contesto del miometrio dovute alla dilatazione delle ghiandole endometriali o a piccoli foci di emorragia.

Elementi aggiuntivi utili alla diagnosi sono rappresentati da: aspetto globulare dell'utero; interessamento preferenziale del miometrio posteriore; aree di sbarramento acustico come nei leiomiomi, in assenza comunque di effetto massa (Figg. 11, 12).

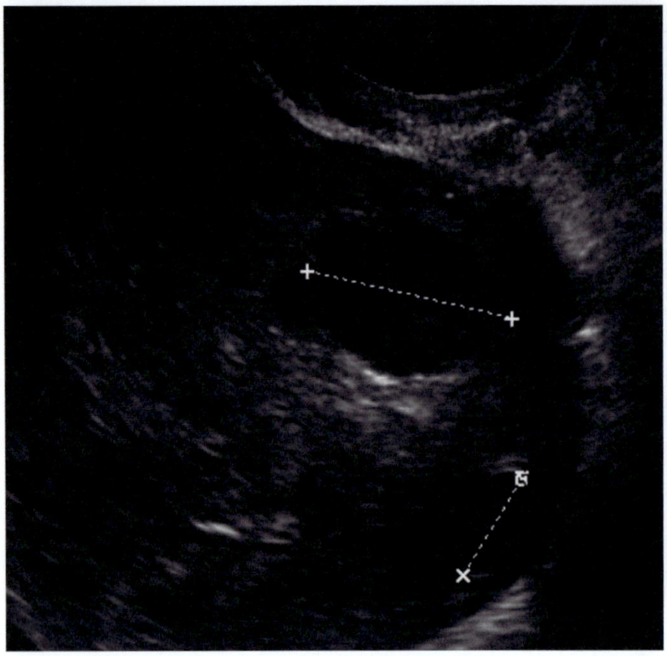

Fig. 11. Ecografia. Adenomiosi, forma focale. Immagine ecografica bidimensionale in sezione sagittale: sono evidenti due noduli ipoecogeni (reperi) con assenza di pseudocapsula.

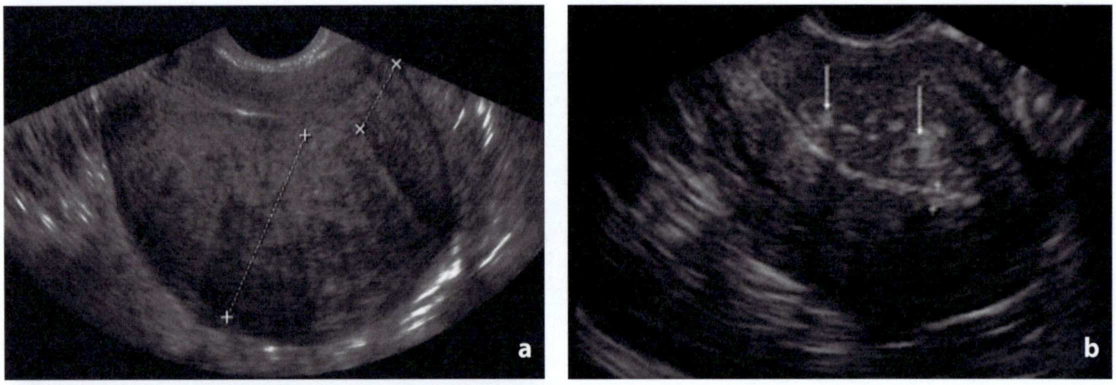

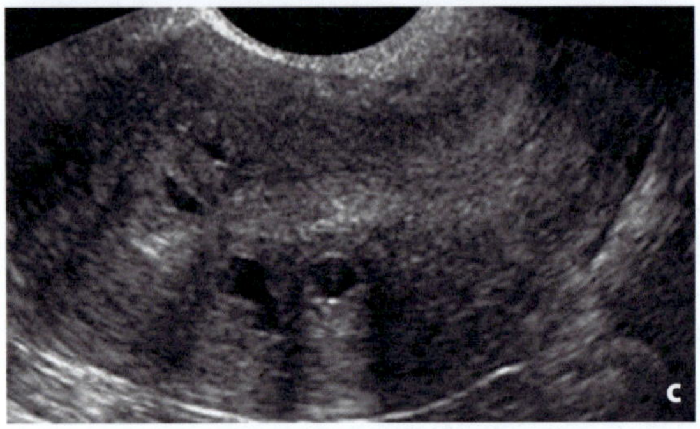

Fig. 12a-c. Ecografia. Adenomiosi, forma diffusa. **a** A livello della parete posteriore, si osserva immagine a "pettine". Da notare l'asimmetria di spessore tra parete anteriore e posteriore (reperi). **b** Forma diffusa: si nota la presenza di foci iperecogeni (frecce) nel contesto del miometrio; scarsa delineazione della zona giunzionale. **c** Forma diffusa. Presenza di piccole aree cistiche nel contesto del miometrio

Nonostante la discreta accuratezza sopra riportata, l'ecografia transvaginale ha più limiti: esperienza e lenta curva di apprendimento dell'operatore, persistente difficoltà nella diagnosi differenziale con i leiomiomi.

In **risonanza magnetica** (non è necessaria l'iniezione di mdc) l'adenomiosi è diagnosticata in immagini T2 pesate, in cui si documenta l'ispessimento della linea giunzionale (maggiore di 12 mm; il precedente cut off di 5 mm è stato abbandonato per i frequenti falsi positivi), disomogeneità strutturale del miometrio nel cui contesto sono presenti spot iperintensi attribuibili a tessuto ghiandolare aberrante; se tali spot iperintensi sono evidenti anche nelle immagini T1 pesate si deve pensare a piccoli focolai di emorragia (Figg. 13, 14).

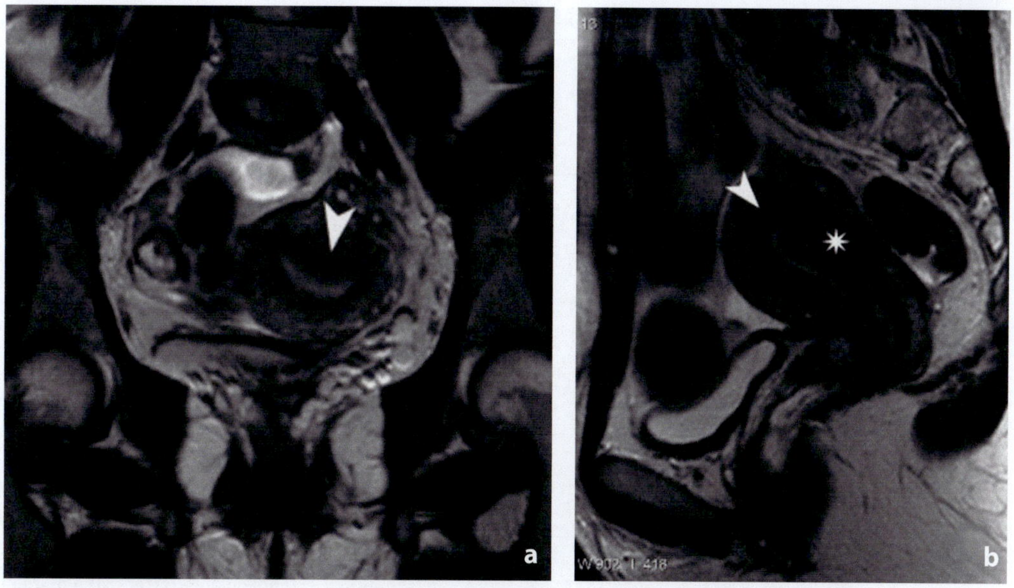

Fig. 13a,b. Risonanza magnetica. Adenomiosi, forma focale. Immagini T2 pesate coronale (**a**) e sagittale (**b**). Ispessimento diffuso della linea giunzionale (punta di freccia) con focale alterazione del segnale nel miometrio (asterisco)

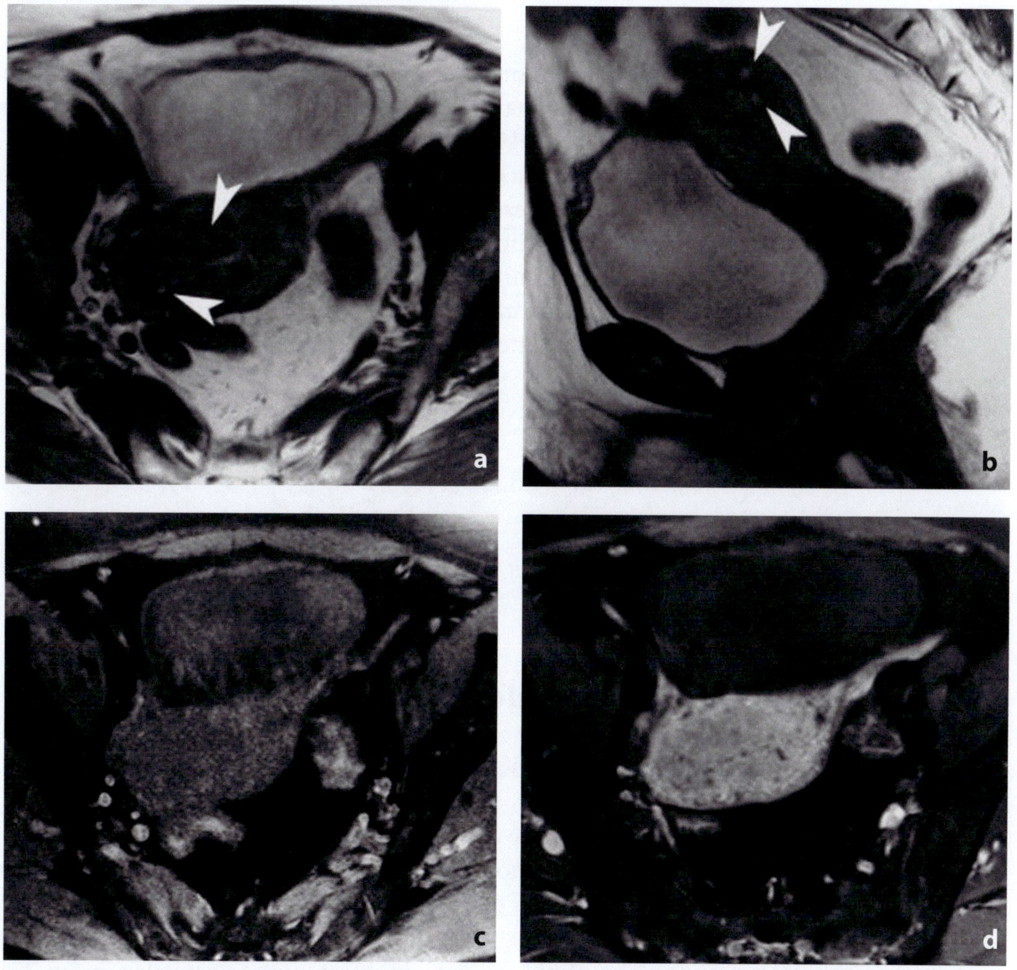

Fig. 14a-d. Risonanza magnetica. Adenomiosi, forma diffusa. Nelle immagini T2 pesate assiale (**a**) e sagittale (**b**) non più apprezzabile la linea giunzionale. Nel contesto del miometrio si identificano alcuni spot iperintensi riconducibili a foci ectopici di endometrio (punte di freccia). **c-d** Altro caso. Nell'immagine assiale T1 pesata con soppressione del segnale del grasso prima dell'iniezione del mdc (**c**) gli spot iperintensi sono da intendere come foci da emorragia. Dopo mdc (**d**) si conferma la diffusa disomogeneità della struttura del miometrio

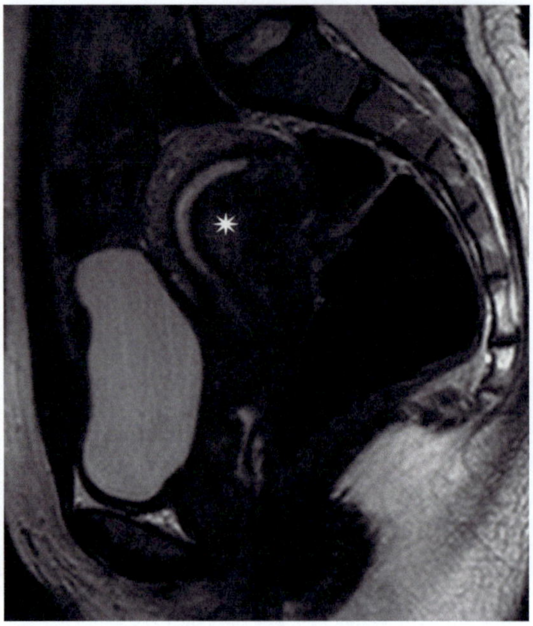

Fig. 15. Risonanza magnetica. Adenomioma. Immagine sagittale T2. Utero retroverso. A livello della parete posteriore si riconosce lesione rotondeggiante (asterisco) a margini sfumati che determina distorsione della cavità endometriale

L'*adenomioma* può essere considerato il corrispettivo focale, nodulare, dell'adenomiosi. All'**ecografia transvaginale** (sensibilità: 80-82%; specificità 88-94%; valori predittivi positivo e negativo 86-91%) due sono gli aspetti essenziali per porre diagnosi: i margini indistinti e la presenza di lacune ipoecogene. In assenza di questi due aspetti la diagnosi di leiomioma può essere posta nel 91-97%.

La RM è considerata la tecnica gold standard. La diagnosi si basa sul riscontro di una massa a margini mal definiti, ipointensa in T2. Peraltro, sono stati segnalati casi in cui la diagnosi differenziale tra adenomioma e leiomioma non era possibile per l'assoluta sovrapposizione dei pattern di presentazione (Fig. 15).

Byun JY, Kim SF, Choi BG (1999) Diffuse and focal adenomyosis: MR Imaging findings. Radiographics 19:161-170

Dueholm M, Lundorf E, Hansen ES et al (2001) Magnetic resonance imaging and transvaginal ultrasonography for the diagnosis of adenomyosis. Fertil Steril 76:588-594

Dueholm M (2006) Transvaginal ultrasound for diagnosis of adenomyosis: a review. Best Pract Res Clin Obstet Gynaecol 20:569-582

Iperplasia e polipi endometriali

Iperplasia benigna semplice

L'iperplasia benigna semplice è causa comune di sanguinamento vaginale, frequentemente determinata in postmenopausa dalla terapia ormonale sostitutiva estrogenica. Istologicamente si caratterizza per eccessiva proliferazione delle ghiandole endometriali, con aumento del rapporto tra queste e la componente stromale. L'iperplasia può essere senza o con atipie cellulari; in quest'ultima evenienza, in un 25% di casi, possono coesistere foci di carcinoma e, comunque, esiste significativo rischio di incidenza di tale patologia, talché la scelta abituale è quella di procedere ad isterectomia.

La diagnosi per imaging dell'iperplasia, come del resto dei polipi endometriali, si affida quasi esclusivamente all'**ecografia transvaginale** (essendo a tutti noti i limiti dell'approccio transaddominale).

Il valore dello spessore dell'endometrio quale elemento predittivo di malattia in pazienti con sanguinamento vaginale postmenopausale è ben documentato da numerosi studi che hanno cercato di definire un cut off al di sotto e al di sopra del quale vi sia, rispettivamente, la certezza di assenza di lesione o, all'opposto, la necessità del *sampling* endometriale motivato da due ragioni: a) l'elevata probabilità post-test di patologia dell'endometrio; b) la mancanza di specificità dell'ecografia transvaginale nella diagnosi differenziale tra patologia benigna e maligna.

Lo spessore antero-posteriore dell'endometrio è la somma dell'endometrio delle pareti anteriore e posteriore, misurato in corrispondenza della regione centrale dell'utero, non comprendendo l'orletto ipoecogeno periendometriale che istologicamente appartiene alle fibre muscolari interne del miometrio. Cinque mm di spessore è il cut off consigliato nel 2001 dalla Society of Radiologists in Ultrasound Consensus Panel, anche se altri hanno ottenuto risultati ottimali assumendo i 4 mm come limite superiore della normalità. Nelle donne in postmenopausa e terapia ormonale sostitutiva si consiglia di innalzare il valore soglia a 8 mm.

Un'ampia metanalisi, condotta in donne con sanguinamento vaginale post menopausale, ha dimostrato che il cut off di 5 mm, utilizzato per definire patologico lo spessore dell'endometrio, consente di identificare il 96% delle donne con carcinoma dell'endometrio ma anche il 92% di coloro che hanno altre alterazioni endometriali di natura meno grave; la specificità nelle due coorti è, rispettivamente, del 61% e 81%. L'8% di falsi negativi nell'identificazione ecografica di donne con patologia dell'endometrio è accettabile se confrontato con quanto ottenuto in percentuale dalle biopsie endometriali.

Nell'iperplasia semplice all'**ecografia transvaginale** si osserva ispessimento omogeneo ed uniforme della rima endometriale, a margini ben definiti, con aspetto quindi del tutto simile a quello del carcinoma (stadio IA).

Considerando oltre al parametro dimensionale quelli morfologici vi è, secondo alcuni, aumento della predittività di patologia e, nella sostanza, incremento globale dell'accuratezza diagnostica; altri smentiscono tali dati e osservano come l'addizione dei rilievi morfologici aumenti la specificità a danno della sensibilità, che è comunque da preferirsi in rapporto al rischio non trascurabile di classificare una lesione maligna come benigna.

L'*iperplasia cistica benigna* è ben riconoscibile all'ecografia transvaginale: l'endometrio iperecogeno è ispessito e disomogeneo per la presenza di numerose immagini tondeggianti anecogene, cistiche, molto piccole (**Fig. 16**).

Numerosi studi hanno dimostrato come l'**isterosonografia** sia superiore all'ecografia transvaginale (sensibilità 98%, specificità 88%, valore predittivo positivo 94% e negativo 97%) non solo nel definire la presenza di patologia dell'endometrio, ma an-

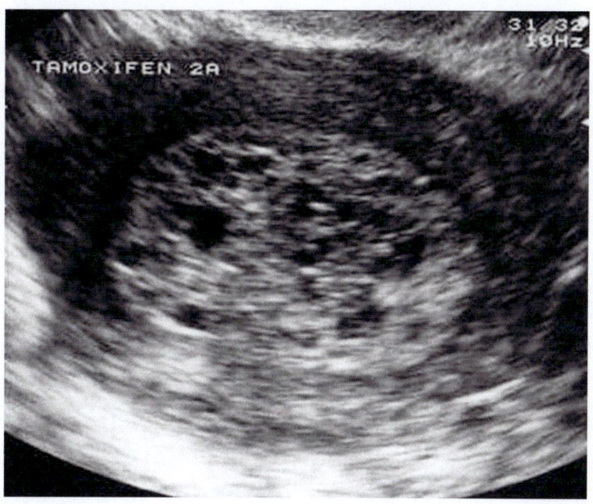

Fig. 16. Ecografia. Iperplasia endometriale cistica benigna. Aumento di spessore dell'endometrio a struttura disomogenea in donna in terapia con tamoxifene

che nel localizzarne la sede e tipizzarne la natura, indirizzando così correttamente la paziente all'isteroscopia nel caso di polipo endometriale o leiomioma sottomucoso.

All'**isterosonografia**, la cavità endometriale è ben distendibile; l'ispessimento dell'endometrio può essere diffuso o focale, in questo caso con problemi di diagnosi differenziale rispetto al polipo.

Non esistono linee guida precise all'uso dell'isterosonografia, che può essere indicata nel caso di:
- pazienti con ispessimento endometriale all'ecografia transvaginale e biopsie endometriali negative;
- pazienti con rilievi non conclusivi all'ecografia transavaginale;
- pazienti con sanguinamento vaginale persistente e riscontri negativi sia all'ecografia transvaginale sia alla biopsia endometriale.

Diversi studi hanno analizzato il possibile impiego dell'**eco-color-Doppler** nella diagnosi differenziale tra patologia benigna e maligna dell'endometrio. I valori soglia per l'indice di resistenza variano da 0,70 a 0,40 (quest'ultimo in genere preferito), quelli per l'indice di pulsatilità fluttuano da 1,00 a 2,00. Valori inferiori al cut off segnalano la presenza di lesione maligna; in quest'ultima, infatti, i vasi neoplastici dell'endometrio sono caratterizzati da alterazione della componente muscolare liscia dell'intima e, contemporaneamente, da numerose fistole artero-venose che giustificano la bassa impedenza e l'alto flusso diastolico.

I parametri flussimetrici sono, tuttavia, meno attendibili dello spessore dell'endometrio e il loro uso non è raccomandato nella pratica clinica quotidiana: la discreta sovrapposizione dei valori tra forme benigne e maligne inficia sensibilità e specificità del singolo reperto. Il ricorso al color-Doppler non è dirimente: le resistenze dei vasi endometriali sono inversamente proporzionali allo spessore dell'endometrio; una marcata iperplasia mostra flussi a bassa resistenza simili a quelli osservati nell'adenocarcinoma.

Nonostante ciò l'impiego del color-Doppler può fornire comunque importanti informazioni: la presenza di segnale colore consente la diagnosi differenziale tra massa e coagulo endoluminale; una lesione solida alimentata da un singolo vasellino è più probabilmente un polipo, mentre una formazione a larga base di impianto con più apporti vascolari è verosimilmente dovuta a carcinoma dell'endometrio.

Allo stato attuale delle conoscenze, la **risonanza magnetica** (**RM**) non ha pratica importanza nello studio dell'iperplasia benigna dell'endometrio; indicazioni di nicchia possono esservi in pazienti nelle quali ecografia transvaginale e isterosonografia non abbiano dato risultati attendibili a causa dell'orientamento verticale o del significativo aumento volumetrico dell'utero, oppure della presenza di diffusa adenomiosi o di multipli leiomiomi. In RM, comunque, l'iperplasia si presenta come endometrio ispessito, isointenso o lievemente ipointenso nelle immagini T2 pesate rispetto a quello normale; come quest'ultimo, nelle fasi precoci dello studio dinamico con mdc, risulta ipointenso rispetto al miometrio, divenendo iso o iperintenso nelle acquisizioni tardive (in queste ultime piccoli foci ipointensi possono essere attribuiti a dilatazioni cistiche ghiandolari). Gli aspetti descritti sono aspecifici e non consentono la diagnosi differenziale rispetto al carcinoma dell'endometrio (stadio IA) (**Fig. 17**).

Polipi endometriali

I polipi endometriali, abitualmente asintomatici, divengono causa di sanguinamento vaginale nelle donne in peri e postmenopausa quando sopravvenga necrosi o ulcerazione. Possono essere a larga base di impianto o peduncolati, multipli nel 20% dei casi, espressione di patologia dell'endometrio isolata oppure concomitante ad iperplasia o carcinoma dell'endometrio. I polipi dell'endometrio sono anatomicamente costituiti da componente ghiandolare e stromale sostenuta da un asse fibrovascolare. La loro

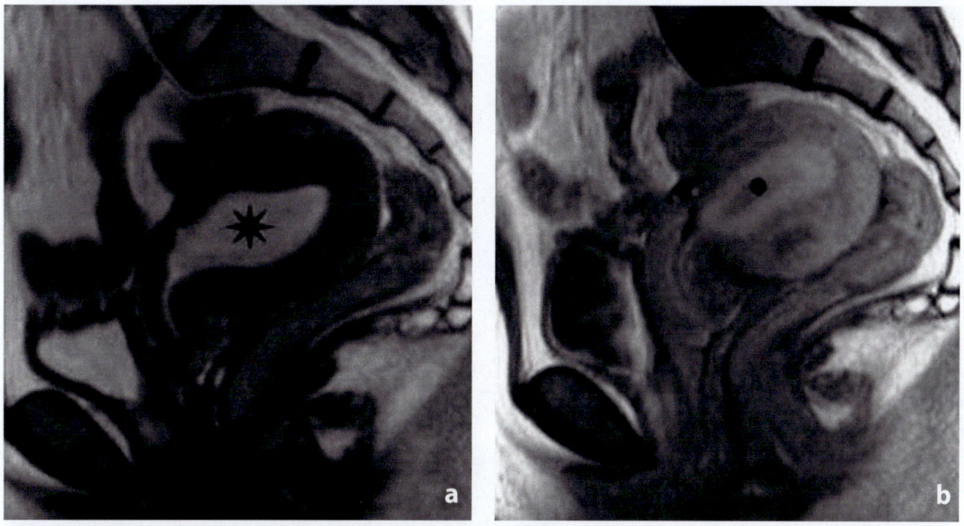

Fig. 17a,b. Risonanza magnetica. Iperplasia dell'endometrio. L'immagine sagittale T2 pesata (**a**) documenta ampliamento della cavità (asterisco) per aumento di spessore dell'endometrio che, nella sequenza T1 post contrasto (**b**), mostra enhancement con eccezione di una componente centrale costituita da secreto (tondo)

rimozione è consigliata per risolvere il sanguinamento vaginale ed identificare eventuali foci di iperplasia atipica o di carcinoma.

All'**ecografia transvaginale** il polipo può apparire come ispessimento focale (massa rotondeggiante; deviazione localizzata della linea iperecogena centrale) o diffuso dell'endometrio (Fig. 18). Problemi di diagnosi differenziale rispetto all'iperplasia possono essere risolti tramite l'**isterosonografia**, che è particolarmente accurata, a maggior ragione quando la lesione, aggettante nel lume della cavità endometriale, si presenti con un evidente peduncolo più o meno angolato (Fig. 19). L'**eco-color-Doppler** può documentare l'arteria afferente a tale peduncolo, caratterizzata da flusso ad elevata velocità e bassa impedenza. In **RM**, nelle immagini T1 pesate, il polipo ha segnale intermedio; in quelle T2 pesate risulta lievemente ipointenso ma talvolta anche isointenso rispetto all'adiacente endometrio, che è localmente o diffusamente ispessito. Le lesioni di maggiori dimensioni mostrano struttura eterogenea per piccole cisti ed evidenza di una componente centrale ipoecogena dovuta alla struttura fibrosa centrale. Dopo l'iniezione di mdc paramagnetico (che aumenta significativamente la capacità di identificare la lesione) il comportamento dell'enhancement varia essenzialmente in funzione delle dimensioni: i piccoli polipi mostrano una precoce impregnazione che li differenzia rispetto all'endometrio normale, grazie anche alla dimostrazione del peduncolo vascolare; all'opposto, le formazioni di maggiori dimensioni mostrano pattern di enhancement eterogeneo (Fig. 20).

Reinhold C, Khalili I (2002) Postmenopausal bleeding: value of imaging. Radiol Clin North Am 40:527-562

Smith-Bindman R, Kerlikowske K, Feldstein VA et al (1998) Endovaginal ultrasound to exclude endometrial cancer and other endometrial abnormalities. JAMA 280:1510-1517

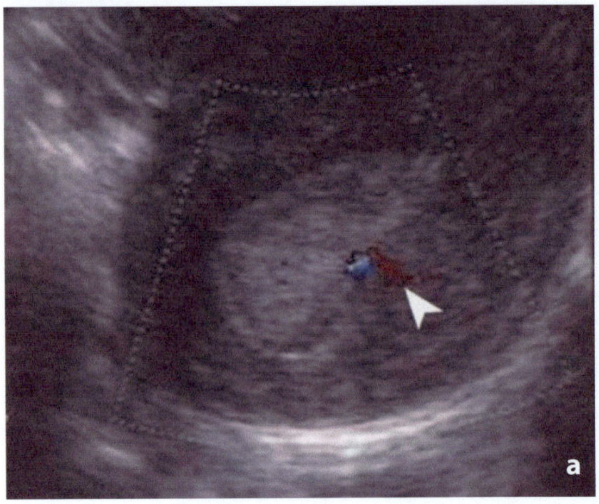

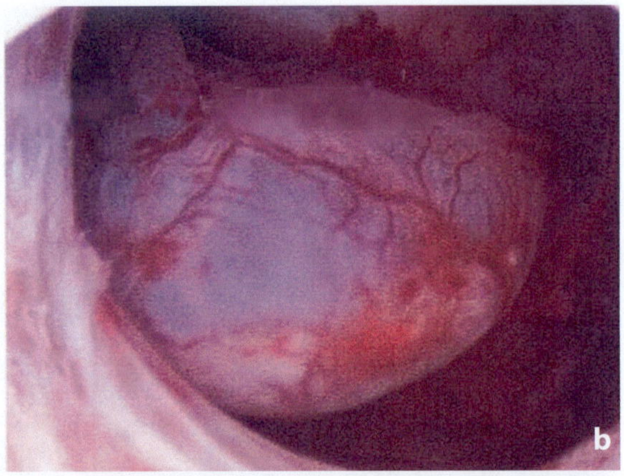

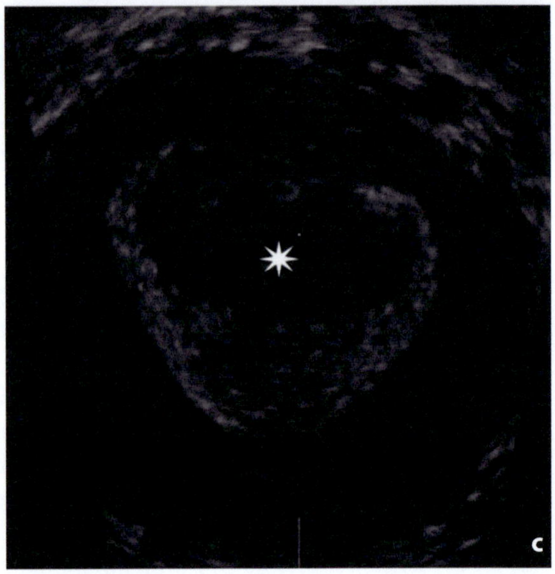

Fig. 18a-c. Ecografia. Polipi endometriali. Approccio transvaginale. **a** Polipo con sottile peduncolo di cui è dimostrata l'afferenza vascolare (punta di freccia). **b** Documentazione all'isteroscopia del medesimo polipo. **c** Altra paziente. La lesione (asterisco) si presenta ipoecogena, con larga base di impianto

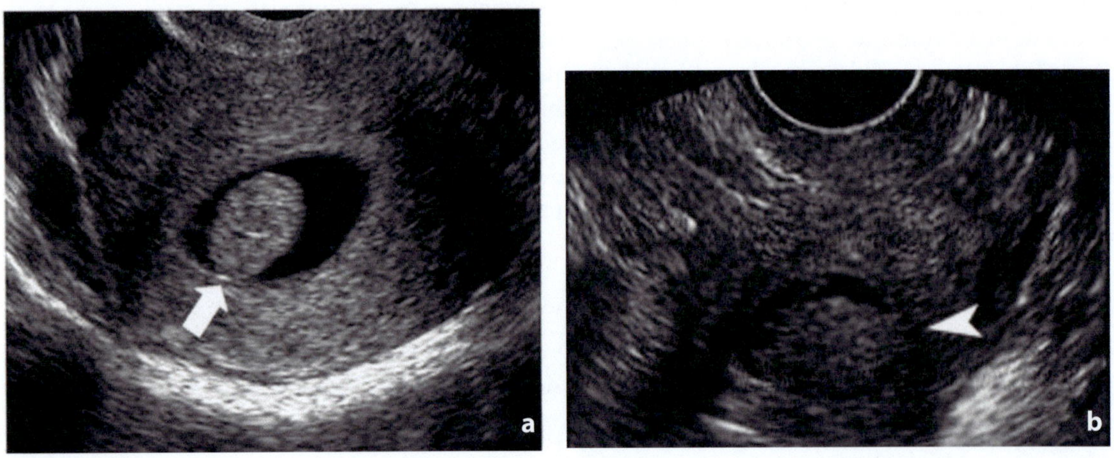

Fig. 19a,b. Isterosonografia. Polipi endometriali. **a** La lesione (freccia) aggetta nel lume della cavità endometriale distesa da liquido. **b** Altra lesione peduncolata (punta di freccia), di maggiori dimensioni e a profili irregolari, occupa quasi completamente la cavità endometriale

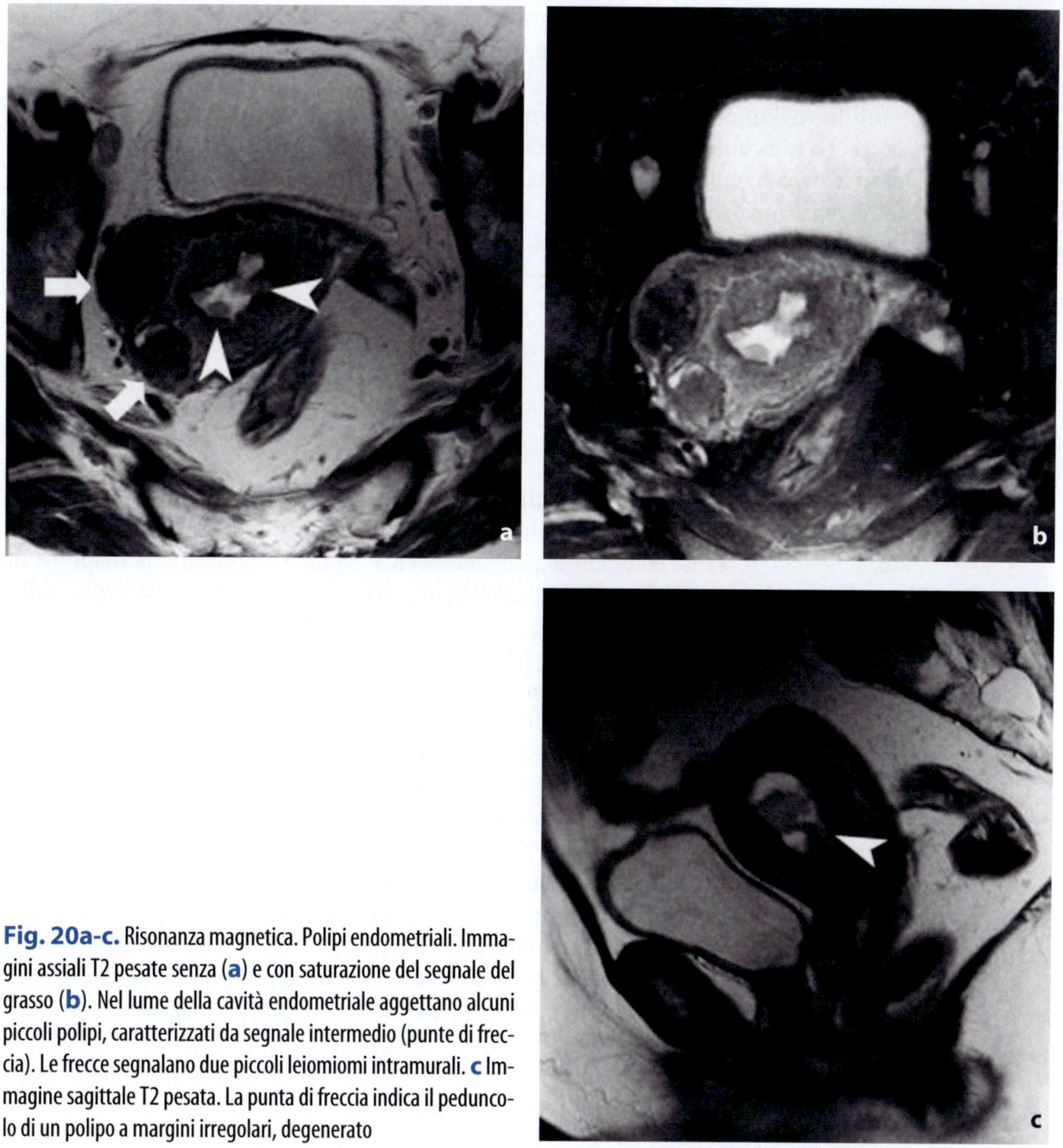

Fig. 20a-c. Risonanza magnetica. Polipi endometriali. Immagini assiali T2 pesate senza (**a**) e con saturazione del segnale del grasso (**b**). Nel lume della cavità endometriale aggettano alcuni piccoli polipi, caratterizzati da segnale intermedio (punte di freccia). Le frecce segnalano due piccoli leiomiomi intramurali. **c** Immagine sagittale T2 pesata. La punta di freccia indica il peduncolo di un polipo a margini irregolari, degenerato

Neoplasie maligne dell'endometrio

Introduzione anatomo-patologica

L'istotipo più comune (90%) è rappresentato dall'adenocarcinoma caratterizzato da abnorme proliferazione ghiandolare a spese dello stroma. La differenziazione in gradi (G1 bene differenziato, G2 moderatamente differenziato, G3 indifferenziato) condiziona la prognosi. Altri istotipi sono: l'adenocantoma e l'adenocarcinoma squamoso, per i quali la prognosi è sovrapponibile a quella dell'adenocarcinoma; il carcinoma a cellule chiare e il carcinoma sieroso-papillifero, spesso scarsamente differenziati, con comportamento clinico e metastatico simile al carcinoma ovarico e prognosi peggiore.

Il carcinoma dell'endometrio si origina come forma in situ; successivamente, sviluppa foci isolati di ispessimento endometriale in una porzione qualsiasi della cavità uterina. Alcune neoplasie si presentano come noduli polipoidi di consistenza aumentata; altri si accrescono con atteggiamento infiltrativo. Entrambe le forme, a lungo andare, assumono aspetto vegetante ed aggettano in cavità, invadendo nello stesso tempo le pareti dell'utero. Alla fine, la cavità endometriale appare zaffata da tessuto neoplastico friabile, parzialmente necrotico.

Infiltrato il miometrio, il carcinoma endometriale si diffonde secondo quattro vie: diretta (la più comune), linfatica, peritoneale ed ematogena (usualmente ai polmoni). La sede della neoplasia determina la localizzazione delle metastasi linfonodali: linfonodi del parametrio, paracervicali, otturatori (terzo medio ed inferiore del corpo uterino); linfonodi iliaci comuni e paraortici (terzo superiore e fondo uterino); linfonodi inguinali nel caso di diffusione lungo il legamento rotondo.

Diagnostica per immagini

Identificazione

Non esiste una metodica di screening del carcinoma dell'endometrio non invasiva, consigliabile per la popolazione generale ovvero giustificabile dal punto di vista costo/beneficio. L'**esame colpocitologico** solo occasionalmente consente la diagnosi di neoplasia endometriale; l'incidenza dei falsi negativi supera il 50%. La **citologia endometriale**, ottenuta mediante strumenti abrasivi, ha accuratezza dell'88-97% e la sua accettabilità e facilità di esecuzione potrebbe suggerirne l'applicazione come test di screening. In realtà, con questa tecnica non è possibile diagnosticare i precursori tumorali (iperplasia atipica). La metodica più precisa per l'identificazione e la diagnosi di carcinoma dell'endometrio è la **biopsia sotto guida isteroscopica**. Anche questo esame, tuttavia, è improponibile su vasta scala per i costi, i tempi, il personale medico specializzato ed il disagio che comporta. La diagnosi, quindi, è abitualmente posta per esame istologico, nel 75% dei casi senza dilatazione cervicale, mediante tecniche di abrasione o di aspirazione. Sensibilità e specificità di dilatazione e curettage (*standard of reference)* non sono state comprovate in ampie casistiche, avendo come termine di confronto la successiva immediata isterectomia. In uno studio così condotto e relativo a 512 pazienti, risulta che le lesioni non identificate rappresentavano ben il 10%. Nella diagnosi di iperplasia e carcinoma sono stati registrati falsi negativi in percentuale del 2-6%.

L'**ecografia transvaginale** è in grado di porre il forte sospetto di presenza di malattia: alcuni Autori esprimono la diagnosi di alterazioni e carcinoma dell'endometrio anche quando la biopsia endometriale e l'isteroscopia siano negative. Rappresenta senz'altro la corretta via di approccio nelle pazienti in postmenopausa con sanguinamento vaginale, sintomo che costituisce la prima manifestazione di carcinoma endometriale. Non vi è evidenza, peraltro, di un reale beneficio dello screening ecografico delle donne, anche se ad elevato rischio, ad esempio, secondario all'assunzione di tamoxifene per la cura del carcinoma mammario (il farmaco è correlato ad un aumento del 7,5% del rischio di neoplasia dell'endometrio); altrettanto, in assenza di perdite ematiche, la sorveglianza ecografica non offre reale vantaggio prognostico nelle femmine con cancro ereditario non poliposico del colon le quali, nel corso della vita, sperimentano un rischio del 40-60% di ammalarsi anche di neoplasia dell'endometrio.

L'adenocarcinoma si presenta come un ispessimento dell'endometrio >15 mm nelle donne in premenopausa, >5 mm in postmenopausa e >8 mm nelle donne in postmenopausa e terapia ormonale sostitutiva. L'osservazione di un endometrio postmenopausale con spessore superiore ai valori normali non è comunque patognomonico di neoplasia, essendo rilevabile anche in caso di iperplasia o polipi endometriali. Alcuni Autori hanno osservato che lo spessore dell'endometrio nel caso di neoplasia è generalmente superiore che nell'iperplasia; tuttavia, la sovrapposizione dei dati è elevata e tale da inficiare il significato diagnostico definitivo di tale parametro.

La morfologia degli echi endometriali può essere indicativa di neoplasia; la presenza di foci ipoecogeni è, infatti, suggestiva per neoplasia. In generale, quanto più inomogenea è l'ecostruttura endometriale tanto maggiore è la probabilità di presenza di tumore. Il carcinoma può inoltre andare incontro a sanguinamento con maggiore facilità di altre patologie dell'endometrio; questo rende ragione della maggiore frequenza di falde liquide anecogene intrauterine (Fig. 21).

L'**isterosonografia** con soluzione salina migliora la diagnosi: sensibilità 89%, specificità 46%, valore predittivo positivo 16% e valore predittivo negativo 97%; il rischio di disseminazione di cellule maligne indotto dalla procedura è basso, calcolato attorno al 7%.

Alla valutazione morfologica è possibile aggiungere quella **color-Doppler**: nel carcinoma prevale l'ipervascolarizzazione con multipli vasellini in contrapposizione al segno del singolo peduncolo arterioso apprezzabile nel polipo endometriale. Le caratteristiche flussimetriche dei vasi intra-endometriali consentirebbero di distinguere l'ispessimento maligno da quello benigno, fermo restando che se lo spessore è sottile, inferiore a 5 mm, la rima endometriale è generalmente avascolare. I dati della letteratura sono tuttavia frammentari e contraddittori, non ancora utilizzabili di routine nella pratica clinica, anche in rapporto alla significativa sovrapposizione dei valori rilevati nelle lesioni benigne e maligne.

La **tomografia computerizzata** non ha alcun ruolo sostanziale nell'identificazione del carcinoma dell'endometrio, il cui riscontro può essere del tutto accidentale.

In condizioni basali, in assenza di enhancement da mdc, non è possibile la distinzione tra endometrio e miometrio. L'utero ha struttura omogenea, forma ovalare e triangolare e densità dei tessuti parenchimatosi. In alcuni casi è possibile osservare in sede centrouterina una ipodensità irregolare, identificabile come endometrio.

Lo studio dell'utero durante infusione endovenosa di mdc iodato prevede due fasi: acquisizione delle scansioni in fase arteriosa e venosa, a distanza di circa 120 secondi dall'inizio della somministrazione. Il miometrio sano è notevolmente vascolarizzato, per cui va incontro a enhancement più cospicuo di quello degli organi pelvici circostanti. La neoplasia endometriale appare, per la significativa impregnazione miometriale, come lacuna inomogenea ipodensa centrouterina, caratterizzata da modico e tardivo enhancement (Fig. 22). Un'altra possibile (indiretta) presentazione della neoplasia endometriale consiste nel rilievo di materiale ipodenso nella cavità uterina; tale aspetto si verifica quando il tumore ostruisca il canale cervicale, in analogia con quanto avviene per le neoplasie del collo uterino. È, tuttavia, utile sottolineare che piometra o idrometra non sono segno patognomonico di neoplasia, ma soltanto di ostruzione del canale cervicale.

In **risonanza magnetica** l'aspetto della neoplasia endometriale non è specifico ed è variabile.

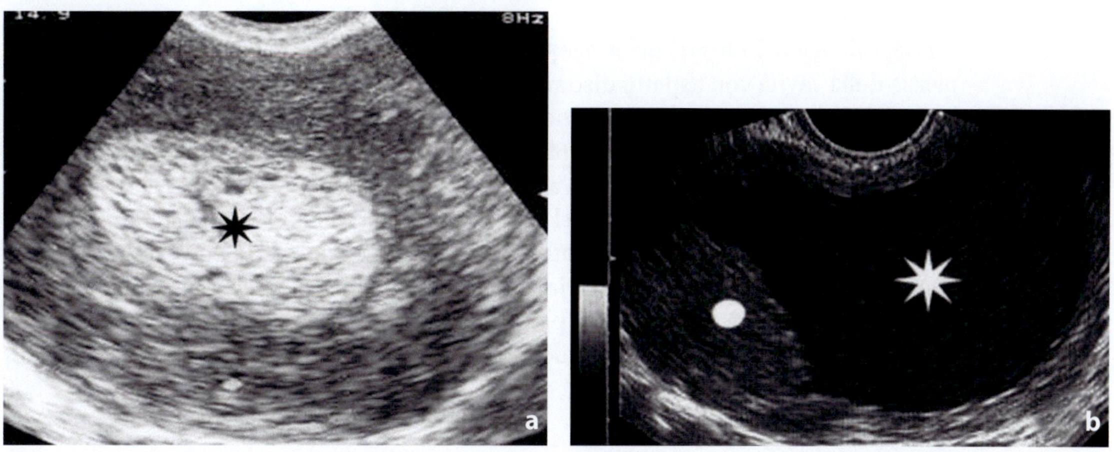

Fig. 21a,b. Ecografia. Carcinoma endometriale, stadio IA. Approccio transvaginale. **a** Netto ampliamento della cavità endometriale zaffata da tessuto iperecogeno a struttura lievemente disomogenea (asterisco). **b** Altra paziente. La cavità è distesa (asterisco) da liquido corpuscolato (ematometra). In sede eccentrica è riconoscibile una formazione solida (tondo) aggettante nel lume

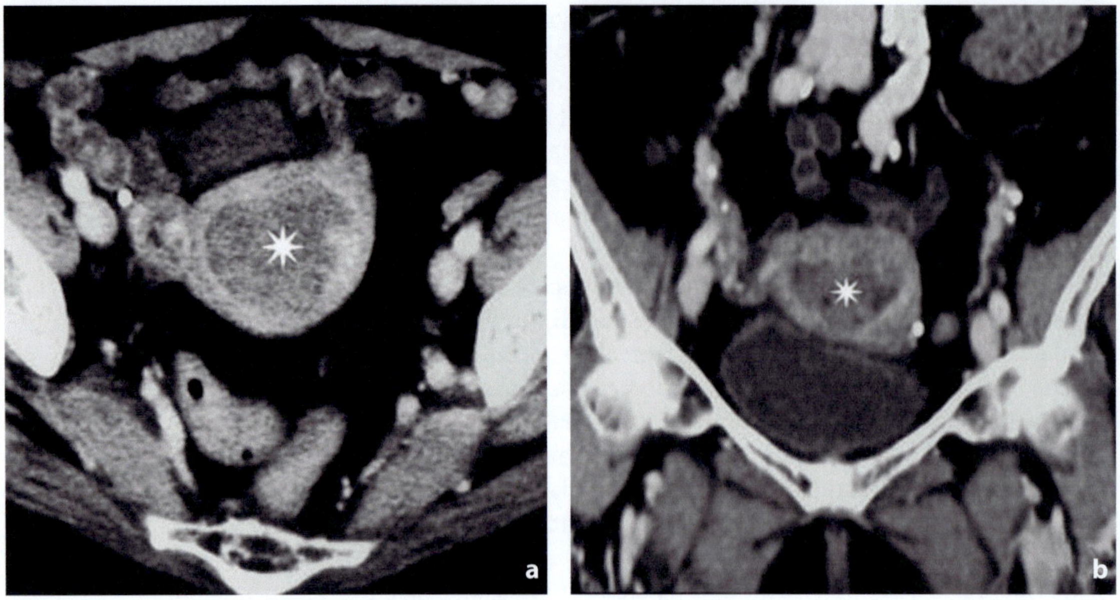

Fig. 22a,b. Tomografia computerizzata. Carcinoma endometriale. Immagine assiale acquisita in fase venosa (**a**) e relativa ricostruzione coronale (**b**). La cavità endometriale è ampliata, occupata da tessuto tumorale ipodenso

L'indagine è abitualmente eseguita dopo che la paziente è già stata sottoposta a dilatazione e curettage della cavità endometriale; tali procedure non influenzano negativamente, soprattutto ai fini dello staging, l'imaging con RM. Non vi sono linee guide precise su quale sia il corretto intervallo di tempo prima di procedere allo studio per imaging; pare del tutto ragionevole attendere il termine del sanguinamento vaginale postbiopsia.

Nelle immagini T1 pesate, nella maggioranza dei casi la lesione è iso o ipointensa rispetto al miometrio e, quindi, generalmente non è differenziabile da esso; un criterio distintivo si ha solo in presenza di una componente emorragica intratumorale. Nelle immagini T2 pesate la neoplasia endometriale è correttamente individuabile come nodulo/i e/o placche infiltrative con segnale eterogeneo, intermedio tra l'endometrio normale e il miometrio (e, comunque, più elevato di quest'ultimo). In casi di piccole neoplasie con sviluppo esclusivamente superficiale l'intensità del segnale è sovrapponibile a quella del normale endometrio. In altri casi la neoplasia intracavitaria ha aspetto nodulare con bassa intensità di segnale a confronto con l'endometrio normale (Fig. 23).

Possibili segni indiretti della neoplasia sono rappresentati dall'aumento dell'ampiezza della cavità con aspetto disomogeneo, per una prevalente componente a bassa intensità di segnale in T2. Questi aspetti RM tuttavia non sono specifici, potendo essere rilevati anche in presenza di polipi endometriali, coaguli ematici, iperplasia adenomatosa. È, pertanto, solo l'istologia a porre diagnosi di neoplasia.

Nelle prime immagini acquisite nel corso dello studio dinamico postgadolinio-DTPA il carcinoma mostra enhancement inferiore a quello del miometrio normale. Il comportamento può essere comunque variabile: alcune neoplasie presentano enhancement precoce mentre altre tardivo. Non presentano alcun enhancement l'ematometra e le raccolte ematiche intracavitarie, rendendo così possibile la differenziazione dal tumore.

Stadiazione

Nel carcinoma dell'endometrio i fattori prognostici più importanti sono lo stadio della malattia, segnatamente il grado di infiltrazione del miometrio e il grado istologico della neoplasia; questi parametri sono strettamente correlati alla metastatizzazione

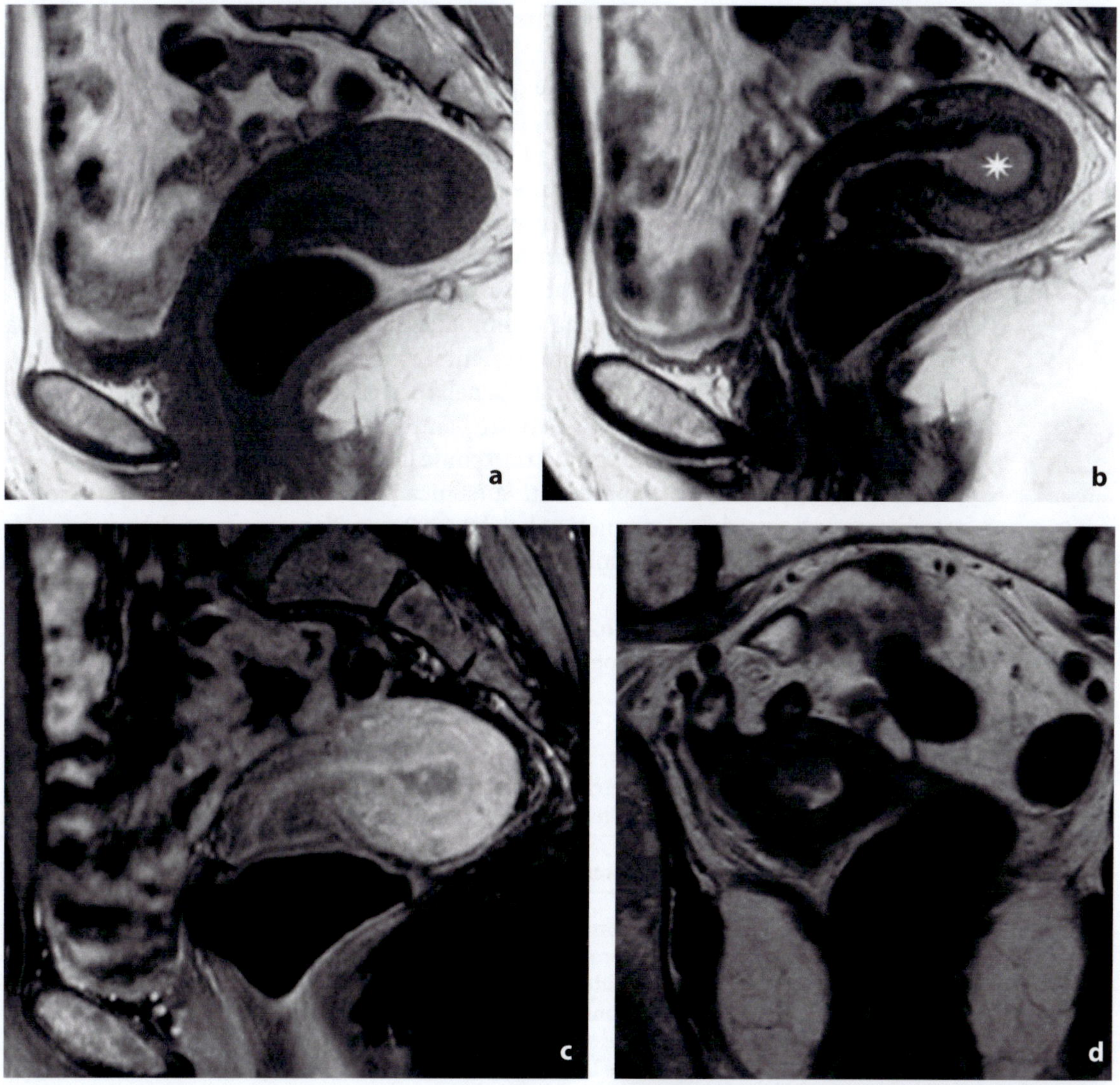

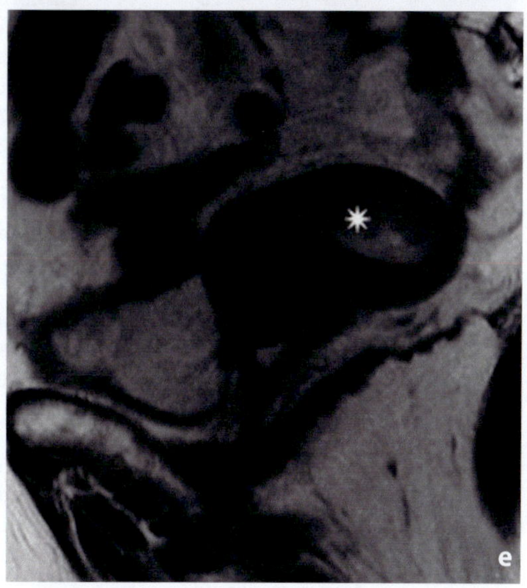

Fig. 23a-e. Risonanza magnetica. Carcinoma endometriale. **a-c** Immagini sagittali, T1 (**a**), T2 (**b**) e T1 pesate dopo mdc (**c**). Utero retroverso. La cavità endometriale è focalmente ampliata; nell'immagine T1 pesata la neoplasia non è riconoscibile in quanto isointensa rispetto all'adiacente miometrio; in quella T2 pesata mostra segnale intermedio (asterisco); dopo mdc appare ipointensa rispetto al miometrio che mostra discreto enhancement. **d-e** Immagini T2 pesate, coronale (**d**) e sagittale (**e**). Utero retroverso. La neoplasia (asterisco) è identificabile per il segnale intermedio, inferiore rispetto a quello dell'endometrio normale

linfonodale e alla sopravvivenza a 5 anni. Quest'ultima, in particolare, è significativamente modificata in stadio I dall'invasione del miometrio: 40-60% nell'invasione profonda; 90-100% nell'infiltrazione assente o minima superficiale. Donne con tumore confinato al corpo (stadio I) e solo superficiale interessamento del miometrio hanno un 3% di prevalenza di linfoadenopatie paraaortiche; la percentuale sale al 46% nell'invasione profonda.

La stadiazione in genere utilizzata è quella della FIGO, International Federation of Gynecologic and Obstetrics (Tabella 1, Fig. 24). La classificazione TNM si affida ai medesimi criteri chirurgo-istologici della FIGO, basati sui riscontri di laparatomia esplorativa, isterectomia totale laparotomica con annessiectomia bilaterale, lavaggio peritoneale e linfoadenectomia. Lo staging chirurgico, tuttavia, non è possibile in pazienti non suscettibili di intervento operatorio. In tali casi la diagnostica per immagini è evidentemente indispensabile nel precisare il grado di infiltrazione del miometrio, l'estensione del tumore, la presenza di linfoadenopatie. In senso più in generale, la stadiazione con imaging diviene complementare a quella chirurgica e può, perlomeno, assistere il chirurgo ed il radioterapista nella scelta della strategia terapeutica (praticare o meno la linfoadenectomia; definire l'ampiezza del campo di irradiazione).

Molti studi hanno in passato dimostrato come la RM, più accurata sia dell'ecografia transvaginale sia della TC, rappresenti la tecnica più affidabile nella stadiazione del carcinoma endometriale. Una metanalisi del 1999 non dimostra, in realtà, significative differenze nell'accuratezza globale delle diverse tecniche; nel giudizio di infiltrazione del miometrio, comunque, la RM con mezzo di contrasto è significativamente ($P< 0.002$) migliore della RM senza contrasto e dell'ecografia transvaginale e mostra la tendenza a migliori risultati rispetto alla TC. Sempre in questa metanalisi, l'assenza di

Tabella 1. Carcinoma dell'endometrio. Sistema di classificazione TNM e FIGO (International Federation of Gynecology and Obstetrics)

TNM	FIGO	Definizione
TisN0	0	Carcinoma in situ, preinvasivo
Tx		Il tumore primitivo non può essere definito
T	0	Non evidenza di tumore primitivo
Tis	0	Carcinoma in situ
T1	I	Tumore confinato al corpo dell'utero
T1a	IA	Tumore limitato all'endometrio
T1b	IB	Tumore che invade il miometrio per meno del 50% dello spessore
T1c	IC	Tumore che invade il miometrio per più del 50% dello spessore
T2	II	Tumore che invade la cervice ma non si estende oltre l'utero
T2a	IIA	Infiltrazione delle sole ghiandole cervicali
T2b	IIB	Infiltrazione dello stroma cervicale
T3 e/o N1	III	Diffusione locale e/o regionale come specificato in T3a,b e/o N1 e FIGO IIIA, B e C
T3a	IIIA	Invasione della sierosa peritoneale e/o degli annessi (per diretta estensione o metastasi) e/o cellule maligne nell'ascite o nei lavaggi peritoneali
T3b	IIIB	Invasione della vagina (estensione diretta o metastasi)
N1	IIIC	Metastasi ai linfonodi pelvici e/o paraaortici
T4	IVA	Tumore che invade la mucosa vescicale e/o intestinale (l'edema bolloso non è sufficiente a classificare il tumore come T4)
N-		Linfonodi regionali
Nx		I linfonodi regionali non possono essere definiti
N0		Non metastasi ai linfonodi regionali
N1		Metastasi ai linfonodi regionali
M-		Metastasi a distanza
Mx		La presenza di metastasi non può essere definita
M0		Non metastasi a distanza
M1	IVB	Metastasi a distanza (comprende metastasi ai linfonodi intraaddominali oltre a quelli paraaortici e/o linfonodi inguinali; esclude metastasi alla vagina, alla sierosa pelvica e agli annessi)

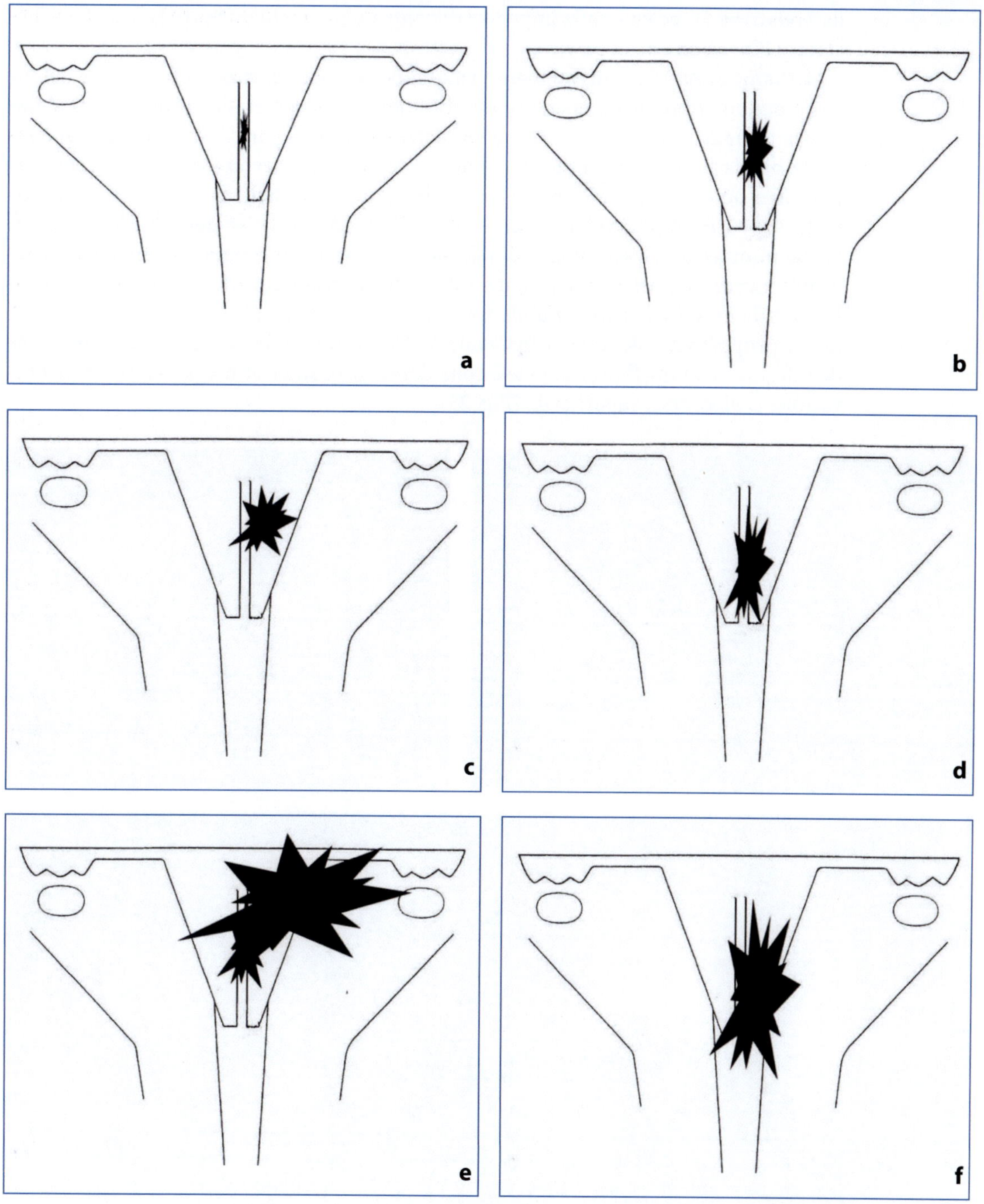

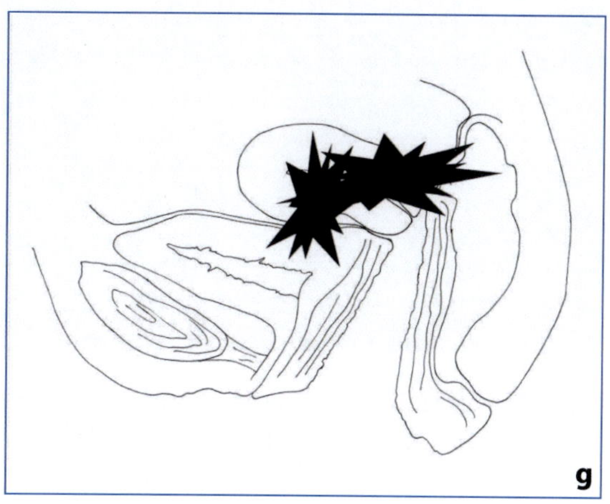

Fig. 24a-g. Classificazione FIGO del carcinoma dell'endometrio. **a** Stadio IA. **b** Stadio IB. **c** Stadio IC. **d** Stadio IIB. **e** Stadio IIIA. **f** Stadio IIIB. **g** Stadio IVA dati relativi a TC ed ecografia impediva di confrontare quelli ottenuti dalla RM nell'accertare l'invasione della cervice.

Mediante **ecografia transvaginale** è valutabile con accuratezza l'infiltrazione del tumore endometriale nello spessore del miometrio. La semeiotica ecografica è abbastanza semplice. Nello stadio IA l'endometrio, ispessito per causa tumorale, appare come banda lineare centrouterina, generalmente iperecogena, con profilo regolare, piuttosto omogenea, simile nell'aspetto all'endometrio della fase secretiva. L'endometrio appare delimitato da un sottile alone ipoecogeno che ne permette la distinzione dal miometrio. La scomparsa di tale alone, all'opposto, è frequentemente associata all'infiltrazione del miometrio, distinta in superficiale e profonda; a tale proposito l'ecografia ha accuratezza variabile tra il 73 e 93%. Per semplificare questa valutazione si è proposto di calcolare esclusivamente lo spessore del miometrio residuo: quando inferiore a 5 mm, l'infiltrazione è considerata profonda; se maggiore di 5 mm, l'invasione è, viceversa, superficiale (Fig. 25).

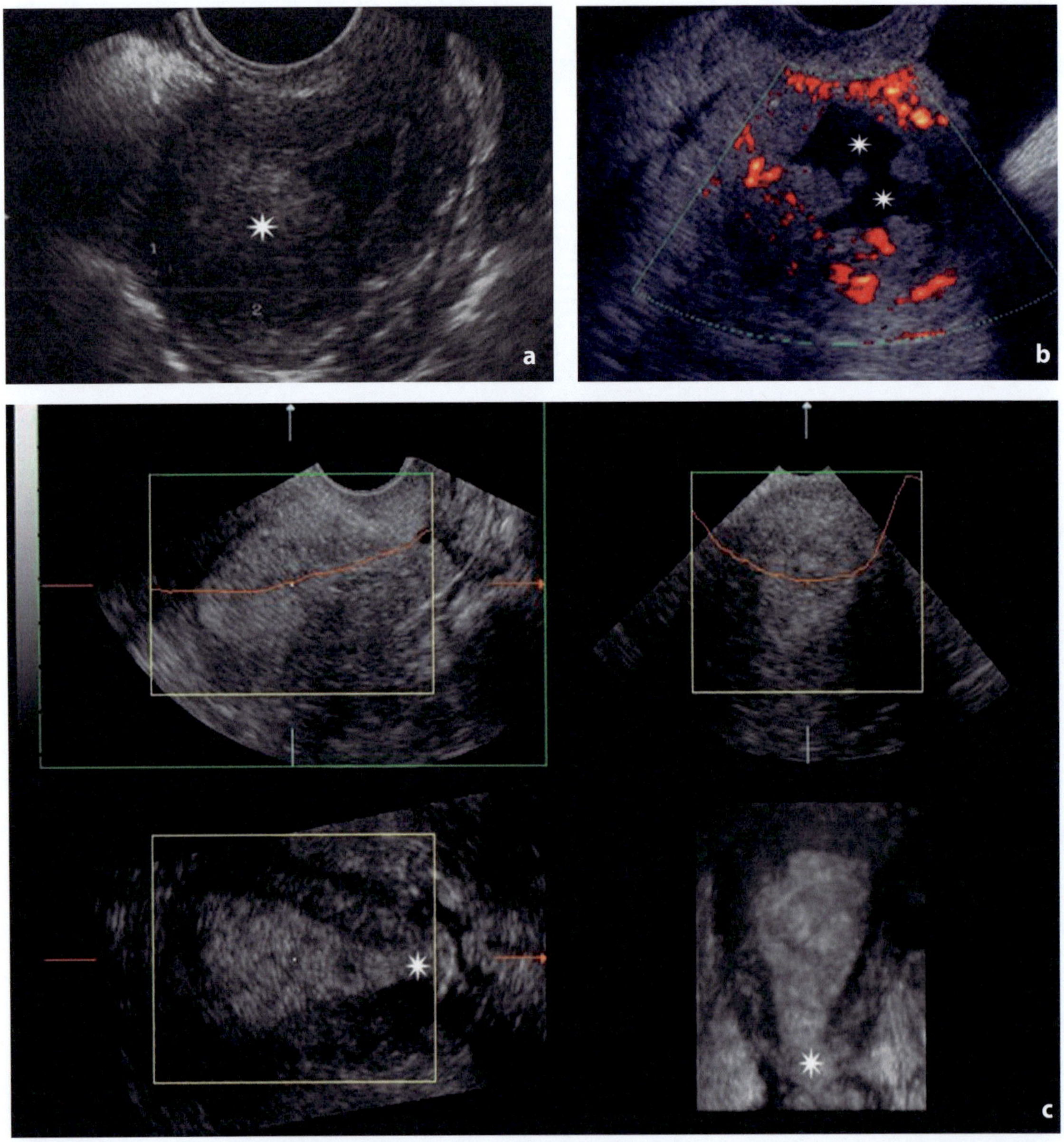

Fig. 25a-c. Ecografia. Carcinoma endometriale. **a** Stadio IC. Il tumore (asterisco) infiltra in maniera focale la metà esterna del miometrio. **b** Stadio IC. Altra paziente. Infiltrazione a tutto spessore del miometrio. La cavità endometriale (asterischi) presenta margini irregolari e sfrangiati. **c** Stadio II. La neoplasia si estende al canale cervicale (asterisco), con infiltrazione della stroma della portio; i reperti sono ben documentati nelle ricostruzioni 3D

Esistono tuttavia situazioni anatomiche relative alla neoplasia endometriale, e altre riguardanti la metodica ecografica, che possono indurre in errore: tumori con sviluppo endoluminale massivo possono determinare compressione sul miometrio, senza infiltrarlo, simulando il sottostadio avanzato (IC); in altri casi, specie nelle pazienti anziane, è difficile distinguere l'alone ipoecogeno di confine tra endometrio e miometrio; altre volte, ancora, la bassa ecogenicità dell'adenocarcinoma impedisce di evidenziare il limite con il miometrio, non permettendo la corretta valutazione dell'infiltrazione. Infine, negli uteri senili le pareti miometriali molto sottili generalmente comportano la sovrastima dell'infiltrazione neoplastica.

Altri fattori che limitano la stadiazione ecografica sono: il limitato campo di vista che preclude la corretta valutazione di parametri, cervice e linfonodi; la ridotta risoluzione di contrasto dei tessuti molli; e l'abito costituzionale del soggetto in esame, laddove obesità e utero verticalizzato possono limitare il valore diagnostico dell'esame.

La **tomografia computerizzata** non è impiegata nella pratica clinica abituale per la valutazione dell'infiltrazione del miometrio. Alcuni Autori, tuttavia, hanno segnalato anche per la TC la possibilità di esprimere un giudizio sull'invasione miometriale grazie ad un indice di infiltrazione dato dal rapporto minimo/massimo spessore del miometrio normale. L'accuratezza diagnostica globale varia negli studi effettuati con TC convenzionale dall'84 all'88%; studi più recenti con TC spirale segnalano sensibilità dell'83% con specificità del 42%. Anche con la TC sono, quindi, evidentemente possibili errori di valutazione, alcuni dipendenti dall'aspetto macroscopico del tumore, altri dalla stessa semeiotica. Così come per l'ecografia endovaginale, l'aspetto polipoide del tumore facilita la sovrastima dell'infiltrazione miometriale, poiché distende la cavità uterina e assottiglia il miometrio; il rilievo di pareti uterine sottili, involute, è causa anch'esso di sovrastadiazione. Infine sono da ricordare neoplasie uterine molto vascolarizzate, infiltranti profondamente la parete, che con difficoltà sono distinte dai miomi intratumorali e che causano frequentemente errori nella stadiazione.

La TC ha sensibilità del 25% e specificità del 70% nel giudizio di infiltrazione della cervice.

Nella sostanza la TC ha chiari limiti nella definizione degli stadi I e II. Migliore è l'accuratezza nelle forme più avanzate, nella valutazione quindi dell'infiltrazione della vescica e del retto. Nell'identificazione degli impianti peritoneali e delle metastasi alle stazioni linfonodali (essendo per queste ultime unicamente valido il criterio dimensionale) la TC soffre degli stessi limiti comuni anche alle altre tecniche di imaging (Fig. 26).

La **risonanza magnetica** è da tempo utilizzata come tecnica d'immagine elettiva nella stadiazione dell'adenocarcinoma dell'endometrio accertato istologicamente; è particolarmente indicata nella definizione dell'infiltrazione miometriale, che è un parametro preoperatorio critico per pianificare l'estensione della linfoadenectomia: pazienti con invasione >50% hanno aumento della probabilità di diffusione extrauterina della malattia e incidenza 6-7 volte superiore di metastasi linfonodali pelviche o lombo-aortiche.

Si classifica il tumore allo stadio IA quando la lesione è circoscritta alla cavità endometriale, di aspetto normale o ampliato; sono preservati e integri la zona giunzionale, a bassa intensità di segnale nelle immagini T2 pesate, l'enhancement subendometriale nelle sequenze dinamiche e la zona a ridotto segnale dello strato più interno del miometrio; l'interfaccia tumore-miometrio è netta e regolare, indipendentemente dalle sequenze utilizzate.

Il tumore è considerato in stadio IB quando vi è interruzione focale o diffusa della linea giunzionale, dell'enhancement subendometriale e della zona a basso segnale dello strato più interno del miometrio. In assenza di questi rilievi, la diagnosi è posta in base all'irregolarità dell'interfaccia tra endometrio e miometrio (altrimenti liscia e regolare), oppure alla diretta documentazione del tumore nella metà interna dello spessore miometriale.

Lo stadio IC è diagnosticato quando la neoplasia invade la metà esterna del miome-

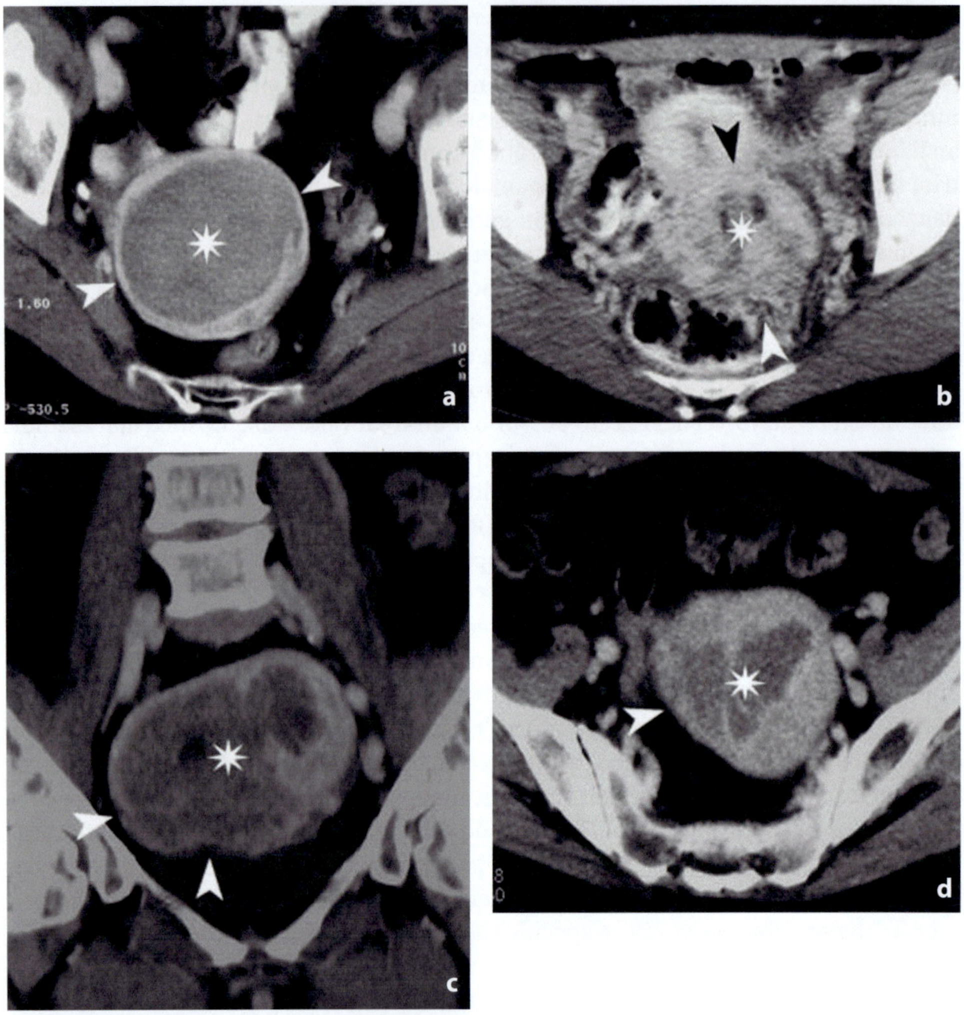

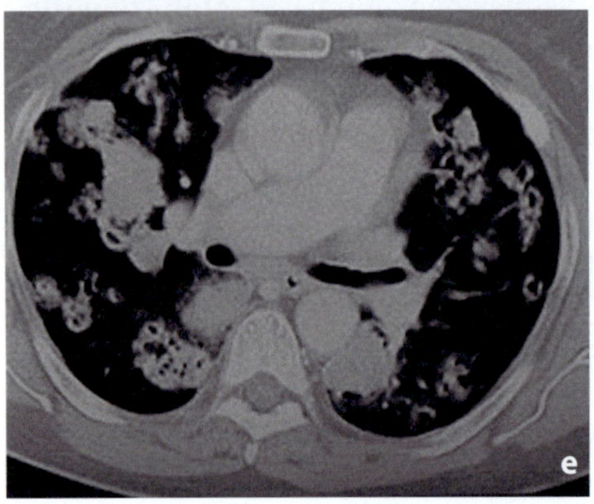

Fig. 26a-e. Tomografia computerizzata. Carcinoma endometriale. **a** Stadio IC. Utero retroverso, aumentato di volume; la neoplasia (asterisco) infiltra la metà esterna del miometrio (punte di freccia). **b** Stadio IIB. Neoplasia endometriale (asterisco) con infiltrazione della cervice (punte di freccia). **c-e** Altra paziente. La lesione (asterisco) infiltra la metà esterna del miometrio (punte di freccia); sono presenti multiple metastasi polmonari

trio. È importante che l'infiltrazione profonda (come quella superficiale) sia confermata in piani tra loro ortogonali (Fig. 27).

Particolare attenzione deve essere posta nelle pazienti con adenomiosi; in questa patologia, l'interfaccia endometrio-miometrio è di per sé irregolare e, quindi, tale reperto, in assenza di altri rilievi, non è da solo sufficiente a porre diagnosi di infiltrazione superficiale; all'opposto, l'interruzione completa della linea giunzionale con infiltrazione miometriale profonda può non essere evidente.

L'iniezione di gadolinio aumenta l'accuratezza diagnostica della RM nel giudizio di infiltrazione miometriale (l'endometrio mostra minor enhancement rispetto al miometrio), svincolando la diagnosi dall'evidenza della linea giunzionale, spesso assente

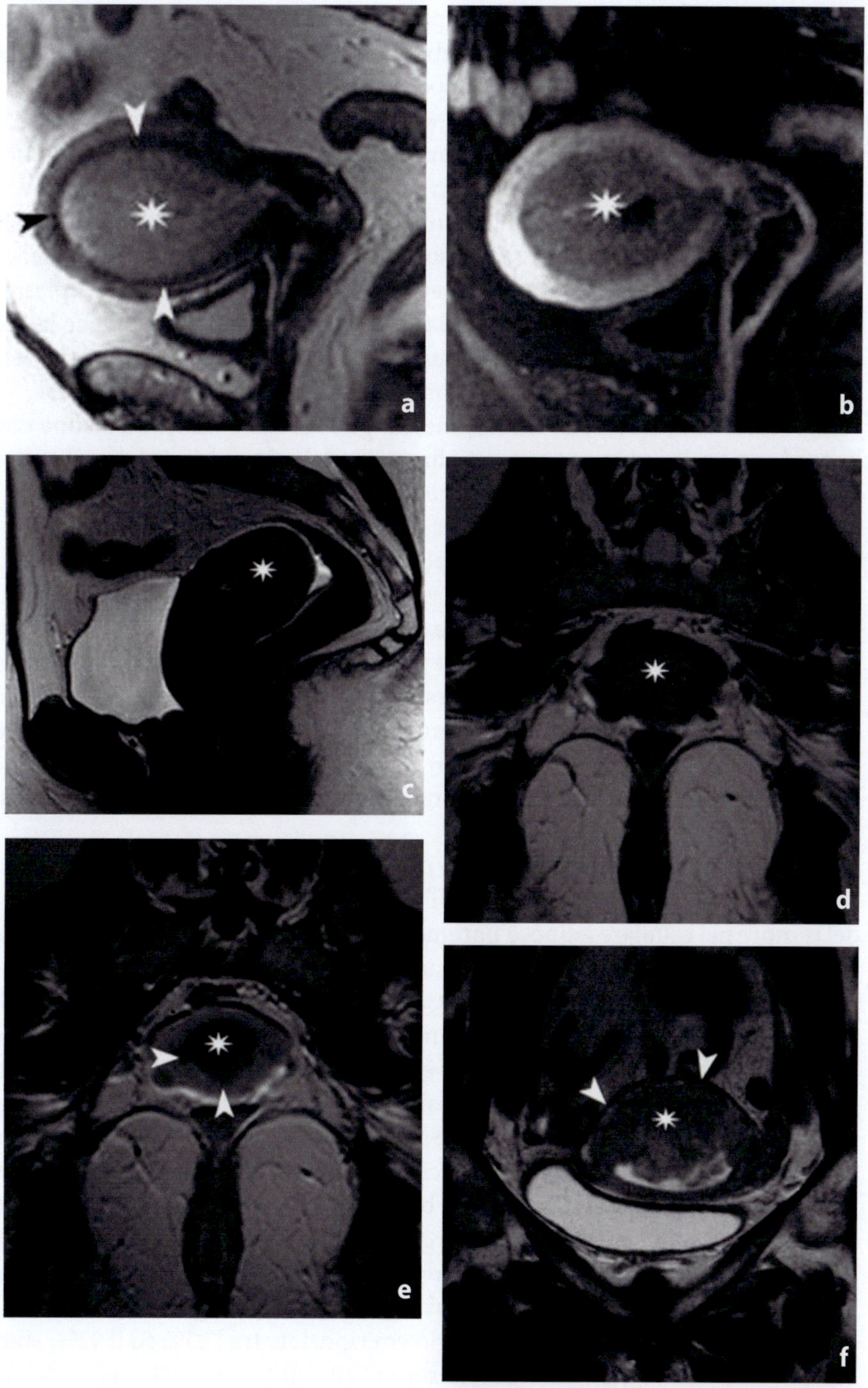

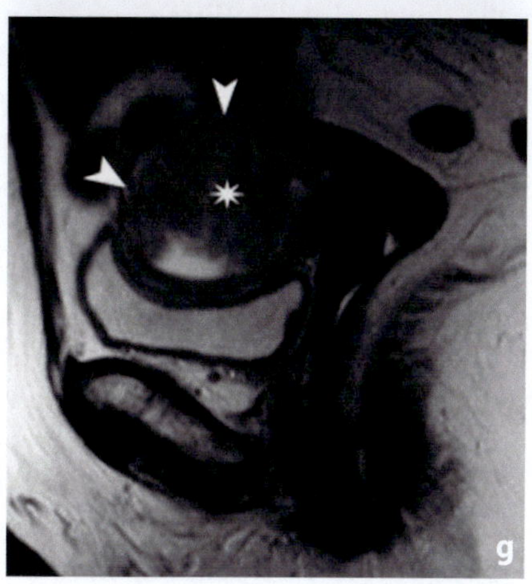

Fig. 27a-g. Risonanza magnetica. Carcinoma endometriale, stadio I. **a-b** Stadio IA. La neoplasia (asterisco) è circoscritta alla cavità endometriale; è riconoscibile la linea giunzionale integra (punte di freccia). **c-e** Stadio IB. La neoplasia infiltra marginalmente la metà interna del miometrio; il reperto (punte di freccia) è meglio apprezzabile nell'immagine coronale (**e**) dopo mdc. **f-g** Stadio IC. Il carcinoma (asterisco) infiltra la metà esterna del miometrio (punte di freccia)

nelle donne in postmenopausa (giustappunto nella fascia di età in cui più frequente è la neoplasia del corpo uterino). La probabilità di reale infiltrazione del miometrio in neoplasie di grado 1, 2 e 3 è in pre-test rispettivamente del 13%, 35% e 54%; dopo RM positiva si innalza, rispettivamente, a 60%, 84% e 92% mentre decresce a 1%, 5% e 10% a fronte della negatività dei reperti ovvero dell'assenza di invasione del miometrio all'imaging. Nella sostanza: in pazienti con neoplasia di grado 1 e 2 l'infiltrazione del miometrio può essere esclusa se non documentata dalla RM; quindi, in base a questi dati, non sarebbe necessario ricorrere all'esame estemporaneo al congelatore nel corso dell'intervento chirurgico né tanto meno al *sampling* linfonodale; nelle neoplasie di grado 3 la mancata documentazione RM di infiltrazione del miometrio riduce la probabilità di metastasi linfonodali, differendo quindi la linfoadenectomia. Correttamente, bisogna precisare che molti non condividono la suddetta strategia terapeutica.

Il giudizio di infiltrazione del miometrio può divenire critico in alcune condizioni: linea giunzionale indistinta e assottigliamento del miometrio (come già sopra indicato); ma anche utero piccolo, irregolare ispessimento della linea giunzionale per adenomiosi, distorsione del miometrio da parte di voluminoso leiomioma.

Lo stadio II è dato dall'estensione della neoplasia dal corpo al collo uterino (accuratezza RM nella diagnosi maggiore del 92%). Lo stadio IIA è documentato dall'ampliamento dell'orifizio uterino e del canale cervicale con preservazione dello stroma fibrocervicale. Falsi positivi possono essere causati da estensione polipoide del carcinoma endometriale, ristagno di secreti, coesistenza di un polipo cervicale. Lo studio con mdc aiuta a risolvere eventuali dilemmi diagnostici. Nello stadio IIB vi è l'interruzione dello stroma fibrocervicale (Fig. 28).

In RM è possibile stadiare con ottima accuratezza le neoplasie avanzate (stadio III e IV).

Nello stadio IIIA il margine esterno dell'utero è irregolare e/o interrotto. L'infiltrazione dei parametri è dimostrata dall'estensione extrasierosa uterina con invasione del tumore nel cellulare adiposo parametriale. Gli annessi sono coinvolti per estensione diretta o per metastasi. Secondo alcuni Autori, gli impianti peritoneali sono meglio dimostrati dalla RM che non dalla TC, anche se noduli <1 cm non sono comunque evidenziabili, prescindendo dalla tecnica di imaging utilizzata. L'interessamento del III superiore della vagina (stadio IIIB) è documentato dalla perdita focale del basso segnale della parete vaginale. La diagnosi di stadio IIIC è posta (meglio in sequenze T1 pesate senza e con mdc, con eventuale soppressione del segnale del grasso) in presenza di linfonodo pelvico o paraaortico con asse corto maggiore di 1 cm (Fig. 29).

La focale interruzione del regolare basso segnale delle pareti della vescica e/o del retto esprime l'infiltrazione di tali organi (stadio IVA). Manifestazioni dello stadio IVB sono metastasi a distanza, linfoadenopatie intraaddominali (oltre a quelle paraaortiche) e/o inguinali. Nei primi anni 1990 l'accuratezza globale della RM nella stadiazione del carcinoma dell'endometrio era riportata tra l'83% ed il 92%; studi più recenti confermano questi valori e attestano sensibilità dell'87% e specificità del 91% nella diagnosi dell'infiltrazione del miometrio; sensibilità dell'80% e specificità del 96% nell'invasione della cervice; sensibilità del 50% e specificità del 95% nella diagnosi di metastasi linfonodali (emerge la ben nota difficoltà nella diagnosi differenziale tra linfonodi metastatici e reattivi). Vi è significativa concordanza ($P < 0.001$) tra l'imaging RM ed i riscontri anatomo-chirurgici nel giudizio d'infiltrazione del miometrio.

Alla luce di quanto descritto si possono suggerire le seguenti linee guida nello staging del carcinoma dell'endometrio:

- nessuna tecnica di imaging è richiesta nelle pazienti con tumore di grado I e utero non aumentato di dimensioni alla visita ginecologica, poiché la probabilità pre-test di infiltrazione miometriale, cervicale e di interessamento linfonodale è bassa; se i risultati dell'esame obiettivo non sono conclusivi o vi è una concomitante patologia pelvica, ecografia, TC o RM sono indicate per l'iniziale valutazione radiologica;
- pazienti con carcinoma di elevato grado papillare o a cellule chiare devono essere

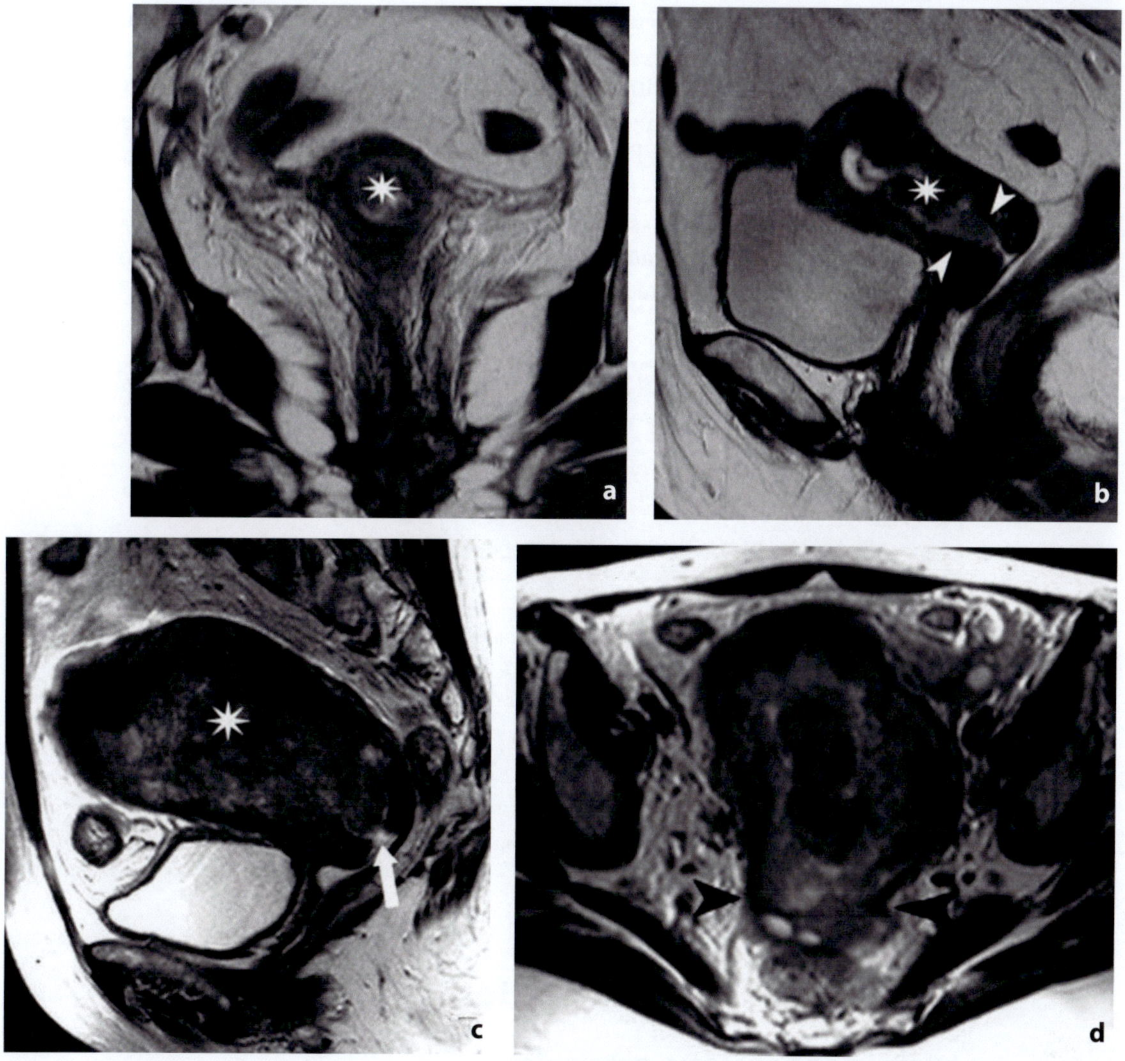

Fig. 28a-d. Risonanza magnetica. Carcinoma endometriale, stadio II. **a-b** Stadio IIA. La neoformazione (asterisco) si estende alla cervice ampliando e occupando l'orifizio uterino interno (punte di freccia); non sono evidenti segni di infiltrazione dello stroma della portio. **c-d** Stadio IIB. Voluminosa neoplasia (asterisco) si estende al canale cervicale (freccia) infiltrando la stroma della portio (punte di freccia)

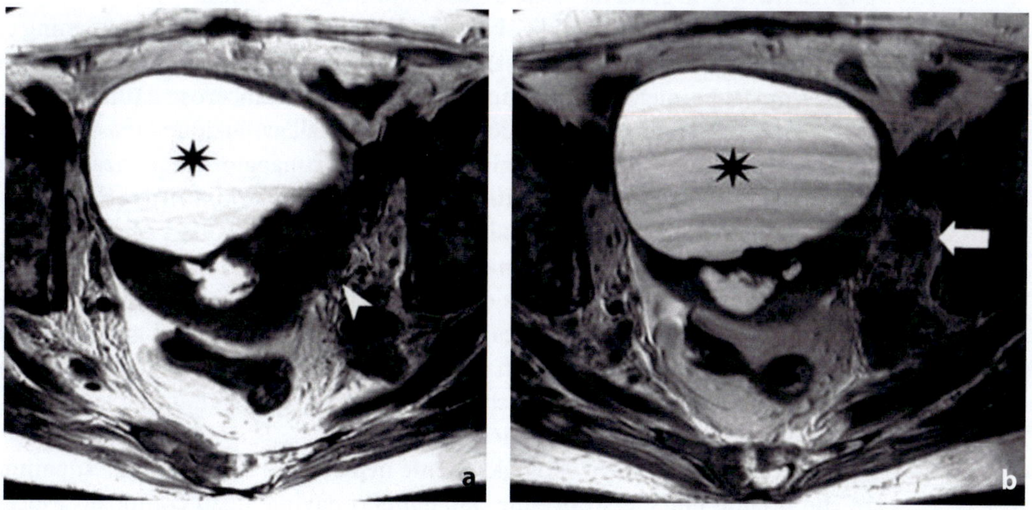

Fig. 29a,b. Risonanza magnetica. Carcinoma endometriale, stadio IIIC. **a** La lesione infiltra la sierosa peritoneale (punta di freccia) e metastatizza a un linfonodo della catena otturatoria sinistra (freccia in **b**). Si osserva cospicuo ristagno di secreto (asterisco) nella cavità endometriale secondario ad ostruzione dell'orifizio uterino interno

sottoposte ad indagine TC o RM per l'elevata probabilità pre-test di metastasi linfonodali;
- pazienti con possibile infiltrazione della cervice alla visita ginecologica o con risultato positivo o non risolutivo al curettage del canale cervicale devono essere indagate con RM perché questa è l'unica tecnica per imaging che si è dimostrata valida nel porre simile diagnosi;
- in pazienti in cui sia necessaria una valutazione panoramica addomino-pelvica, si può ricorre alla RM con gadolinio come singola, unica modalità in grado di esaminare contemporaneamente miometrio, cervice e linfonodi.

Akin O, Mironov S, Pandit-Taskar N et al (2007) Imaging of cancer of uterine cancer. Radiol Clin North Am 45:167-182

Arko D, Takac I (2000) High frequency transvaginal ultrasonography in preoperative assessment of myometrial invasion in endometrial cancer. J Ultrasound Med 19:639-643

Ascher SM, Reinhold C (2002) Imaging of cancer of the endometrium. Radiol Clin North Am 40:563-576

Frei KA, Kinkel K, Bonél HM et al (2000) Prediction of deep myometrial invasion in patients with endometrial cancer: clinical utility of contrast-enhanced MR imaging - a meta-analysis and Bayesian analysis. Radiology 216:444-449

Kinkel K, Kaji Y, Yu KK et al (1999) Radiologic staging in patients with endometrial cancer: a meta-analysis. Radiology 212:711-718

La Fianza A, Nappi C (2002) Diagnostica per immagini della pelvi femminile. Idelson Gnocchi, Napoli, pp 95-108

Carcinoma della cervice uterina

Introduzione anatomo-patologica

Il cancro della cervice è uno dei più frequenti tumori femminili, in particolare in donne di età inferiore ai 50 anni; anche in postmenopausa rappresenta la terza più comune neoplasia della sfera ginecologica. Un primo picco di incidenza della malattia si colloca tra 35 e 45 anni; ne esiste un secondo tra 60 e 65 anni.

Il tasso di incidenza è complessivamente in riduzione grazie allo screening citologico (test di Papanicolau o Pap test) che, completato in caso di positività da indagine colposcopica, permette di individuare alterazioni precancerose e tumori in fase molto precoce, consentendone l'eradicazione prima dell'evoluzione invasiva. Attualmente, vi è tendenza anche alla riduzione dell'età per maggior frequenza di giovani pazienti affette da infezione dell'epitelio cervicale da papilloma virus (HPV).

I tipi di papilloma virus potenzialmente più oncogeni sono i ceppi 16 e 18 che, se persistono nelle cellule dopo la guarigione clinica, ne aumentano il rischio di degenerazione, specialmente in presenza di cofattori di rischio, quali rapporti sessuali in giovane età con partner multipli, scarsa igiene, frequenti infezioni genitali, gravidanze multiple, immunosoppressione in positività all'HIV, uso prolungato di contraccettivi orali. Altri possibili fattori di rischio sono fumo, carenze vitaminiche; è considerata anche una predisposizione genetica.

Il tumore della cervice è istologicamente nell'80-90% un carcinoma squamocellulare che prende più spesso origine dall'epitelio pavimentoso composto esocervicale; meno comune l'insorgenza dalla zona di transizione con l'epitelio endocervicale.

La neoplasia può essere accertata come:
- cancro preinvasivo o neoplasia intraepiteliale cervicale (CIN), quando la lesione

non ha ancora superato la membrana basale che separa l'epitelio dallo stroma sottostante;
- cancro invasivo, quando le cellule cancerizzate dell'epitelio hanno invaso più o meno estesamente il connettivo sottostante, con raggiungimento dei vasi e dei dotti linfatici.

La forma preinvasiva non è identificabile con la sola visita ginecologica; è diagnosticata dall'esame citologico:
- CIN di I grado: displasia lieve, interessa meno di 1/3 dell'epitelio;
- CIN di II grado: displasia moderata, interessa 1/3-2/3 dell'epitelio;
- CIN di III grado: displasia grave, interessa più di 2/3 dell'epitelio, carcinoma in situ.

In presenza di Pap test positivo si deve ricorrere al prelievo bioptico, per definire il grado di infiltrazione.

Nelle fasi precoci la neoplasia è totalmente asintomatica; solo in fase invasiva compaiono sintomi, peraltro aspecifici, come sanguinamento vaginale intermestruale, secrezione vaginale e dispareunia. Dolori pelvici, irradiati al dorso e agli arti inferiori (con linfedema unilaterale), ematuria, ascite inducono al sospetto di lesioni di maggiori dimensioni con diffusione alle strutture adiacenti.

Diagnostica per immagini

Identificazione

Nella pratica clinica, alla diagnostica per immagini non spetta il compito dell'identificazione della neoplasia se non correlato a quello della stadiazione.

L'**ecografia** può valutare la cervice uterina per via sia sovrapubica sia endovaginale e/o transettale, con immagini in questi due ultimi approcci sicuramente più dettagliate.

Con accesso sovrapubico si può avere evidenza del tumore solo in stadi avanzati, quando abbia determinato aumento di dimensioni, irregolarità dei margini e disomogeneità strutturale del collo uterino, con distorsione del canale cervicale. Lo studio per via endovaginale o endorettale permette una migliore valutazione dei diametri del collo uterino.

La neoplasia raramente si presenta come massa ben definita, ipoecogena; più spesso, per le caratteristiche infiltranti, appare come disomogeneità strutturale diffusa, con intrappolamento di aria nei fornici e nel canale cervicale (Fig. 30).

In **tomografia computerizzata** la cervice normale ha pattern di enhancement molto variabile, in rapporto ai diversi gradi di vascolarizzazione e composizione strutturale, correlata all'età; prevale comunque l'ipodensità rispetto al corpo e fondo uterino. Per la scarsa risoluzione di contrasto della tecnica tomodensitometrica, la visualizzazione della neoplasia è limitata, anche dopo l'iniezione del mdc, successivamente a cui il carcinoma cervicale può apparire iso o ipodenso rispetto allo stroma normale. L'ipodensità è giustificata dalla presenza di necrosi, ulcerazione o ridotta vascolarizzazione (Fig. 31). L'eventuale pregressa biopsia o la prevalente necrosi tessutale possono giustificare la presenza di bolle aeree nel contesto della massa. La cervice in genere ha margini lisci e ben definiti, se il tumore è confinato; nelle forme più avanzate, è aumentata di volume, con margini bozzuti e/o irregolari; il coinvolgimento del canale cervicale e del corpo uterino rendono difficile la diagnosi differenziale tra carcinoma ad origine dalla cervice o dal corpo uterino. L'ostruzione del canale cervicale comporta ristagno di sangue, secrezioni sierose o pus della cavità endometriale, conseguentemente ampliata.

La **risonanza magnetica** è la tecnica di imaging che offre la miglior definizione del tumore. La neoplasia si caratterizza nelle immagini T2 pesate per segnale di intensità intermedia che sostituisce l'ipointensità dello stroma fibroso cervicale. La sensibilità della tecnica è tale da accertare l'esistenza anche di piccole lesioni, pur con problemi di diagnosi differenziale rispetto a cerviciti ed esiti di conizzazione. La RM non è in

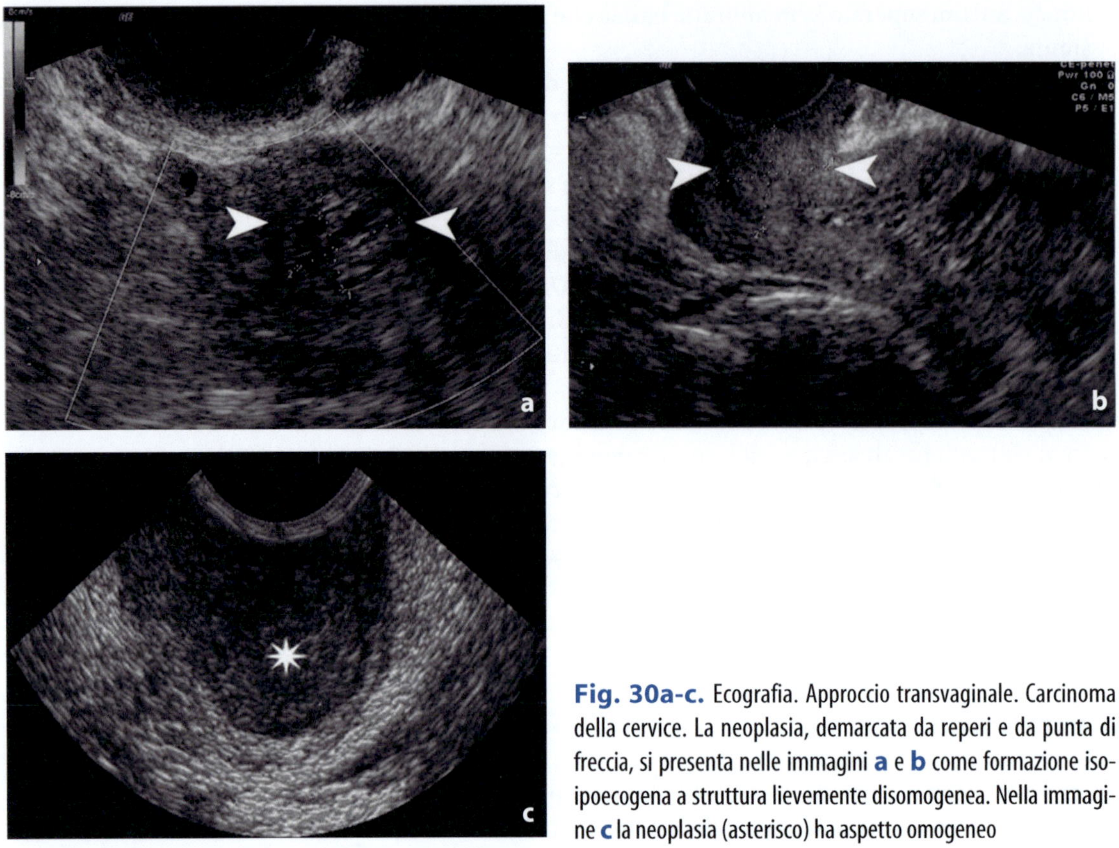

Fig. 30a-c. Ecografia. Approccio transvaginale. Carcinoma della cervice. La neoplasia, demarcata da reperi e da punta di freccia, si presenta nelle immagini **a** e **b** come formazione iso-ipoecogena a struttura lievemente disomogenea. Nella immagine **c** la neoplasia (asterisco) ha aspetto omogeneo

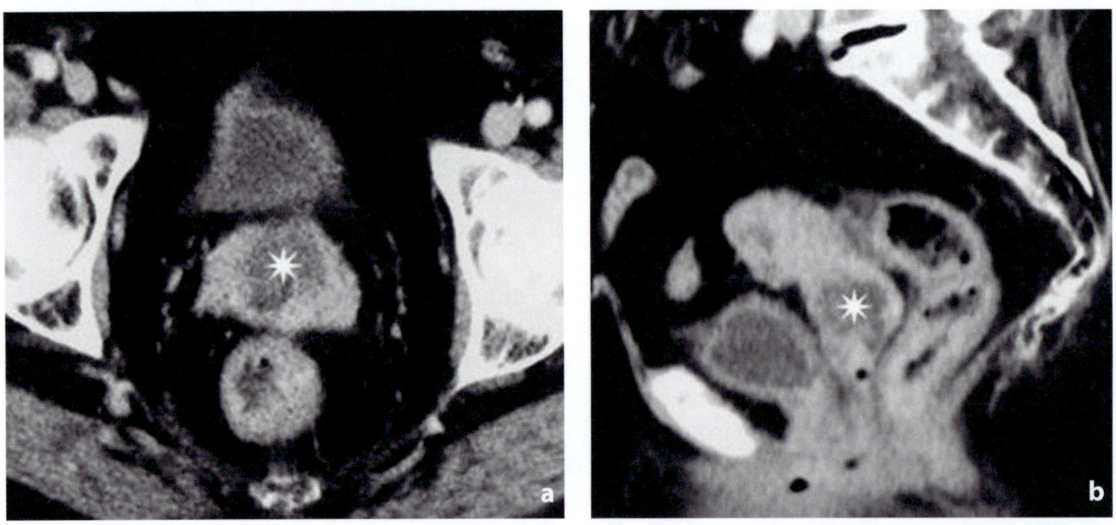

Fig. 31a,b. Tomografia computerizzata. Carcinoma della cervice in paziente già operata di carcinoma del colon. Attuale metrorragia. Immagine assiale (**a**) e sagittale (**b**): si identifica neoplasia della cervice, che appare come lesione solida, ipodensa, a margini irregolari (asterisco)

grado di identificare le lesioni a sviluppo superficiale piano. Lo studio dinamico con mdc, anche se da molti non utilizzato di routine, è in grado di documentare la vascolarizzazione della lesione (generalmente inferiore a quello dello stroma) e diviene elemento predittivo della radiosensibilità della neoplasia (Fig. 32).

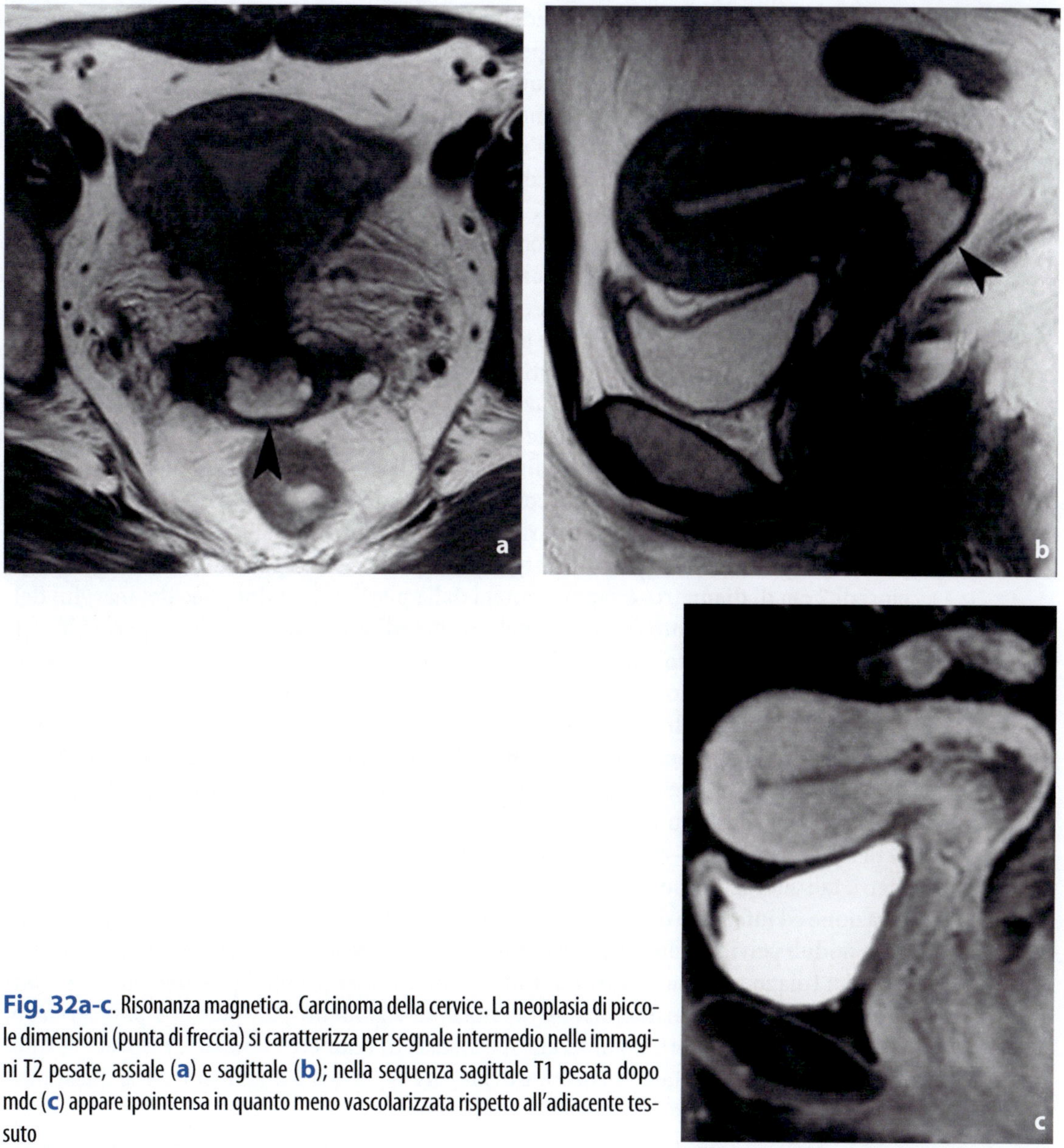

Fig. 32a-c. Risonanza magnetica. Carcinoma della cervice. La neoplasia di piccole dimensioni (punta di freccia) si caratterizza per segnale intermedio nelle immagini T2 pesate, assiale (**a**) e sagittale (**b**); nella sequenza sagittale T1 pesata dopo mdc (**c**) appare ipointensa in quanto meno vascolarizzata rispetto all'adiacente tessuto

Stadiazione

La prognosi dipende dal volume del tumore primitivo e dallo stadio clinico.

La stadiazione clinica più seguita è della International Federation of Gynecology and Obstetrics (FIGO), in base a cui viene stabilito l'approccio terapeutico: isterectomia radicale o radioterapia sono proponibili negli stadi inferiori o uguali al IIa; negli stadi più avanzati l'unico trattamento è la radioterapia in associazione o meno a chemioterapia. Elemento discriminante nella strategia terapeutica è, quindi, il coinvolgimento o meno dei parametri.

La FIGO raccomanda un sistema di stadiazione clinico affidato all'esame ginecologico con colposcopio e biopsie della lesione, radiogramma del torace, cistoscopia, sigmoidoscopia, urografia e clisma opaco per valutare la diffusione locale e a distanza della neoplasia. Le maggiori difficoltà nell'esame clinico si hanno nel giudizio di invasione del parametrio e della parete laterale della pelvi, ma anche nella stessa stima delle dimensioni del tumore. Il coinvolgimento linfonodale non è incluso nella stadiazione FIGO, ma è un parametro molto importante che rientra invece nella stadiazione

TNM (Tabella 2, Fig. 33). Le considerazioni sopraesposte giustificano nella pratica clinica l'impiego della diagnostica per immagini.

L'**ecografia** non consente una valutazione affidabile dell'infiltrazione dei parametri, della parete pelvica e del coinvolgimento linfonodale; peraltro permette la diagnosi di ureteroidronefrosi per stenosi dell'uretere conseguente all'infiltrazione neoplastica dei parametri. Gli ultrasuoni non rappresentano, quindi, una tecnica adeguata ai fini della stadiazione loco-regionale.

La **tomografia computerizzata**, per quanto non considerata nella classificazione FIGO, è spesso impiegata nella stadiazione per la difficoltà che i ginecologi hanno nel valutare l'estensione tumorale sia endocervicale sia extracervicale (corpo uterino, parametri, parete laterale pelvica) e per l'impossibilità ad accertare la diffusione linfonodale intra ed extrapelvica. In particolare, con la tecnica multislice ad alta risoluzione, la capacità di effettuare ricostruzioni multiplanari, secondo piani sagittali o coronali, incrementa il contributo di tale tecnica.

Determinante, come già detto, ai fini della stadiazione è la valutazione del coinvolgimento del parametrio, che appare come sottile lamina ipodensa di tessuto connettivo, fibre muscolari lisce e grasso, che si estende lateralmente dall'utero sino alla parete pelvica tra gli strati del legamento largo. L'infiltrazione, più probabile nei tumori maggiori di 2 cm di diametro, è rappresentata dalla perdita di definizione dei margini della cervice e dall'aumento di densità del tessuto adiposo parametriale, reperto che tuttavia può essere dovuto anche all'infiammazione concomitante alla neoplasia cervicale (Fig. 34). Per quanto indiretto, segno più certo ma tardivo del coinvolgimento dei parametri è l'ureteroidronefrosi successiva alla stenosi dell'uretere nel tratto che, come noto, decorre nei parametri. La presenza di neoplasia nel tessuto adiposo del parametrio e il coinvolgimento dell'uretere (ben dimostrabile in TC), determinante idronefrosi, pone la paziente in uno stadio IIIB. L'invasione perivascolare e l'aumento di spessore dei legamenti utero-sacrali possono essere considerati segno di invasione dei parametri; tali alterazioni sono peraltro aspecifiche, in quanto possono essere dovute a ulcerazione ed infezione della neoplasia nonché a precedenti procedure chirurgiche. Anche i noduli pelvici di endometriosi possono porre problemi interpretativi. Errori diagnostici (diagnosi falsa positiva di infiltrazione dei parametri) possono essere secondari all'inadeguata considerazione dei normali legamenti parauterini e paracervicali, che appaiono come sottili benderelle iperdense, di diametro non superiore ai 3-4 mm.

All'esplorazione rettale l'invasione della parete pelvica è diagnosticata se quest'ulti-

Tabella 2. Carcinoma della cervice. Sistema di classificazione TNM e FIGO (International Federation of Gynecology and Obstetrics)

TNM	FIGO	Definizione
T1	I	Limitato all'utero
T1a	IA	Diagnosi solo microscopica
T1a1	IA1	Minima invasione stromale
T1a2	IA2	Profondità ≤5 mm, diffusione orizzontale ≤7 mm
T1b	IB	Lesione superiore IA2
T2	II	Esteso oltre l'utero, non alla parete pelvica o al terzo inferiore della vagina
T2a	IIA	Assenza di evidente coinvolgimento parametriale
T2b	IIB	Evidente coinvolgimento parametriale
T3	III	Esteso sino alla parete pelvica e/o al terzo inferiore della vagina
T3a	IIIA	Invasione del terzo inferiore della vagina senza estensione alla parete pelvica
T3b	IIIB	Estensione alla parete pelvica e/o idronefrosi o rene escluso
T4	IVA	Invasione della mucosa della vescica o del retto e/o estensione fuori della piccola pelvi
N1		Metastasi ai linfonodi regionali
M1	IVB	Metastasi a distanza

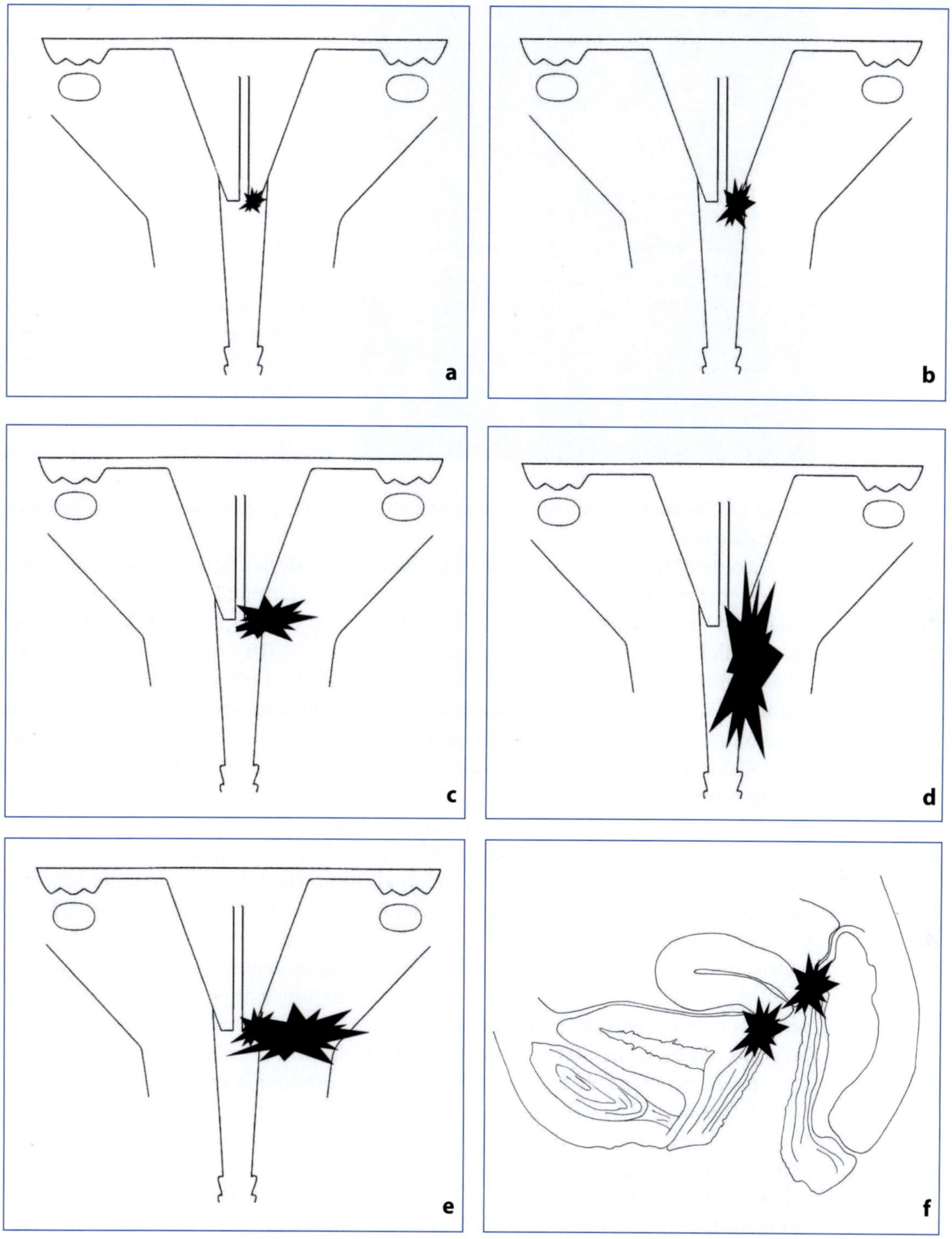

Fig. 33a-f. Classificazione FIGO del carcinoma della cervice. **a** Stadio IB. **b** Stadio IIA. **c** Stadio IIB. **d** Stadio IIIA. **e** Stadio IIIB. **f** Stadio IVA

ma non è più dissociabile dal tumore; alla TC è sospettabile quando la neoplasia dista dai piani ossei e muscolari meno di 3 mm. Nel coinvolgimento massivo si osserva tessuto solido che presenta enhancement dopo mdc, ingloba i vasi iliaci, infiltra i muscoli piriforme e otturatorio interno, erode il cingolo osseo pelvico.

Il coinvolgimento della vescica e del retto (stadio IVA della malattia) è definito dalla cistoscopia e dalla rettoscopia con prelievi bioptici; è ipotizzato quando, in TC, si osservino obliterazione del grasso perirettale e perivescicale, asimmetrici ispessimenti nodulari della parete vescicale o rettale e, nei casi più avanzati, vegetazioni endolu-

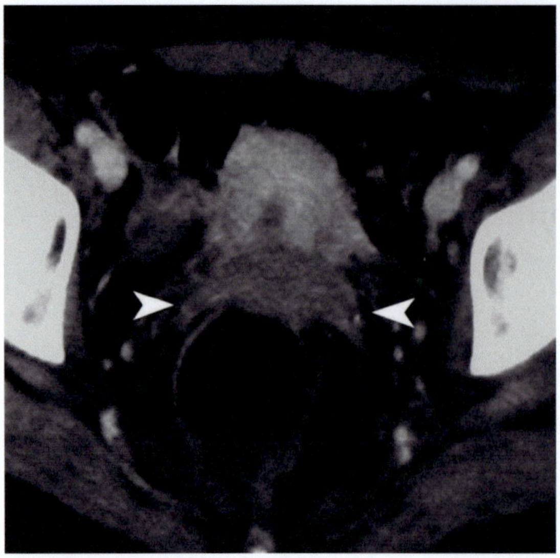

Fig. 34. Tomografia computerizzata. Carcinoma della cervice, stadio IIB per infiltrazione bilaterale dei parametri documentata da digitazioni di tessuto solido a margini irregolari nel cellulare adiposo pericervicale (punte di freccia)

minali e/o formazione di fistole. La sensibilità della TC per l'invasione della mucosa vescicale è molto bassa.

Il riscontro TC di linfonodi pelvici ingranditi è considerato equivalente a uno stadio IIIB (estensione alla parete pelvica); se i linfonodi coinvolti sono paraaortici o inguinali lo stadio è ritenuto analogo al IVB (metastasi a distanza). La probabilità di metastasi linfonodali è di poco inferiore, se non uguale, nello stadio IIB rispetto agli stadi più alti.

La definizione del coinvolgimento metastatico si affida al criterio dimensionale: sono considerati patologici i linfonodi superiori ad 1 cm nell'asse corto. In realtà, il suddetto criterio dovrebbe tenere in considerazione la sede anatomica; in tal senso il limite di normalità è 10 mm per i linfonodi iliaci esterni, ma scende a 9 mm per gli iliaci comuni e a 7 mm per gli iliaci interni. Le pazienti con carcinoma della cervice uterina possono avere un'infezione secondaria, che esita in adenopatia; pertanto, alla TC, linfonodi neoplastici e iperplastici non sono distinguibili in base al solo criterio dimensionale: micrometastasi possono essere presenti in linfonodi di normali dimensioni e l'utilizzo del mdc non risulta discriminante. D'altra parte, ad una revisione dei dati, si osserva che la normale dimensione riduce la probabilità di metastasi e, all'opposto, l'aumento volumetrico innalza solo di poco tale probabilità. Non si ottengono informazioni migliori con RM o linfografia. Segno certo di coinvolgimento tumorale può invece essere considerata la necrosi centrale linfonodale.

Fermo restando che i linfonodi del parametrio sono i primi ad essere coinvolti, vi sono tre possibili vie di drenaggio dalla cervice uterina: laterale lungo i vasi iliaci esterni; ipogastrica o mediale, lungo i vasi iliaci interni; presacrale, lungo il legamento utero-sacrale. Tutte e tre le vie portano ai linfonodi iliaci comuni, con successivo coinvolgimento di quelli paraaortici.

Nella diffusione laterale, che coinvolge la catena iliaca esterna, la neoplasia dapprima metastatizza al gruppo mediale (che riceve linfa dai linfonodi inguinali ed è sito posteriormente alla vena); successivamente ai gruppi medio (interposto tra arteria e vena) e laterale all'arteria; infine, si diffonde alla catena iliaca comune. I linfonodi della catena iliaca comune sono: mediali, medi e laterali. I mediali sono localizzati tra le arterie iliache comuni e includono i linfonodi anteriori al promontorio sacrale; quelli medi sono tra i vasi iliaci comuni anteriormente, il muscolo psoas lateralmente e la colonna vertebrale medialmente; i laterali sono esterni all'arteria iliaca comune.

Nella via ipogastrica, la neoplasia si diffonde lungo le branche dell'arteria iliaca interna e, quindi, coinvolge i linfonodi giunzionali che si trovano tra i vasi iliaci interni ed esterni; successivamente si estende ai linfonodi iliaci comuni.

Nella diffusione tramite la via presacrale è coinvolto il plesso linfatico anteriore al sacro e al coccige.

La TC può anche essere utilizzata come guida per la biopsia di linfonodi aumentati di volume e come supporto per i piani della radioterapia, nonché come monitoraggio per i pazienti con recidive. Rinviando al capitolo appositamente dedicato, si ricorda come recidiva sia definita la lesione che insorge a 6 mesi di distanza dalla regressione della neoplasia primitiva. La TC ha alta specificità e sensibilità nella ricerca delle recidive e viene abitualmente usata per il follow-up. Metastasi a distanza si osservano con più frequenza in corso di recidiva.

Per quanto il carcinoma microinvasivo (stadio FIGO IA) non sia dimostrabile, la **risonanza magnetica** è attualmente la tecnica di imaging migliore per la stadiazione della neoplasia della cervice, per l'elevata risoluzione di contrasto e anche spaziale, grazie oggi alle bobine di superficie.

Nello stadio IB (neoplasia clinicamente invasiva ma confinata nella cervice) la lesione, iperintensa, nelle sequenze T2 pesate, è completamente circondata dallo stroma cervicale ipointenso. La dimostrazione dell'integrità dell'anello stromale permette di escludere con elevata accuratezza l'infiltrazione dei parametri (Fig. 35).

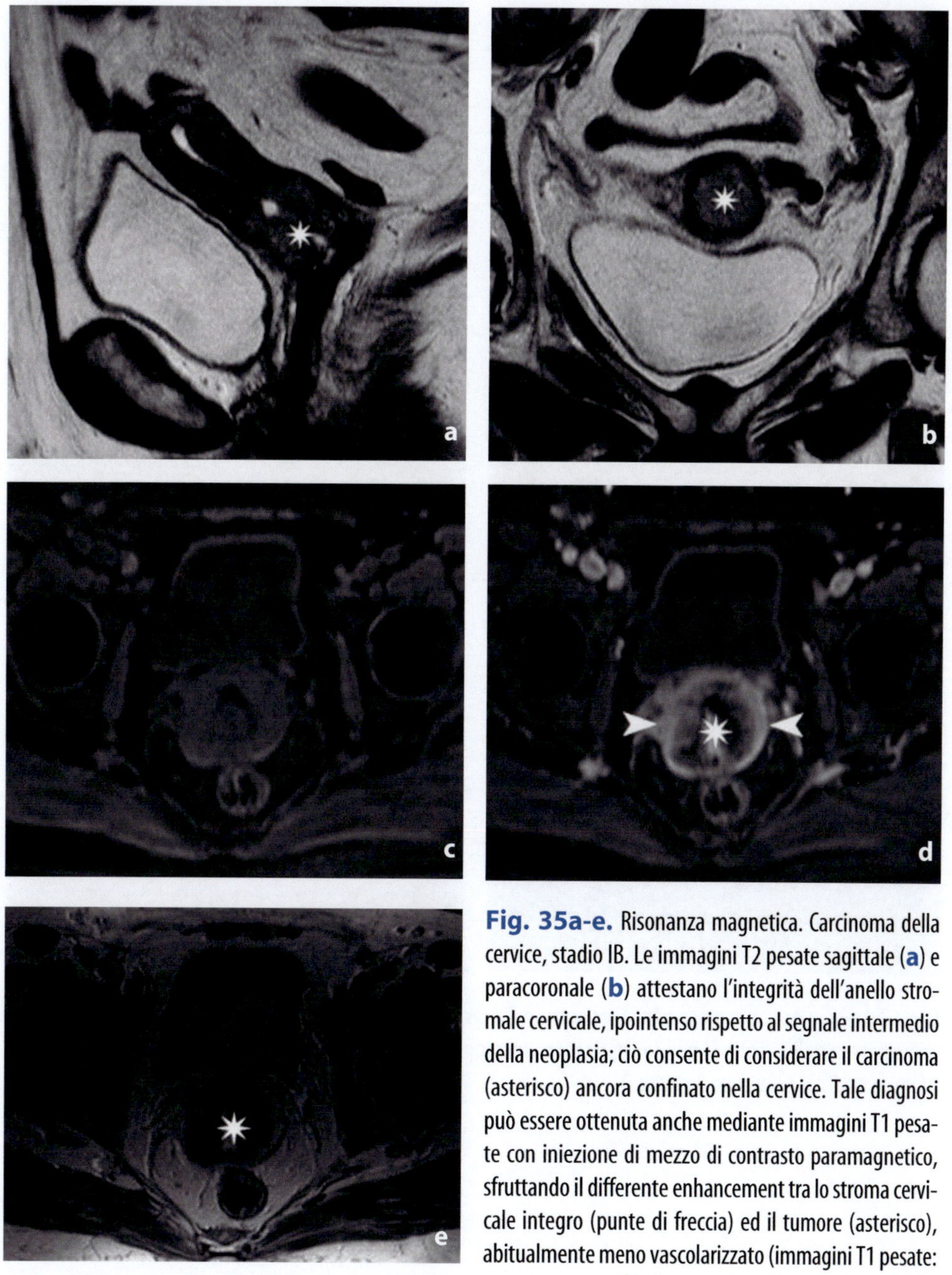

Fig. 35a-e. Risonanza magnetica. Carcinoma della cervice, stadio IB. Le immagini T2 pesate sagittale (**a**) e paracoronale (**b**) attestano l'integrità dell'anello stromale cervicale, ipointenso rispetto al segnale intermedio della neoplasia; ciò consente di considerare il carcinoma (asterisco) ancora confinato nella cervice. Tale diagnosi può essere ottenuta anche mediante immagini T1 pesate con iniezione di mezzo di contrasto paramagnetico, sfruttando il differente enhancement tra lo stroma cervicale integro (punte di freccia) ed il tumore (asterisco), abitualmente meno vascolarizzato (immagini T1 pesate: **c** precontrasto, **d** in fase arteriosa di studio dinamico, **e** tardiva)

Lo stadio IIA (neoplasia che invade i due terzi superiori della vagina, senza invasione parametriale) è abitualmente diagnosticata clinicamente. In RM, nelle sequenze T2 pesate, l'infiltrazione è documentata dalla elevata intensità di segnale della lesione tumorale che sostituisce il basso segnale della vagina (Fig. 36). Difficoltosa (con rischio di sovrastadiazione) può essere tale valutazione se il tumore, grossolano, a sviluppo esofitico, determina la distensione dei fornici.

I segni certi di estensione ai parametri (stadio IIB) sono in RM l'anomala irregolare intensità di segnale della neoplasia nel contesto del parametrio stesso nonché l'obliterazione dello spazio grassoso periureterale (Fig. 37). Può essere utile lo studio dinamico ma in genere per il giudizio di infiltrazione dei parametri sono sufficienti sequenze assiali e coronali T1e T2 pesate senza mdc.

Nello stadio IIIA (diagnosi clinica) la neoplasia interessa il terzo inferiore della vagina, senza estensione alla parete pelvica (Fig. 38).

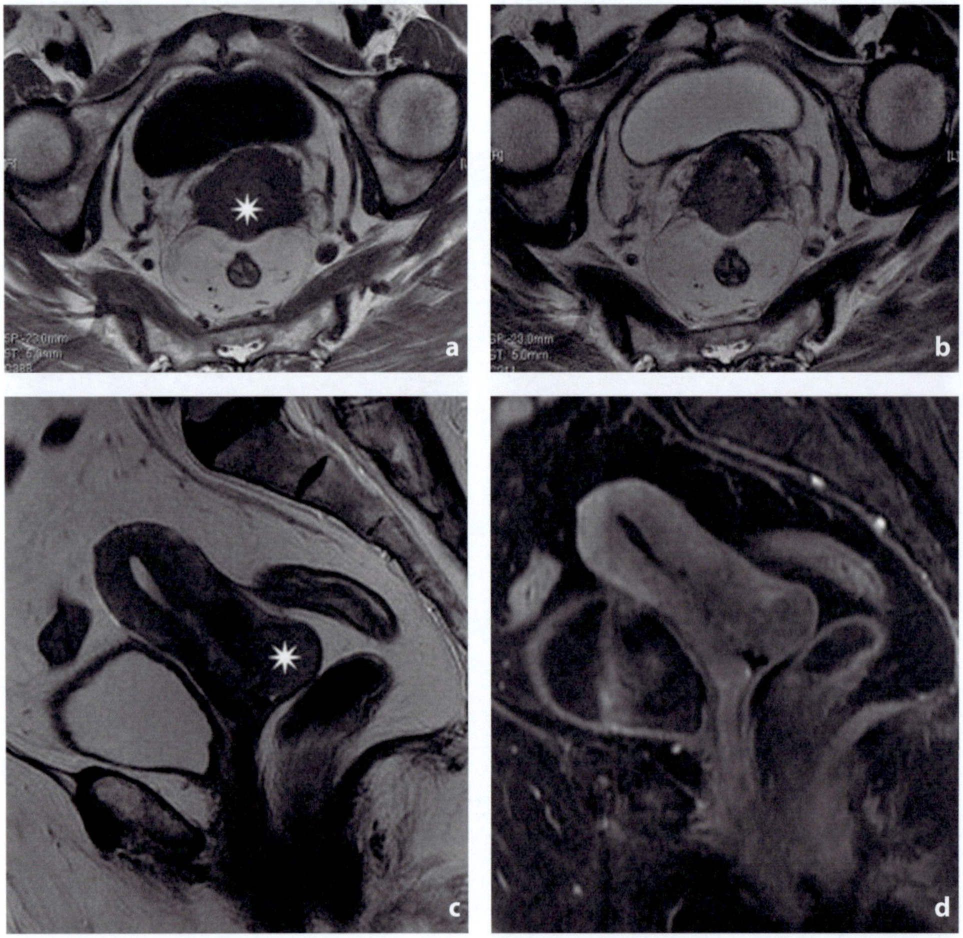

Fig. 36a-d. Risonanza magnetica. Carcinoma della cervice, stadio IIA. Immagini assiali T1 (**a**) e T2 pesate (**b**); immagini sagittali T2 (**c**) e T1 pesata dopo mdc e con soppressione del segnale del grasso (**d**). La neoplasia infiltra il fornice vaginale posteriore (asterisco)

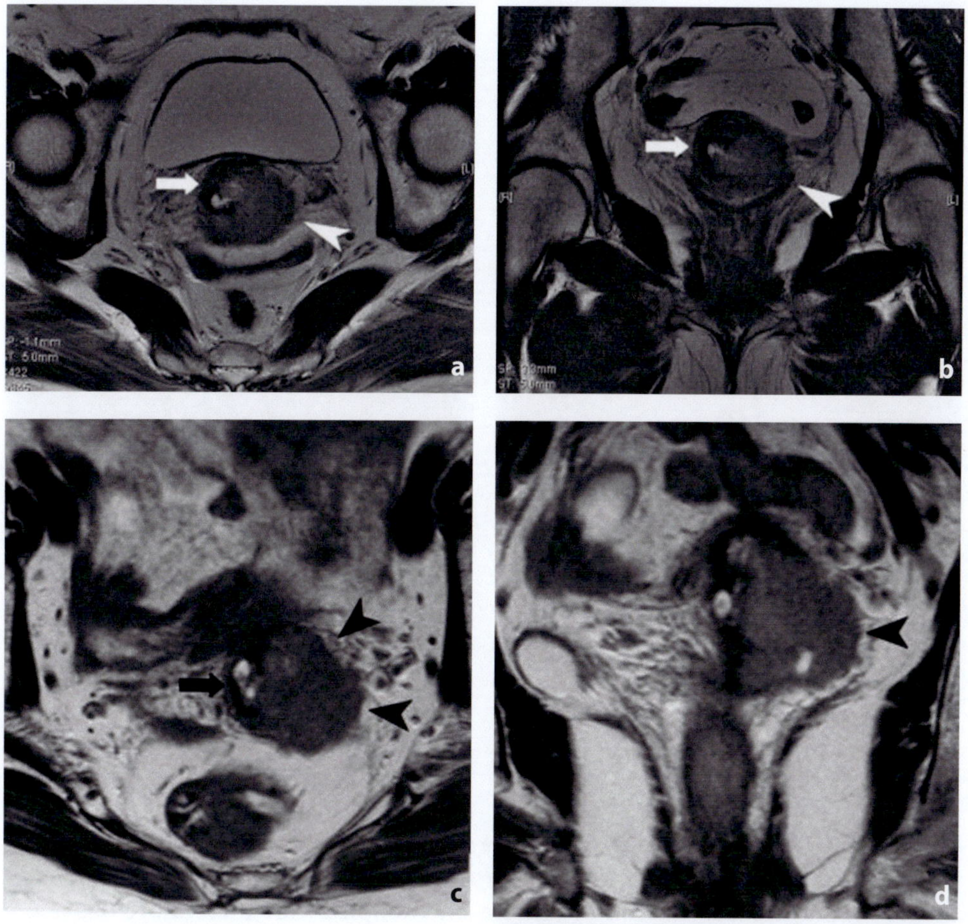

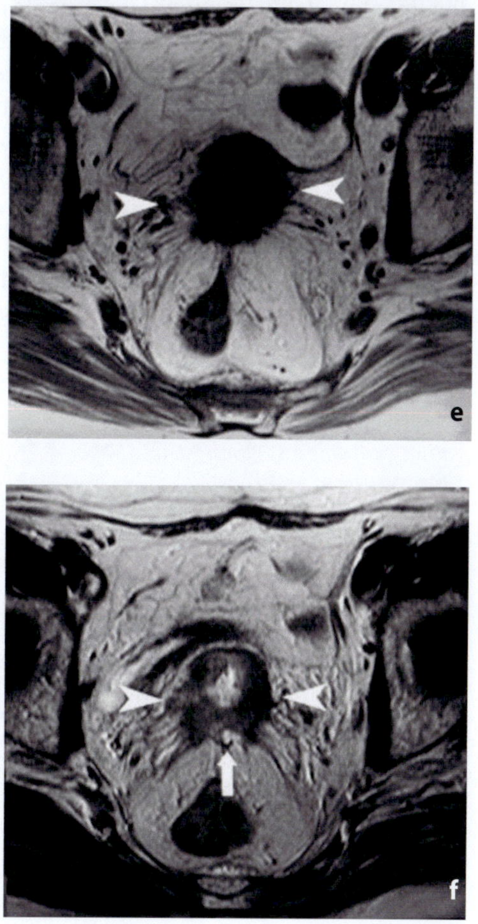

Fig. 37a-f. Risonanza magnetica. Carcinoma della cervice, stadio IIB. Le immagini T2 pesate, assiale (**a**) e coronale (**b**), documentano l'iniziale infiltrazione del parametrio sinistro (punta di freccia), successiva all'invasione neoplastica dello stroma cervicale che risulta parzialmente conservato a destra (freccia). **c-d** Le immagini presentano un caso in cui l'infiltrazione del parametrio sinistro (punta di freccia) è maggiormente evidente; si noti l'integrità dell'anello stromale cervicale e del parametrio destro (freccia). **e-f** Nella paziente a cui si riferiscono le immagini il carcinoma infiltra entrambi i parametri: la diagnosi è possibile in base all'osservazione di spiculature tissutali (punte di freccia) che penetrano nel cellulare adiposo pericervicale. Si noti anche il coinvolgimento della fascia mesorettale (freccia)

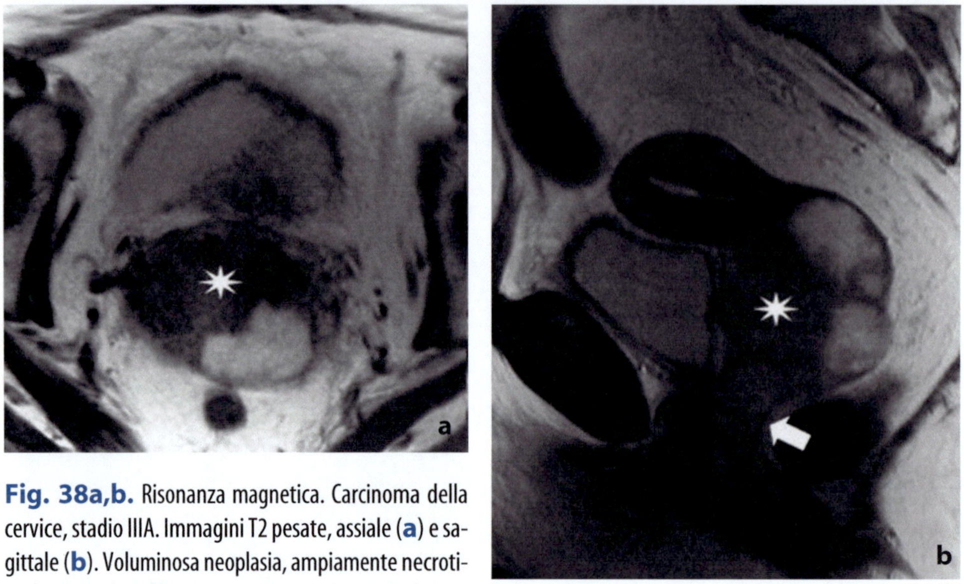

Fig. 38a,b. Risonanza magnetica. Carcinoma della cervice, stadio IIIA. Immagini T2 pesate, assiale (**a**) e sagittale (**b**). Voluminosa neoplasia, ampiamente necrotica (asterisco), infiltra la vagina sino al terzo inferiore (freccia)

Se il tumore si estende alla parete pelvica o causa idronefrosi, la neoplasia è classificata IIIB. Per valutare l'eventuale idronefrosi può essere utile l'uro-RM. Il coinvolgimento neoplastico dei muscoli otturatore interno, piriforme o elevatore dell'ano è documentato dall'incremento del segnale di questi nelle immagini T2 pesate (**Fig. 39**).

L'interruzione focale dell'ipointensità della parete vescicale e rettale oppure l'aumento segmentario di spessore della parete del retto pongono la diagnosi non sempre facile di stadio IVA (**Fig. 40**). Aiutano alcuni accorgimenti: la presenza di un piano di clivaggio grassoso, iperintenso, tra la neoplasia e la parete, ipointensa, vescicale o rettale esclude il coinvolgimento di tali organi; l'iperintensità nelle immagini T2 pesate della mucosa non è di per sé espressione di invasione neoplastica potendosi riconoscere anche in presenza di edema.

La presenza di metastasi a distanza (stadio IVB) è meglio definita dalla TC. Per quanto attiene le metastasi linfonodali valgono le considerazioni già espresse in precedenza (**Fig. 41**).

Akin O, Mironov S, Pandit-Taskar N et al (2007) Imaging of cancer of uterine cancer. Radiol Clin North Am 45:167-182

Nicolet V, Carignan L, Bourdon F et al (2000) MR Imaging of cervical carcinoma: a practical staging approach. Radiographics 20:1539-1549

Okamoto Y, Tanaka YO, Nishida M (2003) MR imaging of the uterine cervix: imaging-pathologic correlation. Radiographics 23:425-445

Pannu HK, Corl FM, Fishman EK (2001) CT evaluation of cervical cancer: spectrum of disease. RadioGraphics 21:1155-1168

Sahdev A, Reznek R (2006) Imaging in endometrial and cervical cancer: why, when and how. RSNA Categorical course in diagnostic radiology: Genitourinary Radiology, pp 11-22

Scheidler J, Heuck AF, Reinhold C (2002) Imaging of cancer of the cervix. Radiol Clin North Am 45:577-590

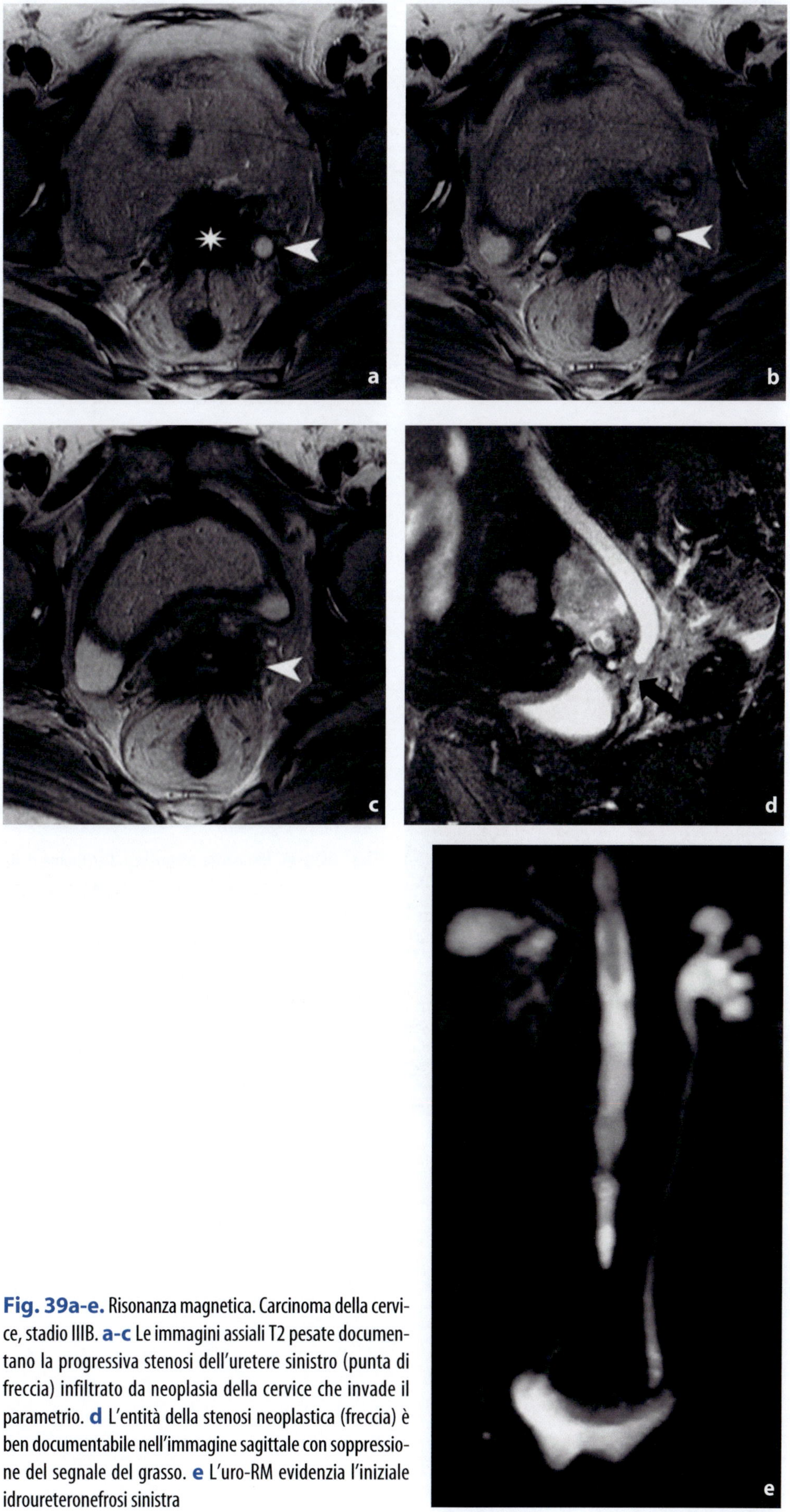

Fig. 39a-e. Risonanza magnetica. Carcinoma della cervice, stadio IIIB. **a-c** Le immagini assiali T2 pesate documentano la progressiva stenosi dell'uretere sinistro (punta di freccia) infiltrato da neoplasia della cervice che invade il parametrio. **d** L'entità della stenosi neoplastica (freccia) è ben documentabile nell'immagine sagittale con soppressione del segnale del grasso. **e** L'uro-RM evidenzia l'iniziale idroureteronefrosi sinistra

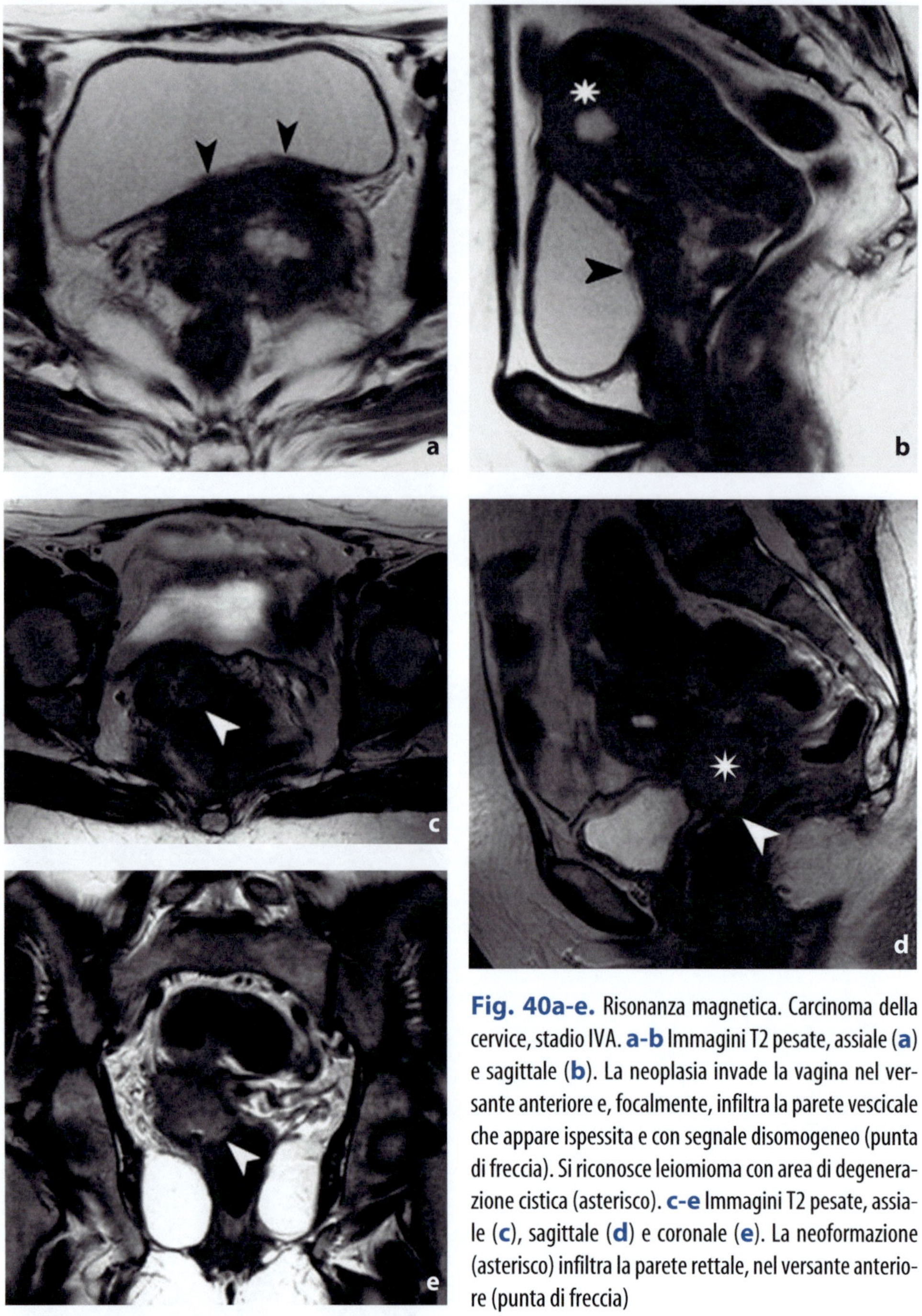

Fig. 40a-e. Risonanza magnetica. Carcinoma della cervice, stadio IVA. **a-b** Immagini T2 pesate, assiale (**a**) e sagittale (**b**). La neoplasia invade la vagina nel versante anteriore e, focalmente, infiltra la parete vescicale che appare ispessita e con segnale disomogeneo (punta di freccia). Si riconosce leiomioma con area di degenerazione cistica (asterisco). **c-e** Immagini T2 pesate, assiale (**c**), sagittale (**d**) e coronale (**e**). La neoformazione (asterisco) infiltra la parete rettale, nel versante anteriore (punta di freccia)

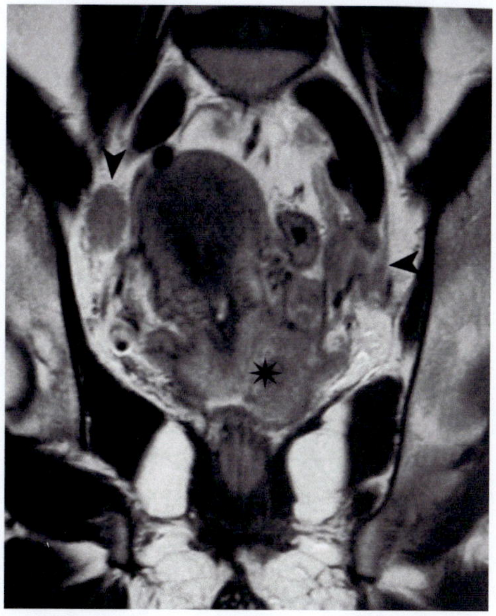

Fig. 41. Risonanza magnetica. Metastasi linfonodali in carcinoma della cervice. L'immagine coronale T2 pesata documenta neoplasia della cervice (asterisco); a livello di ambo le catene iliache interne si osservano linfonodi aumentati di volume per localizzazione secondaria

Approccio anatomo-clinico alla patologia degli annessi

21

S. Pecorelli, F. Odicino, G. Tisi

Il riscontro diagnostico-strumentale di una qualsiasi alterazione a carico delle regioni annessiali avviene in circa l'1,5-2% della popolazione femminile di età superiore ai 40 anni e spesso pone al clinico un complesso problema di diagnosi differenziale. Il corretto inquadramento è il presupposto fondamentale per un'adeguata gestione clinica della patologia.

Le lesioni annessiali debbono essere distinte in ovariche e tubariche.

1. Le lesioni ovariche possono essere di origine non neoplastica (Fig. 1) e neoplastica (Fig. 2). Tra le lesioni non neoplastiche vanno menzionate lesioni congenite, lesioni infettive di origine batterica, virale o micotica, lesioni infiammatorie non infettive, ghiandole e cisti da inclusione, lesioni funzionali e non funzionali derivanti dagli elementi follicolari e stromali, lesioni vascolari.

Le lesioni neoplastiche a carico dell'ovaio si differenziano istologicamente in epiteliali e non epiteliali.

2. A carico delle tube vanno menzionate le cisti delle salpingi (idatide del Morgagni e cisti perisalpingee), le cisti paraovariche (che si sviluppano tra le pagine del legamento largo da residui embrionali, generalmente benigne ed asintomatiche), la gravidanza ectopica, i tumori epiteliali e connettivali benigni (polipi e papillomi tubarici, fibromiomi, tumori adenomatoidi) ed i tumori maligni (epiteliali, connettivali e metastatici).

Campbell S, Bhan V, Royston P et al (1989) Transabdominal ultrasound screening for early ovarian cancer. Br Med J 299:1363-1367

Malformazioni

Piuttosto rare sono le malformazioni a carico delle ovaie. La mancanza unilaterale dell'ovaio generalmente è secondaria ad una agenesia completa delle pliche uro-genitali

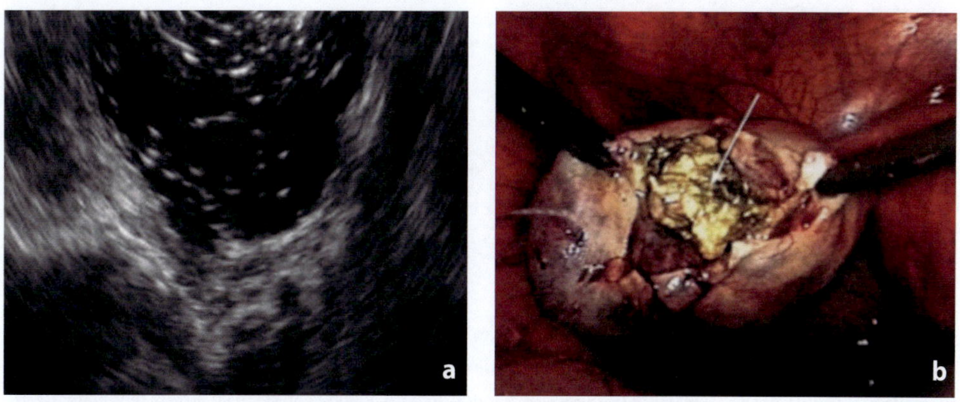

Fig. 1a,b. Teratoma cistico maturo. Evidenza ecografica (**a**) e intraoperatoria (**b**)

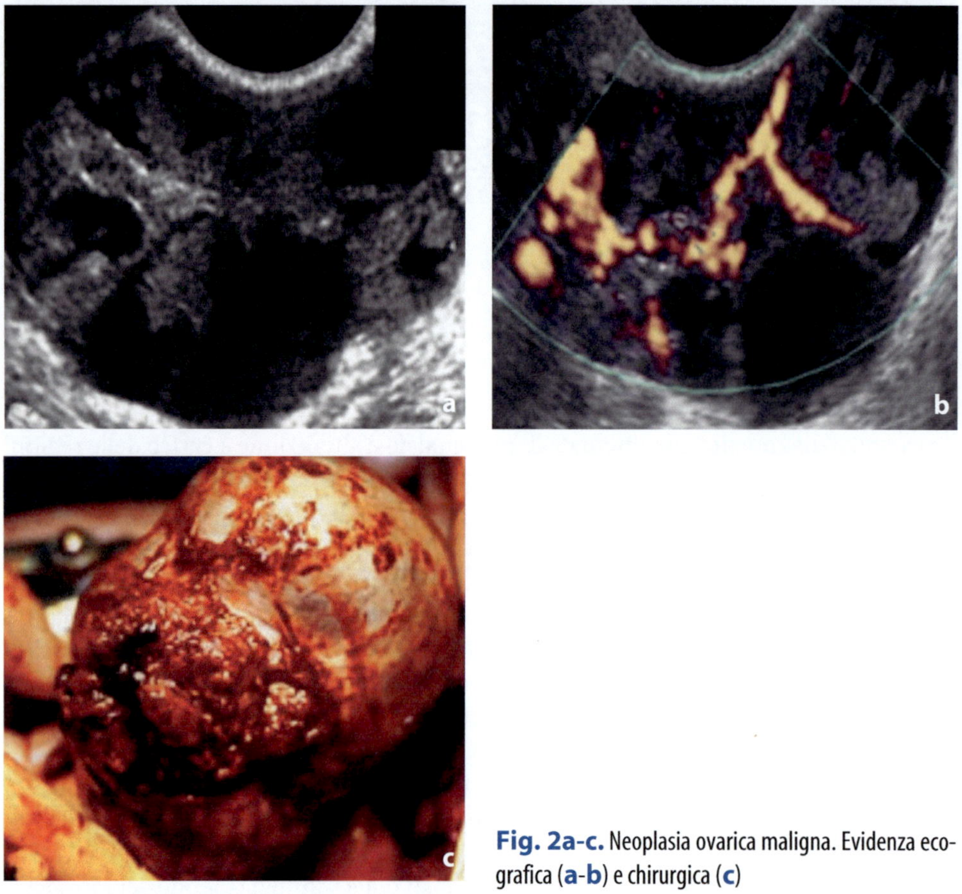

Fig. 2a-c. Neoplasia ovarica maligna. Evidenza ecografica (**a-b**) e chirurgica (**c**)

ed è associata, per lo più, al mancato sviluppo della salpinge, di metà dell'utero, dell'uretere e del rene omolaterali (Fig. 3). La presenza di un ovaio soprannumerario è aneddotica e deriva presumibilmente dalla duplicazione di un abbozzo gonadico.

Alcune cromosomopatie, tra cui la sindrome di Turner è la più rappresentativa, possono alterare la morfologia ovarica (ovaie nastriformi).

Le malformazioni tubariche spesso passano inosservate in quanto difficilmente obiettivabili; possono originare da alterazioni embriogenetiche della parte più crania-

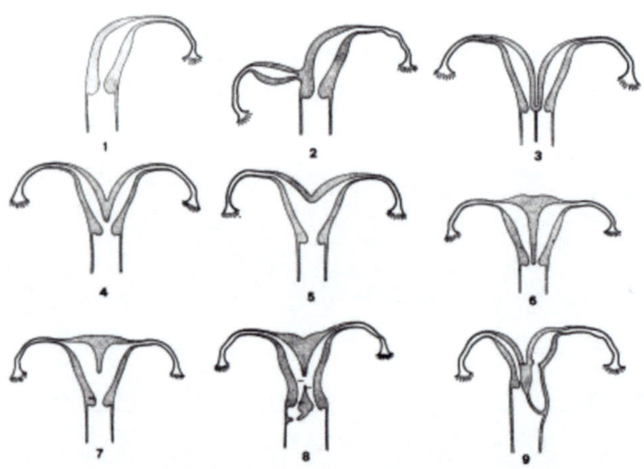

Fig. 3. Malformazioni dell'apparato genitale femminile. 1) Utero unicorne. 2) Utero unicorne con corno atresico cavitario ma non comunicante. 3) Utero didelfo con vagina duplice. 4) Utero bicorne. 5) Utero arcuato. 6) Utero setto. 7) Utero subsetto. 8) Utero con setto comunicante e fondo arcuato, vagina con setto ed atresia monolaterale, fistola vagino-vaginale. 9) Utero bicorne con setto vaginale non comunicante

le dei dotti di Müller, oppure da lesioni accidentali quali torsioni o infiammazioni.

Tra le lesioni congenite vanno menzionate: l'ipoplasia della tuba uterina, la presenza di orifici tubarici accessori, l'esistenza di tube accessorie o soprannumerarie.

Frequentemente sono riscontrate sulla superficie delle tube minute cisti multiple, sierose (cisti perisalpingee), originate da un'invaginazione dell'epitelio tubarico, di nessun significato patologico.

Pescetto G, De Cecco L, Pecorari D et al (2001) Ginecologia e Ostetricia. Società Editrice Universo, Roma

Flogosi

Le salpingi sono il tratto dell'apparato genitale interno femminile in cui, con più frequenza, un evento infettivo si può localizzare e può lasciare sequele anche a lungo termine: sterilità (per chiusura del lume tubarico), aumentata incidenza di gravidanze ectopiche, formazione di raccolte nel lume dell'organo (idro-sactosalpinge/piosalpinge) (Fig. 4).

La classificazione anatomo-patologica delle annessiti (patologia infettiva degli annessi) è riportata in Tabella 1.

La sintomatologia della patologia infiammatoria degli annessi è alquanto variabile. Il dolore, localizzato nei quadranti addominali inferiori, bilaterale, irradiato verso la regione lombo-sacrale, è un segno costantemente riferito in caso di annessite acuta. Può essere sostituito da senso di peso o di bruciore in presenza di un quadro cronico. Altri sintomi variamente presenti sono leucoxantorrea, irregolarità mestruali, dolorabilità alla palpazione delle regioni annessiali. La febbre elevata (38-40 °C) è sempre presente nelle forme acute ed è, in genere, associata a leucocitosi neutrofila. Le forme croniche possono manifestarsi con febbricola persistente.

Neoplasie

I tumori dell'ovaio debbono essere distinti in neoplasie benigne e neoplasie maligne. Entrambe le forme possono essere classificate, in base al tessuto da cui originano, in lesioni epiteliali e non epiteliali (Tabella 2).

Tabella 1. Annessiti infettive. Classificazione

I. Annessiti acute

1. Lesioni tubariche
   - Salpingite catarrale (endosalpingite)
   - Salpingite interstiziale
   - Perisalpingite
   - Salpingite purulenta (sactosalpinge)
2. Lesioni ovariche (raramente isolate)
   - Ovarite essudativa interstiziale
   - Ovarite parenchimatosa
   - Ovarite suppurativa
   - Periovarite
   - Ascesso ovarico

II. Annessiti croniche

1. Lesioni tubariche
   - Idrosalpinge
   - Piosalpinge cronica
   - Ematosalpinge (gravidanza ectopica, endometriosi, fibroma)
2. Lesioni ovariche
   - Cisti tubo-ovariche
   - Ascesso tubo-ovarico

Tabella 2. Classificazione delle lesioni neoplastiche ovariche

Lesioni epiteliali

1. Tumori sierosi
   benigni
   con proliferazione atipica o "borderline"
   maligni
2. Tumori mucinosi
   benigni
   con proliferazione atipica o "borderline"
   - intestinale
   - simil cervicale
   - mülleriano

   maligni
3. Tumori endometrioidi
   benigni
   con proliferazione atipica
   maligni
4. Tumori a cellule chiare
   benigni
   con proliferazione atipica
   maligni
5. Tumori a cellule transizionali (di Brenner)
   benigni
   "borderline"
   maligni
6. Tumori epiteliali misti
7. Carcinomi indifferenziati
8. Tumore misto mesodermico maligno (MMMT)
9. Sarcomi

Lesioni non epiteliali

- Tumori dei cordoni sessuali e dello stroma
  tumori a cellule della granulosa e della teca
  tumori a cellule di Sertoli-Leydig
  ginandroblastoma
  tumori dei cordoni sessuali con tubuli anulari
  tumori non classificati
- Tumori germinali

Neoplasie metastatiche

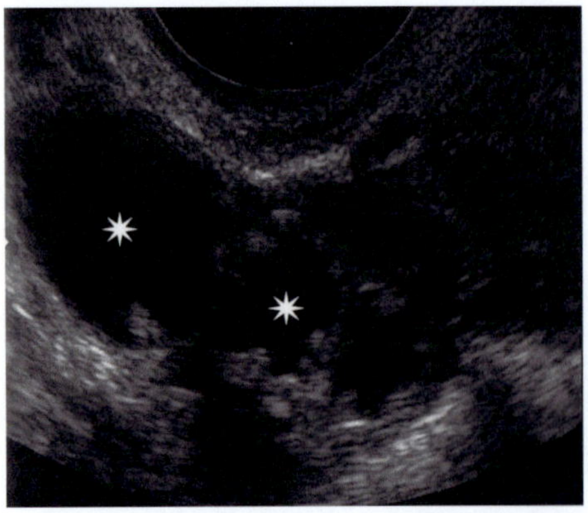

Fig. 4. Piosalpinge, sactosalpinge. Tumefazione annessiale ovaliforme con irregolari lacune anecogene (asterischi)

I tumori maligni ovarici (TMEO) di origine epiteliale occupano il sesto posto tra le lesioni maligne femminili; la probabilità di ammalarsi di cancro dell'ovaio nel corso della vita è di circa 1/70 (con incidenza di 22.430 nuovi casi stimata negli Stati Uniti per l'anno 2007). I TMEO rappresentano la quarta causa di morte per cancro, nonché

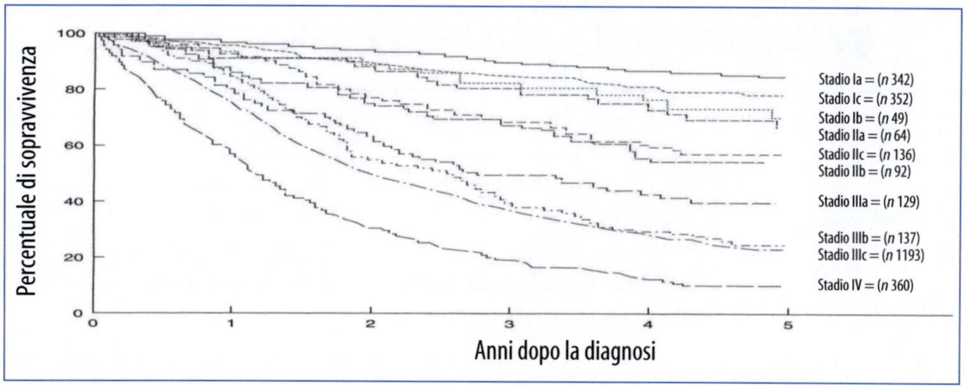

Fig. 5. Tumori maligni ovarici. Sopravvivenza in rapporto allo stadio. 24° FIGO Annual Report

la principale causa di morte per neoplasia ginecologica. L'elevata mortalità è principalmente legata al fatto che la diagnosi viene perlopiù posta in uno stadio avanzato di malattia (Fig. 5). Tra le neoplasie non epiteliali, quelle della linea germinale sono le più frequenti nelle donne di età inferiore ai 20 anni, mentre il picco di incidenza per i tumori epiteliali si registra in età peri e postmenopausale (>50 aa).

L'eziologia delle neoplasie epiteliali è tuttora sconosciuta: fattori ambientali, dietetici, riproduttivi, endocrini, virali ed ereditari vi concorrono. Fattori considerati protettivi sono la multiparità, l'età precoce alla prima gravidanza, l'impiego di contraccettivi orali.

Il carcinoma ovarico non produce segni e/o sintomi specifici per una buona parte della sua storia naturale. La sintomatologia, spesso tardiva, consiste in aumento volumetrico dell'addome (secondario a produzione di ascite o ad aumento delle dimensioni della neoplasia), vaga dolenzia addomino-pelvica; raramente, esordisce con un quadro addominale acuto legato a fenomeni di torsione o di rottura della neoformazione. Solo il 15% delle pazienti lamenta perdite ematiche vaginali atipiche. È talora possibile il riscontro occasionale di una tumescenza pelvica. In questi casi l'indagine ecografica pelvica associata al dosaggio di differenti marcatori tumorali sierici (CA125, CA 19.9, CA 15.3, alfa-feto proteina, Beta HCG ed altri) può offrire utili informazioni.

Non esistono prove che lo screening di popolazione sia in grado di determinare una significativa diminuzione di mortalità per il carcinoma dell'ovaio né nella popolazione generale né in quella a rischio aumentato per storia familiare. Pertanto, in base allo stato dell'arte ovvero in assenza di prove di efficacia, un programma di screening del carcinoma ovarico non trova indicazione quale intervento di salute pubblica.

La gestione di una massa annessiale documentata ecograficamente dipende dalla combinazione di differenti fattori predittivi tra cui i più importanti sono: età e stato menopausale, dimensioni della massa, caratteristiche ecografiche morfologiche e di vascolarizzazione, presenza di eventuale sintomatologia, livello del CA125 sierico (o di altri marcatori), unilateralità o bilateralità della lesione.

In Figura 6 è riprodotta la flow-chart riassuntiva proposta nel 2004 nell'ambito del Progetto Nazionale Linee Guida.

La stadiazione viene effettuata intraoperatoriamente secondo linee guida elaborate da società scientifiche internazionali (Tabella 3).

Il cardine della terapia delle neoplasie ovariche è la chirurgia citoriduttiva generalmente demolitiva sull'apparato genitale ed extragenitale, salvo in casi strettamente selezionati. Farmaci chemioterapici (a base principalmente di platinoidi e taxani) possono essere introdotti nel piano terapeutico prima dell'atto chirurgico, al fine di ridur-

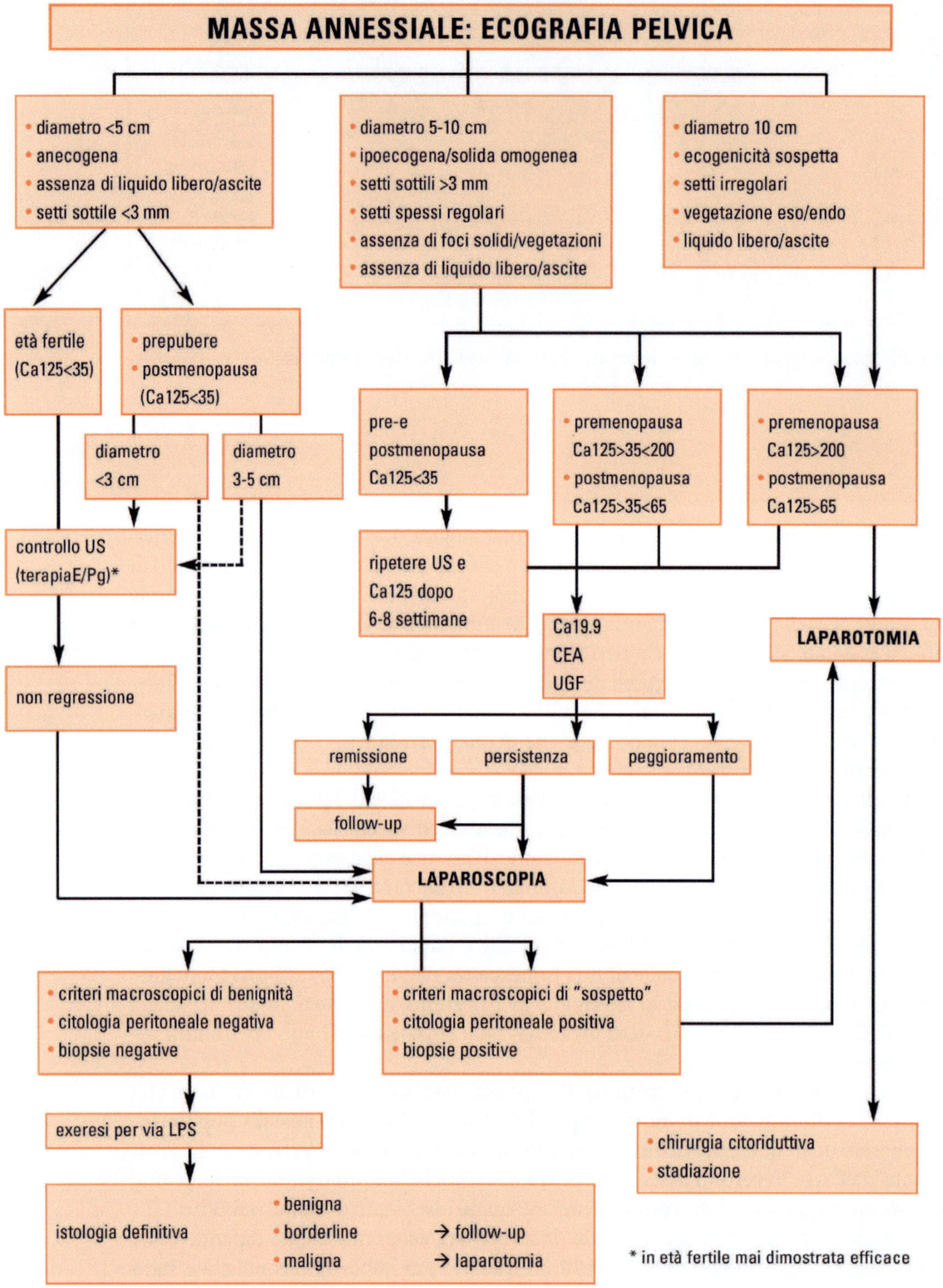

Fig. 6. Management di una massa pelvica (PNLG, 2004)

re l'estensione della malattia per renderla chirurgicamente aggredibile; dopo citoriduzione primaria a scopo complementare (in caso di malattia residua) o adiuvante (in pazienti ad alto rischio di recidiva); per terapia di un'eventuale recidiva.

Il follow-up delle pazienti trattate per carcinoma ovarico ha il duplice scopo di verifica dello stato di malattia e di valutazione di eventuali complicanze dei trattamenti. La ripresa di malattia interessa prevalentemente la sierosa peritoneale e il retroperito-

Tabella 3. Stadiazione FIGO/TNM delle neoplasie ovariche

FIGO STAGING		TNM
I	**Limitato alle ovaie**	T1
IA	Un ovaio, capsula integra	T1a
IB	Entrambe le ovaie, capsula integra	T1b
IC	Rottura capsulare, tumore sulla superficie, cellule neoplastiche nell'ascite o nel lavaggio peritoneale	T1c
II	**Estensione alla pelvi**	T2
IIA	Utero, tuba(e)	T2a
IIB	Altri tessuti pelvici	T2b
IIC	Cellule neoplastiche nell'ascite o nel lavaggio peritoneale	T2c
III	**Metastasi peritoneali extrapelviche e/o metastasi nei linfonodi regionali**	T3 e/o N1
IIIA	Metastasi peritoneali microscopiche	T3a
IIIB	Metastasi peritoneali macroscopiche <2 cm.	T3b
IIIC	Metastasi peritoneali >2 cm e/o metastasi nei linfonodi regionali	T3c e/o N1
IV	**Metastasi a distanza (escluse quelle peritoneali)**	M1

neo: la sede e la sintomatologia, in genere tardiva, rendono difficile una diagnosi precoce. Non vi sono studi clinici controllati che definiscano un comportamento standard in questo ambito.

Einhorn N, Bast R, Knapp R et al (2000) Long-term follow-up of the Stockholm screening study on ovarian cancer. Gynecol Oncol 79:466-470

Jemal A, Siegel R, Ward E et al (2007) Cancer statistics 2007. CA Cancer J Clin 57:43-66

Kazerouni N, Greene MH, Lacey JV Jr et al (2006) Family history of breast cancer as a risk factor for ovarian cancer in a prospective study. Cancer 107:1075-1083

Markman M (1994) Follow-up of the asyntomatic patient with ovarian cancer. Gynecol Oncol 55:S134-137

Pecorelli S, Sartori E, Santin A (1994) Follow-up after primary therapy: management of the syntomatic patient - surgery. Gynecol Oncol 55:S138-142

Progetto Nazionale Linee Guida Diagnosi e terapia del carcinoma ovarico. Capitolo 5. Il trattamento chirurgico. In: www.pnlg.it/LG/011/cap5.php

Reed NS, Sadozye AH (2005) Role of chemotherapy in the management of epithelial ovarian cancer. Expert Rev Anticancer Ther 5(1):139-147

The ICON and AGO Collaborators (2003) Paclitaxel plus platinum-based chemotherapy versus conventional platinum-based chemotherapy in women with relapsed ovarian cancer: the ICON 4/AGO_OVAR-2.2 trial. Lancet 1361:2099-2106

Diagnostica per immagini degli annessi

22

K. Menni, D. Turilli

Introduzione

Il corretto inquadramento diagnostico pretrattamento delle neoplasie ovariche è fondamentale; in particolare è cruciale stabilire il rischio-probabilità di malignità anche in funzione della scelta chirurgica, laparoscopica piuttosto che laparotomica. La diagnostica per immagini è di aiuto nell'individuazione della lesione, nel definirne l'esatta origine, nel differenziare tra reperti fisiologici e patologici e nel predire il rischio di malignità nelle forme neoplastiche.

Alla base della strategia terapeutica, oltre ai reperti dell'imaging, vi sono, ovviamente, anche l'età della paziente e la clinica; infatti, nelle giovani, l'obiettivo primario è la chirurgia conservativa, a meno che non vi sia una provata malignità della lesione, al fine di preservare la fertilità.

Al di sotto dei 9 anni circa l'80% delle masse ovariche è maligna ed in particolare tutte le lesioni solide devono essere considerate tali sino a prova contraria. Nelle bambine con più di 9 anni, nelle adolescenti e nelle giovani donne, solo il 5% delle lesioni è maligna, anche se in queste fasce d'età si riscontrano il 35% di tutte le neoplasie maligne. Dopo i 45 anni la percentuale di queste risale ad 1/3 del totale. Durante la gravidanza è frequente (0,15-1%) la diagnosi di lesione ovarica in relazione ai maggiori controlli ecografici. Si tratta per lo più di cisti asintomatiche che tendono alla risoluzione spontanea. In caso di lesioni maligne la strategia terapeutica dipende dalle dimensioni, dai criteri morfologici e dall'età gestazionale.

Spesso, al momento della diagnosi, la maggior parte delle neoplasie ovariche è asintomatica e l'identificazione è occasionale, solitamente tramite **ecografia** (US) eseguita per altre indicazioni (più spesso in corso di visita ginecologica periodica).

L'US, tecnica di approccio diagnostico per imaging, è di per sé in grado di fornire informazioni su sede e natura della lesione, specie mediante utilizzo di sonde transvaginali, e può indirizzare verso un'eventuale indagine di secondo livello, rappresentata dalla **risonanza magnetica** (RM). Questa, grazie all'utilizzo di sequenze ad alta risoluzione nei vari piani dello spazio ed all'iniezione di mezzo di contrasto (mdc), può permettere una miglior caratterizzazione della lesione e l'eventuale distinzione tra lesioni annessiali ed extra-annessiali (intra ed extraperitoneali). Entrambe, infatti, hanno spesso sede ed architettura simili.

La conoscenza di alcuni elementi di semeiotica è di aiuto nella loro differenziazione.

Il riscontro di una massa pelvica ben distinta dall'ovaio permette già di fare diagnosi di lesione non-ovarica. Spesso, tuttavia, le masse pelviche hanno notevoli dimensioni e, pertanto, l'ovaio può non essere visibile, compreso nella o compresso dalla massa stessa.

A favore dell'origine ovarica depongono:
- l'identificazione, nelle lesioni di piccola taglia, di parenchima ovarico sano con follicoli nel contesto;
- un angolo di raccordo acuto tra lesione ed ovaio;
- la dislocazione posteriore o postero-laterale dell'uretere (reperto aspecifico);

- la dislocazione laterale dei vasi iliaci (reperto tipico);
- la riconoscibilità di vasi che si portano o che emergono dalla massa annessiale;
- l'identificazione e l'adiacenza del legamento sospensore dell'ovaio alla massa.

Stabilita l'origine ovarica, la RM meglio di US e **tomografia computerizzata** (TC) è in grado di discriminare tra patologia benigna e maligna, utilizzando peraltro criteri comuni :

- dimensioni;
- struttura;
- reperti ancillari quali linfoadenopatie, ascite, carcinosi peritoneale.

In particolare suggestivi di benignità sono:

- dimensioni inferiori a 4 cm;
- struttura interamente cistica;
- spessore della parete inferiore a 3 mm;
- assenza di sepimentazioni interne o di nodulazioni di parete;
- assenza di ascite, di linfoadenopatie e di carcinosi peritoneale.

Mentre indicativi di malignità sono:

- dimensioni maggiori di 4 cm;
- pareti spesse (maggiori di 3 mm);
- sepimentazioni;
- massa solida lobulata;
- struttura mista (cistica e solida);
- circoli intralesionali;
- calcificazioni psammomatose;

ma soprattutto:

- nodulazioni o vegetazioni di parete in lesioni cistiche;
- necrosi all'interno di componenti solide (elemento più predittivo);
- carcinosi peritoneale;
- linfoadenopatie;
- ascite (specie se abbondante e/o con risparmio del Douglas).

Nessuno di questi segni preso singolarmente è però sufficientemente affidabile per una diagnosi.

La RM consente la più precisa stadiazione locale in caso di patologia maligna; all'opposto la tomografia computerizzata è fondamentale per la definizione di eventuali localizzazioni a distanza.

Le lesioni ovariche (classificate anche in funzionanti e non funzionanti in base alla produzione o meno di ormoni, estrogeni, androgeni o tiroidei) sono qui suddivise in non-neoplastiche e neoplastiche, queste ultime a loro volta distinte in benigne e maligne.

Lesioni non neoplastiche

Cisti ovariche fisiologiche

Le cisti ovariche inferiori a 3 cm sono considerate fisiologiche; rappresentano la maggior parte delle lesioni cistiche annessiali ed includono follicoli in vari stadi di sviluppo, cisti del corpo luteo e cisti da inclusione. Tipiche dell'età riproduttiva, possono presentarsi anche in postmenopausa. In media misurano 1 cm, non dovrebbero generalmente superare i 5 cm ma occasionalmente possono misurarne anche 8-10 (**Fig. 1**). Generalmente regrediscono spontaneamente, le cisti del corpo luteo in un periodo solitamente superiore ai tre mesi.

Le cisti follicolari si presentano come formazioni rotondeggianti od ovalari. All'**US** sono anecogene con pareti regolari. Se complicate da emorragia sono eterogeneamente ipo o iperecogene, con pareti spesse, margini irregolari, talvolta con livello fluido-fluido. Al **color-Doppler** non si riconosce vascolarizzazione del contenuto endocistico.

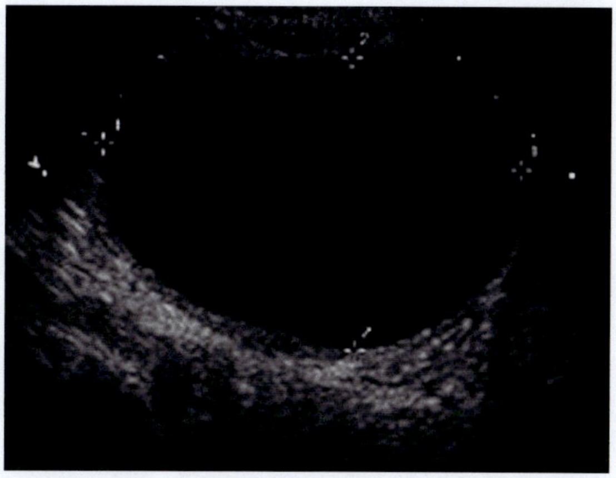

Fig. 1. Ecografia transaddominale. Cisti ovarica. Formazione annessiale sinistra di quasi 6 cm, ovalare, anecogena, a pareti sottili. Il parenchima ovarico, compresso, è riconoscibile in periferia dorsalmente come semiluna solida. Al controllo effettuato a 30 giorni non era più apprezzabile

In fase preovulatoria la parete può essere riccamente vascolarizzata. L'**ecografia transvaginale** rappresenta il gold standard per la diagnosi e nel follow-up di quelle superiori ai 3 cm e di quelle atipiche. Alla **TC** la densità è fluida e le pareti sottili (<3 mm). La cisti, se complicata da emorragia, ha densità più elevata e pareti di spessore maggiore.

Alla **RM** hanno pareti sottili (<3 mm), segnale fluido, basso nelle immagini T1 pesate ed intermedio-alto in quelle T2. Se complicate da emorragia, spesso mostrano livello fluido-fluido, pareti più spesse e segnale variabile.

Le cisti del corpo luteo, rotondeggianti od ovalari, hanno pareti più spesse ed irregolari (Fig. 5d). Possono simulare lesioni solide quando e se collassano.

L'**ecografia transvaginale** rappresenta il gold standard per la diagnosi e nel follow-up di quelle superiori ai 4 cm e di quelle atipiche. All'US si presentano come cisti uniloculari semplici a contenuto anecogeno. Se complicate da emorragia il contenuto è eterogeneo, spesso con livello fluido-fluido. Al **color-Doppler** la parete della cisti è vascolarizzata ed il parenchima ovarico contiguo è riccamente vascolarizzato. Non vi è evidenza di vascolarizzazione del contenuto endocistico. In **TC** mostrano enhancement di parete. In caso di rottura può rilevarsi liquido iperdenso (>30-50 UH) nella pelvi, indicativo di emorragia. Alla **RM** le pareti sono ipointense nelle sequenze T1 ed iperintense in quelle T2 pesate, mentre il contenuto ha segnale variabile a seconda che sia fluido o emorragico.

Cisti paraovariche e paratubariche

Derivano da un residuo del dotto di Wolff e sono di solito un reperto incidentale; più comuni nelle donne di media età, rappresentano il 10-20% delle masse annessiali. Sono rotondeggianti od ovalari, uniloculate, con pareti sottili e dimensioni comprese tra 1 e 12 cm.

All'**imaging** hanno caratteristiche sovrapponibili alle cisti funzionali dalle quali sono distinguibili solo se chiaramente separate dall'ovaio omolaterale.

Cisti o pseudocisti da inclusione peritoneale o mesotelioma cistico benigno

Sono accumuli di fluido prodotti dalle ovaie che rimangono intrappolati in aderenze peritoneali. Si riscontrano in pazienti con malattia infiammatoria pelvica, endometriosi o pregressi interventi chirurgici. Compaiono quasi esclusivamente in premenopausa; hanno dimensioni variabili e contorni irregolari poiché prive di parete propria.

All'**imaging** tendono ad assumere la morfologia dello spazio che occupano e possono dislocare le strutture circostanti. L'ovaio o la tuba, tipicamente intrappolati nella

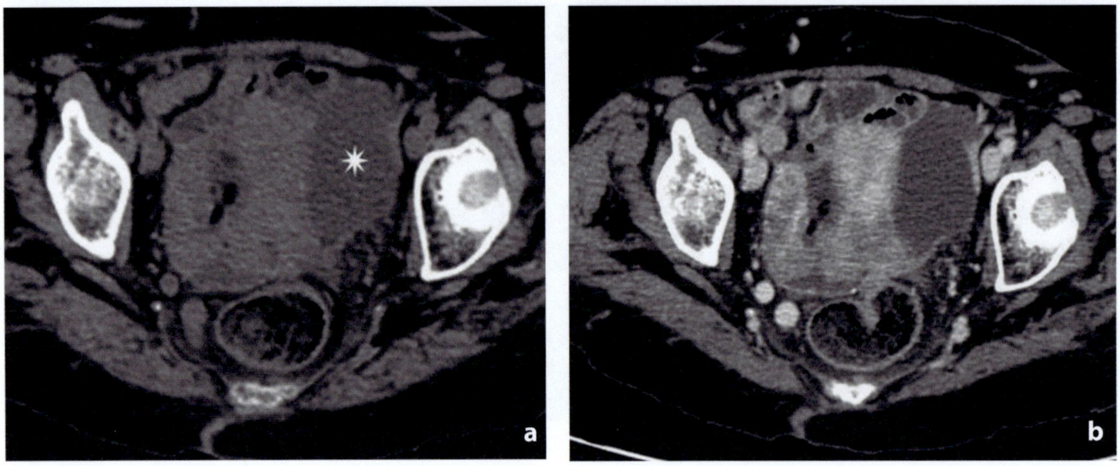

Fig. 2a,b. Tomografia computerizzata. Cisti da inclusione peritoneale. **a** Massa pelvica (asterisco) oblunga, in sede para-uterina, a contenuto fluido e pareti sottili. Dopo mdc (**b**) la lesione non mostra enhancement parietale e non si riconoscono né sepimentazioni né componenti solide nodulari

pseudo-parete o all'interno della cisti stessa da aderenze spesse ed irregolari (segno della rete del ragno), possono simulare un nodulo solido. Alcune volte le cisti assumono una morfologia oblunga in sede parauterina (Fig. 2). La struttura interna dipende dal contenuto, nella maggior parte dei casi simil-fluido, anecogeno quindi in **US**, con densità inferiore a 20 HU in **TC**, con segnale basso nelle immagini **RM** T1 pesate ed alto in quelle T2. Qualora emorragico il liquido endocistico ha alta densità in TC, segnale RM elevato nelle sequenze T1 e basso in quelle T2 pesate. È abbastanza frequente il riscontro di setti interni.

Cisti della teca luteinica

Si sviluppano in pazienti con elevati livelli sierici di gonadotropina corionica umana, sono meno frequenti di altre cisti ovariche e sono associate a gestazioni multiple, malattia trofoblastica, gravidanza complicata da idrope fetale o sindrome da iperstimolazione ovarica.

Si presentano come cisti semplici multiloculate, a pareti sottili, tipicamente bilaterali, di dimensioni maggiori rispetto a quelle fisiologiche (in media 6-12 cm, ma talvolta anche 20 cm).

All'**US** hanno contenuto fluido, anecogeno, con sottili sepimentazioni interne. Le pareti sono regolari senza nodulazioni solide. Al **color-Doppler** si riconosce vascolarizzazione solo nel parenchima circostante. Alla **TC** hanno bassa densità. In **RM** il segnale è di tipo cistico semplice. Sono disomogenee, in tutte le tecniche di imaging, se complicate da emorragia.

Sindrome dell'ovaio policistico

È un complesso disordine endocrinologico caratterizzato da inadeguata increzione di gonadotropine con conseguente amenorrea. Colpisce il 5-10% delle donne in età riproduttiva, è riscontrato nel 50% delle donne con problemi di infertilità ed è associato ad aumentato rischio di carcinoma endometriale in pazienti con meno di 40 anni per l'iperstimolazione cronica estrogenica. Può essere associato a congestione dei vasi venosi pelvici in pazienti che soffrono di dolori pelvici cronici. La diagnosi è basata sia sulle modificazioni clinico-bio-umorali sia sui reperti dell'imaging.

La tecnica di studio elettiva è l'**ecografia transvaginale**, mentre la RM rappresenta

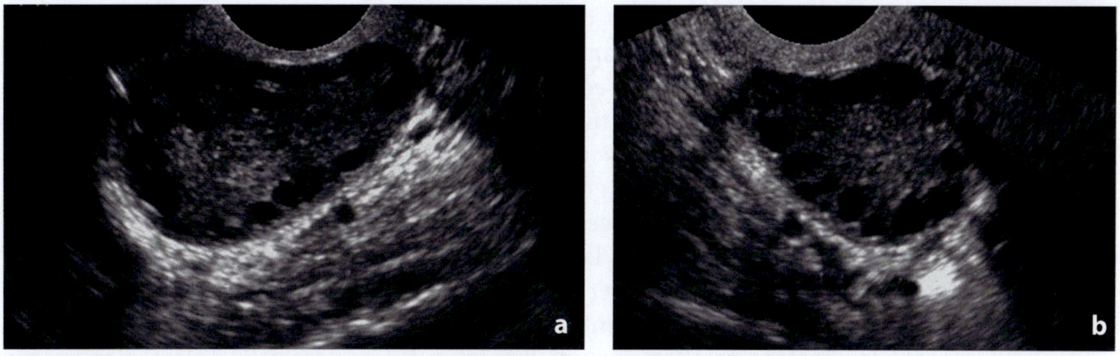

Fig. 3a,b. Ecografia transaddominale. Ovaio policistico. Entrambe le ovaie sono aumentate di volume con multiple piccole formazioni cistiche anecogene localizzate in sede superficiale

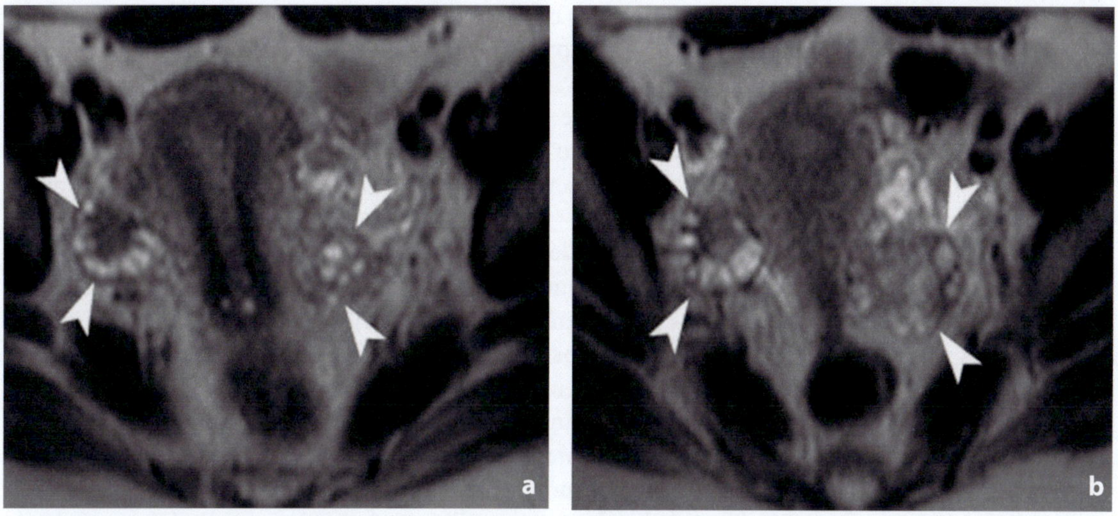

Fig. 4a,b. Risonanza magnetica. Ovaio policistico. Immagini assiali T2 pesate. Le ovaie (punte di freccia) presentano in sede superficiale multipli follicoli. Nell'ovaio destro lo stroma in sede centrale è più ipointenso che di norma

un completamento per escludere tumori virilizzanti. Si osserva moderato incremento dimensionale delle ovaie (circa 5 cm), che appaiono sferoidali con numero abnormemente alto di follicoli a disposizione periferica (Fig. 3). Alla **RM** si riconoscono circa una decina di follicoli di dimensioni comprese tra 2 ed 8 mm, che circondano uno stroma centrale più ipointenso della norma nelle sequenze sia T1 sia T2 pesate in assenza di un follicolo dominante. Raramente un ovaio può essere normale (Fig. 4).

Lesioni neoplastiche benigne

Costituiscono l'80% circa delle neoplasie ovariche. Sebbene ne esista un'ampia varietà, la maggior parte è riconducibile ad alcuni tipi istologici più frequenti.

Cistoadenoma

Rappresenta circa il 37% delle neoplasie benigne ed in particolare il 37-50% delle benigne in età riproduttiva. La sua frequenza aumenta con l'età e nella postmenopausa conta per circa l'80% dei tumori ovarici benigni. Si presenta come lesione cistica uni o multiloculata, a pareti sottili e contenuto sieroso, mucinoso e talvolta emorragico. Nodulazioni di parete sono rare e sospette per degenerazione maligna.

I due tipi, *sieroso* e *mucinoso*, differiscono nell'aspetto patologico, nella prognosi e nel decorso clinico. Il sieroso rappresenta più del 40% delle lesioni benigne, ha picco di incidenza tra i 40 ed i 50 anni ed in oltre il 20% dei casi è bilaterale. Il mucinoso rappresenta il 20-25% delle forme tumorali benigne e solo nel 2-3% dei casi è bilaterale. Calcificazioni psammomatose sono tipiche della forma sierosa; in quella mucinosa il contenuto endocistico è fluido gelatinoso e le lesioni tendono ad avere maggiori dimensioni al momento della presentazione (in media 10 cm anche se possono arrivare a 30). Al contrario della sierosa, la variante mucinosa è tipicamente multiloculare con contenuto di composizione diversa nelle varie loculazioni, che sono solitamente piccole e separate da sottili sepimentazioni.

Sebbene esistano caratteri comuni, l'imaging può aiutare nella differenziazione tra le due forme. Entrambe si presentano come cisti ben circoscritte con pareti che hanno debole enhancement; quando presenti, le sepimentazioni interne sono sottili e regolari (<3 mm).

Le *forme sierose* all'**US** appaiono come cisti solitamente di diametro >6 cm, anecogene con rinforzo acustico posteriore e pareti sottili. Al **color-Doppler** non si rileva flusso parietale.

Alla **TC** sono ipodense nella fase precontrasto; non mostrano enhancement nelle scansioni dopo mdc in cui appaiono come lesioni cistiche semplici, di dimensioni anche cospicue con pareti sottili o non visibili, in assenza di sepimentazioni o gettoni solidi (Fig. 5).

Alla **RM** hanno segnale basso nelle immagini T1 ed alto in quelle T2 pesate.

La valutazione iniziale della lesione è effettuata con l'US, ma la RM è necessaria per la caratterizzazione; la TC può divenire utile per pianificare la terapia chirurgica.

Le *forme mucinose* all'**US** si mostrano come cisti generalmente voluminose con plurime loculazioni a diversa ecogenicità. Spesso è necessario sia un approccio **transvaginale** con **color-Doppler** sia transaddominale per poter valutare la lesione nella sua interezza quando di dimensioni notevoli.

Alla **TC** in precontrasto si possono identificare calcificazioni. Dopo mdc si riconoscono lesioni cistiche multiloculate con sottili pareti e sepimentazioni. Le varie loculazioni contengono fluido con diversi gradi di attenuazione.

Alla **RM** le cisti mucose hanno variabile intensità di segnale in ragione del diverso contenuto (fluido, emorragico o proteinaceo) presente nelle loculazioni. Il liquido gelatinoso ha segnale debolmente iperintenso nelle immagini T1 pesate, più alto quindi rispetto all'acqua; nelle sequenze T2 pesate il segnale è più basso rispetto al fluido sieroso. Il contenuto ematico nelle loculazioni è ben identificato in RM. Dopo mdc si può osservare enhancement delle sepimentazioni e della parete senza evidenza di nodularità solide.

Cistoadenofibroma

Rappresenta l'1,7% delle neoplasie ovariche. Al momento della diagnosi è abitualmente una massa voluminosa a margini lisci e regolari, costituita da lesioni sierose commiste a quantità variabili di stroma fibroso. Il cistoadenofibroma può avere forma cistica con solo piccoli, microscopici foci di tessuto stromale oppure prevalentemente cistica, oppure ancora complessa per l'alternarsi di componenti cistiche e solide. Non mostra attività endocrina.

All'**US** mima una lesione maligna ed appare come cisti complessa a parete sottile con sepimentazioni sottili, ma anche spesse, e noduli solidi parietali che mostrano vascolarizzazione al **color-Doppler**. Alla **TC** la neoformazione è eterogenea con noduli solidi; dopo mdc si presenta come massa uni o multiloculata con setti e vegetazioni di parete o componenti solide che hanno marcato enhancement. Alla **RM** nelle sequenze T2 pesate la componente cistica mostra alto segnale, mentre le componenti solide hanno segnale basso con enhancement nelle immagini T1 post mdc.

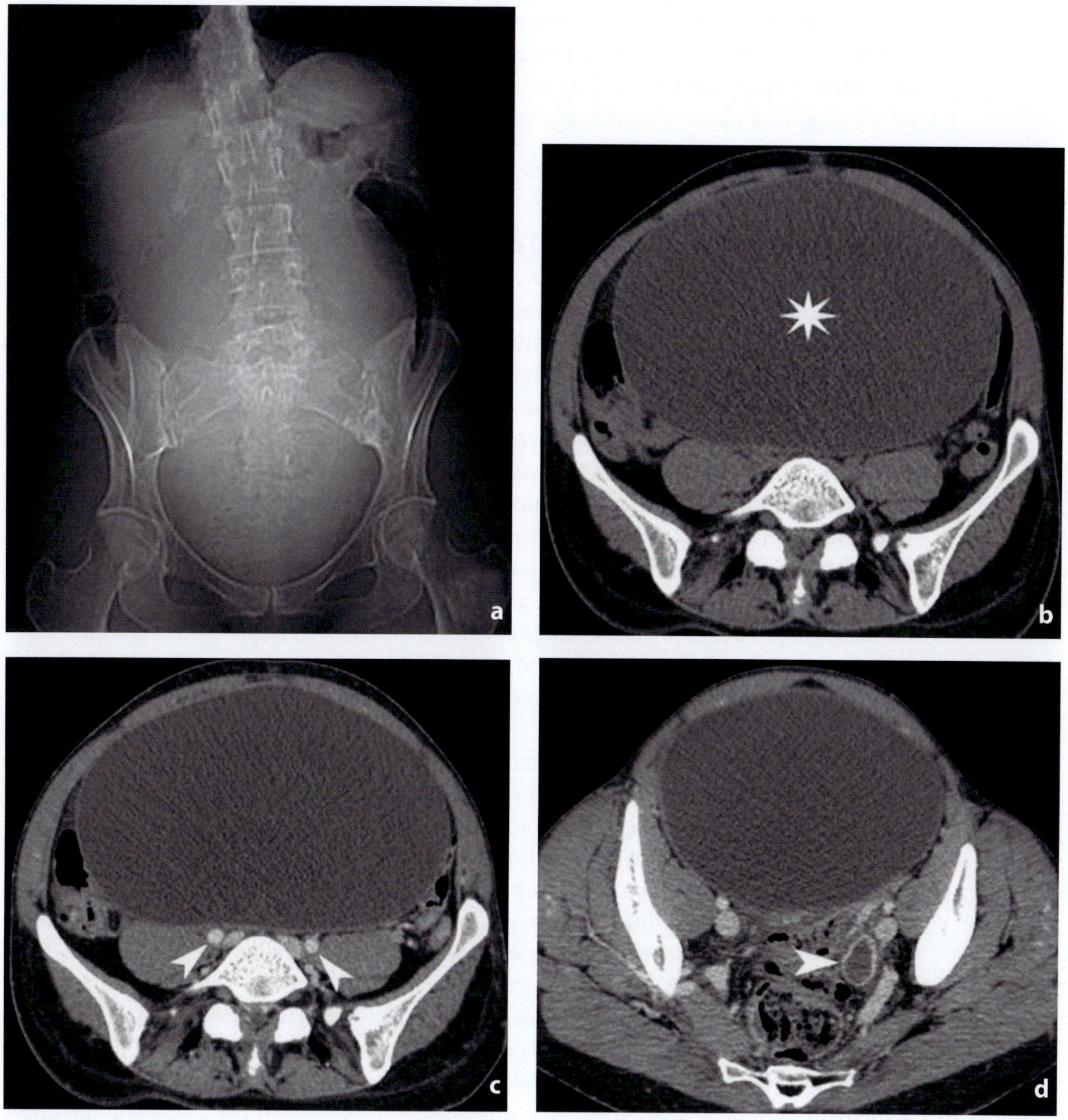

Fig. 5a-d. Radiologia convenzionale e tomografia computerizzata. Cistoadenoma sieroso destro e cisti del corpo luteo sinistra. **a** Nel radiogramma dell'addome in proiezione antero-posteriore si osserva scarsa rappresentazione delle anse intestinali con maggior radioopacità dei quadranti addominali centrali ed impronta e dislocazione laterale dei tratti visibili dell'intestino crasso. **b** La TC senza mdc documenta voluminosa lesione espansiva addomino-pelvica (asterisco), ovalare, a margini regolari e netti, pareti sottili, contenuto a densità fluida, che impronta e disloca le adiacenti strutture. **c** Dopo mdc non si rilevano aree di anomalo enhancement, noduli o setti e meglio si evidenziano i rapporti con i vasi iliaci (punte di freccia). **d** In una scansione più caudale della medesima neoformazione si riconosce l'ovaio sinistro, nel cui contesto si rileva una lesione ovalare (punta di freccia) a contenuto fluido e con pareti che mostrano intensa impregnazione contrastografica: cisti del corpo luteo

Teratoma benigno

È la più comune neoplasia ovarica nelle pazienti oltre i 45 anni e rappresenta oltre il 70% dei tumori nelle donne con meno di 19 anni. Ha origine dalle cellule primordiali germinali e può crescere non solo a livello dell'ovaio, ma anche in altri organi e tessuti lungo il percorso che, durante l'organogenesi embrionale, le cellule primordiali germinali compiono per arrivare nella gonade. Il teratoma benigno è formato da una grande varietà di tessuti ben differenziati: ectodermici, mesodermici ed endodermici.

La variante più frequente (99%) è quella cistica matura o cisti dermoide, che tipicamente ha contenuto costituito da liquido sebaceo, misto a capelli, peli, osso, cartilagine, tessuto nervoso, frammenti di mucosa simile a quella gastrica o intestinale. Più raro è il teratoma monodermico, tipicamente solido e distinto in struma ovarico e tumore carcinoide.

Teratoma cistico maturo o cisti dermoide

È una lesione prevalentemente unilaterale (10-15% bilaterale). Nella maggior parte dei casi (88%) è una cisti uniloculare contenente materiale sebaceo nel cui contesto si riconoscono nodulazioni (noduli di Rokitansky o dermoid plug) (Fig. 6) che contengono grasso e calcificazioni, denti e frammenti ossei (Fig. 7a). Esistono anche forme con sottili e regolari sepimentazioni interne (Fig. 8). Il grasso è presente in oltre il 90%, i denti nel 31% e le calcificazioni di parete nel 56%. Solo in una minoranza di casi (15%) il grasso è assente o presente in minime quantità.

La cisti dermoide è solitamente asintomatica e cresce lentamente. Alcuni ginecologi sono favorevoli alla chirurgia per lesioni con diametro >6 cm. Le complicanze sono: rottura (addome acuto e peritonite granulomatosa causata dal contenuto grassoso); torsione (in più del 16% delle evenienze); degenerazione maligna (estremamente rara: solitamente ad origine dalla componente "dermoid plug", in lesioni voluminose >10cm e più frequente in postmenopausa, nel sesto e settimo decennio di vita, dove ricorre in circa il 2% delle lesioni).

All'**US** la diagnosi non è sempre facile in relazione alla diversità dei tessuti contenuti nella lesione. Tre sono le più tipiche presentazioni: lesione cistica con noduli endocistici più ecogeni (noduli di Rokitansky o dermoid plug); aspetto a "punta di iceberg": massa diffusamente o parzialmente ecogena con attenuazione posteriore causata dal materiale sebaceo o dai capelli contenuti nella lesione; aspetto "dermoid mesh": sottili, multiple linee e punteggiature iperecogene causate dai capelli nella cisti. Si possono riconoscere calcificazioni (ossa e denti) e livelli fluido-fluido.

Alla **TC** ed alla **RM**, il riscontro di grasso nella massa cistica è patognomonico di teratoma cistico maturo. Il grasso ha densità tra -20 e -120 UH. Altra tipica caratteristica riscontrata in TC è la presenza di calcificazioni parietali o del dermoid plug.

Alla RM (Fig. 7b-e) la lesione è ovalare o rotondeggiante a margini ben definiti con segnale elevato nelle sequenze T1 pesate e basso in quelle sempre T1 pesate ma dopo soppressione selettiva del segnale del tessuto adiposo. Nelle immagini T2 il segnale può essere variabile, ma tende ad essere simile a quello del tessuto adiposo sottocuta-

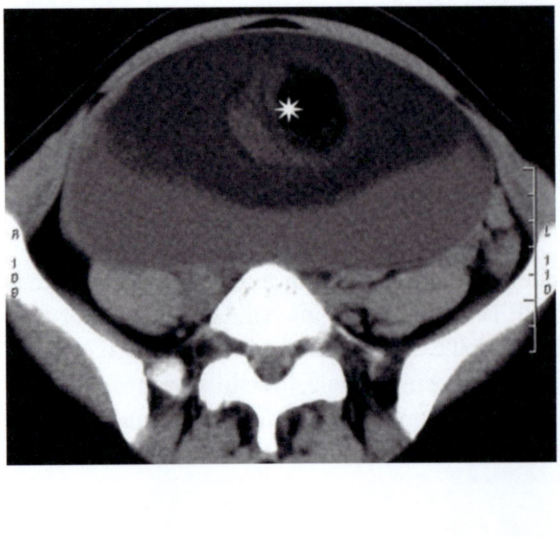

Fig. 6. Tomografia computerizzata. Teratoma cistico benigno. Esame eseguito con mdc. Voluminosa massa ovalare uniloculata, a pareti regolari e modicamente spesse, con livello idro-adiposo. Nella porzione superiore si riconosce un nodulo grassoso (asterisco) di circa 5 cm (dermoid plug)

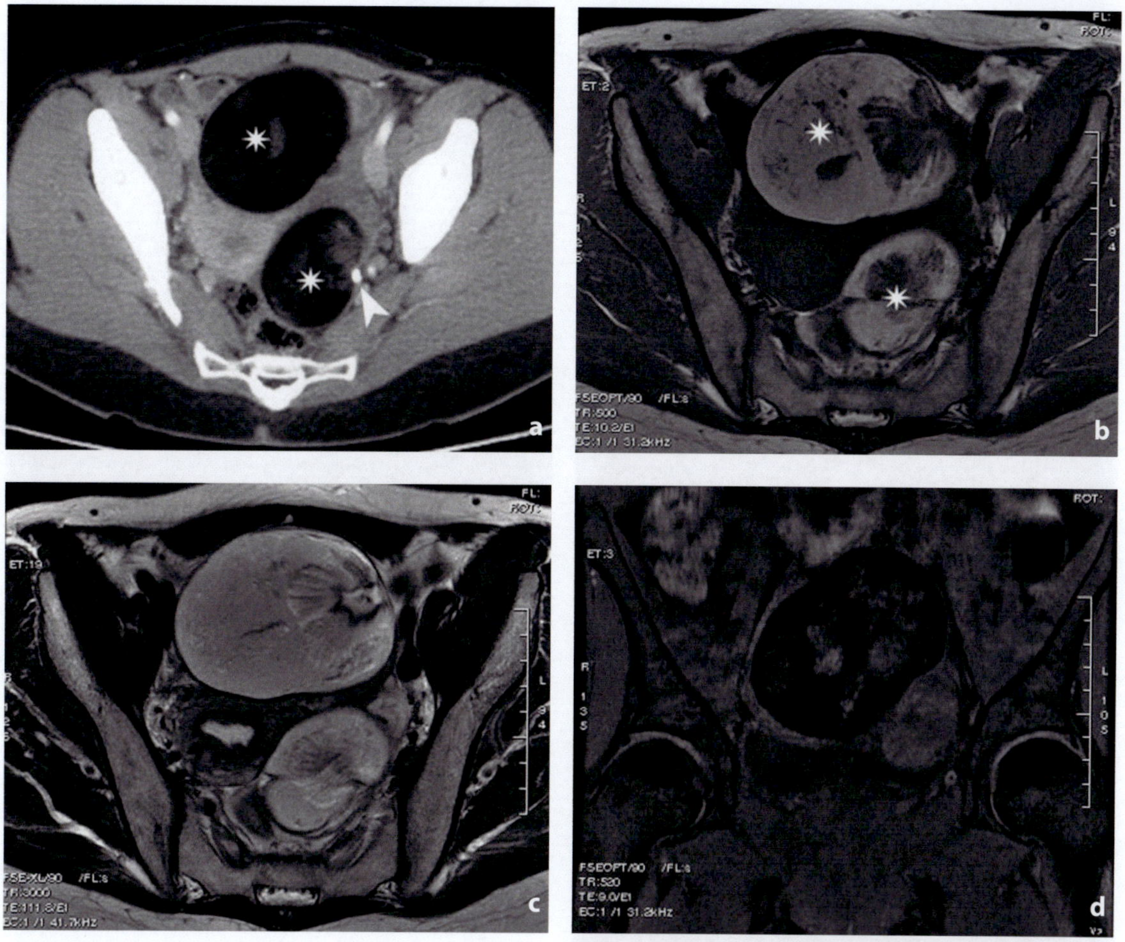

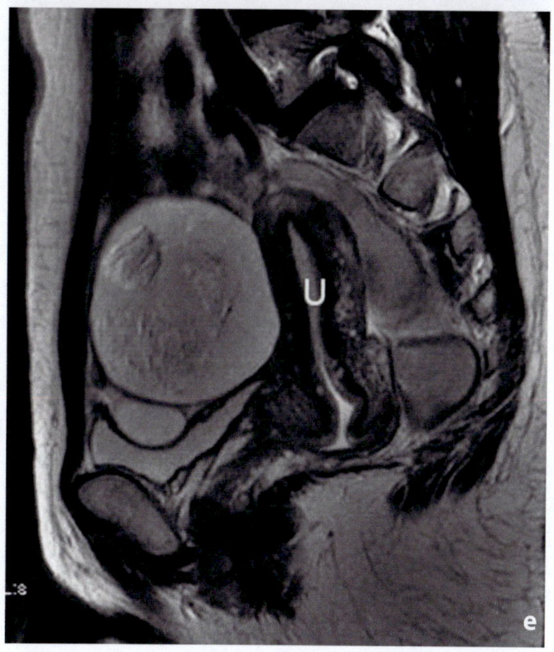

Fig. 7a-e. Tomografia computerizzata e risonanza magnetica. Teratoma cistico benigno. **a** TC con mdc: formazioni annessiali bilaterali (asterischi) che contengono grasso, tessuti molli ed una calcificazione (punta di freccia). **b-c** RM sequenze assiali FSE T1 e T2 pesate: le lesioni (asterischi) hanno segnale disomogeneamente iperintenso, sovrapponibile al grasso sottocutaneo. **d** Nella sequenza coronale FSE T1 pesata con soppressione del segnale del tessuto adiposo si osserva caduta di segnale all'interno della cisti di maggiori dimensioni. **e** Nell'immagine sagittale FSE T2 pesata la lesione più grande comprime e disloca posteriormente l'utero (U) senza segni di infiltrazione

neo. Le calcificazioni possono non essere visibili alla **RM** o risultare come aree di basso segnale.

In una paziente con addome acuto e presenza di cisti dermoide, il riscontro di fluido sebaceo fluttuante nella cavità peritoneale è suggestivo di rottura.

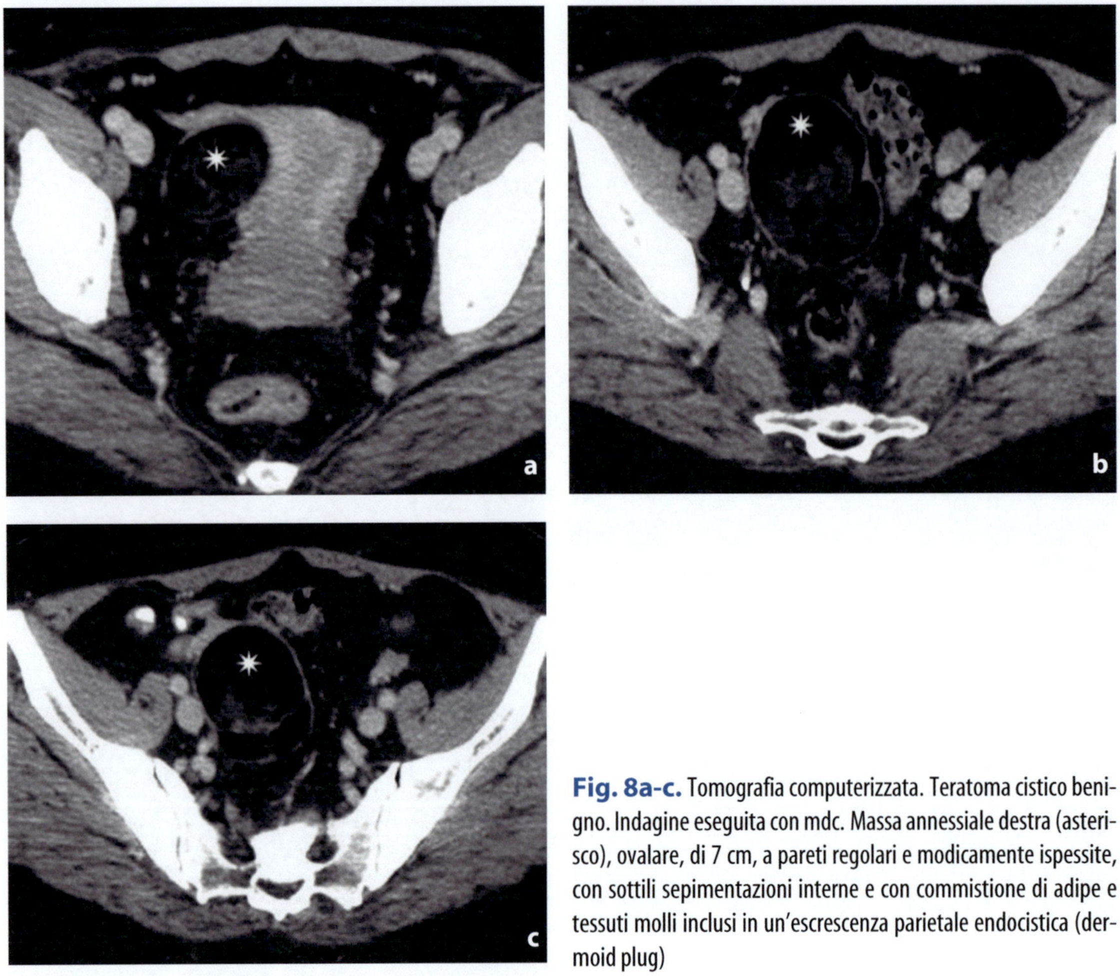

Fig. 8a-c. Tomografia computerizzata. Teratoma cistico benigno. Indagine eseguita con mdc. Massa annessiale destra (asterisco), ovalare, di 7 cm, a pareti regolari e modicamente ispessite, con sottili sepimentazioni interne e con commistione di adipe e tessuti molli inclusi in un'escrescenza parietale endocistica (dermoid plug)

Teratoma monodermico

Il teratoma monodermico è composto principalmente o esclusivamente da un solo tipo di tessuto ed include:

- lo *struma ovarico*: forma rara (3%), composta in prevalenza da tessuto tiroideo, istologicamente rappresentato da follicoli tiroidei in vari gradi di regressione colloide; macroscopicamente la lesione è monolaterale, di diametro solitamente non superiore a 10 cm, con superficie liscia; nel 30% dei casi provoca ipertiroidismo; la sua asportazione determina la regressione della sintomatologia correlata;
- il *tumore carcinoide* è frequentemente associato al teratoma cistico maturo o al tumore ovarico mucinoso; è tipico della postmenopausa e raramente è correlato alla sindrome da carcinoide.

Tumore di Brenner

È raro e si manifesta mediamente verso i 50 anni. Costituisce l'1-3% dei tumori ovarici. Di regola benigno, in meno del 2% dei casi si presenta come forma borderline o maligna. È tipicamente piccolo, solido ed unilaterale. Nel 60% dei casi ha dimensioni >2 cm. Può presentare calcificazioni. La diagnosi è spesso incidentale. Raramente produce estrogeni. In più del 20% dei casi è associato a cistoadenomi mucinosi o ad altre neoplasie epiteliali.

All'**US** è difficile la diagnosi differenziale con altre lesioni annessiali. Si presenta come massa solida ipoecogena con rinforzo acustico posteriore dovuto alla presenza di calcificazioni. Nella forma borderline o maligna può presentarsi come massa cistica ipoecogena con componenti solide. Alla **TC** si appalesa come piccola massa solida con grosse calcificazioni amorfe; alla **RM** come massa interamente solida con basso segnale nelle immagini sia T1 sia T2 pesate. Le calcificazioni possono essere difficilmente identificabili. Dopo mdc l'enhancement è intenso ed omogeneo.

Tumori derivanti dallo stroma o dai cordoni sessuali dell'ovaio

Rappresentano l'8% di tutti i tumori ovarici e comprendono, tra gli altri, il tumore a cellule della granulosa, il tumore a cellule di Sertoli-Leydig ed il sottogruppo del tecoma-fibroma. Sono diagnosticati in tutte le fasce d'età, ma con maggior incidenza in età peri e post-menopausale. La diagnosi differenziale è basata sull'attività ormonale; in particolare i tumori a cellule della granulosa possono secernere estrogeni, mentre quelli a cellule di Sertoli-Leydig possono produrre androgeni. La maggior parte delle lesioni è confinata all'ovaio al momento della diagnosi.

Tumore a cellule della granulosa

È una forma a basso grado di malignità, tipicamente unilaterale, di dimensioni variabili (in media 12 cm), associata nel 5-25% dei casi al cancro dell'endometrio. Può essere interamente cistico o completamente solido ed in quest'ultimo caso mostra enhancement omogeneo ed alto segnale **RM** nelle sequenze T2 pesate. Può anche manifestarsi come forma mista, solida e cistica, a contenuto emorragico.

Tumore delle cellule di Sertoli-Leydig

È generalmente unilaterale, di dimensioni variabili da 5 a 15 cm anche se a volte può essere così piccolo da non essere identificabile all'imaging. Si presenta come lesione omogeneamente solida, talvolta lobulata, ma anche come massa solida con cisti periferiche oppure come lesione cistica con noduli murali solidi. Le cisti possono mostrare segnale moderatamente alto in **RM** nelle sequenze T1 pesate, mentre le componenti solide hanno segnale intermedio in T2 e discreto enhancement sia in **TC** sia in **RM**.

Tumori del gruppo tecoma-fibroma

Sono tumori ovarici solidi; rappresentano il 3-4% del totale ed il 10% delle masse solide annessiali. Tipicamente unilaterali (90%), si presentano in donne in peri e post-menopausa.

Il **fibroma** è un tumore connettivale composto da fibroblasti immersi nel collagene. Ha superficie liscia, consistenza dura e dimensioni variabili da pochi mm sino a 30-40 cm. Solitamente non produce ormoni. L'aspetto clinico di maggior rilievo è rappresentato dalla possibilità che al fibroma ovarico si associno ascite (variabile da pochi mL a molti litri) e versamento pleurico (sindrome di Meigs) bilaterale ma spesso monolaterale destro. Il motivo del frequente riscontro di ascite e versamento pleurico è ancora discusso: disturbo del circolo linfatico o venoso?

Il **fibrotecoma** è composto da cellule della teca e da abbondante tessuto fibroso (Fig. 9). Diversamente dal fibroma, nel 60% dei casi ha attività estrogenica ed è accompagnato da sanguinamento uterino. In più del 20% dei casi si associa a carcinoma endometriale.

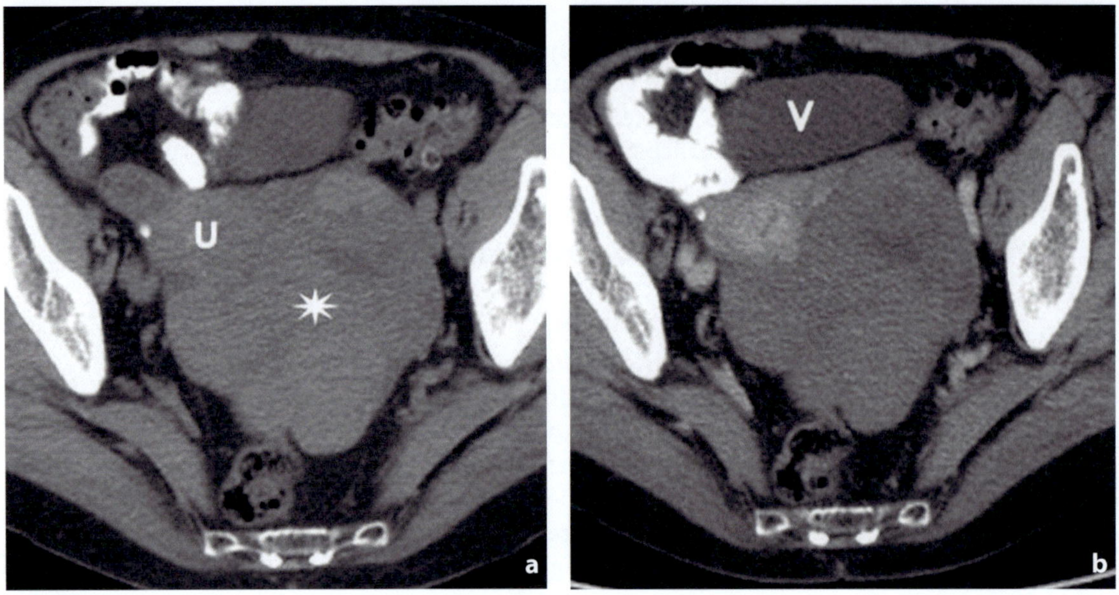

Fig. 9a,b. Tomografia computerizzata. Fibrotecoma. **a** Esame senza mdc: massa annessiale sinistra (asterisco) polilobata, a margini regolari e limiti netti, isodensa all'utero (U). **b** Dopo mdc si osserva un enhancement modicamente disomogeneo ed inferiore rispetto all'utero, il cui fondo è dislocato antero-lateralmente a destra. V = vescica

All'imaging, sia in **TC** sia in **RM** il fibroma ed il fibrotecoma, quando sono di piccole dimensioni, hanno aspetto simile ai leiomiomi uterini (in RM: segnale intermedio o basso nelle immagini T1 pesate; molto basso o basso-intermedio in quelle T2). Le neoformazioni maggiori possono avere struttura disomogenea con aree di elevata intensità nel contesto del basso segnale RM della lesione, a significare presenza di edema o degenerazione cistica; possono presentare altresì calcificazioni amorfe, rilevabili con la TC.

Tumore stromale sclerosante

Raro sottotipo, colpisce giovani donne al di sotto dei 30 anni. Microscopicamente presenta una capsula con edema dello stroma ovarico periferico che circonda il nodulo riccamente vascolarizzato. Può produrre estrogeni e più raramente androgeni e determina irregolarità mestruali.

All'**US** la lesione è di tipo solido a struttura eterogenea, con area centrale ipoecogena; al **color-Doppler** risulta circondata da grossi vasi.

In **TC** il tumore stromale sclerosante si presenta come lesione solida eterogenea con porzione centrale maggiormente ipodensa. Dopo mdc l'enhancement è intenso alla periferia con progressione centripeta. In **RM** la capsula si presenta come sottile cercine a basso segnale nelle immagini sia T1 sia T2 pesate; in queste ultime si riconosce un'irregolare area di basso segnale alla periferia che circonda la componente centrale di aspetto nodulare a segnale molto alto. Nello studio dinamico come già in TC la lesione presenta iniziale enhancement periferico a direzione centripeta.

Buy JN, Ghossain MA, Moss AA et al (1989) Cystic teratoma of the ovary: CT detection. Radiology 171:670-697

Ghossain MA, Buy JN, Lignères C et al (1991) Epithelial tumors of the ovary: comparison of MR and CT findings. Radiology 181:863-870

Hricak H, Chen M, Coakley FV et al (2000) Complex adnexal masses: detection and characterization with MRI: multivariate analysis. Radiology 214:39-46

Kinkel K, Hricak H, Lu Y et al (2000) US characterization of ovarian masses: a meta-analysis. Radiology 217:803-811

Outwater EK, Siegelman ES, Junt JL (2001) Ovarian teratomas: tumor types and imaging characteristics. Radiographics 21:475-490

Saksoud FA, Johnson SC (2004) Recognition of the ovarian origin of pelvic masses with CT. Radiographics 24:S133-S146

Yamashita Y, Hatanaka Y, Torashima M et al (1994) Mature cystic teratomas of the ovary without fat in the cystic cavity: MR features in 12 cases. AJR Am J Roentgenol 163:613-616

Lesioni neoplastiche maligne

I tumori maligni e quelli borderline dell'ovaio costituiscono rispettivamente il 21% ed il 4% del totale. Nell'85-90% dei casi le lesioni maligne che compaiono dopo i 40 anni sono forme epiteliali derivanti dall'epitelio celomatico detto anche mulleriano. I tumori maligni che originano dalla cellula germinale sono invece molto più rari ed hanno la loro maggiore incidenza prima dei 25 anni.

Il cancro epiteliale ovarico rappresenta il 4% di tutti i tumori maligni femminili ed è responsabile del 5% delle morti per neoplasia. L'incidenza e la mortalità sono nell'ultimo decennio aumentate, rispettivamente, del 30% e 18%. La lesione è di solito silente e, pertanto, in circa il 75% delle evenienze è diagnosticata solo in fase avanzata.

Nel maggior numero dei casi il cancro epiteliale dell'ovaio insorge tra i 50 e i 60 anni, con prevalenza della forma sierosa (49%) rispetto alla mucinosa (36%). Al momento della diagnosi, le lesioni di entrambe le forme hanno dimensioni tipicamente superiori ai 4-5 cm e, sia alla **TC** che alla **RM**, si presentano come lesioni cistiche complesse multiloculate indifferenziabili l'una dall'altra. Fattori predisponenti sono: familiarità (il dato a cui si correla il più elevato rischio); nulliparità con età superiore a 40 anni o prima gravidanza dopo i 35 anni; menopausa tardiva; menarca ritardato (>14 anni); infertilità; precedente irradiazione pelvica; carcinoma mammario.

Valutazione clinica, **US transvaginale** e dosaggio sierico del **CA-125** sono stati proposti come test di prevenzione; purtroppo non possono essere raccomandati per un uso su vasta scala nella popolazione generale poiché non hanno portato a decremento significativo della mortalità in ampi studi clinici di screening.

L'US ha eccellente sensibilità e specificità nell'identificazione della massa ovarica (90-96% e 98-99% rispettivamente), ma il valore predittivo positivo è solo del 70% circa. Il CA-125 è l'antigene glicoproteico più frequentemente usato come marcatore tumorale nel cancro ovarico; peraltro, valori superiori a 35 U/mL non sono specifici, potendo essere osservati in altri tumori epiteliali maligni (pancreas, polmone, mammella e colon) nonché nel linfoma non-Hodgkin. Anche alcune condizioni benigne possono associarsi ad elevati valori di CA-125: cirrosi, pancreatite, peritonite, endometrite, gravidanza, cisti ovariche benigne, malattia infiammatoria pelvica e ascite.

Il livello di CA-125 è influenzato dal ciclo mestruale e nelle donne in età fertile possono verificarsi falsi positivi; è, quindi, più specifico nelle donne in postmenopausa nelle quali, tra l'altro, il CA-125 aiuta meglio a discriminare tra forme benigne e maligne: valori >65 U/ml sono predittivi, infatti, di malignità se è presente una massa pelvica. Più dell'80% delle donne con cancro epiteliale dell'ovaio avanzato ha elevati valori di CA-125; tuttavia, nelle fasi iniziali della malattia la sensibilità di questo marker tumorale è solo del 25%. Il CA-125 ha un ruolo centrale per monitorare l'efficacia del trattamento in pazienti con tumore noto.

I livelli sierici di alfa-fetoproteina e di gonadotropina corionica umana possono aiutare nella diagnosi preoperatoria di tumori del seno endodermico, carcinomi embrionali, coriocarcinomi o tumori germinali misti.

Tabella 1. Classificazione FIGO per stadiazione del cancro ovarico

Stadio	
I	Neoplasia limitata alle ovaie
IA	Limitata ad un ovaio senza ascite; non vi è tumore sulla superficie esterna, la capsula tumorale è integra
IB	Limitata ad entrambe le ovaie senza ascite; non vi è tumore sulle superfici esterne, le capsule tumorali sono integre
IC	Neoplasia come IA o IB ma con tumore sulla superficie di una o entrambe le ovaie oppure con capsula tumorale rotta o con ascite positiva per cellule maligne
II	Neoplasia che coinvolge una o entrambe le ovaie con estensione alla pelvi
IIA	È presente estensione e/o metastasi all'utero e/o alle tube
IIB	È presente estensione agli altri tessuti pelvici (incluso il peritoneo)
IIC	Neoplasia come IIA o IIB con tumore sulla superficie di una o entrambe le ovaie o con rottura della capsula o con ascite o con liquido di lavaggio positivo per cellule maligne
III	Neoplasia che coinvolge una o entrambe le ovaie con impianti intra-peritoneali fuori dalla pelvi, omento e/o positività dei linfonodi retroperitoneali o inguinali. Le metastasi superficiali sulla capsula epatica collocano il tumore allo stadio III. La neoplasia è limitata solo alla pelvi con estensione al tenue o all'omento pelvico.
IIIA	Tumore limitato alla pelvi con linfonodi negativi ma diffusione microscopica all'istologia sulla superficie del peritoneo addominale
IIIB	Neoplasia che coinvolge una o entrambe le ovaie con impianti confermati istologicamente sulle superfici del peritoneo addominale non superiori a 2 cm. Linfonodi negativi
IIIC	Impianti addominali più grandi di 2 cm e/o linfonodi retroperitoneali o inguinali positivi
IV	Neoplasia che coinvolge una o entrambe le ovaie con metastasi a distanza. Versamento pleurico con citologia positiva

Sebbene il gold standard nella stadiazione (Tabella 1) sia rappresentato dalla chirurgia laparotomica (preferita all'approccio laparoscopico che ha una percentuale di sottostadiazione del 20-40%), TC e RM sono fondamentali nella valutazione preoperatoria e possono influenzare l'iter terapeutico. Le due tecniche hanno sensibilità, specificità ed accuratezza simili nella stadiazione (rispettivamente 63-69%, 100% e 70-90%). La scelta dell'una o dell'altra dipende, quindi, da altri fattori quali costi, disponibilità, eventuali controindicazioni ed esperienza del radiologo. La TC è più frequentemente usata sia per l'ampia diffusione sul territorio sia per la velocità d'esecuzione dell'indagine.

Forme epiteliali

Adenocarcinoma sieroso

È la neoplasia maligna più frequente, tanto che costituisce circa la metà delle forme epiteliali; nei due terzi dei casi è bilaterale. Si presenta come neoformazione cistica multiloculata a contenuto sieroso, emorragico o torbido e con vegetazioni intracistiche.

US, **TC** ed **RM** possono essere usate sia per l'identificazione sia per la caratterizzazione delle masse.

Più spesso l'approccio iniziale è ecografico: la neoplasia si presenta in forma di massa cistica con contenuto disomogeneo, pareti sottili, sepimentazioni, noduli e vegetazioni endocistiche (Fig. 10). Al **color-Doppler** la componente solida è vascolarizzata.

La TC senza mdc identifica una massa a bassa densità con componenti solide. In circa il 30% dei casi all'esame istologico, ma solo nel 12% all'esame tomodensitometrico, si osservano corpi psammomatosi che si presentano come piccole calcificazioni. Dopo mdc la componente fluida della cisti non mostra alcun enhancement che, invece, è spiccato nelle porzioni solide (Fig. 11). La tomografia computerizzata è usata nelle forme avanzate per accertare eventuale carcinosi peritoneale o metastasi a distanza.

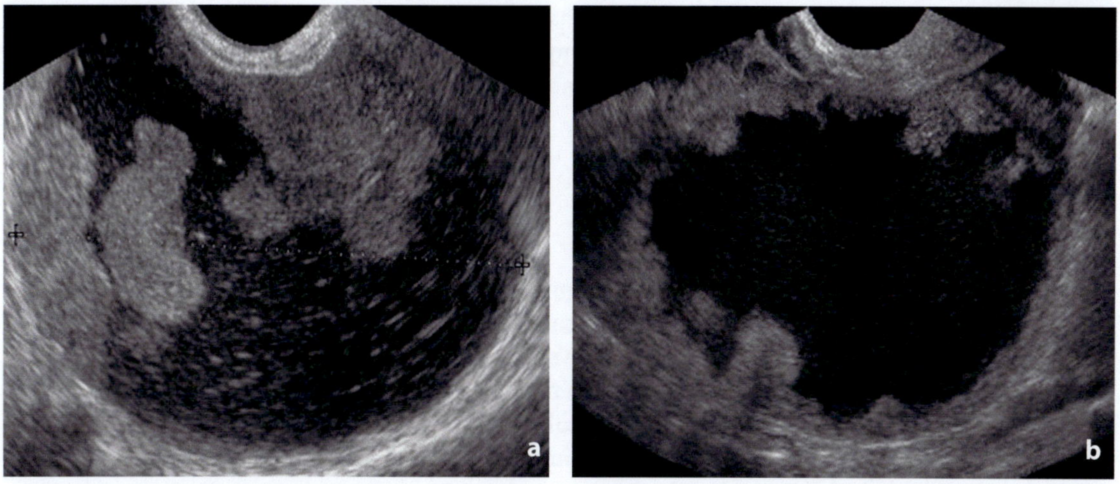

Fig. 10a,b. Ecografia transvaginale. Adenocarcinoma sieroso. **a** Voluminosa lesione cistica a pareti sottili, contenuto corpuscolato ematico e grossolane vegetazioni endoliminali. **b** Altra neoplasia di aspetto cistico a pareti un poco più spesse nel cui lume aggettano plurime vegetazioni parietali

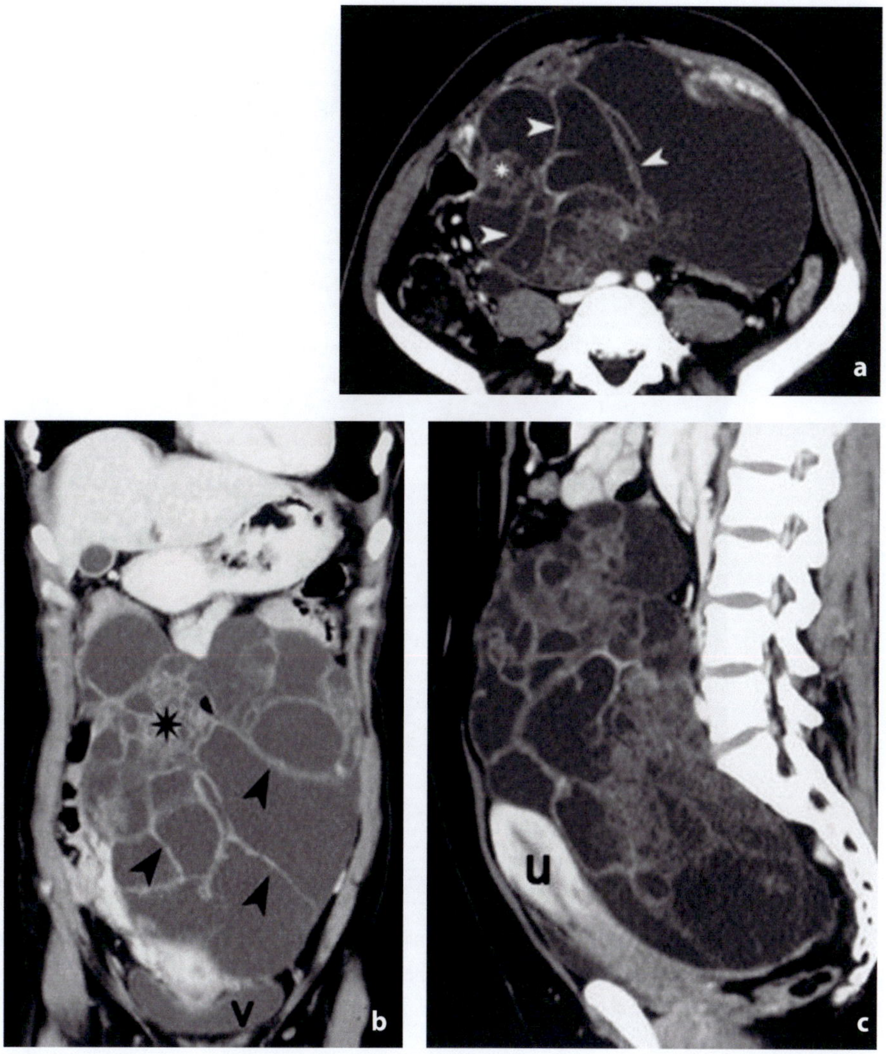

Fig. 11a-c. Tomografia computerizzata. Adenocarcinoma sieroso. **a** Indagine con mdc: voluminosa lesione a composizione mista, in parte fluida con setti irregolari (punte di freccia) e componente solida (asterisco) che mostrano enhancement. Nelle ricostruzioni sul piano coronale (**b**) e sagittale (**c**) si osserva che la massa occupa estesamente l'addome. U = utero; V = vescica

Alla RM le componenti cistiche hanno segnale basso o intermedio nelle immagini T1 pesate ed alto in quelle T2; le componenti solide hanno, viceversa, segnale intermedio nelle sequenze T1 pesate e variabile in quelle T2. Dopo mdc le componenti solide mostrano enhancement.

Adenocarcinoma mucinoso

Costituisce più di un terzo delle forme epiteliali e al momento della diagnosi si presenta generalmente come lesione cistica multiloculata di grandi dimensioni, a contenuto emorragico o proteinaceo, con aree solide o noduli intracistici; raramente la lesione è prevalentemente solida. Circa i due terzi dei casi sono diagnosticati nello stadio I della classificazione FIGO. Bilaterale solo nel 5-10% dei casi, l'adenocarcinoma mucinoso può associarsi allo pseudomyxoma peritonei (impianti peritoneali del contenuto mucinoso della neoplasia).

All'**US** si presenta come massa cistica multiloculata (Fig. 12) a contenuto diversamente ecogeno, correlato alla quantità di mucina e ad eventuali componenti solide vascolarizzate al **color-Doppler**.

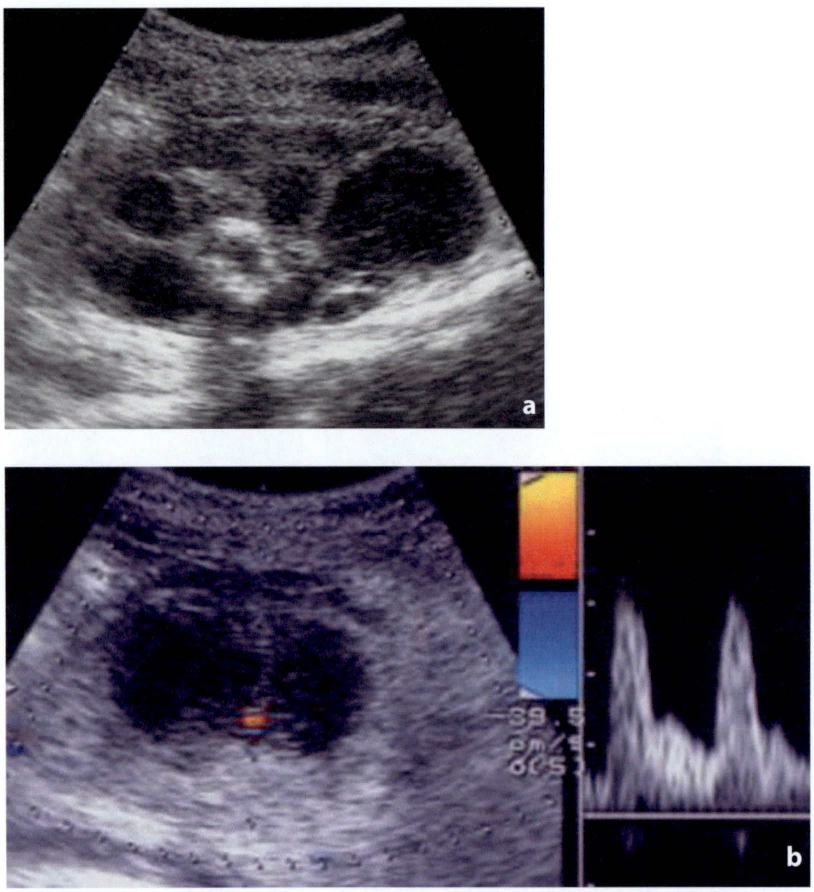

Fig. 12a,b. Ecografia transaddominale. Adenocarcinoma mucinoso. **a** Voluminoso espanso annessiale sinistro, multiloculato, con componenti cistiche, separate da sottili sepimentazioni e con componenti solide riccamente vascolarizzate al color-Doppler (**b**)

Alla **TC** senza mdc si riconoscono masse multiloculate a bassa densità con componenti iperdense dovute a tessuto solido o all'alto contenuto proteico della mucina. Dopo mdc la componente fluida della cisti non mostra enhancement che, invece, è spiccato nei setti spessi e nelle porzioni solide.

Anche in **RM** il segnale è legato alla quantità di mucina ed è, quindi, più elevato e più basso dell'acqua nelle immagini rispettivamente pesate in T1 e T2; in queste ultime le componenti solide hanno segnale intermedio. Dopo mdc i setti spessi e le componenti solide mostrano enhancement.

Carcinoma endometrioide

Rappresenta l'8% delle forme epiteliali ed in circa un terzo dei casi, al momento della diagnosi, si riscontra la sincrona presenza di iperplasia o carcinoma endometriali. È stata riportata l'associazione sia con il cancro mammario sia, più raramente, con l'endometriosi (il riscontro, in un endometrioma, di un nodulo murale con enhancement è altamente suggestivo di neoplasia ovarica maligna) (Fig. 13). Bilaterale nel 30-50% dei casi, si presenta come lesione solida e cistica a contenuto mucinoso o fluido verdastro; raramente come formazione solida con estesa componente emorragica o necrotica. Il carcinoma endometrioide non ha aspetti specifici all'imaging (Fig. 14).

Carcinoma a cellule chiare

Rappresenta il 2-7% delle neoplasie epiteliali; nei tre quarti dei casi è diagnosticato nello stadio I con prognosi, tuttavia, peggiore rispetto ad altri sottotipi istologici di pari stadio. È la forma tumorale più sovente associata a endometriosi, ipercalcemia (come sindrome paraneoplastica) e complicazioni trombo-emboliche. Si presenta come cisti uniloculata con pareti spesse e multipli noduli intracistici o come massa cistica multiloculata (Fig. 15).

Forme borderline

Hanno basso potenziale di malignità e prognosi nettamente migliore; rappresentano il 4-14% del totale. L'età media di incidenza è 40 anni. Comunemente bilaterali, misurano in media 7-20 cm. Esistono forme sierose e mucinose; le seconde tendono ad avere dimensioni maggiori e possono essere associate a pseudomyxoma peritonei. In **TC** ed **RM** non è possibile differenziarle dalle altre forme epiteliali.

Forme non epiteliali

Tumori a cellule germinali

Costituiscono il 2-3% di tutte le neoplasie maligne ovariche, ma nelle donne con meno di 20 anni raggiungono circa i due terzi del totale. Si presentano in forma di masse solide a rapida crescita, prevalentemente unilaterali, che metastatizzano spesso al peritoneo e ai linfonodi retroperitoneali. Rispetto alle forme epiteliali danno più frequentemente metastasi ematogene, specie a fegato e polmone che sono sovente interessati già al momento della diagnosi. L'ascite è presente solo nel 20%. Elevati livelli di HCG ed alfa-fetoproteina possono aiutare ad indirizzare la diagnosi.

Comprendono in ordine decrescente di frequenza il disgerminoma, il teratoma immaturo, i tumori del seno endodermico ed i coriocarcinomi embrionali e non gestazionali.

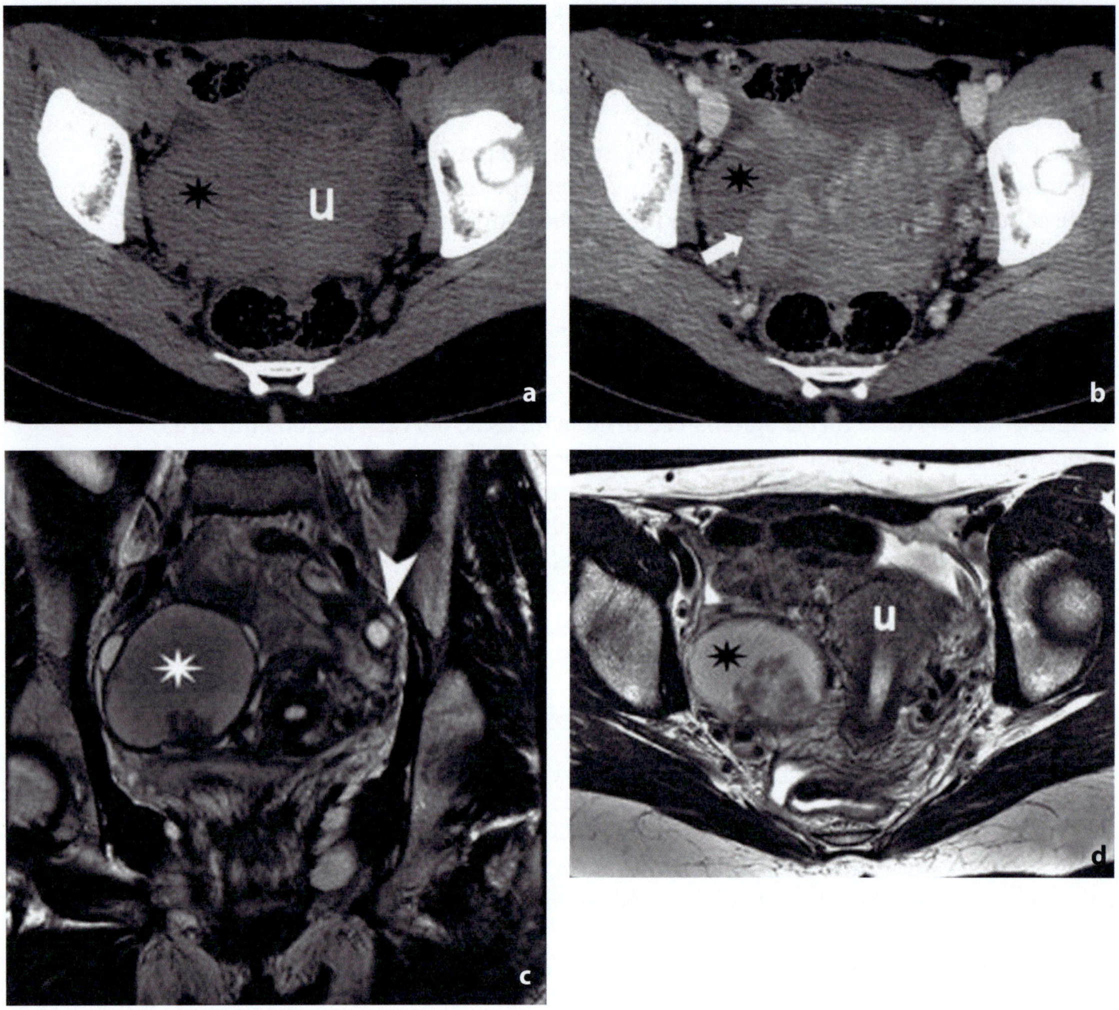

Fig. 13a-h. (didascalia alla pagina seguente)

Il **disgerminoma** insorge prima dell'età riproduttiva nel 75% dei casi; nel 15-20% delle evenienze in corso di gravidanza o nel postpartum. Solitamente diagnosticato in fase iniziale, è spesso bilaterale. All'imaging si presenta come lesione solida, multiloculata e ben delineata. La **TC** può rilevare calcificazioni puntiformi ed aree di attenuazione dovute a necrosi od emorragie. Dopo mdc la neoplasia mostra spiccato enhancement specie nei setti fibro-vascolari. In **RM** il disgerminoma ha segnale basso nelle immagini T1 pesate ed intermedio in quelle T2 in cui i setti risultano ipointensi e le aree di necrosi iperintense. Analogamente alla TC i sepimenti possono mostrare elevata impregnazione contrastografica.

Il **teratoma immaturo** è tipico tra i 10 ed i 20 anni così come la cisti dermoide, ri-

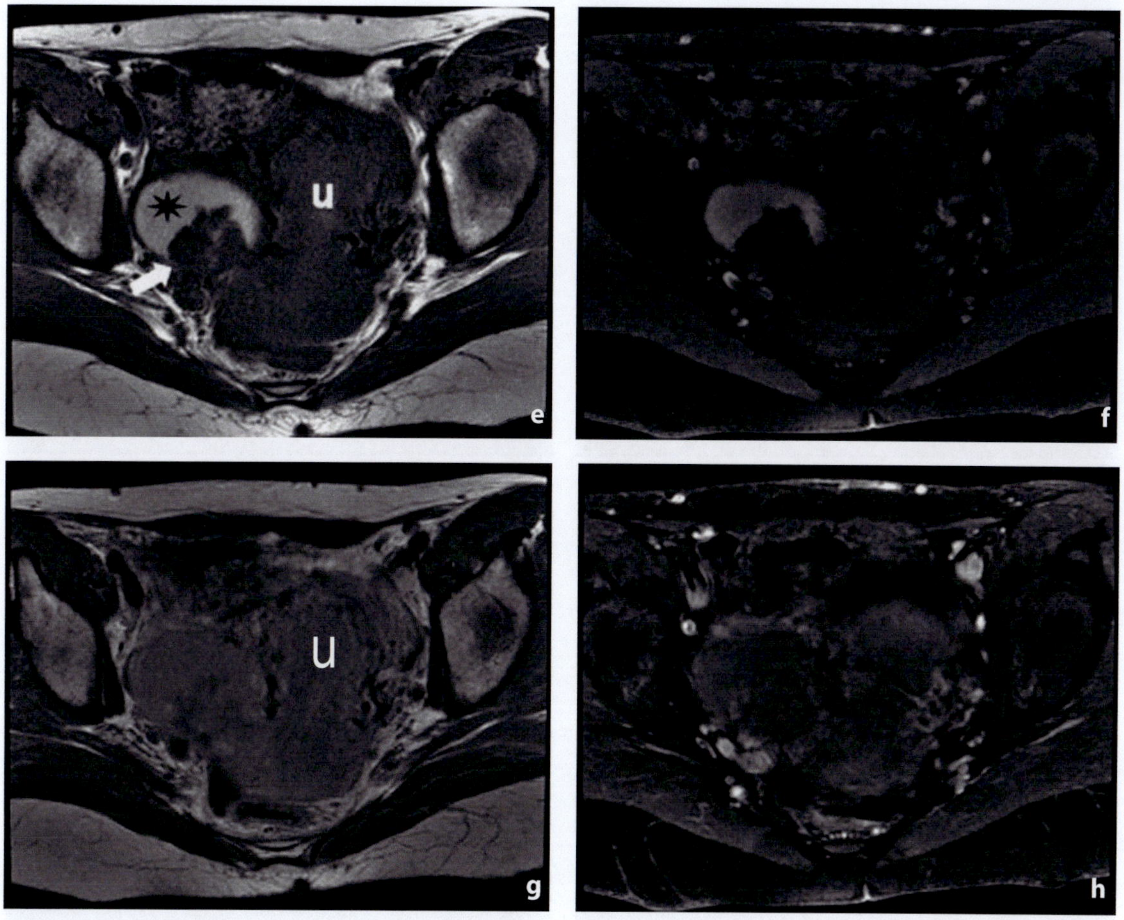

Fig. 13a-h. Tomografia computerizzata e risonanza magnetica. Adenocarcinoma endometrioide borderline in cisti endometriosica. **a** TC senza mdc: lesione espansiva annessiale destra debolmente iperdensa (asterisco). **b** Dopo mdc si delinea una componente cistica priva di enhancement (asterisco) associata a noduli di parete (freccia) con intensa impregnazione. **c** L'immagine RM coronale T2 pesata mostra l'origine annessiale destra della lesione (asterisco) con parenchima ovarico sano compresso in periferia. Si apprezza inoltre l'ovaio controlaterale (punta di freccia) privo di lesioni. **d** Nella immagine assiale T2 pesata la componente fluida (asterisco) è iperintensa mentre quelle solide sono ipointense. Nelle sequenze T1 assiali senza (**e**) e con (**f**) soppressione del segnale del grasso la componente fluida (asterisco) si mantiene iperintensa come per sangue in fase subacuta tardiva, mentre quelle solide (freccia) permangono ipointense. Nelle immagini assiali T1 senza (**g**) e con soppressione del segnale del grasso dopo mdc (**h**) si osserva minimo enhancement prevalentemente periferico della componente solida. U = utero

spetto a cui è molto più raro (meno dell'1%); peraltro è associato a cisti dermoide contro o omolaterale nel 26% dei casi. Solitamente di grandi dimensioni, contrariamente alle forme benigne (prevalentemente cistiche), al momento della diagnosi si presenta come massa solida o prevalentemente solida con elementi cistici, aree di grasso e calcificazioni. Se non si evidenzia tessuto adiposo non è possibile porre diagnosi differenziale con il carcinoma. Può produrre steroidi e causare pubertà precoce. In **TC**, puntiformi foci di grasso e calcificazioni sparse sono indicativi di teratoma. Le componenti cistiche contengono fluido sieroso o più raramente materiale sebaceo o grassoso. In **RM**, nelle immagini T1 pesate, i piccoli foci di grasso hanno alto segnale che cade nelle sequenze con soppressione del segnale del tessuto adiposo.

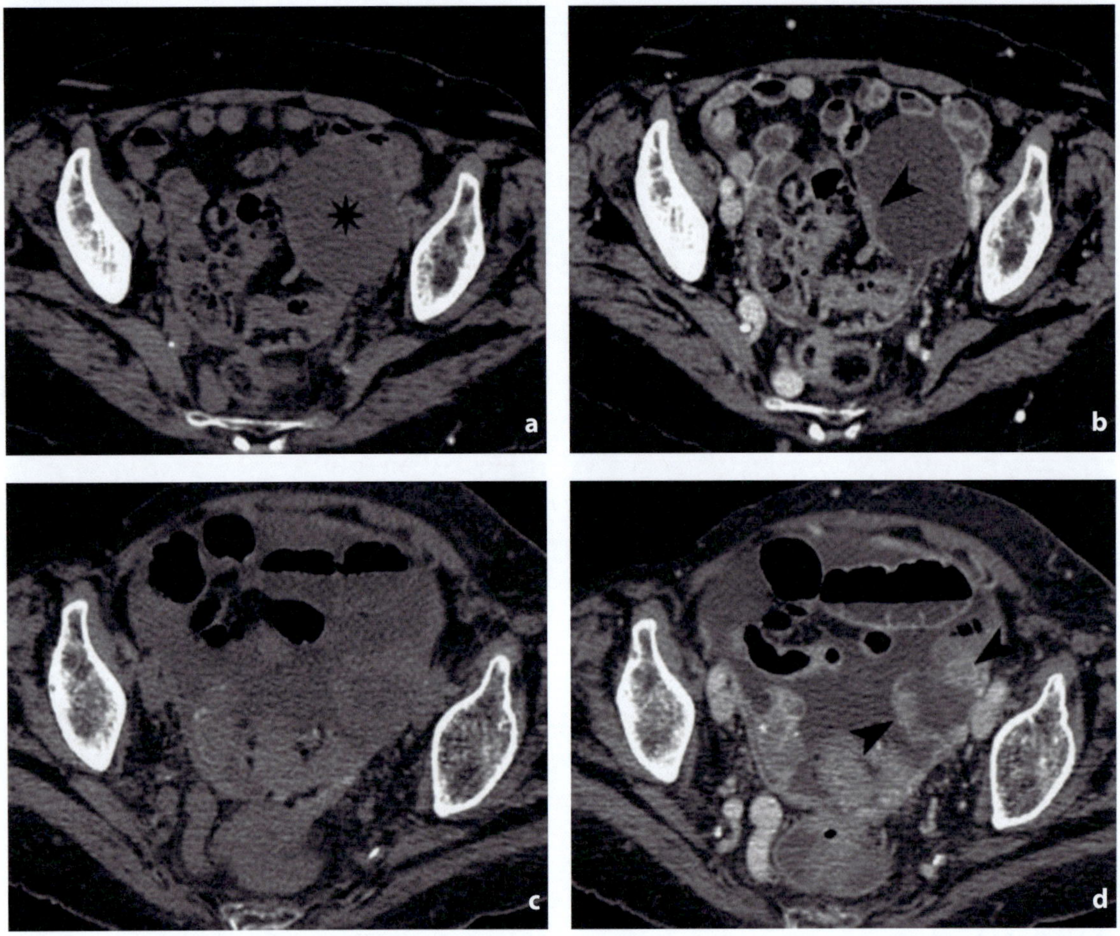

Fig. 14a-d. Tomografia computerizzata. Adenocarcinoma endometrioide. **a** TC senza mdc: lesione annessiale sinistra (asterisco), ovalare, a contenuto fluido e con ispessimento di parete sul versante mediale. **b** Dopo mdc si rileva discreto enhancement dell'ispessimento parietale (punta di freccia). La paziente non è operata per grave cardiopatia. **c** Ad un controllo TC successivo senza mdc la lesione mostra pareti diffusamente irregolari ed ispessite. Comparsa di ascite. **d** Dopo mdc marcata impregnazione delle pareti con riconoscibilità di nodulazioni endocistiche ed esofitiche (punte di freccia). Meglio si delinea la neoplasia per la presenza dell'ascite

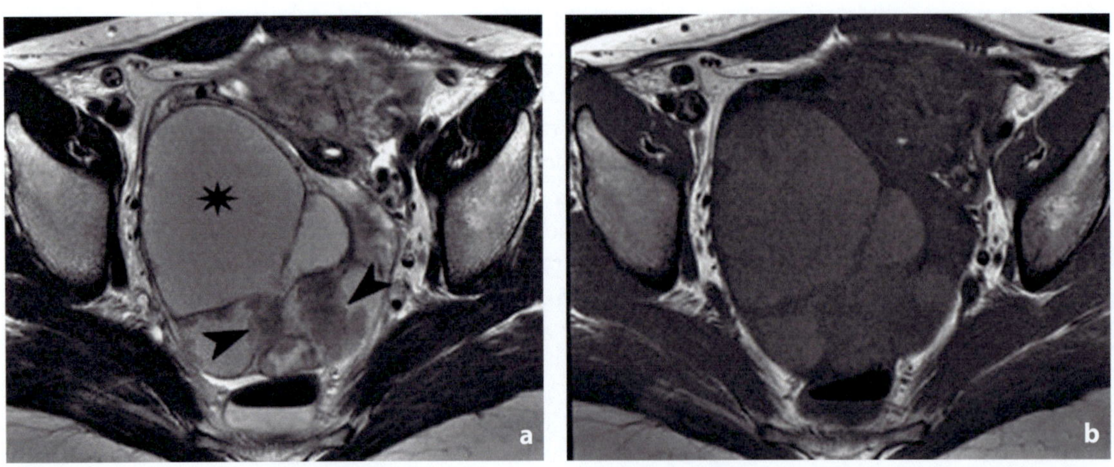

Fig. 15a-h. (didascalia alla pagina seguente)

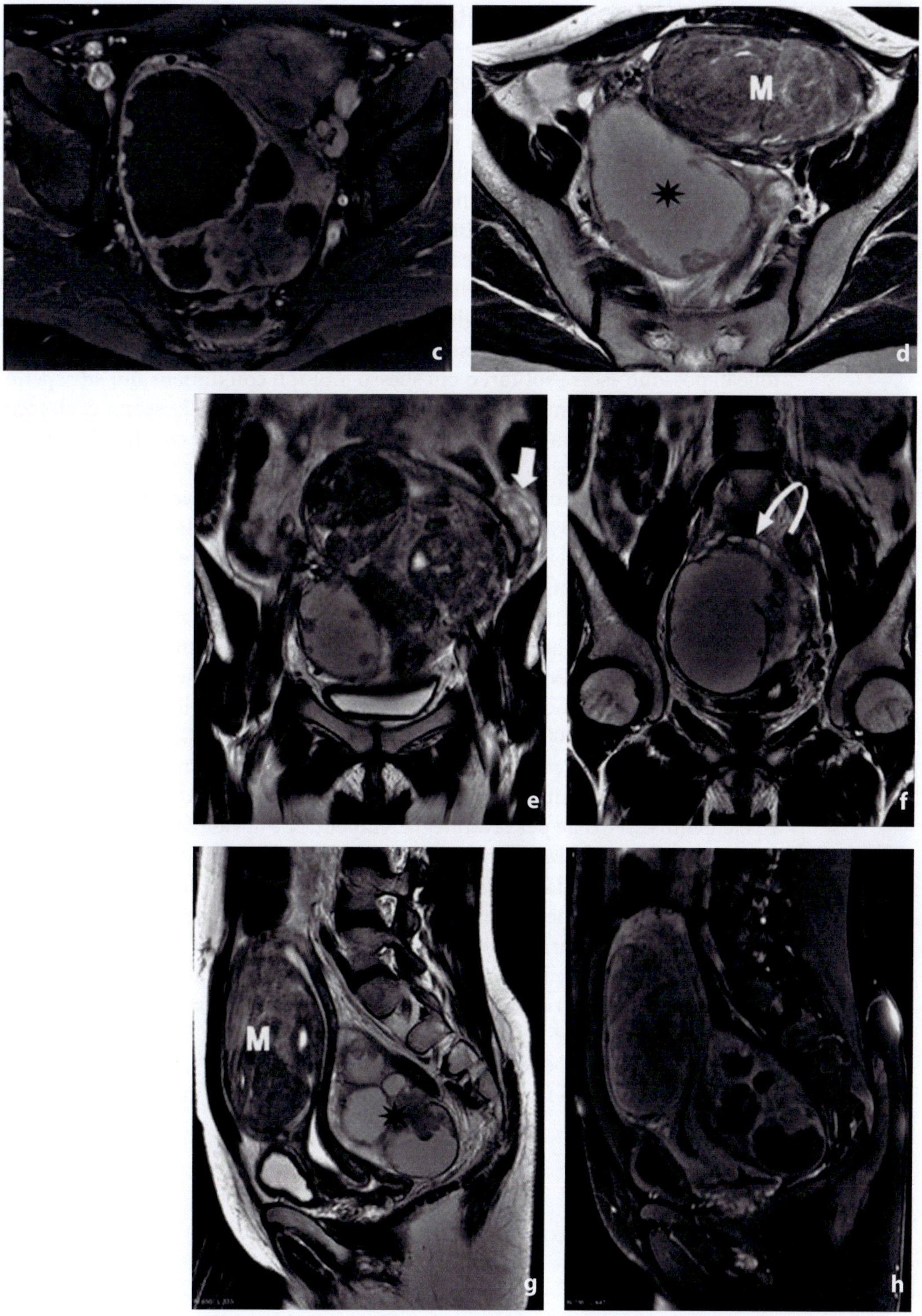

Fig. 15a-h. Risonanza magnetica. Adenocarcinoma a cellule chiare. **a** RM sequenza assiale T2 pesata: lesione espansiva annessiale destra, di 12 cm, polilobata, a contenuto fluido (asterisco) con segnale intermedio-alto, irregolari sepimentazioni interne e nodulazioni solide endocistiche ipointense (punte di freccia). Il parenchima ovarico residuo è compresso in sede antero-mediale con piccoli follicoli nel contesto. L'utero è dislocato a sinistra ed anteriormente. **b** Immagine assiale T1 pesata: la componente cistica mostra segnale debolmente iperintenso come per elevata concentrazione proteica mentre i setti e i noduli sono ipointensi. **c** Immagine assiale T1 pesata con soppressione del segnale del grasso dopo mdc: netto enhancement di sepimentazioni e noduli solidi. **d** Immagine assiale T2 pesata, più craniale rispetto alle precedenti: al davanti della lesione ovarica (asterisco) si apprezzano due voluminose lesioni espansive ovalari, solide e disomogenee, riferibili a miomi uterini (M). **e** Immagine coronale T2 pesata: l'ovaio sinistro (freccia) è dislocato cranialmente e lateralmente. **f** Immagine coronale T2 pesata, è meglio riconoscibile il parenchima ovarico residuo destro con alcuni follicoli sospinto in periferia (freccia curva). **g** Immagini sagittali pesate in T2 e **h** T1 con soppressione del grasso dopo mdc: l'utero è deformato e compresso sia dai leiomiomi (M) che dalla neoplasia ovarica (asterisco)

Le vie di diffusione delle neoplasie maligne dell'ovaio

Nel cancro ovarico la via di diffusione principale è quella diretta per esfoliazione delle cellule neoplastiche nella cavità peritoneale, con interessamento degli organi adiacenti e dei foglietti peritoneali, viscerale e parietale, specie a livello diaframmatico, dello spazio subfrenico destro, della superficie epatica e della tasca del Morrison. La diffusione delle cellule neoplastiche per via intraperitoneale dipende dall'anatomia degli spazi peritoneali, dall'effetto della gravità e dalle modificazioni pressorie indotte dalla respirazione. Perciò le sedi anatomiche di più frequente riscontro di tali metastasi coincidono spesso con quelle di raccolta del liquido ascitico, come tasca di Douglas, mesentere prossimo alla giunzione ileo-ciecale, mesocolon del sigma e doccia paracolica destra, ma anche mesentere del tenue e grande omento. Gli impianti peritoneali possono essere solitari o più spesso multipli con dimensioni ed aspetto diversi (pattern lineare, simil-cistico o nodulare) (Figg. 16, 17). Possono coalescere e circondare i visceri o il diaframma. A volte possono presentare calcificazioni (specie nelle forme maligne sierose).

Nell'identificazione degli impianti neoplastici peritoneali sia **TC** sia **RM** hanno elevate sensibilità (80-90%) e specificità (80-95%) purché le lesioni siano maggiori di 2 cm (Fig. 18); i noduli inferiori a 1 cm sono più difficilmente riconoscibili, con sensibilità <50% per entrambe le tecniche. I limiti sono dati, oltre che dalle piccole dimensioni, dalla sede; in particolare, superficie intestinale, ventaglio mesenterico e cupola vescicale. Al riguardo anche la **CT-PET** non sembra offrire migliori risultati (sensibilità globale: 60-80%). Pertanto, la **laparoscopia** rappresenta tuttora l'approccio più affidabile sia nell'identificazione sia nella caratterizzazione delle lesioni (sensibilità: 98-100%; specificità: 95-100% nelle varie casistiche) (Fig. 19). TC, RM e laparoscopia consentono di costruire il peritoneal cancer index, dato dalle dimensioni dei noduli e dalla diffusione della carcinosi peritoneale, espressione quindi dello stadio della malattia ed elemento essenziale per la strategia terapeutica e la valutazione della prognosi.

Rispetto alla metastizzazione peritoneale meno frequenti sono la diffusione linfatica ed ematogena; quella linfatica avviene attraverso tre vie: la prima, la più importante, porta all'interessamento dei linfonodi iliaci esterni ed otturatori tramite i legamenti utero-ovarici ed i parametri; la seconda ai linfonodi iliaci comuni superiori e paraaortici tra l'ilo renale e la biforcazione aortica lungo i vasi ovarici; più rara è la diffusione ai linfonodi iliaci esterni ed inguinali attraverso il legamento rotondo. Negli stadi I e II circa il 14% dei linfonodi è positivo per metastasi; la percentuale sale al 64% negli stadi III e IV. La diffusione ematogena è più tardiva e porta all'interessamento più frequentemente di fegato, polmone, pleura e reni (Fig. 20).

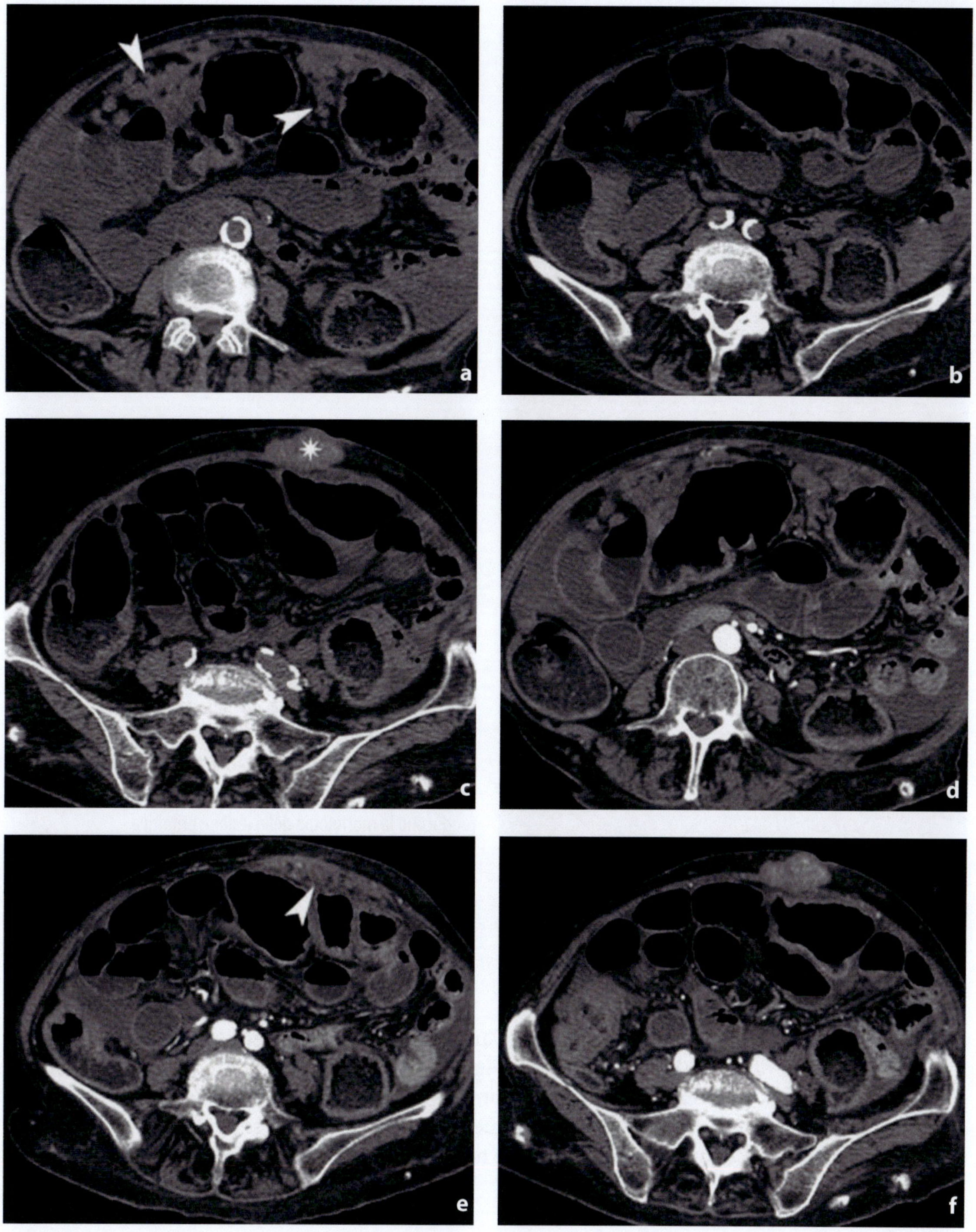

Fig. 16a-f. Tomografia computerizzata. Carcinosi peritoneale. **a-c** TC eseguita senza mdc: multipli noduli solidi (punte di freccia) nel grande omento e, in sede ombelicale, nodulo di Sister Mary Josef (asterisco). **d-f** Dopo mdc tali noduli mostrano marcato enhancement; si associa ascite

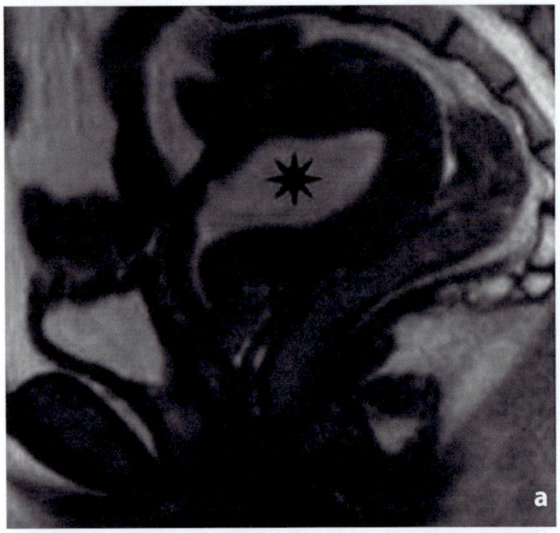

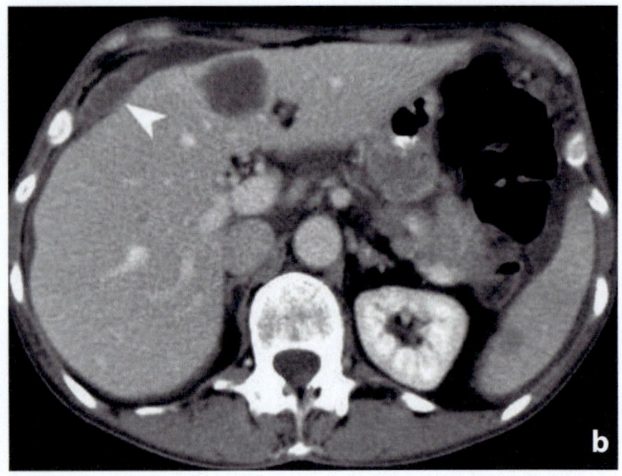

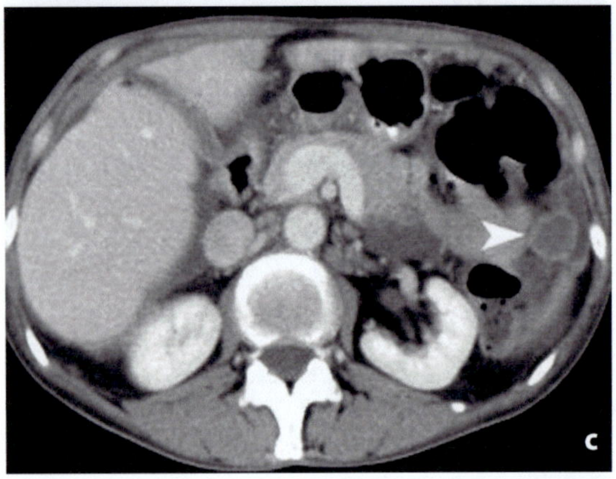

Fig. 17a-c. Tomografia computerizzata. Carcinosi peritoneale. TC effettuata con mdc. **a** Adenocarcinoma mucinoso ovarico (asterisco) occupa completamente la pelvi. Nello spazio subfrenico destro (**b**) e nella doccia paracolica sinistra (**c**) si identificano metastasi peritoneali (punte di freccia) di aspetto cistico che riproducono la morfologia della lesione primitiva

Metastasi

Circa il 5-15% delle neoplasie ovariche maligne sono metastasi di linfomi, di neoplasie di colon (Fig. 21), stomaco (Fig. 22), mammella e, meno frequentemente, di melanomi, carcinoidi, tumori di endometrio, pancreas, colecisti. Sono più frequenti in premenopausa perché le ovaie in questo periodo della vita sono molto vascolarizzate. Raramente sono unilaterali (specie nel cancro dell'endometrio).

Carcinoma tubarico

Estremamente raro (0,3-1,1% dei tumori maligni ginecologici) e spesso di tipo sieroso, ha diffusione peritoneale simile al carcinoma epiteliale ovarico, ma con maggior tendenza a metastatizzare a distanza. In conseguenza del dolore causato dalla distensione tubarica o dall'anomalo sanguinamento uterino, è diagnosticato precocemente anche se spesso simula un'idrosalpinge, cui peraltro frequentemente si associa. Un segnale più alto rispetto al fluido nelle sequenze **RM** T1 e T2 pesate suggerisce l'esistenza di un'ematosalpinge. Si presenta come massa solida o cistica del tutto simile al cancro ovarico (Fig. 23) una struttura fusiforme cistica con setti interdigitati adiacenti alla massa rappresenta la tuba dilatata. Comunemente si rilevano distensione della cavità uterina e ascite.

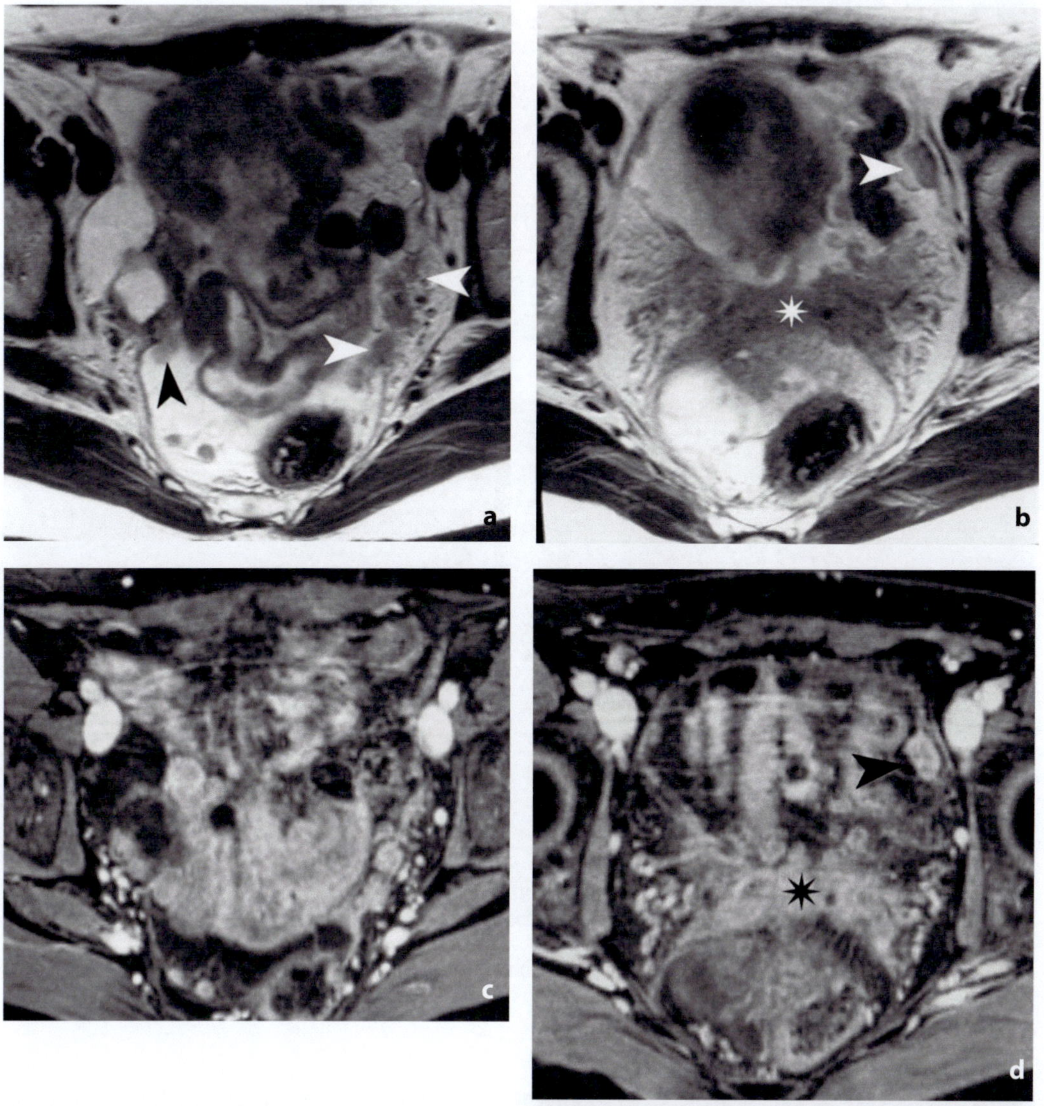

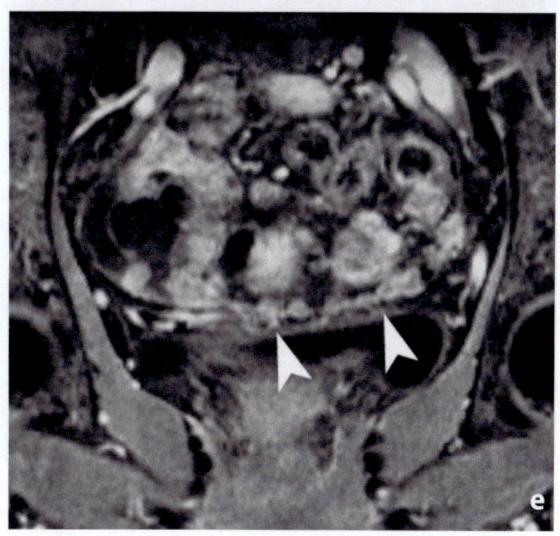

Fig. 18a-e. Risonanza magnetica. Paziente già operata per carcinoma ovarico. **a** Plurimi noduli (punte di freccia) adesi al peritoneo parietale in sede pelvica; si associa estesa placca solida (asterisco in **b**). **c-e** Gli impianti peritoneali (asterisco e punte di freccia) mostrano significativo enhancement dopo mdc paramagnetico. Presenza di ascite

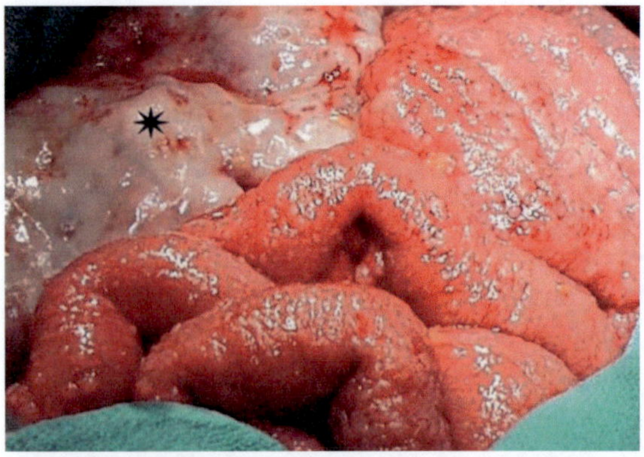

Fig. 19. Laparoscopia. Si identificano multiple nodulazioni adese al peritoneo viscerale delle anse digiuno ileali; evidente il coinvolgimento neoplastico del grande omento (asterisco)

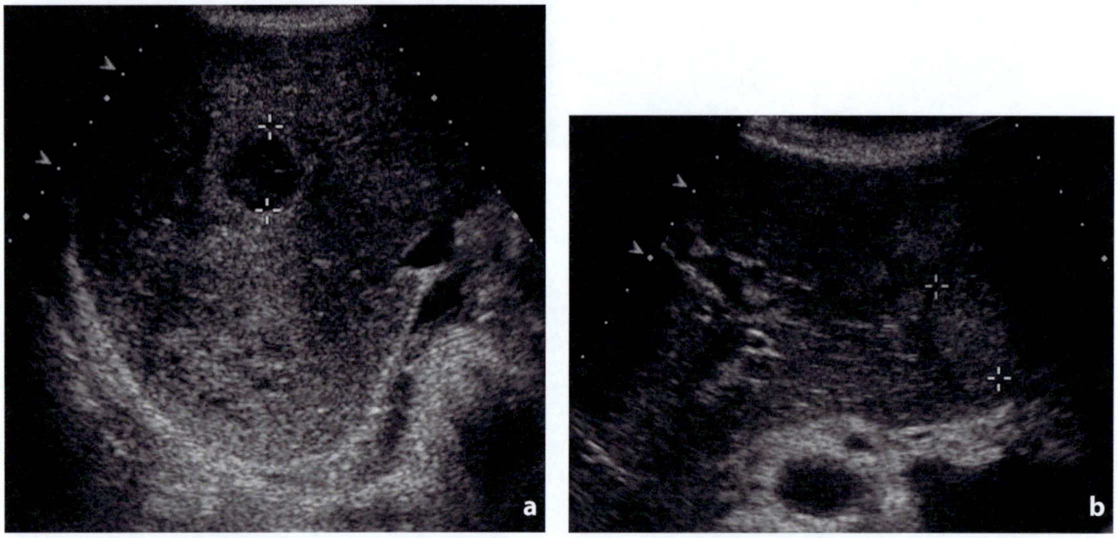

Fig. 20a,b. Ecografia. Metastasi epatiche da adenocarcinoma ovarico. Coesistono lesioni cistiche (**a**) e solide iperecogene (**b**)

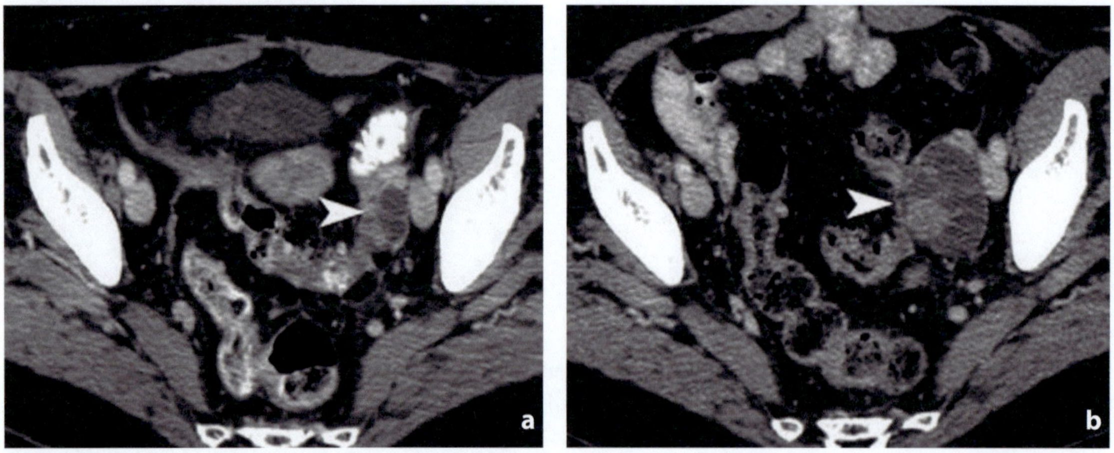

Fig. 21a,b. Tomografia computerizzata. Metastasi ovarica da carcinoma colico. **a** Esame eseguito con mdc: lesione espansiva annessiale sinistra a struttura mista (punta di freccia). Ad un controllo TC successivo con mdc (**b**) si apprezza aumento in dimensioni delle componenti sia cistica sia solida

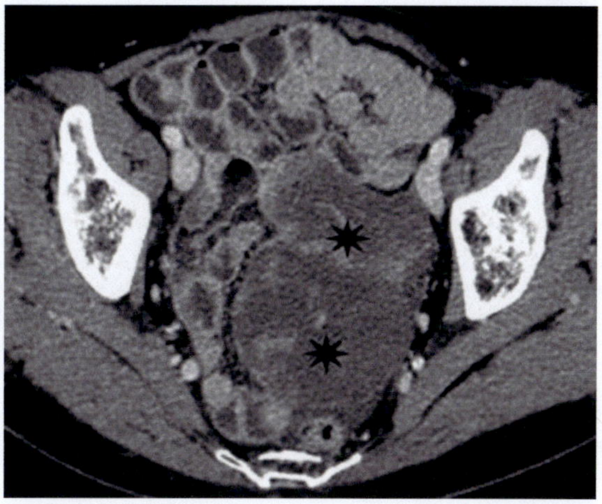

Fig. 22. Tomografia computerizzata. Metastasi ovarica da carcinoma gastrico. Indagine eseguita con mdc. Voluminosa lesione espansiva annessiale (asterischi) che mostra enhancement marcatamente disomogeneo per diffuse componenti necrotico-cistiche nel contesto

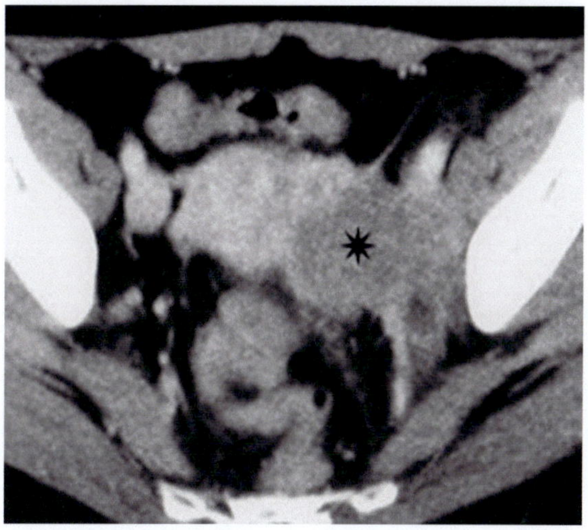

Fig. 23. Tomografia computerizzata. Carcinoma tubarico. Indagine eseguita con mdc. Lesione espansiva annessiale sinistra (asterisco), solida, a margini regolari, che mostra disomogeneo enhancement

Brown DL, Zou KH, Tempany CM et al (2001) Primary versus secondary ovarian malignancy: imaging findings of adnexal masses in the Radiology Diagnostic Oncology Group Study. Radiology 219:213-218

Coakley FV, Choi PH, Gougoutas CA et al (2002) Peritoneal metastases: detection whit spiral CT in patients with ovarian cancer. Radiology 223:495-499

Jung SE, Lee JM, Rha SE et al (2002) CT and MR imaging of ovarian tumors with emphasis on differential diagnosis. Radiographics 22:1305-1325

Jeong YY, Outwater EK, Kang HK (2000) Imaging evaluation of ovarian masses. Radiographics 20:1445-1470

Kishimoto K, Awaya H, Matsunaga N et al (2002) Paraovarian cyst: MR imaging features. Abdom Imaging 27:685-689

Low RN, Chen SC, Barone R (2003) Distinguishing benign from malignant bowel obstruction in patients with malignancy: findings at MRI. Radiology 228:157-165

Mironov S, Akin O, Pandit-Taskar N et al (2007) Ovarian cancer. Radiol Clin North Am 45:149-166

Outwater EK, Wagner BJ, Mannion C et al (1998) Sex cord- stromal and steroid cell tumors of the ovary. Radiographics 18:1523-1546

Sironi S, Messa C, Mangili G et al (2004) Integrated FDG PET/CT in patients with persistent ovarian cancer: correlation with histologic findings. Radiology 233:433-440

Tanaka YO, Yoshizako T, Nishida M et al (2000) Ovarian carcinoma in patients with endometriosis: MR imaging findings. AJR Am J Roentgenol 175:1423-1430

Parte VIII
Le recidive oncologiche dell'apparato genitale femminile

Approccio clinico

23

E. Sartori, L. Carrara, B. Pasinetti

Le procedure di follow-up che seguono il trattamento primario di una malattia neoplastica ginecologica possono essere assimilate ad un test di screening eseguito sulla popolazione generale, dove l'obiettivo della sorveglianza è la diagnosi precoce ed il successivo trattamento della recidiva per migliorare la sopravvivenza individuale e quella della popolazione considerata.

Gli obiettivi principali di un programma di follow-up comprendono la verifica dei risultati della terapia, il rilievo degli eventuali danni iatrogeni, la diagnosi precoce di ripresa di malattia o di seconda neoplasia o di lesioni precancerose aventi la stessa eziopatogenesi della neoplasia trattata.

Ovaio

Il carcinoma ovarico rimane tuttora una patologia con prognosi severa; infatti, nonostante le buone risposte iniziali alla terapia, il 75% delle donne in stadio III o IV presenta una recidiva o progressione di malattia.

Con l'uso di un'aggressiva citoriduzione chirurgica e di una chemioterapia a base di platino, un crescente numero di pazienti con tumore maligno epiteliale ovarico va incontro a remissione di malattia sia clinica sia strumentale. Lo stretto monitoraggio clinico di pazienti precedentemente trattate può permettere la diagnosi precoce della recidiva che è prevalentemente in sede addomino-pelvica o sulla superficie della glissoniana epatica, linfonodale (stazioni pelviche e/o lomboaortiche), intraparenchimale epatica, polmonare/pleurica, splenica e cerebrale. L'intervallo mediano di tempo per l'eventuale recidiva è funzione dello stadio della malattia e risulta essere di circa 24 mesi per gli stadi avanzati e di oltre 60 mesi per quelli iniziali.

I più comuni programmi di follow-up includono valutazioni clinico-strumentali quali esame generale delle condizioni fisiche della paziente, valutazione di evidenze sintomatiche di recidiva, misurazioni seriate dei livelli sierici del CA-125 e periodici controlli con ecografia addomino-pelvica. TC e/o PET sono eseguite in casi selezionati, ad esempio al rialzo del CA-125 in assenza di evidenza clinica di malattia. I programmi di monitoraggio clinico-strumentale dovrebbero protrarsi oltre i 5 anni dal termine del trattamento primario, con intervalli progressivamente più ampi: trimestrali durante il primo anno, quadrimestrali durante il secondo e terzo anno, semestrali fino al quinto anno, successivamente a cadenza annuale. Un'accurata definizione per imaging della localizzazione e diffusione della ripresa neoplastica deve contribuire a selezionare un piccolo numero di pazienti suscettibili di chirurgia per recidiva tumorale isolata.

La guarigione dalla recidiva è ancora un obiettivo difficilmente raggiungibile. Il tasso di risposta completa al trattamento risulta essere direttamente proporzionale all'intervallo libero da malattia. Tale dato è supportato dall'osservazione che la maggior parte delle pazienti, dopo essere state sottoposte a linee di trattamenti antiblastici successive alla prima, associate ad un trattamento chirurgico quando suscettibili di citoriduzione secondaria, va incontro a periodi liberi da malattia sempre più brevi sino al decesso. Attualmente, la mediana di sopravvivenza dopo recidiva varia tra 12 e 24 mesi.

Armstrong DK (2002) Relapsed ovarian cancer: challenges and management strategies for chronic disease. Oncologist 7:20-28

Jemal A, Siegel R, Ward E et al (2007) Cancer statistics, 2007. CA Cancer J Clin 57:43-66

NIH consensus conference. Ovarian cancer. Screening, treatment, and follow-up. NIH Consensus Development Panel on Ovarian Cancer (1995). JAMA 8:491-497

Endometrio

I fattori che maggiormente influenzano il decorso della malattia nelle pazienti affette da carcinoma dell'endometrio sono: istotipo, grado, invasione miometriale, invasione degli spazi linfovascolari, citologia peritoneale ed eventuale presenza di metastasi linfonodali. La probabilità di avere una recidiva di carcinoma endometriale è compresa tra l'8% e il 19%.

Rispetto alla sede si distinguono localizzazioni extra-pelviche e locoregionali che comprendono recidive vaginali isolate, pelviche centrali e regionali (pareti, linfonodi).

Il tipo di trattamento primario e le terapie adiuvanti influenzano la possibilità di recupero delle eventuali recidive, siano esse locali che a distanza. La radioterapia adiuvante riduce infatti la frequenza delle recidive in sede pelvica, ma non quelle a distanza, che costituiscono il maggiore problema dei carcinomi endometriali ad alto rischio.

Circa il 33% delle recidive insorge a livello locale, il 57% è rappresentato da metastasi a distanza; nel 10% dei casi la ripresa è sia locale sia a distanza.

I protocolli di follow-up prevedono un controllo ogni tre mesi il primo anno, ogni quattro il secondo, ogni sei mesi fino a cinque anni ed annualmente dopo il quinto anno; si eseguono anamnesi, valutazione clinica e visita retto-vaginale.

Non esiste uniformità di consenso sulle procedure diagnostiche da utilizzare nel programma di follow-up: Paptest, ecografia e TC addomino-pelvica sono consigliate ogni 12 mesi. La radiografia del torace è indicata a 12 e 24 mesi.

L'esame obiettivo generale e pelvico, per quanto esaminatore-dipendente, rappresenta la metodica di monitoraggio della malattia neoplastica endometriale meno costosa e meno invasiva a disposizione; porta alla diagnosi di recidiva in percentuale variabile tra l'11 e l'83% dei casi (media 28%), l'82% delle recidive asintomatiche è diagnosticata in tal modo.

I sintomi più frequenti della recidiva sono il dolore, sia pelvico che addominale, seguito da perdita di peso, astenia e sanguinamento vaginale. Gli studi retrospettivi disponibili mostrano come più dell'80% delle recidive sia diagnosticato sulla base o del solo esame obiettivo ginecologico o della sintomatologia riferita dalla paziente. Complessivamente, solo il 2,5% di tutte le recidive è accertato dall'esame citologico eseguito sullo striscio della cupola vaginale.

Il follow-up risulta utile anche per la diagnosi di eventuali tumori metacroni, non infrequenti nelle pazienti con carcinoma endometriale. Infatti il 6,5% circa delle pazienti trattate per carcinoma endometriale sviluppa un carcinoma mammario; approssimativamente il 4% un altro tumore primitivo, in particolare il carcinoma del colon nelle pazienti con famigliarità per sindrome di Linch II.

La sopravvivenza a 5 anni dalla recidiva varia in letteratura dal 10 al 38%, con prognosi migliore per le recidive vaginali isolate che possono beneficiare di trattamento chirurgico o radioterapico. La sopravvivenza da recidiva è influenzata oltre che dalla sede anche dal tempo di comparsa; le recidive precoci si associano infatti ad una riduzione della sopravvivenza media.

Agboola OO, Grunfeld E, Coyle D et al (1997) Costs and benefits of routine follow-up after curative treatment for endometrial cancer. CMAJ 157:879-886

Berchuck A, Anspach C, Evans AC et al (1995) Postsurgical surveillance of patients with FIGO stage I/II endometrial adenocarcinoma. Gynecol Oncol 59:20-24

Kew FM, Roberts AP, Cruickshank DJ (2005) The role of routine follow-up after gynecological malignancy. Int J Gynecol Cancer 15:413-419

Podczaski E, Kaminski P, Gurski K et al (1993) Detection and patterns of treatment failure in 300 consecutive cases of 'early' endometrial cancer after primary surgery. Gynecol Oncol 47:323-327

Salvesen HB, Akslen LA, Iversen T et al (1997) Recurrence of endometrial carcinoma and the value of routine follow up. Br J Obstet Gynaecol 104:1302-1307

Shumsky AG, Stuart GC, Brasher PM et al (1994) An evaluation of routine follow-up of patients treated for endometrial carcinoma. Gynecol Oncol 55:229-233

Tjalma WA, van Dam PA, Makar AP et al (2004) The clinical value and the cost-effectiveness of follow-up in endometrial cancer patients. Int J Gynecol Cancer 14:931-937

Cervice

La storia naturale del carcinoma della cervice è condizionata da differenti fattori prognostici, i più accreditati dei quali risultano utili ai fini della pianificazione del corretto iter terapeutico. Essi includono: stadio della neoplasia, diametro del tumore primario, profondità di invasione stromale, coinvolgimento degli spazi linfovascolari, margini di sezione positivi, metastasi linfonodali ed altri di discussa interpretazione, tra cui l'istotipo ed il grado di differenziazione. È stato ampiamente dimostrato che l'associazione di più fattori di rischio comporta riduzione del controllo locale della malattia, aumento relativo del rischio di recidiva e minore sopravvivenza sia globale sia libera di malattia.

Le recidive del cervicocarcinoma compaiono in oltre il 70% dei casi entro 24 mesi dalla fine del trattamento primario; il picco di incidenza si posiziona tra i 18 e 36 mesi dal trattamento anche se, seppur in percentuali inferiori, sono descritte recidive oltre i 60 mesi.

La diagnosi precoce della recidiva o della persistenza di malattia rientra negli obiettivi di un adeguato programma di follow-up. Pertanto, al termine del trattamento primario, la paziente viene periodicamente sottoposta ad esami clinici e strumentali allo scopo di identificare quanto prima possibile una ripresa di malattia, con l'obiettivo che un'anticipazione diagnostica possa migliorare la sopravvivenza e ridurre la morbilità.

È consigliato eseguire un controllo ogni 3 mesi entro i primi 2 anni dal trattamento primario; dal successivo terzo anno si esegue una rivalutazione clinica ogni 6 mesi; a partire dal quinto anno la valutazione va eseguita annualmente e per lungo tempo, in quanto sono descritte recidive a distanza. Ogni visita programmata presuppone l'attenta valutazione di eventuali sintomi riferiti dalla paziente che possono essere d'ausilio nell'accertare precocemente uno stato latente di malattia. Predominano i quadri di lombosciatalgia o dolore pelvico (20-50% dei casi) ed il sanguinamento vaginale (6-15%); più rari sono perdita di peso e anoressia (1-25%), edema degli arti inferiori (5-12%) e dispnea con tosse ed emottisi (1-5%). Si deve comunque partire dal presupposto che nel 10-40% dei casi la recidiva è asintomatica.

La valutazione della situazione pelvica si articola mediante esame ginecologico vaginale e rettale, Pap test, colposcopia ed eventuale biopsia di ogni lesione sospetta.

Dal punto di vista classificativo distinguiamo le recidive in pelviche (centrali e laterali), locoregionali (ai linfonodi regionali), addominali e a distanza (linfonodi aortici o stazioni superiori, polmoni, scheletro, fegato). La sede della recidiva è legata a stadio della malattia, terapia primaria eseguita e presenza di alcuni determinati fattori prognostici, in particolare la presenza di metastasi linfonodali costituisce di per sé il fattore prognostico a peso più elevato nel determinare il rischio di recidiva e nel condizionare le sedi delle stessa. La ripresa neoplastica nelle pazienti a linfonodi positivi si presenta per lo più in sede pelvica parietale o a distanza; in sede centropelvica, viceversa, nelle pazienti a linfonodi negativi. Complessivamente la percentuale di recidive per pazienti con malattia allo stadio IB/IIA,N– è del 15%, del 40% se i linfonodi pelvici sono positivi per localizzazione metastatica e del 70% se ad essere coinvolti sono i linfonodi sia pelvici sia lomboaortici.

Le pazienti con ripresa di malattia vaginale o pelvica, suscettibili di chirurgia o radioterapia, sono quelle che maggiormente beneficiano di un trattamento della recidiva; le localizzazioni metastatiche sono solitamente sottoposte a schemi chemioterapici a base di cisplatino che hanno dimostrato una percentuale di risposta tra il 20 e il 30%.

Averette HE, Ngoyen HN, Donato DN et al (1993) Radical hysterectomy for invasive cervical cancer. Cancer 71:1422-1437

Duyn A, Van Eijkeren M, Kenter G et al (2002) Recurrent cervical cancer: detection and prognosis. Acta Obstet Gynecol Scand 81:351-355

Sugiyama T, Yakushiji M, Noda K et al (2000). Phase II study of irinotecan and cisplatin as first-line chemotherapy in advanced or recurrent cervical cancer. Oncology 58:31-37

Nella gestione clinica delle recidive è necessario personalizzare il follow-up in relazione al performance status della paziente o alla necessità di controllo degli effetti collaterali della terapia. Considerato il carico di esami indispensabili per giungere alla diagnosi della recidiva asintomatica, è opportuno esplorare il punto di vista della paziente, a fronte dell'indubbio impegno temporale e dello "stress indotto" dall'esecuzione sistematica di procedure di imaging. Durante il colloquio clinico nelle visite di follow-up sarebbe auspicabile utilizzare un questionario che indaghi le problematiche psicologiche causate dai controlli periodici e dall'impatto di questi sulla qualità di vita della paziente.

Diagnostica per immagini 24

L. Grazioli, C. Stanga, S. Gambarini

Il ruolo dell'imaging nel follow-up delle pazienti curate per neoplasia dell'apparato genitale (cervice uterina, endometrio, ovaio o vulva) ha come scopo principale, oltre alla valutazione dell'efficacia della terapia stessa, il tempestivo riconoscimento dell'insorgenza di un'eventuale recidiva: circa il 30% delle pazienti con neoplasia della portio muore per persistenza o recidiva della malattia entro i primi 2 anni dal trattamento; nel carcinoma dell'endometrio, una percentuale variabile tra il 3% ed il 15% delle pazienti a basso rischio (stadio Ia e Ib) e tra il 20% ed il 45% di quelle ad alto rischio (stadio Ic o superiore) sviluppa una recidiva dopo il trattamento; in circa i 2/3 delle neoplasie ovariche sono presenti localizzazioni extrapelviche al momento della stadiazione con conseguente elevato rischio di recidiva.

Al fine di intervenire nel modo migliore con ulteriori terapie, siano esse chirurgiche, mediche o radianti, per migliorare la durata e la qualità della sopravvivenza, nello studio delle recidive oncologiche dell'apparato genitale femminile si ricorre a più tecniche di imaging: radiologia tradizionale (radiogramma del torace e, in qualche caso, urografia), ecografia (transaddominale e/o transvaginale), tomografia computerizzata (TC), risonanza magnetica (RM), CT-PET.

La **radiografia del torace** ha lo scopo di identificare localizzazioni secondarie polmonari ma è stata pressoché completamente sostituita dall'esecuzione della TC del torace, più sensibile e specifica.

L'**urografia endovenosa** è utilizzata per lo studio delle sequele chirurgiche e/o radioterapiche, in particolare nei casi in cui la recidiva coinvolga organi dell'apparato urinario, provocandone dislocazione, compressione o infiltrazione (Fig. 1). Anche questa tecnica d'indagine è sempre più frequentemente sostituita dallo studio con TC multidetettore: l'acquisizione di immagini nella fase tardiva dello studio contrastografico consente, infatti, ricostruzioni multiplanari e di tipo simil-urografico di ottima qualità, fornendo allo stesso tempo la possibilità dell'ampio campo di vista tipico dell'esame tomodensitometrico.

L'**ecografia**, imprescindibile nell'identificazione, caratterizzazione e stadiazione di molte neoplasie dell'apparato genitale femminile (in particolar modo del carcinoma dell'endometrio), ha un ruolo secondario nel follow-up di tali patologie ed ancor più marginale nello studio delle recidive. Nel caso dei carcinomi della cervice uterina e dell'endometrio, infatti, l'indagine ecografica (eseguita per via transvaginale) è spesso limitata dalla scarsa specificità nel differenziare gli esiti radioterapici e/o chirurgici da una eventuale ripresa di malattia. Nel caso delle neoplasie ovariche l'ecografia transvaginale può essere utile nell'identificazione di recidive loco-regionali ma, anche in associazione all'esame addominale, difficilmente è in grado di riconoscere e descrivere la presenza di piccoli impianti peritoneali. Nelle neoplasie vulvari l'ecografia addominale può svolgere un ruolo nel follow-up e nella ristadiazione (ricerca di metastasi a distanza sincrone a recidiva locale).

L'utilizzo di metodiche più panoramiche quali **TC** e **RM** si è ormai imposto anche in relazione ad alcune problematiche legate ai progressi terapeutici.

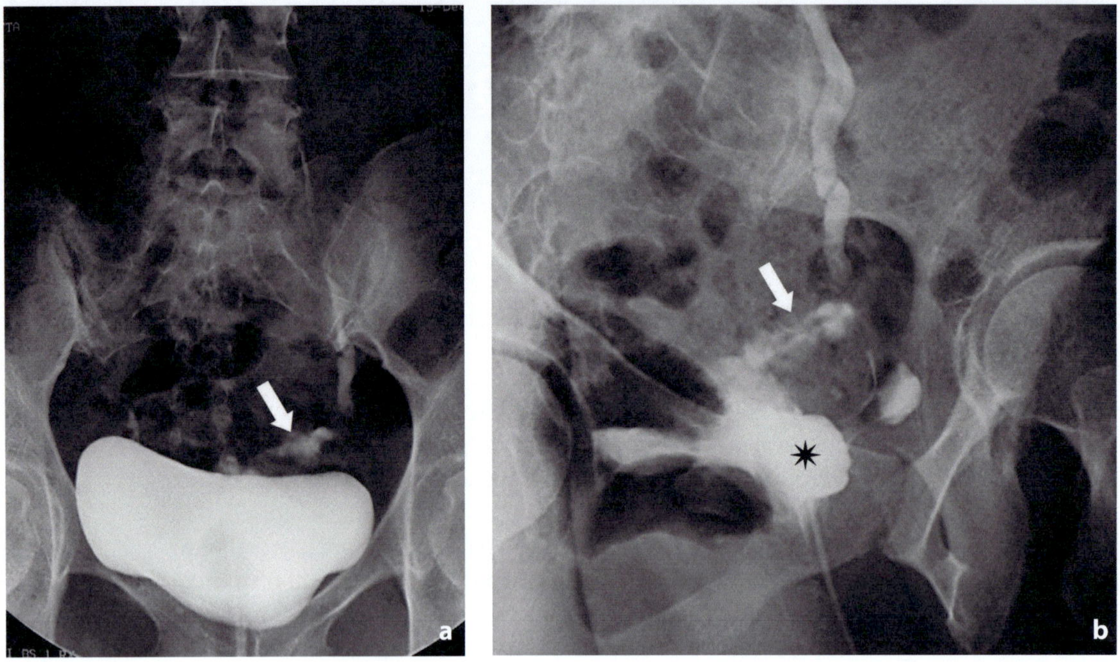

Fig. 1a,b. Urografia. Fistola uretero-vaginale. Esiti di isterectomia totale per carcinoma della cervice. **a** In corso di urografia si documenta spandimento di urina iodata (freccia) con opacizzazione della vagina (asterisco) documentata nel radiogramma di dettaglio (**b**)

Le recidive delle neoplasie ovariche

Le pazienti con neoplasia ovarica sono pressoché sempre sottoposte ad intervento di citoriduzione chirurgica, in quanto questo approccio, eventualmente seguito da chemioterapia adiuvante, migliora la sopravvivenza. Tuttavia, è elevato il numero di donne che presentano lesioni extrapelviche al momento della diagnosi o nelle quali, per l'estensione locale della malattia al momento della stadiazione, non è possibile ottenere una citoriduzione ottimale (tessuto neoplastico residuo con diametro massimo inferiore ad 1 cm). Tale condizione rende molto elevato il rischio di recidiva tumorale, che è definita come ripresa della malattia dopo completa risposta alla terapia iniziale, dopo negatività all'intervento di "second look", se eseguito, od intervallo libero da malattia di almeno 6 mesi dopo il primo intervento.

La più comune manifestazione di recidiva di neoplasia ovarica è la presenza di tessuto neoformato a livello dello scavo pelvico, in prossimità del letto chirurgico o degli organi adiacenti (Fig. 2). La recidiva si può inoltre manifestare per disseminazione intraperitoneale, che rappresenta la più tipica modalità di diffusione del tumore dell'ovaio, seguita dalla via linfatica e da quella ematogena. La diffusione di cellule neoplastiche nella cavità peritoneale è sostenuta dal normale flusso di liquido peritoneale dalla pelvi in direzione degli emidiaframmi lungo le docce parieto-coliche, in particolare a destra sino al margine epatico, e dal ristagno di tale liquido in alcuni recessi (cavo del Douglas, spazi paravescicali, tasca di Morrison, doccia parieto-colica destra, omento). In tali sedi, oltre all'omento, si possono riconoscere impianti metastatici già al momento della stadiazione, ma soprattutto vanno ricercati eventuali secondarismi nel sospetto di recidiva (Fig. 3).

La principale via di metastatizzazione linfatica è quella che accompagna le vene ovariche sino ai linfonodi retroperitoneali a livello degli ili renali; altre vie di diffusione seguono vasi linfatici che decorrono lateralmente ai legamenti larghi sino ai linfonodi iliaci interni ed otturatori, oppure lungo il legamento rotondo sino alle stazioni linfonodali iliache esterne ed inguinali.

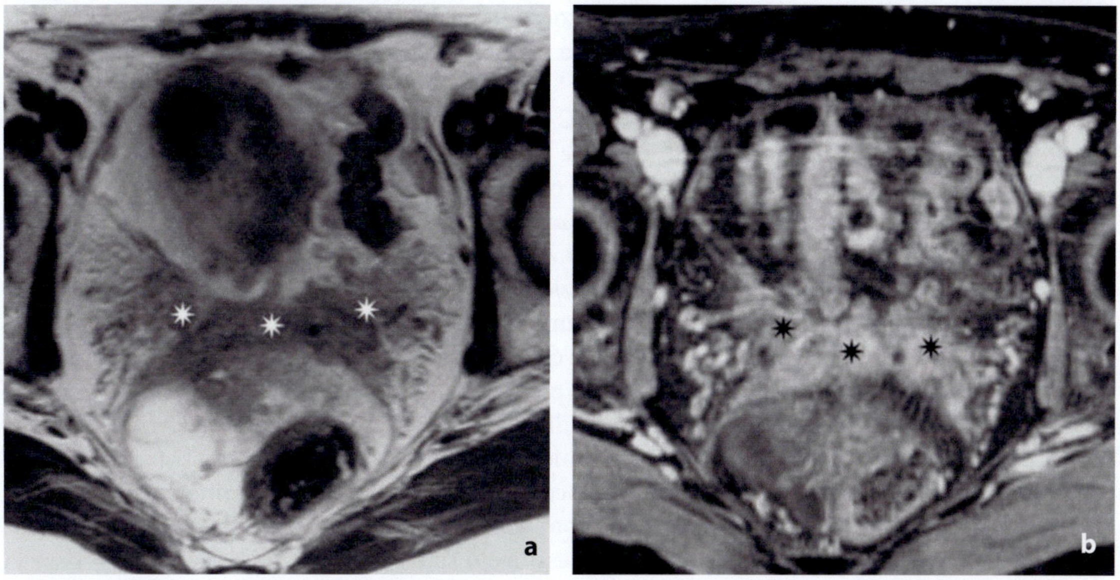

Fig. 2a,b. Risonanza magnetica. Recidiva pelvica di carcinoma dell'ovaio. Nell'immagine T1 pesata (**a**) si riconosce placca solida (asterischi) a margini sfrangiati che presenta significativo enhancement dopo iniezione di mdc paramagnetico (**b**)

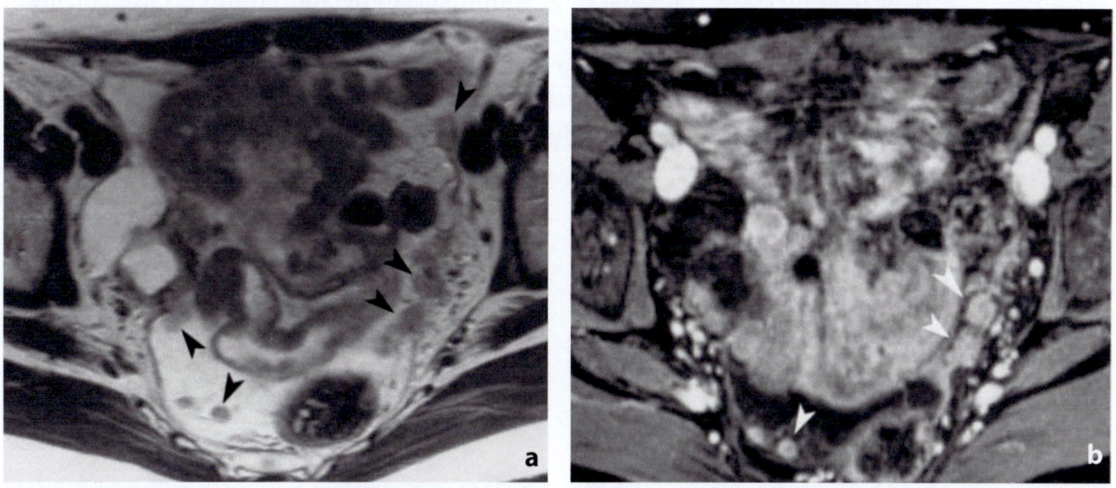

Fig. 3a,b. Risonanza magnetica. Recidiva pelvica di carcinoma dell'ovaio. Stesso caso della figura precedente. **a** Nel cavo di Douglas e adesi al foglietto peritoneale parietale sinistro si identificano numerosi impianti neoplastici peritoneali (punte di freccia) di aspetto nodulare che presentano enhancement dopo mdc (**b**)

La diffusione ematogena è caratteristica degli stadi più avanzati della malattia ed è sempre più frequentemente identificata in relazione al prolungamento della sopravvivenza grazie a ripetuti cicli di chemioterapia adiuvante; le sedi abitualmente coinvolte sono pleura e polmone, fegato, scheletro ma anche encefalo, milza, pancreas, ghiandole surrenali e tessuto sottocutaneo.

Il follow-up delle pazienti sottoposte ad intervento chirurgico per neoplasia ovarica è piuttosto stretto (3-4 mesi), e viene eseguito, dopo l'intervento di "second look", essenzialmente mediante esame clinico, dosaggio del marker tumorale CA-125 ed ecografia pelvica. L'esecuzione di TC e RM è generalmente riservata ai casi in cui il clinico sospetti la necessità di un approfondimento diagnostico per innalzamento del CA-125, insorgenza di sintomatologia o riscontro di rilievi sospetti all'esame obiettivo o all'indagine ecografica. Tuttavia, con l'avvento della tecnica multistrato e la possibilità di acquisire immagini a strati più sottili (ottenendo ricostruzioni multiplanari), si comincia a sostituire il "second look" chirurgico al termine della chemioterapia adiuvante con la TC addominale, che consente di valutare la risposta alla terapia e di visualizzare eventuali foci di malattia residua (anche di diametro inferiore al centimetro).

Nel caso di sospetta recidiva la TC è generalmente preferita alla RM, in quanto maggiormente disponibile, più rapida e meno costosa e con elevata sensibilità (70-90%). L'indagine RM, maggiormente suscettibile agli artefatti da movimento, è meno sensibile nell'individuare iniziali localizzazioni peritoneali addominali mentre è più accurata nel riconoscimento di piccoli impianti pelvici peritoneali e metastasi scheletriche.

L'esame TC, eseguito dopo iniezione endovenosa di mdc e previa opacizzazione delle anse intestinali mediante somministrazione di acqua per os, prevede l'acquisizione di immagini in fase venosa (a circa 100 secondi) e, se necessario, in fase escretrice (5-10 minuti). Ricostruzioni nei piani sagittale e coronale consentono una migliore valutazione delle strutture curvilineee (diaframma ed organi pelvici), delle logge parieto-coliche e dei recessi peritoneali, in cui più frequentemente si localizzano gli impianti metastatici. Le recidive loco-regionali si manifestano come presenza di tessuto solido, con valori di attenuazione assimilabili a quello dei tessuti molli, o di lesione ad aspetto cistico con pareti ispessite e/o setti intralesionali. L'ascite suggerisce la presenza di carcinomatosi peritoneale, che si manifesta in forma di ispessimenti "a placca" oppure di noduli singoli o multipli in corrispondenza di foglietti e recessi peritoneali, omento (se di dimensione ed estensione notevoli il coinvolgimento omentale viene definito come "omental cake"), emidiaframmi (soprattutto del destro), mesi, anse intestinali. Tali noduli possono presentare caratteristiche simili a quelle della neoplasia primitiva ed avere aspetto solido o cistico, anche pluriconcamerato (Fig. 4). Possono inoltre coinvolgere la capsula di organi parenchimatosi come il fegato o la milza ed in tal caso devono essere distinti dalle localizzazioni secondarie per via ema-

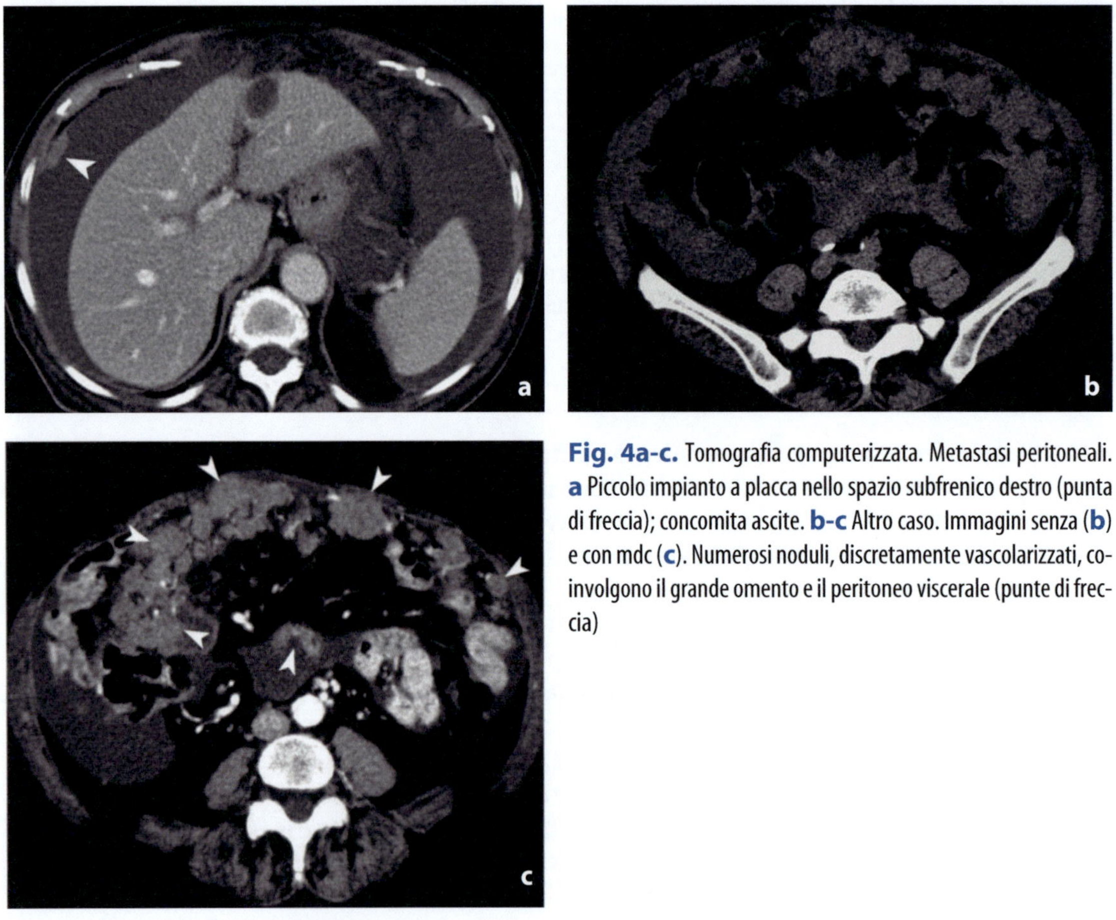

Fig. 4a-c. Tomografia computerizzata. Metastasi peritoneali. **a** Piccolo impianto a placca nello spazio subfrenico destro (punta di freccia); concomita ascite. **b-c** Altro caso. Immagini senza (**b**) e con mdc (**c**). Numerosi noduli, discretamente vascolarizzati, coinvolgono il grande omento e il peritoneo viscerale (punte di freccia)

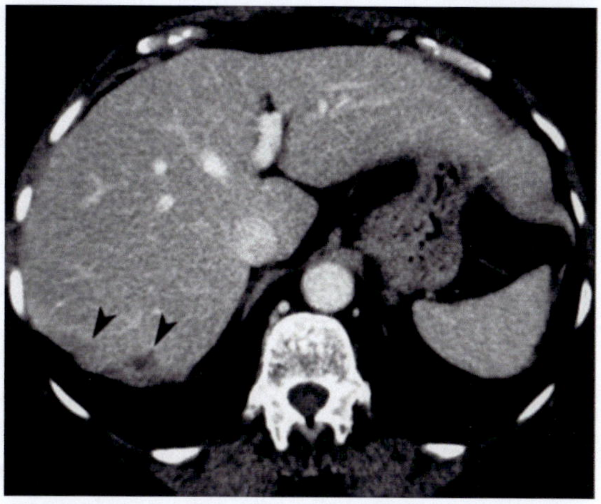

Fig. 5. Tomografia computerizzata. Impianti neoplastici glissoniani (punte di freccia) che determinano retrazione ed irregolarità del margine epatico

togena (Fig. 5). Sono comuni anche impianti di aspetto calcifico in rapporto all'istotipo della neoplasia: i tumori sierosi papillari, ricchi di corpi psammomatosi, possono in percentuale del 20% circa presentare depositi calcarei sia nella massa iniziale primitiva sia nella sede delle metastasi.

La TC è indicata anche nella ricerca delle recidive linfonodali (pelviche o lomboaortiche) e delle localizzazioni a distanza, a sede extrapelvica od extraaddominale. In particolare le metastasi epatiche si caratterizzano come lesioni ipodense, con scarso enhancement dopo iniezione di mdc ed eventuale aspetto "a bersaglio" dato da un cercine lievemente iperdenso rispetto alla lesione in fase venosa. La presenza di un angolo di raccordo acuto con il margine epatico conferma la sede intraparenchimale del nodulo e, quindi, la via di diffusione ematogena, con prognosi peggiore rispetto alle localizzazioni capsulari. La presenza di versamento pleurico pone il sospetto di localizzazioni pleuriche, che si manifestano come ispessimenti "a placca" o nodularità della pleura, caratterizzati da enhancement dopo mdc. Sempre più frequentemente si osservano anche localizzazioni secondarie a livello di tessuti molli (di aspetto nodulare o pseudocistico, con valori di attenuazione che aumentano dopo mdc), ghiandole surrenali (che appaiono tumefatte e con valori di attenuazione >20 UH nelle scansioni pre-contrastografiche), milza (con caratteristiche analoghe a quelle delle lesioni epatiche).

Recentemente è stato proposto il ricorso alla CT-PET per la precoce identificazione delle recidive da neoplasia ovarica; sono, tuttavia, necessarie casistiche più ampie di quelle tuttora disponibili per avere una reale conferma del potenziale ruolo di tale tecnica.

Funt SA, Hricak H, Abu-Rustum N et al (2004) Role of CT in the management of recurrent ovarian cancer. AJR Am J Roentgenol 182:393-398

Kwek JW, Iyer RB (2006) Recurrent ovarian cancer spectrum of imaging findings. AJR Am J Roentgenol 187:99-104

Pannu HK, Bristow RE, Montz FJ et al (2003) Multidetector CT of peritoneal carcinomatosis from ovarian cancer. Radiographics 23:687-701

Pannu HK, Bristow RE, Cohade C et al (2004) PET-CT in recurrent ovarian cancer: initial observations. Radiographics 24:209-223

Le recidive delle neoplasie uterine

Nel follow-up delle neoplasie uterine pesano le alterazioni indotte dai trattamenti radiante e/o chirurgico che modificano e alterano l'anatomia delle strutture pelviche, rendendo meno immediato il riconoscimento, la caratterizzazione e la stadiazione di eventuali recidive locali o di complicanze postattiniche e/o postchirurgiche. Inoltre, si è osservato un aumento di incidenza di recidive in sedi atipiche, verosimilmente in relazione alla sempre più frequente irradiazione di tutto lo scavo pelvico; questo dato, riscontrabile anche nelle neoplasie dell'ovaio, rende sempre più spesso indispensabili valutazioni estese all'intero addome e al torace delle pazienti.

Nelle neoplasie uterine, di pertinenza sia endometriale sia cervicale, in stadio I e II (secondo la classificazione FIGO), il trattamento d'elezione è costituito dall'intervento chirurgico, seguito eventualmente dalla radioterapia; quest'ultima rappresenta la terapia di scelta nelle neoplasie avanzate.

Nelle pazienti operate la TC è spesso l'indagine di prima scelta, in quanto disponibile rapidamente e a basso costo ed in grado di fornire uno screening dell'intero addome, consentendo di riconoscere la presenza di tessuto neoplastico residuo o recidivo con buona sensibilità (90%). L'esame è eseguito dopo aver somministrato alla paziente mezzo di contrasto (mdc), generalmente acqua, per os per opacizzare l'apparato gastro-intestinale, e mdc non ionico per via endovenosa. Le scansioni sono acquisite a strato sottile (per ottenere ricostruzioni sui piani sagittale e coronale) in un tempo venoso (a circa 100 secondi) e, in caso di coinvolgimento dell'apparato urinario, in fase tardiva (5-10 minuti).

Nelle recidive delle neoplasie cervicali ed endometriali le localizzazioni più frequenti sono la cupola vaginale, la parete ed i linfonodi dello scavo pelvico se la paziente è stata sottoposta solo all'intervento chirurgico; nel caso di radioterapia si osservano con frequenza localizzazioni di recidive in sede extrapelvica (fegato, linfonodi retroperitoneali, polmoni).

Nelle neoplasie della portio, il tessuto neoplastico recidivo si presenta come massa solida, con valori di attenuazione nel range dei tessuti molli, identificabile sia in base a criteri morfologici e topografici sia per caratteristiche di enhancement. In alcuni casi il tessuto solido può essere caratterizzato dalla presenza di un'area centrale maggiormente ipodensa per fenomeni necrotici o può assumere aspetto simil-cistico. Può concomitare idronefrosi mono o bilaterale se la recidiva provoca ostruzione ureterale. Le localizzazioni extrapelviche si possono manifestare come adenopatie, noduli epatici (ipodensi), impianti peritoneali, lesioni polmonari od ossee (di tipo litico). Nel caso di neoplasia dell'endometrio la recidiva intrapelvica si presenta come massa di tessuto solido, con modico enhancement dopo mdc, a sede pelvica centrale in rapporto con la cupola vaginale od in contiguità di altri organi pelvici (vescica, retto) (Fig. 6); in alternativa la recidiva compare in forma di adenopatie pelviche od extrapelviche, ascite (in relazione alla presenza di localizzazioni peritoneali) e lesioni epatiche ipodense.

La TC non è in grado di distinguere tra tessuto solido da riferire a recidiva neoplastica e tessuto fibrotico-cicatriziale, negli esiti chirurgici e/od attinici. All'opposto, la RM, benché con accuratezza diagnostica un poco ridotta nei primi sei mesi post-radioterapia per la presenza di fenomeni flogistici o edematosi, è in grado di definire con maggiore precisione l'anatomia pelvica post-trattamento (Figg. 7, 8).

Molteplici studi dimostrano la superiorità della risonanza magnetica nel riconoscere l'eventuale tessuto neoplastico residuo o l'insorgenza di recidiva, grazie alla maggior risoluzione di contrasto. La RM è, quindi, la tecnica di elezione nel follow-up delle neoplasie trattate con solo radioterapia, in cui la recidiva si presenta con gli stessi caratteri della lesione primitiva (Fig. 9); in tali pazienti, inoltre, può riconoscere eventuali complicanze postattiniche quali le fistole vaginali, che hanno segnale iperintenso nelle sequenze T2 pesate ed enhancement dopo somministrazione di mdc per la presenza di fenomeni flogistici. Nelle pazienti operate la RM può identificare eventua-

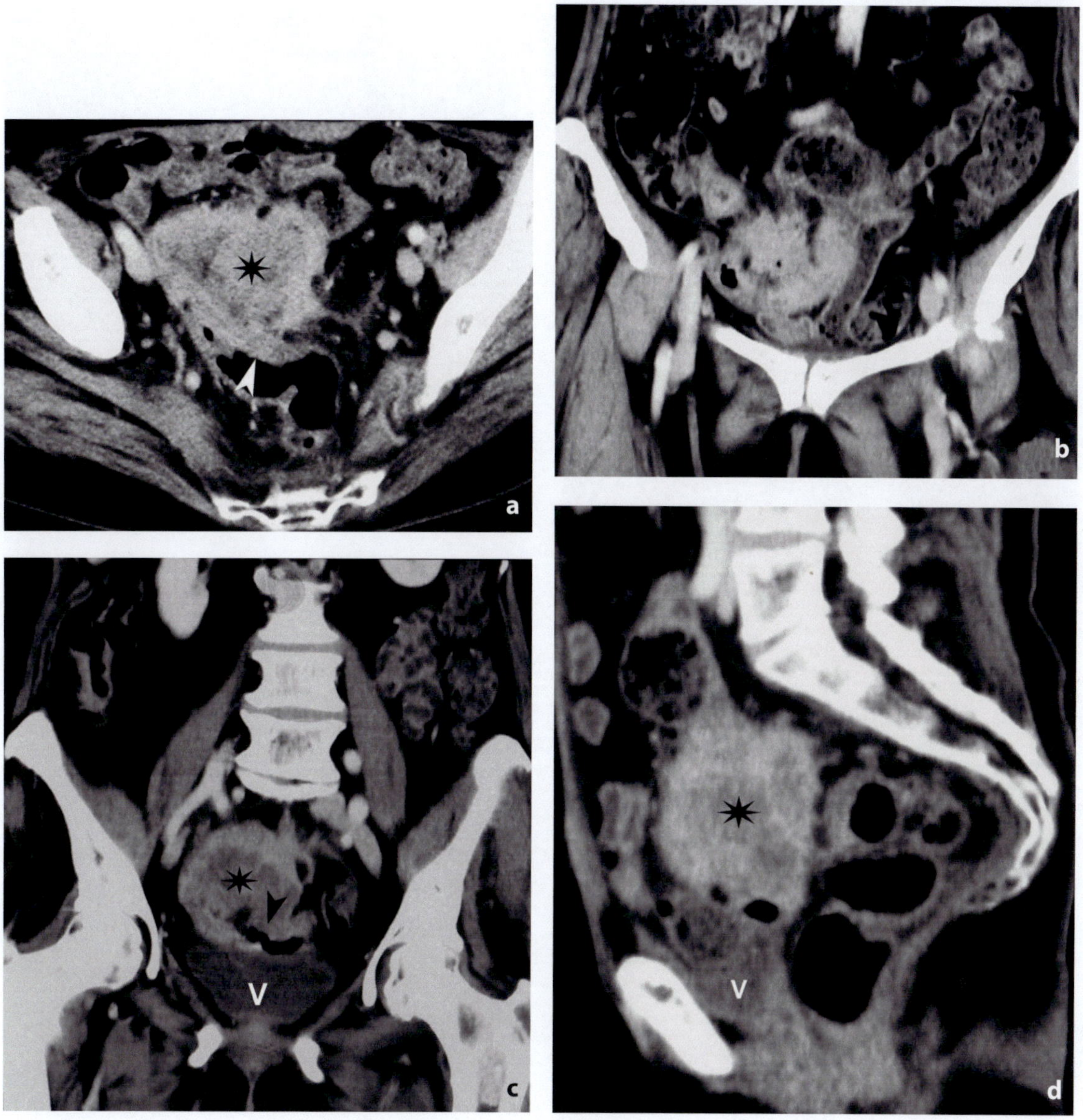

Fig. 6a-d. Tomografia computerizzata. Recidiva di carcinoma dell'endometrio. Esiti di isterectomia totale. Immagine assiale (**a**), ricostruzioni coronali (**b, c**) e sagittale (**d**). In sede pelvica centrale, al di sopra del cul di sacco vaginale, si riconosce tessuto solido, di-somogeneo, a margini irregolari (asterisco) che infiltra il sigma (punta di freccia). V = vescica

li ispessimenti fibrotici dei legamenti rotondi o del peritoneo (che non mostrano enhancement dopo mdc), linfoceli (iperintensi nelle sequenze T2 pesate) o sequele postattiniche. È in grado, infine, di accertare la presenza di tessuto neoplastico residuo o recidivo quando maggiore di 1 cm ma anche lesioni di dimensione millimetrica, grazie all'intensità di segnale elevata nelle sequenze T2 pesate e all'enhancement, più o meno marcato, nelle immagini T1 dipendenti, in particolar modo in quelle con soppressione del grasso, dopo iniezione di mdc a base di gadolinio (Fig. 10). Tali molteplici parametri consentono all'indagine RM di valutare con sensibilità e specificità maggiori rispetto alla TC anche l'eventuale coinvolgimento di strutture anatomiche contigue, quali parametrio e ovaie (se non asportati), vescica e ureteri, retto, strutture muscolari dello scavo pelvico.

Il riconoscimento di eventuali metastasi linfonodali loco-regionali è affidato, per entrambe le metodiche, essenzialmente al criterio dimensionale (linfonodo verosi-

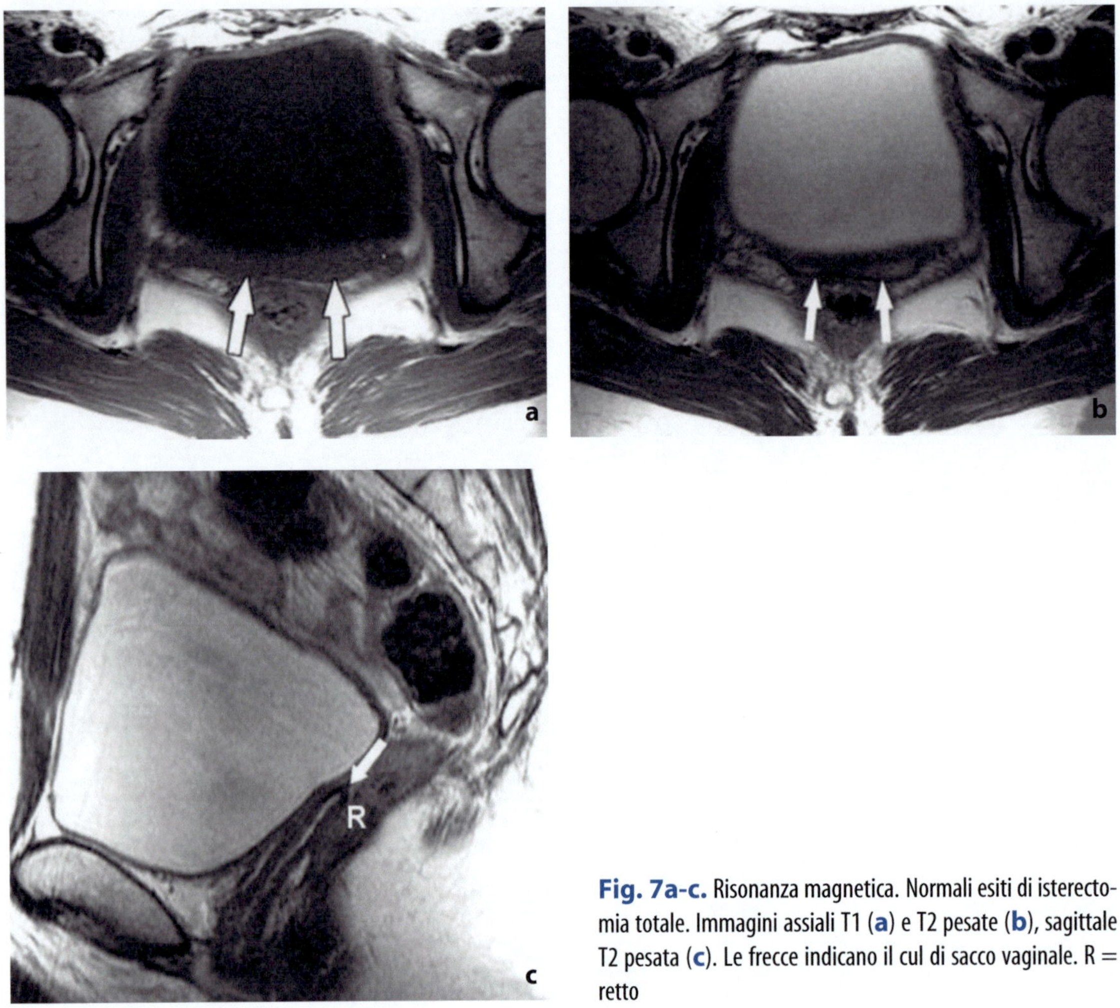

Fig. 7a-c. Risonanza magnetica. Normali esiti di isterectomia totale. Immagini assiali T1 (**a**) e T2 pesate (**b**), sagittale T2 pesata (**c**). Le frecce indicano il cul di sacco vaginale. R = retto

milmente metastatico se asse corto >1 cm). Tuttavia, alcuni studi preliminari indicano nell'utilizzo di un mdc a base di nano-particelle di ferro (SPIO) la possibilità di differenziare con RM i linfonodi normali da quelli sede di localizzazione secondaria (**Fig. 11**). Nelle recidive delle neoplasie endometriali o cervicali è importante distinguere se il coinvolgimento linfonodale riguarda le stazioni primarie (linfonodi paracervicali, parametriali, iliaci esterni, ipogastrici od otturatori) oppure le stazioni secondarie (linfonodi iliaci comuni, presacrali, inguinali o paraaortici), in quanto il coinvolgimento di queste ultime ha significato prognostico sfavorevole.

Fulcher AS, O' Sullivan SG, Segreti EM et al (1999) Recurrent cervical carcinoma: typical and atypical manifestations. Radiographics 19:S103-S116

Jeong YY, Kang HK, Chung TW et al (2003) Uterine cervical carcinoma after therapy: CT and MR imaging findings. Radiographics 23:969-981

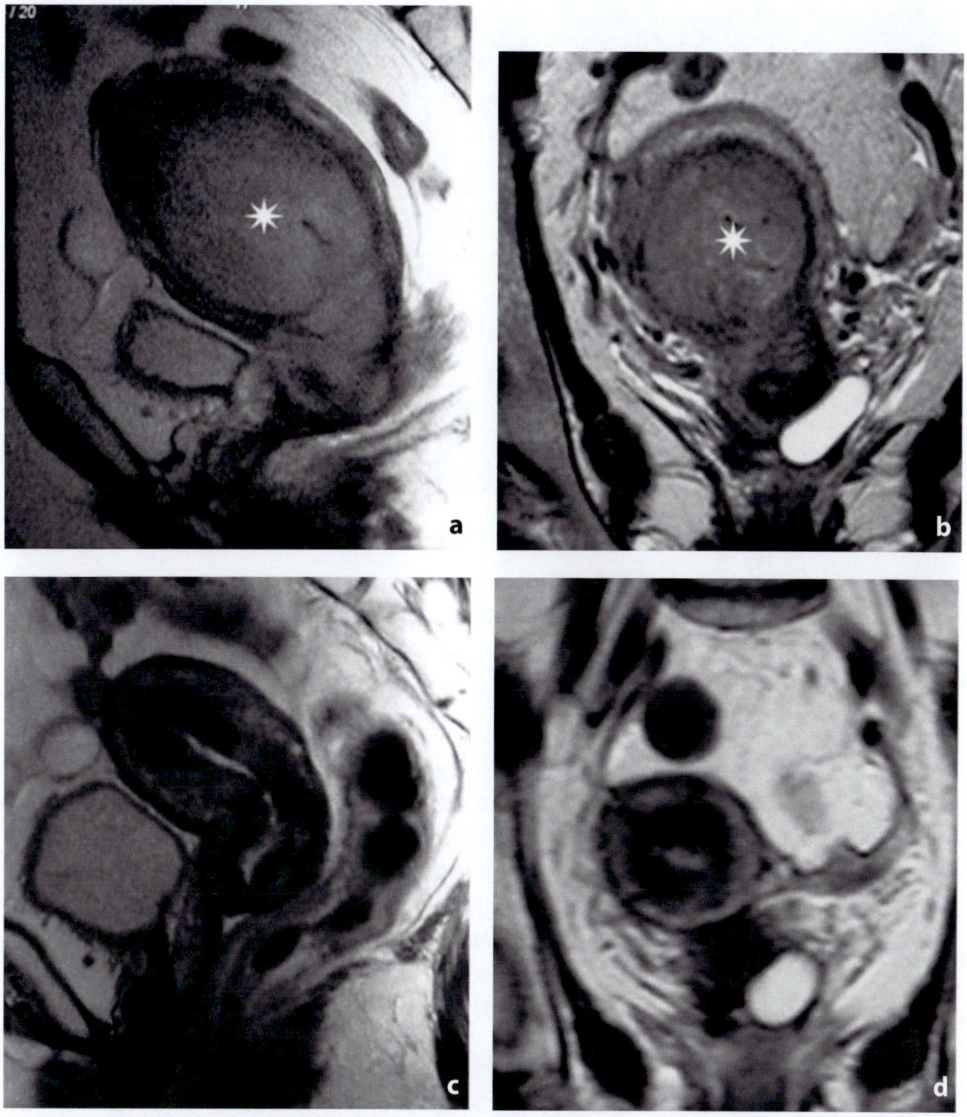

Fig. 8a-d. Risonanza magnetica. Esiti di radioterapia. Neoplasia prima (**a, b**) e dopo radioterapia (**c, d**). Nelle immagini sagittale (**a**) e coronale (**b**) si documenta voluminosa neoplasia (asterisco) che dalla cavità endometriale si estende al canale cervicale. Nelle corrispettive immagini post-trattamento non si evidenzia alcun residuo tumorale macroscopico

Reznek RH, Shadev A (2005) MR imaging in cervical cancer: seeing is believing. The 2004 Mackenzie Davidson Memorial Lecture, BJR 78(2):S73-S85

Sugimura K, Okizuka H (2002) Post-surgical pelvis: treatment follow-up. Radiol Clin N Am 40:659-680

Weber TM, Sostman HD, Spritzer CE et al (1995) Cervical carcinoma: determination of recurrent tumor extent versus radiation changes with MR imaging. Radiology 194:135-139

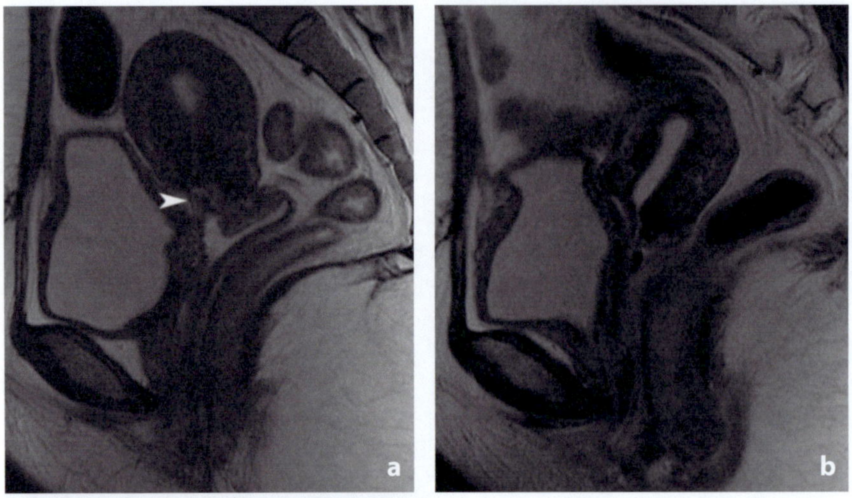

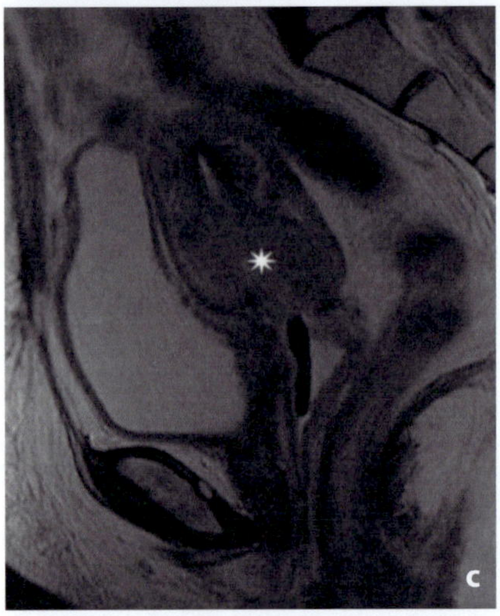

Fig. 9a-c. Risonanza magnetica. Recidiva di carcinoma della cervice in esiti di conizzazione e radioterapia. **a** Si evidenzia persistenza di malattia (punta di freccia). **b** Al controllo effettuato al termine di un ulteriore ciclo di terapia attinica, si osserva normalizzazione del segnale nella sede della pregressa lesione. A distanza di un anno, si documenta macroscopica ripresa della malattia che interessa anche il corpo uterino (asterisco in **c**)

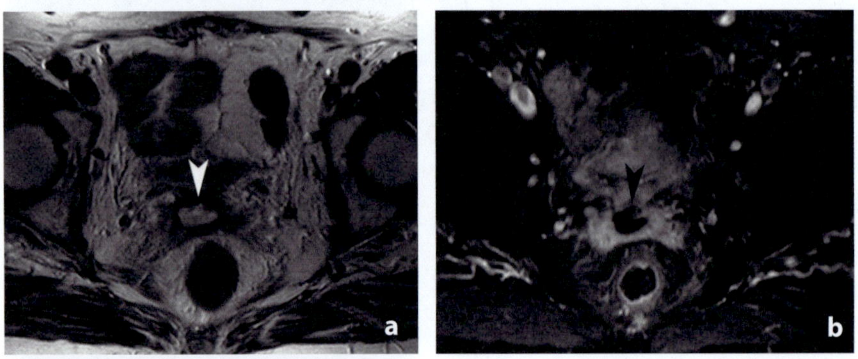

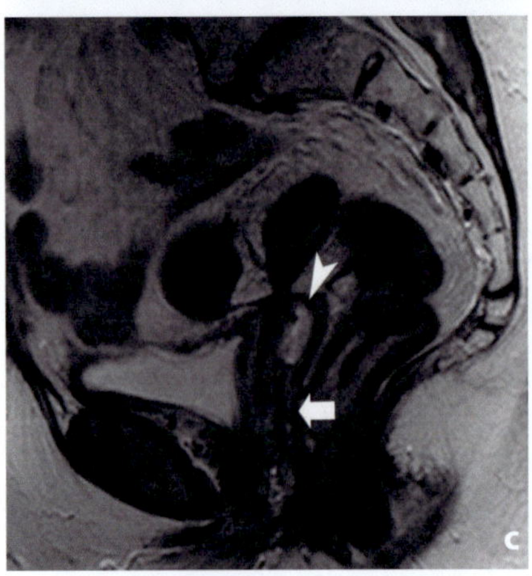

Fig. 10a-c. Risonanza magnetica. Recidiva pelvica centrale in esiti di isterectomia totale per carcinoma della cervice. Lesione a margini irregolari di aspetto cistico (punta di freccia) si riconosce a livello della cupola vaginale nelle immagini assiali T2 (**a**) e T1 pesata con soppressione del segnale del grasso dopo iniezione di mdc paramagnetico (**b**). La posizione topografica della recidiva è meglio precisata nell'immagine sagittale T2 pesata (**c**). La freccia indica la vagina

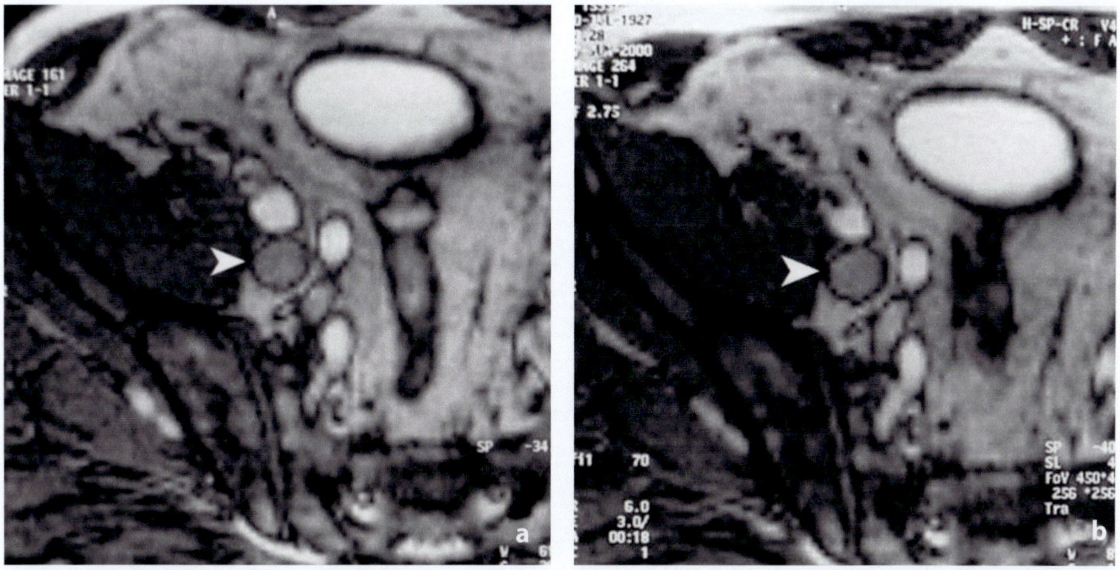

Fig. 11a,b. Risonanza magnetica. Recidiva linfonodale in paziente già operata per carcinoma della cervice. A livello della catena otturatoria destra linfonodo (punta di freccia), di aspetto rotondeggiante, dimensionalmente borderline e sospetto per metastasi nell'immagine acquisita prima della sommistrazione di USPIO (**a**). Nella fase post contrasto (**b**) non si osserva alcuna caduta di segnale nel linfonodo, completamente sostituito da cellule neoplastiche

Le recidive delle neoplasie vulvo-vaginali

Le recidive delle neoplasie vulvo-vaginali vengono definite come ricomparsa della neoplasia in sede loco-regionale o a distanza dopo un periodo di sei mesi libero da malattia. La frequenza riportata in letteratura è variabile tra il 25 ed il 40%, anche in relazione all'istologia della neoplasia primitiva (nel 90-95% dei casi si tratta di neoplasie squamo-cellulari) e allo stadio della malattia al momento della diagnosi.

Le sedi più frequenti sono il perineo, i linfonodi inguinali e pelvici. Il 20% circa delle recidive si manifesta come localizzazioni a distanza e/o multiple, in particolare nelle pazienti con stadio avanzato al momento della diagnosi.

Nel caso di localizzazione esclusivamente perineale il trattamento di scelta è l'escissione chirurgica, con discrete prospettive di sopravvivenza (50% a 5 anni). In caso di altre sedi la terapia (chirurgica o chemio-radioterapica) ha scopo palliativo.

Nel riconoscimento e nello studio delle recidive delle neoplasie vulvo-vaginali sono impiegate sia la TC sia la RM. La prima è maggiormente indicata nello studio delle lesioni a distanza (polmonari, epatiche); l'utilizzo della seconda, per l'elevata risoluzione di contrasto, è giustificato nello studio delle recidive locali (Fig. 12). La valutazione dell'estensione e dei rapporti della recidiva con gli organi adiacenti è indispensabile per un corretto planning preoperatorio e può avvalersi dell'iniezione di mdc, utile per distinguere il tessuto neoplastico (caratterizzato da enhancement postcontrasto) da eventuali esiti chirurgici e/o radioterapici.

Maggino T, Landoni F, Sartori E et al (2000) Patterns of recurrence in patients with squamous cell carcinoma of the vulva. A multicenter CTF study. Cancer 89:116-122

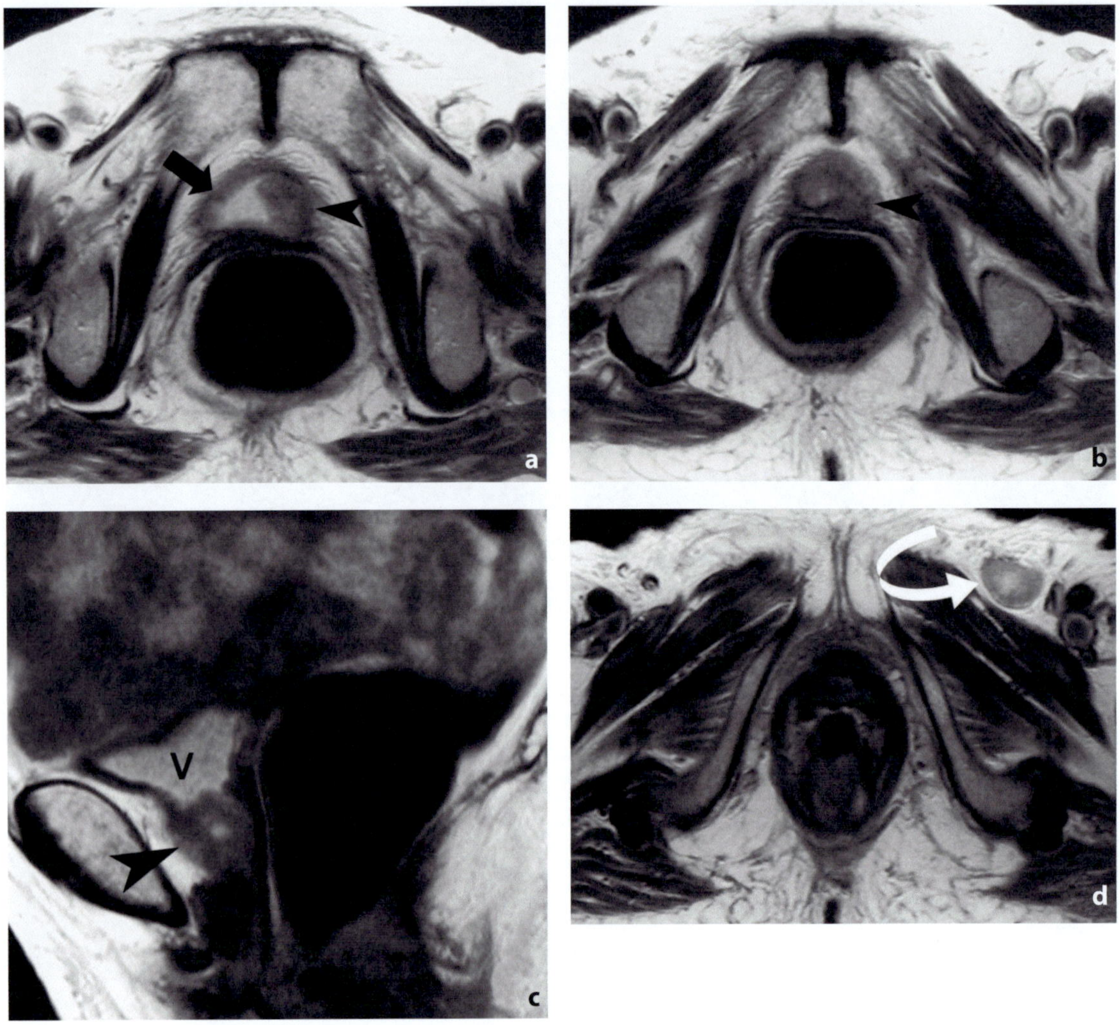

Fig. 12a-d. Risonanza magnetica. Recidiva pelvica di carcinoma vulvare. Nelle immagini assiali (**a-b**) T2 pesate si documenta formazione solida (punta di freccia) che infiltra pavimento e collo della vescica (freccia). Il reperto è confermato nell'immagine sagittale T2 pesata (**c**). V = vescica. **d** In un'immagine assiale, più caudale rispetto alle precedenti ed acquisita dopo iniezione di mdc paramagnetico, si identifica linfonodo metastatico inguinale sinistro (freccia curva)

Parte IX
La radiologia interventistica

Biopsie prostatiche 25

S. Cosciani Cunico, A. Moroni, G. Mirabella, C. Simeone

Il sospetto di neoplasia prostatica deve essere confermato dall'esame istologico. Oltre a tale diagnosi, la biopsia, correlata con altri parametri clinici, deve fornire anche dati sull'estensione locale della malattia per un miglior inquadramento clinico del problema e per la scelta della soluzione terapeutica più appropriata.

La biopsia prostatica può essere inoltre necessaria per meglio definire la diagnosi di carcinoma riscontrato incidentalmente in corso di resezione endoscopica di prostata (TURP) oppure per individuare la recidiva locale di malattia dopo prostatectomia radicale o radioterapia.

Indicazioni

L'indicazione ad eseguire una biopsia prostatica può emergere da anomalie rilevate in corso di esplorazione digito-rettale della prostata (ER) o ecografia transrettale, oppure in base ai valori dell'antigene prostatico specifico (PSA) e suoi derivati.

L'esistenza di una neoplasia può essere sospettata per il riscontro all'ER di un aumento di consistenza, asimmetria o perdita di definizione dei margini della ghiandola prostatica. D'altro canto, specie negli stati iniziali intracapsulari, esistono molti casi di tumore maligno che non determinano nessuna alterazione della consistenza della ghiandola.

Il reperto ecografico tipico di neoplasia è costituito da un'area ipoecogena nella porzione più periferica della ghiandola. Non bisogna sottovalutare la possibilità di carcinomi prostatici isoecogeni con il parenchima circostante.

Un aumento del PSA è, al momento, il parametro più oggettivo per porre indicazione a biopsia prostatica. Un valore superiore a 10 ng/mL è correlato ad un'incidenza di neoplasia prostatica tra il 40% ed il 60%. Anche in presenza di un reperto rettale e di un'ecografia normali i pazienti con PSA≥10 ng/mL, pur asintomatici, sono candidabili al mappaggio bioptico prostatico ecoguidato. Tuttora oggetto di controversia è l'indicazione a biopsia prostatica nei pazienti con valori inferiori. L'esecuzione estensiva di biopsie prostatiche in pazienti con valori di PSA tra 4 e 10 ng/mL (la cosiddetta zona grigia) espone, dato l'alto numero di pazienti, a costi elevati a fronte di risultati positivi per carcinoma solo nel 10-25% dei casi. Per migliorare la specificità sono stati presi in considerazione altri parametri (PSA density, PSA velocity, PSA ratio, PSA transition-zone, PSA doubling time); tra questi la PSA ratio (rapporto tra il PSA libero ed il PSA totale) sembra essere l'indice che meglio consente di identificare in fase precoce un carcinoma prostatico nei pazienti con PSA nella zona grigia. Soggetti con PSA ratio < 20% e valori di PSA > 4ng/mL sono pertanto senz'altro candidabili a biopsia prostatica.

Bisogna inoltre tenere presente che vi sono anche fattori che riducono il sospetto di neoplasia prostatica, quali il PSA non elevato in rapporto con l'età (PSA age), il PSA "stabile" nel tempo (PSA velocity < 0,75 ng/mL), il PSA totale compreso tra 4 e 10 ng/mL in pazienti con prostata di elevato volume; vi sono altresì cause che predispongono all' innalzamento cronico dei valori di PSA (catetere a permanenza, prostatite cronica).

Catalona WJ, Partin AW, Slawin KM et al (1998) Use of the percentage of free prostate-specific antigen to enhance differentiation of prostate cancer from benign prostatic disease: a prospective multicenter clinical trial. JAMA 20, 279(19):1542-1547

Catalona WJ, Smith DS, Ornstein DK (1997) Prostate cancer detection in men with serum PSA concentrations of 2.6 to 4.0 ng/mL and benign prostate examination. Enhancement of specificity with free PSA measurements. JAMA 14, 277(18):1452-1455

Luboldt HJ, Swoboda A, Borgermann C et al (2001) Early Detection Project Group of the German Society of Urology. Clinical usefulness of free PSA in early detection of prostate cancer. Onkologie 24(1):33-37

Oesterling JE, Jacobsen SJ, Chute CG et al (1993) Serum prostate-specific antigen in a community-based population of healthy men. Establishment of age-specific reference ranges. JAMA 18, 270(7):860-864

Sershon PD, Barry MJ, Oesterling JE (1994) Serum prostate-specific antigen discriminates weakly between men with benign prostatic hyperplasia and patients with organ-confined prostate cancer. Eur Urol 25(4):281-287

Smith DS, Catalona WJ (1994) Rate of change in serum prostate specific antigen levels as a method for prostate cancer detection. J Urol 152(4):1163-1167

Preparazione del paziente

La biopsia prostatica è una metodica invasiva non scevra da complicanze che possono essere prevenute tramite alcuni accorgimenti: è importante che i pazienti sospendano l'eventuale assunzione di farmaci antiaggreganti almeno 7 giorni prima della biopsia; la terapia anticoagulante deve essere sostituita dall'iniezione di eparina sottocutanea; è opportuna una profilassi antibiotica a partire dal giorno prima della procedura. L'esecuzione della biopsia in anestesia locale è solitamente associata o preceduta da una premedicazione con benzodiazepine ed atropina.

Tecnica

Le biopsie prostatiche possono essere eseguite con accesso sia transrettale sia transperineale.

L'**accesso transrettale** è praticato generalmente a paziente in decubito laterale sinistro. I prelievi sono effettuati, utilizzando scansioni longitudinali, per ciascun lobo sul piano parasagittale, a livello di apice, linea mediana, base ed eventualmente anche zona di transizione, con angolo di 45°. L'accesso transrettale, di rapida esecuzione, è normalmente ben tollerato dai pazienti; non richiede anestesia locale, ma presenta rischio di infezioni prostatiche e lesioni del retto.

L'**accesso transperineale** è eseguito a paziente in posizione litotomica. Sono necessarie la tricotomia e la disinfezione della regione perineale. L'ago, inserito anteriormente al margine anale, all'altezza del centro tendineo del perineo (un'area scarsamente vascolarizzata ed innervata) raggiunge la porzione posteriore dell'apice prostatico ed attraversa la ghiandola verso la base, parallelamente alla parete rettale, secondo un piano perpendicolare rispetto ai prelievi eseguiti nell'approccio trans-rettale (**Figg. 1, 2**).

La biopsia prostatica, indipendentemente dalla via di accesso, richiede il controllo ecografico. È necessaria una sonda ecografica transrettale dotata di canale operativo nel quale passa l'ago; in alternativa si può utilizzare una guida coassiale montata a cavallo della sonda ecografica (**Fig. 3**). L'ago da biopsia (solitamente del calibro di 18 gauge) è costituito da un mandrino con avvallamento nella regione più distale e da

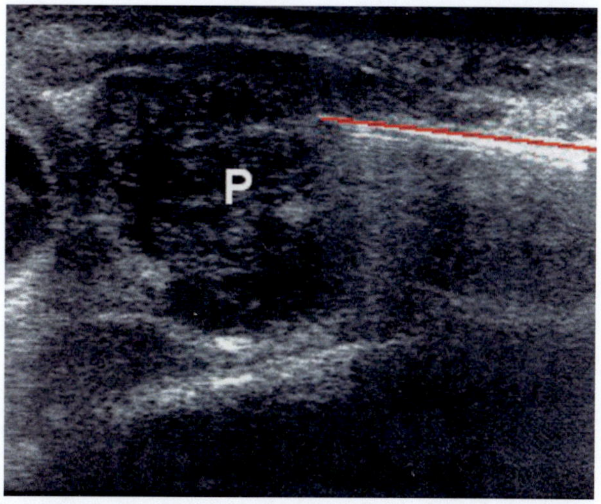

Fig. 1. Biopsia transperineale. L'ago bioptico è evidenziato in rosso. P = prostata

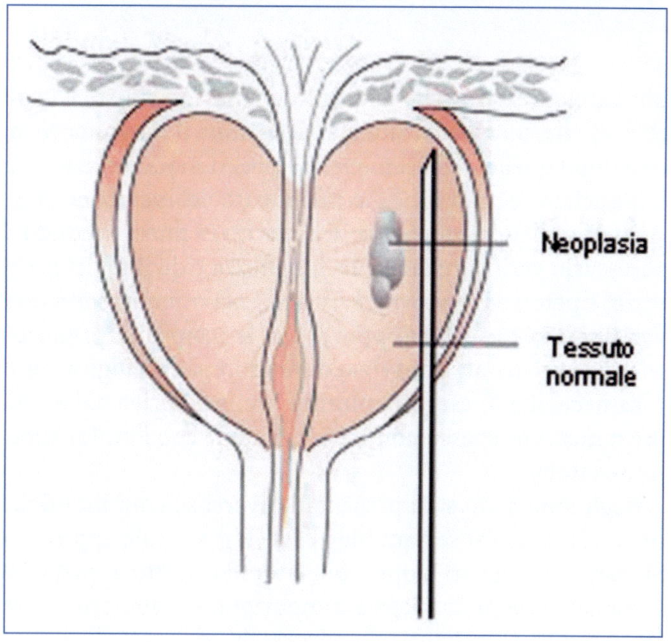

Fig. 2. Biopsia transperineale. Schema di approccio all'accertamento istologico della neoplasia prostatica

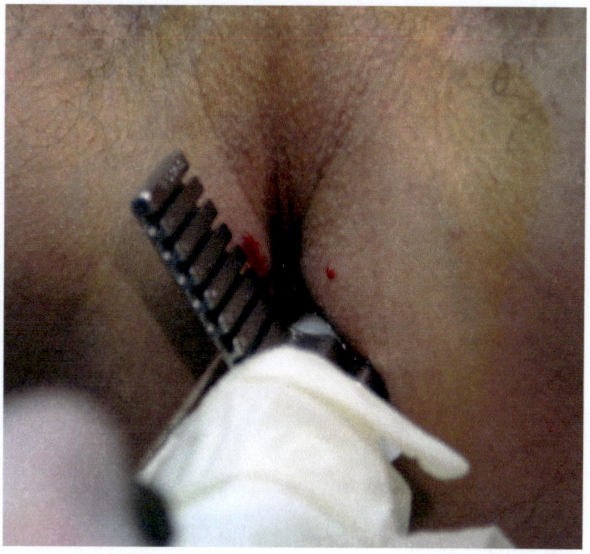

Fig. 3. Biopsia transperineale. Paziente in posizione litotomica con sonda ecografica in ampolla rettale

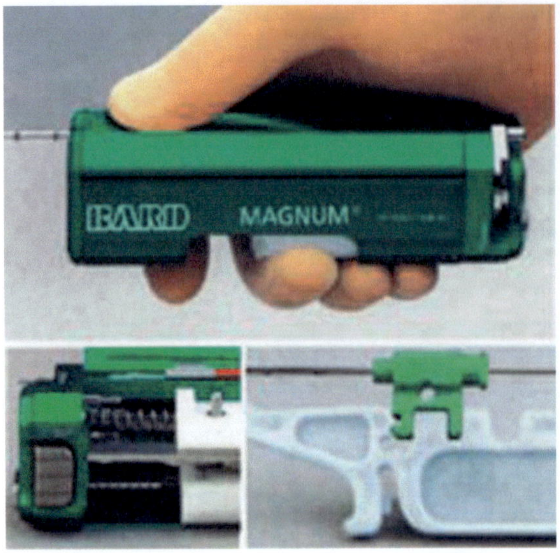

Fig. 4. Dispositivo per biopsia (Bard Biopsy System, Tempe, AZ, USA)

una camicia esterna che scivola sul mandrino stesso. L'ago è montato su una "pistola" (Fig. 4) che, una volta azionata, determina il movimento in avanti del mandrino e subito dopo quello della camicia. In questo modo un frustolo di parenchima prostatico è "tranciato" e rimane nell'avvallamento del mandrino (Fig. 5). I frustoli di biopsia così ottenuti hanno lunghezza di circa 12-15 mm a secondo del tipo di ago utilizzato. È necessario verificare integrità, lunghezza e qualità del prelievo e, in caso di inadeguatezza, ripetere la manovra. I frustoli così ottenuti sono classificati per sede e, conservati liberi in formalina oppure, con la tecnica di preinclusione, in cassette o "sandwich", sono inviati al servizio di Anatomia Patologica per l'analisi.

La necessità di eseguire plurimi prelievi deriva dalle caratteristiche della neoplasia prostatica, che spesso non è evidenziabile con l'esplorazione rettale né con l'ecografia transrettale.

Negli anni sono stati presentati diversi schemi bioptici. Hodge nel 1989 propose 6 prelievi (standard sextant biopsies) (Fig. 6). Tale approccio fu modificato nel 1995 da Stamey, che suggerì biopsie più laterali rispetto a quelle indicate da Hodge (Fig. 7). I successivi schemi impiegati comportano un numero di prelievi sempre superiore a 6 (Figg. 8-11). Non è tuttavia ancora chiaro quale sia il numero ottimale. Anche se il semplice raddoppio dei prelievi, utilizzando la via di accesso transrettale, non è sufficiente ad aumentare la capacità diagnostica, allo stato attuale si consigliano 10-12 prese bioptiche che permettono una buona accuratezza diagnostica, sono ben tollerate dal paziente e consentono di meglio definire il grading istologico. La biopsia di al-

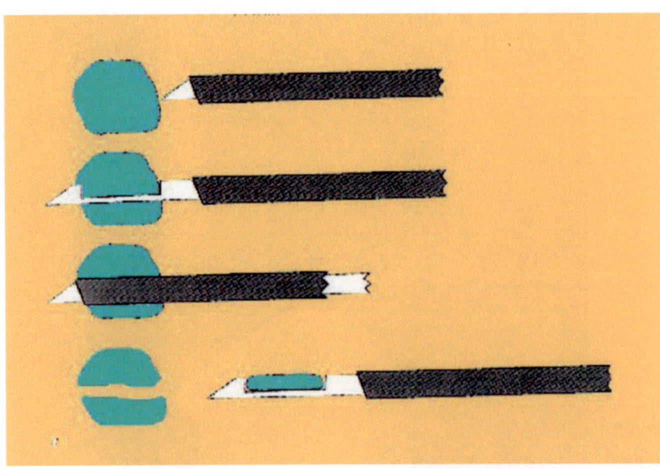

Fig. 5. Ago tranciante con illustrazione del meccanismo di prelievo del frustolo

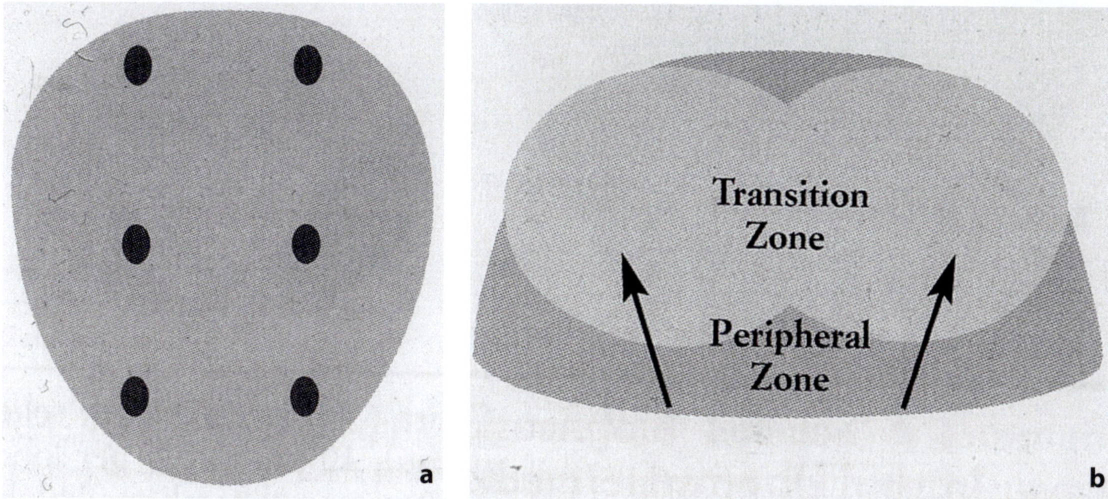

Fig. 6a,b. Schema bioptico secondo Hodge (Gruppo Italiano per la Redazione delle Linee Guida per la Biopsia Prostatica. Premesse alla stesura delle linee guida sulla biopsia prostatica. EDIMES 2005)

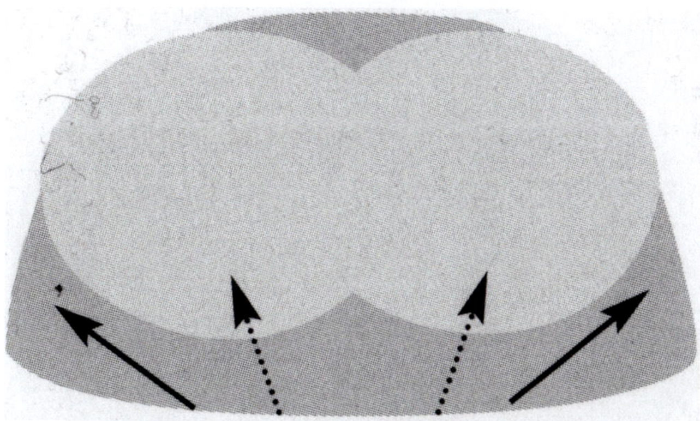

Fig. 7. Schema bioptico secondo Stamey (Gruppo Italiano per la Redazione delle Linee Guida per la Biopsia Prostatica. Premesse alla stesura delle linee guida sulla biopsia prostatica. EDIMES 2005)

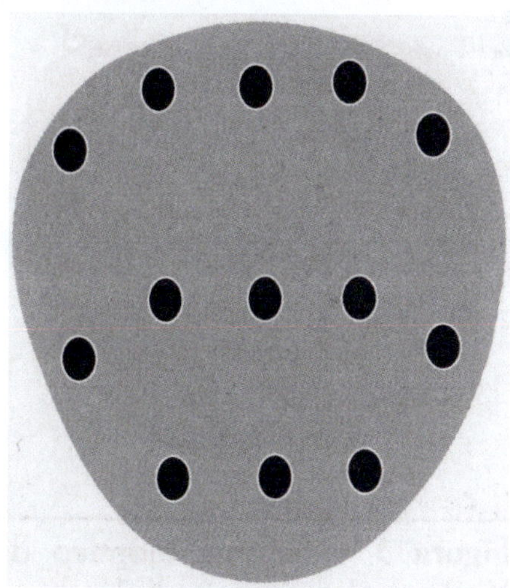

Fig. 8. Schema bioptico secondo Eschew, "five regions" (Gruppo Italiano per la Redazione delle Linee Guida per la Biopsia Prostatica. Premesse alla stesura delle linee guida sulla biopsia prostatica. EDIMES 2005)

cune zone (apice, zona di transizione e vescicole seminali) può rivestire particolare importanza per pianificare la terapia più adeguata.

Vi sono alcune prove scientifiche che suggeriscono di eseguire biopsie aggiuntive mirate su aree ipoecogene della zona periferica della ghiandola in aggiunta al mapping a sestante. Le biopsie aggiuntive mirate su aree ipoecogene in aggiunta a mapping estensivi con 10 o più prelievi non aumentano, viceversa, la capacità diagnostica.

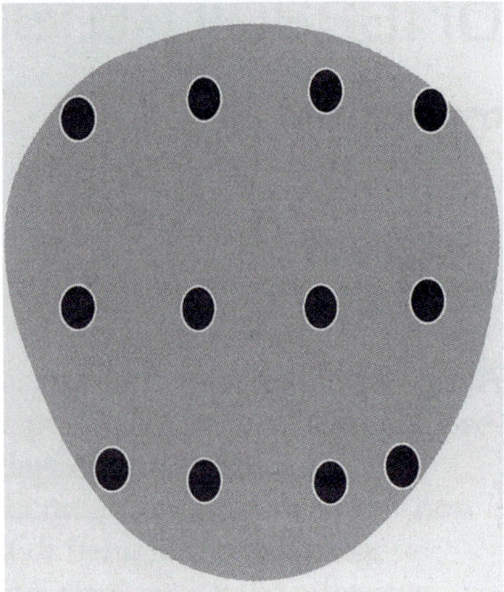

Fig. 9. Schema bioptico di Gore (Gruppo Italiano per la Redazione delle Linee Guida per la Biopsia Prostatica. Premesse alla stesura delle linee guida sulla biopsia prostatica. EDIMES 2005)

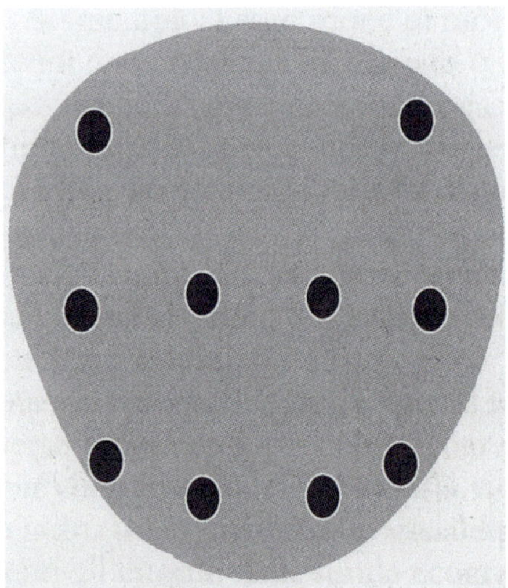

Fig. 10. Schema bioptico di Presti (Gruppo Italiano per la Redazione delle Linee Guida per la Biopsia Prostatica. Premesse alla stesura delle linee guida sulla biopsia prostatica. EDIMES 2005)

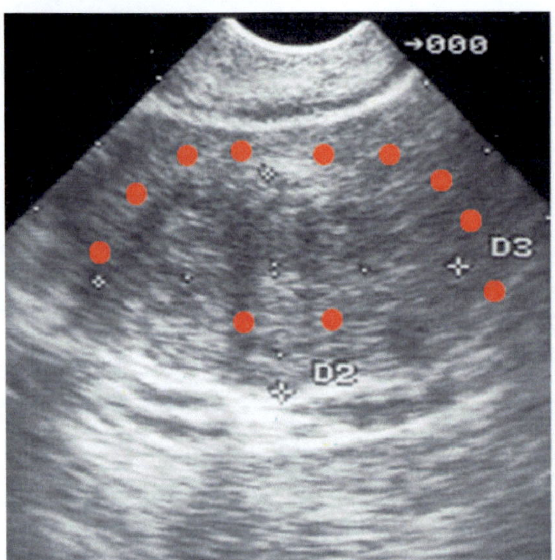

Fig. 11. Schema bioptico transperineale

Vi sono scarse evidenze a favore di biopsie addizionali mirate su zone sospette al color-power-Doppler.

Esistono prove a favore di schemi bioptici che prevedono di eseguire un numero di biopsie in funzione del volume prostatico; il rischio di un errore di campionamento risulta significativamente correlato al volume anche se il vantaggio di incrementare ulteriormente (>12) il numero dei prelievi in caso di prostate voluminose non è stato ancora definito da studi adeguati.

Le biopsie della zona di transizione non dovrebbero essere eseguite in prima istanza, ma riservate particolarmente a pazienti con precedenti biopsie negative ed elevati livelli di PSA.

Hodge KK, McNeal JE, Terris MK et al (1989) Random systematic versus directed ultrasound guided transrectal core biopsies of the prostate. J Urol 142(1):71-74; discussion 74-5

Lemaître L, Villers A, Mouton D et al (2006) Echographie et biopsies de prostate. J Radiol 87(2 Pt 2):201-209

Rifkin MD, Kurtz AB, Goldberg BB (1983) Sonographically guided transperineal prostatic biopsy: preliminary experience with a longitudinal linear-array transducer. AJR Am J Roentgenol 140(4):745-747

Stamey TA (1995) Making the most out of six systematic sextant biopsies. Urology 45:2-12

Takenaka A, Hara R, Hyodo Y et al (2006) Transperineal extended biopsy improves the clinically significant prostate cancer detection rate: a comparative study of 6 and 12 biopsy cores. Int J Urol 13:10-14

Vis AN, Boerma MO, Ciatto S et al (2000) Detection of prostate cancer: a comparative study of the diagnostic efficacy of sextant transrectal versus sextant transperineal biopsy. Urology 56:617-621

Complicanze

La biopsia prostatica con campionamenti multipli rappresenta una procedura sicura e ben tollerata dalla maggior parte dei pazienti; possono insorgere comunque complicanze minori (dolore, modesta uretrorragia, emospermia, ematuria o rettorragia) nel 17-40% dei casi e maggiori (iperpiressia, sepsi, ematuria massiva, ritenzione urinaria acuta, prostatiti) nel 2-3% delle evenienze.

Raramente le complicanze minori hanno rilevanza clinica e spesso si risolvono in qualche giorno. Le complicanze infettive sono più frequenti con la tecnica transrettale, ma grazie alla profilassi antibiotica sono relativamente basse.

Complicanze flogistiche, con edema della ghiandola e ritenzione acuta di urina (che comporta il posizionamento di un catetere vescicale) aumentano con il numero delle biopsie, in particolare dirette alla zona di transizione.

Trattamento del varicocele 26

G.P. Cornalba, G. Giordano

Introduzione

La dilatazione del plesso pampiniforme, comunemente definita come varicocele, è una patologia discretamente frequente nella popolazione maschile, spesso associata ad infertilità e dispermia (30-45%); è dovuta all'inversione di flusso nella vena spermatica interna che sbocca a sinistra nella vena renale e a destra direttamente nella vena cava inferiore. Nell'85% dei casi il varicocele, proprio per ragioni anatomiche, interessa la vena spermatica sinistra; il reflusso venoso avviene più spesso attraverso la vena spermatica interna o tramite rami collaterali dilatati che si anastomizzano con la vena renale; più raramente da rami venosi tributari delle vene lombari, della cava inferiore o delle vene iliache.

In letteratura è ben documentata l'associazione tra infertilità maschile e varicocele; quest'ultimo infatti è riscontrato in circa il 20-40% degli uomini infertili.

Nel caso di infertilità, solo una correzione del varicocele può portare a miglioramento della qualità del liquido seminale.

La diagnostica per immagini appare imprescindibile nello studio del varicocele e si avvale dell'esame eco-color-Doppler e della flebografia, quest'ultima con la sua doppia valenza sia diagnostica che interventistica.

Chakraborty J, Hikim AP, Jhunijhunwala JS (1985) Stagnation of blood in the microcirculatory vessels in the testes of men with varicocele. J Androl 6:117-126

Cohen MS, Plaine L, Brown JS (1975) The role of internal spermatic vein plasma catecholamine determination in subfertile men with varicocele. Fertil Steril 26:1243-1249

Laven JS, Haans LC, Mali WP et al (1992) Effects of varicocele treatment in adolescents: a randomized study. Fertil Steril 58:756-762

Esame ecografico

L'esame ecografico associato al color-Doppler permette di misurare con estrema precisione le dimensioni del plesso pampiniforme e valutare il flusso della vena spermatica.

La valutazione dovrebbe essere effettuata sia in clino che in ortostatismo, prima e dopo manovra di Valsalva.

Si distinguono cinque tipi di varicocele che si differenziano secondo le varianti anatomiche (Tabella 1); in passato la diagnosi di varicocele era posta all'esame ecografico B-mode, valutando il solo calibro del plesso pampiniforme che deve essere maggiore di 3 mm. Oggi appare più indicato avvalersi dell'ausilio dell'eco-color-Doppler per quantificare correttamente il reflusso venoso, che deve essere prolungato per più di 2 secondi.

È stata dunque stilata da Sarteschi una classificazione eco-color-Doppler dei gradi di varicocele che tiene conto delle caratteristiche del reflusso, dalla sua durata e delle sue modificazioni durante la manovra di Valsalva (Tabella 2).

Tabella 1. Varianti anatomiche del varicocele sinistro

I	Singola vena testicolare senza valvole.
II	Circoli collaterali retroperitoneali afferenti alla vena lombare ascendente e/o vasi retroaortici contigui alle vene lombari tributari della vena cava inferiore.
III	Suddivisione della vena spermatica interna in due rami principali paralleli ampiamente anastomizzati tra loro.
IV	Circoli collaterali afferenti alle vene renali e/o perineali.
V	Vena renale biforcata a decorso antero e retro-aortico.

Tabella 2. Classificazione eco-color-Doppler del varicocele

Grado 1.	Reflusso prolungato nei vasi del canale inguinale solo durante la manovra di Valsalva.
Grado 2.	Piccole varicosità posteriori che raggiungono il polo superiore del testicolo e che aumentano di diametro durante la manovra di Valsalva. La valutazione color-Doppler dimostra un franco reflusso venoso nella regione sopratesticolare, solo durante la manovra di Valsalva.
Grado 3.	Vasi che appaiono dilatati sino al polo inferiore del testicolo quando il paziente è in piedi; mentre non si riscontra ectasia con paziente in posizione supina. Il color-Doppler dimostra un chiaro reflusso solo con la manovra di Valsalva.
Grado 4.	Dilatazione venosa riscontrabile sia con paziente in piedi che in posizione supina; la dilatazione si incrementa con paziente in piedi e durante la manovra di Valsalva. In tale stadio è spesso associata ipotrofia del testicolo.
Grado 5.	Presenza di evidente ectasia venosa sia in decubito prono che supino. L'eco-color-Doppler documenta un importante reflusso venoso basale che non aumenta dopo la manovra di Valsalva.

Gazzera C, Rampado O, Savio L et al (2006) Trattamento radiologico percutaneo del varicocele maschile: aspetti tecnici, clinico-seminali e dosimetrici. Radiol Med 111:449-458

Liguori G, Trombetta C, Garaffa G et al (2004) Color Doppler ultrasound investigation of varicocele. World J Urol 22:378-381

Procedura endovascolare

La flebografia, messa da parte per il ruolo diagnostico, brillantemente svolto oggi dall'ecografia, si propone come una delle possibili opzioni terapeutiche per il trattamento del varicocele, unendo alla mini-invasività anche l'efficacia, paragonabile alla chirurgia.

Prima della procedura devono essere eseguite l'analisi dei parametri del liquido seminale (concentrazione, percentuale di motilità e normale morfologia) e la valutazione clinica possibilmente associata ad un esame eco-color-Doppler (Fig. 1).

La procedura percutanea, eseguibile in regime di day hospital, è sempre effettuabile nei tipi di varicocele I e III, nel II e IV solo se si riesce ad avanzare con il catetere sino in prossimità del legamento inguinale a monte delle diramazioni delle collaterali, mentre per il tipo V, vista la difficoltà di cateterizzazione, il trattamento percutaneo è riservato solo a casi selezionati.

L'approccio si effettua con puntura della vena femorale destra, o della vena brachiale o giugulare previa anestesia locale.

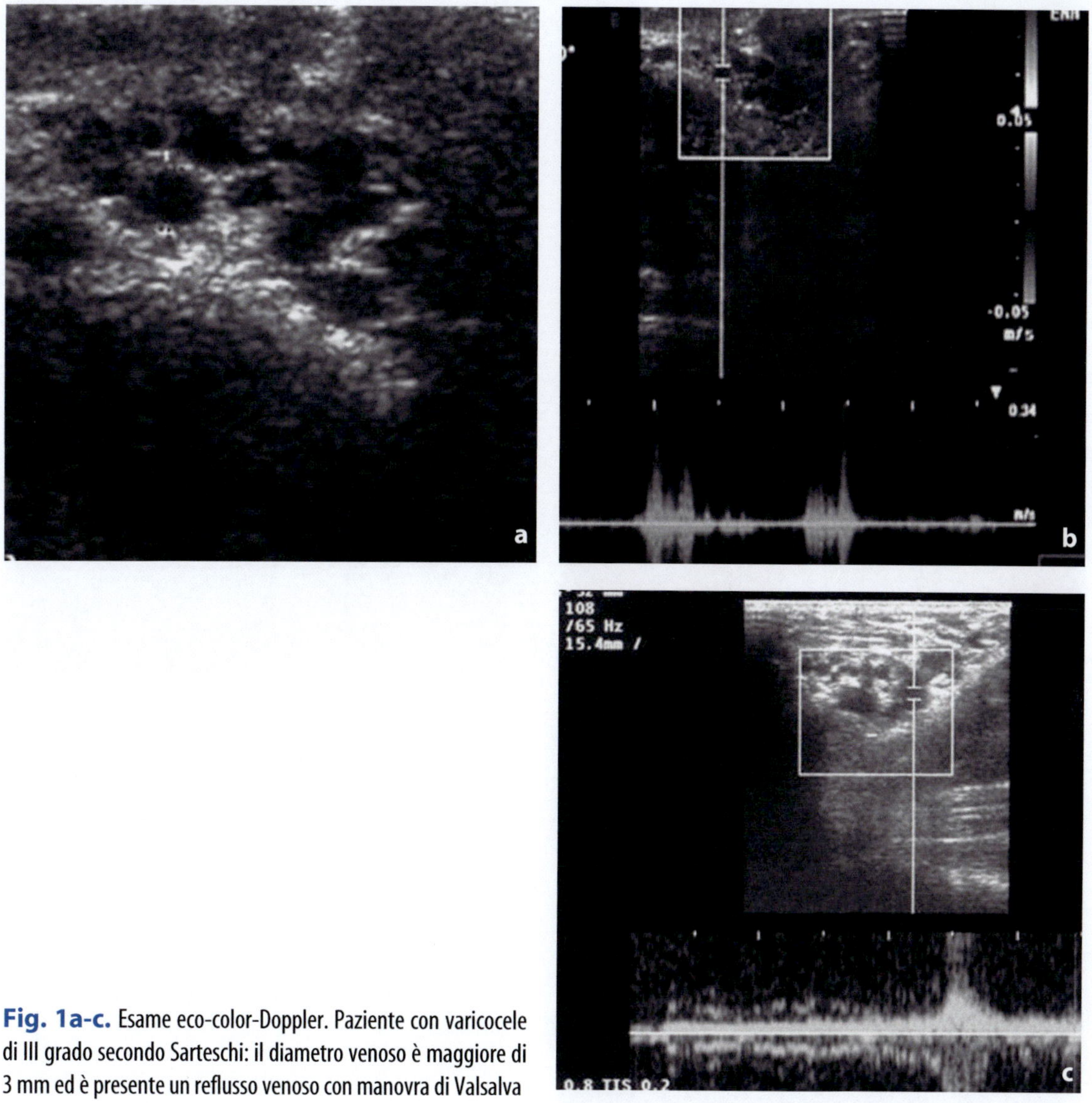

Fig. 1a-c. Esame eco-color-Doppler. Paziente con varicocele di III grado secondo Sarteschi: il diametro venoso è maggiore di 3 mm ed è presente un reflusso venoso con manovra di Valsalva

Si cateterizza selettivamente la vena spermatica interna sinistra: i cateteri impiegati preferibilmente sono di tipo Cobra, mentre se si deve trattare la vena spermatica destra è preferibile l'utilizzo di un catetere di tipo Simmons quando l'accesso è transfemorale.

Nei casi di approccio transgiugulare o brachiale si usa con successo un catetere di tipo Multipurpose.

Si esegue una flebografia facendo compiere al paziente la manovra di Valsalva, che può essere effettuata con proiezione a 30°, utilizzando 7-15 mL di mezzo di contrasto a 5 mL/sec, e si decide il trattamento da adottare in base al tipo di varicocele riscontrato. Oggi i metodi più utilizzati nella terapia percutanea del varicocele sono l'occlusione meccanica con spirali di Gianturco, palloncini staccabili o l'impiego di agenti sclerosanti. L'agente sclerosante prevalentemente utilizzato è il polidocanolo (Atossisclerol) (Fig. 2).Tra gli altri ricordiamo anche l'Hydroxypolyaethoxydodecanol e la soluzione ipertonica di glucosio (70-80%) con monoetanolamina ed etanolo assoluto. È stato descritto anche l'uso delle colle (NBCA) che hanno il vantaggio di ridurre il rischio di flebite del plesso pampiniforme in caso di embolizzazione troppo distale.

È buona accortezza, durante la somministrazione dell'agente sclerosante insieme al mezzo di contrasto, far eseguire al paziente una compressione con le mani in corri-

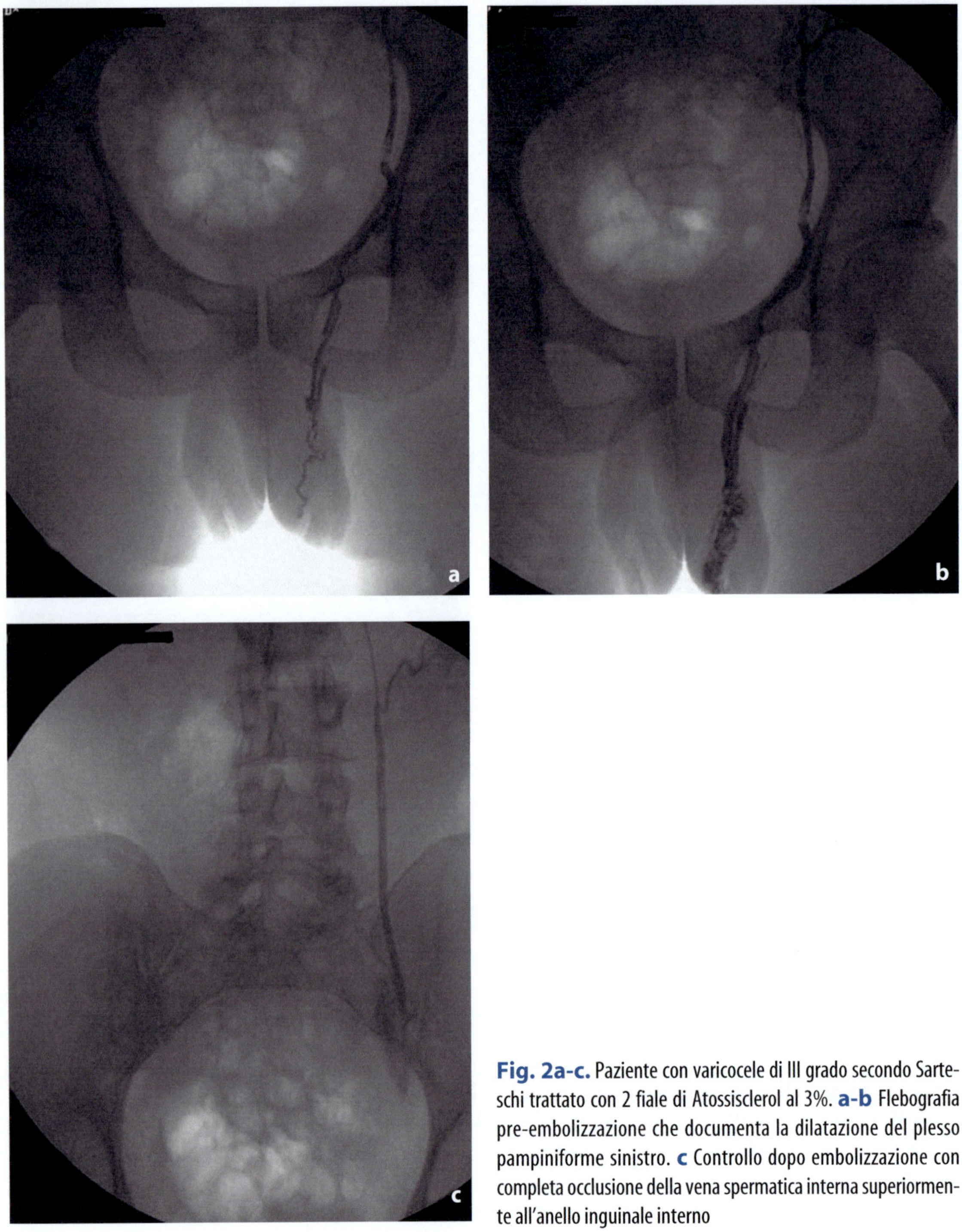

Fig. 2a-c. Paziente con varicocele di III grado secondo Sarteschi trattato con 2 fiale di Atossisclerol al 3%. **a-b** Flebografia pre-embolizzazione che documenta la dilatazione del plesso pampiniforme sinistro. **c** Controllo dopo embolizzazione con completa occlusione della vena spermatica interna superiormente all'anello inguinale interno

spondenza dell'anello inguinale, per impedire un possibile deflusso del materiale embolizzante nel plesso pampiniforme stesso.

L'uso delle spirali o dei palloncini staccabili riduce il tempo di trombizzazione, ma non è indicato quando è presente una ricca rete di collaterali, per la possibile recidiva precoce; in questi casi è necessario l'utilizzo di farmaci sclerosanti.

È possibile inoltre in casi selezionati, nella stessa seduta, l'uso combinato delle spirali con l'agente sclerosante (Fig. 3).

Le complicanze dell'embolizzazione endovascolare del varicocele sono poco frequenti; tra le più gravi, molto rara la flebotrombosi del plesso pampiniforme e dei distretti venosi anastomizzati con la vena spermatica interna, la possibile migrazione di

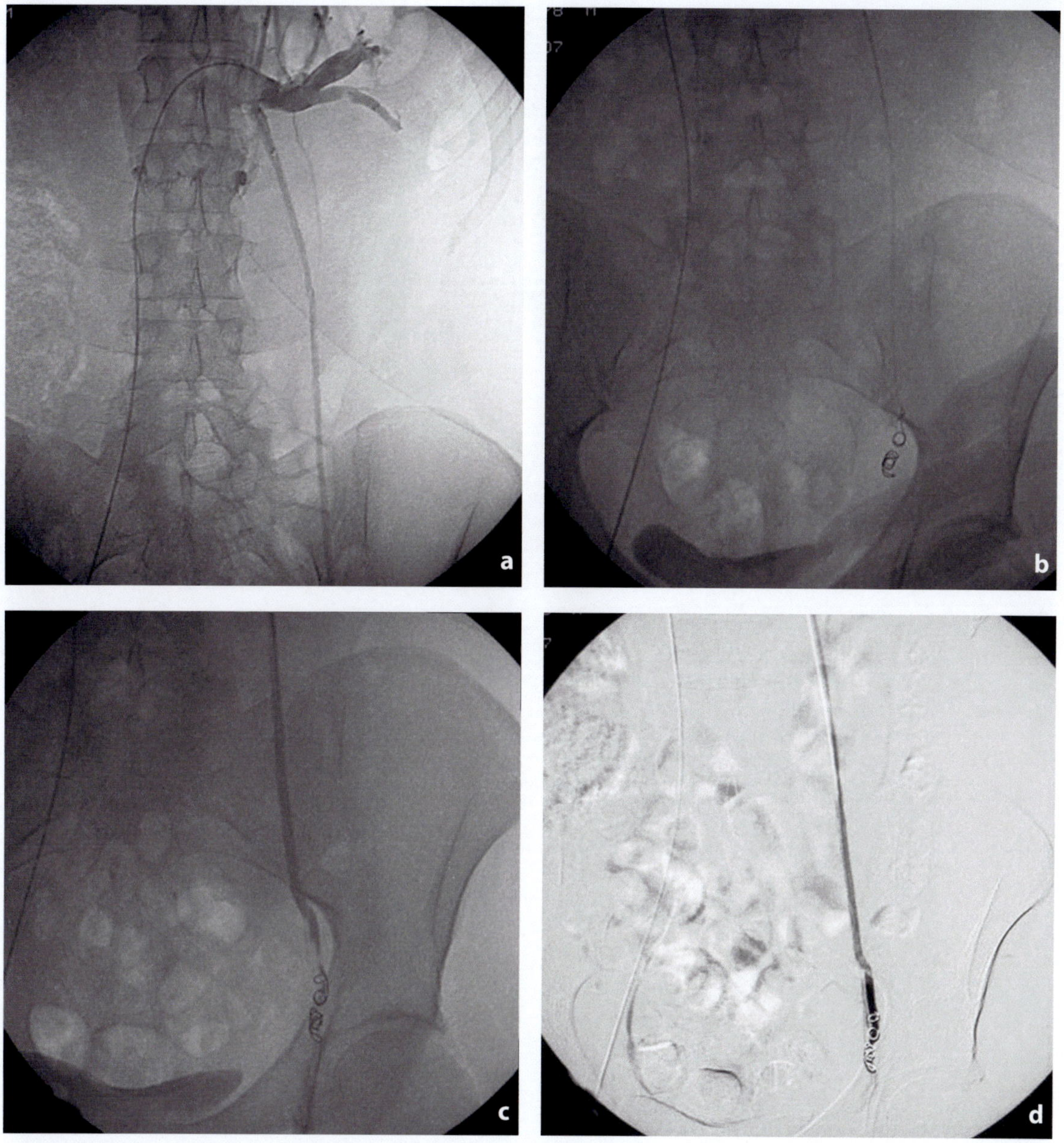

Fig. 3a-d. Terapia endovascolare combinata di varicocele. **a** Flebografia che documenta la regolare origine della vena spermatica interna dalla vena renale sinistra. **b** Embolizzazione mediante spirali metalliche di 3 mm di diametro e 20 mm di lunghezza. **c** Somministrazione di soluzione di Atossisclerol al 3% con mezzo di contrasto. **d** Controllo finale che documenta la completa occlusione della vena spermatica interna, superiormente all'anello inguinale

mezzi embolizzanti nel circolo sistemico. Il tasso di recidiva in letteratura si attesta tra il 10 e il 15%.

Buona attenzione deve essere fatta ai tempi di scopia per ridurre al minimo l'esposizione delle gonadi a radiazioni ionizzanti; è inoltre utile utilizzare opportune "diaframmature" del campo.

Al termine della procedura di embolizzazione non vi sono particolari accorgimenti per il paziente: si consiglia riposo a letto per 48 ore, e l'astensione da gravosa attività fisica per 15-20 giorni; si prescrive inoltre una terapia di profilassi antibiotica per cinque giorni e farmaci analgesici al bisogno.

Nel follow-up, generalmente si richiedono un semplice controllo eco-color-Doppler ad 1 mese dalla procedura, per valutare la completa embolizzazione del plesso pampiniforme o l'eventuale presenza di vasi collaterali in una possibile recidiva, e l'analisi del liquido seminale a 3 mesi.

Bach D, Bahren W, Gall H et al (1988) Late results after sclerotherapy of varicocele. Eur Urol 14:115-119

Belgrano E, Puppo P, Quattrini S et al (1984) The role of venography and sclerotherapy in the management of varicocel. Eur Urol 10:124-129

Di Bisceglie C, Fornendo R, Grosso M et al (2003) Follow up of varicocele treated with percutaneous retrograde sclerotherapy: technical, clinical and seminal aspects. J Endocrinol Invest 26:1059-1064

Pisco JM, Basto I, Batista AM et al (1992) Percutaneous sclerotherapy of varicocele. Acta Med Port 5:477-481

Drenaggi e tecniche di embolizzazione

27

G.P. Cornalba, G. Giordano

Introduzione

Il primo passo nell'interventistica urinaria fu di Goodwin, che nel 1955 ideò la procedura di nefrostomia percutanea. Da quella data le procedure interventistiche per l'apparato urinario si sono moltiplicate e, per merito dell'apporto tecnologico, oggi spaziano dalla nefrostomia percutanea allo stenting ureterale, all'ureteroplastica e al trattamento dei sanguinamenti renali e/o vescicali da traumi o neoplasie inoperabili.

Goodwin WE, Casey WC, Woolf W (1955) Percutaneous trocar (needle) nephrostomy in hydronephrosis. JAMA 157:891-894

Nefrostomia percutanea

La nefrostomia percutanea è una procedura che si esegue, in presenza di idronefrosi con ostruzioni sopravescicali determinanti anuria, per scongiurare una possibile insufficienza renale acuta (IRA) con danno irreversibile dei nefroni; si può effettuare per garantire l'accesso al sistema collettore renale durante l'esecuzione di procedure terapeutiche e diagnostiche (ad esempio nel trattamento di calcoli renali o ureterali) o in attesa di intervento chirurgico per stenosi o fistole ureterali o ancora con scopo palliativo nei pazienti inoperabili.

La manovra, effettuabile in regime ambulatoriale, ha una percentuale di successo tecnico che si attesta, secondo la letteratura, intorno al 95%, quando è presente una dilatazione del sistema calico-pielico; è peraltro eseguibile anche con cavità calico-pieliche non dilatate, con percentuale di successo tecnico del 90% per un operatore esperto.

Sono indispensabili alcuni preliminari esami ematochimici di routine quali emocromo, valori di coagulazione e di funzionalità renale; gli eventuali farmaci anticoagulanti devono essere sospesi almeno una settimana prima della procedura. Questa è eseguita solitamente previa anestesia locale (20 mL di lidocaina) e disinfezione della cute sul sito di puntura; è possibile somministrare farmaci ansiolitici come il diazepam (5-10 mg).

Il paziente deve essere disposto in posizione prona o prona-obliqua con il lato ipsilaterale inclinato di circa 20-30 gradi.

La puntura delle cavità calico-pieliche può essere effettuata normalmente mediante guida fluoroscopica; può essere usata l'ecografia che permette di monitorare in tempo reale e con una certa precisione la traiettoria dell'ago; raramente ed in casi specifici si può impiegare anche la guida TC.

La puntura deve essere diretta verso un calice del polo inferiore lungo la metà postero-laterale del rene, per evitare i vasi ilari.

È indispensabile tener presente l'anatomia e, in particolare, la vascolarizzazione renale; è noto, infatti, che il calibro dei vasi arteriosi diminuisce in prossimità della corticale e a circa 1-2 cm dal margine laterale renale vi è una linea, detta di Brodel, che delimita un'area di minor vascolarizzazione del parenchima.

La puntura verso il polo inferiore consente di evitare il passaggio transpleurico, anche se talvolta, come in casi di procedure per rimozione di calcoli, può essere utile un accesso più alto che, tuttavia, non deve mai superare la XII costa.

Nel caso di puntura di rene trapiantato l'approccio è anteriore, obliquo caudo-cranialmente e latero-medialmente, a paziente supino; particolare attenzione deve essere fatta ai visceri cavi vicini.

La puntura può essere eseguita con ago di Chiba o con ago tipo Trocar.

Utilizzando il primo, un ago sottile di 21/22 gauge, si punge il rene puntando verso le cavità escretrici del polo inferiore; si rimuove il mandrino e, tenendo in aspirazione, si retrae la camicia dell'ago sino alla fuoriuscita di urina. Si procede, quindi, all'opacizzazione delle vie escretrici con mezzo di contrasto (mdc) e successivo passaggio attraverso l'ago di una guida 0.018", si rimuove l'ago e sulla guida si introduce un kit coassiale costituito da tre pezzi (una camicia esterna e due supporti interni, uno plastico ed uno metallico); lasciata in sede la sola camicia esterna plastica del kit si introduce una guida da 0.035" o 0.038", e su quest'ultima si posiziona il drenaggio.

La puntura con ago tipo Trocar è eseguita mediante aghi-catetere da 5 a 8 French costituiti da un catetere montato su un supporto rigido con mandrino.

Il catetere di drenaggio nefrostomico, 7-8 French di diametro, è di solito un catetere tipo pig-tail se posizionato nel bacinetto (Fig. 1) o a conformazione dritta se posizionato nell'uretere.

È utile eseguire passaggi con dilatatori fasciali di diametro crescente nel caso in cui si incontri una particolare resistenza all'introduzione del drenaggio. Se questo deve essere tenuto posizionato per lungo tempo, ne diviene opportuna la sostituzione con cateteri di diametro maggiore; in tal caso si può utilizzare un tubo nefrostomico fino a 10-12 French che dovrebbe essere rimosso ogni 3-6 mesi per mantenerne la pervietà.

Le complicanze emorragiche sono relativamente poco frequenti, mentre è possibile un minimo sanguinamento che si manifesta con ematuria nelle prime 48 ore dalla procedura. L'ematuria generalmente si autolimita; se così non è, esistono alcuni accorgimenti utili: ad esempio, il lavaggio con soluzione fisiologica fredda e la sostituzione del catetere di drenaggio con uno di diametro maggiore.

Qualora la complicanza emorragica persista, con calo dell'ematocrito, bisogna so-

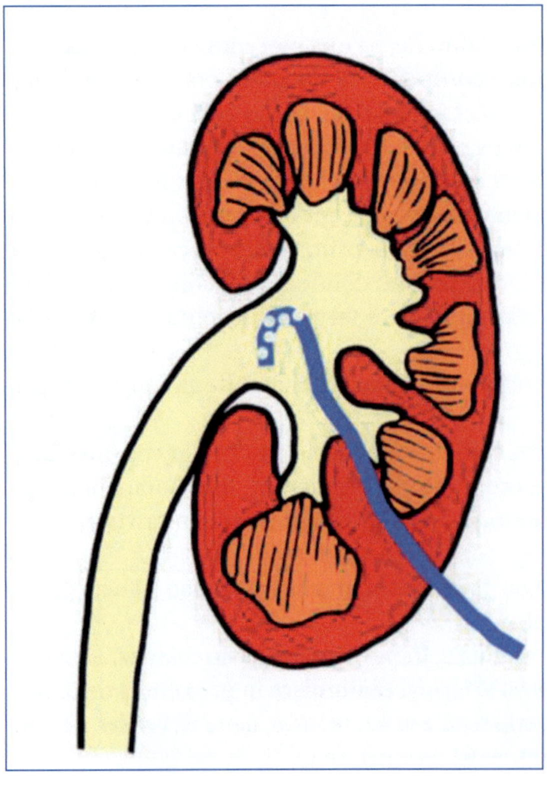

Fig. 1. Disegno schematico di nefrostomia percutanea. Il catetere di drenaggio è introdotto attraverso il gruppo caliceale inferiore

spettare una possibile causa vascolare come la lacerazione di un vaso, con ematoma sottocapsulare, o la formazione di uno pseudoaneurisma o di una fistola artero-venosa iatrogena. La dimostrazione ecografica o TC di tali lesioni richiede una successiva angiografia per procedere alla necessaria embolizzazione.

La sepsi può presentarsi con percentuali dall'1,4 al 21% dei casi ed è di gran lunga più comune in pazienti con pionefrosi, per cui è consigliabile la profilassi antibiotica.

Complicanze meno frequenti sono pneumotorace, puntura di dotti biliari, formazione di urinomi e lesioni di arterie intercostali.

Barbaric ZL (1984) Percutaneous nephrostomy for urinary tract obstruction. AJR Am J Roentgenol 143:803-809

Barbaric ZL, Hall T, Cochran ST et al (1997) Percutaneous nephrostomy: placement under CT and fluoroscopy guidance. AJR Am J Roentgenol 169:151-155

Dyer RB, Regan JD, Kavanagh PV et al (2002) Percutaneous nephrostomy with extensions of technique: step by step. Radiographics 22:503-525

Farrel TA, Hicks MS (1997) A review of radiologically guided percutaneous nephrostomies in 303 patients. J Vasc Interv Radiol 8:769-774

Stenting ureterale

Lo stenting ureterale si esegue nel trattamento delle patologie steno-ostruttive sia benigne sia maligne di tipo neoplastico per ristabilire la pervietà dell'uretere stesso.

Tra le patologie benigne, oltre alle stenosi da fibrosi post-flogistica, rimozione di calcoli, traumi, si ricordano anche quelle secondarie a fibrosi retroperitoneale, in cui lo stent consente di arginare il ricorso all'intervento attendendo i risultati della terapia medica.

Nell'ambito della patologia maligna, che costituisce a tutt'oggi l'indicazione più frequente, lo stent può essere utilizzato in attesa dell'intervento o in corso di radio o chemioterapia per salvaguardare la funzionalità renale. Nel caso di pazienti senza aspettative di interventi radicali, la procedura, intesa come terapia palliativa, supplisce ad interventi più invasivi come l'ureterocutaneostomia o l'ureteroileostomia.

Indicazioni particolari sono rappresentate da fistole ureterali iatrogene successive ad interventi ginecologici, urologici, o sul colon: il posizionamento dello stent consente, nella maggioranza dei casi, la chiusura della fistola.

I tassi di successo riportati per queste procedure sono del 75% in caso di neoplasie maligne e del 60% nei casi di uretere danneggiato.

La gran parte degli stent ureterali è posizionata per via retrograda; la via anterograda viene preferita quando è comunque necessaria una manipolazione percutanea come nella patologia litiasica (Fig. 2), o quando l'approccio retrogrado fallisce.

In elezione è preferibile eseguire lo stenting ureterale dopo una settimana circa dalla nefrostomia; questa è sostitutita da un introduttore angiografico, possibilmente con camicia armata, sul quale si fa passare un catetere angiografico Cobra 5 Fr, attraverso cui, grazie a guide di vario tipo, solitamente J da 3 mm, si supera il punto di stenosi o di ostruzione.

Oggi è indicato l'utilizzo di guide idrofiliche, rispetto a quelle metalliche, per il ridotto traumatismo e la maggiore capacità delle prime di valicare stenosi serrate.

Una volta superata l'ostruzione o la stenosi il catetere viene spinto fino in vescica; a questo punto, attraverso il catetere, si sostituisce la prima guida con una seconda più rigida, tipo Amplatz stiff/superstiff, sulla quale si può procedere al posizionamento dello stent che viene sospinto da un apposito catetere spingitore o vettore.

Lo stent ureterale più usato è di tipo "doppio J", con le estremità distale e prossimale a ricciolo multiforo (Fig. 3). Si posiziona l'estremità prossimale nella pelvi renale e quella distale in vescica; a questo punto viene estratta la guida.

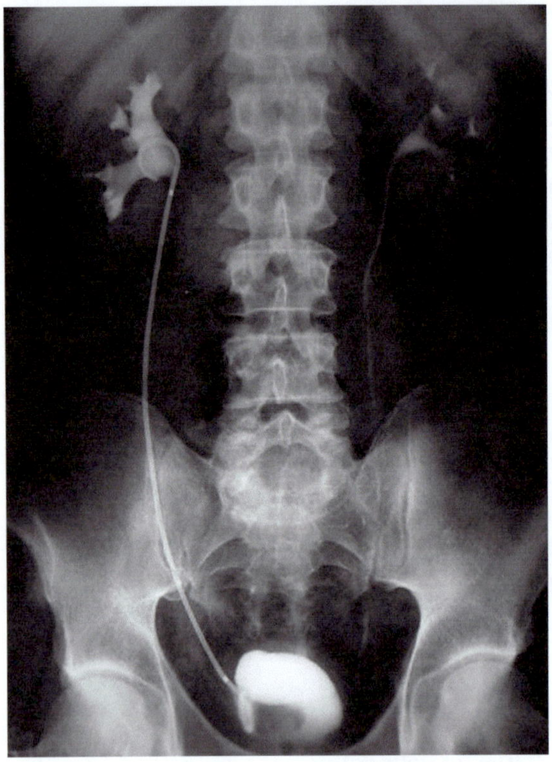

Fig. 2. Urografia. Controllo dopo il posizionamento di stent ureterale destro in patologia benigna. Lo stent appare pervio e il bacinetto renale non è dilatato

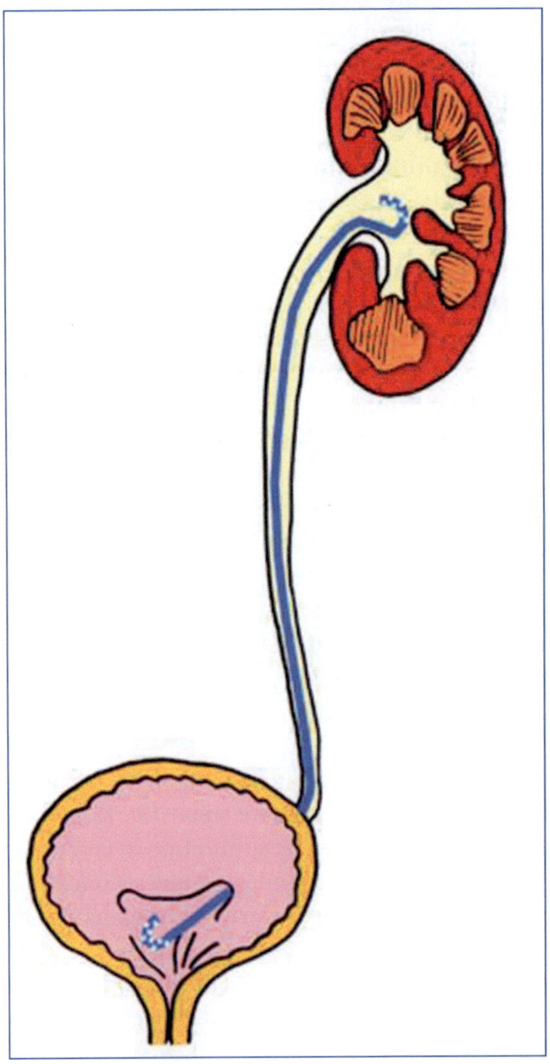

Fig. 3. Disegno schematico di stent ureterale. Lo stent è normoposizonato con estremi distali rispettivamente nel gruppo caliceale inferiore ed in vescica

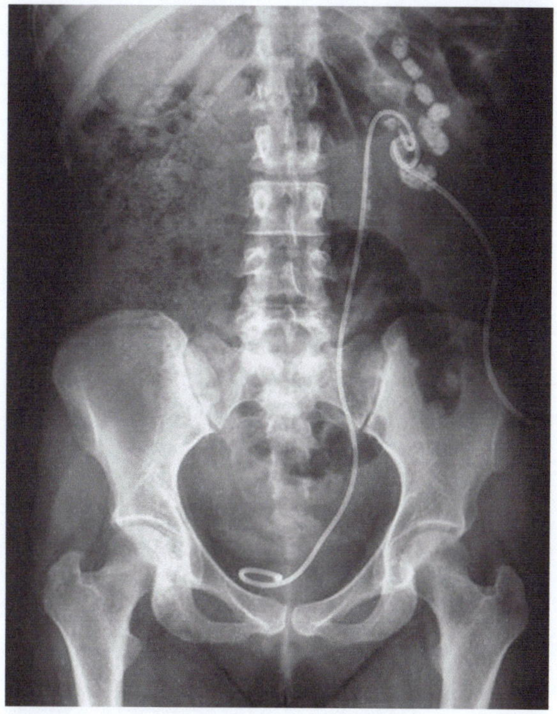

Fig. 4. Radiogramma dell'addome. Paziente con calcolosi renale ed ureterale sinistra. Controllo dopo posizionamento di stent ureterale e nefrostomia percutanea

Inizialmente è sempre lasciato nella pelvi renale un catetere esterno, di solito lo stesso usato come vettore, per una pielografia di controllo della pervietà dello stent e per mantenere un accesso nel caso in cui sangue o altro materiale causino ostruzione della protesi (Fig. 4). Il catetere è mantenuto aperto per circa 12 ore e chiuso successivamente.

Se non si riscontrano complicanze si può procedere alla rimozione del catetere esterno entro le 6-12 ore successive. All'opposto, quando si osservi la presenza di sangue, il catetere esterno va lasciato per eseguire lavaggi sino alla risoluzione del problema.

Gli stent ureterali oggi in commercio mantengono una pervietà (mediamente intorno ai 12 mesi) maggiore rispetto al passato; il loro cambio può essere, quindi, procrastinato nel tempo.

È opportuno eseguire controlli ecografici ogni 2-3 mesi e, nel caso di sospetta occlusione, procedere a scintigrafia dinamica o direttamente alla sostituzione che è, comunque, consigliabile ogni 6-8 mesi e, ovviamente, in ogni caso di dislocazione o ostruzione irrisolta (Fig. 5).

La procedura comporta rischi d'infezione, per cui è opportuno considerare una terapia antibiotica di "copertura". Tra le complicanze si annoverano la lesione dell'uretere, dovuta alla manovra, e la creazione di fistole.

L'occlusione dello stent nelle prime 48-72 ore è da imputare a coaguli; dopo questo periodo è verosimile pensare a altre cause, come la presenza di concrezioni litiasiche.

Haleblian G, Kijvikai K, de la Rosette J et al (2008) Ureteral stenting and urinary stone management: a systematic review. J Urol 179:424-430

Hausegger KA, Portugaller HR (2006) Percutaneous nephrostomy and antegrade ureteral stenting: technique-indications-complications. Eur Radiol 16:2016-2030

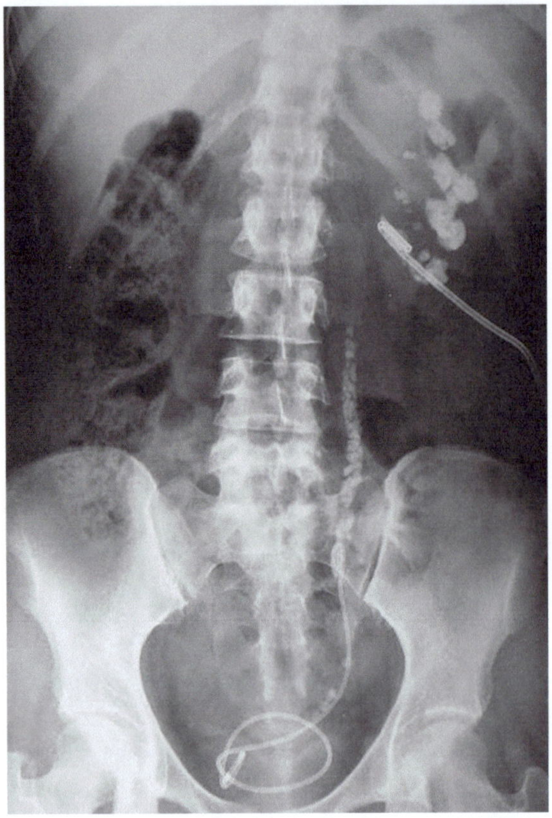

Fig. 5. Radiogramma dell'addome. Paziente con calcolosi renale ed ureterale sinistra e stent ureterale sposizionato

Ureteroplastica

Con questo termine si intende la dilatazione dell'uretere mediante pallone montato su catetere.

Le indicazioni per questo tipo di procedura sono in progressiva evoluzione. La patologia stenotica benigna è attualmente quella che ne beneficia maggiormente; il trattamento si pone come alternativa all'intervento chirurgico ed al posizionamento di stent ureterali con i relativi problemi connessi alla sostituzione di questi.

Fermo restando che le stenosi che meglio rispondono sono le più recenti, non più vecchie di 3 mesi, le lesioni che più frequentemente vengono trattate con successo sono quelle iatrogene o post-traumatiche, subito seguite dalle situazioni cicatriziali secondarie a trattamenti per litiasi.

Possono essere affrontate inoltre stenosi tubercolari e postattiniche; sicuramente riserva numerosi problemi il trattamento del rene trapiantato, cui si possono associare danni ischemici dell'uretere.

La procedura di ureteroplastica si esegue di solito dopo avere lasciato in sede per una settimana circa il catetere nefrostomico; si procede a sostituzione dello stesso e si posiziona, con l'ausilio di una guida metallica, a cavaliere della stenosi il palloncino, le cui estremità sono riconoscibili per la presenza di due marker radiopachi. Il palloncino deve essere gonfiato a pressioni di 6-12 atmosfere per 30-60". In caso di stenosi serrate, possono essere usati palloni con calibro maggiore che vengono gonfiati a pressioni fino a 18 atmosfere; ciò risulta necessario nelle stenosi anastomotiche con vescica o neovescica. Sono necessarie ripetute insufflazioni, da eseguire con siringa manometrica; nella procedura di gonfiaggio tuttavia si deve fare attenzione a non superare mai la pressione nominale di rottura del pallone.

I tipi di cateteri a palloncino usati più frequentemente sono quelli di Gruntzig, di solito 5 French: lunghezza fino a 4 cm, diametro 6-8 mm per il tratto intermedio dell'uretere, 8-10 mm per la giunzione pielo-ureterale. In caso di stenosi serrate si possono usare cateteri di calibro maggiore che consentono alte pressioni di gonfiaggio.

Al termine della dilatazione, viene posizionata uno stent doppio J da 10 French che può essere rimosso per via endoscopica entro 2 mesi.

La procedura di dilatazione può talvolta comportare, in particolare nei casi di rottura del pallone, lacerazioni epiteliali dell'uretere che tendono a risolversi spontaneamente; è opportuno comunque, per favorire il processo di riepitelizzazione, procedere al posizionamento di uno stent.

de la Taille A, Ravery V, Hoffmann P (1997) Le traitement des stenoses de l'uretere par catheters de dilatation a haute pression. Prog Urol 7:408-414

Ravery V, de la Taille A, Hoffmann P et al (1998) Balloon catheter dilatation in the treatment of ureteral and ureteroenteric stricture. J Endourol 12:335-340

Embolizzazioni arteriose

La radiologia interventistica svolge oggi un ruolo di primo piano nel trattamento dei sanguinamenti dell'apparato urinario. Le prime indicazioni all'embolizzazione dell'arteria renale furono poste nel 1970: erano limitate all'ematuria sintomatica e alla terapia palliativa del cancro renale primitivo inoperabile o metastatico.

Con l'evolversi delle tecniche e con l'accresciuta esperienza si è ampliato il campo delle indicazioni, che oggi includono malformazioni vascolari, angiomiolipomi, per controllo di sanguinamenti traumatici o iatrogeni e la devascolarizzazione pre-operatoria di neoplasie maligne per ridurre il rischio di emorragia. Peraltro, il ruolo della embolizzazione renale prechirurgica a tutt'oggi rimane controverso: diversi studi non sono concordi riguardo ai reali benefici che essa possa apportare prima di un intervento di nefrectomia; è indubbio, comunque, che essa permette al chirurgo di poter lavorare su un organo in cui vi è una notevole riduzione dell'apporto ematico.

L'introduzione di cateteri di calibro più piccolo e di agenti embolizzanti più appropriati ha drasticamente ridotto la morbilità associata a questa tecnica.

La preparazione del paziente è la stessa rispetto a quella delle angiografie diagnostiche: sono indispensabili alcuni esami ematochimici (emocromo e parametri della coagulazione, creatininemia ed azotemia); va predisposto un accesso venoso periferico.

Tramite accesso di solito transfemorale e mediante cateteri, abitualmente di tipo Cobra, si cateterizza selettivamente l'arteria renale. Dopo la fase diagnostica si procede all'embolizzazione, che può essere eseguita mediante agenti embolizzanti permanenti quali spirali metalliche, microparticelle di polivinilalcol (PVA), microsfere, o agenti temporanei come il Gelfoam (**Fig. 6**).

È possibile utilizzare più tipi di agenti embolizzanti nella stessa procedura per ottenere un risultato più soddisfacente. È mandatorio, quando possibile, eseguire un'embolizzazione superselettiva per preservare il parenchima renale residuo.

Le complicanze legate alla procedura, tipiche della sindrome postembolizzazione (nausea, vomito, febbre e dolore), sono risolte con opportuno trattamento farmacologico. Altre complicanze, più strettamente legate all'operatore, possono essere l'incompleta devascolarizzazione e la migrazione del materiale embolizzante in altri distretti.

L'embolizzazione endovascolare oggi trova indicazione anche nel trattamento palliativo di neoplasie sanguinanti non operabili della vescica, in cui la procedura riesce a ridurre l'ematuria, spesso massiva; è possibile il controllo completo dell'ematuria nel 69% dei casi.

La mini-invasività della metodica e il tasso di complicanze, di gran lunga inferiori alle tecniche chirurgiche (cui spesso questi pazienti non possono essere sottoposti per le scadenti condizioni generali) hanno determinato il successo della tecnica, che rappresenta oggi un'opzione imprescindibile nel trattamento palliativo di queste lesioni emorragiche.

Anche in questo caso, come in tutte le procedure di embolizzazione, è indispensa-

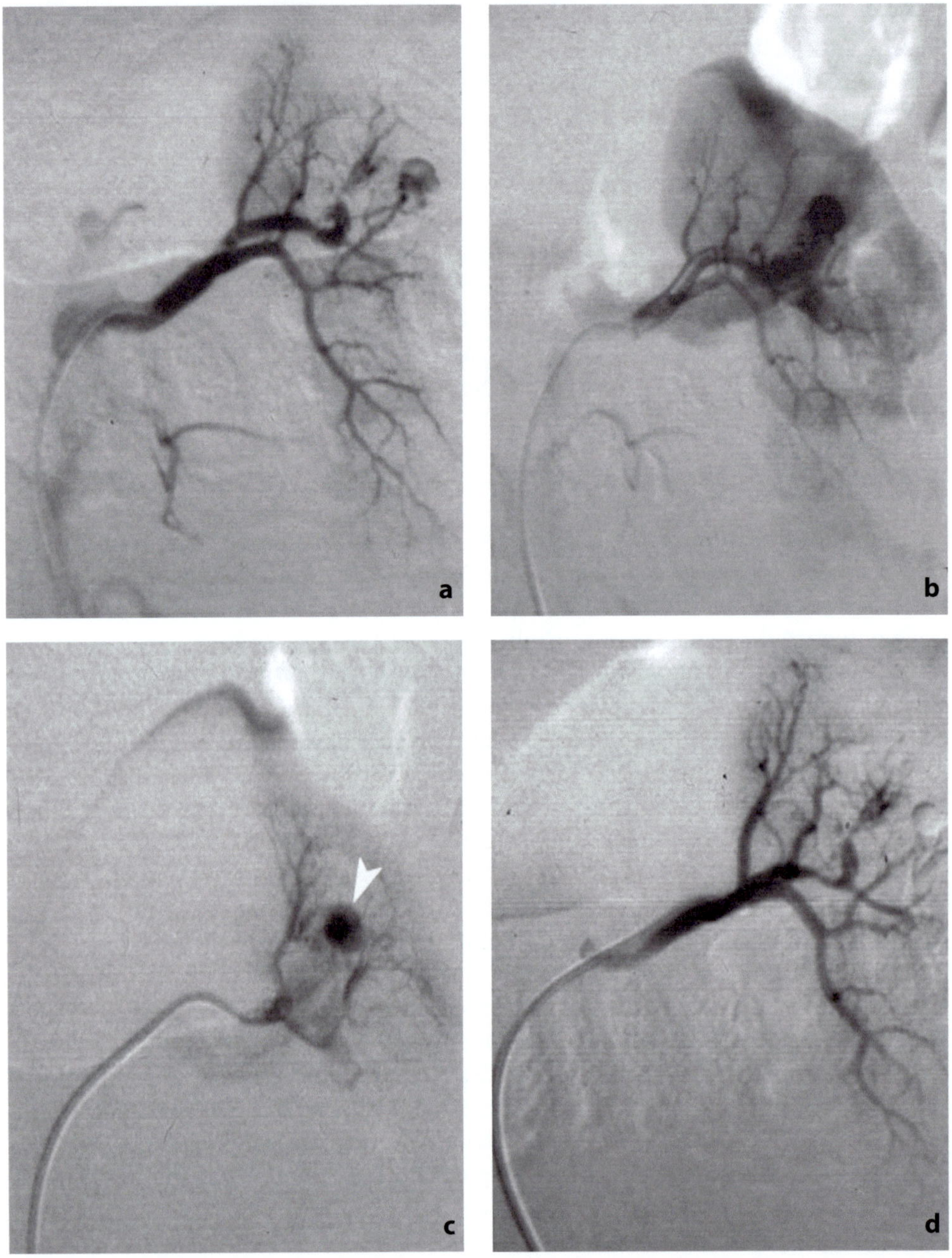

Fig. 6a-d. Angiografia renale. **a-c** Spandimento extravasale di mdc a livello di un'arteria interlobare (punta di freccia). Successiva embolizzazione con PVA mediante cateterismo superselettivo (**d**)

bile essere più selettivi possibili, per ridurre al minimo le complicanze ischemiche.

Dopo l'esecuzione di un'angiografia pelvica diagnostica, la tecnica consiste nell'incannulare, con catetere tipo pig-tail, l'arteria iliaca interna mediante cateteri curvi tipo Cobra o Simmons; si cateterizza la branca anteriore del vaso e si procede ad embolizzazione (Fig. 7). È importante valutare con attenzione se la neoplasia riceve apporto vascolare da rami arteriosi controlaterali; in questo caso si dovrà procedere all'embolizzazione anche di questi ultimi. Alcuni autori eseguono l'embolizzazione preventiva dell'arteria iliaca controlaterale per impedire eventuali circoli collaterali futuri.

Gli agenti embolizzanti sono quelli indicati per le sopradescritte embolizzazioni renali.

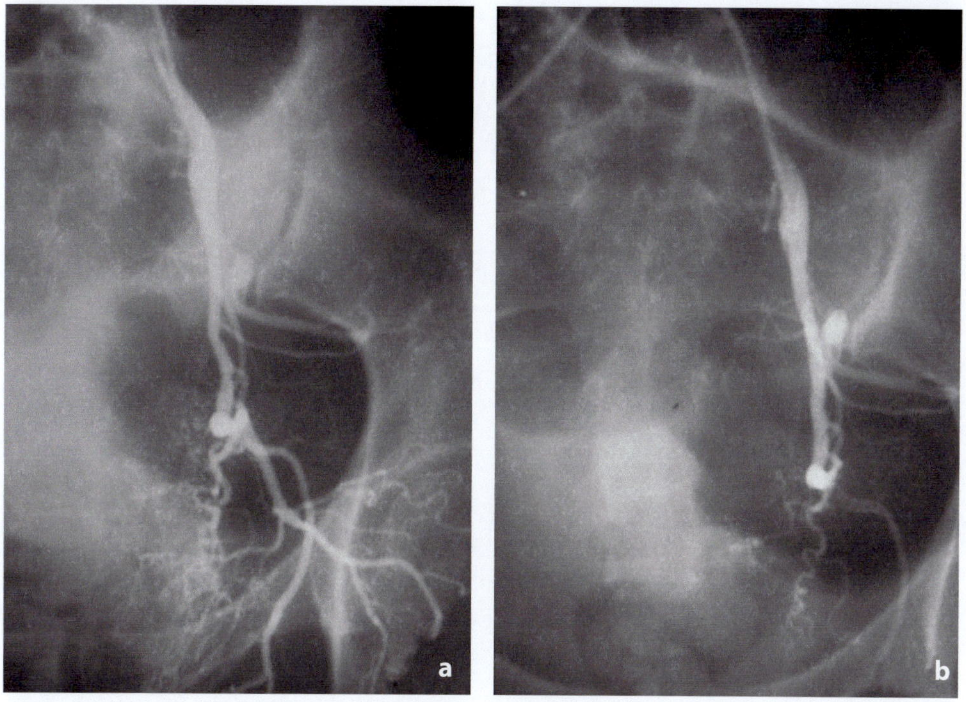

Fig. 7a,b. Angiografia renale. Paziente con tumore inoperabile della vescica. **a** Ipervascolarizzazione in corrispondenza della neoplasia. **b** Successiva embolizzazione con microparticelle di PVA a livello dell'arteria ipogastrica di sinistra; completa esclusione dei circoli arteriosi neoformati

Kadir S, Marshall FF, White RI Jr et al (1983) Therapeutic embolization of the kidney with detachable silicone balloons. J Urol 129:11-13

Pisco JM, Martin JM, Correia GM (1989) Internal iliac artery: Embolisation to control haemorrhage from pelvic neoplasms. Radiology 172:337-339

Turini D, Nicita G, Fiorelli C et al (1976) Selective transcatheter arterial embolization of renal carcinoma: an original technique. J Urol 116:419-421

Indice analitico

O

P

R

S

T

U

V

Finito di stampare nel mese di maggio 2008

ISBN 978-88-470-0668-3
€**135,95**

MIX
Papier aus verantwortungsvollen Quellen
Paper from responsible sources
FSC® C105338

If you have any concerns about our products,
you can contact us on
ProductSafety@springernature.com

In case Publisher is established outside the EU,
the EU authorized representative is:
Springer Nature Customer Service Center GmbH
Europaplatz 3, 69115 Heidelberg, Germany

Printed by Libri Plureos GmbH
in Hamburg, Germany